Bates' großes Untersuchungsbuch

Bates' großes Untersuchungsbuch

Herausgegeben von
Lynn S. Bickley

Mit Beträgen von
Lynn S. Bickley
Robert A. Hoekelman
Elizabeth H. Naumburg
Joyce Beebe Thompson

Deutsche Übersetzung von
Friedhelm Glauner
Isabelle Jahraus
Bettina Gleißenberger
Sabine Bartl

578 Abbildungen, 116 Übersichten, 44 Tabellen

2000
Georg Thieme Verlag
Stuttgart · New York

Autoren:
Lynn S. Bickley, MD
Associate Professor of Medicine

Robert A. Hoekelman, MD
Professor Emeritus of Pediatrics

Elizabeth H. Naumburg, MD
Associate Professor of Family Medicine

Alle:
University of Rochester School of Medicine and Dentistry
Rochester, New York

Joyce Beebe Thompson
CNM, DrPH, FAAN, FACNM
Professor and Director
Graduate Program in Nurse Midwifery
School of Nursing
University of Pennsylvania
Philadelphia, Pennsylvania

Titel der Originalausgabe

Bates' Guide to Physical Examination
and History Taking. 7th edition.
By Lynn S. Bickley
Copyright © 1999 by Lippincott Williams & Wilkins
Copyright © 1995, 1991, 1987, 1983, 1979, 1974
by J. B. Lippincott Company

Wichtiger Hinweis: Wie jede andere Wissenschaft ist die Medizin ständigen Entwicklungen unterworfen. Forschung und klinische Erfahrung erweitern unsere Erkenntnisse, insbesondere was Behandlung und medikamentöse Therapie anbelangt. Soweit in diesem Werk eine Dosierung oder eine Applikation erwähnt wird, darf der Leser zwar darauf vertrauen, daß Autoren, Herausgeber und Verlag große Sorgfalt darauf verwandt haben, daß diese Angabe dem **Wissensstand bei Fertigstellung des Werkes** entspricht.

Für Angaben über Dosierungsanweisungen und Applikationsformen kann vom Verlag jedoch keine Gewähr übernommen werden. Jeder Benutzer ist angehalten, durch sorgfältige Prüfung der Beipackzettel der verwendeten Präparate und gegebenenfalls nach Konsultation eines Spezialisten festzustellen, ob die dort gegebene Empfehlung für Dosierungen oder die Beachtung von Kontraindikationen gegenüber der Angabe in diesem Buch abweicht. Eine solche Prüfung ist besonders wichtig bei selten verwendeten Präparaten oder solchen, die neu auf den Markt gebracht worden sind. **Jede Dosierung oder Applikation erfolgt auf eigene Gefahr des Benutzers.** Autoren und Verlag appellieren an jeden Benutzer, ihm etwa auffallende Ungenauigkeiten dem Verlag mitzuteilen.

Geschützte Warennamen (Warenzeichen) werden *nicht* besonders kenntlich gemacht. Aus dem Fehlen eines solchen Hinweises kann also nicht geschlossen werden, daß es sich um einen freien Warennamen handele.

Die Deutsche Bibliothek – CIP-Einheitsaufnahme
Bates' großes Untersuchungsbuch / hrsg. von
Lynn S. Bickley. Mit Beitr. von Lynn S. Bickley ...
Dt. Übers. von Friedhelm Glauner ... – 3. Aufl. – Stuttgart ;
New York : Thieme, 2000
  ISBN 3-13-117633-4

Übersetzer:
Friedhelm Glauner, Mannheim
Isabelle Jahraus, Mannheim
Bettina Gleißenberger, Mannheim
Sabine Bartl, Grafenberg

Studentische Mitarbeiter:
Beate Jentzen, Husberg
Uta Wörner, Karlsruhe

© 2000 Georg Thieme Verlag, Rüdigerstraße 14
D-70469 Stuttgart
Unsere Homepage: http://www.thieme.de
Printed in Germany

Umschlaggestaltung:
Stefan Killinger, Kornwestheim

Satz: Hagedorn Kommunikation, Viernheim
Druck und Verarbeitung: Firmengruppe Appl, Wemding

ISBN 3-13-117633-4

Danksagung

Besonderer Dank gebührt Prof. Barbara Bates, der Autorin der ersten 6 Auflagen von „Physical Examination and History Taking". Ihre permanente Auseinandersetzung mit studentischen Fragen hat dazu geführt, daß sowohl Text als auch Abbildungen im Laufe der Jahre ein Höchstmaß an didaktischer Qualität und Verständlichkeit erhalten haben. Barbara Bates, anerkannte Dozentin und Ärztin, hat mit ihrem Buch, das von Ärzten in der ganzen Welt gelesen wird, einen Standard im Bereich Körperliche Untersuchung und Anamneseerhebung geschaffen. Mit der 7. Auflage, auf der auch die vorliegende Übersetzung basiert, hat Prof. Lynn Bickley das Buch als Autorin und Herausgeberin übernommen. Dessen ungeachtet trug Barbara Bates durch präzise Durchsicht des Manuskripts und hilfreiche Vorschläge zur Verbesserung von Aufbau und Wortlaut auch zur Veröffentlichung der 7. Auflage bei.

Unser Dank geht auch an Prof. Robert Hoekelman, dem Autor von Kapitel 19, „Klinische Untersuchung von Säuglingen und Kindern" und der Abschnitte zur Pädiatrie in den Kapiteln 1 und 2, für seine umfangreichen Beiträge zu 7 Auflagen dieses Buches, die er mit Rat und Beistand begleitet hat. Darüber hinaus danken wir Prof. Joyce Thompson, Autorin von Kapitel 14, „Die schwangere Frau", und möchten eine neue Autorin begrüßen, Prof. Elizabeth Naumburg, die Kapitel 1, Anamnese, redigierte und erweiterte. Für Rat und Vorschläge danken wir Drs. Alexis Abernethy, Denice Bellinger, Mel Callan, James Eichelberger, Erdal Ertuck, Jeffrey Harp, Trish Harren, Carl Hoffman, Suzanne Lee, Joseph Modrak, Eric Naumburg, Randolph Schiffer, David Siegel, Peter Szilagyi und den Kollegen der University of Rochester School of Nursing.

Danken möchten wir auch Royal Chamberlain, dem medizinischen Photographen der University of Rochester School of Medicine and Dentistry für seine Geduld und seine Professionalität bei der Anfertigung von Farbfotografien zu Untersuchungsmethoden und -ergebnissen. Für die fachliche Unterstützung dabei danken wir Dr. Diego Cahn-Hidalgo, der viele Modelle als Untersucher und Patienten anwarb und mithalf, das Literaturverzeichnis zu aktualisieren und Dr. Jeffrey Kaczorowski für sein Engagement für Kapitel 19.

Zur deutschen Ausgabe

Anamnese- und Befunderhebung sind die Grundlage jeder klinischen Tätigkeit. Dementsprechend hoch ist der Stellenwert des Untersuchungskurses im Studium und dementsprechend groß ist die Zahl der Untersuchungsbücher. Warum also noch ein weiteres Buch zu diesem Thema?

Bates' „Großes Untersuchungsbuch" ist ein Klassiker, der auf dem amerikanischen Markt seit 1974 ein Begriff ist und mittlerweile in der 7. Auflage vorliegt. Barbara Bates, Autorin und Herausgeberin der ersten 6 Auflagen, ist selbst Ärztin und Dozentin. Aufgrunddessen hat sie genaue Kenntnis der studentischen Bedürfnisse einerseits und der praktischen Anforderungen andererseits. Ihre langjährige Erfahrung hat sich in dem besonderen Konzept des Buches niedergeschlagen.

■ Es liefert zunächst zu jedem Organsystem die notwendigen anatomischen Grundlagen, die auf diese Weise separat immer wieder nachgeschlagen und nachgelesen werden können.
■ Es führt in Verbindung mit den Untersuchungstechniken sowohl die physiologischen (Haupttext) als auch häufige und wichtige pathologische Befunde auf (Randspalte). Dies ermöglicht eine sofortige Interpretation von Abweichungen, die bei der Untersuchung auffallen.
■ Es verbindet Text und Abbildungen unmittelbar miteinander. Wenn im Text ein bestimmter Sachverhalt erläutert wird, schließt sich die entsprechende Abbildung direkt daran an. (Nähere Erläuterungen zu Aufbau und Benutzung des Buches enthält die Einführung, S. XIX ff).
■ Wohl einzigartig an Barbara Bates' Konzept sind die Übersichtstabellen am Ende der Kapitel. Sie bieten in Text und Bild einen Überblick über häufige und wichtige Befunde, auf die man während der klinischen Untersuchung stoßen kann. Dies ermöglicht gezieltes Nachschlagen und effizientes Wiederholen.

Als *großes* Untersuchungs- und Anamnesebuch enthält „Bates" alle Informationen, die man für eine komplette Untersuchung benötigt, einschließlich der gynäkologisch-geburtshilflichen Untersuchung und der Untersuchung von Kindern. Als Studentenlehrbuch deckt es sowohl das Wissen für die schriftliche als auch die mündliche Prüfung ab. Dabei legen die Autoren Wert darauf, daß sie die wesentlichen Handgriffe, die bei der körperlichen Untersuchung wichtig sind, erläutern – selbst wenn sie heute durch Methoden wie den Ultraschall ersetzt oder ergänzt werden.

Inhalt

Verzeichnis der Übersichtstabellen

Einführung

Inhaltsüberblick

Bates' Großes Untersuchungsbuch wendet sich an Medizinstudenten, die lernen
möchten, wie man auf Patienten eingeht, sie untersucht und ihre Probleme versteht und beurteilt. Themen der ersten drei Kapitel sind Patientengespräche und
Anamneseerhebung, häufig vorkommende und wichtige Symptome sowie die
Erhebung des psychischen Befunds. Die nachfolgenden Kapitel beschäftigen
sich mit der Untersuchung einzelner Körperregionen und der systematischen
Organanamnese. Sie erläutern die klinisch relevante Anatomie und Physiologie,
die Reihenfolge und Techniken der körperlichen Untersuchung und helfen dem
Studenten, bestimmte pathologische Veränderungen zu erkennen. Sie enthalten
darüber hinaus Abschnitte zur Gesundheitsvorsorge. Obwohl sich diese
Abschnitte natürlich auf die Gesundheitsvorsorge in den USA beziehen, enthal-
ten sie zahlreiche Tips für die Beratung von Patienten, die für einen deutschen
Medizinstudenten ebenso interessant sind. Zu den Themen gehören beispielsweise Minderung des Hautkrebsrisikos, Erkennen von Seh- und Hörproblemen,
Raucherentwöhnung, Blutdruckkontrolle und Verminderung von Risikofaktoren
für Herzerkrankungen, die Selbstuntersuchung von Brust und Hoden sowie
Richtlinien für die Mammographie und Tests auf okkultes Blut im Stuhl. Die
Abschnitte zur Gesundheitsvorsorge sprechen auch Probleme an, die zunehmend an Bedeutung gewinnen: Screening auf HIV-Infektionen und sexuell übertragbare Erkrankungen, Osteoporoseprävention und das Erkennen von Depressionen und Demenz.

Die beiden letzten Kapitel des Buches beschäftigen sich mit dem klinischen
Denken und dem Aufbau eines Krankenblattes.

Das Buch geht davon aus, daß der Leser bereits Grundkurse in Anatomie und Physiologie des Menschen besucht hat. Die Abschnitte zu diesen Themen sollen dem
Medizinstudenten helfen, seine Kenntnisse bei der körperlichen Untersuchung,
dem Erkennen klinischer Symptome und ihrer Interpretation anzuwenden.

Der Schwerpunkt des Buches liegt auf häufigen oder gravierenden, weniger aus
seltenen und exotischen Erkrankungen. Zum Teil wurden klinische Symptome
seltener Erkrankungen aufgenommen, wenn diese in der klassischen klinischen
Diagnose von Bedeutung sind oder wenn das Erkennen der Erkrankung von
besonderer Bedeutung für die Gesundheit oder sogar das Leben des Patienten ist.

Die meisten Studenten eignen sich Untersuchungstechniken an, indem sie sich
gegenseitig untersuchen. Der Großteil der Anatomie und Physiologie, einige
Untersuchungstechniken und viele pathologische Veränderungen sind bei
Erwachsenen und Kindern gleich. Variationen, die bei jüngeren Patienten vorkommen sowie Symptome oder Erkrankungen, die nur in diesem Alter zu finden
sind, beschreibt das Kapitel von Dr. Hoekelman über die Untersuchung von
Säuglingen und Kleinkindern.

Aufbau und Besonderheiten

Die Abschnitte zu Anatomie und Physiologie sind so aufgebaut, daß der Student sie je nach Bedarf lesen oder nachlesen kann. Anhand der Untersuchungstechniken kann er sich mit der Durchführung der Untersuchung vertraut machen, sie dann unter fachkundiger Anleitung üben und anschließend nochmals nachlesen. Untersuchungstechniken, die sich auf spezielle Indikationen beschränken, sind am Ende des jeweiligen Abschnitts aufgeführt, so daß sie den Lesefluß nicht stören.

Pathologische Veränderungen sind an zwei Stellen im Buch aufgeführt: Die Randspalte in den Abschnitten zur Untersuchungstechnik enthält häufige pathologische Befunde. Ihre Kenntnis im Vergleich zu den physiologischen Befunden verschärft die Beobachtungsgabe. Weitere Informationen sind in den Übersichtstabellen am Ende der Kapitel zusammengefaßt. Sie zeigen bzw. beschreiben unterschiedliche Erkrankungen, die der Student auf diese Weise in einem überschaubaren Rahmen wiederholen, miteinander vergleichen und voneinander abgrenzen kann. Auf diese Tabellen wird auch in nachfolgenden Kapiteln immer wieder Bezug genommen.

Vorschläge zur Verwendung dieses Buches

Obwohl Anamneseerhebung und körperliche Untersuchung im wesentlichen dem selben Zweck dienen, eignen sich Studenten beide Dinge in der Regel getrennt voneinander an, meist sogar bei unterschiedlichen Dozenten. Trotzdem sollten Bezüge zwischen beiden Bereichen hergestellt werden. Die Autoren dieses Buches schlagen daher vor, daß der Student parallel zur Lektüre der körperlichen Untersuchung die entsprechenden Abschnitte in Kapitel 2, „Anamnese spezifischer Symptome" nachliest. Nur in einigen wenigen Bereichen, entsprechen sich Anamneseerhebung und Untersuchung nicht vollständig. So beziehen sich die Symptome, die im Abschnitt „Thorax" beschrieben werden, sowohl auf Kapitel 8, „Thorax und Lunge" als auch auf Kapitel 9, „Herz-Kreislauf-System". Die Harnwegssymptome beziehen sich auch auf die Kapitel zu Abdomen und Prostata sowie männliche und weibliche Genitalien. Während sich der Student die Organsysteme und Körperregionen erarbeitet, sollte er regelmäßig in Kapitel 4, „Körperliche Untersuchung: Vorgehensweise und Überblick" und in Kapitel 21 „Das Krankenblatt" nachlesen. Auf diese Weise kann er die neu erlernten Untersuchungstechniken nacheinander in eine umfassende Untersuchung und eine Beschreibung derselben einordnen. Die Wiederholung von Kapitel 20, „Klinisches Denken: Von den Patientendaten zum Behandlungsplan" hilft ihm dabei, die Daten, die er zu erfassen lernt, zu bewerten und zu analysieren.

Die Tabellen zu pathologischen Veränderungen sollen den Studenten mit den Symptomen vertraut machen, nach denen er jeweils suchen sollte und ihm klar machen, warum er bestimmte Fragen stellt. Der Student sollte jedoch nicht versuchen, die hier aufgeführten Details auswendig zu lernen. Anomalien und Erkrankungen lassen sich am besten erlernen, wenn ein (realer oder fiktiver) Patient vorstellig wird. Der Student sollte dann versuchen, das Problem mit Hilfe dieses Buches zu analysieren und dem Thema so weit wie nötig in anderen klinischen Lehrbüchern oder Fachzeitschriften nachgehen. Entsprechende Bücher enthält das Literaturverzeichnis.

Instrumentarium

Zu dem *für die klinische Untersuchung unbedingt notwendigen Instrumentarium* gehören:

- Taschenlampe oder Stiftlampe
- Zungenspatel
- Zentimetermaß
- Thermometer
- Uhr mit Sekundenzeiger
- Blutdruckmanschette
- Stethoskop mit folgenden Merkmalen/folgender Ausrüstung:

  - Ohroliven, die eng und schmerzlos anliegen. Wählen Sie dazu Ohroliven der entsprechenden Größe, richten Sie die Ohroliven am Winkel Ihres Gehörkanals aus und stellen Sie die Feder der Metallschelle passend, aber nicht zu fest ein.
  - Dickwandiger Schlauch, der so kurz wie möglich ist, um die Weiterleitung von Tönen zu ermöglichen: ca. 30 cm und nicht länger als 38 cm.
  - Trichter und Membranglocke mit einem guten Übertragungsmechanismus

- Handschuhe (für Vaginal- und Rektaluntersuchung und evtl. orale Untersuchung)
- Gleitmittel
- Reflexhammer
- Papier und Bleistift oder Kugelschreiber

Instrumentarium für die augenärztliche und HNO-ärztliche Untersuchung:

- Ophthalmoskop
- Otoskop (für die Untersuchung von Kindern sollte das Otoskop für die pneumatische Otoskopie ausgelegt sein)

Instrumentarium für die gynäkologische Untersuchung:

- Spekula
- Ausrüstung für zytologische und evtl. bakteriologische Abstriche

Spezielle Ausrüstung für die neurologische Untersuchung:

- Stimmgabel: idealerweise je eine mit 128 und 512 Hz
- Nadeln, Büroklammern oder ähnliche „Einweginstrumente" zur Prüfung der Zweipunktdiskrimination
- Watte zur Prüfung der Wahrnehmung leichter Berührungen
- zwei Reagenzgläser (optional) zur Prüfung der Temperaturempfindung

Gesprächsführung und Anamnese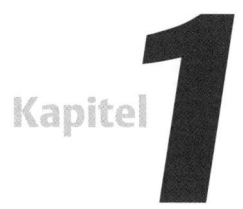

Die Anamneseerhebung ist ein Gespräch mit einem bestimmten Zweck. Als Arzt können Sie dabei auf viele Fähigkeiten zurückgreifen, die Sie im zwischenmenschlichen Umgang täglich benötigen. Das Gespräch mit dem Patienten weist jedoch einige wichtige Besonderheiten auf. Im Gegensatz zu anderen Gesprächen, in denen Sie vorwiegend für sich selbst verantwortlich sind, ist es das Hauptziel der Anamnese, das Wohlbefinden des Patienten zu steigern. Elementarster Zweck des Gesprächs ist es, etwas über den Patienten zu erfahren, eine vertrauensvolle Beziehung zu ihm aufzubauen, ihm zu helfen sowie ihn zu informieren und zu beraten. Ihr Verhältnis zum Patienten ist entscheidend für Ihre Bemühungen um seine Gesundheit. Als junger Arzt werden Sie in erster Linie Informationen sammeln. Durch den Aufbau einer intensiven Beziehung zum Patienten ermöglichen Sie ihm, seine Krankengeschichte so vollständig und detailliert wie möglich zu erzählen. Emotionale Unterstützung erleichtert nicht nur das Sammeln von Informationen, sondern ist selbst Teil des Therapieprozesses.

Während man sich die Krankengeschichte anhört, stellt man eine Reihe von Hypothesen über das Wesen der Beschwerden des Patienten auf. Man überprüft diese unterschiedlichen Hypothesen, indem man nach detaillierteren Informationen fragt. Wenn man dann schließlich genügend Informationen zusammengetragen hat, kann man sie dem Patienten in einer für ihn verständlichen Sprache vermitteln. Selbst wenn Sie feststellen, daß Sie nur wenig gegen die Krankheit des Patienten unternehmen können, kann das Gespräch mit dem Patienten über seine Krankheitserfahrung eine therapeutische Wirkung haben. Die Patientin im folgenden Beispiel war aufgrund eines Forschungsprotokolls nicht für die Behandlung ihrer langjährigen schweren Arthritis in Frage gekommen.

> Sie hatte nie darüber gesprochen, was es bedeutete, unter dieser Krankheit zu leiden. Sie hatte nie gesagt: „Ich kann ohne fremde Hilfe nicht alleine auf die Toilette gehen, mich nicht alleine anziehen und nicht einmal alleine aufstehen."
> Als ich mit der Untersuchung fertig war, sagte ich so etwas Ähnliches wie: „Sie haben sicher sehr unter der rheumatoiden Arthritis zu leiden." Sie und ihre Tochter brachen in Tränen aus, ich war wie vor den Kopf gestoßen und hatte selbst Schwierigkeiten, die Fassung zu bewahren.
> Sie sagte: „Wissen Sie, es hat noch nie jemand mit mir darüber gesprochen wie von einer persönlichen Angelegenheit, oder wie von etwas, das für mich ganz persönlich wichtig ist."
> Das war das Besondere an diesem Gespräch. Ich konnte der Patientin sonst eigentlich wenig Hilfe anbieten. ... Etwas wirklich Bedeutsames hatte zwischen uns stattgefunden, etwas, das wertvoll für sie war und das sie mit nach Hause nehmen konnte.*

---

* Hastings C: The lived experience of the illness: Making contact with the patient. In: Benner P, Wrubel J: The Primacy of Caring: Stress and Coping in Health and Illness. Menlo Park, CA, Addison-Wesley, 1989.

Das Gespräch mit einem Patienten ist somit viel mehr als das bloße Sammeln von Informationen. Damit ein solches Gespräch effizient ist, muß man wissen, welche Informationen der Patient benötigt, ihn auf geschickte Weise zum Erzählen ermuntern und angemessen auf seine Krankengeschichte reagieren. Das vorliegende Kapitel erläutert Aufbau und Zweck der Krankengeschichte sowie einen grundlegenden Ansatz für die Anamneseerhebung. Es erklärt nützliche Anamnesemethoden, macht Vorschläge, wie man heikle Themen ansprechen kann, und untersucht, wie das Gespräch mit Patienten unterschiedlichen Alters und mit verschiedenen Bedürfnissen ablaufen kann. Das standardisierte Beispiel am Ende des Kapitels zeigt auf, welche Punkte Sie mit einer umfassenden Krankengeschichte bei Erwachsenen und Kindern abdecken können.

Aufbau und Zweck der Anamneseerhebung

Umfang und Schwerpunkt der Anamneseerhebung variieren je nach Tagesablauf und Beschwerden des Patienten, Zielen des Arztes und den Umständen (stationäre oder ambulante Behandlung, verfügbare Zeit, fachärztliche oder allgemeinmedizinische Behandlung). Häufig zielen die Fragen des Arztes auf spezielle Beschwerden ab, wie Husten oder Schmerzen beim Wasserlassen. In solchen Fällen kann man sich bei der Anamneseerhebung auf das jeweilige Problem beschränken. Bei einer allgemeinmedizinischen Anamnese wird man wahrscheinlich bestimmte Themen aus dem Bereich der Präventivmedizin ansprechen wie z. B. das Rauchen oder risikobehaftetes Sexualverhalten. Ein Facharzt wird wahrscheinlich eine ausführliche Anamnese erheben, um ein ganz spezielles Problem zu beurteilen, das mehrere Bereiche umfaßt. In anderen Fällen nimmt man eine umfassende Krankengeschichte auf. Wenn Sie Inhalt und Relevanz aller Bestandteile einer umfassenden Krankengeschichte kennen, können Sie immer die Elemente herausgreifen, die in der jeweiligen Situation und angesichts der jeweiligen Patientenbeschwerden am aussagekräftigsten sind.

Die umfassende Krankengeschichte. Die umfassende Krankengeschichte besteht aus mehreren Teilen, von denen jeder einzelne einen ganz bestimmten Zweck hat. Zusammen betrachtet geben sie Ihrer Informationssammlung und Ihrem abschließenden Bericht eine Struktur, sie sollten allerdings nicht die Reihenfolge innerhalb der Befragung bestimmen.

Die Anamneseerhebung beginnt in der Regel mit der Frage nach bestimmten grundlegenden Informationen. *Persönliche Angaben* zu Alter, Geburtsort, Familienmitgliedern und Berufstätigkeit sagen nicht nur etwas über den Patienten aus, sondern vermitteln Ihnen auch grundlegende Informationen über die Person, mit der Sie sprechen und deren mögliche Probleme bzw. Beschwerden. Wenn ein Patient nicht von sich aus zu Ihnen gekommen ist, ist die *überweisende Stelle* von Bedeutung. Dann ist möglicherweise ein schriftlicher Bericht erforderlich; zudem kann dies ein Hinweis auf die Beweggründe des Patienten für den Arztbesuch sein. Patienten, die auf Betreiben einer Schulbehörde oder Versicherungsgesellschaft den Arzt konsultieren, verfolgen unter Umständen andere Ziele als die, die aus eigenem Antrieb kommen. Manchmal möchten Sie vielleicht auch die *Zuverlässigkeit* Ihrer Informationsquelle kommentieren. Die Verläßlichkeit der Informationen hängt u. a. von Kenntnisstand, Erinnerungsvermögen, Vertrauen und jeweiliger Motivation für den Arztbesuch ab; sie wird am Ende des Gesprächs und nicht zu Beginn beurteilt. (Beachten Sie, daß im schriftlichen Bericht, S. 36, zu den einführenden Informationen auch das *Datum*, und – bei sich rasch verändernden Begleitumständen – die *Uhrzeit* gehört. Die *Informationsquelle*, egal, ob es sich dabei um den Patienten selbst, die Familie, Freunde, ein Überweisungsschreiben oder den aktuellen medizinischen Bericht handelt, ist ebenfalls relevant. Auf diese Weise können Sie die Relevanz und eine evtl. subjektive Färbung der Krankengeschichte beurteilen.)

Der Hauptteil der Krankengeschichte beginnt mit der *Hauptbeschwerde* des Patienten. Das sind das oder die Symptome oder Beschwerden, wegen der der Patient eine Behandlung oder Beratung benötigt. In der *aktuellen Anamnese* stellt der Arzt den Umfang der momentanen Beschwerden des Patienten fest. Sie vertieft die Hauptbeschwerde und gibt in schriftlicher Form einen vollständigen, klaren und chronologischen Bericht über die Entwicklung, die Merkmale und den Kontext, in dem die einzelnen Symptome auftreten. Die aktuelle Anamnese beinhaltet auch relevante Aspekte der persönlichen Schilderung des Patienten und sachdienliche Informationen aus der systematischen Organanamnese (s.u.). Zur aktuellen Anamnese gehört auch, was der Patient selbst über die Erkrankung denkt und wie er sie empfindet, was für Ängste ihn dazu bewogen haben, den Arzt zu konsultieren, und wie die Erkrankung sein Alltagsleben und seine alltäglichen Verrichtungen evtl. beeinträchtigt. Die *Anamnese früherer Krankheiten* beschäftigt sich mit Kinderkrankheiten und evtl. inneren Erkrankungen im Erwachsenenalter, chirurgischen Eingriffen, geburtshilflichen oder gynäkologischen Ereignissen sowie psychischen Erkrankungen. Unfälle und Verletzungen sowie Transfusionen können ebenfalls einbezogen werden. Es empfiehlt sich, in die Anamnese Themen einzubeziehen, die für die *Gesundheitsvorsorge* von Bedeutung sind; dazu gehören Impfungen und Screening-Untersuchungen, Fragen bezüglich des Lebenswandels und Safer-Sex-Praktiken.

Die *Familienanamnese* hilft bei der Abschätzung des Risikos des Patienten, bestimmte Krankheiten zu bekommen. Sie kann auch Aufschluß über Erfahrungen in der Familie geben, die im Hinblick auf die Sorgen des Patienten eine Rolle spielen. Die *persönliche und soziale Anamnese* enthält Informationen über Erziehung, familiäre Herkunft, aktuelle Familienverhältnisse und persönliche Interessen des Patienten. Sie läßt häufig Faktoren erkennen, die zur Krankheit des Patienten beitragen. Sie hilft Ihnen zudem bei der Beurteilung, ob und von wem der Patient Unterstützung erfährt, wie er wohl mit der Krankheit umgeht und gibt Ihnen Aufschluß über seine Verarbeitungsmechanismen, seine Stärken und Ängste. Fragen zur persönlichen und sozialen Situation sollten über die gesamte Anamneseerhebung verteilt werden.

Bei der *systematischen Organanamnese* fragen Sie nach häufig auftretenden Symptomen in allen größeren Organsystemen, um Beschwerden festzustellen, die der Patient evtl. nicht erwähnt hat. Hauptzweck der systematischen Organanamnese ist es, sicherzustellen, daß Sie keine wichtigen Symptome übersehen, und zwar insbesondere in Bereichen, auf die Sie während des Gesprächs über die aktuelle Krankheit noch nicht näher eingegangen sind. Eine möglichst allgemeine einleitende Frage zu jedem System oder Untersystem ist sinnvoll. Sie lenkt die Aufmerksamkeit des Patienten auf den entsprechenden Bereich, ermöglicht es Ihnen, in jedem System vom Allgemeinen zum Besonderen vorzugehen und deckt unter Umständen bereits alles zu Erfragende ab. Zum Beispiel:

Wie steht es mit Ihren Ohren und Ihrem Gehör?
Wie steht es mit Ihrer Lunge und Ihrer Atmung?
Haben Sie Probleme mit dem Herzen?
Wie ist Ihre Verdauung? Haben Sie Probleme mit dem Darm?

Die Detailliertheit zusätzlicher Fragen zu einzelnen Bereichen hängt u.a. vom Alter des Patienten, seinen Beschwerden, seinem allgemeinen Gesundheitszustand und dem Zweck seines Arztbesuchs ab. Bei einem älteren Patienten, der ein höheres Risiko hat, an einem Herzleiden, an Krebs oder Schwerhörigkeit zu erkranken, sind beispielsweise zu manchen Bereichen detailliertere Fragen erforderlich als bei einem augenscheinlich gesunden 20jährigen Patienten.

Einige Ärzte kombinieren die systematische Organanamnese gerne mit der körperlichen Untersuchung und erkundigen sich z. B. nach evtl. Problemen mit den Ohren, während sie diese untersuchen. Bei Patienten, die kaum Symptome haben, kann diese Verbindung sinnvoll sein. Hat ein Patient jedoch vielfältige Symptome, stört diese Methode sowohl den Ablauf der Anamneseerhebung als auch den der Untersuchung; auch das Niederschreiben von Notizen stellt dann einen Störfaktor dar. Diese Kombination sollten Sie erst ausprobieren, wenn Sie den Untersuchungsablauf beherrschen.

Obwohl die aktuelle Anamnese meist der wichtigste Teil der Krankengeschichte ist, werden auch in späteren Abschnitten der Anamnese wichtige Informationen ermittelt. Die systematische Organanamnese kann Ergebnisse liefern, die eine ebenso vollständige Untersuchung wie die aktuelle Krankheit selbst erforderlich machen. Beispielsweise erfahren Sie in diesem Zusammenhang vom Tod eines Verwandten oder einer früheren Krankheit. Das ist eine gute Möglichkeit herauszufinden, was dies für den Patienten bedeutet. „Wie war das damals für Sie?" oder „Was fühlten Sie damals?" *Seien Sie flexibel in Ihrer Methodik.* Denken Sie daran, daß die Anamnese ein locker strukturierter Prozeß ist, den Sie erst nach Befragung und Untersuchung schriftlich fixieren.

Vorbereitung des Gesprächs

Eine aussagekräftige Anamnese erfordert gründliche Planung. Sicher möchten Sie Kontakt zum Patienten aufbauen, zuvor sind jedoch einige Dinge zu berücksichtigen, die den Erfolg des Gesprächs bestimmen.

Durchsicht des Krankenberichts. Nehmen Sie vor dem Gespräch mit dem Patienten Einsicht in den Krankenbericht. Er gibt Ihnen wertvolle Informationen über frühere Diagnosen und Behandlungen. Diese sollten Sie aber nicht davon abhalten, neue Vorgehensweisen zu testen oder neue Hypothesen zu entwickeln. Die Einsichtnahme in das Krankenblatt dient zum einen dem Sammeln von Informationen, zum anderen vermittelt sie eine Vorstellung davon, welche Untersuchungen durchzuführen sind. Sie sollten sich die Angaben zur Person (Alter, Geschlecht, Anschrift, Krankenkasse), die Übersichtsliste der Beschwerden, die Medikamentenliste und andere Details, etwa die Dokumentation von Allergien, durchlesen. Denken Sie daran, daß der Krankenbericht von subjektiven Beobachtungen geprägt ist oder durch die Einrichtung, die den Bericht erstellt hat. Was Sie aus dem Krankenbericht erfahren, kann unvollständig sein oder stimmt nicht mit dem überein, was Sie im Patientengespräch erfahren. Der Krankenbericht kann Ihnen wahrscheinlich keinen Aufschluß über das Wesen Ihres Patienten geben. Unterscheiden sich die Informationen des Patienten von denen des Krankenberichts, gelangen Sie durch die Überprüfung dieser Abweichungen vielleicht zu neuen Erkenntnissen.

Aufgaben des Arztes. Vor dem Zusammentreffen mit einem Patienten muß der Arzt die Ziele der Anamnese festlegen. Als Medizinstudent ist Ihr Ziel vielleicht, eine vollständige Krankengeschichte zu erhalten, um Ihrem Dozenten eine schriftliche Ausarbeitung vorlegen zu können. Als Arzt gehört es zu Ihren Gesprächszielen, die für das Krankenhaus erforderlichen Formulare auszufüllen oder die Hypothesen zu überprüfen, die Sie anhand des Krankenberichts aufgestellt haben. Ein Arzt muß seine Ziele mit den Zielen des Patienten in Einklang bringen. Zwischen den Bedürfnissen des Arztes, der jeweiligen Einrichtung und den Bedürfnissen des Patienten und seiner Familie können Diskrepanzen bestehen. Es gehört zu den Aufgaben des Arztes, all diese Bedürfnisse zu berücksichtigen. Wenn Sie sich Ihre Ziele vor Gesprächsbeginn gründlich überlegen, fällt es Ihnen im Gesprächsverlauf leichter, Ihre Bedürfnisse und die des Patienten in Einklang zu bringen.

Einstellung des Arztes. Als Arzt kommt man mit den unterschiedlichsten Menschen zusammen, die alle einzigartig sind. Das bietet die seltene Gelegenheit, Beziehungen zu Menschen aufzubauen, die die gesamte Bandbreite an Altersstufen, sozialen Schichten, Rassen und Volkszugehörigkeiten abdecken sowie das gesamte Spektrum von gesund bis krank. Stets für alles offen zu sein und die Unterschiede zwischen den Menschen zu akzeptieren, ist eine der Herausforderungen, mit denen ein Arzt konfrontiert wird. Da wir unsere eigenen Wertvorstellungen und Vorurteile in jede Begegnung mit einbringen, müssen wir uns darüber klar werden, wie unsere eigenen Erwartungen und Reaktionen das, was wir hören und tun beeinflussen. *Kritische Selbstreflexion ist ein permanenter Bestandteil der beruflichen Entwicklung in der klinischen Praxis.* Die permanente Vertiefung dieses persönlichen Bewußtseins, das durch unsere Arbeit mit Patienten entsteht, macht den Umgang mit Patienten zu einer so lohnenswerten Aufgabe.

Verhaltensweisen des Arztes. Ebenso wie Sie den Patienten während des Gesprächs beobachten, beobachtet der Patient auch Sie. Sie übermitteln, bewußt oder unbewußt, Signale sowohl durch Ihre Worte als auch durch Ihr Verhalten. Sie sollten sich über diese Signale bewußt sein und sie so gut wie möglich unter Kontrolle haben. Ein guter Gesprächspartner wirkt ruhig und nicht gehetzt, auch wenn die Zeit knapp ist. Reaktionen, die Mißbilligung, Verlegenheit, Ungeduld oder Langeweile verraten, blockieren die Kommunikation ebenso wie herablassendes Verhalten, z. B. den Patienten „in eine Schublade" stecken oder sich über ihn lustig machen. Auch wenn solche Reaktionen normal und nachvollziehbar sind, sollten sie nicht vorkommen. Achten Sie darauf nicht nur im Gespräch mit Patienten, sondern auch, wenn Sie mit Ihren Kollegen auf dem Gang oder anderen öffentlichen Orten über den Patienten sprechen.

Äußeres Erscheinungsbild des Arztes. Ihr persönliches Aussehen kann sich ebenfalls darauf auswirken, wie leicht Sie eine Beziehung aufbauen können. Saubere und korrekte Kleidung und ein Namensschild wirken vertrauensfördernd auf den Patienten. Denken Sie stets an die Wahrnehmung Ihres Äußeren durch den Patienten. Vergessen Sie nicht, daß der Patient Ihnen vertrauen soll.

Notizen. Als Berufsanfänger müssen Sie vieles aufschreiben, was Sie über die Krankengeschichte des Patienten erfahren. Ein erfahrener Arzt kann wohl ein Gespräch, das sich auf wenige Probleme konzentriert, führen, ohne Notizen zu machen, niemand ist jedoch in der Lage, die Einzelheiten einer vollständigen Krankengeschichte im Gedächtnis zu behalten. Das Notizenmachen sollte Sie jedoch nicht vom Patienten ablenken, und auch ein vorgegebenes Formular sollte Sie nicht davon abhalten, dem Weg zu folgen, auf den der Patient Sie führt. Spricht der Patient über heikle oder beunruhigende Themen, legen Sie den Stift beiseite und bemühen sich besonders um Blickkontakt. Schreiben Sie bei der Erhebung einer vollständigen Krankengeschichte lieber kurze Sätze, zentrale Informationen oder Stichwörter auf, anstatt zu versuchen, die Anamnese in endgültiger Form festzuhalten. Die meisten Patienten sind daran gewöhnt, daß der Arzt sich Notizen macht, manche fühlen sich dabei aber auch unwohl. Wenn das der Fall ist, erkundigen Sie sich nach den Bedenken des Patienten und erläutern ihm, daß Sie einen möglichst präzisen Bericht verfassen möchten.

Umgebung. Versuchen Sie, die Umgebung so persönlich und angenehm wie möglich zu gestalten. Auch wenn Sie unter schwierigen Umständen, z. B. in einem Vierbettzimmer oder auf dem Gang einer hektischen Notaufnahmeabteilung mit dem Patienten reden müssen, ist eine geeignete Umgebung zur Verbesserung der Kommunikation angetan. Wenn abschirmende Vorhänge vorhanden sind, bitten Sie um die Erlaubnis, diese zu schließen. Schlagen Sie lieber vor, in einen leeren Raum zu gehen, statt das Gespräch in einem Wartebereich zu führen. *Als Arzt sollten Sie Ort und Sitzgelegenheit so auswählen und gegebenenfalls verändern, daß die Situation für den Patienten und für Sie selbst so angenehm wie möglich ist.* Diese Vorbereitungen lohnen sich immer.

Wie man sich mit der Erkrankung des Patienten vertraut macht

Nachdem Sie Zeit und Energie in die Planung des Patientengesprächs investiert haben, sind Sie nun gut darauf vorbereitet, etwas über die aktuelle Krankheit und die Beschwerden des Patienten zu erfahren. Im allgemeinen durchläuft ein solches Gespräch verschiedene Phasen: *Im Verlauf dieses Gesprächs müssen Sie als Arzt auf die Gefühle des Patienten achten, darauf hinwirken, daß er diese zum Ausdruck bringt, auf ihren Inhalt reagieren und ihre Relevanz richtig einschätzen.* Typisch ist folgender Aufbau:

Phasen des Patientengesprächs
---
1. Begrüßung des Patienten und Kontaktaufnahme
2. Aufforderung zum Erzählen der Krankengeschichte
3. Festlegung des Gesprächsinhalts
4. Aufstellen und Überprüfen von Hypothesen hinsichtlich der Art der Beschwerde/n durch Vertiefung und Präzisierung der Krankengeschichte
5. Schaffung eines Konsens hinsichtlich der Beschwerde/n
6. Besprechung eines Behandlungsplans (einschließlich weiterer diagnostischer Beurteilung, Behandlung und Patientenaufklärung)
7. Planung des weiteren Vorgehens und Abschluß des Gesprächs

Als Medizinstudent werden Sie sich darauf konzentrieren, vom Patienten die Krankengeschichte zu erfahren und hinsichtlich seiner Beschwerden zu einem Konsens zu gelangen. Je erfahrener Sie werden, desto wichtiger wird die Besprechung eines Behandlungsplans. Selbst wenn Sie eine umfassende Anamnese erheben, sollte das Patientengespräch die oben genannten Punkte enthalten.

Begrüßung des Patienten. Begrüßen Sie den Patienten mit Namen und stellen Sie sich ebenfalls namentlich vor. Schütteln Sie dem Patienten die Hand, wenn es Ihnen angemessen erscheint. Handelt es sich um den ersten Kontakt, erläutern Sie Ihre Rolle, indem Sie beispielsweise Ihren Status als Student erwähnen und Ihre Aufgabe bei der Behandlung des Patienten erklären. Am empfehlenswertesten ist die förmliche Anrede, zum Beispiel <u>Herr</u> Meier oder <u>Frau</u> Schmidt. Der Gebrauch des Vornamens sollte auf Kinder oder Jugendliche beschränkt bleiben, es sei denn, Sie kennen den Patienten sehr gut oder er hat Ihnen erlaubt, den Vornamen zu verwenden. Einen Ihnen unbekannten Erwachsenen als „Oma" oder „mein Lieber" zu bezeichnen führt tendenziell zur Entpersonalisierung und Erniedrigung des Patienten. Oft sind noch andere Menschen in dem Raum, in dem Sie Ihr Gespräch führen wollen. Sie müssen feststellen, wer diese Menschen sind und in welcher Beziehung sie zum Patienten stehen. Achten Sie darauf, daß Sie jeden Anwesenden zurückgrüßen bzw. von sich aus grüßen. Wenn andere Personen im Raum sind, müssen Sie den Patienten um Erlaubnis bitten, das Gespräch in deren Anwesenheit zu führen. Erklären Sie, daß Ihnen die Anwesenheit der anderen Personen nichts ausmacht, überlassen Sie jedoch dem Patienten die endgültige Entscheidung. Zum Beispiel: „Ich habe nichts dagegen, wenn Ihre Schwester, Frau Müller, bei dem Gespräch anwesend ist, aber ich möchte sichergehen, daß Sie dies wollen," oder „Möchten Sie, daß ich mit Ihnen allein spreche oder in Anwesenheit Ihrer Schwester?"

Gestaltung der Gesprächsumgebung. Setzen Sie sich in einer Entfernung zum Patienten, die ein Gespräch gut ermöglicht und optimalen Blickkontakt schafft. Sie sollten etwas mehr als einen Meter entfernt sitzen – nahe genug für ein persönliches Gespräch, aber nicht zu nahe. Nehmen Sie sich, wenn möglich, einen Stuhl und setzen Sie sich so hin, daß Sie mit dem Patienten auf Augenhöhe sitzen. Denken Sie daran, daß der Abstand zwischen Menschen je nach Kultur und Einstellung schwanken kann. Beim Gespräch mit einem ambulanten Patienten kann es nützlich sein, auf einem Stuhl mit Rollen zu sitzen, um auf Hinweise des Patienten entsprechend reagieren zu können. Vermeiden Sie materielle Barrieren (Schreibtische, Nachttische usw.) zwischen sich und dem Patienten. Vermeiden Sie unbedingt Situationen, die einen Machtunterschied oder sogar Mißachtung ausdrücken, etwa die Begrüßung und das Gespräch mit einer Patientin, die für eine Brustuntersuchung bereits auf dem Rücken liegt. Die Beleuchtung kann ebenfalls eine Rolle spielen. Vermeiden Sie es, vor einer hellen Lichtquelle oder einem Fenster zu sitzen. Sie selbst können dann zwar gut sehen, aber der Patient muß blinzeln und sieht lediglich Ihre Silhouette. Sie führen dann unbewußt ein Verhör und kein hilfreiches Patientengespräch.

Wohlbefinden des Patienten. Achten Sie darauf, daß es dem Patienten bequem ist. In Ihrem Behandlungszimmer oder in der Klinik sollte es einen geeigneten Platz für den Mantel oder persönliche Gegenstände des Patienten geben, so daß er sie nicht auf dem Schoß liegen haben muß. Einen Patienten im Krankenhaus sollten Sie fragen, wie er sich fühlt und ob ihm Ihr Besuch jetzt angenehm ist. Achten Sie auf Anzeichen von Unwohlsein, beispielsweise eine unbequeme Lagerung, Anzeichen von Schmerz oder Angst. Eine bessere Lagerung im Bett oder eine kurze Pause, in der sich der Patient von seinen Besuchern verabschieden oder die Bettpfanne benutzen kann, sind unter Umständen der kürzeste Weg zu einer problemlosen Anamneseerhebung.

Kontaktaufnahme. Die Art der Kontaktaufnahme zum Patienten ist das Fundament für das Arzt-Patienten-Verhältnis. Widmen Sie dem Patienten Ihre volle Aufmerksamkeit. Nehmen Sie sich ausreichend Zeit für die Begrüßung und die Reaktion des Patienten, damit der Patient sich wohlfühlt. Suchen Sie Blickkontakt und achten Sie auf den körperlichen Abstand zwischen Ihnen, dem Patienten und anderen Personen im Raum. Lesen Sie bei Gesprächsbeginn nicht im Krankenblatt und machen Sie sich keine Notizen.

Aufforderung zum Erzählen der Krankengeschichte. Sobald der Kontakt hergestellt ist, sollten Sie herausfinden, warum der Patient ärztliche Hilfe sucht, das heißt, worin seine *Hauptbeschwerde* besteht. Beginnen Sie das Gespräch mit einer Frage, die völlig freie Hand hinsichtlich der Antwort läßt, einer sog. **offenen Frage.** „Welche Beschwerden führen Sie zu mir?" oder „Wie kann ich Ihnen helfen?" Nachdem der Patient die Frage beantwortet hat, haken Sie noch ein oder mehrere Male nach: „Gibt es sonst noch etwas?" Achten Sie darauf, daß diese Fragen nicht suggestiv sind und daß der Patient sie nicht nur mit ja oder nein beantworten kann. Wenn der Patient seine Beschwerden geschildert hat, besteht der nächste Schritt darin, eine genauere Beschreibung der einzelnen Beschwerden anzuregen, indem Sie beispielsweise sagen: „Erzählen Sie mir von Ihren Kopfschmerzen."

Einige Patienten kommen wegen einer Routineuntersuchung (etwa im Rahmen der Überwachung von Bluthochdruck), wegen einer umfassenden körperlichen Untersuchung oder sie möchten eine gesundheitliche Angelegenheit erörtern, ohne akut unter Beschwerden oder einer Erkrankung zu leiden. Manche Patienten wünschen eine Routineuntersuchung, weil sie Hemmungen haben, ihre spezifischen Beschwerden direkt anzusprechen. In all diesen Situationen *ist es wichtig, mit der Anamneseerhebung zu beginnen.* Weitere Beispiele für offen formulierte Fragen: „Suchen Sie mich wegen bestimmter Beschwerden auf?", „Warum sind Sie hier zur Behandlung erschienen?"

Hinweise des Patienten. Durch eine gute Gesprächstechnik können Sie den Patienten dazu anregen, seine Krankengeschichte spontan zu erzählen. Wenn Sie zu rasch einhaken, indem Sie verfrüht spezifische Fragen stellen, riskieren Sie, daß der Patient wichtige Informationen zurückhält. Das heißt jedoch nicht, daß Sie sich passiv verhalten, sondern daß Sie aufmerksam zuhören und auf Hinweise für relevante Symptome, Emotionen, Ereignisse und Beziehungen achten. Zu Gesprächsbeginn sind Reaktionen, die den Redefluß fördern, am effektivsten. Dazu gehören nonverbale Gesten wie Kopfnicken und Äußerungen wie „Reden Sie weiter" oder „Ich verstehe". Wenn Sie das Gespräch mit offenen Fragen fortsetzen und den Patienten zum Sprechen ermuntern, wird es Ihnen in der Regel gelingen, sich ein Bild von den grundlegenden Beschwerden des Patienten zu machen und das Notwendigste über seine Probleme zu erfahren.

Anschließend können Sie den Patienten durch gezielte Fragen auffordern, Ihnen mehr über die Ihrer Ansicht nach wichtigen Bereiche zu erzählen. Der Prozeß der direkten Befragung folgt mehreren Grundsätzen. *Er sollte vom allgemeinen zum besonderen führen.* Ein möglicher Ablauf könnte folgendermaßen aussehen: „Wie waren Ihre Brustschmerzen? Schildern Sie sie mir ausführlich. Wo haben Sie sie gespürt? Zeigen Sie mir die Stelle, an der Sie sie gespürt haben. Noch an anderen Stellen? Haben sich die Schmerzen verlagert? In welche Finger?"

Direkte Fragen sollten keine Suggestivfragen sein. Wenn ein Patient die Frage „Sah Ihr Stuhl wie Teer aus?" bejaht, müssen Sie sich fragen, ob diese Charakterisierung die des Patienten oder aber Ihre eigene ist. Geeigneter ist die Formulierung: „Welche Farbe hatte Ihr Stuhl?" Stellen Sie möglichst Fragen mit *abgestuften Antwortmöglichkeiten* und nicht solche, die nur mit Ja oder Nein zu beantworten sind. „Wie viele Stufen können Sie hinaufsteigen, bis Sie außer Atem sind?" ist besser als „Geraten Sie beim Treppensteigen leicht außer Atem?"

Manchmal gelingt es Patienten nicht, ihre Symptome ohne fremde Hilfe zu beschreiben. Um den Patienten so wenig wie möglich zu beeinflussen, *geben Sie Multiple-Choice-Antworten vor.* „Sind Ihre Schmerzen dumpf, stechend, drückend, brennend, ziehend oder noch anders?" Fast auf jede direkte Frage gibt es zwei Antwortmöglichkeiten: „Husten Sie Schleim ab oder nicht?" *Stellen Sie nicht mehrere Fragen auf einmal.* Die Frage „Hatten Sie Tuberkulose, Rippenfellentzündung, Asthma, Bronchitis, Lungenentzündung?" wird möglicherweise aus reiner Verwirrung mit Nein beantwortet. Fragen Sie statt dessen: „Leiden Sie unter einer der folgenden Krankheiten?" und machen Sie nach jeder einzelnen Krankheit eine kurze Pause, in der Sie Blickkontakt zum Patienten aufnehmen.

Wählen Sie eine *Sprachebene*, die für den Patienten *verständlich und angemessen* ist. Sie können zwar einen ausgebildeten Mediziner oder Angehörige der Pflegeberufe nach Dyspnoe befragen, die gebräuchlichere Bezeichnung lautet jedoch Atemnot. Je besser Sie die medizinische Terminologie kennen und je mehr Sie sie verwenden, desto eher werden Sie sie im Gespräch mit Patienten einsetzen. Dies beeinträchtigt die Kommunikation. In Kapitel 2 finden Sie Vorschläge für die geeignete Wortwahl bei der Besprechung von Symptomen. Verwenden Sie jedoch, soweit möglich, Wörter, die der Patient verwenden würde, *und stellen Sie sicher, daß deren Bedeutung klar ist.*

Es ist wichtig, daß Sie die zeitliche Abfolge und den Zeitraum, in dem die Symptome aufgetreten sind, festhalten. Eine chronologische Berichterstattung können Sie durch Fragen wie „Was war dann?" oder „Was passierte danach?" fördern. Häufig werden Sie aber zusätzliche Informationen benötigen, um die Hypothesen zu überprüfen, die Sie bezüglich der Erkrankung aufstellen. Füllen Sie Ihre Informationslücken durch direktere Fragen nach Dingen, die der Patient bisher noch nicht erzählt hat. *Im allgemeinen wechseln sich bei einer Befragung offen formulierte und direkte Fragen ab.*

Festlegung des Gesprächsinhalts. Ärzte haben oft ganz konkrete Vorstellungen hinsichtlich der Fragen, die sie im Patientengespräch stellen möchten. Der Patient hat ebenfalls Fragen und Probleme, die er besprechen möchte. Es ist wichtig, sämtliche Probleme des Patienten zu Beginn des Gesprächs in Erfahrung zu bringen. So stellen Sie sicher, daß wirklich alle Probleme sofort oder zu einem späteren Zeitpunkt angesprochen werden. Als Medizinstudent haben Sie vielleicht genug Zeit, um sowohl Ihre Fragen als auch die Probleme des Patienten während eines Termins zu besprechen. Für einen Arzt ist Zeit fast immer ein limitierender Faktor. Manchmal ist es nötig, das Gespräch auf den Punkt zu bringen, indem Sie den Patienten bitten, seine Hauptbeschwerde zu schildern, z. B. so: „Sie haben verschiedene Probleme angesprochen. Wir müssen uns entscheiden, welche davon wir heute angehen möchten. Können Sie mir sagen, was Sie am meisten beunruhigt?" Die Feststellung, daß die anderen Beschwerden ebenfalls wichtig sind und beim nächsten Termin zur Sprache kommen, zeigen dem Patienten, daß die Zusammenarbeit fortgesetzt wird. Anschließend setzen Sie das Gespräch mit Äußerungen wie „Schildern Sie mir das Problem näher" fort.

Aufstellen und Überprüfen diagnostischer Hypothesen. Sobald Sie mehr über die Vorgeschichte des Patienten und seine Symptome wissen, sollten Sie überlegen, welches Organsystem an einem pathologischen Prozeß beteiligt sein könnte. Überprüfen Sie Ihre Hypothesen, indem Sie ganz genau nachfragen. Schmerzen im Bein können z. B. auf eine Erkrankung im peripheren Gefäßsystem, im Bewegungsapparat oder im Nervensystem hinweisen. Ein geschwollener Fußknöchel als Begleitsymptom kann auf eine Gefäßerkrankung oder aber auf ein Problem des Bewegungsapparats hindeuten, wenn er zusammen mit Schmerzen in den Gelenken auftritt. Ein starker Schmerz, der an einem Bein bis unter das Knie ausstrahlt, deutet auf Druck auf eine Nervenwurzel hin.

Ist die aktuelle Erkrankung mit Schmerzen verbunden, ist es wichtig, folgende Punkte zu klären:

Die sieben Charakteristika eines Symptoms (am Beispiel des Symptoms Schmerz)

1. Lokalisation. Wo treten die Schmerzen auf? Strahlen sie aus?
2. Qualität. Womit lassen sich die Schmerzen vergleichen?
3. Quantität oder Stärke. Wie stark sind sie?
4. Zeitlicher Verlauf. Wann setzten (setzen) sie ein? Wie lange dauern sie an? Wie oft treten sie auf?
5. Situation, in der die Schmerzen auftreten, einschließlich äußerer Umstände, persönlicher Aktivitäten, emotionaler Reaktionen oder andere Faktoren, die die Schmerzen mitverursachen könnten.
6. Faktoren, die die Schmerzen lindern oder verschlimmern.
7. Begleitsymptome.

Andere Symptome sollten in ähnlicher Weise charakterisiert werden. Diese Charakteristika sind von wesentlicher Bedeutung für das Erkennen von Erkrankungsmustern und für die Unterscheidung von Erkrankungen. Je besser Sie über diagnostische Verfahren Bescheid wissen, desto automatischer fallen Ihnen diese Charakteristika in der Schilderung des Patienten auf und um so eher fragen Sie nach ihnen.

Verwenden Sie Fragen aus den entsprechenden Abschnitten der systematischen Organanamnese, um weitere Informationen für Ihre Analyse zu erhalten. Sie können so Argumente für oder gegen die unterschiedlichen Verdachtsdiagnosen sammeln. Diese Art klinischen Denkens ist in den Tabellen in Kapitel 2 erläutert und wird in Kapitel 20 weiter ausgeführt.

Schaffung eines Konsens hinsichtlich der Beschwerden. Da der Schwerpunkt dieses Kapitels auf den praktischen Methoden des Patientengesprächs liegt, ist es von Nutzen, den Unterschied zwischen *subjektivem Krankheitsempfinden* und *Krankheit* nachvollziehen zu können. Diese Unterscheidung verdeutlicht die beiden verschiedenen Perspektiven, die bei jedem effektiven Patientengespräch untersucht werden müssen, und die Notwendigkeit für Arzt und Patient, eine gemeinsame Basis zu finden. *Subjektives Krankheitsempfinden* kann als Symptomwahrnehmung des Patienten definiert werden. Die Perspektive des Patienten wird durch eine Vielzahl von Faktoren geprägt; dazu gehören persönliche oder familiäre Krankheitserfahrungen und die Art, wie die Symptome das Leben des Patienten beeinträchtigen, Sorgen über den Schweregrad der Symptome und Erwartungen hinsichtlich der medizinischen Versorgung. *Krankheit* bezeichnet die Erklärung, die der Arzt für diese Symptome hat. Die Art und Weise, in der der Arzt das, was er vom Patienten erfährt, in ein zusammenhängendes Bild einordnet, führt letztlich zu einer medizinischen Diagnose. *Das Patientengespräch muß diese beiden Sichtweisen berücksichtigen.*

Sogar eine so eindeutige Hauptbeschwerde wie Halsschmerzen kann diese beiden voneinander abweichenden Sichtweisen verdeutlichen. Der Patient macht sich z. B. Sorgen, weil er Schmerzen und Schluckbeschwerden hat, weil sein Vetter früher schon einmal wegen einer Epiglottitis im Krankenhaus war, oder weil er bei der Arbeit fehlt. Der Arzt richtet sein Augenmerk dagegen z. B. auf Fakten, die typisch für eine Streptokokkenpharyngitis sind oder auf die kostengünstigste Behandlung für einen Patienten mit bekannter Penicillinallergie.

Um sowohl den Erwartungen des Patienten als auch den Erfordernissen des Arztes gerecht zu werden und gleichzeitig eine gute medizinische Versorgung zu gewährleisten, klärt der Arzt im Gespräch mehr ab als die Charakteristika der Symptome. Die *patientenorientierten Fragen* zu den sechs unten aufgeführten Bereichen helfen Ihnen, etwas über das subjektive Krankheitsempfinden des Patienten zu erfahren.

Ermittlung der Sichtweise des Patienten

1. Gedanken des Patienten über Art und Ursache der Beschwerden.
2. Gefühle des Patienten bezüglich der Beschwerden, insbesondere Ängste.
3. Erwartungen des Patienten an den Arzt und die medizinische Versorgung.
4. Auswirkungen der Beschwerden auf das Leben des Patienten.
5. Ähnliche Erfahrungen im Leben des Patienten oder seiner Familie.
6. Schritte, die der Patient unternommen hat, um die Beschwerden zu lindern.

Der Arzt erkundigt sich nach den Vorstellungen des Patienten von der Ursache des Problems mit folgender Frage: „Warum, glauben Sie, haben Sie Magenschmerzen?"; und nach den Gefühlen des Patienten bezüglich der Beschwerden mit der Frage: „Was ist hinsichtlich der Schmerzen Ihre größte Sorge?" Es kann hilfreich sein, den Patienten nach früheren Erfahrungen zu fragen – „Ist jemals etwas Ähnliches bei Ihnen oder in Ihrer Familie vorgefallen?" („Ich glaube, ich habe eine Blinddarmentzündung. Mein Onkel Karl ist an einem Blinddarmdurchbruch gestorben.") – oder danach zu fragen, was der Patient bisher gegen die Beschwerden unternommen hat (die meisten Patienten haben entweder rezeptfreie Medikamente bzw. traditionelle Hausmittel ausprobiert oder Rat bei anderen gesucht). Erkundigen Sie sich, inwieweit das Leiden die Lebensweise des Patienten und seine alltäglichen Verrichtungen beeinträchtigt hat. Diese Frage ist von besonderer Relevanz bei chronisch Kranken. „Was können Sie heute nicht mehr tun, was Sie früher tun konnten? Inwieweit haben die Rückenschmerzen (die Atemnot usw.) Ihre Arbeitsfähigkeit ... Ihr Familienleben ... Ihre gesellschaftlichen Aktivitäten ... Ihre Rolle als Elternteil ... Ihre Rolle als Ehemann/Ehefrau ... Ihr Selbstverständnis beeinträchtigt"?

Ausarbeitung eines Behandlungsplans. Indem Informationen über die Krankheit gesammelt *und* das Leiden begrifflich erfaßt wird, bietet sich für Sie und den Patienten die Möglichkeit, ein vollständiges Bild der Beschwerden zu erstellen. Dieses facettenreiche Bild bildet dann die Grundlage für die Planung des weiteren Vorgehens (körperliche Untersuchung, Labortests, Überweisungen usw.) und die Ausarbeitung eines Behandlungsplans.

Planung der weiteren Betreuung und Abschluß des Gesprächs. Möglicherweise haben Sie Probleme damit, das Gespräch zu beenden. Patienten haben oft viele Fragen und, wenn Sie Ihre Arbeit gut gemacht haben, unterhalten Sie sich gerne mit Ihnen. Es kann deshalb von Nutzen sein, das bevorstehende Ende des Gesprächs ein paar Minuten vorher anzusprechen. Bevor Sie Ihre Unterlagen einsammeln oder aufstehen, um den Raum zu verlassen, weisen Sie den Patienten folgendermaßen darauf hin: „Wir müssen hier jetzt aufhören, haben Sie noch irgendwelche Fragen zu unserem Gespräch?" Achten Sie darauf, daß der Patient den Behandlungsplan versteht, den Sie aufgestellt haben. Die Besprechung der Pläne zur weiteren Untersuchung und Nachbetreuung ist hilfreich. „Also, Sie nehmen das Medikament wie besprochen, machen heute den Bluttest, bevor Sie gehen, und vereinbaren einen Nachuntersuchungstermin in vier Wochen." Sprechen Sie Ängste oder Sorgen an, die der Patient vorbringt.

Es ist wichtig, dem Patienten die Möglichkeit zu geben, abschließende klärende Fragen zu stellen. Das ist jedoch nicht der Zeitpunkt, um neue Themen anzuschneiden. Wenn der Patient dies tut (und die Beschwerde nicht lebensbedrohlich ist), sollten Sie Ihr Interesse bekunden und eine spätere Besprechung des Problems planen. „Diese Kopfschmerzen sollten untersucht werden. Vereinbaren Sie doch einen Termin für nächste Woche, damit wir dann darüber sprechen können." Die Bekräftigung der Tatsache, daß Sie weiterhin mit dem Patienten arbeiten wollen, um seine Gesundheit zu verbessern, ist stets sehr wichtig.

Techniken eines guten Patientengesprächs

Eine gutes Patientengespräch basiert auf erlernbaren Techniken. Diese Techniken müssen Sie trainieren, wobei Sie am besten von jemandem beobachtet oder auf Video aufgenommen werden sollten, damit Sie Ihre Fortschritte kontrollieren können. Die folgende Liste führt einige der elementaren Fähigkeiten auf, die ein Patientengespräch optimieren.

Nonverbale Kommunikation. Jeder von uns sendet und empfängt permanent Botschaften, die nicht durch Sprache übermittelt werden. Wenn Sie sich der nonverbalen Kommunikation stärker bewußt werden, gelingt es Ihnen, diese Hinweise beim Patienten zu erkennen und selbst eigene Botschaften zu übermitteln. Achten Sie auf Dinge wie Blickkontakt, Körperhaltung, Kopfhaltung und -bewegung (z. B. Kopfschütteln oder -nicken), Abstand zum Patienten und Haltung der Arme oder Beine (z. B. verschränkt bzw. gekreuzt, neutral oder geöffnet). Wenn Ihre Körperhaltung mit der des Patienten übereinstimmt, ist dies Zeichen für einen Beziehungsaufbau. Die Annäherung an den Patienten oder körperlicher Kontakt können dazu dienen, Ihr Mitgefühl besser auszudrükken oder einem Patienten dabei zu helfen, die Fassung wiederzugewinnen. Das Bewußtsein über die nonverbale Kommunikation ist der erste Schritt auf dem Weg zum Einsatz dieser wichtigen Kommunikationsform.

In engem Zusammenhang mit der nonverbalen Kommunikation steht die *Parasprache*, die Art, wie jemand spricht. Achten Sie auf Geschwindigkeit, Tonfall und Lautstärke des Patienten. Sie können Ihre Sprechweise der des Patienten anpassen, um den Kontakt zu intensivieren. Parasprache und nonverbale Kommunikation geben auch Aufschluß über die seelische Verfassung eines Patienten.

Ermunterung. Durch Körperhaltung, Verhalten oder auch verbal können Sie den Patienten ermuntern, mehr zu sagen, ohne dadurch das Thema zu bestimmen. Aufmerksames Zuhören ermutigt den Patienten, seine Schilderung fortzusetzen. Lehnen Sie sich nach vorne, nehmen Sie Blickkontakt auf und äußern Sie ein bestätigendes „Mm-hmm", „Fahren Sie fort" oder „Ich höre Ihnen zu." All dies ermuntert den Patienten fortzufahren.

Wiederholung. Die Wiederholung dessen, was der Patient gesagt hat, ermutigt diesen, mehr zu erzählen. Dies kann dazu beitragen, Fakten und Gefühle aufzudecken, wie das folgende Beispiel zeigt:

Patient: Die Schmerzen wurden schlimmer und breiteten sich aus. (Pause)
Arzt: Sie breiteten sich aus?
Patient: Ja, sie strahlten bis in meine Schulter aus und den linken Arm hinunter bis in die Finger. Sie waren so schlimm, daß ich dachte, ich müßte sterben. (Pause)

Arzt: Sie dachten, Sie müßten sterben?
Patient: Ja, es war wie bei meinem Vater, als er seinen Herzanfall hatte, und ich hatte Angst, daß mir dasselbe passieren würde.

Durch die Wiederholungen ist nicht nur die Lokalisation und Stärke der Schmerzen klar geworden, sondern auch die Bedeutung, die sie für den Patienten haben. Die Wiederholungen haben aber weder die Geschichte des Patienten beeinflußt, noch seinen Gedankengang unterbrochen.

Verdeutlichung. Manchmal sind die Ausführungen des Patienten nicht eindeutig oder der Zusammenhang wird nicht klar. Dann müssen Sie nachfragen, z. B.: „Was haben Sie mit ‚eine Erkältung‘ gemeint?" oder „Sie haben gesagt, daß Sie sich wie Ihre Mutter verhalten würden. Was meinen Sie damit?"

Zusammenfassung. Zu einem bestimmten Zeitpunkt des Gesprächs ist es sehr nützlich, die Krankengeschichte des Patienten kurz zusammenzufassen. Dies zeigt dem Patienten einerseits, daß Sie aufmerksam zugehört haben, und klärt andererseits ab, was Sie wissen und was nicht. „Sie haben gesagt, daß Sie seit drei Tagen husten, daß es nachts besonders schlimm ist und daß Sie mittlerweile gelben Schleim aushusten. Sie hatten kein Fieber und litten auch nicht unter Atemnot, fühlten sich jedoch verschnupft, da Sie Schwierigkeiten hatten, durch die Nase zu atmen. Gibt es sonst noch etwas?" Dies ermöglicht Ihnen als Arzt, Ihre Gedanken im Prozeß der Diagnosestellung zu ordnen.

Bestätigung. Eine andere wichtige Technik, um dem Patienten ein Gefühl der Sicherheit zu geben, besteht darin, seine Erfahrungen zu bestätigen: Wenn ein Patient, der einen Autounfall hatte, zwar keine wesentlichen körperlichen Verletzungen aufweist, aber dennoch besorgt ist, versichern Sie ihm, daß diese Erfahrung normal ist, indem Sie sinngemäß sagen: „Ich kann verstehen, daß der Unfall sehr erschreckend für Sie gewesen sein muß und daß Sie deshalb noch immer beunruhigt sind."

Mitfühlende Reaktionen. Der Ausdruck von Mitgefühl ist Bestandteil des Aufbaus der Arzt-Patienten-Beziehung und hat auch eine therapeutische Wirkung. Im Patientengespräch, können sie – verbal oder nonverbal – Gefühle ausdrücken, die sie sich selbst noch nicht bewußt gemacht haben. Diese Gefühle können eine entscheidende Rolle für das Verständnis ihrer Krankheit und für den Aufbau einer auf Vertrauen basierenden Beziehung spielen. *Um Mitgefühl zu zeigen, müssen Sie die Gefühle des Patienten zunächst erkennen.* Wenn Sie aus dem Gesichtsausdruck, der Stimme, den Worten oder dem Verhalten des Patienten wichtige, aber nicht ausgesprochene Gefühle herauslesen, erkundigen Sie sich genauer nach ihnen, statt Vermutungen über die Gefühle Ihres Patienten anzustellen. Sie können z. B. fragen: „Wie haben Sie sich dabei gefühlt?"

Wenn der Patient über seine Gefühle spricht, reagieren Sie mit Verständnis und Akzeptanz. Es genügt, wenn Sie sagen: „Ich verstehe", „Das muß Sie sehr verwirrt haben" oder „Sie wirken traurig". Eine verständnisvolle Reaktion kann auch nonverbal erfolgen, indem Sie z. B. einem in Tränen aufgelösten Patienten ein Taschentuch anbieten oder seinen Arm leicht berühren, um Verständnis zu zeigen. Wenn Sie mitfühlend reagieren, achten Sie darauf, daß Sie richtig auf das reagieren, was der Patient bereits zum Ausdruck gebracht hat. Wenn Sie z. B. äußern, wie furchtbar der Tod eines Elternteils für den Patienten gewesen sein muß, während dieser dadurch in Wirklichkeit von einer langen finanziellen und emotionalen Last befreit wurde, haben Sie die Situation falsch verstanden.

Beruhigung. Es ist verständlich, daß Sie einen ängstlichen Patienten beruhigen möchten: „Machen Sie sich keine Sorgen. Alles wird wieder gut." Auch wenn dieses Verhalten in privaten Beziehungen angemessen sein kann, ist es für Sie als Arzt im allgemeinen kontraproduktiv. Falls Sie und der Patient noch keine Gelegenheit hatten, mehr über die Natur seiner Angst herauszufinden, ist es möglich, daß Sie den Patienten auf diese Weise bezüglich der falschen Sache beruhigen. Darüber hinaus blockiert eine verfrühte Beruhigung die Kommunikation. *Der erste Schritt zu einer wirksamen Beruhigung besteht im Erkennen und in der Anerkennung der Gefühle des Patienten.* Dies fördert das Gefühl der Sicherheit. Alles übrige folgt viel später im Rahmen der Konsultation, nachdem Sie das Gespräch, die körperliche Untersuchung und vielleicht einige Laboruntersuchungen abgeschlossen haben. Dann können Sie dem Patienten erklären, wie die Dinge stehen, und sich mit seinen realen Sorgen auseinandersetzen.

Überleitungen. Patienten sind oft ängstlich und verletzlich. Eine Möglichkeit, dafür zu sorgen, daß sie sich wohler fühlen, besteht darin, zu erläutern, wie Anamneseerhebung, Untersuchung und abschließendes Gespräch ablaufen sollen. Diese Informationen geben dem Patienten ein stärkeres Gefühl der Kontrolle. Wenn Sie von einem Teil der Anamnese zu einem anderen und dann zur körperlichen Untersuchung übergehen, können Sie den Patienten durch kurze Überleitungen darauf hinweisen. „Ich möchte Ihnen nun ein paar Fragen über frühere Krankheiten stellen." Machen Sie klare Angaben darüber, was der Patient als nächstes tun soll oder was ihn erwartet. „Ich möchte Sie jetzt untersuchen. Ich gehe ein paar Minuten hinaus. Ziehen Sie sich bitte bis auf die Unterwäsche aus."

Herausforderungen für den Arzt

Anamneseerhebung bei problematischen Themen

Als Arzt müssen Sie Ihre Patienten über eine Vielzahl von Themen befragen, die emotional belastet oder kulturell heikel sind. Anfangs sind diese Gespräche besonders schwierig, doch selbst erfahrene Ärzte fühlen sich bei bestimmten Themen unwohl. Zu diesen Themen gehören u. a. Alkohol- und Drogenkonsum bzw. -mißbrauch, sexuelle Orientierung und Aktivitäten, Tod und Sterben, finanzielle Nöte des Patienten, seine ethnischen Erfahrungen, Familienbeziehungen, Gewalt in der Familie, psychische Erkrankungen, körperliche Fehlbildungen sowie die Funktionen von Harn- und Verdauungsapparat. Die Untersuchung dieser Bereiche bereitet zum Teil wegen gesellschaftlicher Tabus Schwierigkeiten. Wir wissen alle, daß z. B. die Darmfunktion kein geeignetes Thema für ein Tischgespräch ist. Darüber hinaus bestehen hinsichtlich vieler dieser Themen starke kulturelle, gesellschaftliche und persönliche Überzeugungen. Vorurteile gegen Rassen, Drogenkonsum und homosexuelle Praktiken sind drei deutliche Beispiele für Bereiche, die heftige Reaktionen hervorrufen und Barrieren beim Gespräch aufwerfen können. Die folgenden Abschnitte untersuchen diese und andere wichtige und manchmal brisante Bereiche wie Gewalt in der Familie, sterbende Patienten, psychische Erkrankungen und andere.

Sie sollten sich bei der Annäherung an ein heikles Thema von mehreren grundlegenden Prinzipien leiten lassen. Die allerwichtigste Regel besteht darin, *keine Vorurteile* zu haben. Die Aufgabe des Arztes besteht darin, etwas über den Patienten zu erfahren und ihm dabei zu helfen, seinen Gesundheitszustand zu verbessern. Wenn Sie dem Patienten erklären, warum Sie diese Informationen benötigen und sie in einen Kontext einbetten, dient dies der Orientierung des

Patienten und ermöglicht Ihnen, Ihre Gedanken zu sammeln. Zum Beispiel können Sie erklären: „Da sexuelle Praktiken für bestimmte Erkrankungen anfällig machen, stelle ich allen Patienten folgende Fragen." Sie sollten eine *deutliche Sprache* benutzen. Sprechen Sie über die Genitalien, indem Sie die genauen Bezeichnungen wie Penis oder Vagina verwenden und sprechen Sie nicht vom „Intimbereich". Achten Sie darauf, daß der Patient Sie versteht: „Mit Geschlechtsverkehr meine ich, wenn ein Mann seinen Penis in die Vagina einer Frau einführt." Machen Sie sich mit ein paar offenen Fragen zu problematischen Themen vertraut und lernen Sie, welche zusätzlichen Informationen Sie benötigen, um zu einer Beurteilung zu kommen.

Andere Möglichkeiten, mit heiklen Bereichen besser zurechtzukommen, sind: allgemeine Lektüre zu diesen Themen in der medizinischen Fachliteratur und populärwissenschaftlichen Werken; offene Gespräche über Ihre Probleme mit ausgewählten Kollegen und Dozenten; spezielle Kurse, die Sie dabei unterstützen, Ihre eigenen Gefühle und Reaktionen auf diese problematischen Themen zu untersuchen; und schließlich Ihre eigene Lebenserfahrung. Nehmen Sie all diese Möglichkeiten wahr. Hören Sie so oft wie möglich erfahrenen Ärzten zu, wenn sie solche Themen mit Patienten besprechen, und versuchen Sie dann, diese Bereiche selbst zu erforschen. Besonders wichtig ist, daß Sie das Gespräch mit Patienten über problematische Themen auch tatsächlich üben. Die Palette der Themen, die Sie unbefangen ansprechen können, wird schrittweise wachsen.

Vorurteile und kulturelle Unterschiede. Mit Patienten unterschiedlichster Herkunft kommunizieren zu können, ist eine Fähigkeit, die den Arzt ein Leben lang als Berufsziel begleitet. Die folgenden Beispiele zeigen, wie unbewußte Vorurteile und kulturelle Unterschiede die medizinische Versorgung beeinflussen können.

Ein 28jähriger Taxifahrer aus Ghana, der kürzlich in die Vereinigten Staaten eingewandert war, beschwerte sich bei einem Freund über die dortige medizinische Versorgung. Er war wegen Fieber und Müdigkeit ins Krankenhaus gegangen. Er erzählte, daß er gewogen wurde, seine Temperatur gemessen und ein Stück Stoff so eng um seinen Arm gewickelt wurde, bis es fast weh tat. Die Ärztin, eine 36jährige Afroamerikanerin aus Washington, D. C., hatte ihm viele Fragen gestellt, ihn untersucht und ihm Blut abnehmen wollen – das hatte der Patient verweigert. Sein abschließender Kommentar lautete: „.... und sie gab mir nicht einmal Chloroquin." Dies war eigentlich der Hauptgrund für den Arztbesuch. Der Ghanaer hatte wenige Fragen, keine Untersuchung und eine Malariabehandlung erwartet, die in Ghana bei Fieber meist durchgeführt wird.

Dieses Beispiel für unterschiedliche Erwartungen aufgrund verschiedener Herkunftsländer, die zu einer unbefriedigenden medizinischen Versorgung führen, verdeutlicht leicht nachvollziehbar interkulturelle Kommunikationsprobleme. Interkulturelle Kommunikation findet jedoch bei vielen klinischen Gesprächen in meist subtilerer Form statt.

Eine 16jährige afroamerikanische Oberschülerin aus einem Armenviertel begab sich wegen schmerzhafter Menstruationskrämpfe, die ihren Schulbesuch beeinträchtigten, ins örtliche Krankenhaus. Der Arzt, ein 30jähriger europäischstämmiger Amerikaner aus einem Mittelklassevorort, stellte viele Fragen, die falsche Annahmen widerspiegelten... „Sie wollen also den High-School-Abschluß machen? ... was für einen Beruf wollen Sie dann ergreifen? ... was für ein Verhütungsmittel wollen Sie benutzen?" Das Mädchen fühlte sich dazu gezwungen, das Verhütungsmittel zu akzeptieren, statt deutlich zu sagen, daß sie keinen Geschlechtsverkehr gehabt hatte, und vor Abschluß der Schule und einer Heirat auch keinen haben wollte. Diese Absichten kamen nicht zur Sprache und dem Thema Unterleibskrämpfe wurde vom Arzt kaum Beachtung geschenkt: „Sie können ein paar Ibuprofen nehmen. Die Beschwerden werden wahrscheinlich weniger, je älter Sie sind." Die Patientin wird weder die ihr verschriebenen Verhütungspillen nehmen noch in nächster Zeit ärztliche Hilfe in Anspruch nehmen. Sie hat die Erfahrung einer unnützen medizinischen Versorgung aufgrund eines interkulturellen Mißverständnisses und von Vorurteilen des Arztes gemacht.

In beiden Fällen ist das Versagen auf Annahmen oder Vorurteile des Arztes zurückzuführen. Im ersten Fall hat der Arzt die vielfältigen Faktoren – Staatsangehörigkeit, sozioökonomischer Status, Rasse, Geschlecht, evtl. Behinderungen, familiärer Hintergrund und anderes – nicht berücksichtigt, die die Vorstellungen eines Patienten von Gesundheit und seine Einstellung zur medizinischen Versorgung prägen können. Im zweiten Fall ließ sich der Arzt von Vorurteilen leiten, anstatt der Patientin zuzuhören und sie als Individuum zu respektieren. Wir alle haben unseren eigenen kulturellen Hintergrund und unsere speziellen Vorurteile. Diese verschwinden nicht einfach, sobald wir Mediziner werden. Da Sie mit einer Vielfalt von Sorgen seitens der Patienten konfrontiert werden, ist es wichtig zu verstehen, wie die Kultur nicht nur Ansichten und Verhaltensweisen des Patienten prägt, sondern auch unsere eigenen.

Kultur ist ein System kollektiver Ideen, Regeln und Bedeutungen, die der einzelne erbt oder erwirbt und die festlegen, wie er die Welt betrachtet, wie er sie emotional empfindet und wie er sich in bezug auf andere Menschen und die Umgebung verhält. Die Kultur kann als „Brille" betrachtet werden, durch die der einzelne blickt und mit deren Hilfe er die Welt, in der er lebt, versteht. Das Sammeln von Informationen über kulturelle Gruppen ist zwar wichtig, kann aber ohne einen Kontext dazu führen, daß man eine Reihe von Vorurteilen aufbaut. Arbeiten Sie an einer angemessenen Strategie für alle Patienten, **indem Sie sich Ihrer eigenen Vorurteile und Wertvorstellungen bewußt werden, Kommunikationsfähigkeiten entwickeln, die kulturelle Unterschiede überwinden und therapeutische Partnerschaften aufbauen, die auf der Respektierung der Lebenserfahrung des Patienten beruhen.** Dieser Hintergrund wird es Ihnen ermöglichen, jeden Patienten als einzigartiges und von allen anderen Menschen verschiedenes Individuum zu begreifen.*

Selbsterkenntnis. Beginnen Sie mit Ihrer eigenen kulturellen Identität. Wie definieren Sie sich selbst hinsichtlich ethnischer Herkunft, Schicht, Region, Religion, politischer Überzeugung ...? Vergessen Sie nicht die Merkmale, die wir als gegeben ansehen – Geschlecht, Rolle im Leben, sexuelle Orientierung, körperliche Unversehrtheit, Rasse –, insbesondere, wenn wir einer Mehrheit angehören. Mit welchen Aspekten Ihres familiären Hintergrunds identifizieren Sie sich und inwiefern sind Sie anders als Ihre Familie?

Ein anderer Teil der Selbsterkenntnis, der eine wesentlich größere Herausforderung darstellt, besteht darin, sich die eigenen Wertvorstellungen und Vorurteile bewußt zu machen. Wertvorstellungen sind die Maßstäbe, mit denen wir Ansichten und Verhaltensweisen beurteilen, und die absolut zu sein scheinen. **Vorurteile** sind Einstellungen oder Gefühle, die wir mit dem Bewußtsein des

---

* Diese Herangehensweise spiegelt das Konzept des Cross-Cultural Education Committee an der University of Rochester School of Medicine and Dentistry wider.

Unterschieds verbinden. Sich auf Unterschiede einzustellen ist eine normale und war in der Vergangenheit eine lebensrettende Fähigkeit. Das intuitive Erkennen der Angehörigen des eigenen Stammes war eine Überlebenstechnik, aus der wir gesellschaftlich gesehen herausgewachsen sind, die jedoch immer noch in uns vorhanden ist. Wir haben oft so große Schuldgefühle wegen unserer Vorurteile, daß wir sie nur schwer erkennen und uns eingestehen können. Beginnen Sie mit weniger problematischen Aspekten, z. B., welches Verhältnis der einzelne zur Zeit hat. Es handelt sich dabei um ein kulturell bestimmtes Phänomen. Sind Sie immer pünktlich? – Eine positive Eigenschaft in der westlichen Welt. Oder tendieren Sie dazu, immer etwas zu spät zu kommen? Wie stehen Sie zu Menschen, deren Gewohnheiten den Ihren diametral entgegengesetzt sind? Wenn Sie das nächste Mal zu einem Treffen oder einem Kurs gehen, achten Sie darauf, wer früh, pünktlich bzw. zu spät kommt. Ist das jeweilige Verhalten vorhersagbar? Denken Sie über die Rolle des Aussehens nach. Halten Sie sich selbst für schlank, mittel oder dick? Wie stehen Sie zu Ihrem Gewicht? Was lehrt uns die vorherrschende westliche Kultur über die Beurteilung der körperlichen Erscheinung? Wie stehen Sie zu Menschen, die ein anderes Gewicht haben?

Etwas über andere erfahren. Angesichts der Komplexität einer Kultur kann wahrscheinlich niemand die gesundheitsbezogenen Ansichten und Praktiken jeder Kultur und Subkultur kennen. Sie müssen deshalb berücksichtigen, daß die Patienten, mit denen Sie arbeiten, Experten für ihre einzigartigen kulturellen Perspektiven sind. Der Patient ist möglicherweise nicht in der Lage, seine Wertvorstellungen oder Ansichten abstrakt zu identifizieren oder zu definieren. Er ist aber gewöhnlich in der Lage, spezifische Fragen zu beantworten. Finden Sie etwas über den kulturellen Hintergrund des Patienten heraus. Verwenden Sie dazu die Fragen im Abschnitt „Ermittlung der Sichtweise des Patienten" (S. 11). Nehmen Sie eine offene, respektvolle und fragende Haltung ein. „Was haben Sie sich von diesem Besuch erhofft?" Wenn Sie eine vertrauensvolle Beziehung zum Patienten aufgebaut haben, wird er Ihre Fragen gerne beantworten. Seien Sie bereit, Ihre Unwissenheit oder Ihre Vorurteile einzugestehen. „Ich weiß nur sehr wenig über Ghana. Was würde man dort tun, wenn Sie mit diesen Beschwerden ins Krankenhaus kämen?" Oder, bei der zweiten Patientin, nach einiger Überwindung: „Ich habe fälschlicherweise Dinge von Ihnen angenommen, die nicht zutreffen, ich entschuldige mich dafür. Ich glaube, ich habe Vorurteile gegenüber farbigen Mädchen in der Pubertät, die ich abbauen muß. Wären Sie bereit, mir mehr über sich und Ihre Ziele zu erzählen?"

Durch zunehmende Kenntnis anderer Kulturen wird Ihnen klar, über welche Bereiche Sie als Arzt Bescheid wissen sollten. Lesen Sie über die Lebenserfahrungen ethnischer Gruppen oder Minderheiten, die in Ihrem Gebiet leben. Gehen Sie in Filme, die in unterschiedlichen Ländern gemacht wurden oder die ausdrücklich die Sichtweise verschiedener Gruppen zeigen. Informieren Sie sich über Sichtweise und Probleme verschiedener Patientengruppen mit eindeutigem Krankheitsregister. Bauen Sie ein kollegiales Verhältnis zu Vertretern unterschiedlicher Heilberufe auf. Das Wichtigste: Seien Sie bereit, von Ihren Patienten zu lernen.

Aufbau einer Partnerschaft. Durch kontinuierliche Arbeit an der eigenen Selbsterkenntnis und den aktiven Versuch, etwas mit den Augen anderer zu sehen, legt ein Arzt die Grundlagen für eine auf Zusammenarbeit basierende Beziehung, die der Gesundheit des Patienten am meisten dient. Der Aufbau einer Kommunikation, die auf Vertrauen, Respekt und der Bereitschaft, Vorurteile zu überprüfen, beruht, erlaubt es dem Patienten, Aspekte seiner Sorgen und Nöte auszudrükken, die nicht der jeweiligen Kultur entsprechen. Diese Sorgen können mit starken Gefühlen wie Zorn oder Scham verbunden sein. Sie müssen als Arzt bereit sein, diese Gefühle wahrzunehmen und auf sie einzugehen, und dürfen nicht zulassen, daß Ihre eigenen Gefühle Sie davon abhalten, sich mit unangenehmen Aspekten zu beschäftigen. Zum Teil müssen Sie auch dazu bereit sein, Ihre Ansichten über die angemessene ärztliche Versorgung kritisch zu hinterfragen. Die Bereitschaft zur flexiblen und kreativen Planung, Respekt vor den Ansichten des Patienten hinsichtlich dessen, was für ihn am besten ist, und ein bewußtes Bemühen, die tatsächlich akuten oder lebensbedrohlichen Risiken für die Gesundheit des Patienten abzuklären, sind nützliche Ansätze. Wenn der Patient Ihnen nicht mehr zuhört, Ihren Rat nicht befolgt oder nicht wiederkommt, ist Ihre Zusammenarbeit nicht erfolgreich gewesen.

Alkohol und Drogen. Viele Ärzte empfinden es als schwierig, einen Patienten nach Alkohol-, Medikamenten- oder Drogenkonsum zu fragen. Alkohol, Medikamente und Drogen stehen jedoch häufig direkt mit den Symptomen des Patienten in Zusammenhang, und ihr Konsum oder die Abhängigkeit davon kann sich auf die zukünftige Behandlung auswirken. Denken Sie daran, daß es Ihnen nicht zusteht, den Mißbrauch dieser Substanzen zu verurteilen. Es ist Ihre Aufgabe, Informationen zu sammeln, die Auswirkungen auf die Gesundheit des Patienten zu beurteilen und eine entsprechende Behandlung zu planen.

Fragen zu Alkohol und anderen Drogen ergeben sich ganz natürlich im Anschluß an die Fragen nach dem Konsum von Kaffee und Zigaretten. „Wieviel Alkohol trinken Sie?" oder „Erzählen Sie mir, wie Sie mit Alkohol umgehen" sind geeignete einleitende Fragen, die nicht einfach nur mit Ja oder Nein beantwortet werden können. Fragen nach dem Alkoholkonsum sind bei Schmerzen im Bauchbereich immer wichtig. Die Frage nach dem Alkoholkonsum deckt allerdings nicht unbedingt ein Alkoholproblem auf. Dabei können zwei weitere Fragen helfen: „Hatten Sie jemals ein Alkoholproblem?" und „Wann haben Sie zum letzten Mal Alkohol getrunken?" Eine bejahende Antwort auf die erste Frage und Alkoholkonsum in den letzten 24 Stunden lassen, zumindest einer Studie zufolge,* auf ein Alkoholproblem schließen.

Vier weitere Fragen, die als CAGE-Fragen bezeichnet werden, dienen dazu, ein Alkoholproblem zu diagnostizieren. Die Abkürzung ergibt sich aus den englischen Begriffen für Reduzieren (*cutting down*), verärgerte Reaktion auf Kritik (*annoyance by criticism*), Schuldgefühle (*guilty feelings*) und Muntermacher (*eye-openers*).

Der CAGE-Fragebogen

- Dachten Sie jemals, daß Sie das Trinken reduzieren sollten?
- Haben Sie sich jemals über Kritik an Ihrem Alkoholkonsum geärgert?
- Hatten Sie schon mal Schuldgefühle wegen des Trinkens?
- Haben Sie jemals gleich frühmorgens ein alkoholisches Getränk (einen Muntermacher) zu sich genommen, um Ihre Nerven zu beruhigen oder einen Kater zu bekämpfen?

Nach dem Fragebogen aus Mayfield D, McLeod G, Hall P: The CAGE questionnaire: Validation of a new alcoholism screening instrument. American Journal of Psychiatry 131:1121–1123, 1974.

---

* Cyr MG, Wartman SA: The effectiveness of routine screening questions in the detection of alcoholism. JAMA 259:51-54, 1988

Zwei oder mehr bejahende Antworten lassen auf Alkoholabhängigkeit schließen. In diesem Fall sollten Sie weiter nachfragen.

Fragen Sie gegebenenfalls nach Blackouts (Verlust der Erinnerung an Ereignisse während des Trinkens), nach Unfällen oder Verletzungen während des Trinkens und nach alkoholbedingtem Arbeitsplatzverlust, Eheproblemen oder Verhaftungen. Alkoholkonsum in Verbindung mit Autofahren oder der Bedienung von Maschinen sollte gesondert angesprochen werden.

Die Fragen nach dem Drogenkonsum sind ähnlich: „Wieviel Marihuana konsumieren Sie? Wieviel Kokain, Heroin oder andere illegale Drogen? Wie verhält es sich mit verschreibungspflichtigen Medikamenten wie Schlaftabletten? Schlankheitspillen? Schmerzmitteln?" Weitere Fragen sind:

Wie fühlen Sie sich, wenn Sie Drogen nehmen?
Hatten Sie negative Erlebnisse damit? Wie sahen diese aus?
Gab es drogenbedingte Unfälle, Verletzungen oder Verhaftungen? Probleme am Arbeitsplatz oder in der Familie?
Haben Sie jemals versucht, den Drogenkonsum einzustellen?

Dieses Thema anzusprechen, kann bei Jugendlichen bisweilen eine noch größere Herausforderung darstellen. Manchmal ist es nützlich, zuerst weniger direkt nach Alkohol- oder Drogenmißbrauch bei Freunden oder Familienmitgliedern zu fragen. „Heutzutage nehmen viele Jugendliche Drogen. Wie ist das an Ihrer Schule? Bei Ihren Freunden?" Wenn die Patienten Ihre Reaktion als wertneutral und verständnisvoll eingestuft haben, erzählen sie Ihnen wahrscheinlich von ihren eigenen Gewohnheiten.

Denken Sie daran, daß Alkohol- und Drogenkonsum in sehr jungen Jahren beginnen können. Diese Themen sollten, neben dem Zigarettenkonsum, bereits bei Kindern im Alter von sechs bis sieben Jahren im Beisein eines Elternteils angesprochen werden. Denken Sie außerdem daran, daß Drogenkonsum, und zwar insbesondere intravenöser Konsum, in Zusammenhang mit einer Reihe anderer Krankheiten wie HIV und Hepatitis steht.

Sexualanamnese. Bei der Erhebung dieser Anamnese dienen die Fragen zu Sexualleben und -praktiken mindestens vier Zwecken. (1) Sexualpraktiken stehen zweifelsohne in Zusammenhang mit dem Risiko ungewollter Schwangerschaft oder sexuell übertragbarer Erkrankungen, einschließlich AIDS. Ein Gespräch kann dazu dienen, eine Erkrankung zu verhindern. (2) Sexualpraktiken können in direktem Zusammenhang mit bestimmten Symptomen stehen, und Sie müssen diese aus diagnostischen, therapeutischen und prophylaktischen Gründen richtig interpretieren können. (3) Viele Patienten haben Fragen oder Probleme zum Thema Sexualität, die sie gerne mit einem Arzt besprechen würden, wenn sie Gelegenheit dazu erhalten. Vielleicht spricht der Patient diese Fragen nicht beim ersten Arztbesuch an, sondern zu einem späteren Zeitpunkt, wenn Sie selbst das Thema ansprechen. (4) Sexuelle Funktionsstörungen sind manchmal auf die Einnahme bestimmter Medikamente zurückzuführen; sie sind reversibel, wenn sie erkannt werden.

Fragen zu Sexualleben und -praktiken können an verschiedenen Stellen in der Krankengeschichte des Patienten von Bedeutung sein. Fragen nach Sexualpraktiken können im Rahmen der persönlichen oder sozialen Anamnese, bei Frauen auch im Zusammenhang mit der geburtshilflich-gynäkologischen Anamnese gestellt werden. Wenn sich die Hauptbeschwerde des Patienten auf Symptome des Urogenitaltrakts bezieht, schließen Sie die Sexualanamnese in die aktuelle Anamnese ein. Fragen zur Sexualität können Sie auch im Anschluß an die Fragen zu wichtigen Beziehungen im Leben des Patienten stellen oder im Zusammenhang mit den Fragen zur Gesundheitsvorsorge (z. B. Drogenkonsum, Ernährung oder sportliche Betätigung). Wenn ein Patient an einer chronischen Krankheit oder schwerwiegenden Symptomen wie Schmerzen oder Atemnot leidet, kann sich dies auf das Sexualleben auswirken. Wenn Sie im Zusammenhang mit anderen Auswirkungen der Krankheit auf das Leben des Patienten auch nach seinem Sexualleben fragen, stellt dies einen natürlichen Gesprächsablauf dar.

Ein oder zwei *einleitende Sätze* sind oft hilfreich. „Um herauszufinden, warum Sie diesen Ausfluß haben und was man dagegen tun kann, muß ich Ihnen einige Fragen zu Ihrem Sexualleben stellen." Sind keine offensichtlich sexuell bedingten Beschwerden vorhanden, ist eine andere Einleitung angezeigt. „Ich möchte Ihnen einige Fragen zu Ihrer sexuellen Gesundheit und Ihren Sexualpraktiken stellen."

Sie können sowohl nach den speziellen sexuellen Verhaltensweisen des Patienten als auch nach einem befriedigenden Sexualleben fragen. Zu den spezifischen Fragen gehören:

1. „Wann waren Sie zuletzt mit jemandem intim?" „Schloß dieser Kontakt Geschlechtsverkehr ein?" Der Ausdruck „sexuell aktiv" kann irreführend sein. Es soll Patienten und Patientinnen gegeben haben, die darauf antworteten: „Nein, ich liege nur so da."
2. „Haben Sie Geschlechtsverkehr mit Männern, Frauen oder beiden Geschlechtern?" Die gesundheitlichen Implikationen heterosexueller, homosexueller oder bisexueller Beziehungen sind wichtig.
3. „Wie viele Sexualpartner hatten Sie in den letzten sechs Monaten?" Auch diese Frage geht davon aus, daß der Patient oder die Patientin mehr als einen Partner bzw. eine Partnerin gehabt haben kann. Dies ist nicht als Beleidigung gedacht, sondern soll die Möglichkeit bieten, mehrere Partner anzugeben.
4. Ist der Patient heterosexuell aktiv, fragen Sie sowohl bei Frauen als auch bei Männern nach der Verwendung von Verhütungsmitteln. Der Gebrauch von Kondomen ist hier natürlich besonders wichtig. „Was für Verhütungsmittel benutzen Sie derzeit?" Antwortet der Patient oder die Patientin, daß kein Verhütungsmittel verwendet wird, fahren Sie mit folgender Frage fort: „Planen Sie eine Schwangerschaft?"
5. „Sind Sie zufrieden mit Ihrem Sexualleben?"
6. „Haben Sie Angst vor HIV oder AIDS?" Diese Frage gibt Ihnen die Gelegenheit, sich nach den speziellen Verhaltensweisen zu erkundigen, die einen Patienten dem Risiko einer HIV-Erkrankung aussetzen, und diese Verhaltensweisen genauer zu beleuchten. Hören Sie sich die Antwort des Patienten an und stellen Sie gegebenenfalls zusätzliche Fragen.

Achten Sie darauf, daß diese Fragen keine Annahmen über Personenstand, sexuelle Präferenzen oder Einstellungen bezüglich Schwangerschaft oder Verhütung enthalten. Hören Sie sich die Antworten an und stellen Sie, wenn nötig, weitere Fragen.

Denken Sie daran, daß sexuelle Aktivität sehr früh einsetzen kann. Es ist daher empfehlenswert, sehr früh mit Kindern über Sexualität zu sprechen und die Eltern darin zu unterstützen, daß sie mit ihren Kindern darüber sprechen. Oft ist es leichter, mit Kindern über diese normalen physiologischen Vorgänge zu sprechen, bevor sie außerhalb des Elternhauses auf unsensible Weise aufgeklärt werden. Da Jugendliche ihren Eltern sexuelle Aktivitäten häufig verheimlichen, muß der Arzt Verständnis für das Bedürfnis des Patienten nach Vertraulichkeit zeigen (s. dazu den Abschnitt über das Gespräch mit Jugendlichen S. 27).

Körperliche Gewalt in der häuslichen Umgebung. Da körperlicher, sexueller und emotionaler Mißbrauch in unserer Gesellschaft sehr häufig sind, empfehlen wir, alle Patientinnen routinemäßig daraufhin zu untersuchen, ob sie Opfer solchen Mißbrauchs in ihrer häuslichen Umgebung sind. Zwar sind nicht alle Opfer von Mißhandlungen oder sexuellem Mißbrauch weiblich, Frauen und Mädchen sind jedoch stärker gefährdet. Wenn man diesen Teil des Gesprächs mit einem Hinweis auf die Häufigkeit dieses Problems beginnt, schafft man einen Kontext, der den Fragen einen unaufdringlichen Charakter verleiht. „Da viele Frauen unter (körperlicher) Gewalt zu leiden haben, habe ich begonnen, routinemäßig danach zu fragen." „Fühlen Sie sich in Ihrer Beziehung zeitweise unsicher oder verängstigt?" „Viele Frauen erzählen mir, daß sie zu Hause mißbraucht oder verletzt werden. Gilt das auch für Sie?" „Haben Sie derzeit einen Partner, der Sie schon einmal verletzt oder bedroht hat?"

Die Möglichkeit, daß eine Mißhandlung vorliegt – eine Tatsache, die häufig sowohl Opfer als auch Täter verheimlichen – sollte in folgenden Fällen in Betracht gezogen werden: (1) Ungeklärte Verletzungen, die im Widerspruch zur Geschichte der Patientin stehen, von ihr verheimlicht werden oder sie in Verlegenheit bringen; (2) wenn die Patientin den Arzt erst nach einer gewissen Zeit zur Behandlung einer Verletzung aufsucht; (3) wenn es eine Vorgeschichte wiederholter Verletzungen oder „Unfälle" gibt; und (4) wenn in der Anamnese der Patientin oder einer ihr nahestehenden Person Alkoholismus oder Drogenmißbrauch vorkommen. Manchmal erregt das Verhalten des Mißhandelnden Verdacht: Er (sie) versucht, das Gespräch zu beherrschen, will den Raum nicht verlassen oder wirkt ungewöhnlich ängstlich oder besorgt. In solchen Fällen ist es wichtig, auch alleine mit dem Patienten zu sprechen.

Kindesmißhandlung und -mißbrauch sind in unserer Kultur ebenfalls weit verbreitet. Die Befragung der Eltern bezüglich ihres Verhältnisses zum Thema Disziplin gehört zur guten ärztlichen Betreuung von Kindern. Weiterhin ist anzusprechen, wie die Eltern mit der normalen Erfahrung umgehen, daß Säuglinge nicht aufhören wollen zu schreien, oder Kinder ungezogen sind. „Die meisten Eltern sind völlig überfordert, wenn ihr Baby schreit (oder ihr Kind ungezogen ist). Wie geht es Ihnen, wenn Ihr Baby schreit?" „Was tun Sie, wenn Ihr Baby nicht aufhört zu schreien?" „Haben Sie Angst davor, daß Sie Ihr Kind verletzen könnten?" Sie sollten sich auch nach anderen betreuenden Personen oder Menschen erkundigen, mit denen das Kind Zeit verbringt, um die Möglichkeit von Mißhandlung oder Mißbrauch abzuklären.

Psychische Erkrankungen. Unsere Gesellschaft hat wie viele Kulturen tief verwurzelte Ansichten über psychische Erkrankungen, aufgrund derer sie von körperlichen Erkrankungen unterschieden und anders behandelt werden. Denken Sie einmal darüber nach, wie leicht Menschen über Diabetes und Insulinspritzen reden im Vergleich zu Themen wie Schizophrenie und die Gabe von Chlorpromazin. Die Anamnese von psychischen Erkrankungen beim jeweiligen Patienten bzw. in seiner Familie sollte sowohl mit einer offen formulierten Frage („Litten Sie jemals unter Gemüts- oder Geisteskrankheiten?") als auch durch spezifische Fragen zu evtl. Behandlungen angesprochen werden („Haben Sie jemals einen Psychotherapeuten aufgesucht?" „Sind Sie oder jemand aus Ihrer Familie jemals wegen einer Gemüts- oder Geisteskrankheit ins Krankenhaus gekommen?").

Viele Patienten, die unter Schizophrenie oder anderen psychotischen Störungen leiden, sind in der Lage, in der Gemeinschaft zu funktionieren. Diese Patienten sprechen häufig offen mit Ihnen über ihre Diagnosen, Symptome, Krankenhausaufenthalte und die Medikamente, die sie derzeit einnehmen. Sie können ohne Unbehagen oder Umstände danach fragen. Stets sollten Sie versuchen, den Leidensdruck einzuschätzen, den die jeweiligen Symptome verursachen.

Obwohl *Depressionen* als häufige und gut therapierbare Krankheit gelten, werden sie immer noch zu selten diagnostiziert und behandelt, sogar bei Patienten, die sich in ärztlicher Betreuung befinden. Einige Ärzte plädieren dafür, alle Patienten auf Depressionen zu untersuchen. Obwohl dies nicht allgemeiner Konsens ist, ist es wichtig, die Möglichkeit einer Depression zu berücksichtigen. Stimmungswechsel müssen nicht unbedingt das vorherrschende Symptom sein. Bei Patienten mit Abgeschlagenheit, unklarer Symptomatik, Gewichtsverlust, Schlaflosigkeit oder anderen Hinweisen auf funktionale Störungen sollten Sie immer nach spezifischen Symptomen einer Depression fragen. Zwei offen formulierte Fragen in diesem Zusammenhang sind: „Wie war Ihre Stimmung im Laufe des letzten Monats?“ und „Wie stand es mit Ihrem Interesse bzw. Ihrer Freude an Alltagsaktivitäten?“ Um Depressionen zu diagnostizieren, müssen Sie sie erst einmal als Möglichkeit in Betracht ziehen, sie anhand ihrer typischen Symptome identifizieren und ihre Manifestationen untersuchen. Bemühen Sie sich darum, den Schweregrad der Depression festzustellen, indem Sie nach Selbstmordgedanken fragen: „Haben Sie jemals daran gedacht, sich selbst zu verletzen oder Ihrem Leben ein Ende zu setzen?“ So wie Sie den Schweregrad von Thoraxschmerzen bewerten würden, müssen Sie auch denjenigen von Depressionen beurteilen. Beide können potentiell zum Tode führen.

Tod und der sterbende Patient. Wenn Sie mit einem unheilbar kranken oder im Sterben liegenden Patienten sprechen, laufen die meisten Ärzte aufgrund ihres eigenen Unbehagens und ihrer eigenen Ängste Gefahr, das Thema Tod völlig auszuklammern. Fachliteratur und Gespräche mit Kollegen und Freunden können Ihnen bei der Bewältigung dieses Problems helfen. Wie bei jeder klinischen Situation sollten Sie im voraus wissen, wie der Patient wahrscheinlich reagieren wird. Kübler-Ross hat fünf Phasen der Reaktion eines Patienten auf seinen bevorstehenden Tod beschrieben: Nichtwahrhabenwollen und Isolierung, Zorn, Verhandeln, Depression oder vorbereitende Trauer und letztendlich Zustimmung. Diese Phasen können nacheinander oder aber zu verschiedenen Zeiten und in unterschiedlichen Kombinationen auftreten. Ihr Verhalten als Arzt ist in jeder Phase im wesentlichen gleich. Achten Sie auf die Gefühle des Patienten und auf Hinweise, daß er darüber reden möchte. Helfen Sie ihm mit indirekten Fragen, seine Sorgen auszudrücken. Geben Sie ihm dazu beispielsweise folgendermaßen Gelegenheit: „Ich frage mich, ob Sie sich Sorgen über die Operation machen, ... Ihre Krankheit, ... wie es sein wird, wenn Sie wieder nach Hause zurückkehren.“ Sprechen Sie über diese Sorgen und geben Sie dem Patienten alle Informationen, die er haben möchte. Beschönigen Sie nichts. Wenn Sie die Gefühle des Patienten kennen und akzeptieren, wenn Sie die Fragen des Patienten beantworten können, wenn Sie dem Patienten zeigen, daß Sie ihn durch die gesamte Krankheit hindurch begleiten wollen, dann vermitteln Sie dort Sicherheit, wo sie wirklich etwas bewirkt – beim Patienten selbst. Unheilbar kranke oder sterbende Patienten wollen nicht ständig über ihre Krankheit sprechen und sich auch nicht jedem anvertrauen. Geben Sie diesen Patienten die Gelegenheit, darüber zu sprechen und hören Sie aufmerksam zu. Führt der Patient aber lieber etwas unverfänglichere Gespräche, ist das kein Mißerfolg für Sie. *Vergessen Sie nicht, daß eine Krankheit – auch eine tödlich verlaufende – nur einen kleinen*

Aspekt der Persönlichkeit ausmacht. Ein Lächeln, eine Berührung, eine Frage nach den Familienmitgliedern, ein Kommentar zum Fußballspiel des Tages oder ein kleiner Scherz anerkennen und unterstützen die anderen Aspekte der Persönlichkeit des Patienten und seine Persönlichkeit insgesamt. Für eine entsprechende Kommunikation mit dem Patienten müssen Sie ihn kennenlernen. Dies ist Bestandteil des unterstützenden Prozesses.

Eine der wichtigen Aufgaben des Arztes besteht darin zu verstehen, wie ein Patient am Ende seines Lebens behandelt werden möchte. Unsere Gesellschaft verdrängt den Tod, und im Gesundheitswesen wird er als Niederlage angesehen. Dies kommt erschwerend zu Ihrem eigenen Unbehagen hinzu, sollte Sie aber nicht davon abhalten, spezifische Fragen zu stellen. Zum Teil bestimmt der Gesundheitszustand des Patienten und der jeweilige Versorgungsrahmen, was zu besprechen ist. Bei einem Patienten, der im Sterben liegt, ist in der Regel oberstes Gebot herauszufinden, was der Patient im Falle eines Herz- oder Atemstillstandes wünscht. Die Frage nach dem DNR-Status (von *do not resuscitate* – keine Wiederbelebung) wird oft dadurch erschwert, daß vorher keine Beziehung zum Patienten bestanden hat und nur wenig über die Wertvorstellungen dieses Menschen oder seine Lebenserfahrungen bekannt ist. Patienten haben auch wegen des in den Medien verbreiteten Bildes häufig unrealistische Vorstellungen von der Wirksamkeit einer Wiederbelebung. Erkundigen Sie sich nach dem Informationsstand des Patienten: „Was für Erfahrungen haben Sie mit dem Tod eines engen Freundes oder eines Verwandten gemacht?" „Was wissen Sie über kardiopulmonale Wiederbelebung?" Informieren Sie den Patienten über den wahrscheinlichen Erfolg einer kardiopulmonalen Wiederbelebung, insbesondere, wenn es sich um einen chronisch kranken oder älteren Patienten handelt. Versichern Sie ihm, daß die Linderung seiner körperlichen Beschwerden wie z. B. seiner Schmerzen Priorität hat.

Es ist wichtig, Erwachsene, vor allem ältere oder chronisch kranke Patienten, dazu aufzufordern, Vollmachten für den Krankheitsfall auszustellen oder ein Testament zu machen. Dies können Sie im Zusammenhang mit der *Werteanamnese* tun. Durch die Werteanamnese kann man feststellen, was dem Patienten wichtig ist, sein Leben lebenswert macht und unter welchen Umständen es ihm nicht mehr lebenswert erscheint. In diesem Zusammenhang sollten Sie den Patienten fragen, wie sein Tagesablauf aussieht, was er gerne tut oder mag und worauf er sich freut. Achten Sie darauf, daß Sie die genaue Bedeutung seiner Äußerungen klären. „Sie sagten, Sie möchten Ihrer Familie nicht zur Last fallen. Was genau meinen Sie damit?" Darüber hinaus ist es wichtig, sich über die religiösen oder spirituellen Vorstellungen des Patienten zu informieren, um zu klären, wie Sie und der Patient zusammen die besten Entscheidungen hinsichtlich seiner medizinischen Versorgung treffen können.

Sexualität im Arzt-Patienten-Verhältnis

Ärzte beiderlei Geschlechts können sich von ihren Patienten angezogen fühlen. Die emotionale und körperliche Intimität des Arzt-Patienten-Verhältnisses fördert das Auftreten sexueller Gefühle. Wenn Sie sich dieser Gefühle bewußt werden, akzeptieren Sie sie als normale menschliche Reaktionen, die sich aber nicht auf Ihr Verhalten auswirken dürfen. Leugnen Sie diese Gefühle, laufen Sie leichter Gefahr, unangemessen zu reagieren. Jeglicher sexuelle Kontakt, jegliche Liebesbeziehung zu einem Patienten steht in krassem Widerspruch zu Ihrem Berufsethos. Ihre Beziehung zum Patienten darf nicht über die rein berufliche Ebene hinausgehen. Manchmal versuchen Patienten oder Patientinnen, Ärzte zu verführen, oder machen sexuelle Avancen. Sie sollten dann ruhig, aber deutlich klarmachen, daß ihre Beziehung professioneller und nicht persönlicher Art ist. Sie sollten auch über Ihr eigenes Auftreten nachdenken. Waren Sie zu freundlich zu dem Patienten oder der Patientin? Haben Sie Ihre Zuneigung körperlich gezeigt oder die emotionale Unterstützung des Patienten oder der Patientin gesucht? Waren Ihre Kleidung oder Ihr Verhalten unbewußt verführerisch? Es liegt in Ihrer Verantwortung, diese Probleme zu vermeiden.

Ethische Betrachtungen

Medizinische Ethik ist ein weites, komplexes Feld, das im allgemeinen bei Therapieentscheidungen und in der Forschung zum Tragen kommt. Wenn Sie jedoch an die Bedeutung der Arzt-Patienten-Beziehung als therapeutische Allianz und die zentrale Rolle des Patientengesprächs bei der Schaffung dieser Allianz denken, werden Sie die Notwendigkeit von drei zentralen Leitlinien leichter verstehen: Nicht-Schadenwollen, Wohltätigkeit und Selbstbestimmungsrecht des Patienten.

Nicht-Schadenwollen oder *primum non nocere* besagt „in erster Linie keinen Schaden anrichten". Im Rahmen eines Gesprächs kann Schaden dadurch entstehen, daß der Arzt dem Patienten falsche oder nicht wirklich mit den Beschwerden des Patienten zusammenhängende Informationen gibt. Schaden kann auch durch die Aussparung wichtiger Themen oder das Abblocken eines offenen Gesprächs verursacht werden. Das Ausmaß, in dem ein Patient seine Erfahrungen, Gedanken und Gefühle mitteilen kann, bestimmt die Präzision Ihrer Beurteilung. **Wohltätigkeit** ist die Maxime, daß der Arzt dem Patienten „Gutes tun" solle. Unsere Handlungen als Arzt müssen von dem bestimmt werden, was dem Wohl des Patienten dient. Dieser Grundsatz steht in Zusammenhang mit dem **Selbstbestimmungsrecht des Patienten**, das heißt dem Recht des Patienten, selbst zu bestimmen, was das Beste für ihn ist.

Wie Sie unschwer erkennen können, stellen diese Grundsätze Herausforderungen dar, wenn es um die Entscheidung geht, wie das weitere Vorgehen aussehen soll. Die Fähigkeit des Patienten, die Denkweise des Arztes zu verstehen, und die Fähigkeit des Arztes, die Sichtweise des Patienten zu verstehen, sind eng miteinander verknüpft.

Patienten in unterschiedlichen Altersstufen

Mit zunehmendem Alter und Änderungen in der Familienstruktur des Patienten eröffnen sich neue und besondere Möglichkeiten der Gesprächsführung; gleichzeitig erfordert dies jedoch eine Anpassung des Gesprächsstils.

Umgang mit Kindern. Im Gegensatz zu Erwachsenen, die häufig allein zum Arzt gehen, werden Kinder in der Regel von einem Elternteil oder einer Begleitperson begleitet. Selbst wenn Jugendliche Sie allein konsultieren, kommen sie doch oft auf Wunsch ihrer Eltern. Häufig sitzen Vater oder Mutter im Wartezimmer. Dieser Aspekt der medizinischen Behandlung von Kindern erfordert einige spezielle Vorgehensweisen. Sie müssen sowohl die Bedürfnisse des Kindes als auch die der Begleitpersonen berücksichtigen. Darüber hinaus haben Sie vielleicht eine Art feststehendes „Programm", da Sie so vieles berücksichtigen müssen, um eine „optimale Versorgung des Kindes" zu gewährleisten (dazu gehören z. B. Impfungen, Beratung für die Zukunft oder Beurteilung der Entwicklung). Die besonderen Vorgehensweisen bei der medizinischen Versorgung von Kindern stellen eine Erweiterung dessen dar, was bereits in diesem Kapitel erläutert wurde.

Kontaktaufbau. Beginnen Sie das Gespräch mit einem Kind wie das mit einem Erwachsenen mit der Begrüßung und dem Kontaktaufbau zu den anwesenen Personen. Sprechen Sie eher unter Verwendung des Vornamens über den Säugling oder das Kind, anstatt „er", „sie" oder „das Baby" zu gebrauchen. Klären Sie die Rolle oder Beziehung aller Erwachsenen und Kinder zueinander. „Und Sie, sind Sie Jimmys Großmutter?" Wenn die Familienstruktur nicht offensichtlich ist, können Sie Peinlichkeiten vermeiden, indem Sie direkt nach anderen Familienmitgliedern fragen. „Wer lebt sonst noch zu Hause?" „Wer ist Jimmys Vater?" „Leben Sie zusammen?" Sprechen Sie die Eltern eher als „Herrn Müller" und „Frau Müller" an, als mit ihren Vornamen oder mit „Mami" und „Papi". Den Vornamen können Sie verwenden, wenn eine langjährige Beziehung besteht.

Es ist offensichtlich schwieriger, Kontakt zu einem Zweijährigen aufzubauen als zu einem 25jährigen. *Der Schlüssel zum Erfolg besteht in diesem Fall darin, dem Kind auf seiner Ebene zu begegnen.* Nutzen Sie Ihre persönlichen Erfahrungen im Umgang mit Kindern in anderen Situationen als Leitfaden für das Verhalten gegenüber Kindern in der medizinischen Versorgung. Blickkontakt auf ihrer Ebene (setzen Sie sich beispielsweise, wenn nötig, auf den Boden), spielerische Beschäftigung und Gespräche über das, was das Kind interessiert, sind immer wertvolle Hilfen. Fragen Sie das Kind interessiert, aber unaufdringlich nach seiner Kleidung, Spielzeug, einem Buch oder einer Fernsehsendung, die ihm oder seiner Begleitperson gefällt. Nimmt man sich am Anfang des Gesprächs die Zeit, ein ängstliches oder weinendes Kind zu beruhigen und eine Beziehung aufzubauen, fühlen sich Kind und Begleitperson gleichermaßen wohl.

Arbeit mit Familien. Eine der größten Herausforderungen bei der Arbeit mit mehreren Personen besteht darin, sich bewußt zu machen, wem man die jeweilige Frage stellt. Obwohl Sie letztendlich Informationen von Kind und Elternteil benötigen, ist es empfehlenswert, mit dem Kind zu beginnen, sofern dieses bereits sprechen kann. Schon im Alter von drei Jahren sind einige Kinder in der Lage, Ihnen ihre Beschwerden mitzuteilen. Wenn Sie einfache, offen formulierte Fragen, wie „Bist du krank? Erzähl' mir davon", und später spezifischere Fragen stellen, können Sie viel über die aktuelle Anamnese erfahren. Die Eltern können die Informationen dann prüfen, Ihnen weitere Einzelheiten nennen, die Ihnen einen größeren Überblick verschaffen, und andere Punkte nennen, die Sie ansprechen müssen. Manchmal sind Kinder zu verlegen, um zu beginnen, doch sobald ein Elternteil das Gespräch begonnen hat, können Sie die Fragen direkt an das Kind richten.

Deine Mutter hat mir gesagt, daß Du häufig Bauchschmerzen hast. Erzähl' mir davon.
Zeig' mir, wo Du Schmerzen hast. Wie fühlen sie sich an?
Sind sie wie Nadelstiche oder anders?
Warum machst Du Dir Sorgen darüber?
Bleiben sie an derselben Stelle oder wandern sie umher?
Fühlst Du Dich sonst noch krank?
Was hilft gegen die Bauchschmerzen?
Was meinst Du, warum Du Bauchschmerzen hast?
Fehlst Du häufig in der Schule?

Neben der speziellen Kommunikation zwischen Arzt, Patient und Familie verschafft die Anwesenheit mehrerer Familienmitglieder dem Arzt die einmalige Gelegenheit, die Interaktionen zwischen den einzelnen Personen zu beobachten. Achten Sie, während Sie mit einem Elternteil reden, darauf, wie ein kleines Kind auf eine neue Umgebung reagiert. Bei einem Kleinkind ist es normal, daß es Schubladen aufzieht, Blätter in die Hand nimmt und im Zimmer umherläuft.

Ein älteres Kind bleibt entweder still sitzen oder wird unruhig und fängt an, herumzuzappeln. Sie können dann verschiedene Beispiele dafür sehen, wie der Vater oder die Mutter, wenn nötig, in die Handlungen des Kindes eingreift oder aber nichts dagegen unternimmt.

Unterschiedliche Auffassungen. Wie schon erörtert, hat jede Person im Raum, einschließlich des Arztes, eine andere Vorstellung von der Ursache des Problems und seiner möglichen Lösung. Es ist Ihre Aufgabe, diese unterschiedlichen Sichtweisen herauszufinden. Darüber hinaus kann es sein, daß auch nicht anwesende Familienmitglieder (der abwesende Elternteil oder Großelternteil) Probleme oder Sorgen haben. Es ist empfehlenswert, sich speziell nach diesen Sorgen zu erkundigen. „Wenn Susis Vater heute hier wäre, was für Fragen oder Probleme hätte er?" „Haben Sie, Frau Meier, dies mit Ihrer Mutter oder sonst jemandem besprochen?" „Was meint sie dazu?" Frau Meier ist mit ihrer Tochter Susi wegen Bauchschmerzen in die Sprechstunde gekommen. Sie hat Angst, daß Susi ein Geschwür haben könnte. Außerdem macht sie sich Sorgen über Susis Eßgewohnheiten. Susi macht sich keine Gedanken wegen ihrer Bauchschmerzen. Sie beeinträchtigen sie selten. Sie macht sich jedoch Sorgen über die Veränderungen in ihrem Körper, insbesondere glaubt sie, daß sie zu dick wird. Frau Meier meint, daß Susis schulische Bemühungen nicht genügend beachtet werden. Als Arzt müssen Sie abwägen, wie diese Sorgen gegenüber dem einzuschätzen sind, was Sie vor sich haben –: ein gesundes, 12jähriges Mädchen in der frühen Pubertät mit leichten funktionellen Bauchschmerzen. Ihr Ziel muß es sein, der Familie zu helfen, eine realistische Einstellung zum Normalen zu entwickeln. Sie müssen jedoch auch die Sorgen von Herrn und Frau Meier sowie von Susi speziell ansprechen.

Die Familie als Informationsquelle. Viele der Informationen, die Sie über ein Kind erhalten, stammen von der Familie. Darüber hinaus wird der Großteil der gesundheitlichen und allgemeinen Betreuung des Kindes von der Familie geleistet. *Sie ist Ihr größter Verbündeter bei der Behandlung des Kindes.* Wenn Ihnen bewußt ist, wie weit die Spanne normalen elterlichen Verhaltens reicht, wird es Ihnen leichter gelingen, dieses Bündnis zu schließen. Ein Kind großzuziehen ist keine medizinisch definierte Aufgabe, sondern durch kulturelle, sozioökonomische und familiäre Bedingungen geprägt. Wir als Ärzte kennen die Faktoren, die das gesunde Wachstum und die gesunde Entwicklung eines Kindes fördern; von anderen wissen wir, daß sie schädlich sind. Dazwischen gibt es eine große Bandbreite. Es wird Ihnen am ehesten gelingen, ein Bündnis mit den Eltern oder der jeweiligen Betreuungsperson zu schließen, wenn Sie diese Grenzen respektieren. Wenn Sie darüber hinaus davon ausgehen, daß die Eltern die Experten für die Betreuung des Kindes sind und Sie als Berater fungieren, wird das Risiko minimiert, daß die Eltern Ihre Ratschläge ignorieren. Für die meisten Eltern steht viel auf dem Spiel, wenn sie versuchen, die Probleme ihrer Kinder zu bewältigen. Sie brauchen deshalb Ärzte, die eher Unterstützung bieten, als Urteile fällen. Kommentare wie „Warum haben Sie ihn nicht früher zu mir gebracht?" oder „Warum haben Sie das bloß getan!" werden Ihr Verhältnis zu den Eltern nicht verbessern. Wenn Sie aber die schwierige Aufgabe des Elterndaseins und Erfolge anerkennen, wird sich dies positiv auf das Verhältnis auswirken.

Verborgene Probleme. Sie werden feststellen, daß die Hauptbeschwerde – genau wie bei Erwachsenen – oft nichts mit dem wahren Grund zu tun hat, aus dem die Eltern das Kind zu Ihnen gebracht haben. Die angeführten Beschwerden können als eine Art „Eintrittskarte" für eine ärztliche Behandlung dienen oder als „Brücke" zu Sorgen, die die Eltern an sich nicht als „legitimen" Grund für einen Arztbesuch ansehen. Versuchen Sie, eine Atmosphäre zu schaffen, die es den Eltern ermöglicht, alle ihre Sorgen zu äußern. Stellen Sie, falls nötig, Fragen, um ihnen dies zu erleichtern.

> Haben Sie noch andere Probleme mit Hans, über die Sie mit mir sprechen möchten?
> Was haben Sie sich von mir erhofft, als Sie heute zu mir kamen?
> Gibt es sonst noch etwas, das Sie mir heute erzählen oder mich fragen wollten?

Umgang mit Jugendlichen. Jugendliche reagieren, wie fast alle Menschen, im allgemeinen positiv auf jeden, der echtes Interesse an ihnen zeigt. Es ist wichtig, frühzeitig Interesse zu bekunden und Kontakt zum Patienten aufzubauen, wenn das Gespräch erfolgreich sein soll. Jugendliche öffnen sich leichter, wenn sich das Gespräch auf sie selbst und nicht auf ihre Probleme konzentriert. Beginnen Sie das Gespräch im Gegensatz zu den meisten Fällen mit direkten Fragen, um Vertrauen und Kontakt aufzubauen und um den Gesprächsfluß in Gang zu halten. Sie müssen in diesem Fall mehr als sonst reden. Ein guter Einstieg in das Gespräch mit einem Jugendlichen ist es, locker über Freunde, Schule, Hobbys und Familie zu sprechen. Es ist weder ratsam, durch Gesprächspausen zu versuchen, den Jugendlichen zum Reden zu bringen, noch sollte man direkt nach Gefühlen fragen. Besonders wichtig sind einleitende Erläuterungen (S. 20) und Überleitungen (S. 14) zur körperlichen Untersuchung. Die Untersuchung kann Gelegenheit bieten, den Jugendlichen zum Reden zu bringen. Kehren Sie, sobald eine Beziehung aufgebaut ist, zur Methode der offen formulierten Fragen zurück. Vergessen Sie nicht, den Jugendlichen an diesem Punkt zu fragen, ob er Sorgen oder Fragen hat.

Denken Sie außerdem daran, daß das Verhalten von Jugendlichen ihrem geistigen Entwicklungsstand und nicht unbedingt ihrem Alter oder ihrer körperlichen Entwicklung entspricht. Alter und Aussehen eines Jugendlichen können Sie unter Umständen zu der Annahme verleiten, daß dieser bereits „weiter" in seiner Entwicklung ist als es den Tatsachen entspricht. Das Gegenteil kann ebenso der Fall sein, insbesondere bei Teenagern, die erst spät in die Pubertät kommen oder chronisch krank sind.

Mit Beginn der Adoleszenz gewinnt *Vertraulichkeit* an Bedeutung. Erklären Sie den Eltern und dem Jugendlichen, daß eine gute medizinische Betreuung Jugendlichen einen gewissen Grad an Eigenständigkeit und Vertraulichkeit zugesteht. Es ist nützlich, wenn der Arzt bei 10- bis 11jährigen Kindern damit beginnt, die Eltern für einen Teil des Gesprächs aus dem Sprechzimmer zu schicken, um allein mit dem Kind reden zu können. Dies bereitet sowohl Erziehungsberechtigte als auch Jugendliche auf die künftige Eigenständigkeit vor.

Sie sollten erst dann allein mit einem Jugendlichen oder einem Kind sprechen, wenn bestimmte Schritte erfolgt sind. Da dem Patienten bestimmte Details früherer Krankheiten vielleicht nicht bekannt sind, sollten Sie die Eltern nach relevanten Einzelheiten fragen, bevor diese das Sprechzimmer verlassen, und abklären, was die Eltern von dem Arztbesuch erwarten. Sprechen Sie auch über das Thema Vertraulichkeit. *Sie sollten sowohl den Eltern als auch den Kindern erklären, daß Vertraulichkeit dazu dient, die Behandlung zu verbessern, und keine Geheimniskrämerei ist.* Jugendliche müssen wissen, daß das, worüber sie mit Ihnen sprechen, vertraulich behandelt wird. Sichern Sie jedoch niemals grenzenlose Vertraulichkeit zu. Sagen Sie stets deutlich, daß Sie möglicherweise aufgrund von Informationen, die Anlaß zur Sorge um die Sicherheit des Jugendlichen geben, handeln müssen. „Ich werde Ihren Eltern nicht erzählen, worüber wir sprechen, es sei denn, Sie erlauben es mir oder ich mache mir Sorgen um Ihre Sicherheit – z.B. wenn Sie mir sagen, daß Sie sich umbringen wollen und meiner Ansicht nach das Risiko besteht, daß Sie es wirklich versuchen werden."

Ihr Ziel als Arzt ist es, dem Jugendlichen dabei zu helfen, seine Probleme oder Fragen an die Eltern heranzutragen, wann immer dies möglich ist. Ermutigen Sie Jugendliche dazu, heikle Themen mit ihren Eltern zu diskutieren, und bieten Sie an, dabei zu sein oder zu helfen. Obwohl Jugendliche manchmal glauben, daß ihre Eltern „sie umbringen würden, wenn sie davon wüßten," gelingt es Ihnen vielleicht, einen offeneren Dialog zu initiieren. Dies erfordert eine sorgfältige Beurteilung der Sichtweise der Eltern und die volle und ausdrückliche Zustimmung des Jugendlichen.

Ältere Patienten. Auch bei älteren Patienten sieht sich der Arzt mit speziellen Problemen und Beschwerden konfrontiert. Viele ältere Patienten sehen und hören schlecht, reagieren langsamer und leiden häufig unter chronischen Erkrankungen mit den damit einhergehenden Beschwerden und Problemen. Es kann vielerlei Gründe geben, warum ältere Patienten nicht über ihre Symptome sprechen. Manche haben Angst oder die Angelegenheit ist ihnen peinlich. Andere versuchen Behandlungskosten oder die Unannehmlichkeiten von Diagnose und Behandlung zu umgehen. Wieder andere glauben, daß ihre Symptome nur ein Bestandteil des Alterungsprozesses sind, oder haben diese einfach vergessen. Ältere Patienten erzählen ihre Krankengeschichte auch langsamer als jüngere Patienten.

Geben Sie einem älteren Patienten mehr Zeit, auf Ihre Fragen zu antworten. Sprechen Sie langsam und deutlich, schreien Sie jedoch nicht. Sprechen Sie mit dem Patienten in angenehmer Umgebung ohne ablenkende Faktoren und Nebengeräusche. Bitten Sie darum, daß Radio oder Fernsehapparat abgestellt werden. Denken Sie daran, daß optische Eindrücke bei älteren Patienten wichtig sein können; achten Sie daher darauf, daß Ihr Gesicht ausreichend beleuchtet ist. Versuchen Sie nicht, gleich alles bei einem Besuch zu erreichen. Mehrere Besuche sind wahrscheinlich weniger ermüdend und effektiver.

Ab dem mittleren Lebensalter wird dem Menschen sein persönlicher Alterungsprozeß bewußt, und er beginnt, sein Leben nach den Jahren zu beurteilen, die ihm noch verbleiben, und nicht mehr nach den schon gelebten. Es ist ganz normal, daß sich ältere Menschen an die Vergangenheit und ihre bisherigen Erfahrungen, einschließlich Freude, Leid und Konflikte, erinnern. Aus diesen Erinnerungen an die Vergangenheit können Sie wichtige Rückschlüsse auf Ihre Patienten ziehen und ihnen bei der Aufarbeitung schmerzlicher Erfahrungen helfen oder noch einmal Momente der Freude oder des Erfolgs mit ihnen erleben.

Verallgemeinerungen bezüglich älterer Menschen können zwar hilfreich sein, hüten Sie sich jedoch vor Stereotypen, die verhindern, daß Sie den einzelnen Patienten verstehen und ihn als Individuum erleben. Versuchen Sie herauszufinden, was dem Patienten wichtig ist und welche Ziele er verfolgt. Lassen Sie sich erzählen, wie der Patient in der Vergangenheit mit Krisen umgegangen ist. Dies wird Ihnen helfen, zusammen mit dem Patienten zu planen, da er sich in der aktuellen Situation wahrscheinlich ähnlich verhalten wird. Finden Sie heraus, wie der Patient sich selbst und seine Situation sieht. „Können Sie mir sagen, was Sie über das Älterwerden denken? Was macht Ihnen am meisten Spaß? Worüber machen Sie sich Sorgen? Was würden Sie ändern, wenn Sie könnten?"

Zu Ihrem Verständnis und im Interesse der Behandlung müssen Sie wissen, wie ältere Menschen (und Menschen mit chronischen Erkrankungen) ihr tägliches Leben bewältigen. Dieses Wissen liefert Ihnen auch eine Grundlage für zukünftige Vergleiche. Beurteilt werden zwei Standardkategorien: *rein körperliche Alltagsverrichtungen* (ADL von *activities of daily life*) und *„instrumentelle" Alltagsverrichtungen* (IADL).

Alltagsverrichtungen (ADL)	
Rein körperliche Alltagsverrichtungen	**„Instrumentelle" Alltagsverrichtungen**
Baden	Telefonieren
Ankleiden	Einkaufen
Körperpflege	Essen zubereiten
Sich fortbewegen	Haushaltsarbeiten verrichten
Harn- und Stuhlausscheidung kontrollieren	Wäsche waschen
Essen	Öffentliche Verkehrsmittel benutzen
Medikamente einnehmen	Mit Geld umgehen

Können sie alltägliche Dinge eigenständig verrichten, benötigen sie Hilfe dabei oder sind sie völlig von anderen abhängig? Bitten Sie den Patienten, Ihnen seinen typischen Tagesablauf *genau* zu schildern, anstatt nach jedem Bereich einzeln zu fragen. Beginnen Sie mit einer offenen Einleitung: „Erzählen Sie mir, wie Ihr gestriger Tag verlaufen ist?" und erfragen Sie dann weitere Einzelheiten: „Sie sind um 8 Uhr aufgestanden? Wie gut kommen Sie aus dem Bett?" „Was haben Sie anschließend getan?" Erkundigen Sie sich danach, was sich im Leben des Patienten verändert hat, wer ihm helfen könnte und wer im einzelnen wie hilft. Die Sicherheit des Patienten sollte immer oberste Priorität haben. Denken Sie daran, daß die meisten Menschen ihre zunehmende Abhängigkeit nur schwer akzeptieren können.

Situationen, die besondere Strategien erfordern

Unabhängig vom Alter des Patienten können bestimmte Verhaltensweisen oder Situationen den Arzt vor spezielle Probleme stellen. Ihre Fähigkeit, mit diesen Problemen umzugehen, wird sich mit zunehmender Erfahrung verbessern. *Denken Sie stets daran, daß es wichtig ist, dem Patienten zuzuhören und zu klären, worin seine Beschwerden bestehen.*

Schweigsame Patienten. Junge Ärzte mit wenig Berufserfahrung fühlen sich bei Gesprächspausen unbehaglich und meinen, diese füllen zu müssen. Das ist jedoch nicht notwendig. Redepausen können viele Bedeutungen haben und sind durchaus hilfreich. Häufig machen Patienten eine kurze Pause, wenn sie von einer aktuellen Erkrankung erzählen, um ihre Gedanken zu sammeln, sich an Einzelheiten zu erinnern oder um zu entscheiden, ob sie Ihnen genug vertrauen, um etwas Bestimmtes zu erzählen. Aufmerksames Schweigen seitens des Arztes ist in diesem Fall meist die beste Reaktion; sie kann von einer kurzen Ermunterung, doch fortzufahren, begleitet sein. Achten Sie in den Redepausen besonders auf nonverbale Hinweise, etwa darauf, daß es dem Patienten nur schwer gelingt, seine Gefühle in den Griff zu bekommen. Depressive Patienten oder Patienten, die unter Demenz leiden, haben oft Probleme, sich spontan auszudrücken; sie antworten nur noch kurz auf Fragen und verstummen dann sofort wieder. Wenn Sie so etwas feststellen, setzen Sie Ihr Gespräch fort, indem Sie nach Symptomen einer Depression fragen, oder Sie beginnen eine psychiatrische Untersuchung (Kapitel 3).

In manchen Fällen ist das Schweigen des Patienten aber auf einen Fehler oder auf eine Taktlosigkeit des Arztes zurückzuführen. Stellen Sie zu viele direkte Fragen kurz hintereinander? Der Patient hat vielleicht Ihnen die Initiative überlassen und die passive Rolle übernommen, die Sie zu erwarten scheinen. Haben Sie den Patienten irgendwie beleidigt, haben Sie beispielsweise Ablehnung oder Kritik erkennen lassen? Haben Sie ein offensichtliches Symptom wie Schmerzen, Übelkeit, Atemnot nicht erkannt? In diesem Fall sollten Sie den Patienten direkt fragen: „Sie sind so ruhig, habe ich Sie durch irgend etwas vor den Kopf gestoßen?"

Redselige Patienten. Redselige, vom Thema abschweifende Patienten können für den Arzt ein ebenso großes, wenn nicht sogar größeres Problem darstellen als schweigsame Patienten. Der Arzt, der nur begrenzt Zeit hat und die „ganze Geschichte" eruieren muß, kann dabei ungeduldig werden, ja sogar regelrecht verzweifeln. Für dieses Problem gibt es zwar keine perfekte Lösung, aber einige nützliche Methoden. Zuerst sollten Sie von Ihrem geplanten Programm abweichen und eine nicht ganz vollständige Anamnese akzeptieren. Lassen Sie dem Patienten zweitens während der ersten fünf bis zehn Minuten des Gesprächs freie Hand. Dabei können Sie die Sprechweise des Patienten beobachten. Vielleicht hat dem Patienten einfach schon lange niemand mehr aufmerksam zugehört und er läßt aufgestaute Sorgen heraus? Vielleicht ist es die Art des Patienten, ausführliche Geschichten zu erzählen. Erscheint der Patient zwanghaft detailliert oder unangemessen ängstlich? Lassen Ideenflucht und Inkohärenz des Gedankengangs auf eine Psychose schließen? Könnte es sich um Konfabulation handeln? Versuchen Sie drittens, das Gespräch auf die Punkte zu konzentrieren, die für den Patienten offensichtlich am wichtigsten sind. Zeigen Sie Interesse und stellen Sie Fragen zu diesen Punkten. Wenn Sie den Patienten unterbrechen müssen, tun Sie dies höflich. Er wid akzeptieren, daß Sie das Gespräch leiten. Mit einer kurzen Zusammenfassung können Sie das Thema wechseln und dem Patienten gleichzeitig vermitteln, daß Sie zugehört und ihn verstanden haben. „Wenn ich Sie recht verstanden habe, treten Ihre Brustschmerzen häufig auf, halten lange an und bleiben nicht immer auf eine Stelle begrenzt. Wie steht es mit Ihrer Atmung?" Lassen Sie den Patienten auf keinen Fall Ihre Ungeduld erkennen. Haben Sie die eingeplante Zeit überschritten, erläutern Sie dies dem Patienten und verabreden ein zweites Gespräch. Setzen Sie dabei für den nächsten Termin eine zeitliche Grenze: „Ich weiß, daß wir noch viel zu besprechen haben. Können Sie nächste Woche wiederkommen? Wir haben dann eine halbe Stunde Zeit."

Patienten mit vielfältigen Symptomen. Manche Patienten scheinen alle Symptome zu haben, die Sie erwähnen, und weisen eine „im wesentlichen positive systematische Organanamnese" auf. Es ist zwar vorstellbar, daß ein Patient an mehreren organischen Erkrankungen leidet, wahrscheinlicher ist jedoch, daß es sich um psychosomatische Störungen handelt. In einem solchen Fall ist es von geringem Nutzen, jedes einzelne Symptom im Detail erfragen zu wollen. Konzentrieren Sie sich auf die Bedeutung oder Rolle des Symptoms und leiten Sie zu einer psychosozialen Anamnese über.

Ängstliche Patienten. Angst ist eine häufige und natürliche Reaktion auf eine Erkrankung, eine Therapie oder das Gesundheitssystem als solches. Bei einigen Patienten wirkt diese Angst jedoch als Filter all ihrer Wahrnehmungen und Reaktionen, bei anderen ist sie Teil der Krankheit. Achten Sie auf nonverbale und verbale Hinweise. Ein ängstlicher Patient sitzt z.B. sehr verkrampft und spielt mit den Fingern oder nestelt an seiner Kleidung herum. Er seufzt häufig, fährt sich mit der Zunge über die trockenen Lippen, schwitzt mehr als üblich oder zittert sogar. Der Karotispuls kann auf einen schnellen Herzschlag hindeuten. Einige ängstliche Patienten verfallen in Schweigen, können nicht frei sprechen oder Vertrauen entwickeln. Andere verstecken ihre Gefühle hinter vielen Worten, wobei sie ihre Grundprobleme aussparen. Wenn Sie eine zugrundeliegende Angst vermuten, ermutigen Sie den Patienten, frei über seine Gefühle zu sprechen.

Wütende und feindselige Patienten. Es gibt viele Gründe dafür, warum Patienten wütend sind: Sie sind krank, sie haben einen Verlust erlitten, sie haben nicht mehr die gewohnte Kontrolle über ihr Leben, sie fühlen sich dem Gesundheitssystem relativ hilflos ausgeliefert. Diese Wut kann sich auch gegen Sie richten, und möglicherweise haben Sie dem Patienten auch Grund dazu gegeben. Sind Sie zu spät zu Ihrem Termin gekommen, waren Sie unaufmerksam, taktlos oder sogar aggressiv? Gestehen Sie sich dieses Verhalten ein und versuchen Sie, es wieder gutzumachen. Häufiger projizieren Patienten ihre Wut jedoch auf den Arzt als Symbol für alles, was falsch gelaufen ist. Warten Sie, bis der Patient sich beruhigt hat. Akzeptieren Sie die Gefühle, ohne selbst wütend zu werden. Unterstützen Sie den Patienten nicht in seiner Feindseligkeit gegenüber anderen Abteilungen des Krankenhauses, auch wenn Sie selbst insgeheim dieser Meinung sind. *Sie können auf die Gefühle eines Patienten eingehen, ohne mit den Ursachen dafür übereinzustimmen.* Wenn sich der Patient beruhigt hat, können Sie die Probleme hinterfragen, um sie in Zukunft zu vermeiden. Es gibt jedoch nicht immer rationale Lösungen für emotionale Probleme und der Patient benötigt vielleicht Zeit, um Wutgefühle auszudrücken und sie bestätigt zu bekommen.

Betrunkene, randalierende Patienten. Kaum ein Patient kann das Krankenhaus oder die Notaufnahme so schnell durcheinanderbringen wie ein Betrunkener, der wütend, streitsüchtig und unbeherrscht ist. Rufen Sie das Sicherheitspersonal des Krankenhauses, bevor Sie mit einem solchen Patienten sprechen. Als Arzt haben Sie das Recht, sich sicher zu fühlen und sicher zu sein. In dieser Situation ist es besonders wichtig, ruhig zu bleiben und beschwichtigend, aber nicht provozierend aufzutreten. Gehen Sie wie üblich auf den Patienten zu, nehmen Sie aber eine entspannte und für den Patienten nicht bedrohliche Haltung ein. Ihre Hände sollten locker und nicht zu Fäusten geballt sein. Fordern Sie einen betrunkenen Patienten nicht auf, leiser zu sein oder damit aufzuhören, Sie oder das Pflegepersonal zu beschimpfen. Hören Sie lieber gut zu und versuchen Sie zu verstehen, was der Patient sagt. Da sich der Patient in einem kleinen Raum eingesperrt fühlen könnte, sprechen Sie am besten in einem offenen Bereich mit ihm. Auch Sie werden sich dort wohler fühlen.

Weinende Patienten. Weinen drückt unterschiedliche Gefühle aus. Obwohl es häufig Ausdruck der Traurigkeit ist, kann es auch eine Folge von Wut oder Enttäuschung sein. Scheint der Patient den Tränen nahe, zeigen Sie ihm durch sanftes Nachfragen oder eine mitfühlende Reaktion, daß er seinen Tränen ruhig freien Lauf lassen kann. Im allgemeinen ist es für den Patienten wohltuend, diesen Gefühlen Ausdruck zu verleihen. Am besten ist es, ruhig abzuwarten. Bieten Sie dem Patienten ein Taschentuch an, warten Sie darauf, daß er aufhört zu weinen, oder unterstützen Sie ihn durch eine entsprechende Bemerkung: „Es ist gut, alles herauszulassen." Unter diesen Umständen beruhigen sich die meisten Patienten schnell wieder, fühlen sich besser und können das Gespräch fortsetzen. Viele Menschen in unserer Kultur fühlen sich durch Weinen verunsichert. Falls dies auch für Sie gilt, müssen Sie daran arbeiten, Ihre Patienten bei dieser wichtigen Gefühlsäußerung zu unterstützen.

Verwirrendes Verhalten oder nicht schlüssige Krankengeschichten. Der Umgang mit Patienten kann frustrierend oder verwirrend sein. Die Krankengeschichte ist z. B. ungenau und schwer zu verstehen, die Gedankengänge sind verworren und die Sprache schwer verständlich. So sorgfältig Sie Ihre Fragen auch formulieren, Sie scheinen keine klare Antwort zu bekommen. Zudem kann die Art und Weise, wie der Patient auf Sie reagiert, merkwürdig sein: distanziert, unerreichbar, unangemessen oder seltsam. Der Patient beschreibt Symptome in bizarrer Weise: „Meine Fingernägel sind zu schwer" oder „Mein Magen knotet sich zusammen wie eine Schlange." In der Regel erhalten Sie durch indirekte Fragen mehr Informationen über die ungewöhnlichen Merkmale dieser Symptome. Ziehen Sie bei einer solchen Wortwahl mögliche psychische Störungen wie eine Psychose oder Delir in Betracht, die auf psychische Erkrankungen, wie Schizophrenie oder andere Störungen der kognitiven Funktion, zurückzuführen sind (Kapitel 3). Achten Sie insbesondere auf Anzeichen für ein Delir, wenn Sie es mit einem schwerkranken oder betrunkenen Patienten zu tun haben, und bei älteren Patienten speziell auf Demenz.

Patienten, die unter diesen Störungen leiden, können Ihnen wahrscheinlich keine klare Anamnese liefern. Ihre Angaben zu Symptomen oder Ereignissen sind vage und widersprüchlich, und sie können sich nicht daran erinnern, wann oder wie etwas geschehen ist. Sie achten nicht auf Ihre Fragen oder antworten nur zögerlich. Manchmal konfabulieren diese Patienten, um Lücken in ihrem Gedächtnis zu füllen. Wenn Sie eine kognitive Störung wie Demenz vermuten, versuchen Sie nicht, eine detaillierte Anamnese zu erhalten. Sie werden nur sich und den Patienten ermüden und frustrieren. Gehen Sie bei der Anamnese stattdessen zu einer Beurteilung des psychischen Befunds über und prüfen Sie insbesondere Bewußtseinslage, Orientierung und Gedächtnisfunktion (Kapitel 3). Sie können die entsprechenden Fragen unauffällig in das Gespräch einbauen: „Wann waren Sie das letzte Mal im Krankenhaus? Wie lange ist das jetzt her?" „Ihre jetzige Anschrift lautet?" „Und Ihre Telefonnummer?" Die Antworten können dann mit den Angaben im Krankenblatt verglichen werden (vorausgesetzt natürlich, diese Angaben stimmen).

Patienten mit geringer Intelligenz. Patienten mit mäßig verminderter Intelligenz sind normalerweise in der Lage, ausreichende Angaben zur Anamnese zu machen. Es kann sogar sein, daß Sie die Beeinträchtigung übersehen und diese nicht bei der Beurteilung von Behinderungen berücksichtigen oder dem Patienten Anweisungen geben, die er nicht verstehen kann. Wenn Sie ein solches Problem vermuten, fragen Sie insbesondere nach der Schulbildung und Selbständigkeit des Patienten. Bis zur wievielten Klasse haben Sie die Schule besucht? Warum haben Sie die Schule vorzeitig verlassen? Welche Fächer belegen Sie (haben Sie belegt)? Wie kamen Sie im Unterricht zurecht? Mußten Sie Prüfungen ablegen? Leben Sie allein? Erhalten Sie Hilfe bei irgendwelchen Aktivitäten (Benutzung öffentlicher Verkehrsmittel, Einkäufe usw.). Wenn Sie unsicher sind, können Sie zur Untersuchung der psychischen Funktion überleiten, zu der einfache Rechenaufgaben, Wortschatz, Wissensstand und Tests zum abstrakten Denkvermögen gehören (Kapitel 3). Die Sexualanamnese ist gleichermaßen wichtig und wird bei der Betreuung dieser Patienten häufig ignoriert. Wenn der Patient geistig schwer retardiert ist, müssen Sie für die Anamneseerhebung auf die Familie oder Freunde zurückgreifen. Versuchen Sie aber trotzdem, zuallererst Interesse am Patienten zu zeigen. Stellen Sie eine Beziehung her, nehmen Sie Blickkontakt auf und führen Sie ein einfaches Gespräch. Ebenso wie bei Kindern sollten Sie auch bei geistig retardierten Patienten vermeiden, „beschwichtigend" zu reden, Verniedlichungen zu gebrauchen oder sich herablassend zu verhalten. Auch wenn der Patient dies vielleicht nicht bemerkt, seine Familie, Begleitpersonen oder Bekannten werden es mit Sicherheit tun und eine respektvolle Behandlung zu schätzen wissen.

Eingeschränkte Lesefähigkeit oder Leseunfähigkeit. Bevor Sie schriftliche Anweisungen geben, stellen Sie sicher, daß der Patient sie auch lesen kann. Die Lesefähigkeit variiert erheblich, und eine eingeschränkte Lesefähigkeit ist weiter verbreitet, als man gemeinhin annimmt. Es gibt Patienten, die aufgrund von Sprachbarrieren, Lernstörungen, schlechtem Sehvermögen oder mangelnder Bildung nicht lesen können. Viele Analphabeten versuchen, ihre Unfähigkeit zu verbergen. Fragen nach dem Schulabschluß können hilfreich, aber auch irreführend sein. Reagieren Sie taktvoll und vergessen Sie nicht, daß Leseunfähigkeit nicht mit verminderter Intelligenz gleichzusetzen ist. Überprüfen Sie, wenn Sie schriftliche Anweisungen erteilen, ob der Patient lesen kann, was Sie aufgeschrieben haben.

Sprachbarrieren. Wie wichtig die Anamnese ist, wird Ihnen sicher durch nichts so bewußt, wie durch das Problem, keine Anamnese erheben zu können. Wenn Sie mit Ihrem Patienten nicht kommunizieren können, weil dieser eine andere Sprache spricht, versuchen Sie auf alle Fälle, einen Dolmetscher zu finden. Ein paar gebrochen gesprochene Wörter und Gesten sind nicht ausreichend. Der ideale Dolmetscher ist neutral, objektiv und gut mit beiden Sprachen vertraut. Familienmitglieder oder Bekannte werden eher die Bedeutungen verdrehen und auch ein Vertrauensproblem zwischen Patient und Arzt darstellen. Viele Dolmetscher versuchen, den Übersetzungsprozeß zu beschleunigen, indem sie eine lange Erzählung in wenigen Worten wiedergeben. Machen Sie dem Dolmetscher von Anfang an klar, daß er alles übersetzen muß und nichts interpretieren oder zusammenfassen darf. Stellen Sie klare, kurze Fragen. Sie können dem Dolmetscher auch zu Beginn jedes Gesprächsabschnitts erläutern, welche Ziele Sie im einzelnen verfolgen.

Zweisprachige Fragebögen können insbesondere bei der systematischen Organanamnese äußerst hilfreich sein. Stellen Sie aber vorher sicher, daß der Patient seine eigene Muttersprache lesen kann oder jemand beim Ausfüllen des Fragebogens behilflich sein kann.

Leitlinien für die Arbeit mit Dolmetschern

1. Ziehen Sie bei der Wahl des Dolmetschers einen ausgebildeten Übersetzer einem Familienmitglied vor.
2. Informieren Sie den Dolmetscher darüber, wie das Gespräch ablaufen soll. Erinnern Sie ihn daran, daß er die wörtliche Bedeutung übersetzen soll und Interpretationen oder an den Patienten gerichtete Ratschläge vermeiden sollte.
3. Gestalten Sie den Raum so, daß Sie Blickkontakt mit dem Patienten haben und nonverbale Hinweise erkennen können. Am besten ist es, wenn der Dolmetscher neben Ihnen sitzt.
4. Lassen Sie Dolmetscher und Patient Kontakt aufnehmen.
5. Sprechen Sie den Patienten direkt an („Wie lange waren Sie krank?" statt „Wie lange war er krank?"). Unterstützen Sie den Kontakt zum Patienten durch Ihre Körperhaltung.
6. Machen Sie kurze einfache Aussagen. Machen Sie sich bewußt, welches die wichtigsten Punkte sind.
7. Fragen Sie den Dolmetscher nach speziellen kulturellen Gegebenheiten.
8. Überprüfen Sie die Verständigung, indem Sie den Patienten danach fragen, was ihm mitgeteilt wurde.
9. Haben Sie Geduld. Das Gespräch dauert in diesem Fall länger und ist oberflächlicher.

Gehörlose und schwerhörige Patienten. Bei einem Gespräch mit einem gehörlosen Patienten sind Sie mit ähnlichen Problemen konfrontiert wie bei einem Patienten, der eine andere Sprache spricht. Gehörlose Patienten verwenden bevorzugt Gebärdensprache, eine eigenständige Sprache mit spezifischer Syntax. Darüber hinaus identifizieren sie sich häufig als Angehörige einer eigenen kulturellen Gruppe. So handelt es sich oftmals um eine echte interkulturelle Kommunikation. Finden Sie heraus, welche Form der Kommunikation der Patient bevorzugt. Beherrscht der Patient die Gebärdensprache, versuchen Sie unter allen Umständen, einen Gebärdendolmetscher zu finden. Wenden Sie dieselben Grundsätze wie oben angegeben an. In manchen Fällen sind handschriftliche Fragen und Antworten die einzige Lösung, auch wenn dies sehr zeitaufwendig ist. Schwerhörige Patienten oder Patienten, die von den Lippen ablesen, sollten Sie direkt ansehen und für ausreichende Beleuchtung sorgen. Sprechen Sie langsam und mit relativ tiefer Stimme. Senken Sie die Stimme nicht am Ende eines Satzes, verdecken Sie Ihren Mund nicht und unterstreichen Sie Ihre Wörter mit Gesten. Hört der Patient nur auf einem Ohr gut, plazieren Sie sich entsprechend. Ein Patient mit einem Hörgerät sollte dies natürlich tragen, und Sie sollten überprüfen, ob es auch funktioniert. Ein Brillenträger sollte die Brille tragen. Durch optische Hinweise versteht er Sie vielleicht besser. Geben Sie dem Patienten neben mündlichen auch schriftliche Anweisungen. Fragebögen können auch hier eine große Hilfe sein.

Blinde Patienten. Beim Gespräch mit einem blinden Patienten geben Sie die Hand, um Körperkontakt herzustellen, und erklären, wer Sie sind und warum Sie da sind. Befindet sich der Patient in einem ihm unbekannten Raum, erklären Sie ihm, wo er sich befindet, was sich in dem Raum befindet und wer sonst noch anwesend ist. Reagieren Sie immer in verbaler Form, da der Patient Körperhaltung und Gesten nicht sehen kann. Achten Sie aber stets darauf, daß Sie nicht zu laut sprechen.

Gespräche mit Familienangehörigen oder Freunden. Manche Patienten können aufgrund ihres Alters, einer Demenz oder anderer Behinderungen ihre Krankengeschichte nicht selbst erzählen. Andere wiederum können bestimmte Aspekte nicht wiedergeben, etwa ihr Verhalten bei epileptischen Anfällen. Unter diesen Umständen müssen Sie einen Dritten finden, der Ihnen bei der Anamneseerhebung hilft. Auch wenn Sie der Ansicht sind, daß Sie relativ gut über den Patienten Bescheid wissen, können andere Personen doch noch überraschende und wichtige Informationen liefern. Zum Beispiel kann ein Ehepartner über wichtige familiäre Probleme, Symptome von Depressionen oder Trinkgewohnheiten berichten, die der Patient nicht erwähnt oder geleugnet hat.

Die grundlegenden Prinzipien des Anamnesegesprächs lassen sich auch auf Gespräche mit Verwandten oder Freunden anwenden. Führen Sie das Gespräch an einem ungestörten Ort. Stellen Sie sich vor, nennen Sie den Zweck des Gesprächs, fragen Sie Ihr Gegenüber, wie es ihm unter den gegebenen Umständen geht, erkennen und akzeptieren Sie seine Sorgen. Wenn Sie sich seine Version der Krankengeschichte anhören, achten Sie auf Hinweise auf die Art der Beziehung zum Patienten. Diese Hinweise können etwas über seine Glaubwürdigkeit aussagen oder Ihnen Ideen für den Behandlungsplan liefern. Wenn beispielsweise ein Kind zum Arzt gebracht wird, ist es möglich, daß der begleitende Erwachsene nicht die primäre oder nicht einmal eine bedeutende Bezugsperson ist, sondern nur eine günstige Fahrgelegenheit. Bemühen Sie sich, stets die am besten informierten Personen zu finden.

Wenn Sie eine dritte Person befragen, bitten Sie den Patienten vorher um seine Einwilligung. Versichern Sie dem Patienten, daß Sie seine bisherigen Angaben vertraulich behandeln werden oder bitten Sie ihn um seine Einwilligung, Informationen weitergeben zu können. Die Angaben der dritten Person müssen ebenfalls vertraulich behandelt werden. Manchmal möchte ein Verwandter oder ein Freund während der Anamnese oder sogar während der körperlichen Untersuchung bei dem Patienten bleiben. Stellen Sie, wenn möglich, seine Beweggründe ebenso wie die Wünsche des Patienten fest. Kann sich ein Patient überhaupt mitteilen, und sei es nur durch Gesichtsausdruck oder Gesten, ist es wichtig, daß er die Chance zu einem vertraulichen Gespräch erhält. Normalerweise ist es möglich, die Befragung in zwei Teile zu gliedern – ein Teil allein mit dem Patienten und der andere mit dem Patienten und der zweiten Person. Jeder Teil hat seinen eigenen Aussagewert.

Beantwortung von Fragen der Patienten. Unter Umständen fragen Patienten nicht nur nach einfachen, nackten Tatsachen. Ihre Fragen drücken viel häufiger Gefühle oder Sorgen aus. Versuchen Sie, diese Gefühle herauszuarbeiten, oder fragen Sie nach, um keine falsche Antwort zu geben.

Patient:	Welche Wirkung hat dieses Blutdruckmittel?
Arzt:	Es hat mehrere Wirkungen. Warum fragen Sie?
Patient:	(Pause) Ich habe in einem Buch eines Freundes gelesen, daß es impotent machen soll.

Ähnliche Vorsicht ist angezeigt, wenn ein Patient Rat bei persönlichen Problemen sucht. Soll der Patient z.B. eine anstrengende Arbeit aufgeben, an die Nordsee ziehen, oder eine Abtreibung vornehmen lassen? Bevor Sie antworten, sollten Sie herausfinden, welche Lösungen der Patient bereits erwogen hat, was für oder gegen die mögliche Lösung spricht. Die Gelegenheit, mit Ihnen über das Problem zu sprechen, ist meist wichtiger als die Antwort, die Sie geben können.

Abschließend ist anzumerken, daß Sie dem Patienten, soweit es geht, antworten sollten, wenn er nach spezifischen Informationen über die Diagnose, die Prognose oder den Behandlungsplan fragt. Sie müssen aber darauf achten, daß Ihre Antworten nicht im Widerspruch zu denen anderer Kollegen stehen. Wenn Sie sich bei einer Antwort unsicher sind, bieten Sie dem Patienten an, diesen Punkt abzuklären. Sie können dem Patienten aber auch vorschlagen, Dr. XY aufzusuchen, da dieser mehr über den Fall weiß oder die entsprechende Entscheidung trifft. Sie dürfen aber nicht einfach nur deshalb so vorgehen, weil Sie ein schwieriges Thema vermeiden wollen. Wenn Sie die Hauptverantwortung für den Patienten tragen, wenden Sie sich mit Ihren Ansichten, Plänen und der Prognose an Ihre Kollegen im medizinischen Team, so daß diese entsprechend effektiv mit dem Patienten umgehen können.

Inhalt einer umfassenden Anamnese

Die Elemente einer Krankengeschichte unterscheiden sich je nach Alter, Geschlecht und Krankheit des Patienten, der Fachrichtung des behandelnden Arztes, der zur Verfügung stehenden Zeit und dem Ziel des Arztbesuchs. Wenn Sie all diese Bestandteile einer Anamnese kennengelernt und verstanden haben, können Sie die auswählen, die Sie benötigen. Auf den folgenden Seiten werden zwei Beispiele für die Anamneseerhebung detailliert beschrieben: eines für Erwachsene und ein zweites für Kinder. Diese Krankengeschichten enthalten medizinische Fachausdrücke für Symptome. Kapitel 2 enthält Definitionen dieser Begriffe und eine Beschreibung der Art und Weise, wie nach diesen

Symptomen zu fragen ist. Die Beispiele demonstrieren den allgemeinen Aufbau der Dokumentation oder des Berichts. Sie legen aber weder die Reihenfolge der zu sammelnden Informationen noch die Art und Weise fest, wie man diese erhält.

Umfassende Anamnese beim Erwachsenen

Datum und Uhrzeit der Anamneseerhebung. Das Datum ist stets wichtig und bei sich schnell verändernden Umständen ist es immer ratsam, die Zeit zu dokumentieren (dies ist für die Regulierungsbehörden zunehmend wichtig).

Persönliche Daten, einschließlich Alter, Geschlecht, Personenstand und Beruf.

Quelle der Anamnese oder überweisende Stelle, z.B. Patient, Familienangehöriger, Amtsarzt, Facharzt, Krankenunterlagen usw. Diese Angaben helfen bei der Bewertung des Zwecks der Anamnese bzw. Überweisung.

Zuverlässigkeit der Quelle, falls relevant. Zum Beispiel: „Der Patient beschreibt seine Symptome eindeutig, weiß jedoch nicht genau, wann sie einsetzten."

Hauptbeschwerden, wenn möglich, mit den eigenen Worten des Patienten. „Mein Magen tut weh und ich fühle mich schrecklich." In manchen Fällen hat der Patient keine konkreten Beschwerden, sondern weist auf den Zweck der Untersuchung hin. „Ich komme wegen meiner regelmäßigen Untersuchung." Oder: „Ich wurde zu einer gründlichen Herzuntersuchung überwiesen."

Aktuelle Anamnese. Dieser Teil besteht aus einer übersichtlichen, chronologischen Aufstellung der Beschwerden, deretwegen der Patient den Arzt aufsucht. *Die Informationen stammen vom Patienten, Sie müssen diese aber strukturieren.* Die Krankheitsgeschichte sollte den Beginn der Beschwerden, die Umstände, unter denen sie sich entwickelten, die Symptome und alle Behandlungen umfassen. Die Hauptsymptome sind zu beschreiben hinsichtlich (1) Lokalisation, (2) Qualität, (3) Umfang oder Schweregrad, (4) zeitlichem Verlauf (d.h. Einsetzen, Dauer und Häufigkeit), (5) der Umstände, unter denen sie auftreten, (6) Faktoren, die zu einer Verschlimmerung oder Linderung führen und (7) Begleitsymptome. Vermerken Sie hierzu auch wichtige negative Aspekte (das Fehlen bestimmter Symptome zur Untermauerung einer Differentialdiagnose). Andere relevante Informationen sollten der aktuellen Anamnese beigefügt werden, z.B. Risikofaktoren für koronare Herzkrankheit, falls die Hauptbeschwerde Brustschmerzen sind, und zur Zeit eingenommene Medikamente bei Patienten mit Synkope. Bei der aktuellen Anamnese sind auch die Reaktionen des Patienten auf seine eigenen Symptome zu vermerken, und wie sich die Krankheit auf das Leben des Patienten ausgewirkt hat.

Derzeit eingenommene Medikamente, einschließlich Dosis und Einnahmehäufigkeit. Dazu gehören auch Hausmittel, rezeptfreie Arzneimittel, Vitamin- oder Mineraltabletten sowie Kräuterpräparate und Medikamente, die der Patient von Familienangehörigen oder Freunden bekommen hat. Fragen Sie nach Dosis und Einnahmehäufigkeit. Es kann auch empfehlenswert sein, den Patienten zu bitten, alle Arzneimittel mitzubringen und Ihnen zu zeigen, welche er einnimmt.

Allergien, einschließlich der spezifischen Reaktion.

Frühere Krankheiten

Kinderkrankheiten wie Masern, Röteln, Mumps, Keuchhusten, Windpocken, rheumatisches Fieber, Scharlach, Kinderlähmung.

Krankheiten im Erwachsenenalter; dazu gehören: innere Krankheiten (wie Diabetes, Bluthochdruck, Hepatitis, Asthma, HIV usw.; erkundigen Sie sich nach Krankenhausaufenthalten); chirurgische Eingriffe (einschließlich Zeitpunkt, Indikation und Ergebnis des Eingriffs); geburtshilflich-gynäkologische Erkrankungen (einschließlich Geburtshilfeanamnese und Menstruationsanamnese, Geburtenkontrolle, riskante Sexualpraktiken) und psychische Erkrankungen (einschließlich Zeitpunkt, Diagnosen, Krankenhausaufenthalten, Behandlungen). Dieser Teil der Anamnese umfaßt auch *Unfälle und Verletzungen, Transfusionen* und *Operationen.*

Aktueller Gesundheitszustand

Tabakkonsum, einschließlich der Konsumform (z. B. als Zigaretten oder Kautabak), Menge und Dauer des Konsums. Zigarettenkonsum wird häufig in Packungsjahren angegeben. Zum Beispiel hat eine Person, die 12 Jahre lang 1½ Packungen täglich raucht, eine Anamnese von 18 Packungsjahren. Hat jemand aufgehört zu rauchen, notieren Sie seit wann.

Alkohol, Drogen und verwandte Substanzen (s. S. 18 für Vorschläge zu Fragestellungen).

Sportliche Betätigung und Ernährung, einschließlich Häufigkeit der sportlichen Betätigung, täglich zugeführte Nahrungsmenge und Ernährungseinschränkungen oder -ergänzungen. Erkundigen Sie sich nach dem Genuß von Kaffee, Tee und anderen koffeinhaltigen Getränken.

Impfungen, etwa gegen Tetanus, Keuchhusten, Diphtherie, Poliomyelitis, Masern, Röteln, Mumps, Grippe, Hepatitis B, *Haemophilus influenzae* Typ B und Pneumokokkenvakzine. Meist aus dem Krankenblatt ersichtlich.

Screeningtests, die für den Patienten in Frage kommen, z. B. Tuberkulintest, Pap.-Abstrich, Mammographie, Test auf okkultes Blut im Stuhl und Cholesterintests, zusammen mit den Ergebnissen und wann der jeweilige Test das letzte Mal durchgeführt wurde. Der Patient hat diese Informationen unter Umständen nicht. Sie müssen gegebenenfalls auf das Krankenblatt zurückgreifen oder die Erlaubnis des Patienten einholen, alte Krankenblätter einzusehen.

Gebrauch von Sicherheitsvorrichtungen, wie Sicherheitsgurten, Fahrradhelmen, Sunblockern, Rauchmeldern und sonstigen Schutzvorrichtungen.

Familienanamnese. Alter und Gesundheitszustand bzw. Alter und Todesursache aller direkten Familienangehörigen (d. h. Eltern, Geschwister, Ehepartner und Kinder). Auch Angaben zu Großeltern oder Enkelkindern können hilfreich sein.

Fragen Sie nach dem Auftreten folgender Erkrankungen in der Familie: Diabetes, Herzkrankheiten, Hypercholesterinämie, Hypertonie, Schlaganfall, Nierenerkrankungen, Tuberkulose, Krebs, Arthritis, Anämie, Allergien, Asthma, Kopfschmerzen, Epilepsie, psychische Erkrankungen, Alkoholismus, Drogenabhängigkeit und nach Symptomen, die denen des Patienten ähneln.

Es ist evtl. nützlich, diese Informationen in einem Stammbaum einzutragen.

Psychosoziale Anamnese. Sie beinhaltet die wichtigen und relevanten Informationen über den Patienten als Person, Faktoren in seiner Lebensweise, die Risiken bergen oder gesundheitsfördernd sind, und gesundheitserhaltende Maßnahmen.

Beruf und Ausbildung

Häusliche Situation und andere wichtige Umstände

Alltag des Patienten (kann bei älteren oder behinderten Patienten wichtig sein, um ihr Funktionsniveau zu bestimmen). Kann das *Schlafmuster* umfassen, einschließlich der Uhrzeit, zu der der Patient zu Bett geht bzw. aufwacht, Informationen darüber, ob er tagsüber ein Nickerchen macht, sowie über jegliche Einschlaf- oder Durchschlafschwierigkeiten.

Wichtige Erfahrungen, einschließlich Erziehung, Schule, Wehrdienst, Arbeit, finanzielle Situation, Heirat, Freizeitgestaltung, Pensionierung.

Freizeitaktivitäten/Hobbies (können Hinweise darauf enthalten, welchen Umweltfaktoren der Patient ausgesetzt ist).

Religiöse Überzeugungen und Ansichten, die für die Vorstellung von Gesundheit, Krankheit und Behandlung relevant sind.

Systematische Organanamnese

Allgemeines. Normales Gewicht, aktuelle Gewichtsveränderungen, Kleidung, die enger oder weiter ist als vorher. Schwächeanfälle, Abgeschlagenheit, Fieber.

Haut. Hautausschläge, Knötchen, wunde Stellen, Juckreiz, trockene Haut, Farbveränderungen, Veränderungen an Haaren oder Nägeln.

Kopf. Kopfschmerzen, Kopfverletzungen, Schwindelgefühl, Benommenheit.

Augen. Sehkraft, Tragen von Brille oder Kontaktlinsen, letzte Augenuntersuchung, Schmerzen, Rötung, übermäßiger Tränenfluß, Doppeltsehen, Verschwommensehen, Wahrnehmung von Flecken, Punkten, Blitzen, Glaukom, Katarakt.

Ohren. Hörvermögen, Tinnitus, Schwindel, Ohrenschmerzen, Infektion, Ausfluß von Sekret. Bei Schwerhörigkeit: Verwendung eines Hörgeräts.

Nase und Nebenhöhlen. Häufige Erkältungen, verstopfte Nase, Schleimsekretion oder Jucken, Heuschnupfen, Nasenbluten, Nebenhöhlenerkrankungen.

Mund und Rachen. Zustand der Zähne und des Zahnfleisches, Zahnfleischbluten, gegebenenfalls Zahnersatz und dessen Paßform, letzte zahnärztliche Untersuchung, wunde Zunge, trockener Mund, häufige Halsschmerzen, Heiserkeit.

Hals. Knoten, „geschwollene Drüsen", Kropf, schmerzender oder steifer Nacken.

Brüste. Knoten, Schmerzen oder Beschwerden, nässender Ausfluß aus der Brustwarze, Selbstuntersuchung.

Atemwege. Husten, Sputum (Farbe, Menge), Bluthusten, Giemen, Asthma, Bronchitis, Emphysem, Lungenentzündung, Tuberkulose, Rippenfellentzündung, letzte Röntgenuntersuchung des Thorax.

Herz. Herzbeschwerden, Hypertonie, rheumatisches Fieber, Herzgeräusche, thorakale Schmerzen oder Beschwerden, Palpitationen, Dyspnoe, Orthopnoe, paroxysmale nächtliche Dyspnoe, Ödeme, frühere EKGs oder sonstige Herzuntersuchungen.

Magen-Darm-Trakt. Schluckbeschwerden, Sodbrennen, Appetit, Übelkeit, Erbrechen, Regurgitation, Erbrechen von Blut, Verdauungsstörungen. Häufigkeit des Stuhlgangs, Farbe und Menge des Stuhls, Änderung der Stuhlgewohnheiten, rektale Blutungen oder Teerstühle, Hämorrhoiden, Verstopfung, Durchfall. Bauchschmerzen, Nahrungsmittelunverträglichkeiten, übermäßiges Aufstoßen oder Blähungen. Ikterus, Leber- oder Gallenblasenerkrankungen, Hepatitis.

Harntrakt. Häufigkeit der Miktion, Polyurie, Nykturie, Brennen oder Schmerzen beim Wasserlassen, Hämaturie, Harndrang, verminderter Durchmesser oder verminderte Stärke des Harnstrahls, verzögertes Wasserlassen, Harntröpfeln, Inkontinenz, Harnwegsinfektionen, Steine.

Genitalien.

Beim <u>Mann</u>. Hernien, Ausfluß aus dem Penis oder aus wunden Stellen am Penis, Schmerzen oder Tumoren der Hoden, frühere Geschlechtskrankheiten und deren Behandlung. Sexuelle Orientierung, Libido, Sexualfunktion, sexuelle Zufriedenheit, Verhütungsmethoden, Kondomgebrauch und Probleme. Risiko einer HIV-Infektion.

Bei der <u>Frau</u>. Alter bei Eintritt der Menarche; Regelmäßigkeit, Häufigkeit und Dauer der Menstruation, Stärke der Blutung, Zwischenblutungen oder Blutungen nach Geschlechtsverkehr, letzte Menstruation; Dysmenorrhoe, prämenstruelles Syndrom; Alter bei Einsetzen der Menopause, Beschwerden während der Menopause, Blutungen nach der Menopause. Wurde die Patientin vor 1971 geboren, fragen Sie nach der Einnahme von DES (Diethylstilbestrol) während der Schwangerschaft der Mutter. Ausfluß, Juckreiz, wunde Stellen, Knötchen, Geschlechtskrankheiten und deren Behandlung. Anzahl und Art der Schwangerschaften, Anzahl der Geburten, Anzahl der Aborte (spontan bzw. eingeleitet); Komplikationen während der Schwangerschaft, Verhütungsmethoden. Sexuelle Orientierung, Libido, Sexualfunktion, sexuelle Zufriedenheit; etwaige Probleme, einschließlich Dyspareunie. Risiko einer HIV-Infektion.

Peripheres Gefäßsystem. Claudicatio intermittens, Krämpfe im Bein, Krampfadern, frühere Venenthrombosen.

Bewegungsapparat. Muskel- oder Gelenkschmerzen, Steifheit, Arthritis, Gicht, Rückenschmerzen. Falls vorhanden, beschreiben Sie Lokalisation und Symptome (z. B. Schwellung, Rötung, Schmerzen, Druckempfindlichkeit, Steifheit, Schwäche, Bewegungs- oder Aktivitätseinschränkungen).

Nervensystem. Ohnmachten, Bewußtseinsstörungen, Krampfanfälle, Schwäche, Lähmung, Taubheitsgefühl oder Sensibilitätsverlust, Prickeln oder Kribbeln, Tremor oder andere unwillkürliche Bewegungen.

Blut. Anämie, Neigung zu Blutergüssen oder Blutungen, frühere Bluttransfusionen und etwaige Reaktionen darauf.

Endokrines System. Schilddrüsenerkrankungen, Wärme- oder Kälteintoleranz, übermäßiges Schwitzen, Diabetes, übermäßiger Durst oder Hunger, Polyurie.

Psychischer Zustand. Nervosität, Anspannung, Stimmung, einschließlich Depressionen, Gedächtnis.

Umfassende Anamnese bei Kindern

Neben den offensichtlich altersabhängigen Unterschieden in der Krankengeschichte von Kindern und Erwachsenen spielen bei der Anamnese von Säuglingen, Kindern und Jugendlichen spezielle aktuelle und frühere Daten eine Rolle. Dazu gehören insbesondere Alter und Entwicklungsstadium des Patienten. Davon abgesehen entspricht die Erhebung der Anamnese im wesentlichen der beim Erwachsenen. Punkte, die bereits im Abschnitt über die Anamnese beim erwachsenen Patienten aufgeführt wurden und bei der Anamnese von Kindern identisch sind, werden hier nicht wiederholt.

Persönliche Daten. Geburtsdatum und Geburtsort. Rufname, insbesondere bei Kindern zwischen 2 und 10 Jahren. Vornamen der Eltern (und beide Nachnamen, falls diese sich unterscheiden), Beruf und wo sie während der Arbeitszeit zu erreichen sind.

Hauptbeschwerden. Stellen Sie fest, ob diese vom Patienten, den Eltern oder beiden als wichtig angesehen werden. Manchmal hat sich auch eine dritte Person, z. B. ein Lehrer, besorgt über das Kind geäußert.

Aktuelle Anamnese. Nehmen Sie in die Beschreibung auf, was die anderen Familienmitglieder über die Symptome des Patienten denken.

Frühere Erkrankungen

Geburtsanamnese. Sie ist insbesondere in den ersten 2 Lebensjahren sowie bei neurologischen Problemen und Entwicklungsproblemen von Bedeutung. Sehen Sie die Krankenhausberichte ein, falls Angaben seitens der Eltern auf größere Probleme vor, während oder nach der Geburt hinweisen.

Pränatale Phase. Gesundheitszustand der Mutter während der Schwangerschaft, einschließlich spezieller, schwangerschaftsspezifischer Komplikationen; Konsum von Tabak, Alkohol, Medikamenten und illegalen Drogen während der Schwangerschaft; Dauer der Schwangerschaft; Einstellung der Eltern zur Schwangerschaft.

Natale Phase. Verlauf der Wehen und der Geburt, einschließlich Dauer, verwendeter Analgetika und eingetretener Komplikationen; Reihenfolge der Geburten bei Mehrlingsgeburt; Geburtsgewicht.

Neonatale Phase. Einsetzen der Atmung; Wiederbelebungsversuche; Apgar-Schema (Kapitel 19) und Schätzung des Gestationsalters (Kapitel 19). Spezifische Probleme beim Stillen, Atemnot, Zyanose, Ikterus, Anämie, Krämpfe, angeborene Anomalien, Infektionen. Frühe Mutter-Kind-Bindung und mütterliche

Fürsorge. Schrei- und Schlafgewohnheiten und Gewohnheiten beim Wasserlassen und Stuhlgang.

Kinderkrankheiten. Neben den einzelnen Krankheiten, unter denen das Kind selbst gelitten hat, ist hier auch festzuhalten, ob das Kind in jüngerer Zeit mit anderen Kinderkrankheiten konfrontiert war.

Operationen und Krankenhausaufenthalte. Die Reaktionen des Kindes und der Eltern auf diese Ereignisse sollten festgehalten werden.

Unfälle und Verletzungen

Allergien. Achten Sie insbesondere auf Allergien, die während des Säuglings- und Kindesalters gehäuft auftreten: Ekzeme, Nesselsucht, allergische Rhinitis, Asthma, Nahrungsmittelunverträglichkeiten und Überempfindlichkeit gegen Insektenstiche.

Ernährungsanamnese. Besonders von Bedeutung in den ersten beiden Lebensjahren.

Säuglings- und Kleinkindalter. Fütterungsmethode (Stillen, Flasche oder Kombination aus beidem), Art der verwendeten Fertignahrung, Umstellung auf feste Nahrung, Vitamin- und Eisenpräparate, Wasserquelle (Fluorid?), etwaige Sorgen der Eltern. Wenn die Hauptbeschwerde mit Wachstumsproblemen, Gewichtszunahme oder Magen-Darm-Trakt zusammenhängt, ist eine wesentlich detailliertere Anamnese erforderlich.

Kindheit. Eßgewohnheiten – Vorlieben und Abneigungen, Beschreibung der üblichen Art und Menge der aufgenommenen Nahrung, Einstellung der Eltern zum Essen im allgemeinen bzw. speziell bei diesem Kind. Eßgewohnheiten und Körperwahrnehmung sind für Jugendliche ganz besonders wichtig.

Wachstums- und Entwicklungsanamnese. Von besonderer Bedeutung während des Säuglings- und Kindesalters und in jedem anderen Alter, wenn verzögertes Wachstum, psychomotorische und intellektuelle Retardierung sowie Verhaltensstörungen auftreten.

Körperwachstum. Tatsächliche (oder ungefähre) Größe und Gewicht bei der Geburt und im Alter von 1, 2, 5 und 10 Jahren; Anamnese etwaiger langsamer oder schneller Zu- oder Abnahmen; Muster des Zahndurchbruchs bzw. -verlusts.

Meilensteine in der Entwicklung. Alter, in dem der Patient in Bauchlage den Kopf heben konnte, sich aus der Bauchlage in die Rückenlage und umgekehrt drehte, sich mit Unterstützung bzw. alleine aufsetzen konnte, mit Unterstützung bzw. alleine stehen konnte, mit Unterstützung bzw. alleine gehen konnte, das erste Wort, mehrere Wörter bzw. ganze Sätze sprechen konnte, sich allein die Schuhe schnürte, sich ohne Hilfe anzog, Zeitpunkt des Zahnens und Ausfallmuster, Perzentile der Wachstumskurve in unterschiedlichem Alter, soweit bekannt.

Soziale Entwicklung. Schlaf – Dauer und Schlafgewohnheiten am Tag oder in der Nacht, übliche Schlafenszeit, Art und Aufstellungsort des Betts; Alpträume, Ängste und Schlafwandeln. *Toilette* – verwendete Erziehungsmethoden, wann Blasen- und Darmkontrolle einsetzten, Vorkommen von Bettnässen, Einnässen oder Einkoten, Einstellung der Eltern, Begriffe, die in der Familie für Wasserlassen und Stuhlgang verwendet werden. *Sprache* – Kommunikationsfähigkeit, geschätzter Umfang des Wortschatzes, etwaige Sprachstörungen (Stammeln, Stottern, Lispeln). *Persönlichkeit* – Bitten Sie die Eltern um eine Beschreibung des Kindes; Beziehung zu Eltern, Geschwistern und Gleichaltrigen; Gruppen- und eigene Aktivitäten und Interessen, Anpassungsfähigkeit, besondere Freunde (real oder imaginär); Haupttalente und -fertigkeiten; Selbstverständnis. *Disziplin* – eingesetzte Methoden und Zufriedenheit mit deren Wirkung, spezifische Probleme wie Wutanfälle, aggressives Verhalten. *Kindergarten und Schule* – Erfahrungen mit Kinderkrippe, Kindergarten und Vorschule; Alter und soziale Anpassung bei Eintritt; derzeitige Zufriedenheit von Eltern und Kind; schulische Leistungen; Probleme in der Schule. *Sexualität* – Elterliche Aufklärung und Antworten auf die Fragen des Kindes zu Sexualität, Geschlechtsverkehr, Masturbation, Menstruation, nächtlichem Samenerguß, Entwicklung der sekundären Geschlechtsmerkmale, AIDS und anderen Geschlechtskrankheiten.

Gesundheitsvorsorge

Impfungen. Vermerken Sie die genauen Daten jeder Impfung, so daß während der gesamten Kindheit und Jugend ein ununterbrochenes Auffrischungsprogramm sichergestellt werden kann. Die Eltern sollten über eigene schriftliche Aufzeichnungen zu den Impfungen ihres Kindes verfügen. Außerdem sind Nebenwirkungen der einzelnen Impfungen zu vermerken. *Dies sollte aus einem schriftlichen Bericht hervorgehen.*

Screeningtests. Die Daten und Ergebnisse aller Screeningtests sind festzuhalten. Dazu gehören z.B. Blutdruck, Sehkraft, Hörvermögen, Tuberkulintest, Harnuntersuchung, Hämatokrit, Tests auf Phenylketonurie, Galaktosämie und andere genetische Stoffwechselstörungen (diese Untersuchungen können bei Geburt gesetzlich vorgeschrieben sein) sowie bei bestimmten Bevölkerungsgruppen mit erhöhtem Risiko Untersuchungen auf Sichelzellenanämie, Cholesterinwerte, α_1-Antitrypsinmangel und andere Tests, die angezeigt sein könnten.

Sicherheit und Vorbeugung vor Verletzungen. Dem Kind und den Begleitpersonen sollten dem Alter angemessene Fragen gestellt werden. Zu den Themen gehören: Beaufsichtigung im allgemeinen, Verwendung von Autositzen, Sicherheitsgurten, Fahrradhelmen und generelle Gewohnheiten; Vorhandensein und Aufbewahrung von Feuerwaffen; Wassernähe (Swimmingpool, Teich); Nahrungsaufnahme; Vorhandensein von Rauchmeldern sowie Brandschutz.

Familienanamnese

Die Familienanamnese umfaßt die Personen, die im selben Haushalt wie das Kind und in einer Beziehung zu ihm leben. Berufs- und Krankengeschichte der im Elternhaus lebenden Personen, Betreuer und Verwandten ersten Grades. Arbeitsrhythmus der Eltern (wer beaufsichtigt das Kind nach der Schule?); Unterstützung durch Verwandte, Freunde und Nachbarn; Beschreibung der Umgebung, in der die Familie lebt. Das ethnische und kulturelle Milieu, in dem die Familie lebt. Erwartungen und Einstellungen der Eltern gegenüber dem Patienten im Vergleich zu Geschwistern. (Diese Informationen können bereits vollständig oder teilweise unter „Aktuelle Anamnese" oder „Psychosoziale Anamnese" vermerkt sein, falls sie damit in Zusammenhang stehen.) Die Blutsverwandtschaft der Eltern zu dem Kind ist festzustellen (indem Sie sie fragen, ob sie „blutsverwandt" sind).

Anamnese spezifischer Symptome

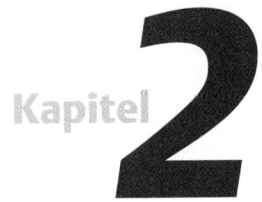

Während sich Kapitel 1 mit den allgemeinen Methoden der Anamneseerhebung beschäftigt, geht es im vorliegenden Kapitel darum, wie häufig vorkommende bzw. wichtige Symptome erfaßt werden können. Das Kapitel definiert die entsprechenden Fachtermini, schlägt Fragen hinsichtlich der einzelnen Symptome vor und führt ihre häufigsten Ursachen und Entstehungsmechanismen auf.

In der Regel eignen sich Fachtermini natürlich nicht für das Patientengespräch. Als Arzt müssen Sie jedoch lernen, die subjektiven Beobachtungen des Patienten in Begriffe wie Tinnitus, Hämoptyse oder Nykturie zu übersetzen. Erst dann können Sie die Fachliteratur verstehen und unmißverständlich mit Ihren Kollegen kommunizieren.

Fakten, die man im Hinblick auf ein bestimmtes Symptom sammeln sollte, sind hier fett gedruckt. Vor allem, wenn es um schwierige oder heikle Bereiche geht, werden spezielle Fragestellungen vorgeschlagen. Wenn einmal keine Vorschläge gemacht werden, können Sie auf die sieben Eigenschaften eines Symptoms zurückgreifen, die auf S. 10 beschrieben sind und die allgemeinen Grundregeln der Gesprächsführung anwenden, mit denen Sie bereits vertraut sind.

Das vorliegende Kapitel ist ähnlich aufgebaut wie eine systematische Organanamnese in einer umfassenden Krankengeschichte. Die Bedeutung einzelner Symptome sowie konkrete Beispiele, in welchem Zusammenhang sie auftreten können, werden in der rechten Spalte erläutert. In den Tabellen am Ende des Kapitels sind zahlreiche Leitsymptome und Befunde und die ihnen möglicherweise zugrundeliegenden Erkrankungen aufgeführt. Wenn die Bewertung eines Symptoms in erster Linie von der klinischen Untersuchung abhängt, wird auf spätere Kapitel verwiesen.

Natürlich kann keine Tabelle wirklich alle in Frage kommenden Ursachen eines Symptoms aufführen. Ebensowenig können Tabellen das gesamte Spektrum menschlicher Wahrnehmung und Erfahrungen abdecken, da sie notgedrungen vereinfachen müssen. Wirkliche Patienten stimmen selten in allen Einzelheiten mit einem Lehrbuch überein.

Ein Merkmal, mit dessen Beschreibung sich Patienten schwer tun, ist Farbe. Bei der Anamneseerhebung ist daher eine Farbskala, die die unterschiedlichen Farben von Sputum, Urin und Stuhl enthält, hilfreich. So eine Farbskala können Sie ganz leicht selbst machen. Sie schneiden einfach farbige Rechtecke aus einer Illustrierten aus und kleben sie auf eine kleine Karte. Das Farbspektrum sollte von gelblich und hellgrün für Sputum, blassem und dunklem Gelb, Orange, Rosa, Rottönen und Braun für Urin und von Grau bis Schwarz für Stuhl reichen. Sie sollte darüber hinaus die helleren und dunkleren Rottöne von Blut enthalten. Diese Farben können dann in einer Skala angeordnet werden, aus der der Patient die jeweils passendste Farbe auswählt.

Symptome und ihre Bestimmung

Allgemeine Symptome

Änderungen des *Körpergewichts* sind quantitative Veränderungen von Körpergewebe oder -flüssigkeiten. Zu *Gewichtszunahme* kommt es, wenn die Kalorienzufuhr die Kalorienverbrennung über einen bestimmten Zeitraum übersteigt. Sie manifestiert sich in der Regel als Anstieg des Körperfetts. Gewichtszunahme kann auch die Folge einer anomalen Ansammlung von Körperflüssigkeiten sein. Solange die Flüssigkeitsretention relativ gering ist, ist sie möglicherweise nicht erkennbar. Sammeln sich jedoch mehrere hundert Gramm Flüssigkeit an, treten sie normalerweise als Ödem in Erscheinung.

> **Rasche Gewichtsveränderungen (innerhalb von wenigen Tagen) deuten auf Veränderungen hinsichtlich der Körperflüssigkeiten, nicht jedoch der Gewebe hin.**
> **S. Tab. 16.3 (S. 480 f).**

Gewichtsverlust ist ein wichtiges Symptom, das vielfältige Ursachen hat. Einer oder mehrere der folgenden Mechanismen können ihm zugrunde liegen: verringerte Nahrungsaufnahme, etwa aufgrund von Appetitverlust (Anorexie), Schluckstörung (Dysphagie), Erbrechen und unzureichende Nahrungsaufnahme; gestörte Nährstoffabsorption im Magen-Darm-Trakt; erhöhter Stoffwechsel und Nährstoffverlust durch Harn, Stuhl oder Hautverletzungen.

> **Zu den Ursachen des Gewichtsverlusts gehören Magen-Darm-Erkrankungen, endokrine Erkrankungen (Diabetes mellitus, Hyperthyreose, Nebenniereninsuffizienz), chronische Infektionen, Malignome, chronische Herz-, Lungen- oder Niereninsuffizienz, Depressionen und Anorexia nervosa (Magersucht).**

Zu Gewichtsverlust kann es auch kommen, wenn sich eine Erkrankung, bei der Flüssigkeit im Körper zurückbehalten wurde, bessert oder auf Behandlung anspricht. Darüber hinaus ist der Großteil des Gewichtsverlusts bei Patienten, die mit einer kalorienarmen Diät beginnen, auf Flüssigkeitsverlust zurückzuführen.

Geeignete Einstiegsfragen sind: „Wie oft wiegen Sie sich? Hat sich Ihr Gewicht im letzten Jahr verändert? Inwiefern? Warum hat es sich Ihrer Ansicht nach verändert? Wie lautet Ihr Wunschgewicht?" Falls Gewichtsveränderungen, gleichgültig in welcher Richtung, ein Problem darstellen, versuchen Sie die Höhe der Gewichtsveränderung, den Zeitraum und die Situation, in der sie aufgetreten ist, sowie alle Begleitsymptome zu ermitteln.

Bei *Übergewicht* fragen Sie den Patienten z.B.: Wann setzte die Gewichtszunahme ein? War der Patient als Kleinkind oder später als Kind übergewichtig? Orientieren Sie sich an markanten Punkten im Lebenslauf des Patienten je nach dessen Alter; erkundigen Sie sich nach seinem Gewicht bei der Geburt, beim Eintritt in den Kindergarten, nach Abschluß der Schulausbildung, nach Entlassung aus dem Wehrdienst, bei der Heirat, nach jeder Schwangerschaft, in der Menopause und beim Eintritt ins Rentenalter. Was passierte während der Gewichtszunahmen im Leben des Patienten? Hat der Patient versucht abzunehmen? Wie? Mit welchem Erfolg?

> **Gewichtsverlust bei relativ großer Nahrungsaufnahme deutet auf Diabetes mellitus, Hyperthyreose oder Malabsorption hin. Denken Sie auch an Bulimie (Eß-Brech-Sucht), bei der heimliches Erbrechen auf Freßanfälle folgt.**

Bei *Gewichtsverlust* versuchen Sie festzustellen, ob sich die Nahrungsaufnahme entsprechend verringert hat, ob sie normal geblieben oder sogar angestiegen ist.

> **Faktoren wie Armut, fortgeschrittenes Alter, soziale Isolation, körperliche Behinderungen, emotionale oder**

Die Symptome, die mit der Gewichtsabnahme verbunden sind, lassen häufig Rückschlüsse auf ihre wahrscheinliche Ursache zu. Den gleichen Zweck erfüllt eine ausführliche psychosoziale Anamnese. **Wer kocht für den Patienten und** kauft für ihn ein? Wo und mit wem nimmt der Patient seine Mahlzeiten ein? Hat er Probleme beim Einkaufen, Aufbewahren, Zubereiten oder Kauen der Nahrung? Weigert sich der Patient aus medizinischen, religiösen oder anderen Gründen, bestimmte Nahrungsmittel zu sich zu nehmen?

Achten Sie bei der Erhebung der Anamnese auf Anzeichen von Mangelernährung. Die Symptome sind hier oft unauffällig und unspezifisch: unter anderem gehören dazu Schwäche, schnelle Ermüdung, Kälteempfindlichkeit, schuppige Dermatitis, geschwollene Fußknöchel. Eine ausführliche Ernährungsanamnese ist hier unerläßlich.

mentale Beeinträchtigungen, fehlende Zähne, schlecht sitzende Zahnprothesen, Alkoholismus und Drogenmißbrauch erhöhen die Wahrscheinlichkeit einer Mangelernährung.

Ebenso wie Gewichtsverlust ist *Abgeschlagenheit* ein relativ unspezifisches Symptom mit vielfältigen Ursachen. Es bezeichnet ein Gefühl von Müdigkeit oder Energieverlust, das Patienten unterschiedlich beschreiben. „Ich habe meinen ganzen Schwung verloren. ... Ich fühle mich schlaff. ... Ich bin total kaputt. ... Ich stehe den Tag kaum durch. ... Wenn ich ins Büro komme, fühle ich mich, als hätte ich bereits einen vollen Arbeitstag hinter mir." Da Abgeschlagenheit eine normale Reaktion auf harte Arbeit, anhaltenden Streß oder Kummer ist, müssen Sie den Kontext, in dem sie auftritt, berücksichtigen. Die Ursache von Abgeschlagenheit, die nicht mit solchen Faktoren in Zusammenhang steht, muß jedoch geklärt werden.

Abgeschlagenheit ist ein häufiges Symptom bei Depressionen und Angstzuständen, tritt jedoch auch bei Infektionen (Hepatitis, Pfeiffer-Drüsenfieber und Tuberkulose), endokrinen Störungen (Hypothyreose, Nebennierinsuffizienz, Diabetes mellitus und Panhypopituitarismus), Herzinsuffizienz, chronischen Erkrankungen der Lunge, der Nieren oder der Leber, Störungen des Elektrolythaushalts, mittlerer bis schwerer Anämie, Medikamenteneinnahme und Drogenentzug auf.

Bei Kleinkindern und Kindern äußert sich Abgeschlagenheit nicht direkt, also verbal, sondern im Fernbleiben von normalen Aktivitäten, durch Reizbarkeit, mangelndes Interesse an der Umgebung und übermäßiges Schlafbedürfnis.

Verwenden Sie offen formulierte Fragen, um die Merkmale der Abgeschlagenheit des Patienten zu ermitteln und sich ein möglichst klares Bild davon zu verschaffen, was der Patient empfindet. Wichtige Hinweise auf die Ursache des Problems finden sich häufig in einer ausführlichen psychosozialen Anamnese, bei der Anamnese der Organsysteme und der Ermittlung der Schlafmuster.

Schwäche unterscheidet sich von Abgeschlagenheit. Sie ist durch einen nachweisbaren Verlust an Muskelkraft gekennzeichnet und wird später zusammen mit anderen neurologischen Symptomen erörtert (S. 71).

Schwäche deutet auf eine Störung im Nervensystem oder in den Muskeln hin, insbesondere, wenn sie in einem neuroanatomischen Verteilungsmuster auftritt.

Fieber bezeichnet eine krankhafte Erhöhung der Körpertemperatur (S. 143 f). **Fragen Sie danach, wenn der Patient unter einer akuten oder chronischen Erkrankung leidet. Stellen Sie fest, ob der Patient die Temperatur mit einem Thermometer gemessen hat. Hat sich der Patient fiebrig oder ungewöhnlich heiß gefühlt oder sogar unter übermäßigen Schweißausbrüchen gelitten oder war es ihm im Gegenteil eher kalt? Versuchen Sie, zwischen einem subjektiven *Frösteln* und *Schüttelfrost* zu unterscheiden, bei dem der Körper stark zittert und der Patient mit den Zähnen klappert.**

Wiederkehrender Schüttelfrost ist ein Anzeichen für extreme Temperaturschwankungen.

Kältegefühl, Gänsehaut und Frösteln sind Begleitsymptome eines Temperaturanstiegs, während Hitzegefühl und Schweißausbrüche einen Temperaturabfall begleiten. Die normale Körpertemperatur steigt im Laufe des Tages an und fällt nachts wieder ab. Wenn dieser Abfall durch Fieber noch verstärkt wird, kommt es zu *Nachtschweiß*. Unwohlsein, Kopfschmerzen und Schmerzen in Muskeln und Gelenken treten oft im Zusammenhang mit Fieber auf.

Hitzewallungen und Schweißausbrüche treten auch in der Menopause auf.

Fieber hat vielfältige Ursachen. **Konzentrieren Sie Ihre Fragen auf den Zeitpunkt der Erkrankung und die mit ihr verbundenen Symptome. Machen**

Sie sich mit dem Verlauf von Infektionskrankheiten vertraut, unter denen Ihr Patient leiden könnte, und fragen Sie nach Reisen, Kontakten mit Kranken oder ungewöhnlichen Vorfällen. Fragen Sie, welche Medikamente er einnimmt. Bestimmte Medikamente können Fieber hervorrufen, während Aspirin, Paracetamol, Corticosteroide und nichtsteroidale Antirheumatika (NSARs) es möglicherweise verschleiern.

Haut

Beginnen Sie das Gespräch mit ein paar offen formulierten Fragen: „Haben Sie irgendwelche Veränderungen an Haut, Haaren, Fingernägeln bemerkt? Hatten Sie jemals Hautausschläge, wunde Stellen, Knötchen, Juckreiz oder Leberflecken, deren Aussehen sich verändert hat? Wo? Wann?" Weitere Fragen stellen Sie am besten erst bei der klinischen Untersuchung, wenn Sie auch sehen können, wovon der Patient spricht.

S. Kapitel 6.

Zu den Ursachen für generalisierten Juckreiz ohne offensichtlichen Grund gehören trockene Haut, Altern, Schwangerschaft, Urämie, Verschlußikterus, Lymphome und Leukämie, Arzneimittelreaktionen und Kleiderläuse.

Kopf

Kopfschmerz gehört zu den häufigsten Symptomen. Obwohl Kopfschmerzen nur bei einem sehr kleinen Teil der Patienten auf lebensbedrohliche Ursachen zurückzuführen sind, erfordert dieses Symptom eine sorgfältige Beurteilung. Lassen Sie sich eine möglichst ausführliche Beschreibung geben. Nach Ihren offen formulierten Eingangsfragen bitten Sie den Patienten, Ihnen zu zeigen, wo der Schmerz auftritt. **Ist der Schmerz einseitig oder beidseitig, anhaltend oder pochend? Das entscheidende Merkmal bei Kopfschmerzen ist der Zeitfaktor. Sind die Kopfschmerzen akut oder chronisch? Wenn sie chronisch sind: Sind die Beschwerden mehr oder weniger gleichbleibend, haben sie sich vor kurzem verändert oder sind sie kontinuierlich stärker geworden? Tritt der Schmerz jeden Tag zur selben Zeit auf? Begleitsymptome und eine Familienanamnese können Ihnen ebenfalls wertvolle Hinweise liefern.**

S. Tab. 2.1 (S. 74 ff).
Spannungskopfschmerz und Migräne sind die häufigsten Formen rezidivierenden Kopfschmerzes. Wechselnder oder allmählich stärker werdender Kopfschmerz erhöht die Wahrscheinlichkeit eines Tumors oder anderer nachweisbarer organischer Ursachen. Äußerst starker Kopfschmerz deutet auf Subarachnoidalblutungen oder Meningitis hin.

Übelkeit und Erbrechen sind bei Migräne häufige Begleitsymptome, sie treten jedoch auch bei Tumoren und Subarachnoidalblutungen auf.

Erkundigen Sie sich insbesondere nach gleichzeitig auftretender Übelkeit und Erbrechen und nach neurologischen Symptomen. Stellen Sie fest, unter welchen körperlichen und seelischen Bedingungen der Kopfschmerz auftritt.

Diese Faktoren können den Schmerz bei Hirntumor und akuter Sinusitis verstärken.

Erkundigen Sie sich, ob Husten, Niesen oder Änderung der Kopfhaltung den Kopfschmerz beeinflussen.

Augen

Refraktionsfehler sind meist die Ursache für verschwommenes Sehen. Ein hoher Blutzuckerspiegel kann verschwommenes Sehen hervorrufen.

Geeignete Einstiegsfragen sind: „Wie gut sehen Sie?" und „Hatten Sie jemals Probleme mit den Augen?" Falls der Patient eine Sehstörung bemerkt hat, können weitere Fragen lauten:

Ein plötzlicher Verlust des Sehvermögens ist ein Anzeichen für Netzhautablösung, Glaskörperblutungen oder Verschluß der zentralen Netzhautarterie (A. centralis retinae).

- Ist die Sehstörung plötzlich oder allmählich aufgetreten?

▨ **Tritt sie eher beim Nah- oder Fernsehen auf?**

Schwierigkeiten beim Nahsehen sind Anzeichen für *Hyperopie* (Weitsichtigkeit) oder *Presbyopie* (Alterssichtigkeit), Probleme mit der Fernsicht für *Myopie* (Kurzsichtigkeit).

▨ **Ist das gesamte Gesichtsfeld verschwommen oder nur Teile davon? Wenn die Störung auf Teile begrenzt ist: Liegt sie zentral oder peripher im Gesichtsfeld oder ist nur eine Hälfte des Gesichtsfelds davon betroffen?**

Langsamer zentraler Gesichtsfeldausfall bei Kernstar (S. 216), Makuladegeneration (S. 194); peripherer Gesichtsfeldausfall bei fortgeschrittenem Weitwinkelglaukom (S. 188); halbseitiger Gesichtsfeldausfall bei Hemianopsie und Quadrantenanopsie (S. 212).

▨ **Klagt der Patient über Trübungen oder gibt es Bereiche, in denen er gar nichts sieht (*Skotome*)? Falls ja, bewegen sich die Trübungen im Gesichtsfeld, wenn der Patient den Blick verändert, oder sind sie fixiert?**

Frei bewegliche Trübungen oder Linien sind Anzeichen für sog. Mouches volantes („fliegende Mücken"), Skotome deuten auf eine Läsion der Retina oder der Sehbahnen hin.

▨ **Hat der Patient Lichtblitze gesehen?** Dieses Phänomen kann zusammen mit Mouches volantes auftreten.

Lichtblitze oder neu aufgetretene Mouches volantes sind Anzeichen für eine Abhebung des Glaskörpers von der Retina. Eine umgehende Augenuntersuchung ist notwendig.

▨ **Ist der Patient Brillenträger?**

Fragen Sie den Patienten anschließend, ob er unter Augenschmerzen, Schmerzen im Augenbereich oder Augentränen leidet.

S. Tab. 7.**5** (S. 215).

Hat der Patient Doppelbilder? Wenn ja, stellen Sie fest, ob sich die Bilder nebeneinander (*horizontale Diplopie*) oder übereinander (*vertikale Diplopie*) befinden. Bleibt die Diplopie bestehen, wenn ein Auge geschlossen wird? Auf welchem Auge tritt sie auf?

Es gibt auch eine physiologische horizontale Diplopie. Halten Sie einen nach oben zeigenden Finger direkt vor Ihr Gesicht, einen zweiten eine Armlänge entfernt. Wenn Sie jetzt einen der beiden Finger fokussieren, sehen Sie den jeweils anderen doppelt. Ein Patient, der dieses normale physiologische Phänomen feststellt, kann beruhigt werden.

Diplopie weist auf eine Schwäche oder Lähmung eines oder mehrerer äußerer Augenmuskeln hin (S. 170, 189 f, 218). An der horizontalen Diplopie ist der III. oder VI. Hirnnerv, an der vertikalen Diplopie der III. oder IV. Hirnnerv beteiligt. Diplopie auf einem Auge, wenn das andere geschlossen ist, deutet auf eine krankhafte Veränderung der Hornhaut oder der Linse hin.

Ohren

Einleitende Fragen lauten beispielsweise: „Wie gut ist Ihr Hörvermögen?" oder „Hatten Sie jemals Probleme mit den Ohren?" Wenn das Hörvermögen bereits eingeschränkt ist: Betrifft dies beide Ohren oder nur eines? Wurde das Hörvermögen plötzlich oder allmählich schlechter? Gibt es Begleitsymptome; wenn ja, welche?

S. Tab. 7.**17** (S. 232 f).

Versuchen Sie, zwischen zwei grundsätzlichen Typen von Beeinträchtigungen des Hörvermögens zu unterscheiden: der *Schalleitungsstörung*, die auf Störungen im äußeren Ohr bzw. im Mittelohr zurückzuführen ist, und der *Schallwahrnehmungsstörung*, die auf Störungen im Innenohr, des Hörnervs (N. cochlearis)

Patienten mit Schallwahrnehmungsstörungen haben große Schwierigkeiten, Gesprochenes zu verstehen. Eine laute Umgebung erschwert die Situation noch. Bei einer Schalleitungsstörung kann sich eine laute Umgebung dagegen positiv auswirken.

Zu den Medikamenten, die das Hörvermögen beeinträchtigen, gehören Aminoglykoside, Aspirin, NSARs, Chinin, Furosemid und andere.

Tinnitus ist ein verbreitetes Symptom, das mit zunehmendem Alter häufiger auftritt. In Verbindung mit Schwerhörigkeit und Schwindel deutet er auf die Ménière-Krankheit hin.

S. Tab. 2.2 (S. 79).

Das Gefühl, gezogen zu werden, ist ein Anzeichen für echten Schwindel.

Ungewöhlich weicher Ohrenschmalz, Sekret, Reste von Entzündungen oder Ausschlägen im Gehörgang oder Ausfluß aus dem perforierten Trommelfell infolge einer akuten oder chronischen Mittelohrentzündung.

Schmerzen sind Anzeichen für eine Erkrankung im Außen- oder Mittelohr, können jedoch auch von anderen

und seiner zentralen Verbindungen zum Gehirn beruht. **Zwei Fragen können hier von großem Nutzen sein. Hat der Patient besondere Schwierigkeiten, zu verstehen, was andere sagen? Wie wirkt sich eine laute Umgebung auf sein Hörvermögen aus?**

Begleitsymptome der Schwerhörigkeit wie Ohrenschmerzen oder Schwindel sind Anhaltspunkte für die Beurteilung der wahrscheinlichen Ursachen. Erkundigen Sie sich darüber hinaus, ob der Patient Medikamente nimmt, die zu der Beeinträchtigung beitragen könnten, und ob er anhaltender starker Lärmbelästigung ausgesetzt ist.

Bei Kindern entsteht der Verdacht auf Schwerhörigkeit oder völlige Taubheit, wenn die Eltern feststellen, daß das Kind nicht auf ihre Stimme oder auf Umweltgeräusche reagiert. Solche Beobachtungen sollten sehr ernst genommen und durch sorgfältige Untersuchungen abgeklärt werden. Bei Kleinkindern zeigt sich Schwerhörigkeit häufig durch verzögertes Sprechenlernen.

Tinnitus ist eine Geräuschwahrnehmung, die nicht durch einen äußeren Reiz hervorgerufen wird. Er wird im allgemeinen als Klingeln oder als Rauschen oder Brummen wahrgenommen. Eines oder beide Ohren können betroffen sein. Tinnitus kann eine Begleiterscheinung von Schwerhörigkeit jeglicher Art sein, seine Ursache bleibt oft ungeklärt. In manchen Fällen verursacht das Kiefergelenk knackende Geräusche; manche Patienten hören Gefäßgeräusche am eigenen Hals.

Schwindel bezeichnet die irrtümliche Wahrnehmung, daß der Patient oder die Umgebung sich dreht. Er ist in erster Linie ein Anzeichen für Störungen des Innenohrs, des N. cochlearis oder seiner zentralen Verbindungen zum Gehirn.

Das Sympton Schwindel stellt eine Herausforderung für den untersuchenden Arzt dar: **„Ist Ihnen hin und wieder schwindelig?"** ist zwar eine gute Frage, um das Gespräch zu beginnen, aber viele Patienten haben große Schwierigkeiten, ihre Empfindungen zu beschreiben. Versuchen Sie, echten Schwindel (1) von einem Gefühl des Schwankens ohne den Eindruck, daß sich etwas bewegt, (2) von Schwächegefühl oder einer drohenden Ohnmacht und (3) von einer vagen Benommenheit zu unterscheiden. **Erheben Sie die Anamnese, ohne sie zu beeinflussen. Dazu benötigen Sie vielleicht eine Alternativfrage: Hat sich der Patien zum Boden oder zu einer Seite hin gezogen gefühlt oder nicht? Verursacht eine Änderung der Körperhaltung Schwindel? Erkundigen Sie sich, ob der Schwindel in Verbindung mit Übelkeit und Erbrechen oder anderen Begleitsymptomen auftritt. Achten Sie insbesondere auf den Zeitpunkt und den Ablauf der Schwindelanfälle.**

Weitere, im Ohrenbereich relevante Symptome sind:

- *Ohrsekretion*

- *Schmerzen* im Ohr oder Ohrenschmerzen

Fragen Sie in Ihrer gewohnten Art und Weise nach diesen Symptomen.

Nase und Nasennebenhöhlen

Rhinorrhoe bezeichnet die Absonderung von Nasenschleim und ist oft mit einer Verstopfung der Nase verbunden. Die genannten Symptome gehen häufig mit *Niesen*, tränenden Augen und Halsschmerzen einher. Stellen Sie fest, wie die Krankheit verläuft. Dauert sie nicht länger als eine Woche und tritt bevorzugt dann auf, wenn generell viele Menschen erkältet sind, oder tritt sie nur zu bestimmten Jahreszeiten bei Pollenflug auf? Äußert sie sich vor allem nach Kontakt mit bestimmten Substanzen oder in einer bestimmten Umgebung? Was hat der Patient dagegen unternommen? Wie lange? Und wie gut hat diese Behandlung angeschlagen?

Zu den Ursachen der Rhinorrhoe gehören Virusinfektionen, allergische Rhinitis („Heuschnupfen") und vasomotorische Rhinitis. Juckreiz weist auf eine Allergie hin.
Die Abhängigkeit von der Jahreszeit oder bestimmten Umweltfaktoren legt eine Allergie nahe.
Eine übermäßige Verwendung von schleimhautabschwellenden Medikamenten kann die Symptome verstärken.

Fragen Sie den Patienten, ob er Medikamente einnimmt, die eine Schwellung der Nasenschleimhaut zur Folge haben können.

Orale Kontrazeptiva, Reserpin, Guanethidin und Alkohol kommen in Frage.

Treten neben den nasalen Symptomen noch andere wie Schmerzen und Berührungsempfindlichkeit im Gesichtsbereich, lokaler Kopfschmerz oder Fieber auf?

Das gemeinsame Auftreten dieser Symptome spricht für eine Sinusitis.

Ist die Schwellung der Nasenschleimhaut auf einen Nasenflügel beschränkt? Falls ja, könnte eine andere Erkrankung zugrunde liegen, die eine sorgfältige klinische Untersuchung erfordert.

Denken Sie an Septumdeviation, Fremdkörper oder Tumor.

Epistaxis bezeichnet Nasenbluten, und in der Regel stammt das Blut auch aus der Nase. Es kann jedoch auch aus einer Nebenhöhle oder dem Nasenrachenraum kommen. Die Anamnese des Nasenblutens ist meist unproblematisch. Wenn der Patient allerdings liegt oder die Blutung von weiter hinten liegenden Strukturen ausgeht, fließt das Blut eher in den Rachen als durch die Nasenlöcher. In diesem Fall müssen Sie es von dem Blut unterscheiden, das ausgehustet wurde oder aus dem Magen zurückgeströmt ist. **Bestimmen Sie den Ursprungsort der Blutung, ihre Stärke und Begleitsymptome. Handelt es sich um ein rezidivierendes Problem und kommt es an anderen Körperstellen leicht zur Hämatombildung oder zu Blutungen?**

Zu den lokalen Ursachen des Nasenblutens gehören Verletzungen (insbesondere durch Nasenbohren), Entzündungen, Austrocknen der Nasenschleimhaut und Krustenbildung, Tumoren und Fremdkörper. Gerinnungsstörungen können Nasenbluten fördern.

Mund, Rachen und Hals

Zahnfleischbluten ist ein weitverbreitetes Symptom, das insbesondere beim Zähneputzen auftritt. **Fragen Sie den Patienten nach lokalen Läsionen und ob er allgemein zu Blutungen und Hämatomen neigt.**

Zahnfleischbluten wird in den meisten Fällen durch Gingivitis verursacht (S. 239).

Eine *wunde Zunge* kann durch lokale Verletzungen oder Allgemeinerkrankungen verursacht werden.

Aphthen (S. 243), Lackzunge (wunde glatte Zunge) bei Mangelernährung (S. 242)

Eine *Halsentzündung* ist eine häufige Beschwerde, die meist in Verbindung mit einer akuten Erkrankung der oberen Luftwege auftritt.

S. Tab. 7.**19** (S. 236 ff).

Überbeanspruchung der Stimme (z. B. Jubelgeschrei) und akute Infektionen sind die wahrscheinlichsten Ursachen akuter Heiserkeit.

Zu den Ursachen chronischer Heiserkeit gehören Rauchen, Allergien, Überbeanspruchung der Stimme, Hypothyreose, chronische Infektionen wie Tuberkulose und Tumoren.

Vergrößerte druckschmerzhafte Lymphknoten treten zumeist in Zusammenhang mit Pharyngitis auf. Ein Kropf kann bei normaler Schilddrüsenfunktion oder bei Schilddrüsenüber- bzw. -unterfunktion auftreten.

Heiserkeit bezeichnet eine Qualitätsveränderung der Stimme, sie wird als heiser, rauh oder hart beschrieben. Die Stimmlage kann tiefer sein als vorher. Heiserkeit ist häufig die Folge einer Erkrankung des Kehlkopfes, kann jedoch auch auftreten, wenn extralaryngeale Läsionen auf die Nn. laryngeales drücken. **Fragen Sie den Patienten, ob er seine Stimme übermäßig beansprucht, ob er unter Allergien leidet, raucht oder andere Reizstoffe einatmet und ob er irgendwelche Begleitsymptome hat. Unterscheiden Sie zwischen einer akuten und einer chronischen Erkrankung.** Heiserkeit, die zwei Wochen oder länger anhält, sollte durch eine Inspektion des Kehlkopfes abgeklärt werden.

„Haben Sie geschwollene Drüsen oder Knoten am Hals bemerkt?" ist eine sinnvolle Frage, auch wenn „Drüsen" nicht der korrekte medizinische Terminus für „Lymphknoten" ist. Fragen Sie den Patienten, ob er eine vergrößerte Schilddrüse oder einen Kropf (*Struma*) hat (die Symptome von Schilddrüsenfehlfunktionen werden erst später in diesem Kapitel erörtert). Sie können in diesem Zusammenhang auch nach *Schmerzen oder Nackensteife* fragen. Diese Symptome werden im Zusammenhang mit dem Bewegungsapparat besprochen.

Die weibliche Brust

Knoten können physiologisch oder pathologisch sein. Zu ihren Ursachen zählen Zysten, gutartige Tumoren und Karzinome, s. Tab.10.**2** (S. 353).

Fragen zur weiblichen Brust können in die Anamnese miteinbezogen oder aber auf die klinische Untersuchung verschoben werden. **Führt die Patientin Selbstuntersuchungen ihrer Brust durch? Wie oft? Fragen Sie die Patientin, ob sie unter *Schmerzen* oder *Spannungsgefühl* in der Brust leitet oder *Knoten* getastet hat.** Circa 50% aller Frauen haben tastbare Knoten oder Knötchen in der Brust. Prämenstruelle Vergrößerung und Spannungsgefühl der Brüste sind häufige Phänomene.

Ein bilateraler Milchfluß (*Galaktorrhoe*) kann die Folge einer Schwangerschaft oder eines hormonellen Ungleichgewichts sein; die einseitige Sekretion einer anderen Flüssigkeit als Milch deutet auf eine lokale Brusterkrankung hin.

Fragen Sie die Patientin auch, ob sie *Sekretion aus den Brustwarzen* bemerkt hat und wann diese auftritt. Absonderungen, die nur nach dem Zusammendrücken einer Brustwarze auftreten, werden als physiologisch betrachtet. Erfolgt die Sekretion spontan (in der Unter- oder der Nachtwäsche zu erkennen, ohne daß eine lokale Stimulation erfolgt wäre), **erkundigen Sie sich nach der Farbe, Konsistenz und Menge. Tritt die Sekretion an einer oder an beiden Brustwarzen auf?**

Thorax

S. Tab. 2.**3** (S. 80 f).

Bei *thorakalen Schmerzen oder Beschwerden* denken viele Patienten an Herzerkrankungen. Oft haben diese Beschwerden jedoch andere Ursachen.

Für Schmerzen im Brustkorb sind hauptsächlich verantwortlich:

Myokardinfarkt, Angina pectoris

- Das Myokard (Herzmuskel)

Aneurysma dissecans der Aorta

- Die Aorta

Tracheobronchitis

- Die Trachea und die großen Bronchien

Pleuritis und Perikarditis

- Die Pleura parietalis

Refluxösophagitis, Ösophagospasmus

- Der Ösophagus

▦ Die Thoraxwand, einschließlich Muskeln, Knochen und Haut

Kostochondritis (Tietze-Syndrom), Herpes zoster (Gürtelrose)

▦ Extrathorakale Strukturen wie Hals, Gallenblase und Magen

Zervikalarthritis, Gallenkolik

Ihre einleitenden Fragen sollten so allgemein wie möglich gehalten sein. „Haben Sie Beschwerden oder ein unangenehmes Gefühl in der Brust?" Bitten Sie den Patienten im weiteren Verlauf der Anamneseerhebung, Ihnen genau zu zeigen, wo die Beschwerden auftreten, und achten Sie auf alle Gesten, die er in diesem Zusammenhang macht. Häufig werden alle sieben Symptomeigenschaften (S. 10) benötigt, um zwischen den verschiedenen Ursachen thorakaler Schmerzen zu unterscheiden.

Eine geballte Faust über dem Sternum läßt auf Angina pectoris schließen; ein Finger, der auf ein schmerzendes Gebiet auf der Thoraxwand deutet, weist auf eine Ursache im Bewegungsapparat hin; eine Hand, die vom Epigastrium zum Hals und zurück wandert, ist ein Zeichen für Sodbrennen.

Lungengewebe selbst enthält keine Schmerzfasern. Schmerzen bei Lungenerkrankungen wie Pneumonie oder Lungeninfarkt spiegeln gewöhnlich eine Entzündung der benachbarten Pleura parietalis wider. Muskelzerrungen, die durch Husten hervorgerufen werden, können ebenfalls dafür verantwortlich sein. Auch das Perikard weist nur wenige Schmerzfasern auf. Die Schmerzen bei Perikarditis entstehen daher im allgemeinen durch die Entzündung der benachbarten Pleura parietalis. Schmerzen in der Brust sind oft Begleiterscheinungen von Angst, die zugrundeliegenden Mechanismen sind aber noch unklar.

Bei Kindern ist Angst die häufigste Ursache für Schmerzen in der Brust. Kostochondritis ist hingegen die häufigste systemische Ursache.

Eine wichtige Frage in diesem Zusammenhang ist: Treten die Schmerzen in der Brust vor allem bei körperlicher Anstrengung auf? Strahlt der Schmerz in Hals, Schulter, Rücken oder Arm aus?

Thoraxschmerzen bei körperlicher Anstrengung, die in die linke Seite des Halses und in den linken Arm ausstrahlen, sind häufig bei Angina pectoris; ein stechender Schmerz, der in Rücken oder Hals ausstrahlt, bei Aneurysma dissecans der Aorta.

Palpitationen bezeichnen ein unangenehmes Wahrnehmen des Herzschlags (Herzrasen). Patienten beschreiben ihre Empfindungen mit unterschiedlichen Begriffen wie Aussetzen, Stolpern, Rasen, Flattern oder Hämmern des Herzschlags. Palpitationen können die Folge eines unregelmäßigen Herzschlags, einer raschen Beschleunigung oder Verlangsamung des Herzschlags oder einer Intensivierung der Kontraktion des Herzmuskels sein. Die Wahrnehmung hängt jedoch auch von der subjektiven Einstellung des Patienten gegenüber seinen Körperempfindungen ab. Palpitationen sind nicht unbedingt mit einer Herzkrankheit gleichzusetzen, oftmals verursachen die schwerwiegendsten Arrhythmien wie ventrikuläre Tachykardie keinerlei Palpitationen.

Vorübergehende Aussetzer sowie Herzstolpern sind Anzeichen für vorzeitige Kontraktion, ein anhaltend unregelmäßiger Herzschlag für Vorhofflimmern. Ein schneller regelmäßiger Herzschlag mit plötzlichem Beginn und Ende weist auf eine paroxysmale supraventrikuläre Tachykardie hin. Eine Sinustachykardie beginnt und endet weniger unvermittelt.

Sie können den Patienten direkt fragen, ob er Palpitationen hat. Falls er Ihre Frage jedoch nicht verstehen sollte, formulieren Sie sie für ihn verständlicher: „Nehmen Sie manchmal Ihren Herzschlag wahr? Wie fühlt er sich an?" Bitten Sie den Patienten, den Rhythmus mit der Hand oder einem Finger zu schlagen. War er schnell oder langsam, regelmäßig oder unregelmäßig? Wie lange dauern die Palpitationen? Wenn der Patient Herzrasen hatte: Hat es plötzlich oder allmählich angefangen und aufgehört?

S. Tab. 9.1 und 9.2 (S. 320 f). Bei einer raschen regelmäßigen Herzfrequenz von unter 120 Schlägen pro Minute handelt es sich in der Regel um Sinustachykardie.

Einige Patienten können Sie dazu anleiten, ihren Puls korrekt selbst zu messen, falls erneut Unregelmäßigkeiten auftreten.

S. Tab. 2.4 (S. 82 f).

Dyspnoe (Atemnot) ist eine schmerzlose, aber unangenehme bewußte Wahrnehmung der Atmung, die der jeweiligen Situation unangemessen ist. Nur der Patient selbst kann eine Dyspnoe wahrnehmen. Ein Außenstehender bemerkt evtl. eine ungewöhnlich schnelle oder tiefe Atmung. Diese Beobachtungen können jedoch nicht mit der subjektiven Empfindung gleichgesetzt werden. Dyspnoe ist gewöhnlich auf eine Herz- oder bronchopulmonale Erkrankung zurückzuführen. Häufig ist sie jedoch auch eine Begleiterscheinung bei Angstzuständen.

Episodische Dyspnoe, die sowohl in Ruhe als auch bei körperlicher Betätigung auftritt, läßt auf Angstzustände mit Hyperventilation schließen. Diese Patienten berichten häufig, daß sie nicht tief genug einatmen können; häufiges tiefes Seufzen ist typisch in diesem Zusammenhang.

Erkundigen Sie sich, ob der Patient Beschwerden beim Atmen hat. Patienten mit Dyspnoe klagen z.B. über Kurzatmigkeit, Erstickungsgefühle, Atemnot oder die Schwierigkeit, ausreichend Luft zu holen. **Fragen Sie, wann diese Symptome auftreten, in Ruhe oder bei körperlicher Betätigung, und bei welchem Grad von Anstrengung sie auftreten. Da Alter, Körpergewicht und körperliche Fitneß variieren, gibt es keinen festen Maßstab für die Beurteilung von Dyspnoe. Versuchen Sie statt dessen, den Grad der Dyspnoe vor dem Hintergrund der täglichen Aktivitäten des Patienten zu bestimmen.**

Wie viele Treppen kann der Patient steigen, ohne eine Pause zum Atemholen einlegen zu müssen? Wie verhält sich dies bei der Arbeit? Beim Tragen von Einkaufstaschen? Beim Putzen oder Bettenmachen? Hat das Symptom die Aktivitäten des Patienten beeinflußt? In welcher Form? Bestimmen Sie sorgfältig den Zeitpunkt und die Situation, in der Dyspnoe auftritt, sowie Begleitsymptome und Faktoren, die sie verschlimmern oder lindern.

Orthopnoe ist möglicherweise ein Anzeichen für eine Linksherzinsuffizienz oder Mitralstenose, kann jedoch auch eine obstruktive Lungenerkrankung begleiten.

Orthopnoe ist eine Dyspnoe, die auftritt, wenn der Patient sich hinlegt, und sich verringert, wenn er sich aufsetzt. Sie wird klassischerweise nach der Anzahl der Kissen beurteilt, auf denen der Patient schläft, oder der Tatsache, daß der Patient praktisch im Sitzen schläft. Vergewissern Sie sich in jedem Falle, daß der Patient tatsächlich wegen der Dyspnoe zusätzliche Kissen verwendet oder im Sitzen schläft und nicht etwa aus einem ganz anderen Grund.

Paroxysmale nächtliche Dyspnoe weist auf eine Linksherzinsuffizienz oder eine Mitralstenose hin, irrtümlicherweise können jedoch auch nächtliche Asthmaanfälle mit einer solchen Dyspnoe verwechselt werden.

Paroxysmale nächtliche Dyspnoe bezeichnet Episoden plötzlicher Dyspnoe und Orthopnoe, die den Patienten aus dem Schlaf reißen, im allgemeinen 1–2 Stunden, nachdem er zu Bett gegangen ist. In der Regel setzt sich der Patient hin, steht auf oder geht ans Fenster, um frische Luft zu schöpfen. Pfeifender Atem und Husten können dieses Phänomen begleiten. Die Episode endet normalerweise spontan, kann jedoch in mehreren aufeinanderfolgenden Nächten etwa zur selben Zeit wieder auftreten.

Pfeifender Atem läßt auf eine teilweise Verlegung der Atemwege schließen.

Exspiratorischer Stridor (Pfeifen) ist ein musikalisches Atemgeräusch, das sowohl für den Patienten als auch für andere wahrnehmbar sein kann.

S. Tab. 16.3 (S. 480 f).

Unter *Ödem* versteht man die Ansammlung überschüssiger Flüssigkeit in den Gewebszwischenräumen, die als Schwellung erkennbar ist. Auch wenn die Frage nach Ödemen im allgemeinen zur Thoraxanamnese gehört, haben Ödeme häufig ganz andere Ursachen und können sowohl auf lokale als auch allgemeine Probleme zurückzuführen sein. **Konzentrieren Sie Ihre Fragen auf die Verteilung und den Zeitpunkt, zu dem die Schwellung auftritt. Untersuchen Sie die Begleitsymptome und fragen Sie den Patienten, in welchen Situationen es zu dieser Schwellung kommt. „Hatten Sie schon in anderen Körperregionen Schwellungen? Wenn ja, wo? Sonst noch irgendwo? Wann treten**

Stauungsödeme treten in den untersten Körperteilen auf, an Füßen und Beinen. Eine Ausnahme sind bettlägerige Patienten. Ziehen Sie periphere, kar-

diese Schwellungen auf? Sind sie morgens oder nachts schlimmer? Werden Ihnen die Schuhe dann zu eng? Werden Ihnen die Ringe an den Fingern zu eng? Sind Ihre Augenlider morgens geschwollen? Mußten Sie Ihren Gürtel offenlassen? Sind Ihnen Ihre Kleider um die Taille zu eng geworden?" Da sich mehrere Liter zusätzlicher Flüssigkeit im Körper ansammeln können, bevor ein Ödem sichtbar wird, sollten Patienten, bei denen sich Flüssigkeit im Körper ansammelt, täglich ihr morgendliches Gewicht notieren.

diale und andere Ursachen in Betracht. Geschwollene Augenlider und Ringe unter den Augen weisen, in Verbindung mit Ödemen in anderen Körperregionen, auf eine Nierenerkrankung oder Hypalbuminämie hin. Eine stärkere Taille kann Anzeichen für *Aszites* (Flüssigkeitsansammlung in der Bauchhöhle) oder Fettablagerung sein.

S. Tab. **2.5**, S. 84.

Husten ist ein häufiges Symptom, dessen Bedeutung von völlig harmlos bis lebensgefährlich reichen kann. Husten kann spontan auftreten, ist im allgemeinen jedoch eine Reflexreaktion auf Stimuli, die die Rezeptoren in Kehlkopf, Luftröhre oder großen Bronchien reizen. Zu diesen Reizen gehören sowohl externe Agenzien wie Staub oder Fremdkörper und sogar extrem heiße bzw. kalte Luft sowie körpereigene Substanzen wie Schleim, Eiter und Blut. Eine Entzündung der Atemschleimhaut und Druck oder Spannung auf den Luftwegen, die z. B. durch einen Tumor oder einen vergrößerten peribronchialen Lymphknoten verursacht wird, kann ebenfalls zu Husten führen.

Auch wenn Husten in der Regel auf ein Problem im Atmungsapparat hinweist, kann die zugrundeliegende Ursache dennoch eine Herz-Kreislauf-Erkrankung sein.

Husten ist ein wichtiges Symptom bei Linksherzinsuffizienz.

Sie können das Gespräch zwar mit der Frage „Haben Sie Husten?" beginnen, aber manchen Patienten, insbesondere wenn sie rauchen, ist das morgendliche Husten so vertraut, daß sie es nicht für erwähnenswert halten. Weiterführende Fragen können lauten: „Müssen Sie sich morgens räuspern?" und „Leiden Sie unter Raucherhusten?" Stellen Sie fest, wann der Husten auftritt. Handelt es sich dabei um ein akutes oder ein eher chronisches Symptom? Wie oft tritt es auf? Wann tritt es auf? Tritt es vor allem zu bestimmten Jahreszeiten auf? Gibt es Faktoren, die es auszulösen oder zu verschlimmern scheinen? Hat sich ein bereits chronischer Husten in irgendeiner Form verändert?

Beurteilen Sie den Husten qualitativ, das heißt, ob er trocken oder produktiv ist, der Patient also Sputum (Auswurf) abhustet. **Bitten Sie den Patienten, die Menge des Sputums, die Farbe, den Geschmack und die Konsistenz zu beschreiben. Viele Patienten haben Schwierigkeiten, die Auswurfmenge anzugeben. Eine Alternativfrage ermöglicht eine ungefähre Schätzung. „Wieviel glauben Sie, innerhalb von 24 Stunden auszuhusten: einen Teelöffel, einen Eßlöffel, eine viertel, eine halbe oder eine ganze Tasse voll oder mehr?"** Hustet der Patient in Ihrer Gegenwart, bieten Sie ihm ein Taschentuch an und bitten Sie ihn, den Auswurf hineinzuhusten, damit Sie diesen untersuchen können. Eine Probe aus den Tiefen der Lunge ist wünschenswert. **Begleitsymptome des Hustens führen Sie häufig zu seiner eigentlichen Ursache.**

Muköser Auswurf ist farblos, weiß oder grau. *Purulenter* Auswurf ist gelblich oder grünlich. *Mukopurulenter* Auswurf weist die Merkmale beider Sputumarten auf. Reichliche Mengen eitrigen Auswurfs deuten auf Bronchiektasie oder einen Lungenabszeß hin.

Zu den für die Diagnose relevanten Symptomen gehören Fieber, Schmerzen in der Brust, Dyspnoe, Orthopnoe, pfeifender Atem.
S. Tab. **2.5** (S. 84). Hämoptyse tritt extrem selten bei Kleinkindern, Kindern und Jugendlichen auf, bei Patienten mit Mukoviszidose ist sie jedoch häufig.

Hämoptyse bezeichnet das Aushusten oder „Ausspucken" von Blut („Bluthusten"). Es variiert vom Aushusten blutig tingierten Sputums bis hin zu reinem Blut. **Fragen Sie den Patienten, ob er eines von beiden schon einmal bei sich beobachtet hat. Stellen Sie fest, wieviel Blut der Patient zusammen mit anderen Sputumbestandteilen aushustet. Konzentrieren Sie Ihre weiteren Fragen auf die Situation, in der die Hämoptyse und ihre Begleitsymptome auftreten.**

Aus dem Magen stammendes Blut ist gewöhnlich dunkler als Blut aus den Atemwegen und kann zudem mit Nahrungspartikeln vermischt sein.

Bevor Sie blutigen Auswurf als Hämoptyse einordnen, sollten Sie seinen Ursprung durch Anamnese und Untersuchung ermitteln. Wird das Blut oder das blutig gefärbte Sputum ohne Husten hervorgebracht, kann es aus dem Mund oder dem Rachen stammen. Wird es eher erbrochen als ausgehustet, stammt es vermutlich aus dem Verdauungstrakt. Blut aus dem Nasenrachenraum oder dem Verdauungstrakt wird jedoch gelegentlich aspiriert und dann wieder ausgehustet.

Magen-Darm-Trakt

Dysphagie bezeichnet Schluckbeschwerden, das Gefühl, daß Nahrung oder Flüssigkeit im Hals stecken bleibt und „nicht richtig nach unten rutscht". Das Gefühl eines „Knotens im Hals" oder im Retrosternalraum, unabhängig vom Schlucken, ist keine echte Dysphagie. Dysphagie kann die Folge von Fehlfunktionen der Speiseröhre oder von Schwierigkeiten beim Transport der Nahrung vom Mund zur Speiseröhre sein.

Oropharyngeale (Transport-) und ösophageale Dysphagie, s. Tab. 2.**6** (S. 85).

Bitten Sie den Patienten, Ihnen zu zeigen, wo er die Dysphagie verspürt.

Das Zeigen auf die Brust deutet auf eine Speiseröhrenfehlfunktion hin; das Zeigen auf die Kehle kann sowohl auf eine oropharyngeale als auch eine ösophageale Dysphagie hinweisen.

Der Zeitfaktor ist bei der Beurteilung der Dysphagie von Nutzen. Wann hat sie begonnen? Ist sie intermittierend oder persistierend? Schreitet sie fort; wenn ja, wie schnell?

Dysphagie, die ausschließlich bei fester Nahrung auftritt, deutet auf eine mechanische Verengung der Speiseröhre hin. Eine Dysphagie in Verbindung mit fester Nahrung und Getränken spricht für eine Störung der Motilität der Speiseröhre.

Stellen Sie fest, wodurch sie ausgelöst wird: relativ feste Nahrung wie Fleisch, weichere Nahrung wie Hackfleisch oder Kartoffelpüree oder heiße bzw. kalte Getränke. Hat sich das Muster verändert? Welche Symptome und Erkrankungen sind damit verbunden?

Zu den Ursachen für eine Schleimhautentzündung gehören Refluxösophagitis und durch das Herpes-Virus oder *Candida* verursachte Speiseröhreninfektionen.

Odynophagie, Schmerzen beim Schlucken, kann in zwei Formen auftreten. Ein scharfer, brennender Schmerz deutet auf eine Schleimhautentzündung hin, während ein krampfartiger Schmerz eine muskuläre Ursache nahelegt. Odynophagie kann eine Dysphagie begleiten. Die beiden Symptome können jedoch auch unabhängig voneinander auftreten.

Verdauungsstörungen treten häufig auf und bezeichnen allgemein Beschwerden im Zusammenhang mit dem Essen. Der Begriff wird jedoch für die unterschiedlichsten Symptome verwendet. **Finden Sie heraus, was der Patient genau damit meint.** Es gibt unter anderem folgende Möglichkeiten:

Sodbrennen deutet auf einen Rückfluß von Magensäure in die Speiseröhre hin und wird häufig durch schwerverdauliche Speisen, Hinlegen oder sich Nachvorne-Beugen ausgelöst. Auch Alkohol, Zitrussäfte oder Aspirin können Sodbrennen verursachen. Bei chronischem Sodbrennen sollten Sie eine Refluxösophagitis als Ursache in Betracht ziehen, s. Tab. 2.**3** (S. 80 f).

■ *Sodbrennen*, ein Brennen, das retrosternal empfunden wird und vom Epigastrium bis zum Hals ausstrahlen kann. Sein Ursprung liegt normalerweise in der Speiseröhre. Sehr starkes Sodbrennen kann sowohl Sie als auch Ihren Patienten an eine Herzkrankheit denken lassen. Außerdem beschreiben einige Patienten mit koronarer Herzkrankheit ihren Schmerz als brennend: „Wie bei Sodbrennen." **Achten Sie insbesondere darauf, wodurch die Beschwerden verursacht und wodurch sie gelindert werden.**

▨ *Vermehrte Gasansammlung* (Meteorismus), die sich durch häufiges Aufstoßen, geblähtes oder überblähtes Abdomen oder *Flatus* (Blähungen, Gasabgang über das Rektum) manifestiert. **Fragen Sie den Patienten, ob er bestimmte Nahrungsmittel zu sich nimmt, die diese Symptome hervorrufen können. Beginnen Sie hier mit offen formulierten Fragen, achten Sie jedoch darauf, ob ein Zusammenhang mit der Aufnahme von Milch oder Milchprodukten besteht.** (Ein Laktasemangel im Darm verursacht bei Aufnahme von Milch oder Milchprodukten im allgemeinen die Bildung überschüssigen Gases.) Im Normalfall liegt das Volumen des rektal austretenden Gases bei etwa 600 ml täglich.

Luftschlucken (*Aerophagie*) ist die übliche Ursache des Aufstoßens, verursacht jedoch kein geblähtes Abdomen oder übermäßige Blähungen. Denken Sie bei Blähungen eher an blähende Nahrungsmittel wie Hülsenfrüchte oder an Laktasemangel im Darm und Reizkolon.

▨ Unangenehmes *Völlegefühl nach dem Essen* normalgroßer Portionen oder *Unfähigkeit, eine Mahlzeit vollständig zu sich zu nehmen*

Zu den Ursachen gehören die Einnahmen Anticholinergika, Magenausgangsstenose, Magenkrebs oder Gastroparese (eine Komplikation bei Diabetes mellitus).

▨ *Bauchschmerzen*

▨ *Übelkeit und Erbrechen*

Bauchschmerzen haben unterschiedliche Ursachen und manifestieren sich auch unterschiedlich. Sie müssen daher sorgfältig abgeklärt werden. Sie sollten mit drei Hauptkategorien von Bauchschmerzen vertraut sein:

1. *Viszeralschmerzen* treten auf, wenn Hohlorgane im Abdomen, wie Darm oder Gallengangssystem, ungewöhnlich heftig kontrahieren oder wenn sie gedehnt werden. Feste Organe wie die Leber verursachen Schmerzen, wenn ihre Kapsel gedehnt wird. Viszeralschmerzen lassen sich nicht genau lokalisieren, aber im Normalfall, wenn auch nicht zwangsläufig, werden sie nahe der Mittellinie wahrgenommen. Ihre Lokalisation variiert, wie unten gezeigt, je nach betroffenem Organ.

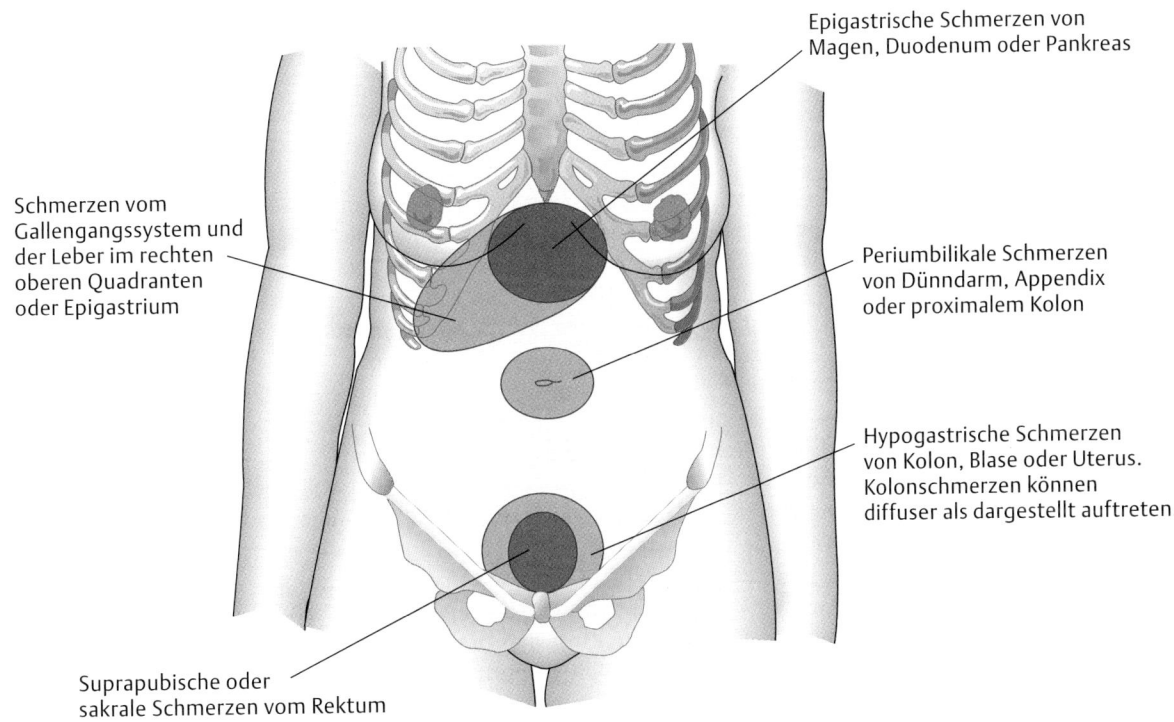

Epigastrische Schmerzen von Magen, Duodenum oder Pankreas

Schmerzen vom Gallengangssystem und der Leber im rechten oberen Quadranten oder Epigastrium

Periumbilikale Schmerzen von Dünndarm, Appendix oder proximalem Kolon

Hypogastrische Schmerzen von Kolon, Blase oder Uterus. Kolonschmerzen können diffuser als dargestellt auftreten.

Suprapubische oder sakrale Schmerzen vom Rektum

Nieren- und Harnleiterschmerzen sind auf S. 60 dargestellt.

Akute Appendizitis ist ein Beispiel für Viszeral- und Parietalschmerzen. Frühe Überdehnung des entzündeten Appendix erzeugt periumbilikale Schmerzen, die allmählich von Schmerzen im rechten unteren Quadranten abgelöst werden; letztere sind eine Folge der Entzündung des benachbarten Peritoneum parietale.

Schmerzen im Zwölffingerdarm oder in der Bauchspeicheldrüse können in den Rücken, Schmerzen vom Gallengangssystem zur rechten Schulter oder in den rechten hinteren Brustbereich übertragen werden.

Die Schmerzen bei Pleuritis oder akutem Myokardinfarkt können in den Oberbauch verlagert sein.

S. Tab. **2.7** (S. 86 f).

Krampfartige (kolikartige) Schmerzen weisen auf einen Zusammenhang mit der Peristaltik hin.

Zitrusfrüchte können die Schmerzen bei Refluxösophagitis verstärken. Bauchschmerzen bei Milchgenuß weisen auf Laktasemangel hin.

Die Qualität von Viszeralschmerzen kann variieren, sie können nagend, brennend, krampfartig oder drückend sein. Sehr starke Viszeralschmerzen können mit Schweißausbrüchen, Blässe, Übelkeit, Erbrechen und Ruhelosigkeit einhergehen.

2. *Parietalschmerzen* haben ihren Ursprung im Peritoneum parietale und werden durch Entzündung hervorgerufen. Es sind persistierende Schmerzen, die im allgemeinen stärker als Viszeralschmerzen und präziser über dem betroffenen Organ lokalisiert sind. Sie werden normalerweise durch Bewegung oder Husten verschlimmert. Patienten, die unter dieser Art Schmerzen leiden, bleiben am liebsten ruhig liegen.

3. *Übertragene Schmerzen* werden an Stellen wahrgenommen, die in etwa auf derselben Spinalhöhe innerviert werden wie die betroffenen Strukturen. Übertragene Schmerzen entwickeln sich oft, wenn die ursprünglichen Schmerzen stärker werden und so vom Ursprungsort ausstrahlen oder wandern. Sie können oberflächlich oder tiefliegend wahrgenommen werden, sind im allgemeinen jedoch eindeutig lokalisiert.

Schmerzen können auch vom Thorax, der Wirbelsäule oder dem Becken in das Abdomen fortgeleitet werden. Dies erschwert die Beurteilung von Bauchschmerzen.

Nachdem der Patient über seine Bauchschmerzen gesprochen hat, bitten Sie ihn, Ihnen zu zeigen, wo die Schmerzen auftreten. Wenn seine Kleidung dabei im Weg ist, wiederholen Sie die Frage während der körperlichen Untersuchung. Wo setzen die Schmerzen ein? Wandern sie an eine andere Stelle?

Wie fühlen sich die Schmerzen an? Falls der Patient Schwierigkeiten hat, sie zu beschreiben, versuchen Sie es mit einer Auswahlfrage: Sind sie drückend, krampfartig, brennend, nagend oder wie sonst?

Wie stark sind die Schmerzen? Sind sie erträglich? Beeinträchtigen sie die normalen Aktivitäten des Patienten? Muß sich der Patient ihretwegen hinlegen? Durch die Beschreibung der Stärke der Schmerzen können Sie etwas über die Reaktionen des Patienten auf Schmerz und seine Auswirkung auf das Leben des Patienten erfahren, sie hilft jedoch nicht unbedingt bei der Beurteilung der Ursache. Die Empfindlichkeit bezüglich der Wahrnehmung von Bauchschmerzen ist sehr unterschiedlich ausgeprägt und nimmt in späteren Lebensjahren ab. So kommt es, daß bei älteren Leuten, insbesondere bei Patienten im siebten Lebensjahrzehnt oder darüber, akute Erkrankungen des Abdomens maskiert werden können.

Eine sorgfältige Bestimmung des zeitlichen Auftretens der Schmerzen ist hingegen von besonders großem Nutzen. **Haben sie plötzlich oder allmählich angefangen? Wann setzten sie ein? Wie lang dauerten sie? Wie sah ihr Muster innerhalb eines Zeitraums von 24 Stunden, von mehreren Wochen bzw. Monaten aus? Handelt es sich um eine akute oder um eine chronische, rezidivierende Erkrankung?**

Wodurch werden die Schmerzen verschlimmert bzw. gelindert, wobei besonderes Augenmerk auf die Ernährung, Antazida, Alkohol und Medikamente (einschließlich aspirinhaltiger und anderer rezeptfreier Arzneien), emotionale Faktoren und eventuell die Körperhaltung zu richten ist. Hängen die Schmerzen mit Körperfunktionen wie Darmentleerung, Menstruation oder Harnlassen zusammen?

Welche anderen Symptome sind mit den Schmerzen verbunden, und in welcher Reihenfolge treten sie auf?

Mit der Frage „**Wie ist Ihr Appetit?**" können Sie die Anamnese des Magen-Darm-Trakts fortsetzen, sie kann Sie jedoch auch in ganz andere wichtige Bereiche führen. *Anorexie* bezeichnet Appetitlosigkeit. Verwechseln Sie sie nicht mit der Unverträglichkeit bestimmter Nahrungsmittel oder der Weigerung, wegen nachfolgender Beschwerden zu essen. *Übelkeit* kann bis zu Würgen und Erbrechen gehen. *Würgen* bezeichnet die krampfartigen Bewegungen des Thorax und des Zwerchfells, die dem *Erbrechen* – der gewaltsamen Entleerung des Mageninhalts durch den Mund – vorausgehen und darin gipfeln.

Anorexie, Übelkeit und Erbrechen sind Begleiterscheinungen von Magen-Darm-Erkrankungen sowie z. B. auch von einer Schwangerschaft, Reaktionen auf verschriebene oder andere Medikamente, diabetische Ketoazidose, Nebenniereninsuffizienz, Hyperkalzämie, Urämie, Lebererkrankungen, seelische Verfassung und (allerdings ohne Übelkeit) Anorexia/Bulimia nervosa.

Die *Regurgitation*, das Zurückströmen des Speiseröhren- oder des Mageninhalts ohne Übelkeit oder Brechreiz, weist ganz andere Symptome als das Erbrechen auf.

Regurgitation tritt auf, wenn die Speiseröhre verengt ist oder der untere Speiseröhrenschließmuskel nicht funktioniert.

Beurteilen Sie die Symptome in der üblichen Art und Weise. Fragen Sie nach Erbrochenem oder regurgitiertem Speisebrei und untersuchen Sie diesen selbst, falls möglich. Welche Farbe hat er? Wonach riecht er? Wieviel wurde erbrochen? Erkundigen Sie sich insbesondere nach Blut im Erbrochenen und versuchen Sie, die Menge des erbrochenen Blutes zu bestimmen.

Magensaft ist klar oder schleimig. Geringe Mengen gelblicher oder grünlicher Gallenflüssigkeit sind normal und haben keine besondere Bedeutung. Bräunliches oder schwärzliches Erbrochenes mit kleinen, kaffeesatzartigen Anteilen weist auf Blut hin, das durch die Magensäure verändert wurde. Sowohl dieses Blut (wenn es durch chemische Tests nachgewiesen wurde) als auch hellrotes Blut werden als *Hämatemesis* (Bluterbrechen) bezeichnet.

Häufige Ursachen von Hämatemesis sind Zwölffingerdarm- und Magengeschwüre, Ösophagus- oder Magenvarizen sowie Gastritis. Fäkalgeruch deutet auf einen Obstruktionsileus oder Magen-Kolon-Fisteln hin.

Lassen die Symptome oder die Umstände auf Komplikationen beim Erbrechen schließen, wie Aspiration in die Lungen (insbesondere bei älteren, behinderten oder sedierten Patienten), Dehydratation, Störungen des Elektrolythaushalts (nach länger anhaltendem Erbrechen) oder signifikante Blutverluste?

Symptome eines Blutverlusts (Benommenheit, Erschöpfung, Synkope) sind von der Blutungshäufigkeit und -menge abhängig und treten selten bei Blutverlusten unter 500 ml auf.

Beginnen Sie die Beurteilung der *Darmfunktion* mit offen formulierten Fragen: „Wie ist Ihr Stuhlgang? Wie oft haben Sie Stuhlgang? Haben Sie dabei Schwierigkeiten? Haben sich Ihre Stuhlgewohnheiten verändert?" Die Häufigkeit des Stuhlgangs schwankt bei gesunden Erwachsenen zwischen dreimal täglich und zweimal wöchentlich. Änderungen innerhalb dieser Grenzen können bei einem einzelnen Patienten jedoch sehr wohl relevant sein.

Wenn Sie sich nach dem Aussehen des Stuhls erkundigen, sollten Sie herausfinden, ob der Patient sich den Stuhl ansieht. So können Sie Mißverständnisse vermeiden, die durch unklare oder verneinende Antworten zustande kommen.

Erkundigen Sie sich nach der Farbe des Stuhls und fragen Sie den Patienten, ob der *Stuhl schwarz* ist (Anzeichen für *Teerstuhl* oder *Meläna*) oder *rotes Blut* enthält (*Blutstuhl* oder *Hämatochezia*). Wenn eines von beidem der Fall ist: Wie lange beobachtet der Patient dies schon? Wie oft kommt es

S. Tab. 2.8 (S. 88).

vor? **Falls rotes Blut im Stuhl ist, wieviel ist es? Handelt es sich um reines Blut, das mit dem Stuhl vermischt ist oder befindet es sich an der Stuhloberfläche? Ist Blut am Toilettenpapier?**

S. Tab. 2.**9** (S. 89).

Patienten haben oft sehr unterschiedliche Vorstellungen von Konstipation und Diarrhoe. **Klagt ein Patient über eines dieser beiden Symptome, finden Sie heraus, was er damit meint. Wie sieht die Verstopfung aus: Verringerung des Stuhlgangs, harter und evtl. schmerzhafter Stuhl, die Notwendigkeit, ungewöhnlich stark zu pressen, das Gefühl einer unvollständigen Stuhlentleerung oder ein Druckgefühl im Rektum? Wie sieht der Stuhl aus? Was hat der Patient selbst gegen die Verstopfung unternommen? Untersuchen Sie die Umstände, unter denen die Verstopfung aufgetreten ist, unter besonderer Berücksichtigung von Medikamenteneinnahme, emotionalem Streß, den Ansichten der Person von normalem Stuhlgang und der Zeit und den Bedingungen, unter denen eine Stuhlentleerung möglich ist.** Manchmal wird eine Konstipation vollständig, und weder Stuhl noch Gas können austreten. Man spricht dann von *Ileus.*

Ileus tritt bei Darmverschluß auf.

Anhaltend reichlicher diarrhoeischer Stuhl deutet auf eine Erkrankung im Dünndarm oder im proximalen Kolon hin. Geringer, häufig auftretender Stuhl, bei dem ein starker Stuhldrang besteht, weist auf eine Störung im linken Kolon oder im Rektum hin.

Diarrhoe bezeichnet ein übermäßig häufiges Absetzen von meist ungeformtem oder wäßrigem Stuhl.

Versuchen Sie, die Größe oder die Menge des Stuhls sowie die Häufigkeit des Stuhlgangs festzustellen. Ist er reichlich oder gering? Wie oft muß der Patient die Toilette aufsuchen?

Reichlicher, gelblicher oder grauer, fettiger, überriechender und manchmal schäumender oder schwimmender Stuhl weist auf *Steatorrhoe* (Fettstuhl) hin, der mit Malabsorption verbunden ist.

Wie ist der Stuhl beschaffen? Ist er breiig oder wäßrig? Welche Farbe hat er? Sieht er fettig, ölig oder schaumig aus? Riecht er ungewöhnlich übel? Schwimmt er in der Toilette (wegen vermehrter Gasbildung) und kann er deswegen schlecht weggespült werden? Ist Schleim, Eiter oder Blut im Stuhl?

S. Tab. 2.**10** (S. 90 f).

Beurteilen Sie den zeitlichen Verlauf der Diarrhoe. Ist sie akut, chronisch oder rezidivierend? Denken Sie jedoch auch daran, daß Ihr Patient die erste akute Episode einer chronischen oder rezidivierenden Erkrankung durchmachen kann.

Nächtliche Diarrhoe weist auf eine organische Ursache hin.

Wacht der Patient nachts von der Diarrhoe auf?

Ein Gefühl der Erleichterung nach Stuhlgang oder Blähungen weist auf eine Störung im linken Kolon oder Rektum hin. Tenesmus ist ein Anzeichen für eine Erkrankung des Rektums in der Nähe des Afterschließmuskels.

Wodurch verschlimmert bzw. bessert sich der Durchfall? Verschafft die Darmentleerung dem Patienten Erleichterung oder hat er zwar starken Stuhl- und Preßdrang, entleert dabei aber nur wenig oder gar keinen Stuhl (*Tenesmus*)?

In welcher Situation ist die Diarrhoe aufgetreten? Auf Reisen, unter emotionalem Streß oder der Einnahme neuer Medikamente? Leiden Familienmitglieder oder Partner unter ähnlichen Symptomen?

Wie sehen die Begleitsymptome aus?

Gelbsucht oder *Ikterus* bezeichnet die gelbliche Verfärbung der Haut und der Augen durch einen erhöhten Bilirubinspiegel. Bilirubin ist ein Gallenfarbstoff, der im wesentlichen durch den Abbau von Hämoglobin gebildet wird. Normalerweise nehmen die Leberzellen dieses Bilirubin auf, konjugieren (kombinieren) es mit anderen Stoffen, so daß es wasserlöslich wird, und scheiden es in die Gallenflüssigkeit aus. Die Galle fließt normalerweise durch das Gallengangsystem in den Dünndarm. Gelbsucht kann entstehen durch:

1. Erhöhte Produktion von Bilirubin.
2. Verringerte Aufnahme von Bilirubin durch die Leberzellen.
3. Verminderte Bilirubinkonjugation durch die Leber.
4. Verringerte Ausscheidung von Bilirubin in die Gallenflüssigkeit, dadurch Austritt geringer Mengen konjugierten Bilirubins ins Blut. Die Ursache kann *in der Leber selbst liegen*, nämlich als

   - hepatischer oder hepatozellulärer Ikterus aufgrund einer Schädigung der Leberzellen,
   - cholestatischer Ikterus, eine selektive Störung der Ausscheidung aufgrund einer Schädigung der Leberzellen oder der intrahepatischen Gallengänge.

Eine andere Ursache kann die *Verlegung der extrahepatischen Gallengänge* sein.

Achten Sie bei der Befragung eines Patienten mit Gelbsucht besonders auf die Begleitsymptome und die Situation, in der die Krankheit auftrat.

Welche Farbe hatte der Harn, als der Patient krank wurde? Und wie sieht der Harn jetzt aus? Wenn der Anteil konjugierten Bilirubins im Blut ansteigt, erscheint es im Harn und verfärbt diesen gelb- bis kaffeebraun. Unkonjugiertes Bilirubin wird nicht mit dem Harn ausgeschieden.

Welche Farbe hat der Stuhl? Wird die Ausscheidung von Galle in den Darm vollständig unterbunden, verfärbt sich der Stuhl hell oder grau (oder *acholisch*, d. h. ohne Galle).

Juckt die Haut, ohne daß es eine andere einleuchtende Erklärung dafür gäbe?

Hat der Patient gleichzeitig Schmerzen? Nach welchem Muster verlaufen sie? Sind in der Vergangenheit wiederholt Schmerzanfälle aufgetreten?

Liegen Risikofaktoren wie die folgenden vor?

1. **Hepatitis: Reisen in Gebiete mit mangelhafter Hygiene, bekannte Kontakte zu gelbsuchtkranken Personen, sexuelle Kontakte zu Hepatitis-B-Trägern, Verzehr roher Venusmuscheln oder Austern, Benutzung unzureichend sterilisierter Nadeln oder Spritzen (zum Beispiel bei Drogenabhängigkeit), Behandlung mit Bluttransfusionen oder Blutprodukten oder Kontakt mit letzteren (beispielsweise in Labors, zahntechnischen Labors oder Dialyseabteilungen).**
2. **Leberzirrhose oder andere alkoholbedingte Lebererkrankungen. (Erkundigen Sie sich vorsichtig nach dem Alkoholkonsum des Patienten.)**
3. **Toxischer Leberschaden, etwa durch Medikamente und Chemikalien.**
4. **Gallenblasenerkrankung, ihre Symptome oder eine Gallenblasenoperation, die möglicherweise zu einer extrahepatischen biliären Verlegung geführt hat.**
5. **Erbkrankheiten. (Überprüfen Sie die Familienanamnese.)**

Bei Gelbsucht aufgrund eines der ersten drei Entstehungsmechanismen ist das Bilirubin im Blut überwiegend nicht konjugiert. Zu den Ursachen gehören hämolytische Anämie (erhöhte Bilirubinproduktion) und das Meulengracht-Gilbert-Syndrom. Wird die Ausscheidung von Bilirubin behindert, ist das Bilirubin im Blut überwiegend konjugiert. Zu den Ursachen gehören Virushepatitis, Leberzirrhose; medikamenteninduzierte Cholestase (orale Kontrazeptiva, Methyltestosteron, Chlorpromazin) oder primäre biliäre Leberzirrhose.

Obstruktion des Ductus choledochus durch Gallensteine oder ein Pankreaskarzinom.

Dunkler, durch Bilirubin verfärbter Harn weist auf eine beeinträchtigte Ausscheidung von Bilirubin in den Magen-Darm-Trakt hin.

Acholischer Stuhl kann bei Virushepatitis vorübergehend auftreten, bei Verschlußikterus ist er die Regel.

Juckreiz weist auf cholestatischen Ikterus oder Verschlußikterus hin.

Ziehen Sie die Schmerzen bei einer überdehnten Leberkapsel, die permanenten Schmerzen bei Bauchspeicheldrüsenkarzinom und die Schmerzepisoden bei Gallenkolik in Erwägung.

Harntrakt

Nierenschmerzen treten bei akuter Pyelonephritis auf.

Erkrankungen des Harntrakts können zu Schmerzen im Rücken oder im Abdomen führen. *Nierenschmerzen* werden am oder unter dem hinteren Rippenbogen, in der Nähe des Kostovertebralwinkels, wahrgenommen. Sie können nach vorne in Richtung Bauchnabel ausstrahlen.

Nierenschmerzen sind viszerale Schmerzen, die im allgemeinen durch die plötzliche Ausdehnung der Nierenkapsel entstehen; sie sind dumpf, schmerzhaft und anhaltend. Völlig anders sind *Harnleiterschmerzen* (*Harnleiter- oder Nierenkolik*). Dies sind starke kolikartige Schmerzen, die häufig vom Kostovertebralwinkel ausgehen und um den Rumpf in den unteren Quadranten des Abdomens und möglicherweise in den oberen Oberschenkel und in die Hoden bzw. die Schamlippen ausstrahlen. Harnleiterschmerzen sind die Folge einer plötzlichen Ausdehnung des Harnleiters und der damit verbundenen Ausdehnung des Nierenbeckens.

Nieren- oder Harnleiterkoliken werden durch die plötzliche Verlegung eines Harnleiters durch Harnsteine oder Blutgerinnsel verursacht.

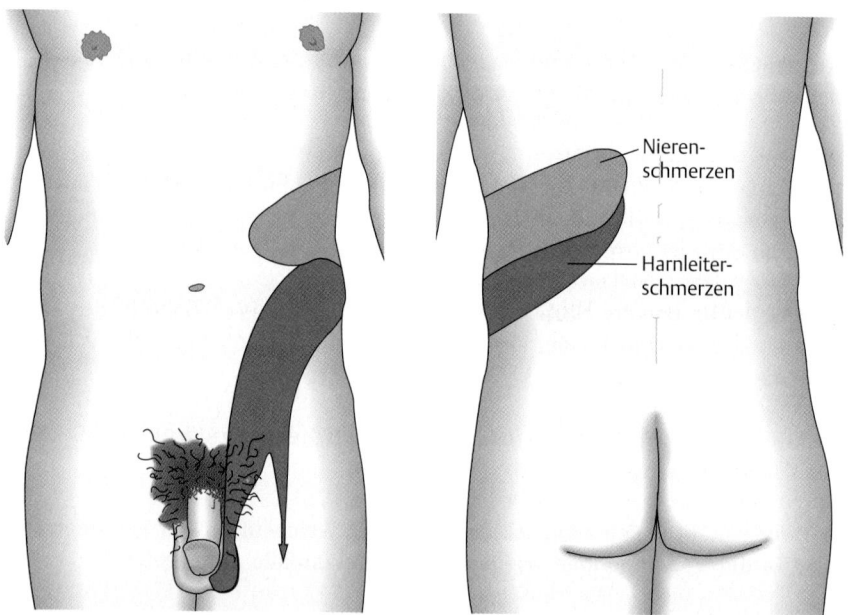

Nieren-schmerzen

Harnleiter-schmerzen

Blasenerkrankungen können zu suprapubischen Schmerzen führen. Die bei Blaseninfektion auftretenden Schmerzen sind, falls sie sich überhaupt im Abdomen manifestieren, in der Regel dumpf und anhaltend. Schmerzen bei einer plötzlichen Überdehnung der Harnblase sind oft quälend, während eine chronische Harnblasendehnung im allgemeinen schmerzlos ist. *Prostataschmerzen* werden im Damm (Perineum) und gelegentlich im Rektum wahrgenommen.

Zu Schmerzen einer plötzlichen Überdehnung kommt es bei akuter Harnverhaltung.

Zystitis und Urethritis führen im allgemeinen zu Schmerzen beim Wasserlassen. Denken Sie auch an Steine, Fremdkörper oder Tumoren in der Harnblase und akute Prostatitis. Bei

Schmerzen beim Wasserlassen* treten bei Entzündung oder Reizung der Blase oder der Harnröhre auf und werden zumeist als Brennen empfunden. Männer spüren sie in der Regel in oder in der Nähe der Eichel, Frauen dagegen nehmen

---

* Kliniker bezeichnen schmerzhaftes Wasserlassen oft als *Dysurie*. Einige Spezialisten auf diesem Gebiet ziehen es jedoch vor, alle Beschwerden beim Urinieren als Dysurie zu bezeichnen.

sie auf zwei Arten wahr: entweder als innere Harnröhrenbeschwerden, die manchmal als Druckgefühl beschrieben werden, oder als äußeres Brennen, das durch den über die gereizten oder entzündeten Schamlippen fließenden Harn verursacht wird.

Außer Schmerzen gibt es noch andere Symptome, die das Wasserlassen begleiten können. *Harndrang* ist ein ungewöhnlich intensives und dringendes Bedürfnis, die Harnblase zu entleeren. Es führt manchmal zu unwillkürlichem Harnabgang (*Dranginkontinenz*). Bei männlichen Patienten mit partieller Verlegung des Harnflusses aus der Blase tritt häufig eine ganze Reihe von Symptomen auf: *Verzögerter Miktionsbeginn*, *Pressen* beim Harnlassen, *verringerter Durchmesser und verminderte Stärke des Harnstrahls* und *Tröpfeln* beim Beenden des Entleerungsprozesses.

Es gibt drei Begriffe, die wesentliche Veränderungen in bezug auf das Harnlassen erfassen. *Polyurie* bezeichnet eine signifikante Steigerung des binnen 24 Stunden produzierten Harnvolumens. Ungefähr ab einer Harnausscheidung von über drei Litern innerhalb von 24 Stunden spricht man von Polyurie. Dieses Phänomen muß von der *Pollakisurie*, dem abnorm häufigen Wasserlassen, unterschieden werden. Auch wenn Pollakisurie infolge von Polyurie auftreten kann und dann bei jedem Wasserlassen große Mengen ausgeschieden werden, ist sie doch in der Regel mit relativ kleinen Mengen bei jedem Harnabgang verbunden. *Nykturie* bezeichnet häufiges Wasserlassen in der Nacht, wenn der Patient also z. B. mehr als einmal pro Nacht von seinem Harndrang geweckt wird. Eine Änderung des nächtlichen Ausscheidungsmusters sowie die Zahl der Toilettengänge sollten bei der Beurteilung dieses Symptoms berücksichtigt werden. Ebenso wie bei Pollakisurie können bei Nykturie kleine oder große Harnmengen ausgeschieden werden. *Polydipsie* bezeichnet eine abnorm hohe Aufnahme von Wasser oder anderen Flüssigkeiten und geht im allgemeinen mit Polyurie einher.

Blut im Urin ist ein wichtiges Symptom. Es wird als *Hämaturie* bezeichnet und häufig nur durch eine Harnanalyse erkannt. Wenn das Blut mit bloßem Auge erkennbar ist, spricht man von *Makrohämaturie*. Durch das Blut verfärbt sich der Harn rosa oder bräunlich bzw. kann bei größeren Mengen buchstäblich blutig aussehen. Verwechseln Sie Menstruationsblutungen nicht mit Hämaturie. Falls der Urin rötlich ist, erkundigen Sie sich, ob der Patient rote Bete gegessen oder Medikamente eingenommen hat, die den Urin verfärben können. Testen Sie den Harn mit einem Teststreifen und untersuchen Sie ihn mikroskopisch, bevor Sie sich auf die Diagnose Hämaturie festlegen.

Harninkontinenz bezeichnet unwillkürlichen Harnabgang, der zu einem sozialen oder hygienischen Problem geworden ist. In der Regel deutet sie auf eine Störung in der Blase oder Harnröhre hin, auf eine Störung in den umgebenden Strukturen oder in der neuralen Miktionskontrolle.

Die gesunde Blase ist beim Erwachsenen ein muskulöses Hohlorgan, das sich so weit ausdehnen kann, daß es bei relativ niedrigem Druck circa 300 ml Harn aufnehmen kann. Wenn die Ausdehnung zunimmt, stimuliert sie die glatte Muskulatur der Blase (den M. detrusor vesicae) zur Kontraktion; der Druck in der Blase steigt, und der Harndrang wird bewußt wahrgenommen. Ist die Situation für die

---

Frauen weist ein innerliches Brennen auf eine Zystitis oder eine Urethritis, ein äußerliches Brennen dagegen auf eine Vulvovaginitis hin.

Harndrang weist auf eine Infektion oder Reizung der Harnblase hin. Bei Männern sind Schmerzen beim Wasserlassen ohne Pollakisurie bzw. ohne Harndrang Anzeichen für Urethritis.

Polyurie ist ein Anzeichen für eine übermäßig große Harnproduktion durch die Nieren. Pollakisurie ohne Polyurie (tagsüber oder nachts) weist entweder auf eine Erkrankung der Blase oder eine Harnstauung am oder unterhalb des Blasenhalses hin.

S. Tab. **2.11** (S. 92 f)

Zu den Ursachen der Hämaturie gehören Zystitis, Blasen- oder Nierenmalignom, Steine, Trauma, Tuberkulose und akute Glomerulonephritis. Bilirubin kann zu einer gelbbraunen Verfärbung des Harns beitragen. Zu den Medikamenten, die eine rötliche Verfärbung des Harns herbeiführen können, gehören Phenolphthalein (häufig in rezeptfreien Abführmitteln enthalten) und Phenazopyridin (Pyridium).

Zu Harninkontinenz kann es kommen, wenn die Detrusorkontraktionen zu stark sind (*Dranginkontinenz*), wenn der intraurethrale Druck zu niedrig ist (*Streßinkontinenz*) oder wenn die

Harnblase aufgrund einer Harnstauung stark vergrößert ist (*Überlaufinkontinenz*). Harninkontinenz kann auch durch einen schlechten Allgemeinzustand, Umweltfaktoren (*funktionale Inkontinenz*) oder Medikamente verursacht werden. Siehe Tabelle 2.12 (S. 94 f).

Harnentleerung ungeeignet, können die höheren Gehirnzentren die Detrusorkontraktionen solange unterdrücken, bis das normale Fassungsvermögen der Blase von 400-500 ml erreicht ist. Der Verschlußdruck in der Harnröhre, der den in der Harnblase übersteigt, hält den sich sammelnden Harn im Blasenbecken zurück und verhindert unfreiwilligen Harnabgang. Zu den Faktoren, die den intraurethralen Druck beeinflussen, gehören die glatte Muskulatur am Blasenausgang (der M. sphincter vesicae) und die Dicke der gesunden Harnröhrenschleimhaut; bei Frauen kommt dazu noch die ausreichende muskuläre Unterstützung der Harnblase und der proximalen Urethra, um die korrekten geometrischen Beziehungen zwischen beiden zu erhalten. Der quergestreifte Muskel um die Harnröhre (M. sphincter urethrae) kann willkürlich kontrahiert werden, um den Entleerungsvorgang zu unterbrechen.

Die neuroregulatorische Kontrolle der Blase erfolgt auf verschiedenen Ebenen. Bei Kleinkindern entleert sich die Harnblase durch einen Reflexmechanismus in Höhe des Sakralmarks. Die willkürliche Kontrolle des Wasserlassens bei Erwachsenen hängt auch von höheren Gehirnzentren und von motorischen und sensiblen Nervenbahnen zwischen Gehirn und Sakralmark ab.

Zu den allgemeinen Fragen im Zusammenhang mit Erkrankungen des Harntraktes gehören: „Haben Sie Schwierigkeiten beim Wasserlassen? Wie oft lassen Sie Harn? Müssen Sie deswegen nachts aufstehen? Wie oft? Wieviel Harn scheiden Sie pro Toilettengang aus? Haben Sie Schmerzen oder brennt es? Verspüren Sie manchmal einen derart starken Drang, daß Sie Probleme haben, rechtzeitig eine Toilette zu erreichen? Verlieren Sie manchmal unfreiwillig Urin oder ‚machen sich naß‘?" Wenn letzteres der Fall ist, erkundigen Sie sich danach, wann und wie oft das bereits passiert ist. Kann der Patient spüren, wann die Harnblase voll ist und wann die Entleerung eintritt? Fragen Sie Frauen speziell danach, ob sie bei plötzlichem Husten, Niesen oder Lachen Urin verlieren (*Streßinkontinenz*). Etwa die Hälfte der Frauen, auch junge, die noch nicht geboren haben, berichten von dieser Erfahrung.

Das Nichtbemerken einer vollen Harnblase oder des Einnässens weist auf eine Sensibilitätsstörung oder eine psychische Störung hin.

Gelegentlicher unfreiwilliger Abgang geringer Harnmengen ist nicht unbedingt von Bedeutung.

Hämaturie

Welche Farbe hat der Harn? War er schon einmal rötlich oder bräunlich?

Nieren- oder Harnleiterschmerzen

Falls es relevant erscheint, fragen Sie den Patienten, ob er Bauch- oder Rückenschmerzen hat; falls jedoch keine Symptome im Bereich des Harnapparats erkennbar sind, können Sie diese Punkte auch im Zusammenhang mit der Krankengeschichte zum Magen-Darm-Trakt oder zum Bewegungsapparat behandeln.

Die häufigsten Ursachen dieser Symptome sind eine partielle Verlegung des Blasenausgangs infolge einer benignen Prostatahypertrophie. Eine Harnröhrenstriktur kann sie ebenfalls hervorrufen.

Stellen Sie bei Männern in mittlerem und höherem Alter zusätzliche Fragen. „Haben Sie Schwierigkeiten, mit dem Wasserlassen zu beginnen? Müssen Sie näher an der Toilettenschüssel stehen als früher? Haben Sie eine Veränderung bezüglich der Stärke oder des Durchmessers des Harnstrahls bemerkt? Müssen Sie pressen, um Wasser lassen zu können? Zögern oder unterbrechen Sie mitten im Wasserlassen? Tröpfelt es nach dem Wasserlassen nach?"

Weibliche Genitalien

Die Fragen hierzu konzentrieren sich auf Menstruation, Schwangerschaft und damit zusammenhängende Themen sowie das Sexualverhalten.

Um die Menstruationsanamnese zu erheben, fragen Sie die Patientin, wann sie ihre erste Monatsblutung hatte (Alter bei Eintritt der *Menarche*). Wann begann Ihre letzte Regelblutung und – wenn möglich – die vorletzte? Wie oft haben Sie Ihre Regelblutung (gemessen ab dem ersten Tag der vorherigen Menstruation)? Wie regelmäßig oder unregelmäßig ist die Blutung? Wie lang dauert sie? Wie stark ist sie? Die Blutung kann grob anhand der Zahl der täglich benötigten Binden bzw. Tampons beurteilt werden. Da Frauen jedoch unterschiedlicher Auffassung darüber sind, wann eine Monatsbinde oder ein Tampon gewechselt werden sollte, fragen Sie die Patientin, wann sie im allgemeinen eine Binde bzw. ein Tampon wechselt: wenn es mit Blut vollgesogen ist oder bereits, wenn es leichte Blutspuren aufweist oder wann sonst. Darüber hinaus fragen Sie sie, ob sie manchmal Binde und Tampon gleichzeitig verwendet. Hat die Patientin Zwischenblutungen, treten Blutungen nach Geschlechtsverkehr oder nach Spülungen auf?

Leidet die Patientin vor oder während der Menstruation unter Beschwerden oder Schmerzen? Wenn ja, wie lange dauern diese an, und beeinträchtigen sie ihren normalen Tagesablauf? Treten weitere Begleitsymptome auf? Eine Patientin mittleren oder höheren Alters sollten Sie fragen, ob sie bereits ihre Menopause hatte. Wenn ja, wann? Gab es Symptome, die die Menopause begleiteten? Sind seither nochmals Blutungen aufgetreten?

Durch Fragen zu Menarche, Menstruation und Menopause können Sie sich einen guten Überblick über das Informationsbedürfnis Ihrer Patientin und deren Einstellung zu ihrem Körper verschaffen. Das Gespräch mit einem jungen Mädchen können Sie z. B. mit folgenden Fragen beginnen: „Wie haben Sie zum ersten Mal etwas über die weibliche Monatsblutung erfahren? Wie haben Sie sich gefühlt, als Sie Ihre erste Periode hatten? Viele Mädchen sind besorgt, wenn sie ihre Periode nicht regelmäßig oder zu spät bekommen. Hatten Sie auch schon mal solche Sorgen?" Das Gespräch mit einer Frau mittleren Alters können Sie folgendermaßen beginnen: „Wie kamen bzw. kommen Sie damit zurecht, daß Sie nun keine Monatsblutung mehr haben? Hat das Ihr Leben in irgendeiner Form beeinflußt?"

In den Vereinigten Staaten bekommen Mädchen ihre Menstruation in der Regel im Alter von 9-16 Jahren; oft dauert es ein Jahr oder länger, bevor die Menstruation einigermaßen regelmäßig ist. In welchem Alter die erste Monatsblutung auftritt, hängt von verschiedenen Faktoren ab, wie genetischer Prädisposition, sozialem Status und Ernährungsweise. Der Abstand zwischen den einzelnen Blutungen variiert zwischen 24 und 32 Tagen; die Blutungsdauer zwischen 3 und 7 Tagen.

Das Ausbleiben von Regelblutungen wird als *Amenorrhoe* bezeichnet. *Primäre Amenorrhoe* ist das Ausbleiben der ersten Regelblutung, *sekundäre Amenorrhoe* das Ausbleiben der Regelblutung nach einem bereits normal verlaufenen Menstruationszyklus. Schwangerschaft, Laktation und Menopause sind physiologische Formen des sekundären Typs. Eine zu seltene, manchmal darüber hinaus auch unregelmäßige Menstruation wird als *Oligomenorrhoe* bezeichnet. Sie ist bis zu zwei Jahren nach Eintritt der Menarche nicht ungewöhnlich und kommt auch vor der Menopause vor.

Unter *Polymenorrhoe* versteht man eine abnorm häufige Regelblutung. Unter *Menorrhagie* ein größeres Blutungsvolumen bzw. eine längere Blutungsdauer. Blutungen können auch zwischen den eigentlichen Menstruationsblutungen auftreten (sog. *Metrorrhagien* oder *Zwischenblutungen*) sowie nach Geschlechtsver-

---

Die Abstände früherer Blutungen können auf eine mögliche Schwangerschaft oder auf Zyklusstörungen hinweisen.

Im Gegensatz zum normalen dunkelroten Blut sind verstärkte Blutungen meist hellrot und enthalten unter Umständen „Gerinnsel" (keine echten Fibringerinnsel).

Andere Ursachen der Amenorrhoe können niedriges Körpergewicht, egal welcher Ursache, u. a. Mangelernährung und Anorexia nervosa, Streß und chronische Erkrankungen sowie Funktionsstörungen von Hypothalamus, Hypophyse und Ovarien sein.

Erhöhte Blutungsfrequenz, stärkere Blutungen oder Zwischenblutungen können systemische Ursachen haben oder aber Funktionsstörungen sein.

Blutungen nach dem Geschlechtsverkehr deuten auf eine Erkrankung des Gebärmutterhalses (wie Polypen, Karzinome) oder bei älteren Frauen auf atrophische Kolpitis hin.

kehr (postkoitale Blutung) und anderen vaginalen Bagatelltraumen, wie sie z. B. durch Apparate für Spülungen ausgelöst werden.

Die *Menopause*, das Ende der *Menses*, tritt im allgemeinen bei Frauen zwischen 45 und 55 Jahren auf, der Rahmen des Normalen ist jedoch wesentlich weiter gesteckt. *Postmenopausale Blutungen* sind Blutungen, die nach einem Zeitraum von sechs Monaten ohne Regelblutung auftreten. Die einzigen Symptome, die eindeutig mit der Menopause zusammenhängen, sind *Hitzewallungen*, das damit verbundene Schwitzen und manchmal Schlafstörungen, zu denen sie führen können.

Postmenopausale Blutungen werfen die Frage nach einem Korpuskarzinom des Uterus auf, können jedoch auch andere Ursachen haben.

Dysmenorrhoe bezeichnet Schmerzen bei der Menstruation, die gewöhnlich als Ziehen, Drücken oder Krämpfe im Unterleib und im Becken wahrgenommen werden. Das PMS (*Prämenstruelle Syndrom*) faßt verschiedene Symptome zusammen, die manche Frauen 4–10 Tage vor einer Menstruation bemerken. Dazu gehören Anspannung, Nervosität, Reizbarkeit, Depressionen und Stimmungsschwankungen, Gewichtszunahme, aufgeblähtes Abdomen, Ödeme und berührungsempfindliche Brüste sowie Kopfschmerz. Im allgemeinen sind diese Symptome leicht. Sie können jedoch auch sehr stark ausgeprägt sein und die Betroffene in ihrem Alltagsleben stark einschränken.

Zu den Standardfragen in Zusammenhang mit einer Schwangerschaft gehören: „Sind Sie schon einmal (bzw. wie oft sind Sie schon) schwanger gewesen? Hatten Sie schon eine Fehlgeburt oder einen Schwangerschaftsabbruch? Wie oft? Wie viele lebende Kinder haben Sie?" Erkundigen Sie sich nach evtl. Problemen im Zusammenhang mit der Schwangerschaft sowie dem Zeitpunkt und den Umständen der evtl. erfolgten (spontanen oder induzierten) Aborte. Welche Verhütungsmittel haben die Patientin und ihr Partner gegebenenfalls verwendet; wie zufrieden ist die Patientin damit?

Amenorrhoe mit anschließender starker Blutung deutet auf eine drohende Fehlgeburt hin oder auf dysfunktionale Uterusblutungen aufgrund eines ausgebliebenen Eisprungs.

Wenn es das Ausbleiben der Regel nahelegt, sollten Sie die Patientin fragen, wie wahrscheinlich eine momentane Schwangerschaft ist (Anamnese des Geschlechtsverkehrs) und ob sie erste Anzeichen dafür bemerkt hat. Zu den häufigen frühen Schwangerschaftszeichen gehören: Spannungsgefühl, Brennen oder Vergrößerung der Brüste; häufiges Wasserlassen; Übelkeit und Erbrechen; schnelles Ermüden und Wahrnehmung von Kindsbewegungen (ab der 20. Schwangerschaftswoche). Achten Sie bei der Besprechung all dieser Themen auf die Gefühle der Patientin und fragen Sie gegebenenfalls genauer nach (Kapitel 14).

S. Tab. 13.**5** (S. 427).

Die häufigsten vulvovaginalen Symptome sind *vaginaler Ausfluß* und lokaler *Juckreiz*. **Gehen Sie in Ihrer üblichen Art und Weise vor. Wenn die Patientin erzählt, daß sie Ausfluß hat, erkundigen Sie sich nach Menge, Farbe, Konsistenz und Geruch des Ausflusses. Fragen Sie die Patientin auch, ob sie** *wunde Stellen* **oder** *Knoten* **im Schambereich bemerkt hat. Schmerzen diese? Da die einzelnen Patientinnen die anatomischen Termini für diesen Bereich unterschiedlich gut verstehen, stellen Sie sich auf alternative Fragemöglichkeiten ein: „Leiden Sie unter Juckreiz (oder anderen Symptomen) im Vaginalbereich ...? Zwischen den Beinen ...? An der Stelle, an der der Urin austritt?"**

S. Tab. 13.**1** (S. 423).

Lokale Symptome oder Befunde bei der klinischen Untersuchung können auf sexuell übertragbare Krankheiten hindeuten. Nachdem Sie die Symptome auf

die übliche Art und Weise abgeklärt haben, sollten Sie sich nach den sexuellen Präferenzen der Patientin (hetero-, homo- oder bisexuell) erkundigen. Fragen Sie nach ihren sexuellen Kontakten und wie viele Sexualpartner die Patientin im vorangegangenen Monat hatte. Fragen Sie die Patientin, ob sie einen HIV-Test machen möchte oder ob ihre Sexualpartner zu einer Risikogruppe gehören. Fragen Sie nach früheren Geschlechtskrankheiten. „Haben Sie schon einmal unter Herpes, anderen Krankheiten wie Tripper (*Gonorrhoe*), Syphilis oder Beckeninfektionen gelitten?" Fahren Sie mit den auf S. 19 f angegebenen allgemeineren Fragen fort.

Falls die Patientin sexuelle Probleme zu haben scheint, bitten Sie sie, Ihnen davon zu erzählen. Durch direkte Fragen können Sie jede Phase der sexuellen Reaktion – Libido, Erregung und Orgasmus – beurteilen. Die Frage „Haben Sie noch Interesse an (Lust auf) Sex?" zielt auf die Libido ab. Zur Orgasmusphase: „Sind Sie in der Lage, einen Höhepunkt (Orgasmus) zu erreichen, zu ‚kommen'? Ist es wichtig für Sie, einen Höhepunkt zu haben?" Zur Erregungsphase: „Sind Sie sexuell erregbar? Werden Sie leicht naß oder feucht? Bleiben Sie zu trocken?"

Weitere mögliche Fragen in diesem Zusammenhang sind: „Sind Sie mit Ihrem derzeitigen Sexualleben zufrieden? Hat es in den letzten paar Jahren wichtige Veränderungen gegeben? Sind Sie mit Ihrer sexuellen Leistungsfähigkeit zufrieden? Für wie zufrieden halten Sie Ihren Partner? Haben Sie das Gefühl, daß Ihr Partner mit der Häufigkeit der sexuellen Aktivitäten zufrieden ist?"

Wenn Sie festgestellt haben, um welche Art von sexuellem Problem es sich handelt, fragen Sie die Patientin, seit wann dieses Problem besteht, wie gravierend es ist (ob es permanent oder nur vorübergehend ist), unter welchen Umständen es auftritt und ob es Faktoren gibt, die es bessern oder verschlimmern. Welche Ursache hat das Problem in den Augen der Patientin? Wie hat sie es zu lösen versucht? Was wünscht sie sich? Die Begleitumstände sexueller Funktionsstörungen sind ein wichtiges, aber auch schwieriges Thema. Sie schließen den allgemeinen Gesundheitszustand der Patientin ein, ihren Medikamenten- und Drogenkonsum, einschließlich Alkohol, ihren Wissensstand sowie den ihres Partners bezüglich sexueller Praktiken und Techniken, ihre Lebenseinstellung, Wertvorstellungen und Ängste; sie schließen auch die Beziehung zu ihrem Partner/ihren Partnern und die Kommunikation, die mit ihm/ihnen stattfindet, ein sowie die Umgebung, in der sich das Sexualleben abspielt.

Erkundigen Sie sich auch, ob die Patientin Beschwerden oder Schmerzen beim Geschlechtsverkehr (*Dyspareunie*) hat. Wenn ja, versuchen Sie, die Beschwerden zu lokalisieren. Sind sie eher außen lokalisiert und treten zu Beginn des Geschlechtsverkehrs auf oder eher weiter innen, wenn der Penis (oder ein anderes Objekt) tiefer eindringt? *Vaginismus* bezeichnet eine spastische Kontraktion der die Scheidenöffnung umgebenden Muskulatur; die Penetration während des Geschlechtsverkehrs wird dadurch schmerzhaft oder ganz unmöglich.

Um das Risiko einer Infektion mit AIDS oder anderen sexuell übertragbaren Erkrankungen abzuschätzen, **erkundigen Sie sich auch, ob die Patientin oralen bzw. analen Sex praktiziert, und gegebenenfalls nach Symptomen, die den Mund, den Rachen, den Anus oder das Rektum betreffen.**

Sexuelle Funktionsstörungen werden nach den Phasen des sexuellen Reaktionszyklus eingeteilt. Vielleicht leidet die Patientin unter mangelnder Libido oder sie ist nicht erregbar und es kommt zu keiner ausreichenden Lubrikation der Vagina, oder sie hat, trotz ausreichender Erregung, selten oder nie einen Orgasmus. Ursachen sind Östrogenmangel, internistische und psychiatrische Erkrankungen.

Häufiger sind sexuelle Probleme allerdings auf die links aufgeführten Begleitumstände und psychosozialen Faktoren zurückzuführen.

Oberflächliche Schmerzen deuten auf eine lokale Entzündung, atrophische Kolpitis oder nicht ausreichende vaginale Lubrikation hin; tieferliegende Schmerzen können Anzeichen für Beckenerkrankungen oder Druck auf einen an sich gesunden Eierstock sein. Vaginismus kann sowohl physisch als auch psychisch bedingt sein.

Männliche Genitalien

Bei männlichen Patienten schließen sich die Fragen nach den Geschlechtsorganen ganz natürlich an den Fragenkomplex zum Harntrakt an. Sie konzentrieren sich auf lokale Symptome und auf das Sexualverhalten.

Ausfluß aus dem Penis weist auf Urethritis hin.

Erkundigen Sie sich nach *Ausfluß aus dem Penis*, Tröpfeln oder Flecken in der Unterwäsche. Falls Ausfluß vorliegt, ermitteln Sie die Menge, die Farbe und Konsistenz und alle etwaigen Begleitsymptome. Fragen Sie nach *wunden Stellen* oder *Wucherungen* am Penis und nach *Schwellungen oder Schmerzen im Skrotum*. Diese Symptome lassen den Verdacht auf Geschlechtskrankheiten aufkommen. Fragen Sie nach früheren Symptomen oder nach einer Vorgeschichte von Erkrankungen wie Herpes, Gonorrhoe oder Syphilis. Fahren Sie mit den auf S. 19 f angegebenen allgemeineren Fragen fort.

S. Tab. 12.**1** (S. 399) und 12.**2** (S. 400 f). Neben Geschlechtskrankheiten gibt es auch viele Hauterkrankungen, die sich an den Genitalien manifestieren. Umgekehrt kann auch eine Geschlechtskrankheit völlig ohne Symptome oder Anzeichen vorliegen.

Zu den oral-genital übertragenen Infektionen gehören Gonorrhoe (Tripper), *Chlamydia*, Syphilis und Herpes. Symptomatische oder asymptomatische Proktitis, die durch einen oder mehrere Krankheitserreger verursacht wird, kann Folge analen Geschlechtsverkehrs sein.

Da Geschlechtskrankheiten auch an anderen Körperteilen auftreten können, sind häufig zusätzliche Fragen notwendig. Ein paar kurze Erläuterungen können in diesem Zusammenhang nützlich sein. **„Geschlechtskrankheiten können jede Körperöffnung betreffen, die in den Geschlechtsverkehr miteinbezogen ist. Es ist wichtig für Sie, mir zu sagen, welche Körperöffnungen das in Ihrem Falle sind." Falls erforderlich, stellen Sie dem Patienten zusätzlich folgende Frage: „Haben Sie oralen oder analen Geschlechtsverkehr?" Falls diese Fragen bejaht werden, fragen Sie den Patienten, ob er Symptome wie Diarrhoe, rektale Blutungen, Afterjucken oder -schmerzen oder Halsschmerzen hat.**

Mangelnde Libido kann psychogen, auf Medikamente oder medizinische Probleme wie Androgenmangel zurückzuführen sein.

Wenn der Patient ein sexuelles Problem zu haben scheint, bitten Sie ihn, darüber zu sprechen. Durch direkte Fragen können Sie jede Phase des sexuellen Reaktionszyklus, Libido, Erregung und Orgasmus, erfassen. Mit der Frage „Haben Sie noch Interesse an (Lust auf) Sex?" erkundigen Sie sich nach der Libido. Gibt es in dieser (oder einer späteren Phase) Probleme, untersuchen Sie den Zeitpunkt, den Schweregrad und die Umstände, unter denen sie aufgetreten sind sowie alle anderen Faktoren, die dazu beigetragen haben könnten.

Bei einer Erektionsstörung kann der Patient keine Erektion erreichen oder aufrechterhalten, die für eine Penetration ausreicht. Die Ursachen sind organisch, psychogen oder beides. Ziehen Sie Medikamente, andere Substanzen sowie endokrine, vaskuläre und neurologische Störungen in Betracht.

Zur Beurteilung der Erregungsphase stellen Sie folgende Frage: „Sind Sie in der Lage, eine Erektion zu haben und sie aufrechtzuerhalten?" Falls hier ein Problem besteht, fragen Sie den Patienten danach, wie hart der Penis wird. Tritt das Problem ständig oder sporadisch auf? Gibt es Situationen, in denen die Erektion normal ist, z. B. mit anderen Partnerinnen, beim nächtlichen oder morgendlichen Erwachen, bei Masturbation? Hat es in der Beziehung zur Partnerin oder der Lebenssituation Veränderungen gegeben, als das Problem zum ersten Mal auftrat? Eine normale Erektion in irgendeiner der genannten Situationen (insbesondere frühmorgens) deutet darauf hin, daß die Erektionsstörung psychogen ist.

Vorzeitiger Samenerguß (*Ejaculatio praecox*) ist häufig, insbesondere bei jungen Männern. Verringerte oder ausbleibende Ejakulation ist seltener und betrifft in der Regel Männer mittleren und höheren Alters. Sie kann durch Medikamente, Operationen,

Weitere Fragen beziehen sich auf die Ejakulations- und die Orgasmusphase. Wenn der Patient unter vorzeitiger (zu früher und unkontrollierter) Ejakulation leidet, stellen Sie ihm folgende Frage: „Wie lange dauert der Geschlechtsverkehr? Kommen Sie zu schnell? Haben Sie das Gefühl, das Ganze kontrollieren zu können? Glauben Sie, daß Ihre Partnerin gern länger Geschlechtsverkehr hätte?" Bei verringerter oder ausbleibender Ejakulation: „Haben Sie manchmal das Gefühl, nicht kommen (ejakulieren) zu können (einen Orgas-

mus zu haben), auch wenn Ihre Erektion normal ist?" Falls es hier ein Problem gibt, finden Sie heraus, inwieweit es das lustvolle Orgasmusgefühl, die Ejakulation der Samenflüssigkeit oder beides betrifft. Erkundigen Sie sich nach der Häufigkeit und den Umständen, unter denen das Problem auftritt, Medikamenten, chirurgischen Eingriffen und neurologischen Symptomen.

Weitere Fragen sind: „Sind Sie mit Ihrem derzeitigen Sexualleben zufrieden? Hat es in den letzten paar Jahren wichtige Veränderungen gegeben? Für wie zufrieden halten Sie Ihre Partnerin? Haben Sie das Gefühl, daß Ihre Partnerin mit der Häufigkeit sexueller Aktivitäten zufrieden ist?"

Erkundigen Sie sich wie bei den Patientinnen nach Beginn, Schweregrad und Umständen der jeweiligen Probleme. Wodurch wurde das Problem nach Ansicht des Patienten verursacht, was hat er dagegen unternommen und was erhofft er sich?

neurologische Störungen oder Androgenmangel verursacht werden. Das Ausbleiben des Orgasmus bei eintretender Ejakulation ist im allgemeinen psychogen.

Peripheres Gefäßsystem

Schmerzen in Armen oder Beinen können ihren Ursprung in der Haut, dem peripheren Gefäßsystem, dem Bewegungsapparat oder dem Nervensystem haben. Darüber hinaus können viszerale Schmerzen, ebenso wie die Schmerzen bei einem Myokardinfarkt, auf die Gliedmaßen ausstrahlen.

Die mit den Schmerzen verbundenen Symptome geben oft Hinweise auf ihren vaskulären Ursprung. *Schwellungen der Füße oder Beine* z. B. können zwar auf eine Venenerkrankung hindeuten, haben aber auch noch viele andere Ursachen. *Kälte- und Taubheitsgefühl* sind oft Begleiterscheinungen von arteriellen Erkrankungen. *Rötung, Schwellung und Berührungsempfindlichkeit,* wie sie bei lokaler Entzündung auftreten, werden sowohl bei einigen Gefäßerkrankungen als auch bei anderen Krankheiten beobachtet, mit denen sie leicht verwechselt werden. Im Gegensatz dazu sind Beinkrämpfe, die relativ kurz andauern und vorzugsweise nachts bei ansonsten gesunden Menschen auftreten, kein Anzeichen für eine Gefäßerkrankung. Viele Gesunde haben kalte Hände und Füße, so daß dieser Umstand nur einen relativ geringen diagnostischen Wert hat.

S. Tab. 2.13 (S. 96 f). Lokale Entzündungen treten bei oberflächlicher Thrombophlebitis, Lymphangitis, Erysipel und Erythema nodosum auf. Die Ursache der weitverbreiteten Beinkrämpfe ist unklar.

Bei den meisten Patienten reicht es aus, sich für das Screening nach zwei Symptomen zu erkundigen: Schwellung der Füße und Beine sowie Schmerzen oder Beschwerden in den Beinen. Die Frage „Verändert sich die Farbe Ihrer Fingerspitzen bei Kälte? Wie?" kann ebenfalls weiterhelfen.

Starke Blässe der Finger, oft gefolgt von Zyanose und anschließender Rötung weist auf die Raynaud-Krankheit oder das Raynaud-Syndrom hin.

Patienten mittleren oder höheren Alters sollten Sie auch fragen, ob sie unter intermittierendem Hinken (*Claudicatio intermittens, Schaufensterkrankheit* oder *Charcot-Syndrom*) leiden, einem spezifischen Schmerzmuster, das die Behinderung des arteriellen Blutflusses begleitet. „Wie weit können Sie ohne Erholungspause gehen?" ist eine geeignete Einstiegsfrage. Stellen Sie anschließend fest, warum der Patient stehenbleiben muß und wie schnell er Besserung verspürt.

Schmerzen, Krämpfe und möglicherweise Taubheitsgefühl oder starke Erschöpfung, die beim Gehen auftreten und in Ruhe rasch nachlassen, sind typisch für Claudicatio intermittens.

Bewegungsapparat

Mit der Frage „Haben Sie schon einmal Schmerzen in den Gelenken gehabt?" wenden Sie sich direkt dem Bewegungsapparat zu. Die Bejahung dieser Frage weist möglicherweise jedoch nicht nur auf Gelenkprobleme, sondern auch auf

Erkrankungen der die Gelenke umgebenden Gewebe sind z. B. Entzündung der Schleimbeutel oder Bursae (*Bursi-*

tis), der Sehnen oder Tendines (*Tendinitis*), der Sehnenscheiden oder Vaginae tendinis (*Tendovaginitis*) und Überdehnung (Verstauchung) oder Abriß von Bändern oder Ligamenten. „Hüftschmerzen", die in der Nähe des Trochanter major am Femurschaft auftreten, weisen auf eine Trochanterbursitis hin.

Schmerzen in einem einzigen Gelenk sind Anzeichen für Bursitis, Tendinitis, Monarthritis oder eine Verletzung. Bei akuter Polyarthritis infolge eines rheumatischen Fiebers oder Gonokokkenarthritis springt die Gelenkentzündung und damit der Gelenkschmerz von Gelenk zu Gelenk; die primär chronische Polyarthritis (rheumatoide Arthritis) verläuft in der Regel schubweise und breitet sich symmetrisch aus. Ungewöhnlich starke und sich rasch entwickelnde Schmerzen in einem geschwollenen Gelenk, die nicht auf eine Verletzung zurückzuführen sind, weisen auf akute Gichtarthritis oder Gelenkvereiterung hin. Denken Sie bei Kindern insbesondere an Osteomyelitis, bei der die Knochen in der Nähe eines Gelenks befallen sind.

Probleme in den Knochen, Muskeln und den die Gelenke umgebenden Geweben hin. **Bitten Sie den Patienten jetzt oder während der Untersuchung, Ihnen so deutlich wie möglich zu zeigen, wo die Schmerzen auftreten. Wo haben sie begonnen? Was war dann?** Schmerzen, die ihren Ursprung in den kleinen Hand- und Fußgelenken haben, sind deutlicher lokalisiert als Beschwerden in den größeren Gelenken. Schmerzen des Hüftgelenks sind besonders irreführend. Obwohl der Patient diese Schmerzen normalerweise in der Leiste oder im Gesäß spürt, werden sie manchmal auch im vorderen Oberschenkel oder teilweise oder ausschließlich im Knie wahrgenommen.

Stellen Sie fest, ob die Schmerzen nur ein Gelenk und die umgebenden Gewebe betreffen oder ob mehrere Gelenke beteiligt sind. Falls letzteres zutrifft, wie hat sich der Schmerz ausgebreitet? Sind die Schmerzen von einem oder mehreren Gelenken, die ursprünglich betroffen waren, in andere Gelenke gewandert? Oder sind die ursprünglichen Schmerzen weiterhin vorhanden, wobei inzwischen auch andere Gelenke beteiligt sind? Ist die Beteiligung symmetrisch, sind also die einander entsprechenden Gelenke auf beiden Seiten des Körpers betroffen?

Beurteilen Sie die Qualität und den Schweregrad der Gelenkschmerzen.

Der zeitliche Verlauf der Schmerzen ist von besonderer Bedeutung. Haben sich die Schmerzen schnell, also innerhalb von wenigen Stunden oder schleichend über Wochen oder sogar Monate entwickelt? Waren sie langsam progredient oder gab es Perioden der Besserung und der Verschlimmerung? Wie lange dauern die Schmerzen schon an? Wie verhalten sie sich über den ganzen Tag gesehen? Wie sind sie am Morgen, wie im weiteren Verlauf des Tages?

Was verschlimmert oder lindert die Schmerzen? Welche Rolle spielen dabei körperliche Betätigung, Ruhephasen und bestimmte Behandlungsmethoden? Unter welchen Umständen haben sich die Schmerzen entwickelt? Liegt eine akute Verletzung vor oder wurde der betreffende Körperteil übermäßig belastet?

Welche Begleitsymptome sind vorhanden? In diesem Zusammenhang sind drei Symptome relevant: (1) zusätzliche Symptome an den beteiligten Gelenken, (2) Allgemeinsymptome sowie (3) zusätzlich Symptome in anderen Körperregionen. Fragen Sie im Hinblick auf *zusätzliche Symptome an dem (den) beteiligten Gelenk(en)* insbesondere nach Schwellungen, Steifheit, Einschränkung der Beweglichkeit, Druckschmerzhaftigkeit, Überwärmung oder Rötung. Gelenkschmerzen ohne Hinweise auf eine Arthritis, wie Schwellungen, Druckschmerzhaftigkeit oder Überwärmung werden als *Arthralgien* bezeichnet, Schmerzen in den Muskeln als *Myalgien*. **Fragen Sie den Patienten in ihrer üblichen Art und Weise, ob er *Schwellungen* bemerkt hat und versuchen Sie diese so präzise wie möglich zu lokalisieren.**

Um den Grad der Motilitätseinschränkung zu beurteilen, fragen Sie den Patienten, ob er aufgrund seiner Gelenkbeschwerden irgendwelche Aktivitäten eingeschränkt hat. Wenn es relevant zu sein scheint, fragen Sie den Patienten insbesondere, ob er folgende Handlungen ausführen kann: gehen,

stehen, sich nach vorne lehnen, sitzen, sich aufsetzen, aus einer sitzenden Position aufstehen, klettern, kneifen, greifen, eine Seite umblättern, eine Tür öffnen oder ein Marmeladenglas. Fragen Sie auch nach, wie es sich mit täglichen Verrichtungen wie Haare kämmen, Zähne putzen, essen, sich anziehen und sich waschen verhält, einschließlich des Waschens schwer erreichbarer Regionen wie des Damms.

Das Symptom Steifheit ist oft schwer zu beurteilen, da der Ausdruck unterschiedlich verwendet wird. Im Zusammenhang mit dem Bewegungsapparat bezeichnet er die subjektive Wahrnehmung von Unbeweglichkeit oder Widerstand gegen Bewegungen, also das Gegenteil von Geschmeidigkeit. Steifheit ist oft mit Beschwerden oder Schmerzen verbunden. Wenn der Patient sich nicht von sich aus dazu äußert, fragen Sie ihn danach. **Zwei Fragen eignen sich dafür besonders gut: „Wann stehen Sie morgens auf?" und „Wann fühlen Sie sich richtig beweglich?"** Versuchen Sie anschließend festzustellen, wie lange die Steifheit bei dem Patienten anhält. Steifheit tritt, in Verbindung mit Muskelkater, bei vielen Gesunden auf, die sich einer ungewohnt intensiven Muskelanstrengung unterziehen, und ist etwa am zweiten Tag nach der Anstrengung am intensivsten.

Steifheit nach Ruhephasen ist typisch für degenerative Gelenkerkrankungen, dauert in der Regel jedoch nur ein paar Minuten an. Dieses Phänomen wird manchmal als „Anlaufschmerz" bezeichnet. Steifheit bei primär chronischer Polyarthritis und anderen entzündlichen Arthritisformen dauert oft 30 Minuten oder länger. Steifheit ist auch eine Begleiterscheinung des Fibromyalgie-Syndroms und der Polymyalgia rheumatica.

Druckschmerzhaftigkeit, Wärmegefühl und Rötung werden meist am besten bei der Untersuchung diagnostiziert, zum Teil machen Patienten jedoch auch entsprechende Angaben und zeigen Ihnen die schmerzempfindlichen Stellen.

Druckschmerzhaftigkeit, Wärmegefühl und Rötung in einem Gelenk weisen auf akute Gichtarthritis, eitrige Arthritis oder evtl. rheumatisches Fieber hin.

Zur zweiten Kategorie von Begleitsymptomen gehören *Allgemeinsymptome*, wie *Fieber, Schüttelfrost, Abgeschlagenheit, Anorexie, Gewichtsabnahme* und *Schwäche*.

Gibt es – drittens – *Symptome in anderen Körperregionen, die wichtige Hinweise auf die Art der Erkrankung geben?* Dazu gehören:

Allgemeinsymptome sind bei primär chronischer Polyarthritis und anderen entzündlichen Arthritisformen verbreitet. Hohes Fieber und Schüttelfrost weisen auf eine Infektion als Ursache hin.

- *Symptome an Haut und Hautanhangsgebilden wie*

  - Schmetterlingserythem an den Wangen

    Systemischer Lupus erythematodes

  - Schuppiger Ausschlag und Tüpfelnägel wie sie für Psoriasis charakteristisch sind

    Arthropathia psoriatica

  - Vereinzelte Papeln, Pusteln oder Bläschen auf gerötetem Grund an den distalen Gliedmaßen

    Gonokokkenarthritis

  - Ein sich ausdehnendes, fleckenförmiges Erythem zu Krankheitsbeginn

    Lyme-Borelliose

  - Nesselausschlag (Urtikaria)

    Serumkrankheit, Arzneimittelreaktion

  - Effloreszenzen oder Schuppen am Penis und verkrustete, schuppige Papeln an Fußsohlen und Handinnenflächen

    Reiter-Syndrom, dazu gehören auch Arthritis, Urethritis und Konjunktivitis

  - Makulopapulöses Rötelnexanthem

    Durch Röteln verursachte Arthritis

  - Uhrglasnägel (S. 158)

    Hypertrophe Osteoarthropathie

- Gerötete, brennende und juckende Augen (*Konjunktivitis*)

  Reiter-Syndrom

- Vorausgehende *Halsschmerzen*

  Akutes rheumatisches Fieber oder Gonokokkenarthritis

Arthritis mit Colitis ulcerosa oder regionaler Enteritis

Reiter-Syndrom oder möglicherweise Gonokokkenarthritis

S. Tab. **2.15** (S. 100).

Gleichzeitig vorhandenes Taubheitsgefühl, Kribbeln oder Schwäche deuten auf die Beteiligung von Nervenwurzeln hin.
S. Tab. 2.**16** (S. 101).

Denken Sie bei jungen Menschen, die vorübergehend das Bewußtsein verlieren, an eine vasovagale Synkope, Hyperventilation und tonisch-klonische Anfälle. Wenn der Patient Stimmen hört, während er das Bewußtsein verliert und wenn er es wiedererlangt, so weist dies auf eine der beiden ersten Möglichkeiten hin. Eine kardiale Synkope (tritt häufig bei älteren Patienten auf) beginnt und endet unvermittelt.

Das Erscheinungsbild vor, während und nach der Ohnmacht und das Befinden danach können dabei helfen, einen Ohnmachtsanfall von anderen Krankheiten zu unterscheiden.

S. Tab. 2.**17** (S. 102 f).

Im Gegensatz zur Synkope setzt ein tonisch-klonischer (Grand-mal-)Anfall viel schneller ein, dauert länger, ist eher mit Verletzungen, Einnässen und Einkoten verbunden und durch eine langsamere Erholung gekennzeichnet.

- ◼ *Diarrhoe* und *Bauchschmerzen*

- ◼ *Urethritis*-Symptome

Selbst wenn der Patient angibt, keine Gelenkschmerzen zu haben, fragen Sie ihn gezielt, ob er *Rückenschmerzen* hat, ein Symptom, das weit verbreitet ist. Wenden Sie Ihre übliche Befragungsmethode an, um sich eine genaue Vorstellung von den Beschwerden zu machen. Wenn die Schmerzen in die Beine ausstrahlen, fragen Sie den Patienten, ob er gleichzeitig auch unter Taubheitsgefühl, Kribbeln oder Schwächegefühl in den Beinen leidet.

***Nackenschmerzen* sind ebenfalls verbreitet. Gehen Sie wie üblich vor. Wenn die Nackenschmerzen chronisch sind, sollten Sie genau darauf achten, ob es Hinweise dafür gibt, daß Druck auf das Rückenmark ausgeübt wird. Solche Hinweise sind: Schwäche, Sensibilitätsverlust und im Spätstadium Verlust der Blasen- und Darmkontrolle.**

Nervensystem

Die Frage „Sind Sie schon einmal ohnmächtig geworden?" wendet das Gespräch dem *Verlust des Bewußtseins* zu. Versuchen Sie, eine möglichst umfassende und präzise Beschreibung des Ereignisses zu erhalten. Versuchen Sie herauszufinden, was den Anfall anscheinend ausgelöst hat, und ob es irgendwelche Warnzeichen dafür gab, die der Patient gegebenenfalls vor dem Ohnmächtigwerden wahrgenommen hat. Stand, saß oder lag der Patient, als der Anfall begann? Wie lang dauerte er? War der Patient vollkommen ohnmächtig oder konnte er während des Anfalls weiterhin Stimmen hören (was auf ein gewisses Bewußtsein schließen läßt)? Konnte er Stimmen hören, als er in Ohnmacht fiel bzw. wieder zu sich kam?

Hat jemand die Ohnmacht beobachtet? Wenn ja, wie sah der Patient aus, bevor er das Bewußtsein verlor, während der Ohnmacht und danach? Wenn nein, was wurde dem Patienten von anderen über vorhergehende Anfälle erzählt? Wie fühlte sich der Patient, nachdem er sich wieder erholt hatte?

Eine *Synkope* ist eine plötzliche, vorübergehende Bewußtlosigkeit, die auftritt, wenn die Durchblutung des Gehirns nicht mehr ausreichend ist. Dieser Zustand wird im allgemeinen als „ohnmächtig werden" beschrieben. Die Symptome einer bevorstehenden Ohnmacht, zu denen Muskelerschlaffung, Benommenheit und andere Prodromalsymptome ohne tatsächliche Bewußtlosigkeit gehören, werden als *synkopennah* oder *präsynkopisch* bezeichnet. Sie werden auf die übliche Art und Weise beurteilt. Eine Synkope ist von einem generalisierten Anfall zu unterscheiden. Dies wird manchmal durch die Tatsache erschwert, daß ein schwerer synkopischer Anfall klonische Bewegungen und sogar Einnässen zur Folge haben kann. Synkopen sind normalerweise jedoch nicht mit einem vollausgeprägten tonisch-klonischen (Grand-mal-)Anfall, mit Einkoten oder einem postiktalen Zustand verbunden.

Ein *epileptischer Anfall* ist eine paroxysmale Störung, bei der es zu Bewußtlosigkeit kommen kann, aber nicht muß. Er kann zudem durch abnorme Wahrnehmungen, Bewegungen, Gefühle oder Denkvorgänge gekennzeichnet sein. Der epileptische Anfall wird durch eine plötzliche, heftige elektrische Entladung in der Großhirnrinde oder den darunterliegenden Strukturen verursacht. **Fragen wie „Hatten Sie schon einmal einen epileptischen Anfall oder fühlten sich wie in Trance oder litten Sie schon einmal unter Krampfanfällen?" können ein Gespräch zu diesem Thema einleiten. Bemühen Sie sich wie bei der Synkope um eine möglichst vollständige Beschreibung, einschließlich auslösender Faktoren, Warnzeichen, Verhalten und Befinden während des Anfalls, Dauer des Anfalls und Befinden nach dem Anfall. Erkundigen Sie sich, in welchem Alter die Anfälle bei dem Patienten einsetzten, nach der Anfallshäufigkeit sowie aktuellen Veränderungen bezüglich der Häufigkeit und der Einnahme von Medikamenten. Hat oder hatte der Patient Kopfverletzungen oder andere Erkrankungen, die in kausalem Zusammenhang mit den Anfällen stehen könnten?**

Um die motorische Leistungsfähigkeit beurteilen zu können, fragen Sie den Patienten, ob er unter *Muskelschwäche* in irgendeinem Körperteil leidet oder unter Lähmungserscheinungen, also der völligen Unfähigkeit, einen Körperteil zu bewegen. Hat die Muskelschwäche allmählich oder plötzlich begonnen? Ist sie weiter fortgeschritten und wenn ja, wie? Welche Körperteile sind davon betroffen? Betrifft die Muskelschwäche nur eine oder beide Seiten des Körpers? Welche Bewegungen sind davon betroffen? Versuchen Sie, zwischen distaler und proximaler Muskelschwäche zu unterscheiden. Um festzustellen, ob es sich um eine distale Muskelschwäche in den Armen handelt, fragen Sie den Patienten, ob er in der Lage ist, Handbewegungen wie das Öffnen eines Gefäßes oder einer Dose auszuführen, oder Werkzeuge wie Schere, Zange oder Schraubendreher zu benutzen. Um festzustellen, ob es sich um eine distale Muskelschwäche in den Beinen handelt, fragen Sie den Patienten, ob er häufig stolpert. Um eine proximale Muskelschwäche abzuklären, fragen Sie ihn, ob er in der Lage ist, sich die Haare zu kämmen, etwas auf einem hochgelegenen Regalbrett zu erreichen und von einem Stuhl aufzustehen oder eine steile Stufe hinaufzusteigen. Nimmt die Schwäche mit wiederholter Anstrengung zu und bessert sich nach Ruhe? Gibt es Begleitsymptome, die auf eine Sensibilitätsstörung hinweisen oder andere zusätzliche Symptome?

Lokale Muskelschwäche kann eine Folge von Störungen im zentralen oder peripheren Nervensystem, der motorischen Endplatten oder der Muskeln sein. Bilaterale, vorwiegend distale Muskelschwäche weist auf Polyneuropathie, bilaterale proximale Schwäche auf Myopathie hin. Muskelschwäche, die sich durch wiederholte Anstrengungen verschlimmert und nach Ruhe bessert, ist ein Anzeichen für *Myasthenia gravis* und verwandte Syndrome.

Zittern (Tremor) und andere *unwillkürliche Bewegungen* treten mit oder ohne zusätzliche neurologische Manifestationen auf. **Fragen Sie den Patienten, ob er zittert, sich „wackelig auf den Beinen" fühlt oder unkontrollierte Bewegungen ausführt.**

S. Tab. 18.3 (S. 610 f).

Schmerzen können neurologische Ursachen haben und werden gewöhnlich in anderen Abschnitten der Organanamnese (z.B. Kopf oder Bewegungsapparat) behandelt.

Weitere Symptome in diesem Zusammenhang sind Sensibilitätsverluste oder veränderte Empfindungen. **Fragen Sie den Patienten, ob er unter Taubheitsgefühl, Kribbeln, „Ameisenlaufen" oder anderen besonderen oder unangenehmen Gefühlen leidet. Wenn ein Patient angibt, ein Körperteil fühle sich taub an, versuchen Sie herauszufinden, was genau er damit meint – *Sensibilitätsverlust*, die Unfähigkeit, den Körperteil zu bewegen, oder eine veränderte Empfindung. Gehen Sie in Ihrer üblichen Art und Weise vor und berücksichtigen Sie dabei insbesondere die Lokalisation der Sensibilitätsstörung.**

Sensibilitätsverlust, Parästhesien und Dysästhesien treten bei Verletzungen auf, die die peripheren Nerven, die sensiblen Wurzeln, das Rückenmark und höhere Gehirnzentren betreffen. Parästhesien in den Händen und um den Mund sind normalerweise Begleiterscheinungen einer Hyperventilation.

Parästhesien sind Mißempfindungen verschiedener Art, denen kein objektiver Reiz vorausgeht. Dazu gehören Kribbeln, Prickeln und Wärme-, Kälte- und

Druckgefühl. Eine Parästhesie ist das, was man empfindet, wenn ein Bein nach dem Abdrücken eines Nervs „eingeschlafen ist". *Dysästhesien* sind Mißempfindungen, die dem auslösenden Reiz nicht angemessen sind und unter Umständen länger andauern als der Reiz selbst. Zum Beispiel empfindet jemand einen leichten Berührungsreiz oder einen Nadelstich als unangenehmes Brennen oder Kribbeln.

Diese Symptome weisen auf das verbreitete, aber häufig unerkannte Restless-legs-Syndrom hin.

Von diesen Symptomen unterscheidet sich die fast unbeschreibliche *Unruhe in den Beinen*, die sich typischerweise im Ruhezustand entwickelt und von starker Bewegungsunruhe begleitet ist. Herumgehen bringt hier Erleichterung.

Hämatologisches System

Die Beurteilung hämatologischer Erkrankungen hängt in hohem Maße von der körperlichen Untersuchung und den Laborergebnissen ab, aber auch die Symptome sind von Bedeutung. Bei einer Anämie entwickeln sich erst im mittleren bis schweren Stadium Symptome. Sie führt dann zu einer Verringerung der körperlichen Belastbarkeit und zu Atemnot und Herzrasen. Bei Patienten mit Atherosklerose kommt es dann möglicherweise schneller zu Angina pectoris oder Claudicatio intermittens. Patienten, die unter einer schweren Anämie leiden, berichten unter Umständen von einer Vielzahl von Symptomen, die Sie in die Irre führen können: Kopfschmerzen, Benommenheit, Schwindel, Synkopen, Anorexie, Übelkeit, Kälteempfindlichkeit, Amenorrhoe, Menorrhagie, Libidoverlust und Impotenz.

Kongenitale Blutgerinnungsstörungen, bei denen die Koagulation gestört ist, betreffen in der Regel Männer. Oft besteht eine positive Familienanamnese.

Spontane Blutungen und Blutungen, die im Mißverhältnis zur Verletzung stehen, weisen auf eine generalisierte Gerinnungsstörung hin. Die normale Blutstillung (*Hämostase*) hängt von drei Mechanismen ab: (1) der Vasokonstriktion nach einer Gefäßverletzung, (2) der Bildung eines Thrombozytenpfropfs und (3) der Bildung eines Fibringerinnsels. Die häufigsten Gerinnungsstörungen treten infolge von Störungen der letzten beiden Phasen auf. Die Bildung eines Thrombozytenpfropfs ist für die schnelle Blutstillung wesentlich, insbesondere in den Kapillaren der Haut und der Schleimhäute. Fibringerinnsel sind als zweite Verteidigungslinie besonders wichtig, hauptsächlich bei größeren Gefäßen wie Arteriolen oder Venolen.

Petechien (S. 156), Kapillarblutungen in Haut und Schleimhäute, sowie kleine Blutergüsse sind bei thrombozytär bedingten Gerinnungsstörungen verbreitet. Große Blutergüsse, tiefe *Hämatome* (lokale Blutmassen außerhalb eines Gefäßes) und *Hämarthrosen* (Blutergüsse in den Gelenken) sind bei plasmatisch bedingten Gerinnungsstörungen zu beobachten.

Eine thrombozytäre Störung führt daher in der Regel zu petechialen Blutungen an Haut und Schleimhäuten. Bei einer Verletzung tritt die Blutung unverzüglich auf. Im Gegensatz dazu rufen plasmatisch bedingte Gerinnungsstörungen großflächige bzw. tief im Gewebe lokalisierte Blutungen hervor. Bei einer Verletzung wird die Blutung gewöhnlich erst nach mehreren Stunden sichtbar. Blutungen infolge eines Gefäßwanddefekts ähneln im allgemeinen den Blutungen bei einer thrombozytären Störung und können mit ihr verbunden sein.

Spontane Blutungen, Blutungen bei geringfügigen Verletzungen und Blutungen an verschiedenen Stellen weisen auf eine generalisierte Erkrankung hin.

Die Fragen „Bluten Sie schnell, bekommen Sie leicht blaue Flecken?" können das Gespräch über dieses Thema einleiten. Weitere Möglichkeiten sind: „Haben Sie jemals stark (oder zu stark) nach dem Ziehen eines Zahns, einer Operation geblutet? Wie steht es bei Ihnen mit Nasenbluten?" Wenn die Anamnese auf eine Blutungsneigung hinweist, versuchen Sie zwischen einer lokal begrenzten und einer allgemeinen Blutungsneigung zu unterscheiden. Falls letztere vorhanden ist, bestimmen Sie die Blutungsherde, den zeitlichen Verlauf der Blutung im Verhältnis zu einer möglichen Verletzung, ihre Dauer, Häufigkeit und ihren Schweregrad. Benötigte der Patient Bluttransfusionen? Fragen Sie nach der Einnahme von Medikamenten, einschließlich Aspirin

und „Blutverdünnungsmitteln". Falls Sie dies noch nicht explizit getan haben, überprüfen Sie die Familienanamnese sorgfältig auf Gerinnungsstörungen. Gibt es Gründe, einen Vitamin-C- oder Vitamin-K-Mangel zu vermuten?

Falsche Ernährung, Malabsorption

Endokrines System

Die Beurteilung des endokrinen Systems hängt nicht so sehr von zusätzlichen Symptomen ab, als vielmehr von der Zusammenschau der bereits gesammelten Fakten und dem Erkennen eines Musters, das auf eine endokrine Störung schließen lassen könnte. Sobald Sie ein solches Muster erkennen, fragen Sie nach Symptomen, von denen Sie wissen, daß sie relevant sein können. Vermeiden Sie jedoch, dem Patienten Suggestivfragen zu stellen. Bei Verdacht auf Addison-Krankheit beispielsweise ist die Frage: „Haben Sie Farbveränderungen an der Haut festgestellt?" geeigneter als „Hat sich Ihre Haut dunkel verfärbt?" Es gibt jedoch einige zusätzliche Symptome, die bei der endokrinen Bewertung relevant sind. Sie hängen in erster Linie mit Diabetes mellitus und Funktionsstörungen der Schilddrüse zusammen.

Fettsucht (Adipositas), Schwäche, Abgeschlagenheit, Neigung zu Blutergüssen, Knöchelödeme und verringerte oder ausbleibende Regelblutungen sind Anzeichen für das Cushing-Syndrom (Nebennierenrindenüberfunktion), während Schwäche, Gewichtsabnahme, Übelkeit, Erbrechen, dunkel verfärbte Haut und Symptome einer orthostatischen Hypotonie auf die Addison-Krankheit hinweisen.

Polyurie, die bereits im Abschnitt über den Harntrakt beschrieben wurde, ist ein häufiges Symptom bei Diabetes mellitus. Sie ist in diesem Fall mit übermäßigem *Durst* und *Polydipsie* (vermehrter Flüssigkeitsaufnahme) verbunden. *Polyphagie* (übermäßige Nahrungsaufnahme) kann ebenfalls auftreten.

Weitere Symptome, die oft Begleiterscheinungen eines beginnenden Diabetes mellitus bilden, sind Schwäche, Abgeschlagenheit, Gewichtsverlust und verschwommen Sehen.

Die Beurteilung der Schilddrüsenfunktion umfaßt Fragen, die das *Temperaturempfinden* und die Neigung zum *Schwitzen* betreffen. **Mögliche einleitende Fragen sind: „Ist Ihnen warmes oder kaltes Wetter lieber? Ziehen Sie sich im allgemeinen wärmer oder dünner als die meisten Menschen an? Benutzen Sie zu Hause mehr oder weniger Decken als andere Menschen? Schwitzen (oder transpirieren) Sie mehr oder weniger als andere Menschen?"** Mit zunehmendem Alter schwitzen die Menschen weniger, tolerieren Kälte weniger gut und bevorzugen eine warme Umgebung. Zu anderen Symptomen, die mit einer gestörten Schilddrüsenfunktion zusammenhängen können, s. Tab. 7.**22** (S. 244).

Kälteempfindlichkeit, Bevorzugung warmer Kleidung und vieler warmer Decken und vermindertes Schwitzen deuten auf Schilddrüsenunterfunktion hin; gegenteilige Symptome sind Anzeichen für Schilddrüsenüberfunktion.

Vorübergehendes Schwitzen sowie vorübergehende Wärmeintoleranz kommen oft während der Menopause vor.

Psychischer Befund

Im Laufe eines Patientengesprächs gibt es oft Anhaltspunkte für emotionale oder andere psychiatrische Probleme. Es ist im allgemeinen empfehlenswert, sich nach diesen zu erkundigen, wenn der Patient sie erwähnt. Einige Screeningfragen zu den Themen *Nervosität, Anspannung, Stimmungslage* und evtl. *Gedächtnisleistung* sollten in die meisten Krankengeschichten aufgenommen werden. Achten Sie bei jüngeren Patienten auf Anzeichen für Drogenmißbrauch. Bei älteren Patienten können Veränderungen von Gedächtnis und Verhalten auf das Frühstadium einer Demenz hinweisen. Dieses Thema ist jedoch so wichtig, daß es ein eigenes Kapitel verdient – nämlich Kapitel 3.

Tabelle 2.1 Kopfschmerz

Diagnose	Ätiologie	Lokalisation	Qualität und Intensität	Zeitlicher Ablauf	
				Beginn	Dauer
Spannungskopf-schmerz	Unklar	Gewöhnlich beidsei-tig; entweder genera-lisiert oder begrenzt auf Hinterkopf und oberen Nacken bzw. Stirn und Schläfen	Geringfügig und drückend, anderen-falls als schmerz-lose, drückende Enge empfunden	Allmählich	Unterschiedlich: Stunden oder Tage, aber häu-fig auch Wochen oder Monate
Migräne (*„Klassische Migräne" unterscheidet sich von der „einfachen Migräne" durch Sehstörungen oder neurologische Störungen eine halbe Stunde vor Einsetzen des Kopf-schmerzes*)	Erweiterung der Arterien außer- oder innerhalb des Schä-dels, möglicherweise biochemischen Ursprungs; oft fami-liär gehäuft	Typischerweise frontal oder temporal, ein- oder beidseitig, kann aber auch gene-ralisiert oder auf den Hinterkopf begrenzt sein. Die „klassische Migräne" ist typi-scherweise einseitig	Pochend oder drückend; Intensität variabel	Relativ schnell, erreicht Höhe-punkt innerhalb von 1–2 Stunden	Mehrere Stunden bis zu 1–2 Tage
Toxischer Gefäßkopfschmerz *Infolge Fieber, Einnahme toxischer Substanzen oder Drogenentzugs*	Erweiterung der Arterien, haupt-sächlich innerhalb des Schädels	Generalisiert	Drückend, Intensität variabel	Unterschiedlich	In Abhängigkeit von der Ursache
Cluster-Kopfschmerz (Bing-Horton-Syndrom)	Unklar	Einseitig, zwischen den Augen und hinter und über dem Auge	Gleichbleibend, stark	Akut, häufig 2–3 Stunden nach dem Ein-schlafen	Ungefähr 1–2 Stunden
Kopfschmerz bei Augenerkrankungen *Refraktionsfehler (Weitsichtigkeit und Astigmatismus, jedoch nicht Kurzsichtigkeit)*	Wahrscheinlich die anhaltende Kontrak-tion der äußeren Augenmuskeln und möglicherweise der Mm. frontalis, tem-poralis und occipitalis	Um die Augen und über den Augen, kann in den Hinterkopf aus-strahlen	Gleichbleibend, drückend, dumpf	Allmählich	Unterschiedlich
Akutes Glaukom	Plötzlicher Anstieg des intraokulären Drucks (S. 215)	Im Inneren des (betroffenen) Auges und in seiner Umge-bung	Gleichbleibend, drückend, häufig stark	Häufig schnell	Unterschiedlich, kann von der Behandlung abhängen
Kopfschmerz bei akuter Sinusitis	Schleimhautentzün-dung der Nasen-nebenhöhlen und ihrer Öffnungen	Gewöhnlich über dem Auge (Sinus frontalis) oder über der Kiefer-höhle, ein- oder beid-seitig	Drückend oder pochend, Intensität variabel	Unterschiedlich	Häufig jeweils mehrere Stun-den, rezidivie-rend über Tage oder länger

Nicht ausgefüllte Felder in diesen Tabellen weisen darauf hin, daß die Fragestellung hier nicht anwendbar ist oder gewöhnlich nicht zur Beurteilung des Krankheitsverlaufs beiträgt.

	Begleitsymptome	**Verstärkende oder auslösende Faktoren**	**Lindernde Faktoren**	
Verlauf				
Häufig rezidivierend oder über lange Zeiträume persistierend	Symptome der Angst, Anspannung und Depression können vorhanden sein	Anhaltende Muskelanspannung, wie beim Autofahren oder Maschineschreiben; emotionaler Streß	Möglicherweise Massage, Entspannung	Die beiden häufigsten Arten von Kopfschmerz
Beginnt häufig zwischen Kindheit und frühem Erwachsenenalter. Typischerweise rezidivierend in Abständen von Wochen, Monaten oder Jahren, nimmt gewöhnlich mit Schwangerschaft und zunehmendem Alter ab	Häufig Übelkeit und Erbrechen. Einige Patienten leiden unter vorausgehenden Sehstörungen (lokale Lichtblitze, blinde Flecken) oder neurologischen Symptomen (umschriebene Schwäche, sensible Störungen und andere Symptome)	Kann durch Alkoholkonsum, bestimmte Nahrungsmittel oder Anspannung hervorgerufen werden. Tritt häufig prämenstruell auf. Wird durch Lärm und grelles Licht verstärkt	Ruhiger, abgedunkelter Raum; Schlaf; anfangs manchmal vorübergehende Linderung durch Druck auf die betroffene Arterie	
Je nach Ursache	Je nach Ursache	Fieber, Kohlenmonoxidvergiftung, Hypoxie, Koffeinentzug, andere Ursachen	Je nach Ursache	Vaskulärer Kopfschmerz
Typischerweise zeitlich gehäuft, mehrmals täglich oder wöchentlich und danach Besserung über Wochen oder Monate	Einseitig verstopfte, laufende Nase mit Rötung und Tränenfluß des gleichseitigen Auges	Während eines Clusters kann der Koppfschmerz durch Alkoholkonsum provoziert werden		
Unterschiedlich	Müde Augen, Fremdkörpergefühl ("Sand") in den Augen, Rötung der Konjunktiva	Augenüberlastung, insbesondere durch das Sehen in der Nähe	Augenschonung	Gesichtsschmerz
Unterschiedlich, kann von der Behandlung abhängen	Verminderte Sehkraft, manchmal Übelkeit und Erbrechen	Wird manchmal von mydriatischen Augentropfen hervorgerufen		
Häufig in einem sich wiederholenden täglichen Muster rezidivierend: entweder Beginn am Morgen (bei Sinusitis frontalis) oder am Nachmittag (bei Sinusitis maxillaris)	Lokale Schmerzhaftigkeit, Anschwellen der Nasenschleimhaut, zähes Nasensekret, Fieber	Kann durch Husten, Niesen oder Erschütterung des Kopfes verschlimmert werden	Abschwellende Mittel für die Nasenschleimhaut	

(Fortsetzung auf der nächsten Seite) ▶

Tabelle 2.1 (Fortsetzung)

Diagnose	Ätiologie	Lokalisation	Qualität und Intensität	Zeitlicher Ablauf	
				Beginn	*Dauer*
Trigeminusneuralgie	Ätiologie variabel, häufig unbekannt	Wange, Kiefer, Lippen oder Gaumen (zweiter oder dritter Trigeminusast)	Scharfe, kurze, blitzartige Stiche; sehr stark	Akut	Die Stiche sind vorübergehend, kehren jedoch in Abständen von Sekunden oder Minuten gehäuft wieder
Riesenzellarteriitis	Chronische Entzündung der Kopfarterien, Ursache unklar, häufig von Polymyalgia rheumatica begleitet	Auf die Umgebung der betroffenen Arterie begrenzt (am häufigsten die A. temporalis, aber auch die A. occipitalis); Generalisierung jedoch möglich	Drückend, pochend oder brennend, häufig stark	Allmählich oder schnell	Unterschiedlich
Chronisches Subduralhämatom	Posttraumatische Blutung in den Subduralraum, gefolgt von langsamer Flüssigkeitsansammlung und Kompression des Gehirns	Unterschiedlich	Gleichbleibend, drückend	Allmählicher Beginn Wochen oder Monate nach der Verletzung	Je nach chirurgischer Therapie
Postkommotionelles Syndrom	Unklar	Kann auf verletzten Bereich begrenzt sein, muß aber nicht	Unterschiedlich	Innerhalb weniger Stunden nach der Verletzung	Wochen, Monate oder sogar Jahre
Meningitis	Infektion der Hirnhaut	Generalisiert	Gleichbleibend oder pochend, sehr stark	Relativ schnell	Unterschiedlich, gewöhnlich Tage
Subarachnoidalblutung	Blutung, am häufigsten infolge eines rupturierten intrakraniellen Aneurysmas	Generalisiert	Sehr stark, „der schlimmste Kopfschmerz meines Lebens"	Gewöhnlich akut. Prodromalsymptome können vorhanden sein	Unterschiedlich, gewöhnlich Tage
Hirntumor	Mechanische Schädigung intrakranieller Strukturen (Verdrängung oder Dehnung schmerzempfindlicher Gefäße, Druck auf Nerven)	Variiert mit der Lokalisation des Tumors	Drückend, gleichbleibend, unterschiedlich stark	Unterschiedlich	Häufig kurz

	Begleitsymptome	Verstärkende oder auslösende Faktoren	Lindernde Faktoren	
Verlauf				
Schmerz kann monatelang anhalten, dann für Monate verschwinden, kehrt aber häufig wieder. Tritt nur selten nachts auf	Erschöpfung aufgrund wiederkehrender Schmerzen	Typischerweise durch die Berührung bestimmter Regionen (Triggerpunkte) im unteren Gesichtsbereich oder den Mund hervorgerufen oder durch Kauen, Sprechen oder Zähneputzen		Gesichtsschmerz
Rezidivierend oder persistierend über Wochen oder Monate	Druckschmerzhaftigkeit der benachbarten Schädelkalotte; Fieber, Unwohlsein, Ermüdung und Anorexie; Muskelschmerzen und Steifheit; Minderung des Sehvermögens oder Blindheit			Diese drei Möglichkeiten sind bei älteren Erwachsenen in Betracht zu ziehen
Wird immer stärker, kann aber durch Bewußtseinstrübung überdeckt werden	Änderungen des Bewußtseinszustands, Persönlichkeitsveränderung und Hemiparese (Schwäche auf einer Körperseite). Die Verletzung ist häufig vergessen			Posttraumatischer Kopfschmerz
Nimmt mit der Zeit ab	Gestörte Konzentrationsfähigkeit, Schwindelgefühl oder Schwindel, Reizbarkeit, Ruhelosigkeit, Angespanntheit und Müdigkeit	Geistige und körperliche Anstrengung, Bauchpresse, Hinunterbeugen, emotionale Aufregung, Alkoholkonsum	Ruhe	
Ein persistierender Kopfschmerz bei einer akuten Erkrankung	Fieber, Nackensteife			Akute Erkrankungen mit sehr starkem Kopfschmerz
Ein persistierender Kopfschmerz bei einer akuten Erkrankung	Übelkeit, Erbrechen, möglicherweise Bewußtlosigkeit, Nackenschmerzen			
Häufig intermittierend, jedoch progredient	Neurologische und psychische Symptome sowie Übelkeit und Erbrechen können sich entwickeln	Kann durch Husten, Niesen oder plötzliche Kopfbewegungen verstärkt werden		Eine unausgesprochene Befürchtung von Arzt und Patient gleichermaßen

Tabelle 2.2 Schwindel

Diagnose	Zeitlicher Verlauf			Gehör	Tinnitus	Weitere Begleit-symptome
	Beginn	*Dauer*	*Verlauf*			
Benigner paroxysmaler Lagerungs-schwindel	Unvermittelt, beim Drehen auf die betroffene Seite oder Hochheben des Kopfes	Kurz, wenige Sekunden bis Minuten	Einige Wochen anhaltend, kann wiederkehren	Nicht betroffen	Fehlt	Manchmal Übelkeit und Erbrechen
Neuropathia vestibularis (*akute Labyrinthitis*)	Unvermittelt	Stunden bis Tage, bis zu 2 Wochen	Kann über 12–18 Monate wiederkehren	Nicht betroffen	Fehlt	Übelkeit, Erbrechen
Ménière-Krankheit	Unvermittelt	Mehrere Stunden bis ein Tag oder länger	Rezidivierend	Schallwahrneh-mungsschwerhörig-keit wechselnder Ausprägung, letzt-endlich aber fort-schreitend; ein- oder beidseitig[a]	Vorhanden, fluktuierend[a]	Übelkeit, Erbrechen, Druck oder Völlegefühl im betroffenen Ohr
Toxizität von Arzneimitteln und Drogen (*etwa bei Amino-glykosiden oder Alkoholintoxikation*)	Schleichend oder akut	Reversibel oder irreversibel Teilweise Adaptation möglich		Kann beein-trächtigt sein, beidseitig	Kann vorhanden sein	Übelkeit, Erbrechen
Tumor, der Druck auf den N. VIII ausübt	Schleichend[b]	Unterschiedlich	Unterschiedlich	Beeinträchtigt, einseitig	Vorhanden	Symptome einer Kom-pression der Nn. V, VI und VII

Schwindel kann auch durch andere Erkrankungen des Hirnstamms und des Kleinhirns verursacht werden. Hierzu gehören Tumoren und multiple Sklerose sowie Ischämie infolge Atherosklerose. Gewöhnlich sind weitere neurologische Beschwerden und Symptome vorhanden.

[a] Eingeschränktes Hörvermögen, Tinnitus und Drehschwindel entwickeln sich nicht immer gleichzeitig. Die Diagnose läßt sich daher oft erst nach längerem Verlauf stellen.
[b] Persistierende Gangunsicherheit ist häufiger, Schwindel kann jedoch ebenfalls vorkommen.

Tabelle 2.3 Thorakale Schmerzen

Diagnose	Ätiologie	Lokalisation	Qualität	Intensität
Angina pectoris	Temporäre Myokardischämie, gewöhnlich infolge verengter Arterien bei Koronaratherosklerose	Retrosternal oder über dem vorderen Thorax, strahlt manchmal in Schultern, Arme, Hals, Unterkiefer oder oberes Abdomen aus	Engegefühl, Druckgefühl, beklemmend, schwer, manchmal Brennen	Gering bis mittelstark, wird manchmal eher als Mißempfindung statt als Schmerz wahrgenommen
Myokardinfarkt	Prolongierte Myokardischämie, die zu irreversibler Muskelschädigung (Nekrose) führt	Wie bei Angina pectoris	Wie bei Angina pectoris	Häufig, aber nicht immer starke Schmerzen
Perikarditis	1. Reizung der am Perikard anliegenden parietalen Pleura	Präkordial, kann in die Schulterspitze oder den Hals ausstrahlen	Scharf, messerähnlich	Häufig stark
	2. Ätiologie unklar	Retrosternal	Drückend	Stark
Aneurysma dissecans der Aorta	Einrisse in den Schichten der Aortenwand, so daß das Blut sich zwischen den abgelösten Schichten einen Kanal „wühlt" („falsches Lumen")	Vorderer Thorax, strahlt in Hals, Rücken oder Abdomen aus	Reißend	Sehr stark
Tracheobronchitis	Entzündung der Trachea und großen Bronchien	Oberer Teil oder seitlich des Sternums	Brennend	Gering bis mittelstark
Pleuraschmerzen	Entzündung der parietalen Pleura, wie bei Pleuritis, Pneumonie, Lungeninfarkt oder Neoplasma	Thoraxwand über dem Prozeß	Scharf, messerähnlich	Häufig stark
Refluxösophagitis	Entzündung der Ösophagusschleimhaut durch Rückfluß der Magensäure	Retrosternal, kann in den Rücken ausstrahlen	Brennend, Druckgefühl kann auftreten	Gering bis mittelstark
Diffuser Ösophagusspasmus	Motorische Störung des Ösophagusmuskels	Retrosternal, kann in Rücken, Arme und Kiefer ausstrahlen	Gewöhnlich Druckgefühl	Gering bis mittelstark
Thoraxwandschmerzen	Unterschiedlich, häufig unklar	Häufig unterhalb der linken Brust oder entlang der Rippenknorpel, ansonsten unspezifisch	Stechend, beklemmend oder dumpf, drückend	Unterschiedlich
Angst	Unklar	Präkordial, unterhalb der linken Brust oder über dem vorderen Thorax	Stechend, beklemmend oder dumpf, drückend	Unterschiedlich

Anmerkung: Vergessen Sie nicht, daß thorakale Schmerzen von Strukturen außerhalb des Brustkorbs wie Nacken, HWS (Arthritis) und Abdomen (Gallenkolik, akute Cholezystitis) übertragen werden können. Pleuraschmerzen können auf abdominale Erkrankungen wie einen subphrenischen Abszeß zurückzuführen sein.

Zeitlicher Verlauf	Verstärkende Faktoren	Lindernde Faktoren	Begleitsymptome
Gewöhnlich 1–3 Minuten, auch zu bis 10 Minuten. Prolongierte Episoden bis zu 20 Minuten	Anstrengung, insbesondere bei niedrigen Temperaturen; Mahlzeiten; emotionaler Streß. Kann in Ruhe auftreten	Ruhe, Nitroglyzerin	Manchmal Atemnot, Übelkeit, Schweißausbrüche
20 Minuten bis mehrere Stunden			Übelkeit, Erbrechen, Schweißausbrüche, Schwächegefühl
Lang anhaltend	Atmen, Lageänderung, Husten, Hinlegen, manchmal Schlucken	Sich nach vorn gebeugt hinsetzen kann lindernd wirken	Die der Grundkrankheit
Lang anhaltend			Die der Grundkrankheit
Akuter Beginn, frühes Maximum, persistierend über Stunden oder länger	Hypertonie		Synkope, Hemiplegie, Paraplegie
Unterschiedlich	Husten		Husten
Lang anhaltend	Atmen, Husten, Bewegung des Oberkörpers	Liegen auf der betroffenen Seite kann lindernd wirken	Die der Grundkrankheit
Unterschiedlich	Reichliche Mahlzeiten; sich Vorbeugen, Hinlegen	Antazida, manchmal Aufstoßen	Manchmal Reflux, Dysphagie
Unterschiedlich	Schlucken von Nahrungsmitteln oder kalter Flüssigkeit; emotionaler Streß	Manchmal Nitroglyzerin	Dysphagie
Nur vorübergehend oder bis zu Stunden oder Tagen andauernd	Bewegungen von Thorax, Rumpf, Armen		Häufig lokale Druckschmerzhaftigkeit
Nur vorübergehend oder bis zu Stunden oder Tagen andauernd	Kann nach Anstrengung oder emotionalem Streß entstehen		Atemlosigkeit, Palpitationen, Schwächegefühl, Angst

Tabelle 2.4 Dyspnoe

Diagnose	Ätiologie	Zeitlicher Verlauf
Linksherzinsuffizienz (*linksventrikuläre Kontraktionsschwäche oder Mitralklappenstenose*)	Druckerhöhung im pulmonalen Kapillarbett mit Transsudation von Flüssigkeit in das Interstitium und in die Alveolen, verminderte Compliance (herabgesetzte Dehnbarkeit) der Lungen und erhöhte Atemarbeit	Atemnot kann langsam fortschreiten oder plötzlich auftreten wie bei akutem Lungenödem
Chronische Bronchitis[a]	Chronische Verlegung der Atemwege durch übermäßige Schleimproduktion in den Bronchien	Chronischer produktiver Husten, später langsam fortschreitende Atemnot
Lungenemphysem	Überblähung der Lufträume distal der terminalen Bronchioli, mit Zerstörung der Alveolarsepten und chronischer Verlegung der Atemwege	Langsam fortschreitende Atemnot; später relativ schwacher Husten
Asthma	Bronchiale Hyperreaktivität, an der die Freisetzung von Entzündungsmediatoren, erhöhte Sekretbildung in den Atemwegen und Bronchokonstriktion beteiligt sind	Akute Episoden, abgelöst von symptomfreien Perioden. Episoden in der Nacht sind häufig
Diffuse interstitielle Lungenerkrankungen (*wie Sarkoidose, ausgedehnte Neoplasmen, Asbestose und idiopathische Lungenfibrose*)	Anomale und ausgedehnte Infiltration von Zellen, Flüssigkeit und Kollagen in die Zwischenräume zwischen den Alveolen. Viele Ursachen	Fortschreitende Atemnot, die sich je nach Ursache unterschiedlich schnell entwickelt
Pneumonie	Entzündung des Lungenparenchyms von den Alveolarbronchiolen bis zu den Alveolen	Eine akute Erkrankung, deren zeitlicher Verlauf vom Erreger abhängt
Spontanpneumothorax	Eindringen von Luft in den Pleuraraum durch Platzen subpleuraler Emphysemblasen mit resultierendem teilweisem oder vollständigem Kollaps der Lunge	Unvermitteltes Einsetzen der Atemnot
Akute Lungenembolie	Plötzlicher vollständiger oder teilweiser Verschluß des arteriellen Gefäßsystems der Lunge durch einen Thrombus, der gewöhnlich aus den tiefen Venen des Beins oder Beckens stammt	Unvermitteltes Einsetzen der Atemnot
Angst und daraus resultierende Hyperventilation	Zu starkes Atmen mit resultierender respiratorischer Alkalose und Abfall des Kohlendioxidpartialdrucks im Blut	Episodenhaft, häufig rezidivierend

[a] Chronische Bronchitis und Emphysem bestehen oft gleichzeitig nebeneinander. Beide können eine *chronisch obstruktive Lungenerkrankung* verursachen.

Verstärkende Faktoren	Lindernde Faktoren	Begleitsymptome	Anamnese
Anstrengung, Hinlegen	Ruhe, aufrechtes Sitzen; Entwicklung einer Ruhedyspnoe (Atemnot in Ruhe) möglich	Häufig Husten, Orthopnoe, paroxysmale nächtliche Dyspnoe; manchmal exspiratorischer Stridor (Giemen)	Herzerkrankungen oder deren prädisponierende Faktoren in der Anamnese
Anstrengung, Einatmen von Reizstoffen, Atemwegsinfektionen	Abhusten; Ruhe, Entwicklung einer Ruhedyspnoe (Atemnot in Ruhe) möglich	Chronischer produktiver Husten, rezidivierende Atemwegsinfektionen; Giemen kann sich entwickeln	Rauchen, Luftverschmutzung, wiederkehrende Atemwegsinfektionen
Anstrengung	Ruhe, Entwicklung einer Ruhedyspnoe (Atemnot in Ruhe) möglich	Husten, mit spärlichem mukösem Sputum	Rauchen, Luftverschmutzung, manchmal erblicher Mangel an α_1-Antitrypsin
Unterschiedlich, z. B. Allergene, Reizstoffe, Atemwegsinfektionen, körperliche Betätigung und seelische Faktoren	Beseitigung der verstärkenden Faktoren	Giemen, Husten, Engegefühl im Brustkorb	Umwelt- und psychische Faktoren
Anstrengung	Ruhe, Entwicklung einer Ruhedyspnoe (Atemnot in Ruhe) möglich	Häufig Schwächegefühl, Müdigkeit. Husten ist seltener als bei anderen Lungenerkrankungen	Unterschiedlich. Zahlreiche Substanzen kommen als Ursache in Frage
		Pleuritischer Schmerz, Husten, Sputum, Fieber, Begleitsymptome jedoch nicht unbedingt vorhanden	Unterschiedlich
		Pleuritischer Schmerz, Husten	Tritt häufig bei jungen Erwachsenen aus voller Gesundheit auf
		Häufig keine. Retrosternal schmerzhaftes Druckgefühl bei massivem Verschluß. Pleuritischer Schmerz, Husten und Hämoptyse nach einer Lungenarterienembolie mit Infarzierung des Lungengewebes. Angstsymptome (s. u.)	Postpartal oder postoperativ; längere Bettruhe; dekompensierte Herzinsuffizienz, chronische Lungenerkrankung und Hüft- oder Beinfrakturen; tiefe Venenthrombose (häufig nicht klinisch manifest)
Tritt häufig während der Ruhe und nicht direkt nach körperlicher Betätigung auf. Ein aufregendes Ereignis muß nicht unbedingt vorangegangen sein	Ein- und Ausatmen über einer Papier- oder Plastiktüte kann die Begleitsymptome manchmal lindern	Seufzen, Benommenheit, Taubheit oder Kribbeln in Händen und Füßen, Palpitationen, thorakale Schmerzen	Andere Manifestationen von Angst können vorhanden sein

Tabelle 2.5 Husten und Hämoptyse*

Diagnose	Husten und Sputum	Begleitsymptome und -umstände
Akute Entzündungen		
Laryngitis	Trockener Husten (ohne Sputum), später können unterschiedliche Sputummengen abgehustet werden	Akute, relativ milde Erkrankung mit Heiserkeit; häufig mit einer viralen Nasopharyngitis verbunden
Tracheobronchitis	Trockener Husten, kann wie oben produktiv werden	Akute, häufig virale Erkrankung; retrosternales Brennen
Mykoplasmen- und Viruspneumonie	Trockener, bellender Husten, wird oft produktiv (muköses Sputum)	Akute fiebrige Erkrankung, häufig mit Unwohlsein, Kopfschmerz und ggfs. Atemnot
Bakterielle Pneumonie	Pneumokokkeninfektion: Sputum mukös oder eitrig; kann blutig tingiert, diffus rötlich oder rostfarben sein	Akute Erkrankung mit Schüttelfrost, hohem Fieber, Atemnot und thorakalen Schmerzen; häufig nach vorangegangener akuter Infektion der oberen Luftwege
	Klebsiella: ähnlich wie oben; oder zäh, rot und gallertartig	Tritt typischerweise bei älteren alkoholkranken Männern auf
Chronische Entzündungen		
Schleim- oder Eiterstraße an der Rachenhinterwand	Chronischer Husten, Sputum mukös oder mit Eiter vermischt	Wiederholte Versuche, den Schleim aus dem Rachen abzuhusten. Der Patient fühlt die Schleimansammlung im oberen Rachen, der Arzt sieht sie bei der Untersuchung.
Chronische Bronchitis	Chronischer Husten, Sputum mukös bis eitrig, kann blutig tingiert oder blutig sein	Langjähriges Rauchen. Wiederkehrende, einander überlagernde Infektionen. Stridor und Dyspnoe können sich entwickeln.
Bronchiektasen	Chronischer Husten; Sputum purulent, häufig reichlich und übelriechend; kann blutig tingiert oder blutig sein	Wiederkehrende bronchopulmonale Infektionen sind häufig; Sinusitis kann gleichzeitig vorhanden sein.
Lungentuberkulose	Trockener Husten oder muköses oder purulentes Sputum; kann blutig tingiert oder blutig sein	Im Frühstadium keine Symptome. Später Anorexie, Gewichtsabnahme, Müdigkeit, Fieber und nächtliches Schwitzen.
Lungenabszeß	Sputum purulent und übelriechend; kann blutig sein	Fiebrige Erkrankung. Häufig schlechte Zahnhygiene und vorheriges Auftreten von Bewußtseinsstörungen.
Asthma	Husten, mit zähflüssigem mukösem Sputum, besonders am Ende eines Anfalls	Episodischer Stridor und Dyspnoe, der Husten kann aber auch allein auftreten. Häufig Allergien in der Anamnese.
Gastroösophagealer Reflux	Chronischer Husten, insbesondere nachts oder frühmorgens	Giemen, insbesondere nachts (wird häufig mit Asthma verwechselt), Heiserkeit frühmorgens und wiederholte Versuche, abzuhusten. Häufig Sodbrennen und Reflux in der Anamnese.
Neoplasma		
Lungenkrebs	Husten trocken bis produktiv; Sputum kann blutig tingiert oder blutig sein	Gewöhnlich langjähriges Rauchen. Zahlreiche Begleitmanifestationen.
Kardiovaskuläre Erkrankungen		
Linksherzinsuffizienz oder Mitralklappenstenose	Häufig trocken, insbesondere bei Anstrengung oder nachts; kann zum rötlichen schaumigen Sputum eines Lungenödems oder einer eindeutigen Hämoptyse werden	Atemnot, Orthopnoe, paroxysmale nächtliche Dyspnoe
Lungenarterienembolie	Trocken bis produktiv; kann dunkel, hellrot oder mit Blut gemischt sein	Atemnot, Angst, thorakale Schmerzen, Fieber, Risikofaktoren für eine tiefe Venenthrombose
Reizstoffe, Chemikalien oder Gase	Unterschiedlich. Zwischen Exposition und dem Auftreten von Symptomen kann eine Latenzzeit liegen.	Exposition mit Reizstoffen. Augen, Nase und Rachen können betroffen sein.

* Die Merkmale der Hämoptyse sind rot gedruckt.

Tabelle 2.6 Dysphagie (Schluckstörungen)

Ursache und Erkrankung	Zeitlicher Verlauf	Verstärkende Faktoren	Lindernde Faktoren	Begleitsymptome und -erkrankungen
Oropharyngeale Dysphagie, aufgrund motorischer Erkrankungen, die die Schlundmuskulatur beeinträchtigen	Je nach Grunderkrankung akuter oder allmählicher Beginn und unterschiedlicher Verlauf	Schluckversuche	Regurgitation des Bolus	Aspiration in die Lunge oder Regurgitation in die Nase bei Schluckversuch. Neurologische Anzeichen von Schlaganfall, Bulbärparalyse oder anderen neuromuskulären Erkrankungen

Ösophageale Dysphagie

Mechanische Verengung

Schleimhautringe und -webs	Intermittierend	Feste Nahrung	Regurgitation des Bolus	Gewöhnlich keine
Speiseröhrenstriktur	Intermittierend, kann langsam fortschreiten	Feste Nahrung	Regurgitation des Bolus	Langjährige Anamnese von Sodbrennen und Regurgitation
Speiseröhrenkrebs	Anfangs intermittierend; über Monate fortschreitend	Feste Nahrung, später auch Flüssigkeiten	Regurgitation des Bolus	Schmerzen in Brustkorb und Rücken sowie Gewichtsabnahme, besonders im Spätstadium der Erkrankung

Motorische Erkrankungen

Diffuser Speiseröhrenkrampf	Intermittierend	Feste Nahrung oder Flüssigkeiten	Unten beschriebene Maßnahmen; gelegentlich Nitroglyzerin	Thorakale Schmerzen, die eine Angina pectoris oder einen Myokardinfarkt vortäuschen können, und minuten- bis stundenlang anhalten können; gelegentlich Sodbrennen
Sklerodermie	Intermittierend, kann langsam fortschreiten	Feste Nahrung oder Flüssigkeiten	Wiederholtes Schlucken, Bewegungen wie z. B. Strecken des Rückens, Anheben der Arme oder Valsalva-Versuch (Pressen bei geschlossener Glottis)	Sodbrennen; weitere Sklerodermie-Symptome
Achalasie	Intermittierend, kann fortschreiten	Feste Nahrung oder Flüssigkeiten		Regurgitation, oft vor allem nachts im Liegen in Verbindung mit Husten; gelegentlich durch Essen ausgelöste thorakale Schmerzen

Tabelle 2.7 Bauchschmerzen

Erkrankung	Ätiologie	Lokalisation	Qualität
Ulcus pepticum und Dyspepsie *(Diese Störungen lassen sich anhand von Beschwerden und Symptomen nicht sicher unterscheiden.)*	Ulcus pepticum bezeichnet ein nachweisbares Ulkus, gewöhnlich im Magen oder Zwölffingerdarm. Dyspepsie verursacht ähnliche Beschwerden, aber keine Ulzeration. Häufig besteht eine Infektion mit *Helicobacter pylori*.	Epigastrium; kann in den Rücken ausstrahlen	Unterschiedlich: nagend, brennend, bohrend, drückend oder wie starker Hunger
Magenkrebs	Maligne Neubildung	Epigastrium	Unterschiedlich
Akute Pankreatitis	Akute Entzündung des Pankreas	Epigastrium; kann in den Rücken oder andere Teile des Abdomens ausstrahlen; häufig nicht genau zu lokalisieren	Gewöhnlich gleichbleibend
Chronische Pankreatitis	Fibrose des Pankreas infolge rezidivierender Entzündungen	Epigastrium, strahlt in den Rücken aus	Gleichbleibend, tief
Pankreaskarzinom	Maligne Neubildung	Epigastrium oder rechter/linker oberer Quadrant, strahlt häufig in den Rücken aus	Gleichbleibend, tief
Gallenkolik	Plötzliche Verlegung des Gallenblasengangs oder des Ductus choledochus durch einen Gallenstein	Epigastrium oder rechter oberer Quadrant; kann rechts in Schulterblatt und Schulter ausstrahlen	Gleichbleibend, drückend; *nicht* kolikartig
Akute Cholezystitis	Entzündung der Gallenblase, gewöhnlich infolge der Verlegung des Gallenblasengangs durch einen Gallenstein	Rechter oberer Quadrant oder Oberbauch; kann ins Gebiet des rechten Schulterblatts ausstrahlen	Gleichbleibend, drückend
Akute Divertikulitis	Akute Entzündung eines Dickdarmdivertikels, einer sackförmigen Schleimhautausbuchtung durch eine Lücke in der Dickdarmmuskulatur	Linker unterer Quadrant	Anfangs gelegentlich krampfartig, später gleichbleibend
Akute Appendizitis	Akute Appendizitis mit Dehnung oder Verschluß des Appendixlumens	1. Ungenau lokalisierter *periumbilikaler Schmerz*, gewöhnlich gefolgt von 2. *Schmerzen im rechten unteren Quadranten*	1. Leicht, aber zunehmend, eventuell krampfartig 2. Gleichbleibend und stärker
Akuter mechanischer Darmverschluß	Verlegung des Darmlumens; häufigste Ursachen: 1. im Dünndarm Verwachsungen (Briden) oder Hernien; 2. im Dickdarm Krebs oder Divertikulitis	1. *Dünndarm:* periumbilikal oder Oberbauch 2. *Dickdarm:* Unterbauch oder generalisiert	1. Krampfartig 2. Krampfartig
Mesenterialinfarkt	Blutversorgung des Darms und des Mesenteriums wird durch eine Thrombose oder einen Embolus unterbrochen (akuter Arterienverschluß) oder ist bei Minderdurchblutung verringert	Kann periumbilikal beginnen, wird dann diffus	Anfangs krampfartig, dann gleichbleibend

Zeitlicher Verlauf	Verstärkende Faktoren	Lindernde Faktoren	Begleitsymptome und -umstände
Intermittierend. Eher als ein Magengeschwür oder eine Dyspepsie verursacht ein Zwölffingerdarmgeschwür Schmerzen, die (1) den Patienten nachts aufwecken und (2) intermittierend über mehrere Wochen auftreten, dann monatelang verschwinden und später wiederkehren	Unterschiedlich	Essen und Antazida können Linderung verschaffen, aber nicht notwendigerweise bei all diesen Erkrankungen, am wenigsten bei Magengeschwüren	Übelkeit, Erbrechen, Aufstoßen (Ruktus), Blähungen; Sodbrennen (häufiger bei Zwölffingerdarmgeschwür); Gewichtsabnahme (häufiger bei Magengeschwür). Dyspepsie tritt häufiger bei jüngeren Menschen (20–29 Jahre) auf, Magengeschwüre bei älteren (über 50 Jahre) und Zwölffingerdarmgeschwüre im Alter zwischen 30 und 60 Jahren
Die Schmerzanamnese ist gewöhnlich kürzer als beim Ulcus pepticum. Die Schmerzen sind anhaltend und werden langsam stärker	Häufig Nahrung	*Keine* Linderung durch Essen oder Antazida	Anorexie, Übelkeit, schnelle Sättigung, Gewichtsverlust und gelegentlich Blutungen. Am häufigsten im Alter zwischen 50 und 70 Jahren
Akuter Beginn, anhaltende Schmerzen	Rückenlage	Nach vorn gelehnte Haltung mit gebeugtem Rumpf	Übelkeit, Erbrechen, Spannungsgefühl im Oberbauch, Fieber. Anamnestisch häufig frühere Anfälle, Alkoholmißbrauch oder Gallensteine
Chronischer oder rezidivierender Verlauf	Alkohol, schweres oder fettes Essen	Manchmal durch nach vorn gelehnte Haltung mit gebeugtem Rumpf; häufig jedoch ohne Erfolg	Symptome einer Pankreasunterfunktion können auftreten: Diarrhoe mit Fettstuhl (Stearrhoe) und Diabetes mellitus
Anhaltende Schmerzen; unaufhaltsam fortschreitende Erkrankung		Manchmal durch nach vorn gelehnte Haltung mit gebeugtem Rumpf; häufig jedoch ohne Erfolg	Anorexie, Übelkeit, Erbrechen, Gewichtsverlust und Gelbsucht (Ikterus). Emotionale Symptome einschließlich Depressionen
Rascher Beginn innerhalb weniger Minuten, Schmerzen halten eine bis einige Stunden an und klingen allmählich ab. Häufig rezidivierend			Anorexie, Übelkeit, Erbrechen, Ruhelosigkeit
Allmählicher Beginn; Verlauf länger als bei Gallenkolik	Erschütterungen, tiefes Atmen		Anorexie, Übelkeit, Erbrechen und Fieber
Häufig allmählicher Beginn			Fieber, Obstipation; anfangs manchmal kurzzeitig Diarrhoen
1. Dauert ungefähr 4–6 Stunden 2. Hängt von der Therapie ab	1. 2. Bewegung oder Husten	1. 2. Bei vorübergehendem Abklingen besteht Verdacht auf eine Perforation des Appendix	Anorexie, Übelkeit, möglicherweise Erbrechen, die gewöhnlich nach Beginn der Schmerzen auftreten; leichtes Fieber
1. Anfallsartig; kann abnehmen, wenn die Darmmotilität beeinträchtigt wird 2. Anfallsartig, obwohl typischerweise eher schwächer			1. Erbrechen von Galle und Schleim beim hohen Verschluß oder Fäzes beim tiefen Verschluß. Es entwickelt sich ein Darmverschluß (Ileus). 2. Frühzeitiger Ileus. Erbrechen tritt, wenn überhaupt, spät auf. Zuerst Symptome der ursächlichen Erkrankung
Gewöhnlich plötzlicher Beginn, dann anhaltend			Erbrechen, Diarrhoe (manchmal blutig), Verstopfung, Schock

Tabelle 2.8 Schwarzer und blutiger Stuhl

Diagnose	Mögliche Ursachen (Beispiele)	Begleitsymptome und -umstände
Teerstuhl Der Begriff „Teerstuhl" bezeichnet die Ausscheidung von schwarzem, teerartigem (klebrigem und glänzendem) Stuhl. Die Prüfung auf okkultes Blut ist positiv. Teerstuhl bedeutet den Verlust von mindestens 60 ml Blut in den Magen-Darm-Trakt (bei Säuglingen und Kindern weniger), gewöhnlich aus Speiseröhre, Magen oder Zwölffingerdarm. Weniger häufig stammt das Blut bei langsamer Darmpassage aus dem Jejunum, Ileum oder Colon ascendens. Bei Neugeborenen kann es durch Blutschlucken während der Geburt zu Teerstühlen kommen	Ulcus pepticum	Häufig, aber nicht notwendigerweise, epigastrische Schmerzen in der Anamnese
	Gastritis oder Streßulkus	Kürzlicher Konsum von Alkohol, kürzliche Einnahme von Aspirin oder anderen entzündungshemmenden Medikamenten; kürzliche Körperverletzungen sowie schwere Verbrennungen, chirurgische Eingriffe oder Hirndrucksteigerung
	Ösophagus- oder Magenvarizen	Leberzirrhose oder andere Ursachen portaler Hypertonie
	Refluxösophagitis	Früheres Sodbrennen
	Mallory-Weiss-Syndrom, ein Riß in der Schleimhaut der Speiseröhre aufgrund von Würgen und Erbrechen	Würgen, Erbrechen, häufig kurz zuvor Alkoholgenuß
Schwarzer, nicht klebriger Stuhl Schwarzer Stuhl kann auch andere Ursachen haben, und Tests auf okkultes Blut sind dann gewöhnlich negativ. (Die Aufnahme von Eisen oder anderen Substanzen kann allerdings zu positiven Testergebnissen führen, auch wenn kein okkultes Blut vorhanden ist.) Diese Art von Stuhl hat keine pathologische Bedeutung	Einnahme von Eisen- oder Wismutsalzen (etwa in Antazida), Verzehr von Lakritze oder gewöhnlichen Schokoladenkeksen	
Rotes Blut im Stuhl Rotes Blut stammt gewöhnlich aus dem Dickdarm, Rektum oder Anus und sehr viel seltener aus dem Jejunum oder Ileum. Blutungen im oberen Magen-Darm-Trakt können aber ebenfalls roten Stuhl verursachen. Der Blutverlust ist dann gewöhnlich hoch (mehr als ein Liter). Die Darmpassage ist entsprechend schnell, so daß das Blut nicht genügend Zeit hat, schwarz zu werden	Dickdarmkrebs	Häufig eine Veränderung der Stuhlgewohnheiten
	Gutartige Polypen des Dickdarms	Häufig keine anderen Symptome
	Divertikel des Dickdarms	Häufig keine anderen Symptome
	Entzündliche Erkrankungen von Dickdarm und Rektum	
	▪ Colitis ulcerosa	S. Tab. 2.10
	▪ Infektiöse Enteritis	S. Tab. 2.10
	▪ Proktitis (verschiedene Ursachen) bei Männern oder Frauen, die häufig Analverkehr hatten	Stuhldrang, Tenesmen
	Ischämische Kolitis	Schmerzen im Unterbauch und gelegentlich Fieber oder Schock bei über 50jährigen
	Hämorrhoiden	Blut am Toilettenpapier, auf der Oberfläche des Stuhls, oder Blut tröpfelt in die Toilette
	Analfissur	Blut am Toilettenpapier, auf der Oberfläche des Stuhls; Schmerzen im Analbereich
Roter, nicht blutiger Stuhl	Verzehr von Roter Bete	Rosafarbener Urin, der gewöhnlich vor dem rötlichen Stuhl auftritt

Tabelle 2.9 Verstopfung (Obstipation)

Begünstigende Faktoren und Ursachen	Ätiologie und Entstehungsprozeß	Begleitumstände und -symptome
Lebensumstände und -gewohnheiten		
Zeit oder Umstände für den Defäkationsreflex unpassend	Ignorieren der Wahrnehmung eines vollen Rektums unterdrückt den Defäkationsreflex.	Hektik, fremde Umgebung, Bettruhe
Falsche Erwartungen an die Stuhlfrequenz	Unangemessene Erwartungen an die „Regelmäßigkeit" oder Häufigkeit des Stuhlgangs	Persönliche Einstellungen, Therapieversuche und Werbung für den Gebrauch von Abführmitteln
Ballaststoffarme Ernährung	Verringertes Stuhlvolumen	Andere Faktoren wie Entkräftung oder konstipierende Medikamente können zur Obstipation beitragen.
Reizdarm (Colon irritabile)	Häufige Störung der Darmmotilität	Kleine, harte Fäzes, häufig mit Schleim. Zeitweise Diarrhoe. Krampfartige Bauchschmerzen. Streß kann verstärkend wirken.
Mechanische Verlegung		
Krebs des Rektums oder Colon sigmoideum	Fortschreitende Einengung des Darmlumens	Veränderungen der Stuhlfrequenz; häufig Diarrhoe, Bauchschmerzen und Blutungen. Bei Rektumkarzinom Tenesmen und Bleistiftstühle
Koprostase	Große, feste, unbewegliche Stuhlmasse, am häufigsten im Rektum	Rektales Völlegefühl, Bauchschmerzen und Diarrhoe, die um die Koprostase herumfließt. Häufig bei geschwächten, bettlägerigen und oft älteren Patienten
Andere obstruierende Erkrankungen (etwa Divertikulitis, Volvulus, Invagination oder Hernien)	Einengung oder völliger Verschluß des Darms	Kolikartige Bauchschmerzen, Meteorismus und bei Invagination häufig Stuhl mit Frischblutauflagerung (rotes Blut und Schleim, „Himbeergelee")
Schmerzhafte Läsionen des Anus	Schmerzen können zu einem Krampf des äußeren Schließmuskels und einer willkürlichen Unterdrückung des Defäkationsreflexes führen.	Analfissuren, schmerzende Hämorrhoiden, Perirektalabszesse
Medikamenten- und Drogeneinnahme	Verschiedene Mechanismen	Einnahme von Opiaten, Anticholinergika, calcium- oder aluminiumhaltigen Antazida; viele andere
Depression	Affektive Störung, s. dazu Tab. 3.2	Müdigkeit, Gefühle von Depression und andere somatische Symptome
Neurologische Erkrankungen	Beeinträchtigung der autonomen Innervation des Darms	Verletzungen des Rückenmarks, multiple Sklerose, Hirschsprung-Krankheit und andere Erkrankungen
Metabolische Ursachen	Beeinträchtigung der Darmmotilität	Schwangerschaft, Hypothyreose, Hyperkalzämie

Tabelle 2.10 Diarrhoe

Diagnose	Ätiologie	Merkmale des Stuhls
Akute Diarrhoe		
Nichtentzündliche Infektionen	Infektion durch Viren, toxinproduzierende Bakterien (etwa Escherichia coli, Staphylococcus aureus) oder Giardia lamblia	Wäßrig, ohne Blut, Eiter oder Schleim
Entzündliche Infektionen	Invasion der Darmschleimhaut durch Erreger wie Shigella, Salmonella, Campylobacter, Yersinia und invasive Stämme von Escherichia coli	Dünn bis wäßrig, häufig mit Blut-, Eiter- oder Schleimbeimengung
Medikamenteninduzierte Diarrhoe	Abführende Wirkung vieler Medikamente wie magnesiumhaltiger Antazida, Antibiotika, Chemotherapeutika und Laxanzien	Dünn bis wäßrig
Chronische oder rezidivierende Diarrhoe		
Unspezifische Durchfallerkrankungen		
▪ Reizdarm (Colon irritabile)	Störung der Darmmotilität	Dünn; Schleim kann vorhanden sein, aber kein Blut. Kleine, harte Fäzes bei Verstopfung
▪ Sigmakarzinom	Partielle Verlegung durch einen malignen Tumor	Kann mit Blut versetzt sein
Entzündliche Durchfallerkrankungen		
▪ Colitis ulcerosa	Entzündung der Mukosa und Submukosa von Dickdarm und Rektum mit Ulzeration; Ursache unbekannt	Von weich bis wäßrig, enthält häufig Blut
▪ Morbus Crohn des Dünndarms (Enteritis regionalis) oder des Dickdarms (Colitis granulomatosa)	Chronische Entzündung der Darmwand, die typischerweise das Ileum terminale und/oder den proximalen Dickdarm betrifft	Klein, weich bis dünn oder wäßrig, enthält gewöhnlich wenig sichtbares Blut (Enteritis) oder weniger als bei Colitis ulcerosa (Kolitis)
Voluminöse Durchfälle		
▪ Malabsorptionssyndrome	Mangelhafte Absorption von Fett und anderen Substanzen, einschließlich fettlöslicher Vitamine, mit übermäßiger Ausscheidung von Fett (Stearrhoe); viele Ursachen	Typischerweise reichlich, weich, hellgelb bis grau, breiig, fettig oder ölig und gelegentlich schaumig; besonders übelriechend; treibt in der Toilette gewöhnlich oben
▪ Osmotische Diarrhoe		
Laktoseintoleranz	Laktasemangel im Darm	Wäßrige, voluminöse Diarrhoe
Mißbrauch osmotischer Abführmittel	Laxanzienabusus, häufig erschlichen	Wäßrige, voluminöse Diarrhoe
▪ Sekretorische Durchfälle, die mit einer Reihe seltener Erkrankungen wie z. B. dem Zollinger-Ellison-Syndrom verbunden sind	Unterschiedlich	Wäßrige, voluminöse Diarrhoe

Zeitlicher Verlauf	Begleitsymptome	Begleitumstände, Risikogruppen
Dauert wenige Tage, manchmal länger. Laktasemangel kann zu längerem Verlauf führen	Übelkeit, Erbrechen, periumbilikale, krampfartige Schmerzen. Temperatur normal oder leicht erhöht	Häufig auf Reisen, eine gemeinsame kontaminierte Nahrungsquelle oder eine Epidemie
Akute Erkrankung von variabler Dauer	Krampfartige Schmerzen im Unterbauch und häufig Stuhldrang, Tenesmen; Fieber	Reisen, kontaminiertes Essen oder Wasser. Männer und Frauen, die häufig Analverkehr hatten.
Akut, rezidivierend oder chronisch	Möglicherweise Übelkeit, gewöhnlich nur leichte oder keine Schmerzen	Verschriebene oder frei verkäufliche Medikamente
Morgens häufig schlimmer. Die Diarrhoe weckt den Patienten nachts nur selten.	Krampfartige Schmerzen im Unterbauch, geblähtes Abdomen, Flatulenz, Übelkeit, Verstopfung	Junge Erwachsene und solche mittleren Alters, insbesondere Frauen
Unterschiedlich	Veränderung der üblichen Stuhlfrequenz, krampfartige Schmerzen im Unterbauch, Verstopfung	Erwachsene mittleren und höheren Alters, insbesondere über 55 Jahre
Schleichender bis akuter Beginn. Typischerweise rezidivierend, kann anhaltend sein. Der Patient muß wegen der Diarrhoe gelegentlich nachts aufstehen.	Krampfartige Schmerzen im Unterbauch oder im gesamten Abdomen, Anorexie, Schwäche, Fieber	Häufig junge Menschen
Schleichender Beginn, chronisch oder rezidivierend. Der Patient muß wegen der Diarrhoe gelegentlich nachts aufstehen	Krampfartige Schmerzen im periumbilikalen Bereich oder im rechten unteren Quadranten (Enteritis) oder diffuse Schmerzen (Kolitis) mit Anorexie, leichtem Fieber und/oder Gewichtsabnahme. Perianale oder perirektale Abszesse und Fisteln.	Häufig junge Menschen, besonders im späten Teenageralter, aber auch im mittleren Alter. Häufiger bei Juden
Erkrankung beginnt typischerweise schleichend	Anorexie, Gewichtsverlust, Müdigkeit, häufig krampfartige Schmerzen im Unterbauch. Symptome einer Mangelernährung wie Blutungen (Vitamin K), Knochenschmerzen und Frakturen (Vitamin D), Glossitis (Vitamin B) und Ödem (Proteine)	Unterschiedlich, hängt von der Ursache ab
Folgt auf die Aufnahme von Milch oder Milchprodukten; wird durch Fasten gelindert	Krampfartige Bauchschmerzen, Meteorismus, Flatulenz	Südeuropäer, Schwarze, Asiaten, Indianer
Unterschiedlich	Häufig keine	Menschen mit Anorexia nervosa oder Bulimia nervosa
Unterschiedlich	Gewichtsverlust, Dehydratation, Übelkeit, Erbrechen und krampfartige Bauchschmerzen	Unterschiedlich, je nach Ursache

Tabelle 2.11 Polyurie, Pollakisurie und Nykturie

Diagnose	Ätiologie	Mögliche Ursachen (Beispiele)	Begleitsymptome
Polyurie	Mangel an antidiuretischem Hormon (Diabetes insipidus)	Eine Funktionsstörung von Hypophysenhinterlappen und Hypothalamus	Durst und Polydipsie, häufig stark und anhaltend; Nykturie
	Die Nieren sprechen nicht auf antidiuretisches Hormon an (Diabetes insipidus renalis).	Verschiedene Nierenerkrankungen einschließlich hypokalzämischer und hypokaliämischer Nephropathie; toxische Wirkung von Medikamenten, z.B. Lithium	Durst und Polydipsie; häufig stark und anhaltend; Nykturie
	Diurese gelöster Stoffe ▪ Elektrolyte, etwa Natriumsalze	Infusion großer Mengen von Salzlösungen, starke Diuretika, bestimmte Nierenerkrankungen	Unterschiedlich
	▪ Nichtelektrolyte wie Glucose	Nicht oder schlecht eingestellter Diabetes mellitus	Durst, Polydipsie und Nykturie
	Übermäßige Aufnahme von Wasser	Primäre Polydipsie	Polydipsie ist gewöhnlich episodisch. Durstgefühl fehlt gelegentlich. Normalerweise keine Nykturie.
Pollakisurie (häufiges Wasserlassen) ohne Polyurie	Verringertes Fassungsvermögen der Blase		
	▪ Erhöhte Empfindlichkeit der Blase gegenüber Dehnung aufgrund einer Entzündung	Infektionen, Steine, Tumoren oder Fremdkörper in der Blase	Brennen beim Wasserlassen, Harndrang, manchmal Makrohämaturie
	▪ Verringerte Elastizität der Blasenwand	Infiltration durch Narbengewebe oder Tumoren	Symptome der begleitenden Entzündung (s.o.) sind häufig.
	▪ Verringerte kortikale Hemmung von Blasenkontraktionen	Motorische Störungen des zentralen Nervensystems, z.B. Schlaganfall	Harndrang; neurologische Symptome wie Schwäche und Lähmung
	Beeinträchtigte Entleerung der Blase mit Restharnbildung		
	▪ Partielle mechanische Verlegung des Blasenhalses oder der proximalen Harnröhre	Am häufigsten benigne Prostatahyperplasie; auch Harnröhrenstriktur und andere obstruierende Erkrankungen von Blase oder Prostata	Frühsymptome einer Verlegung: verzögerter Miktionsbeginn, Pressen zur vollständigen Entleerung, verringerte Stärke des Harnstrahls und Harnträufeln während oder am Ende des Wasserlassens
	▪ Schädigung der peripheren Innervation der Blase	Neurologische Erkrankungen, die die sakralen Nerven oder Nervenwurzeln schädigen, z.B. diabetische Neuropathie	Schwäche oder sensible Defekte

(Fortsetzung auf der nächsten Seite) ▶

92

Tabelle 2.**11** (Fortsetzung)

Diagnose	Ätiologie	Mögliche Ursachen (Beispiele)	Begleitsymptome
Nykturie			
Mit großen Volumina	Die meisten Arten von Polyurie (S. 92)		
	Verringertes Konzentrationsvermögen der Niere mit Ausfall der normalen nächtlichen Absenkung der Harnproduktion	Chronische Niereninsuffizienz aufgrund einer Reihe von Erkrankungen	Möglicherweise andere Symptome der Niereninsuffizienz
	Übermäßige Flüssigkeitsaufnahme vor dem Schlafengehen	Angewohnheit, besonders in bezug auf Alkohol- und Kaffeekonsum	
	Ödematöse Erkrankungen mit Flüssigkeitsretention. Tagsüber entwickelt sich in den unteren Körperpartien ein Ödem, das nachts ausgeschieden wird, wenn der Patient liegt.	Dekompensierte Herzinsuffizienz, nephrotisches Syndrom, Leberzirrhose mit Aszites, chronische Veneninsuffizienz	Ödeme und andere Symptome der ursächlichen Erkrankung. Harnproduktion kann bei Tag verringert sein, da sich die Flüssigkeit erneut im Körper ansammelt, s. Tab. 16.**3**.
Mit kleinen Volumina	Pollakisurie ohne Polyurie (S. 92)		
	Der Patient läßt Wasser ohne echten Harndrang, wenn er nachts auf ist, eine „Pseudopollakisurie"	Schlaflosigkeit	Unterschiedlich

Tabelle 2.12 Harninkontinenz

Diagnose	Ätiologie
Streßinkontinenz Der Harnröhrensphinkter ist geschwächt, so daß vorübergehende Erhöhungen des intraabdominalen Drucks den Druck in der Blase auf Werte ansteigen lassen, die den Widerstand des Harnröhrensphinkters übersteigen.	Bei Frauen ist am häufigsten eine Schwäche des Beckenbodens mit mangelhaftem Stützgewebe um Blase und proximale Harnröhre sowie eine Veränderung des Winkels zwischen Blase und Harnröhre für die Inkontinenz verantwortlich. Als Ursachen werden unter anderem Geburten und chirurgische Eingriffe diskutiert. Lokale Erkrankungen, die den M. sphincter vesicae betreffen, wie eine postmenopausale Atrophie der Schleimhaut oder eine Harnröhreninfektion, können ebenfalls dazu beitragen. Bei Männern kann Streßinkontinenz nach einer Prostataoperation auftreten.
Dranginkontinenz Die Kontraktionen des M. detrusor vesicae sind stärker als normal und überwinden den normalen Widerstand des Harnröhrensphinkters. Die Blase ist typischerweise klein.	1. Verminderte kortikale Hemmung der Kontraktionen des M. detrusor vesicae etwa durch Schlaganfälle, Hirntumoren, Demenz und Läsionen des Rückenmarks oberhalb der sakralen Nervenwurzeln. 2. Übererregbarkeit von sensiblen Bahnen, die beispielsweise durch Blaseninfektionen, Tumoren oder Koprostase verursacht wird. 3. Abtrainieren der Entleerungsreflexe, das z. B. durch häufige willkürliche Entleerung bei niedrigem Blasenvolumen hervorgerufen wird.
Überlaufinkontinenz Die Kontraktionen des M. detrusor vesicae sind zu schwach, um den Widerstand des Harnröhrensphinkters zu überwinden. Die Blase ist typischerweise groß, selbst nach einem Miktionsversuch.	1. Verlegung des Blasenausgangs, etwa durch benigne Prostatahyperplasie oder Tumoren. 2. Schwäche des M. detrusor vesicae verbunden mit peripheren Nervenerkrankungen auf Höhe der sakralen Nervenwurzeln. 3. Beeinträchtigte Sensibilität der Blase, die den Reflexbogen unterbricht, z. B. bei diabetischer Neuropathie.
Funktionelle Inkontinenz Unvermögen, rechtzeitig die Toilette zu erreichen, verursacht durch gesundheitliche Beeinträchtigungen oder Umweltbedingungen.	Beeinträchtigungen der Mobilität aufgrund von Schwäche, Arthritis, schlechtem Sehvermögen oder anderen Ursachen. Umweltfaktoren wie eine ungewohnte Umgebung, große Entfernung zur Toilette, Bettgitter oder körperliche Einschränkungen.
Medikamentenbedingte Inkontinenz Medikamente können zu jeder der oben aufgeführten Formen von Inkontinenz beitragen.	Sedativa, Tranquilizer, Anticholinergika, Sympatholytika und starke Diuretika

Patienten können unter mehr als einer Form von Harninkontinenz leiden. Beispielsweise leiden viele Frauen mit Streßinkontinenz auch in gewissem Umfang unter Dranginkontinenz, und ein älterer Mensch kann aus verschiedenen Gründen inkontinent sein.

Beschwerden	Klinische Symptome
Vorübergehendes Auslaufen kleiner Harnmengen bei Belastungen wie Husten, Lachen und Niesen in aufrechter Körperhaltung. Bei reiner Streßinkontinenz besteht kein Harndrang.	Die Blase ist bei der Untersuchung des Abdomens nicht zu tasten. Streßinkontinenz läßt sich unter Umständen demonstrieren, besonders wenn der Patient vor dem Wasserlassen und im Stehen untersucht wird. Evtl. Zeichen einer atrophischen Vaginitis.
Der Inkontinenz geht Harndrang voraus. Das ausgeschiedene Volumen ist gewöhnlich mäßig groß. Harndrang Pollakisurie und Nykturie mit kleinen bis mäßigen Harnmengen Liegt eine akute Entzündung vor, bereitet das Wasserlassen Schmerzen. Möglicherweise „Pseudostreßinkontinenz" – Entleerung 10–20 s nach Belastungen wie Veränderung der Körperhaltung, Treppen steigen und unter Umständen Husten, Lachen und Niesen	Die Blase ist bei der Untersuchung des Abdomens nicht zu tasten. Bei einer Verminderung der kortikalen Hemmung sind häufig, aber nicht notwendigerweise, intellektuelle Defizite oder motorische Symptome einer Erkrankung des zentralen Nervensystems vorhanden. Bei einer Übererregbarkeit der sensiblen Bahnen können Symptome für lokale Störungen im Becken oder für eine Koprostase vorliegen.
Permanentes Harnträufeln Verringerte Stärke des Harnstrahls Symptome einer partiellen Harnwegsverlegung oder andere Symptome einer peripheren Nervenerkrankung können bereits früher vorgelegen haben.	Bei der Untersuchung des Abdomens findet man häufig eine vergrößerte Blase, die druckschmerzhaft sein kann. Andere mögliche Symptome sind unter anderem eine Vergrößerung der Prostata, motorische Anzeichen für eine periphere Nervenerkrankung, eine verminderte Sensibilität, auch im Bereich des Damms, und abgeschwächte oder fehlende Reflexe.
Inkontinenz auf dem Weg zur Toilette oder nur frühmorgens	Die Blase läßt sich bei der körperlichen Untersuchung nicht tasten. Achten Sie auf körperliche Faktoren oder Umweltfaktoren, die Hinweise auf die wahrscheinliche Ursache liefern.
Unterschiedlich. Eine sorgfältige Anamneseerhebung und Überprüfung der Krankenakte sind wichtig.	Unterschiedlich

Tabelle 2.13 **Schmerzhafte periphere Gefäßerkrankungen und ihre Differentialdiagnosen**

Erkrankung	Ätiologie	Lokalisation der Schmerzen
Arterielle Störungen		
Arterielle Verschlußkrankheiten		
▨ Claudicatio intermittens	Episodische Ischämie der Muskeln, die durch körperliche Anstrengung ausgelöst wird und auf einer Einengung großer oder mittelgroßer Arterien durch Atherosklerose beruht.	Gewöhnlich in der Wade, kann aber auch in der Gesäßbacke, der Hüfte, dem Oberschenkel oder Fuß zu spüren sein, je nachdem, auf welcher Höhe der Verschluß liegt.
▨ Ruheschmerz	Ischämie tritt selbst in Ruhe auf	Distale Schmerzen in den Zehen oder im Vorfuß
Akuter Arterienverschluß	Embolisation oder Thrombose, der möglicherweise eine arterielle Verschlußkrankheit zugrundeliegt	Distale Schmerzen, die gewöhnlich den Fuß und das Bein betreffen
Venöse Störungen		
Oberflächliche Thrombophlebitis	Bildung eines Blutgerinnsels und akute Entzündung in einer oberflächlichen Vene	Lokalisierter Schmerz entlang des Verlaufs einer oberflächlichen Vene. Am häufigsten im Versorgungsgebiet der Vv. saphenae.
Tiefe Venenthrombose	Bildung eines Blutgerinnsels in einer tiefen Vene	Falls Schmerzen auftreten, sind sie gewöhnlich in der Wade lokalisiert. Das Ereignis ist jedoch häufiger schmerzlos.
Chronische Veneninsuffizienz (tief)	Chronische venöse Schwellung infolge eines Venenverschlusses oder einer Venenklappeninsuffizienz	Diffuse Schmerzen in einem oder beiden Beinen
Akute Lymphangitis	Akute bakterielle Infektion (gewöhnlich durch Streptokokken), die, von einer Einfallspforte ausgehend (etwa einer Wunde oder einem Geschwür) entlang der Lymphgefäße aufsteigt.	Ein Arm oder Bein schmerzt.
Thrombangitis obliterans *(Buerger-Krankheit)*	Entzündliche und thrombotische Verschlüsse kleiner Arterien und auch Venen, die bei Rauchern auftreten.	1. Claudicatio intermittens, insbesondere im Fußgewölbe 2. Ruheschmerz in den Fingern oder Zehen
Raynaud-Syndrom *(und Raynaud-Phänomen)*	Episodische Krämpfe der kleinen Arterien und Arteriolen ohne organischen Verschluß. Wenn das Syndrom als Folge anderer Erkrankungen auftritt (es wird dann als Raynaud-Phänomen bezeichnet), kann es zu einem Verschluß kommen.	Distale Teile eines oder mehrerer Finger. Der Schmerz ist in der Regel kein herausragendes Symptom, solange sich keine Geschwüre an den Fingerspitzen entwickeln. Taubheitsgefühl und Kribbeln sind häufig.
Differentialdiagnosen		
Akutes Erysipel	Akute bakterielle Infektion der Haut und des Unterhautgewebes	Arme, Beine oder andere Lokalisationen
Erythema nodosum	Subkutane entzündliche Läsionen, die bei einer Reihe systemischer Zustände wie Schwangerschaft, Sarkoidose, Tuberkulose und Streptokokkeninfektionen auftreten können.	Vorderseite beider Unterschenkel

* Werden am häufigsten für akute oberflächliche Thrombophlebitis gehalten.

Zeitlicher Verlauf	Verstärkende Faktoren	Lindernde Faktoren	Begleitsymptome
Ziemlich kurz; meist zwingen die Schmerzen den Patienten, sich auszuruhen	Körperliche Anstrengung wie Gehen	Ruhe läßt die Schmerzen gewöhnlich innerhalb von 1–3 min abklingen.	Lokale Ermüdung, Taubheitsgefühl, abgeschwächte Pulse, häufig Anzeichen von arterieller Verschlußkrankheit (S. 478)
Anhaltend, nachts häufig stärker	Anheben der Füße, etwa im Bett	Sitzen mit herabhängenden Füßen	Taubheitsgefühl, Kribbeln, trophische Zeichen und Farbveränderungen einer Arterieninsuffizienz (S. 478)
Plötzlicher Beginn; Begleitsymptome können ohne Schmerzen auftreten			Kältegefühl, Taubheitsgefühl, Schwäche, distale Pulse nicht tastbar
Eine akute Episode, die einige Tage oder länger dauert			Lokale Rötung, Schwellung, Druckschmerzhaftigkeit, eine tastbare strangartige Struktur, evtl. Fieber
Häufig schwer zu bestimmen, da Symptome fehlen			Evtl. Schwellung von Fuß und Wade und lokale Druckschmerzhaftigkeit der Wade; häufig jedoch keine Befunde
Chronisch, werden im Lauf des Tages stärker	Langes Stehen	Hochlegen der Beine	Chronisches Ödem, Pigmentierung, möglicherweise Ulzeration (S. 478 f)
Eine akute Episode, die einige Tage oder länger dauert			Rote(r) Streifen auf der Haut, Druckschmerzhaftigkeit, vergrößerte, druckschmerzhafte Lymphknoten und Fieber
1. Relativ kurz, aber rezidivierend 2. Chronisch, anhaltend, kann nachts stärker sein	1. Körperliche Anstrengung	1. Ruhe. Beide Arten von Schmerzen werden besser, wenn das Rauchen eingestellt wird (aber die Patienten hören selten auf).	Distales Kältegefühl, Schwitzen, Taubheitsgefühl und Zyanose; Ulzeration und Gangrän an den Finger- oder Zehenspitzen; Thrombophlebitis migrans
Relativ kurz (Minuten), aber rezidivierend	Kälteexposition, emotionale Aufregung	Warme Umgebung	Farbveränderungen im distalen Teil der Finger: starke Abblassung (wesentlich für die Diagnose) gefolgt von Zyanose und schließlich Rötung
Eine akute Episode, die einige Tage oder länger dauert			Begrenzte, diffuse Schwellung, Rötung und Druckschmerzhaftigkeit mit vergrößerten, druckschmerzhaften Lymphknoten und Fieber; keine strangartige Verdickung tastbar
Mehrere Wochen anhaltende Schmerzen in Verbindung mit einer Reihe von Läsionen			Erhabene, rote Schwellungen, die gruppiert auftreten; häufig Unwohlsein, Gelenkschmerzen und Fieber

Tabelle 2.14 Chronische Schmerzen der Gelenke und ihrer Umgebung

Diagnose	Ätiologie	Häufige Lokalisationen	Ausbreitungsmuster	Beginn	Verlauf und Dauer
(Primär) chronische Polyarthritis	Chronische Entzündung der Synovialhäute mit sekundärer Erosion des benachbarten Knorpels und Schädigung der Ligamente und Sehnen	Hände (Mittel- und Grundgelenke der Finger), Füße (Grundgelenke der Zehen), Handgelenke, Knie, Ellenbogen, Sprunggelenke	Symmetrisch sich aufsummierend: Der anfängliche Befall eines Gelenkes hält an, während weitere Gelenke hinzukommen	Gewöhnlich schleichend	Häufig chronisch, mit Remissionen und Exazerbationen
Arthrose *(degenerative Gelenkerkrankung)*	Degeneration und fortschreitender Verlust des Knorpels in den Gelenken, Schädigung des darunterliegenden Knochens und Neubildung von Knochen an den Rändern des Knorpels	Knie, Hüften, Hände (End- und gelegentlich Mittelgelenke der Finger), Hals- und Lendenwirbelsäule und Handgelenke (Sattelgelenk des Daumens); auch Gelenke, die zuvor verletzt oder erkrankt waren	Sich aufsummierend; manchmal ist aber nur *ein* Gelenk betroffen	Gewöhnlich schleichend	Langsam fortschreitend, mit zeitweiligen Exazerbationen durch übermäßige Beanspruchung
Gichtarthritis					
Akute Gicht	Entzündliche Reaktion auf mikrokristallines Natriumurat	Grundgelenk der großen Zehe, der Spann oder Fußrücken, Sprunggelenke, Knie und Ellenbogen	Frühe Anfälle sind gewöhnlich auf ein Gelenk beschränkt	Plötzlich, häufig nachts, oft nach Verletzungen, chirurgischen Eingriffen, Fasten oder übermäßigem Essen sowie übermäßigem Alkoholkonsum	Gelegentlich isolierte Anfälle, die Tage oder bis zu 2 Wochen dauern; die Anfälle können häufiger und schwerer werden, die Beschwerden bestehen fort
Chronische Gicht	Multiple lokale Ansammlungen von Natriumurat in den Gelenken und anderen Geweben (Tophi) mit oder ohne Entzündung	Füße, Sprunggelenke, Handgelenke, Finger und Ellenbogen	Sich aufsummierend, aber nicht so symmetrisch wie bei (primär) chronischer Polyarthritis	Allmähliche Entwicklung des chronischen Zustands mit wiederholten Anfällen	Chronische Beschwerden mit akuten Exazerbationen
Polymyalgia rheumatica	Erkrankung unklarer Ätiologie, die bei über 50jährigen auftritt, insbesondere bei Frauen; kann mit Riesenzellarteriitis verbunden sein	Muskulatur des Becken- und Schultergürtels; symmetrisch		Schleichend oder akut, kann sogar über Nacht auftreten	Chronisch, klingt aber letztlich von selbst ab
Fibromyalgie-Syndrom	Generalisierte Schmerzen im Bewegungsapparat und druckschmerzhafte Punkte (Triggerpunkte). Kann andere Erkrankungen begleiten. Ätiologie unklar	„Überall" aber besonders im Nacken, in den Schultern, Händen, im Kreuz und in den Knien	Springt unvorhersehbar von Gelenk zu Gelenk oder verschlimmert sich infolge von Immobilisierung, Überbeanspruchung oder Kälteeinwirkung	Unterschiedlich	Chronisch mit „Höhen und Tiefen"

Die Unbestimmtheit dieser Merkmale ist schon an sich ein Hinweis auf das Fibromyalgie-Syndrom.

Begleitsymptome				
Schwellungen	**Rötung, Wärme und Druckschmerzhaftigkeit**	**Steifheit**	**Bewegungs- einschränkung**	**Generalisierte Symptome**
Häufige Schwellung des Synovialgewebes in Gelenken oder Sehnenscheiden; auch subkutane Knötchen	Druckschmerzhaft, häufig warm, aber selten gerötet	Ausgeprägt; hält morgens häufig eine Stunde oder länger an; auch nach Inaktivität	Entwickelt sich häufig	Schwäche, Ermüdung, Gewichtsverlust und leichtes Fieber sind häufig
In den Gelenken, besonders am Knie, können kleine Ergüsse auftreten; auch Osteophytenbildung	Manchmal druckschmerzhaft, selten warm oder gerötet	Häufig, aber nur von kurzer Dauer (gewöhnlich 5–10 min); morgens und nach Inaktivität	Entwickelt sich häufig	Fehlen gewöhnlich
Schwellung des betroffenen Gelenks und seiner Umgebung	Ausgesprochen druckschmerzhaft, heiß und gerötet	Nicht offensichtlich	Beweglichkeit wird hauptsächlich durch Schmerzen begrenzt.	Evtl. Fieber
Schwellungen (sog. Tophi) in Gelenken, Schleimbeuteln und im Unterhautgewebe	Druckschmerzhaftigkeit, Wärme und Rötung können bei einem Gichtanfall auftreten.	Vorhanden	Vorhanden	Evtl. Fieber; Patient kann auch Symptome eines Nierenversagens und Nierensteine bekommen
Keine	Die Muskulatur ist häufig druckschmerzhaft, aber nicht warm oder gerötet	Ausgeprägt, besonders morgens	Gewöhnlich keine	Unwohlsein, ein Gefühl der Depression, möglicherweise Anorexie, Gewichtsverlust und Fieber, aber keine wirkliche Schwäche
Keine	Viele spezifische und symmetrische druckschmerzhafte Punkte, die häufig erst bei der Untersuchung entdeckt werden	Vorhanden, besonders morgens	Fehlt; endgradige Bewegungssteife	Schlafstörungen, die gewöhnlich mit morgendlicher Müdigkeit verbunden sind

Tabelle 2.15 Kreuzschmerzen

Art des Kreuzschmerzes	Mögliche Ursachen	Mögliche klinische Symptome
Gewöhnliche Kreuzschmerzen Akute, häufig rezidivierende oder möglicherweise chronische Schmerzen im Lumbosakralgebiet, die in die Rückseite der Oberschenkel, aber nicht in die Wade, ausstrahlen können. Die Schmerzen werden häufig durch Bewegung, Anheben von Gegenständen oder durch Drehbewegungen ausgelöst oder verstärkt und lassen sich durch Ruhe lindern. Es kommt typischerweise zu einer schmerzhaften Bewegungseinschränkung der Wirbelsäule. Dies ist die Art von Rückenschmerzen, die gewöhnlich vom Teenageralter bis zum Alter von 50 Jahren auftritt.	Die genaue Ursache läßt sich in der Regel nicht nachweisen. In vielen Fällen ist wahrscheinlich eine Bandscheibenerkrankung beteiligt. Bei einem geringen Prozentsatz können angeborene Veränderungen der Wirbelsäule wie Spondylolisthesis vorliegen. Bei älteren Frauen oder Personen, die eine Langzeitbehandlung mit Kortikosteroiden erhalten, sollten Sie eine durch eine Wirbelfraktur komplizierte Osteoporose in Betracht ziehen.	Lokale Druckschmerzhaftigkeit, Verspannung der Muskulatur, Schmerzen bei Bewegungen des Rückens und Steilstellung der LWS, aber keine motorischen oder sensiblen Ausfälle oder Reflexveränderungen. Bei Osteoporose können verstärkte Kyphosierung der BWS, Klopfschmerzhaftigkeit eines Dornfortsatzes oder Frakturen an anderer Stelle, etwa der Brustwirbelsäule oder der Hüfte, vorkommen.
Lumboischialgie (Ischiasbeschwerden) Ein radikulärer (Wurzel-)Schmerz, der gewöhnlich Kreuzschmerzen überlagert ist. Der Ischiasschmerz ist einschießend. Er strahlt in einer segmentalen Verteilung in eines oder beide Beine aus, gewöhnlich bis unter das Knie. Häufig werden die Schmerzen von Taubheitsgefühl und Kribbeln sowie gelegentlich von einer umschriebenen Muskelschwäche begleitet. Der Schmerz wird gewöhnlich durch Bewegungen der Wirbelsäule wie Bücken und durch Niesen, Husten oder die Bauchpresse verschlimmert.	Bei Patienten unter 50 Jahren ist die häufigste Ursache ein Bandscheibenvorfall mit Kompression oder Dehnung einer oder mehrerer Nervenwurzeln. Am häufigsten sind die Wurzeln L5 oder S1 betroffen. Tumoren oder Abszesse des Rückenmarks sind sehr viel seltener die Ursache. Verglichen mit einer Bandscheibe schädigen sie gewöhnlich mehr Nervenwurzeln und verursachen stärkere neurologische Ausfälle.	Schmerzen beim Anheben des gestreckten Beins (Lasègue-Zeichen, S. 540), Druckschmerzhaftigkeit im Verlauf des N. ischiadicus, Sensibilitätsverlust im betroffenen Dermatom, lokale Muskelschwäche und -atrophie und abgeschwächte bis fehlende Reflexe, wobei besonders der Achillessehnenreflex betroffen ist. Sensible Symptome und Reflexveränderungen können fehlen, wenn nur eine einzige Wurzel betroffen ist.
Syndrom des engen Spinalkanals Das Syndrom des engen Spinalkanals führt zu Schmerzen im Rücken oder den Beinen, die sich beim Gehen verschlimmern und durch Beugung der Wirbelsäule, wie beim Sitzen oder nach vorne Beugen, gelindert werden.	Stenose im Bereich der Lendenwirbelsäule, die auf einer Verengung des Spinalkanals durch eine Kombination aus Bandscheibenerkrankung und Spondylarthrose beruht und die Spinalnerven einengt. Sie ist eine häufige Ursache für Rückenschmerzen bei über 60jährigen.	Es kann sich eine vornübergebeugte Körperhaltung entwickeln.
Chronisch persistierende Steifigkeit der Lendenwirbelsäule	Spondylitis ankylosans (Morbus Bechterew), eine chronische entzündliche Polyarthritis, die am häufigsten bei jungen Männern auftritt.	Steilstellung der LWS, muskulärer Hartspann und Beeinträchtigung der Flexion nach vorn und nach lateral.
	Diffuse idiopathische skelettäre Hyperostose (DISH), die bei Männern mittleren und höheren Alters vorkommt.	Versteifung der Wirbelsäule in flektierter Haltung, fast vollständige Aufhebung der Beweglichkeit.
Nächtliche Rückenschmerzen ohne Linderung durch Ruhe	Ziehen Sie Wirbelsäulenmetastasen eines Malignoms in Betracht, beispielsweise von Karzinomen der Prostata, Brust, Lunge, Schilddrüse und Nieren sowie ein Plasmozytom (multiples Myelom).	Je nach Ursache unterschiedlich. Eine lokale Druckschmerzhaftigkeit der Knochen kann auftreten.
Rückenschmerzen, die vom Abdomen oder Becken fortgeleitet werden Gewöhnlich ein tiefer Schmerz, dessen Höhe von der Ursache abhängt.	Ulcus pepticum, Pankreatitis, Pankreaskarzinom, chronische Prostatitis, Endometriose, Aneurysma dissecans der Aorta, retroperitoneale Tumoren und andere Ursachen.	Bewegungen der Wirbelsäule schmerzen nicht, keine Bewegungseinschränkung. Suchen Sie nach Symptomen der ursächlichen Erkrankung.

Tabelle 2.16 Nackenschmerzen

Die Klassifizierung von Nackenschmerzen ist nicht einheitlich, zum Teil deshalb, weil pathologische oder andere definitive Kriterien gewöhnlich fehlen. Obwohl z. B. der „einfache steife Nacken" sehr häufig ist, suchen Menschen, die darunter leiden, nur selten ärztliche Hilfe.

Art der Nackenschmerzen	Mögliche Ursachen	Mögliche klinische Symptome
„Gewöhnlicher steifer Nacken" Akute, episodische, lokalisierte Schmerzen im Nacken, die häufig beim Aufwachen auftreten und 1–4 Tage anhalten. Keine Ausstrahlung in definierte Dermatome.	Die Ätiologie ist unklar.	Lokale Druckschmerzhaftigkeit der Muskulatur und Schmerzen bei bestimmten Bewegungen.
Schmerzender Nacken Ein anhaltender, dumpfer Schmerz im Nacken, der sich oft bis zum Hinterhaupt ausbreitet. Er tritt häufig bei haltungsbedingten Belastungen auf, z.B. bei längerem Tippen oder Lernen, und kann auch bei Anspannung und Depressionen vorkommen.	Ätiologie unklar; könnte im Zusammenhang mit anhaltender Muskelkontraktion stehen.	Lokale Druckschmerzhaftigkeit der Muskulatur. Wenn schmerzende und druckschmerzhafte Gebiete auch an anderen Stellen des Körpers vorkommen, sollten Sie das Fibromyalgie-Syndrom (Tab. 2.14) in Betracht ziehen.
„Zerrung der Halswirbelsäule" Akute und häufig rezidivierende Nackenschmerzen, die oft stärker sind und länger anhalten als der gewöhnliche steife Nacken. Manchmal gibt es einen auslösenden Faktor, etwa ein Schleudertrauma, das Heben einer schweren Last oder eine plötzliche Bewegung, aber der Schmerz strahlt nicht in bestimmte Dermatome aus.	Ätiologie unklar.	Lokale Druckschmerzhaftigkeit und Schmerzen bei Bewegung.
Nackenschmerzen mit Ausstrahlung in bestimmte Segmente Nackenschmerzen wie bei Zerrung der Halswirbelsäule, aber mit Ausstrahlung der Schmerzen in Schulter, Rücken oder Arm, wobei die Verteilung der Schmerzen segmental ist. Typisch für diese radikulären Schmerzen ist, daß sie stechen, brennen oder kribbeln.	Kompression einer oder mehrerer Nervenwurzeln, die entweder durch den Vorfall einer zervikalen Bandscheibe oder durch eine degenerative Bandscheibenerkrankung mit Bildung von Osteophyten verursacht wird[a].	Druckschmerzhaftigkeit und Verspannung der Muskulatur, eingeschränkte Beweglichkeit des Nackens, Zunahme der Schmerzen beim Husten oder Pressen und evtl. Sensibilitätsverlust, Schwäche, Muskelatrophie und abgeschwächte Reflexe in den betroffenen Dermatomen.
Nackenschmerzen mit Symptomen, die auf eine Kompression des Halsmarks schließen lassen Hiermit ist häufig eine Schwäche oder Lähmung der Beine verbunden, wobei oft die Sensibilität vermindert oder ausgefallen ist. Diese Symptome können zusätzlich zu den radikulären Symptomen oder allein auftreten. Die Nackenschmerzen sind sehr leicht oder fehlen sogar ganz.	Kompression des Halsmarks, die entweder durch den Vorfall einer zervikalen Bandscheibe oder durch eine degenerative Bandscheibenerkrankung mit Bildung von Osteophyten verursacht wird. Die Ursache kann auch eine Verletzung sein[a].	Einschränkung der Beweglichkeit des Nackens, Schwäche oder zentrale Lähmungen in den Beinen, Babinski-Phänomen, Ausfall der Lagewahrnehmung und der Vibrationsempfindung in den Beinen und, weniger häufig, ein Ausfall der Schmerz- und Temperaturempfindung. In den Armen können ebenfalls radikuläre Symptome auftreten.

[a] Tumoren oder Abszesse des Halsmarks sind zwar weniger häufig, sollten aber dennoch ebenfalls in Betracht gezogen werden.

Tabelle 2.17 Synkopen und ähnliche Störungen

Diagnose	Ätiologie	Auslösende Faktoren
Vasovagale Synkope *(gewöhnliche Ohnmacht)*	Plötzliche periphere Vasodilatation, insbesondere in den Skelettmuskeln, ohne kompensatorischen Anstieg des Herzzeitvolumens. Der Blutdruck fällt ab.	Starke Emotionen wie Angst oder Schmerz
Orthostatische Hypotonie	1. Fehlfunktion des vasokonstriktorischen Reflexes in Arteriolen und Venen. Dadurch kommt es zu einem venösen Pooling, verringertem Herzzeitvolumen und Blutdruckabfall.	1. Aufstehen
	2. „Hypovolämie", ein verringertes Blutvolumen, das nicht ausreicht, um das Herzzeitvolumen und den Blutdruck, besonders im Stehen, aufrechtzuerhalten.	2. Aufstehen nach einer Blutung oder Dehydratation
Hustensynkope	Mehrere mögliche Mechanismen, die mit erhöhtem intrathorakalem Druck zusammenhängen.	Starker Hustenanfall
Miktionssynkope	Unklar	Entleerung der Blase nach dem Aufstehen
Herz-Kreislauf-Erkrankungen		
Herzrhythmusstörungen	Verringertes Herzzeitvolumen aufgrund einer zu hohen (gewöhnlich mehr als 180) oder zu niedrigen (weniger als 35–40) Frequenz.	Plötzliche Veränderung der Herzfrequenz
Aortenstenose und hypertrophische Kardiomyopathie	Der Gefäßwiderstand nimmt infolge von körperlicher Anstrengung ab, aber das Herzzeitvolumen kann nicht erhöht werden.	Körperliche Anstrengung
Myokardinfarkt	Plötzliche Herzrhythmusstörungen oder verringertes Herzzeitvolumen	Unterschiedlich
Massive Lungenarterienembolie	Plötzliche Hypoxie oder verringertes Herzzeitvolumen	Unterschiedlich
Störungen, die Synkopen ähneln		
Hypokapnie (verringerter Kohlendioxidgehalt) aufgrund von Hyperventilation	Verengung der zerebralen Gefäße infolge der Hypokapnie, die durch Hyperventilation verursacht wird.	Möglicherweise eine belastende Situation
Hypoglykämie	Zu geringe Glucosekonzentration, um den Hirnstoffwechsel aufrechtzuerhalten; die Freisetzung von Adrenalin trägt zu den Symptomen bei.	Unterschiedlich, unter anderem Fasten
Hysterische Ohnmachten aufgrund einer Konversionsreaktion[a]	Der symbolische Ausdruck eines unannehmbaren Gedankens durch die Körpersprache.	Belastende Situationen

[a] Wichtige diagnostische Merkmale einer hysterischen Ohnmacht sind die normale Farbe der Haut und normale Vitalzeichen, manchmal bizarre und gezielte Bewegungen und das Auftreten im Beisein anderer Menschen.

Prädisponierende Faktoren	Prodromalsymptome	Einfluß der Körperhaltung	Erholung
Erschöpfung, Hunger, eine heiße, feuchte Umgebung	Unruhe, Schwächegefühl, Blässe, Übelkeit, Speichelfluß, Schwitzen, Gähnen	Tritt gewöhnlich im Stehen auf, gelegentlich im Sitzen	Bewußtsein wird im Liegen rasch wiedererlangt, aber Blässe, Schwächegefühl, Übelkeit und eine leichte Verwirrtheit können noch einige Zeit anhalten.
1. Periphere Neuropathien und Erkrankungen, die das autonome Nervensystem beeinträchtigen; Medikamente wie Antihypertensiva und Vasodilatatoren; längere Bettlägerigkeit	1. Häufig keine	1. Kurz nach dem Aufstehen	1. Rasche Erholung im Liegen
2. Blutungen im Magen-Darm-Trakt oder Verletzungen, starke Diuretika, Erbrechen, Diarrhoe, Polyurie	2. Benommenheit und Herzrasen (Tachykardie) beim Aufstehen	2. Gewöhnlich kurz nach dem Aufstehen	2. Besserung im Liegen
Chronische Bronchitis bei muskulösen Männern	Häufig keine außer Husten	Kann in jeder Körperhaltung auftreten	Rasche Erholung
Nykturie, gewöhnlich bei älteren oder erwachsenen Männern	Häufig keine	Im Stehen beim Wasserlassen	Rasche Erholung
Organische Herzerkrankungen und hohes Alter verringern die Toleranz gegenüber Arrhythmien.	Häufig keine	Kann in jeder Körperhaltung auftreten	Rasche Erholung, wenn keine Hirnschädigung eingetreten ist
Das Vorliegen dieser Herzerkrankungen	Häufig keine. Plötzlicher Beginn.	Tritt bei oder nach körperlicher Anstrengung auf	Gewöhnlich rasche Erholung
Koronare Herzkrankheit	Häufig keine	Kann in jeder Körperhaltung auftreten	Unterschiedlich
Tiefe Venenthrombose	Häufig keine	Kann in jeder Körperhaltung auftreten	Unterschiedlich
Prädisposition für Angstzustände und Hyperventilation	Atemnot, Herzrasen, thorakale Schmerzen, Taubheitsgefühl und Kribbeln in den Händen und um den Mund, die mehrere Minuten anhalten. Bewußtsein bleibt häufig erhalten.	Kann in jeder Körperhaltung auftreten	Langsame Besserung, wenn die Hyperventilation nachläßt
Insulinbehandlung und verschiedene Stoffwechselstörungen	Schwitzen, Zittern, Herzrasen, Hunger; Kopfschmerzen, Verwirrtheit, abnormes Verhalten, Koma. Eine echte Synkope ist selten.	Kann in jeder Körperhaltung auftreten	Unterschiedlich; hängt von der Schwere und der Behandlung ab
Hysterische Persönlichkeitsmerkmale	Unterschiedlich	Ein Sturz, häufig aus dem Stehen ohne Verletzungen	Unterschiedlich; kann länger andauern; häufig mit fluktuierender Ansprechbarkeit

Tabelle 2.18 Epileptische Ereignisse

Fokale Anfälle sind Anfälle, die mit fokalen Manifestationen (Herdsymptomen) beginnen. Sie werden weiter unterteilt in *einfache fokale Anfälle*, bei denen das Bewußtsein nicht getrübt ist, und in *komplex fokale Anfälle* (psychomotorische Anfälle), bei denen dies der Fall ist. Beide Arten von Anfällen können sich zu einem dritten Typ weiterentwickeln, den *fokalen, sekundär generalisierten Anfällen*. Alle Arten von fokalen Anfällen weisen auf eine strukturelle Läsion der Großhirnrinde hin, etwa eine Narbe, einen Tumor oder einen Infarkt. Die Art des Anfalls hilft dem Kliniker, die zugrundeliegende Läsion im Gehirn zu lokalisieren.

Diagnose	Klinische Manifestationen	Postiktaler Zustand *(nach dem Anfall)*
Fokale Anfälle		
Einfache fokale Anfälle		
■ *Mit motorischen Symptomen* *Jackson-Anfälle*	Tonische und dann klonische Bewegungen, die einseitig in der Hand, dem Fuß oder dem Gesicht beginnen und sich auf andere Körperteile auf derselben Seite ausweiten	Normales Bewußtsein
Andere motorische Anfälle	Drehung von Kopf und Augen auf eine Seite oder tonische und klonische Bewegungen eines Arms oder Beins, aber ohne anschließende Ausbreitung zu denen es bei Jackson-Anfällen kommt.	Normales Bewußtsein
■ *Mit sensiblen Symptomen*	Taubheitsgefühl, Kribbeln; einfache visuelle, akustische oder olfaktorische Halluzinationen wie Lichtblitze, Summen oder Gerüche	Normales Bewußtsein
■ *Mit autonomen Symptomen*	Ein „komisches Gefühl" im Epigastrium, Übelkeit, Blässe, Erröten, Benommenheit	Normales Bewußtsein
■ *Mit psychischen Symptomen*	Angst oder Furcht; Gefühle der Vertrautheit (Déjà vu) oder Unwirklichkeit; traumartige Zustände; Furcht oder Wut; Rückblenden (Flashbacks); komplexere Halluzinationen	Normales Bewußtsein
Komplex fokale Anfälle Diese können als einfache fokale Anfälle oder mit einer Bewußtseinsstörung beginnen. Es können sich Automatismen entwickeln	Der Anfall kann mit den oben beschriebenen autonomen oder psychischen Symptomen beginnen oder nicht. Das Bewußtsein ist getrübt, und die Person macht einen verwirrten Eindruck. Die Automatismen umfassen automatische motorische Verhaltensweisen wie Kauen, schmatzende Lippenbewegungen, Umhergehen und das Aufknöpfen von Kleidungsstücken; auch kompliziertere und anspruchsvollere Aktivitäten wie Autofahren gehören zu den Automatismen.	Der Patient kann sich an anfängliche autonome oder psychische Symptome erinnern (die dann als *Aura* bezeichnet werden), für den Rest des Anfalls besteht aber eine Amnesie. Zeitweilige Verwirrtheit und Kopfschmerzen können auftreten.
Fokale, sekundär generalisierte Anfälle	Fokale, sekundär generalisierte Anfälle ähneln tonisch-klonischen Anfällen (S. 105). Leider erinnert sich der Patient manchmal nicht an den fokalen Beginn, und Zeugen des Anfalls können ihn übersehen.	Wie bei einem tonisch-klonischen Anfall, der auf der nächsten Seite beschrieben wird. Zwei Attribute kennzeichnen einen fokalen, sekundär generalisierten Anfall: (1) die Erinnerung an eine Aura und (2) ein einseitiges neurologisches Defizit in der postiktalen Phase (Todd-Parese).

(Fortsetzung auf der nächsten Seite) ▶

Tabelle 2.18 (Fortsetzung)

Generalisierte Anfälle beginnen im Gegensatz zu fokalen entweder mit beidseitigen Körperbewegungen oder einer Bewußtseinsstörung oder mit beidem. Sie lassen auf eine großflächige, beidseitige kortikale Störung schließen, die entweder ererbt oder erworben ist. Wenn generalisierte Anfälle vom tonisch-klonischen Typ (Grand mal) in der Kindheit oder im frühen Erwachsenenalter einsetzen, sind sie häufig ererbt. Wenn tonisch-klonische Anfälle nach dem 30. Lebensjahr beginnen, sollten Sie entweder einen fokalen, sekundär generalisierten Anfall vermuten oder einen generalisierten Anfall, der toxisch oder metabolisch bedingt ist. Toxische und metabolische Ursachen umfassen den Entzug von Alkohol oder anderen Sedativa, Urämie, Hypoglykämie, Hyperglykämie, Hyponatriämie und Wasserintoxikation sowie bakterielle Meningitis.

Diagnose	Klinische Manifestationen	Postiktaler Zustand *(nach dem Anfall)*
Generalisierte Anfälle		
Tonisch-klonische Anfälle (Grand mal)[a]	Der Betroffene verliert plötzlich das Bewußtsein, manchmal mit einem Schrei (Initialschrei), und der Körper versteift sich (tonische Phase mit Rigidität der Extensoren). Die Atmung setzt aus, der Patient wird zyanotisch. Es folgt eine klonische Phase mit rhythmischen Muskelkontraktionen. Die Atmung setzt wieder ein und ist häufig laut mit übermäßigem Speichelfluß. Es kann zu Verletzungen, Zungenbiß und Einnässen kommen.	Verwirrtheit, Schläfrigkeit, Erschöpfung, Kopfschmerzen, Muskelkater und gelegentlich anhaltende beidseitige neurologische Defizite wie gesteigerte Reflexe und Babinski-Phänomen. Es besteht Amnesie für den Anfall, und der Betroffene kann sich an keine Aura erinnern.
Absence	Eine plötzliche, kurze Bewußtseinsstörung mit vorübergehendem Blinzeln, Starren oder Bewegungen von Lippen und Händen, aber kein Sturz. Man kennt zwei Typen dieser Störung. Ein *Petit mal* dauert weniger als 10 s und endet abrupt. *Atypische Absencen* können länger als 10 s dauern.	Keine Erinnerung an eine Aura. Bei Pétit mal tritt unmittelbar danach der Normalzustand wieder ein; bei atypischen Absencen besteht eine gewisse postiktale Verwirrtheit.
Atonische Anfälle	Plötzlicher Bewußtseinsverlust mit Sturz, aber ohne Bewegungen. Es kann zu Verletzungen kommen.	Entweder sofortige Erholung oder kurze Phase mit Verwirrtheit
Myoklonus	Plötzliche, kurze, schnelle Zuckungen des Rumpfes oder der Extremitäten. Kommt bei einer Reihe von Störungen vor.	Unterschiedlich
Psychogene Anfälle Diese können Anfälle vortäuschen, beruhen aber auf einer Konversionsreaktion (einer psychischen Störung).	Die Bewegungen können eine symbolische Bedeutung für die Person besitzen und folgen häufig keinem neuroanatomischen Muster. Verletzungen sind selten.	Unterschiedlich

[a] Fieberkrämpfe, die kurzen tonisch-klonischen Anfällen ähneln, können bei Säuglingen und Kleinkindern vorkommen. Sie sind gewöhnlich gutartig, können aber gelegentlich die erste Manifestation einer Anfallsneigung sein.

Psychischer Befund

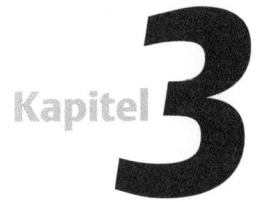

Kapitel 3

Mentale Funktionen

Um Aufbau und Funktion eines bestimmten Körperbereichs zu beurteilen, um einen gesunden von einem pathologischen Zustand zu unterscheiden und um eine Krankheit zu diagnostizieren, benutzen Kliniker spezifische Termini. So wie beim Herz-Kreislauf-System Symptome, Herzgeräusche, Drücke und Pulswellen diesem Zweck dienen, sind es bei der Psyche spezielle mentale Funktionen. Obwohl diese Funktionen nicht alle Aspekte menschlichen Denkens und Fühlens abdecken, sind sie nützliche klinische Hilfsmittel.

Die *Bewußtseinslage* beschreibt den Grad der Aufmerksamkeit und des Bewußtseins der eigenen Umgebung. *Aufmerksamkeit* bezeichnet die Fähigkeit, sich längere Zeit auf eine Aufgabe oder Handlung zu konzentrieren. Ein Mensch, der unaufmerksam oder leicht abzulenken ist, dessen Bewußtsein getrübt ist, hat bei der Wiedergabe der Krankengeschichte oder der Beantwortung von Fragen Schwierigkeiten. Auch das *Gedächtnis* leistet einen wichtigen Beitrag beim Beantworten von Fragen. Informationen müssen zunächst geistig aufgenommen oder registriert werden – eine Fähigkeit, die gewöhnlich überprüft wird, indem man um die sofortige Wiederholung von Informationen bittet. Die Information muß dann im Gedächtnis gespeichert oder behalten werden. Das *Kurzzeitgedächtnis* umfaßt einen Zeitraum von Minuten, Stunden oder Tagen, während das *Langzeitgedächtnis* sich auf eine Zeitspanne von Jahren bezieht. Die *Orientierung* hängt sowohl vom Gedächtnis als auch von der Aufmerksamkeit ab und bezeichnet das Bewußtsein eines Menschen, wer oder was er in bezug auf Zeit, Ort und andere Menschen ist.

Objekte in der Umgebung, ihre Eigenschaften und Beziehungen zueinander werden durch *Sinneswahrnehmungen* bewußt. Während die meisten Wahrnehmungen auf externe Reize zurückgehen, entstehen andere wie Träume oder Halluzinationen in uns selbst.

Der *Denkprozeß* umfaßt Abfolge, Logik, Kohärenz und Relevanz des zielgerichteten Denkens. Während Gedankenabläufe beschreiben, wie Menschen denken, beschreibt der *Inhalt des Denkens*, woran sie denken. Denken schließt Einsicht und Urteilsvermögen ein. Im Rahmen einer neuropsychologischen Untersuchung bedeutet *Einsicht*, ob sich jemand darüber im klaren ist, daß seine Symptome oder sein gestörtes Verhalten abnorm sind. Während der eine sich z. B. darüber bewußt ist, daß seine Halluzinationen ein Produkt seiner Einbildung sind, ist der andere, dem diese Einsicht fehlt, davon überzeugt, daß es sich um real existierende Phänomene handelt. Wenn man ein *Urteil* fällt, vergleicht und bewertet man verschiedene Alternativen, um sich für eine Vorgehensweise zu entscheiden. Das Urteilsvermögen schließt Wertvorstellungen ein, die auf der Realität basieren oder nicht und die gesellschaftlichen Normen entsprechen oder eben nicht.

Im Gegengsatz zum Denken beschreiben Stimmung und Affekt, wie sich ein Mensch fühlt. *Affekt* ist eine unmittelbar wahrnehmbare, normalerweise vorübergehende Gefühlsregung, die sich in der Stimme, dem Gesichtsausdruck oder dem Verhalten niederschlägt, während *Stimmung* eine länger anhaltende Emotion ist, die die Weltanschauung eines Menschen beeinflussen kann. Affekt verhält sich zu Stimmung wie das Wetter zum Klima.

Menschen kommunizieren mit Hilfe der *Sprache*, einem komplexen Symbolsystem, das auf dem Äußern, Aufnehmen und Verstehen von Wörtern basiert. Ebenso wie Bewußtsein, Aufmerksamkeit und Gedächtnis ist die Sprache für andere intellektuelle Funktionen unverzichtbar. Wenn sie stark beeinträchtigt ist, ist die Beurteilung bestimmter anderer Funktionen schwierig oder sogar unmöglich.

Die höheren kognitiven Funktionen umfassen *Wortschatz, Allgemeinbildung* und die Fähigkeit *abstrakt zu denken, zu rechnen* und *zwei- oder dreidimensionale Objekte abzuzeichnen oder zu konstruieren.*

Die Wechselbeziehung zwischen Körper und Geist im Hinblick auf die bisher genannten Fähigkeiten darf nicht außer acht gelassen werden, auch wenn sie nicht immer leicht zu erkennen ist. Psychische Störungen wie Angstzustände oder Depression manifestieren sich häufig in Form körperlicher Krankheiten, während körperliche Krankheiten ihrerseits mentale und emotionale Reaktionen hervorrufen. Besonders bei älteren Menschen kann eine körperliche Krankheit die mentalen Funktionen stark beeinträchtigen, ohne typische Beschwerden oder Symptome wie Fieber oder Schmerzen zu verursachen. Wenn Sie eine Störung der mentalen Funktionen feststellen, sollten Sie deshalb sorgfältig nach körperlichen (und pharmakologischen) Ursachen suchen. Außerdem sollten Sie versuchen, den Hintergrund und die emotionale Bedeutung der psychischen Veränderungen zu verstehen.

Dieses Kapitel beschäftigt sich nicht mit den Themen Persönlichkeit, Psychodynamik oder persönliche Erfahrung. Diese Themen werden im persönlichen Gespräch beleuchtet. Der Kliniker versucht, die Person als Ganzes zu verstehen, indem er alle relevanten Informationen zusammenträgt und zueinander in Beziehung setzt.

Altersabhängige Veränderungen

Adoleszenz bezeichnet eine Zeit wachsender intellektueller Reife, in der Allgemeinbildung, Wortschatz und Urteilsvermögen zunehmen – ein Prozeß, der bereits in der Kindheit beginnt. Im Alter von ungefähr 12 Jahren beginnen Heranwachsende abstrakt zu denken – Verallgemeinerungen zu benutzen, Hypothesen aufzustellen, Theorien zu entwickeln, logisch zu argumentieren und über zukünftige Pläne, Risiken und Möglichkeiten nachzudenken. Vorausgesetzt, daß u. a. Intelligenz, Bildung und Erfahrung vorhanden sind, entwickelt sich die Urteilsfähigkeit zusammen mit bestimmten Wertvorstellungen. Ebenso wie bei Körpergröße, Gewicht und Pubertät – variieren aber auch bei diesem Reifungsprozeß Beginn, Geschwindigkeit und Dauer, und können nicht allein anhand des Alters vorausgesagt werden. Einige Personen erreichen nie das Niveau, das bei Erwachsenen als normal angesehen wird.

Wenn jemand nicht in der Lage ist, abstrakt zu denken und Konsequenzen einzuschätzen, beeinflußt dies Verhaltensweisen, die im Hinblick auf die gesundheitliche Verfassung eine Rolle spielen. Dazu gehören sexuelle Aktivität, Konsum von Tabak, Alkohol und anderen Drogen sowie eine erhöhte Risikobereitschaft, die zu Verletzungen führt. In einer Gesellschaft, in der solche Verhaltensweisen in den Medien und anderswo propagiert werden, sind sie auch bei Heranwachsenden verbreitet. Außerdem können im Teenageralter psychologische Probleme auftreten. Dazu gehören die Besorgnis über die Veränderung des Erscheinungsbildes und der Körperform, Panikattacken, Wutreaktionen, Depressionen, suizidales Verhalten und psychotische Störungen, die Schizophrenie einschließen.

Alter. Altersbedingte Verluste können die mentalen Funktionen eines älteren Menschen stark beeinträchtigen. Dazu gehören der Tod von Familienangehörigen und Freunden, das Ausscheiden aus dem Berufsleben, die Verringerung des Einkommens, das Abnehmen der körperlichen Leistungsfähigkeit einschließlich der Beeinträchtigung der Sehkraft und des Gehörs und möglicherweise weniger Anregungen von außen oder zunehmende Isolation. Außerdem unterliegt das alternde Gehirn biologischen Veränderungen. Das Gehirnvolumen und die Anzahl kortikaler Nervenzellen nehmen ab, zudem wurden mikroanatomische und biochemische Veränderungen nachgewiesen. Trotzdem kommen die meisten Menschen gut mit dem Altern zurecht. Sie behalten ihre Selbstachtung, passen ihre Aktivitäten den veränderten Fähigkeiten und Umständen an und bereiten sich schließlich auf den Tod vor.

Die meisten älteren Menschen schneiden bei einer Prüfung ihrer intellektuellen Funktionen gut ab, obwohl sich, besonders in höherem Alter, funktionelle Beeinträchtigungen zeigen können. Viele ältere Menschen klagen über ihr schlechtes Gedächtnis. Die übliche Erklärung für dieses Phänomen lautet „benigne Vergeßlichkeit". Sie kann in jedem Alter auftreten. Der Begriff bezeichnet die Schwierigkeit, sich an die Namen von Personen oder Gegenständen oder an Einzelheiten bestimmter Ereignisse zu erinnern. Man sollte dieses häufige Phänomen in einer angemessenen Situation ansprechen, wenn es darum geht, einen Patienten zu beruhigen, der besorgt darüber ist, daß es sich um ein Anzeichen der Alzheimer-Krankheit handeln könnte. Zu dieser partiellen Vergeßlichkeit kommt hinzu, daß ältere Menschen länger brauchen, um sich an Dinge zu erinnern und sie zu verarbeiten und um Neues zu lernen. Ihre motorischen Reaktionen können sich verlangsamen; ihre Fähigkeit, komplexe Aufgaben auszuführen, kann beeinträchtigt sein.

Der Kliniker muß diese altersbedingten Veränderungen oft von den Anzeichen einer spezifischen psychischen Störung unterscheiden können. Einige davon kommen im höheren Alter häufiger vor. Es gibt Schätzungen, nach denen ein Drittel oder mehr der 85jährigen und Älteren an Demenz leiden. Bei ungefähr 15 % der nicht in Pflegeeinrichtungen untergebrachten Menschen über 65 treten depressive Symptome auf. Bei Personen in Pflegeeinrichtungen ist dieser Anteil höher. Die Diagnose einer Depression kann allerdings schwierig sein. Ihre Symptome können mit denen körperlicher Leiden vermischt sein. Patienten wie Ärzte führen dann möglicherweise alle somatischen Beschwerden auf körperliche Ursachen zurück, ohne eine endogene Depression in Betracht zu ziehen. Kognitive Defizite können bei älteren Patienten das Erkennen und Beschreiben affektiver Störungen, die behandelbar sind, wenn sie erkannt werden, weiter beeinträchtigen. Delir ist bei alten Menschen ein wichtiges Symptom. Ältere Menschen sind für diesen vorübergehenden Verwirrungszustand besonders empfänglich, und der Arzt muß ihn rasch erkennen, um ihn richtig behandeln und den Patienten vor Schaden bewahren zu können. Außerdem kann Delir ein erster Hinweis auf ein körperliches Leiden wie Myokardinfarkt oder Lungenentzündung sein.

Untersuchungstechniken

Der größte Teil der Untersuchung der mentalen Funktionen sollte im Rahmen des persönlichen Gesprächs erfolgen. Während Sie mit dem Patienten sprechen und sich seine Krankengeschichte anhören, sollten Sie die Bewußtseinslage, das allgemeine Erscheinungsbild und den Gefühlszustand sowie den Grad seiner Aufmerksamkeit und seine Fähigkeit sich zu erinnern, zu verstehen und zu sprechen beurteilen. Wenn Sie im Zusammenhang mit dem kulturellen und intellektuellen Hintergrund auf den Wortschatz und die Allgemeinbildung des Patienten achten, können Sie häufig eine grobe Einschätzung seiner Intelligenz abgeben; die Antworten des Patienten in bezug auf die Krankheit und deren Begleitumstände können Ihnen viel über die Einsicht und das Urteilsvermögen des Patienten sagen. Falls der Patient ungewöhnliche Gedanken, Sorgen, Meinungen oder Vorstellungen hat, sollten Sie näher darauf eingehen. Sollten Sie darüber hinaus den Verdacht haben, daß eine Störung der Orientierung oder des Gedächtnisses besteht, können Sie auch diese im Rahmen des persönlichen Gesprächs prüfen. „Mal sehen, wann war Ihr letzter Termin hier?... und welches Datum haben wir heute...?" Je besser Sie die psychischen Funktionen im Zusammenhang mit den sonstigen Kenntnissen des Patienten überprüfen können, desto weniger wird Ihre Exploration wie ein Verhör wirken.

Bei einigen Patienten müssen Sie weiter gehen. Bei allen Patienten mit einer bekannten oder vermuteten Hirnläsion, bei Patienten mit psychiatrischen Symptomen und bei denjenigen, deren Familienangehörige oder Freunde von leichten Verhaltensauffälligkeiten berichtet haben, ist eine eingehendere, sorgfältige und spezifische Beurteilung erforderlich. Patienten, die anscheinend nicht in der Lage sind, ihre Medikamente richtig einzunehmen, die ihren häuslichen und beruflichen Pflichten gegenüber gleichgültig werden und die das Interesse an ihren üblichen Aktivitäten verlieren, haben möglicherweise Anzeichen von Demenz. Ein Patient, der sich nach einem Eingriff oder während einer akuten Erkrankung seltsam verhält, ist möglicherweise delirant. Jedes Problem sollte so schnell wie möglich erkannt werden. Die intellektuellen Fähigkeiten spielen darüber hinaus beim Finden und Behalten einer Arbeitsstelle eine wichtige Rolle und können deshalb beim Feststellen einer Arbeitsunfähigkeit der entscheidende Faktor sein.

Bei diesen und auch bei anderen Patienten müssen Sie zusätzlich Fragen zu bestimmten Themen stellen. Geben Sie dabei einfache einführende Erklärungen, seien Sie taktvoll und bringen Sie dem Patienten die gleiche Akzeptanz und Achtung entgegen wie bei der übrigen Untersuchung.

Viele Studenten fühlen sich bei einer Untersuchung der psychischen Funktionen unwohl und machen sie nur widerstrebend. Sie haben Angst, die Patienten zu beunruhigen, ihre Privatsphäre zu verletzen oder ihre Gedanken oder ihr Verhalten als pathologisch einzustufen. Solche Bedenken sind verständlich und auch angebracht. Eine unsensible Untersuchung der mentalen Funktionen kann einen Patienten tatsächlich kränken oder ängstigen. Selbst eine sehr gekonnte Untersuchung kann den Patienten mit peinlichen oder beunruhigenden Defiziten konfrontieren, die er oder sie bisher zu ignorieren versucht hat. Es kann hilfreich sein, diese Bedenken oder einige der Fragen, die sie hervorrufen, mit Ihrem Dozenten oder anderen erfahrenen Klinikern zu erörtern. Wie auch bei der übrigen Untersuchung werden Ihre Fähigkeiten durch Übung zunehmen, Ihr Selbstvertrauen wird wachsen, und schließlich stellt sich auch der Erfolg ein. Viele Patienten wissen einen verständnisvollen Zuhörer zu schätzen, und einige werden ihre Gesundheit, ihre Sicherheit oder sogar ihr Leben Ihrer Aufmerksamkeit verdanken.

Die folgende Aufstellung soll Ihnen bei der Planung Ihrer Untersuchungen helfen. Sie ist nicht als Leitfaden gedacht, der Schritt für Schritt zu befolgen ist. Wenn eine komplette Untersuchung angezeigt ist, sollte Ihre Vorgehensweise flexibel und trotzdem gründlich sein. In einigen Situationen ist die Reihenfolge allerdings wichtig. Wenn das Bewußtsein des Patienten, seine Aufmerksamkeit, das Verständnis von Wörtern oder seine Fähigkeit zu sprechen schon zu Beginn des Gesprächs beeinträchtigt zu sein scheinen, sollten Sie die entsprechende Funktion umgehend untersuchen. Eine derart beeinträchtigte Person kann keine verläßliche Anamnese liefern, und Sie werden nicht in der Lage sein, die meisten anderen mentalen Funktionen zu prüfen.

Erscheinungsbild und Verhalten

Verwenden Sie hier alle relevanten Beobachtungen, die Sie im Verlauf der Anamneseerhebung und der Untersuchung machen. Schließen Sie folgende Bereiche ein:

Bewußtseinslage. Ist der Patient wach und aufmerksam? Scheint er Ihre Fragen zu verstehen und beantwortet er sie angemessen und einigermaßen zügig, oder neigt er dazu, den Faden zu verlieren und zu verstummen oder sogar einzuschlafen?

S. Tab. „Bewußtseinslage (Vigilanz)" (S. 600).

Falls der Patient Ihre Fragen nicht beantwortet, erhöhen Sie den Reiz schrittweise:

▨ Sprechen Sie den Patienten laut mit seinem Namen an.

Somnolente Patienten sind schläfrig, öffnen aber die Augen und schauen Sie an, antworten auf Fragen und schlafen dann ein.

▨ Rütteln Sie den Patienten sanft, als ob Sie einen Schlafenden wecken wollten.

Soporöse Patienten öffnen die Augen und schauen Sie an, antworten aber langsam und sind etwas verwirrt.

Führen diese Reize zu keiner Reaktion, müssen Sie den Patienten umgehend auf Stupor oder Koma – schwerwiegende Bewußtseinstrübungen – untersuchen (S. 600).

Körperhaltung und Motorik. Liegt der Patient im Bett oder läuft er lieber herum? Beachten Sie die Körperhaltung des Patienten und stellen Sie fest, ob er in der Lage ist, sich zu entspannen. Beobachten Sie die Geschwindigkeit, das Ausmaß und die Art seiner Bewegungen. Sind die Bewegungen kontrolliert? Sind bestimmte Körperteile unbeweglich? Verändern sich Haltung und motorische Aktivität je nach dem gerade angesprochenen Thema, der aktuellen Tätigkeit oder als Reaktion auf Menschen in der Umgebung des Patienten?

Angespannte Haltung, Unruhe und Nervosität bei Angstzuständen; Weinen, Auf- und Abgehen und Händeringen bei agitierter Depression; hoffnungslose, bedrückte Haltung und verlangsamte Bewegungen bei Depression; Singen, Tanzen und weit ausholende Bewegungen bei einer manischen Episode.

Kleidung, Körperpflege und -hygiene. Wie ist der Patient angezogen? Ist seine Kleidung sauber, gebügelt und ordentlich geschlossen? Wie wirkt sie, verglichen mit der von Personen vergleichbaren Alters und aus der gleichen sozialen Schicht? Achten Sie auf Haare, Nägel, Zähne, Haut und – falls vorhanden – Bart des Patienten. Wie sind sie gepflegt? Wie wirken Körperpflege und Hygiene

Körperpflege und -hygiene können bei Depression, Schizophrenie und Demenz vernachlässigt werden. Bei Zwangserkrankungen können übermäßig hohe Ansprüche an die äußere

Erscheinung auftreten. Ein einseitiger Neglekt kann Folge einer Läsion im kontralateralen parietalen Kortex, gewöhnlich auf der nicht dominanten Seite, sein.

des Patienten im Vergleich zu denen von Menschen, deren Alter, Lebensumstände und sozioökonomische Schicht der des Patienten entsprechen? Vergleichen Sie eine Körperseite mit der anderen.

Ausdruck von Angst, Depression, Apathie, Ärger, gehobener Stimmung. Starrer Gesichtsausdruck bei Parkinson-Syndrom.

Gesichtsausdruck. Beobachten Sie das Gesicht, wenn der Patient sich ruhig verhält und wenn er mit anderen interagiert. Achten Sie auf Veränderungen des Gesichtsausdrucks bei der Erörterung unterschiedlicher Themen. Sind die Veränderungen angemessen? Oder ist das Gesicht die ganze Zeit relativ unbeweglich?

Ärger, Feindseligkeit, Mißtrauen oder ausweichendes Verhalten bei paranoiden Patienten. Gehobene Stimmung und Euphorie bei manischem Syndrom. Flacher Affekt und Unbeweglichkeit bei Schizophrenie. Apathie (dumpfer Affekt mit Gleichgültigkeit) bei Demenz. Angstzustände, Depression.

Verhalten, Affekt und Beziehung zu Personen und Gegenständen. Beurteilen Sie den Affekt des Patienten anhand seines Gesichtsausdrucks, seiner Stimme und seiner Körperbewegungen. Verändert sich der Affekt je nach angesprochenem Thema oder ist er labil, stumpf oder starr? Scheint er manchmal unangemessen oder extrem zu sein? Wenn ja, inwiefern? Achten Sie auf die Offenheit, die Zugänglichkeit und die Reaktionen des Patienten in bezug auf andere und die Umgebung. Scheint der Patient Dinge zu sehen oder zu hören, die Sie nicht wahrnehmen, oder scheint er mit jemandem zu sprechen, der nicht da ist?

Sprechweise und Sprache

Achten Sie während der Befragung unter anderem auf folgende Charakteristika der Sprache und Sprechweise des Patienten:

Quantität. Ist der Patient redselig oder relativ still? Gibt er Kommentare spontan ab oder erst auf direkte Fragen?

Langsames Sprechen bei Depression; schnelles, lautes Sprechen bei Manie.

Geschwindigkeit. Spricht der Patient schnell oder langsam?

Lautstärke.

Dysarthrie bezeichnet eine fehlerhafte Artikulation. *Aphasie* bezeichnet eine Störung der Sprache. S. Tab. 3.**1** (S. 123).

Artikulation. Werden die Wörter klar und voneinander getrennt ausgesprochen? Klingt die Sprache nasal?

Sprachgewandtheit. Sie umfaßt die Sprechgeschwindigkeit, den Redefluß und die Melodie des Sprechens sowie den Inhalt und Gebrauch der Wörter. Achten Sie auf Anomalien des spontanen Sprechens wie:

Diese Anomalien lassen auf Aphasie schließen. Der Patient kann so große Schwierigkeiten beim Sprechen oder Verstehen anderer Personen haben, daß Sie unter Umständen keine Anamnese erheben können. Es ist auch möglich, daß Sie irrtümlich eine psychotische Störung annehmen.

- Verzögerungen und Lücken in Redefluß und Sprechrhythmus

- Störungen der Modulation, z. B. Monotonie

- Umschreibungen, bei denen der Betroffene Wörter, die ihm nicht einfallen, durch Sätze ersetzt, etwa „Füller" durch „womit man schreibt"

- Paraphasien, bei denen Wörter entstellt („Ich schreibe mit einem Tüller"), falsch („Ich schreibe mit einer Leiste") oder erfunden sind („Ich schreibe mit einem Mift").

Fehlt es der Sprache des Patienten an Bedeutung oder Flüssigkeit, fahren Sie mit einer eingehenderen Prüfung fort, die in der folgenden Tabelle umrissen ist.

Prüfung auf Aphasie	
Sprachverständnis	Bitten Sie den Patienten, eine einfache Aufforderung zu befolgen wie: „Zeigen Sie auf Ihre Nase." Versuchen Sie eine zweistufige Aufforderung: „Zeigen Sie auf Ihren Mund, dann auf Ihr Knie."
Wiederholung	Bitten Sie den Patienten, einen Satz aus einsilbigen Wörtern (die anspruchsvollste Wiederholungsaufgabe) zu wiederholen: „Kein Ob, Und oder Aber."
Benennung	Bitten Sie den Patienten, die Teile einer Uhr zu benennen.
Leseverständnis	Bitten Sie den Patienten, einen Abschnitt laut vorzulesen.
Schreiben	Bitten Sie den Patienten, einen Satz zu schreiben.

Diese Tests helfen Ihnen bei der Entscheidung, unter welcher Art von Aphasie der Patient leidet. Denken Sie daran, daß auch Beeinträchtigungen von Sehkraft, Gehör, Intelligenz und Bildung die Leistung beeinflussen können. Zwei häufige Formen der Aphasie – Wernicke- und Broca-Aphasie – werden in Tab. **3.1**, S. 123 verglichen.

Eine Person, die einen Satz korrekt schreiben kann, leidet nicht unter Aphasie.

Stimmungslage

Beurteilen Sie die Stimmungslage während des Gesprächs, indem Sie den Patienten nach seiner eigenen Einschätzung fragen. Stellen Sie fest, wie die Stimmung des Patienten normalerweise ist und wie sie sich durch bestimmte Ereignisse in seinem Leben verändert hat. „Was empfanden Sie dabei?" z. B., oder allgemeiner: „Wie ist Ihre Stimmung?" Die Berichte von Verwandten oder Freunden können bei der Beurteilung eine wertvolle Hilfe sein.

Stimmung umfaßt Trauer und tiefe Melancholie; Zufriedenheit, Freude, Euphorie und Begeisterung; Ärger und Wut; Angst und Besorgnis; sowie Gleichgültigkeit.

Wie war die Stimmung des Patienten in letzter Zeit? Wie ausgeprägt war sie? War sie labil oder relativ stabil? Wie lange hielt sie an? Entspricht sie der Situation des Patienten? Gab es im Fall einer Depression auch Phasen gehobener Stimmung, die auf eine bipolare Störung schließen lassen?

Depressive und bipolare Störungen finden Sie in Tab. **3.2** (S. 124).

Falls Sie eine Depression vermuten, bestimmen Sie ihren Schweregrad und ob evtl. Suizidgefahr besteht. Hierbei sind eine Reihe von Fragen wie die folgenden nützlich. Stellen Sie die nächste Frage, wenn die Antwort des Patienten eine weitere Exploration erforderlich macht.

Sind Sie entmutigt (oder deprimiert oder traurig)?
Wie schlecht fühlen Sie sich?
Wie sehen Sie Ihre Zukunft?
Haben Sie manchmal das Gefühl, daß das Leben nicht lebenswert ist? Oder daß Sie lieber tot wären?
Haben Sie jemals daran gedacht, sich umzubringen?
Wie wollten (wollen) Sie Selbstmord begehen?
Was würde passieren, wenn Sie tot sind?

Die Frage nach Suizidgedanken bringt den Patienten nicht auf die Idee, Selbstmord zu begehen. Manchmal ist sie die einzige Möglichkeit, etwas über evtl. Suizidgedanken zu erfahren. Obwohl sich viele Studenten unwohl fühlen, wenn sie über dieses Thema sprechen sollen, können die meisten Patienten ihre Gedanken und Gefühle ganz offen äußern und sind darüber manchmal sehr erleichtert. Durch ein solches Gespräch zeigen Sie Ihr Interesse und Ihre Anteilnahme an einem Problem, das vielleicht das wichtigste und bedrohlichste für den Patienten ist. Wenn Sie dieses Thema umgehen, übersehen Sie möglicherweise das wichtigste Merkmal seiner Krankheit.

Denken und Wahrnehmung

Denkprozeß. Bewerten Sie Logik, Relevanz, Organisation und Kohärenz der Denkprozesse des Patienten, die im Verlauf des Gesprächs anhand des verwendeten Vokabulars und der Sprechweise sichtbar werden. Ist die Sprache logisch und zielgerichtet? Auf diese Weise ermöglicht Ihnen die Sprache einen Einblick in den Verstand des Patienten. Achten Sie auf Sprechweisen, die auf Störungen der Denkprozesse schließen lassen, sie sind in der folgenden Tabelle aufgelistet.

	Änderungen und Störungen im Denkprozeß (formale Denkstörungen)	
Kommt bei Anankasmus vor.	Umständlichkeit	Wegen unnötiger Details und Abschweifungen kommt der Betroffene nicht auf den Punkt, obwohl die einzelnen Teile seiner Geschichte sinnvoll miteinander verknüpft sind. Viele Menschen ohne psychische Störungen sprechen umständlich.
Kommt bei Schizophrenie, manischen Episoden und anderen psychotischen Störungen vor.	Entgleisung (assoziative Lockerung)	Häufiges Wechseln des Themas, wobei die Themen nichts oder nur wenig miteinander zu tun haben. Der Patient merkt nicht, daß die Themen nicht sinnvoll miteinander verbunden sind. Er verliert den Faden von einem Satz zum nächsten, nicht innerhalb eines Satzes.
Fällt am häufigsten bei manischen Episoden auf.	Ideenflucht	Mehr oder weniger ununterbrochener, beschleunigter Redefluß, wobei das Thema abrupt gewechselt wird. Der Themenwechsel beruht in der Regel auf Assoziationen, Wortspielen oder äußeren Reizen, die nachvollziehbar sind; die einzelnen Einfälle führen jedoch nicht zu einer vernünftigen Unterhaltung.
Kommt bei Schizophrenie, anderen psychotischen Störungen und Aphasie vor.	Neologismen	Erfundene oder verdrehte Wörter oder Wörter mit neuer und äußerst eigenartiger Bedeutung.
Tritt bei schwer gestörten psychotischen Personen auf (gewöhnlich bei Schizophrenen).	Inkohärenz	Sprache, die wegen fehlender Logik und fehlenden Zusammenhängen, abruptem Themenwechsel, falscher Grammatik oder falscher Verwendung von Wörtern kaum zu verstehen ist. Der Sinnzusammenhang geht innerhalb eines Satzes verloren. Hochgradige Ideenflucht kann Inkohärenz auslösen.
Blockierung ist besonders bei Schizophrenie auffällig.	Blockierung	Plötzliche Unterbrechung des Sprachflusses mitten im Satz oder bevor ein Gedanke abgeschlossen ist. Der Betroffene führt dies darauf zurück, daß er den Faden verliert. Blockierung kommt auch bei Gesunden vor.
Häufig bei Amnesie.	Konfabulation	Erfinden von Fakten oder Ereignissen beim Beantworten von Fragen, um die Lücken eines mangelhaften Gedächtnisses zu schließen.
Tritt bei Schizophrenie und anderen psychotischen Störungen auf.	Perseveration	Andauernde Wiederholung von Wörtern oder Gedanken.
Kommt bei manischen Episoden und Schizophrenie vor.	Echolalie	Wiederholung von Wörtern und Sätzen anderer.
Tritt bei Schizophrenie und manischen Episoden auf.	Lautmalerei	Der Betroffene wählt ein Wort aufgrund seines Klangs und nicht wegen seiner Bedeutung aus, wie beim Reimen oder in Wortspielen.

Inhalt des Denkens. Informationen, die für den Gedankeninhalt wichtig sind, sollten Sie vorrangig während des persönlichen Gesprächs sammeln. Nehmen Sie Gelegenheiten wahr, wenn sie sich bieten, anstatt eine stereotype Liste spezifischer Fragen abzuarbeiten. Zum Beispiel: „Sie haben vor ein paar Minuten erwähnt, daß ein Nachbar für Ihre Krankheit verantwortlich ist. Können Sie mir mehr darüber erzählen?" Oder in einer anderen Situation: „Woran denken Sie in Momenten wie diesem?"

Gelegentlich müssen Sie genauer nachfragen. Ist dies der Fall, sollten Sie Ihre Fragen taktvoll und verständnisvoll formulieren. „Wenn man so beunruhigt ist, kann man bestimmte Gedanken manchmal nicht aus seinem Bewußtsein verbannen," oder „Alles kommt einem unwirklich vor. Ist Ihnen das auch schon einmal so gegangen?"

Stellen Sie auf diese Weise fest, ob eine oder mehrere der in der folgenden Tabelle aufgeführten Störungen vorliegen.

Inhaltliche Denkstörungen	
Zwänge	Sich wiederholende Verhaltensweisen oder Gedanken, zu denen sich jemand gezwungen sieht, um einen zukünftigen Zustand herbeizuführen oder zu verhindern, obwohl die Erwartung einer entsprechenden Wirkung unrealistisch ist
Zwangsvorstellungen	Sich wiederholende, unkontrollierbare Gedanken, Vorstellungen oder Impulse, die der Betroffene als unannehmbar und fremd empfindet
Phobien	Anhaltende, irrationale Ängste, die von dem unwiderstehlichen Wunsch begleitet werden, den auslösenden Reiz zu vermeiden
Angstzustände	Besorgnis, Angst, Spannung oder Unbehagen, das fokussiert (Phobie) oder frei flottierend (ein allgemeines Gefühl einer unbestimmten Furcht oder eines drohenden Verhängnisses) sein kann
Gefühl der Irrealität	Ein Gefühl, daß Dinge in der Umwelt seltsam, irreal oder schemenhaft sind
Gefühl der Depersonalisation	Das Gefühl, daß das eigene Ich anders, verwandelt oder irreal ist oder die Identität verloren hat oder sich von Geist oder Körper gelöst hat
Wahnvorstellungen	Falsche, fixe persönliche Überzeugungen, die von anderen Mitgliedern der gleichen Kultur oder Subkultur nicht geteilt werden. Dazu gehören: ▪ *Verfolgungswahn* ▪ *Größenwahn* ▪ *Eifersuchtswahn* ▪ *Beziehungswahn*: der Betroffene glaubt, daß äußere Ereignisse, Objekte oder Menschen eine außergewöhnliche persönliche Bedeutung haben (z. B., daß Radio oder Fernsehen über ihn berichten oder ihm Befehle geben) ▪ *Wahn, von einer äußeren Macht kontrolliert zu werden* ▪ *Hypochondrischer Wahn*: der Betroffene glaubt, eine Krankheit, Störung oder einen körperlichen Defekt zu haben ▪ *Systematisierter Wahn*: einzelne Wahnvorstellung mit vielen Ausprägungen oder Gruppe von Wahnvorstellungen zu einem Thema, die systematisch in ein komplexes Netzwerk eingeordnet werden („Wahngebäude")

Zwänge, Zwangsvorstellungen, Phobien und Angstzustände sind häufig mit neurotischen Störungen verbunden. Siehe Tab. 3.3 (S. 125).

Wahnvorstellungen und Gefühle von Irrealität oder Depersonalisation sind häufiger mit psychotischen Störungen verbunden. Siehe Tab. 3.4, S. 126. Wahnvorstellungen können auch bei Delir, schweren affektiven Störungen und Demenz auftreten.

Wahrnehmungen. Verwenden Sie zur Diagnose von Wahrnehmungsstörungen eine ähnliche Fragetechnik wie beim Thema Inhalt des Denkens. Zum Beispiel: „Als Sie diese Stimme hörten, was hat sie da zu Ihnen gesagt? Wie haben Sie sich dabei gefühlt?" Oder: „Sehen Sie, wenn Sie zuviel getrunken haben, manchmal Dinge, die nicht vorhanden sind?" Oder: „Manchmal hören Menschen nach einem großen Eingriff wie diesem sonderbare oder beängstigende Dinge. Ist Ihnen das auch so gegangen?" Auf diese Weise können Sie folgende Wahrnehmungsstörungen erkennen.

Wahrnehmungsstörungen	
Illusionen	Fehlwahrnehmung realer äußerer Reize
Halluzinationen	Subjektive Sinneswahrnehmungen ohne entsprechende äußere Reize. Der Betroffene erkennt entweder, daß es sich um Fehlwahrnehmungen handelt oder nicht. Halluzinationen können akustisch, visuell, olfaktorisch, gustatorisch, taktil oder somatisch sein. (Fehlwahrnehmungen im Rahmen von Träumen, beim Einschlafen und Aufwachen werden nicht als Halluzinationen eingestuft.)

Illusionen können bei Trauerreaktionen, Delir, akuten und posttraumatischen Belastungsreaktionen und Schizophrenie auftreten.

Halluzinationen können bei Delir, Demenz (weniger häufig), posttraumatischer Belastungsreaktion und Schizophrenie auftreten.

Einsicht und Urteilsfähigkeit. Diese Eigenschaften werden am besten während des Gesprächs beurteilt.

Einsicht. Schon Ihre ersten Fragen an den Patienten liefern häufig wichtige Informationen zu diesem Thema: „Warum sind Sie in die Klinik gekommen?" „Was ist wohl Ihr Problem?" „Was fehlt Ihnen Ihrer Ansicht nach?" Um präzisere Informationen zu erhalten, sollten Sie feststellen, ob der Patient weiß, daß bestimmte Stimmungen, Gedanken oder Wahrnehmungen anomal oder Teil einer Krankheit sind.

Patienten mit psychotischen Störungen fehlt häufig die Einsicht in ihre Krankheit. Bei manchen neurologischen Störungen leugnet der Patient, daß er beeinträchtigt ist.

Urteilsfähigkeit. Die Urteilsfähigkeit können Sie in der Regel anhand der Antworten des Patienten auf Fragen zur familiären Situation, zur Arbeit, zum Umgang mit Geld und zu zwischenmenschlichen Konflikten beurteilen. „Was haben Sie geplant, um die Hilfe zu bekommen, die Sie nach Verlassen der Klinik benötigen?" „Wie werden Sie zurechtkommen, wenn Sie Ihre Arbeit verlieren?" „Was werden Sie tun, wenn Ihr Mann wieder anfängt, Sie zu mißhandeln?" „Wer wird sich um Ihre finanziellen Angelegenheiten kümmern, während Sie im Pflegeheim sind?"

Die Urteilsfähigkeit kann bei Delir, Demenz, geistiger Retardierung und psychotischen Zuständen eingeschränkt sein. Die Urteilsfähigkeit wird auch von Angst, affektiven Störungen, Intelligenz, Bildungsstand, sozioökonomischen Möglichkeiten und kulturellen Werten beeinflußt.

Achten Sie darauf, ob Entscheidungen und Handlungen des Patienten von der Realität bestimmt werden oder z.B. auf einer spontanen Regung, Wunscherfüllung oder gedanklicher Verwirrung beruhen. Welche Werte scheinen Grundlage für Entscheidungen und Verhalten des Patienten zu sein? Entsprechen diese Werte unter Berücksichtigung kultureller Unterschiede dem Standard eines Erwachsenen? Da auch die Urteilsfähigkeit dem allgemeinen Reifungsprozeß unterworfen ist, kann sie in der Adoleszenz unterschiedlich entwickelt sein und ist nicht immer genau vorherzusagen.

Kognitive Funktionen

Orientierung. Durch geschickte Fragen können Sie sich über die Orientierungsfähigkeit des Patienten häufig im Rahmen des persönlichen Gesprächs ein Bild verschaffen. So können Sie z. B. ziemlich zwanglos nach bestimmten Datums- und Zeitangaben, der Adresse und Telefonnummer des Patienten oder den Namen von Familienangehörigen fragen oder wie der Patient in die Klinik gekommen ist. Gelegentlich – etwa bei der Überprüfung des Zustands eines deliranten Patienten – sind einfache, direkte Fragen angebracht. „Können Sie mir sagen, wie spät es jetzt ist ... welcher Tag heute ist?" Bestimmen Sie mit einer dieser Methoden die Orientierungsfähigkeit des Patienten im Hinblick auf folgende Punkte:

- *Zeit* (z. B. Tageszeit, Wochentag, Monat, Jahreszeit, Datum und Jahreszahl, Dauer des Krankenhausaufenthalts)
- *Ort* (z. B. Wohnsitz des Patienten, den Namen des Krankenhauses, der Stadt und des Bundeslandes)
- *Person* (z. B. den Namen des Patienten sowie die Namen von Verwandten und Pflegepersonal)

Desorientiertheit tritt vor allem auf, wenn Gedächtnis oder Aufmerksamkeit beeinträchtigt sind, wie z. B. beim Delir.

Aufmerksamkeit. Die Aufmerksamkeit wird häufig mit Hilfe folgender Tests geprüft:

Zahlenreihen. Erklären Sie dem Patienten, daß Sie seine Konzentrationsfähigkeit prüfen möchten; fügen Sie unter Umständen hinzu, daß manche Menschen damit Schwierigkeiten haben, wenn sie Schmerzen oder Fieber haben, krank oder anderweitig beeinträchtigt sind. Zählen Sie eine Reihe einstelliger Zahlen auf. Beginnen Sie mit zwei Zahlen und sprechen Sie jede Zahl deutlich aus. Die Geschwindigkeit sollte ungefähr eine Zahl pro Sekunde betragen. Bitten Sie den Patienten, die Zahlen zu wiederholen. Wenn der Patient die Zahlen korrekt wiederholt hat, versuchen Sie eine Reihe von drei Zahlen, dann vier und so weiter, solange der Patient richtig antwortet. Um sicherzustellen, daß Ihnen selbst kein Fehler unterläuft, sollten Sie die Zahlen, die Sie aussprechen auch aufschreiben. Wenn der Patient einen Fehler macht, versuchen Sie es noch einmal mit einer gleich langen Zahlenreihe. Hören Sie auf, wenn der Patient innerhalb einer Zahlenreihe den zweiten Fehler gemacht hat.

Bei der Wahl der Zahlen können Sie Hausnummern, Postleitzahlen, Telefonnummern und andere Zahlenfolgen verwenden, die Ihnen vertraut sind. Sie sollten aber fortlaufende Zahlen, leicht erkennbare Datumsangaben und Zahlenreihen vermeiden, die dem Patienten möglicherweise vertraut sind.

Nun bitten Sie den Patienten, die Zahlenreihen rückwärts aufzusagen, wobei Sie mit einer Reihe von zwei Zahlen beginnen.

Normalerweise sollte eine Person mindestens fünf einstellige Zahlen vorwärts und vier rückwärts wiederholen können.

Ursachen für schlechte Leistungen umfassen Delir, Demenz, geistige Retardierung und „Prüfungsangst".

100-minus-7-Test. Geben Sie dem Patienten die Anweisung: „Ziehen Sie sieben von 100 ab. Vom Ergebnis ziehen Sie wieder sieben ab. Wiederholen Sie diesen Vorgang." Achten Sie darauf, ob sich der Patient bei dieser Aufgabe anstrengen muß, und auf die Geschwindigkeit und die Richtigkeit der Antworten. (Das Aufschreiben der Antworten hilft Ihnen, mit dem Rechnen des Patienten Schritt zu halten.) Normalerweise kann ein Mensch den 100-minus-7-Test mit weniger als vier Fehlern in eineinhalb Minuten absolvieren. Schafft der Patient den 100-minus-7-Test nicht, versuchen Sie es mit einer Dreier-Subtraktion oder Rückwärtszählen.

Schlechte Leistungen können auf Delir, Spätstadium einer Demenz, geistiger Retardierung, Verlust der Rechenfähigkeit, Angst oder Depressionen zurückzuführen sein. Denken Sie auch an die Möglichkeit einer mangelhaften Bildung.

Rückwärtsbuchstabieren kann den 100-minus-7-Test ersetzen. Sagen Sie ein Wort mit fünf Buchstaben, buchstabieren Sie es, z. B. V-A-T-E-R, und bitten Sie den Patienten, es rückwärts zu buchstabieren.

Das Langzeitgedächtnis kann im Spätstadium einer Demenz beeinträchtigt sein.

Langzeitgedächtnis. Fragen Sie nach Geburts- und Jahrestagen, Namen der besuchten Schulen, von Arbeitsverhältnissen oder historischen Ereignissen (z. B. Kriegen), die für das Leben des Patienten von Bedeutung sind.

Das Kurzzeitgedächtnis ist bei Demenz und Delir beeinträchtigt (s. Tab. 3.**5**, S. 127). *Amnestische Störungen* beeinträchtigen das Gedächtnis oder die Lernfähigkeit erheblich und vermindern die soziale Kompetenz oder berufliche Leistungsfähigkeit eines Menschen, die Störungen sind aber nicht so umfassend wie bei Delir oder Demenz. Angst, Depression und geistige Retardierung können das Kurzzeitgedächtnis ebenfalls beeinträchtigen.

Kurzzeitgedächtnis (z. B. Tagesereignisse). Stellen Sie Fragen, bei denen Sie den Wahrheitsgehalt der Antworten überprüfen können. So können Sie feststellen, ob der Patient konfabuliert (Fakten erfindet, um sein lückenhaftes Gedächtnis zu kompensieren). Dazu kann die Frage nach dem momentanen Wetter, dem Zeitpunkt des jeweiligen Arzttermins sowie nach Medikamenteneinnahme oder Labortests am jeweiligen Tag gehören. (Die Frage, was der Patient gefrühstückt hat, kann Zeitverschwendung sein, wenn Sie die Genauigkeit der Antwort nicht nachprüfen können.)

Lernfähigkeit. Nennen Sie dem Patienten drei oder vier Wörter wie „Wasserstraße 83 und Blau" oder „Tisch, Blume, Grün und Hamburger." Bitten Sie den Patienten, die Wörter zu wiederholen, so daß Sie sicher sein können, daß er die Information gehört und aufgenommen hat. (Dieser Test prüft wie die Zahlenreihen die Aufnahmefähigkeit und das Kurzzeitgedächtnis.) Fahren Sie dann mit anderen Teilen der Untersuchung fort. Bitten Sie den Patienten nach ungefähr drei bis fünf Minuten, die Wörter zu wiederholen. Achten Sie auf die Richtigkeit der Antwort und darauf, ob sich der Patient darüber bewußt ist, daß seine Antwort richtig oder falsch ist. Achten Sie außerdem darauf, ob eine Neigung zur Konfabulation besteht. Normalerweise sollte sich der Patient an die Wörter erinnern können.

Höhere kognitive Funktionen

Wenn man Wissensstand und Wortschatz im Zusammenhang mit dem kulturellen Hintergrund und dem Bildungsstand des Patienten betrachtet, können sie ganz gute Hinweise auf den Intelligenzgrad geben. Sie bleiben von psychiatrischen Störungen – abgesehen von den schwersten – relativ unbeeinträchtigt und sind bei der Unterscheidung zwischen geistig retardierten Erwachsenen (deren Wissen und Wortschatz begrenzt sind) und solchen mit leichter oder mäßiger Demenz (deren Wissen und Wortschatz recht gut erhalten bleiben) von Nutzen.

Wissensstand und Wortschatz. Wissensstand und Wortschatz lassen im Rahmen einer klinischen Untersuchung eine grobe Einschätzung der Intelligenz zu. Beurteilen Sie sie im Verlauf des Gesprächs. Fragen Sie beispielsweise einen Schüler nach seinen Lieblingsfächern, oder fragen Sie nach der Arbeit, den Hobbys, der Lektüre, bevorzugten Fernsehsendungen oder aktuellen Ereignissen. Erkundigen Sie sich nach diesen Punkten zuerst mit einfachen, dann mit schwierigeren Fragen. Beachten Sie die Auffassungsgabe des Patienten, die Komplexität seiner Gedanken und seinen Wortschatz.

Sie können auch direkt nach bestimmten Fakten fragen, z. B.:

Dem Namen des Bundeskanzlers, des Bundes- oder Ministerpräsidenten
Den Namen der letzten vier oder fünf Bundeskanzler
Den Namen von fünf inländischen Großstädten

Eine schwache Leistung kann ein Hinweis auf Demenz oder Begleiterscheinung einer Aphasie sein. Allerdings muß sie im Zusammenhang mit der Intelligenz und der Bildung des Patienten beurteilt werden.

Rechenfähigkeit. Prüfen Sie die Rechenfähigkeit des Patienten, indem Sie auf unterstem Niveau mit einfacher Addition („Wieviel ist 4 + 3? ... 8 + 7?") und Multiplikation („Wieviel ist 5 × 6? ... 9 × 7?") beginnen. Durch die Verwendung von zweistelligen Zahlen („15 + 12" oder „25 × 6") oder längeren, schriftlichen Rechenbeispielen kann der Schwierigkeitsgrad erhöht werden.

Alternativ können Sie Fragen stellen, die eine praktische Bedeutung haben, etwa: „Wenn etwas 78 Pfennige kostet und Sie der Kassiererin eine Mark geben, wieviel sollten Sie zurückbekommen?"

Abstraktes Denken. Die Fähigkeit, abstrakt zu denken, kann auf zwei Arten geprüft werden.

Sprichwörter. Fragen Sie den Patienten, was die folgenden Sprichwörter bedeuten:

> Der Apfel fällt nicht weit vom Stamm.
> Spare in der Zeit, dann hast du in der Not.
> Man soll den Tag nicht vor dem Abend loben.
> Wer im Glashaus sitzt, soll nicht mit Steinen werfen.
> Wer rastet, der rostet.
> Steter Tropfen höhlt den Stein.

Achten Sie auf die Relevanz der Antworten und wie konkret oder abstrakt sie sind. Beispielsweise ist „Fallobst muß man unter Bäumen suchen" konkret, während „Kinder ähneln ihren Eltern" abstrakt ist. Durchschnittliche Patienten sollten abstrakte oder semiabstrakte Antworten geben.

Ähnlichkeiten. Fragen Sie den Patienten, inwiefern sich die folgenden Dinge ähneln:

Eine Orange und ein Apfel	Eine Kirche und ein Theater
Eine Katze und eine Maus	Ein Klavier und eine Geige
Ein Kind und ein Zwerg	Holz und Kohle

Achten Sie auf Richtigkeit und Relevanz der Antworten und wie konkret oder abstrakt sie sind. Beispielsweise ist „Katze und Maus sind Tiere" abstrakt, „Beide haben Schwänze" ist konkret und „Eine Katze jagt Mäuse" ist irrelevant.

Gestalterische Fähigkeiten. Die Aufgabe besteht darin, zunehmend komplexere Figuren auf ein leeres, unlinertes Stück Papier abzuzeichnen. Zeigen Sie dem Patienten die einzelnen Figuren nacheinander und bitten Sie ihn, sie so gut wie möglich abzuzeichnen.

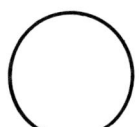 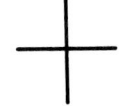 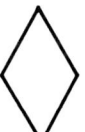 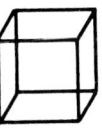 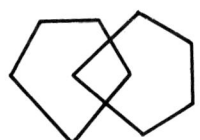

Konkrete Antworten werden häufig von Patienten mit geistiger Retardierung, Delir oder Demenz gegeben. Sie können aber auch einfach Zeichen einer geringen Bildung sein. Schizophrene können konkret oder mit persönlichen, bizarren Interpretationen antworten.

Die drei unten abgebildeten Rauten werden als schlecht, befriedigend und gut (aber nicht ausgezeichnet) eingestuft.

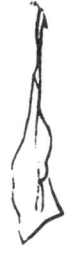 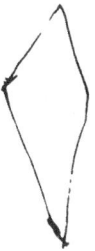 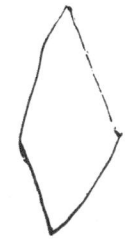

(Strub RL, Black FW: The Mental Status Examination in Neurology, 2. Aufl. Philadelphia, FA Davis, 1985)

Diese drei Uhren sind schlecht, befriedigend und gut gezeichnet.

Ein anderer Ansatz besteht darin, daß Sie den Patienten bitten, ein Zifferblatt mit Ziffern und Zeigern zu zeichnen. Das unten gezeigte Beispiel wird als ausgezeichnet bewertet.

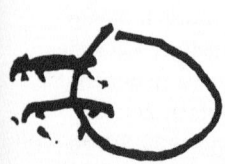 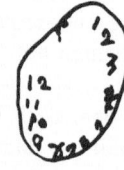 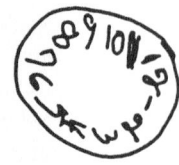

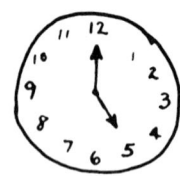

Wenn Sehkraft und motorische Fähigkeiten intakt sind, läßt eine schlechte konstruktive Fähigkeit auf Demenz oder eine Schädigung des Parietallappens schließen. Auch geistige Retardierung kann die Leistung beeinträchtigen.

(Strub RL, Black FW: The Mental Status Examination in Neurology, 2. Aufl. Philadelphia, FA Davis, 1985)

Spezielle Untersuchungstechnik

Mini-Mental-Test (MMT).[*] Dieser kurze Test zur Überprüfung der kognitiven Funktionen ist beim Screening auf Demenz und bei der Beurteilung ihres zeitlichen Verlaufs von Nutzen. Die maximale Punktzahl für jede Frage oder Aufgabe ist in Klammern angegeben.

Ziehen Sie 1 Punkt für jede fehlende Information ab.

■ „Können Sie mir sagen, welchen Tag wir heute haben?" Fragen Sie nach zusätzlichen Informationen, die der Patient evtl. ausgelassen hat: Jahr, Jahreszeit, Tag, Wochentag, Monat. (5)

Ziehen Sie für jede fehlende Information 1 Punkt ab.

■ „Wo befinden Sie sich momentan?" Fragen Sie nach Punkten, die der Patient nicht erwähnt hat: Bundesland, Kreis, Stadt, Krankenhaus, Stockwerk. (5)

Ziehen Sie für jeden nicht wiederholten Gegenstand 1 Punkt ab.

■ Nennen Sie langsam und deutlich drei Gegenstände und bitten Sie den Patienten, sie zu wiederholen. (3)

Ziehen Sie für jede falsche Zahl oder jeden falschen Buchstaben 1 Punkt ab.

■ Bitten Sie den Patienten, den 100-minus-7-Test zu machen. Hören Sie nach fünf Antworten auf. Alternativ können Sie den Patienten auffordern, VATER rückwärts zu buchstabieren. (5)

Ziehen Sie für jeden Gegenstand, an den sich der Patient nicht erinnert, 1 Punkt ab.

■ Fragen Sie nach den drei Gegenständen, die der Patient zuvor wiederholen sollte (s. o.). (3)

Ziehen Sie für jeden falsch benannten Gegenstand 1 Punkt ab.

■ Zeigen Sie dem Patienten eine Uhr und bitten Sie ihn, diese zu benennen. Tun Sie dasselbe mit einem Bleistift. (2)

Bewerten Sie den ersten Versuch mit 0 oder 1 Punkt.

■ Bitten Sie den Patienten den Satz: „Kein Ob, Und oder Aber" zu wiederholen. (1)

Ziehen Sie für jede nicht ausgeführte Handlung 1 Punkt ab.

■ Geben Sie dem Patienten ein leeres Blatt Papier und sagen Sie zu ihm: „Nehmen Sie dieses Blatt Papier in Ihre rechte Hand, falten Sie es auf die Hälfte und legen Sie es auf den Boden. (3)

---

[*] Nach Folstein MF, Folstein SE, McHugh PR: „Mini-Mental State": A practical method for grading the cognitive state of patients for the clinician, J Psychiatr Res 12:196-198, 1975, mit freundlicher Genehmigung von Pergamon Press Ltd, Headington Hill Hall, Oxford OX3 OBW, U.K. Weitere Angaben s. Literaturverzeichnis.

▪ Zeigen Sie dem Patienten ein Blatt Papier, auf dem in großen Buchstaben SCHLIESSEN SIE DIE AUGEN steht. Bitten Sie den Patienten, die Anweisung zu lesen und zu befolgen. (1)

Ziehen Sie 1 Punkt ab, wenn der Patient die Augen nicht schließt.

▪ Bitten Sie den Patienten, einen beliebigen Satz zu schreiben. (1)

Ziehen Sie 1 Punkt ab, wenn Subjekt oder Verb fehlen oder der Satz keinen Sinn macht.

▪ Bitten Sie den Patienten, ein Paar sich überschneidender Fünfecke auf ein leeres Blatt abzuzeichnen. (1)

Ziehen Sie bei weniger als zehn Winkeln oder zwei Schnittpunkten 1 Punkt ab.

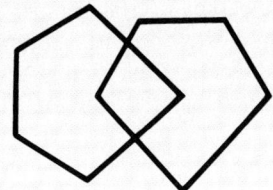

Bei einer maximalen Punktzahl von 30 gelten 24–30 als normal.

Punktzahlen unter 24 erhöhen die Wahrscheinlichkeit einer Demenz.

Gesundheitsvorsorge und -beratung

Psychische Probleme spielen bei bis zu einem Drittel der Arztbesuche in Allgemeinpraxen eine Rolle – gedrückte Stimmung, Angstgefühle, somatische Beschwerden und gravierendere Störungen des Gefühlshaushaltes und der mentalen Funktionen. Diese Erkrankungen verursachen großes Leid. In bezug auf die Allgemeinbevölkerung sollten Sie die Gesundheitsvorsorge und -beratung auf Depressionen, Suizidgefahr und Demenz konzentrieren, drei wichtige Störungen, die häufig übersehen werden.

Die Wahrscheinlichkeit, im Laufe des Lebens an einer Depression zu erkranken, die die formalen diagnostischen Kriterien erfüllt, beträgt bei Männern 5–10 % und bei Frauen 10–20 % (s. Tab. 3.2, S. 124). Bei bis zu 50 % der Betroffenen erkennen Allgemeinärzte die Depression nicht als solche, da sie häufig Frühsymptome übersehen, wie z. B. niedriges Selbstwertgefühl, Anhedonie (die Unfähigkeit, an alltäglichen Aktivitäten Freude zu empfinden), Schlafstörungen, Konzentrationsschwäche und Schwierigkeiten beim Treffen von Entscheidungen. Ein routinemäßiges Screening führt, wie sich gezeigt hat, zu keinem besseren Ergebnis; wesentlich hilfreicher ist die zielgerichtete Diagnose und Behandlung von Patienten, die entsprechende Symptome haben. Achten Sie deshalb genau darauf, ob bei einem Patienten Symptome einer Depression vorliegen; dies gilt insbesondere bei jungen Patienten, bei weiblichen Patienten, bei Patienten, die geschieden, alleine oder getrennt leben, die schwer oder chronisch krank oder in Trauer sind. Patienten, die schon früher unter Depressionen litten oder eine positive Familienanamnese haben, sind ebenfalls gefährdet. Wenn eine Depression nicht diagnostiziert wird, kann dies tödliche Folgen haben – die Selbstmordrate ist bei depressiven Patienten achtmal höher als bei der Allgemeinbevölkerung.*

* U.S. Preventive Health Services Report: Kapitel 49: Screening for Depression. In *Guide to Clinical Preventive Services.* Baltimore, Williams and Wilkins, 1996, S. 541–546.

Der Arzt muß in der Lage sein, Suizidgedanken oder Selbstmordabsichten zu erkennen (s. Kapitel 1, S. 22). Die Selbstmordrate ist bei Männern über 65 Jahren am höchsten, hat aber bei Teenagern und jungen Erwachsenen zugenommen. Risikofaktoren sind vorausgegangene psychiatrische Erkrankungen (besonders, wenn sie zur stationären Aufnahme geführt haben), Drogenmißbrauch, Persönlichkeitsstörungen, frühere Suizidversuche oder eine Familienanamnese mit Suizid. Der Arzt sollte sich deshalb erkundigen, ob der Patient Waffen besitzt und feststellen, ob er alkoholsüchtig ist: Über die Hälfte der Suizidopfer hatten eine Waffe im Haus, bei 25 % der Todesfälle durch Suizid liegt eine Alkoholintoxikation vor. Jedem Hinweis auf Suizidgedanken muß weiter nachgegangen werden. Hat sich der Patient eine Waffe beschafft? Hat er einen konkreten Plan oder gibt es einen Abschiedsbrief? Wenn dies der Fall ist, sollte der Patient umgehend an einen Psychiater überwiesen werden. Gleichzeitig bestehender Alkohol- oder Drogenmißbrauch muß ebenfalls behandelt werden.

Demenz, eine „umfassende Beeinträchtigung der kognitiven Funktionen, die sich störend auf normale Aktivitäten auswirkt"[*], betrifft 16 % der über 65jährigen Amerikaner. Herausragende Merkmale sind Defizite des Kurz- und Langzeitgedächtnisses und eine Beeinträchtigung der Urteilsfähigkeit. Denkprozesse sind verarmt, und aufgrund von Wortfindungsstörungen kann die Sprache stockend sein. Der Verlust der räumlichen Orientierung kann die Fortbewegung zu Fuß oder mit dem Auto problematisch oder sogar gefährlich machen. Die meisten Fälle von Demenz sind auf die Alzheimer-Krankheit (ca. 50–85 %) oder auf vaskuläre Multiinfarktdemenz (ca. 10–20 %) zurückzuführen. Achten Sie bei Patienten mit einer positiven Familienanamnese besonders auf Anzeichen der Alzheimer-Krankheit, weil bei ihnen das Risiko dreimal höher ist als bei der Allgemeinbevölkerung.

Demenz beginnt häufig langsam und schleichend, so daß sie weder von der Familie noch vom Arzt erkannt wird, besonders im Anfangsstadium. Zur Zeit gibt es keine verläßlichen Screeningtests, die ein frühzeitiges Erkennen von Demenz ermöglichen. Der Arzt sollte besonders auf Veränderungen der kognitiven Funktionen oder alltäglicher Handlungen achten sowie auf Klagen von Familienangehörigen über ungewöhnliches Verhalten des Patienten. Für die Beurteilung einer kognitiven Beeinträchtigung ist der Mini-Mental-Test von Nutzen (obwohl die Ergebnisse durch den Bildungsgrad und kulturelle Faktoren wie die Sprache beeinflußt werden können; s. S. 120 f). Sobald eine kognitive Veränderung erkannt ist, müssen Sie die mögliche Rolle von Medikamenten, Depressionen oder Stoffwechselstörungen untersuchen. Patienten mit einer Demenz und ihre Familienangehörigen sollten über die Möglichkeit von aggressivem Verhalten, Unfällen und Stürzen sowie den Entzug des Führerscheins aufgeklärt werden. Der Arzt kann die Erörterung der rechtlichen Seite anregen (z. B. Einsetzung eines Betreuers durch das Vormundschaftsgericht), solange der Patient noch zur Entscheidungsfindung beitragen kann.

---

[*] U.S. Preventive Health Services Task Force: Kapitel 48: Screening for Dementia. In *Guide to Clinical Preventive Services*. Baltimore, Williams and Wilkins, 1996, S. 541-546.

Tabelle 3.1 Sprach- und Sprechstörungen

Sprach- und Sprechstörungen lassen sich in drei Gruppen einteilen, Beeinträchtigung von (1) Stimme, (2) Artikulation sowie (3) Produktion und Verständnis der Sprache.

Aphonie bezeichnet den Verlust der Stimme, der Krankheiten begleitet, die den Larynx oder seine Nervenversorgung betreffen. *Dysphonie* bezieht sich auf eine weniger schwere Beeinträchtigung von Lautstärke, Qualität oder Höhe der Stimme. Jemand ist z. B. heiser oder bringt nur ein Flüstern zustande. Zu den Ursachen gehören Laryngitis, Tumoren des Kehlkopfes und eine einseitige Stimmbandlähmung (N. vagus).

Dysarthrie bezeichnet einen Defekt der muskulären Kontrolle des Sprechapparats (Lippen, Zunge, Gaumen oder Pharynx). Die Wörter werden nasal, verwaschen oder undeutlich ausgesprochen, der Zeichencharakter der Sprache bleibt jedoch erhalten. Die Ursachen umfassen motorische Läsionen des zentralen oder peripheren Nervensystems, Parkinson-Syndrom und zerebellare Erkrankungen.

Aphasie bezeichnet eine Störung der Sprachproduktion oder des Sprachverständnisses. Sie wird häufig durch Läsionen in der dominanten Großhirnhemisphäre (gewöhnlich der linken) verursacht.

Unten werden zwei häufige Formen von Aphasie verglichen, (1) die Wernicke-Aphasie, eine (rezeptive) Aphasie mit flüssiger Spontansprache, und (2) die Broca-Aphasie, eine (expressive) Aphasie mit stockender Spontansprache. Es gibt andere, weniger häufige Formen von Aphasie, die sich anhand der unterschiedlichen Ergebnisse bei den aufgeführten spezifischen Tests voneinander unterscheiden lassen. Normalerweise ist die Konsultation eines Neurologen indiziert.

	Wernicke-Aphasie	Broca-Aphasie
Qualität der Spontansprache	Flüssig; häufig schnell, gewandt und mühelos. Modulation und Artikulation sind gut, aber die Sätze sind bedeutungslos, die Wörter verunstaltet (Paraphasien) oder erfunden (Neologismen). Die Sprache kann völlig unverständlich sein.	Stockend; langsam, mit wenig Wörtern und unter großer Anstrengung. Modulation und Artikulation sind beeinträchtigt, aber die Wörter haben eine Bedeutung; die Sprache enthält Hauptwörter, transitive Verben und wichtige Adjektive. Kleine, grammatikalisch wichtige Wörter werden oft weggelassen.
Wortverständnis	Beeinträchtigt	Befriedigend bis gut
Wiederholung	Beeinträchtigt	Beeinträchtigt
Benennung	Beeinträchtigt	Beeinträchtigt, obwohl der Patient die Objekte erkennt
Leseverständnis	Beeinträchtigt	Befriedigend bis gut
Schreiben	Beeinträchtigt	Beeinträchtigt
Läsionsort	Hinterer oberer Temporallappen	Hinterer unterer Frontallappen

Obwohl es wichtig ist, daß Sie eine Aphasie möglichst schnell erkennen, wenn der Patient Sie aufsucht, zeigt sich ihre volle diagnostische Bedeutung erst, wenn Sie diese Erkenntnisse im Zusammenhang mit den Ergebnissen der neurologischen Untersuchung sehen.

Die Tabellen 3.2–3.5 fassen die Manifestationen ausgewählter Störungen zusammen. Sie zeigen, wie die gesammelten Daten diagnostisch genutzt werden können, und helfen Ihnen, bestimmte Krankheitsmuster zu erkennen und zu analysieren. Die Tabellen 3.2, 3.3 und 3.4 basieren in der englischen Originalfassung auf dem Diagnostic and Statistical Manual of Mental Disorders, 4. Aufl., Washington, D. C., American Psychiatric Association, 1994. Da in Deutschland die Klassifizierung nach dem ICD-10 gebräuchlicher ist, wurden die Tabellen mit Genehmigung der Autorin soweit modifiziert, daß sie in Übereinstimmung mit dem ICD-10 stehen.

Tabelle 3.2 Affektive Störungen

Die folgende Darstellung der affektiven Störungen bezieht sich auf das in Deutschland gebräuchliche Klassifikationssystem psychischer Störungen, den ICD-10. Affektive Störungen werden nach dem Auftreten depressiver und/oder manischer Symptome in manische und depressive Episoden sowie in bipolare affektive Störungen eingeteilt. Neben diesen episodischen Störungen wird zusätzlich entsprechend dem Verlauf zwischen rezidivierenden depressiven Störungen und anhaltenden affektiven Störungen unterschieden, zu denen die Zyklothymie und Dysthymie gezählt werden.

Depressive Episode	Manische Episode
Die Mindestdauer einer depressiven Episode beträgt 2 Wochen. Die Unterscheidung zwischen leichter, mittelgradiger und schwerer depressiver Episode wird anhand der Ausprägung der Symptome, ihrer Anzahl und des sozialen, privaten und beruflichen Funktionsverlusts getroffen. Bei schweren Verlaufsformen kann es zu psychotischen Symptomen mit Wahnideen, Halluzinationen und depressivem Stupor kommen. ■ Depressive Stimmung ■ Interessensverlust oder Verlust der Freude an normalerweise angenehmen Tätigkeiten ■ Erhöhte Ermüdbarkeit ■ Antriebsverminderung ■ Verminderte Konzentration und Aufmerksamkeit ■ Vermindertes Selbstwertgefühl und Selbstvertrauen ■ Schuldgefühle und Gefühl von Wertlosigkeit ■ Negative und pessimistische Zukunftsperspektiven ■ Suizidgedanken, erfolgte Selbstverletzung oder Suizidhandlungen ■ Schlafstörungen ■ Verminderter Appetit Fakultativ: Sog. somatisches Syndrom (vier der folgenden Symptome) ■ Reduzierte emotionale *Schwingungsfähigkeit* ■ Frühmorgendliches Erwachen ■ Morgentief ■ Psychomotorische Hemmung oder Agitiertheit ■ Deutlicher Appetitverlust ■ Gewichtsverlust ■ Libidoverlust	Die Mindestdauer einer manischen Episode beträgt eine Woche. Eine leichte Ausprägung der unten genannten Symptome, ohne daß dies zu einem Abbruch der Berufstätigkeit oder zu sozialer Ablehnung führt, wird als Hypomanie bezeichnet. Das Auftreten einer der Situation nicht angemessenen gehobenen Stimmung mit sorgloser Heiterkeit und unkontrollierbarer Erregung sowie Beeinträchtigung der beruflichen und sozialen Funktionsfähigkeit wird als Manie klassifiziert. Die schwerste Stufe ist durch zusätzliches Auftreten psychotischer Symptome gekennzeichnet, in Form von Größenwahn, Verfolgungswahn, religiösen Wahnideen und Steigerung des Rededrangs über eine Ideenflucht bis zur Unverständlichkeit der Gedanken. ■ Gehobene Stimmung ■ Selbstüberschätzung oder Gefühl der Grandiosität ■ Verringertes Schlafbedürfnis ■ Rededrang, Ideenflucht oder stark beschleunigter Gedankengang ■ Verminderte Aufmerksamkeit und Konzentration ■ Hyperaktivität ■ Gesteigerte Libido ■ Verlust sozialer Hemmungen ■ Antriebssteigerung Häufig kommt es bei der Manie zu einer gesteigerten zielgerichteten Aktivität (sowohl sozial bei der Arbeit oder in der Schule als auch sexuell) und einer psychomotorischen Unruhe. Exzessive Beteiligung an vergnüglichen, risikobehafteten Aktivitäten (z. B. Kaufrausch, verrückte gesellschaftliche Transaktionen oder sexuelle Indiskretion) können eine Krankenhauseinweisung erforderlich machen.
Gemischte Episode	**Rezidivierende depressive Störung**
Eine gemischte Episode muß wenigstens zwei Wochen andauern und sowohl die Kriterien für eine manische als auch für eine depressive Episode erfüllen.	Hierbei handelt es sich um eine Störung, die mit wiederholten depressiven Episoden unterschiedlichen Schweregrads einhergeht, ohne daß dabei die Kriterien einer bipolaren affektiven Störung durch Auftreten mindestens einer manischen Episode erfüllt sind.
Dysthymie	**Zyklothymie**
Dabei handelt es sich um eine chronische depressive Verstimmung, die zumindest mehrere Jahre anhält und den größeren Teil der Zeit vorhanden ist. Sie erfüllt nicht die Kriterien einer rezidivierenden depressiven Störung, ähnelt zu Beginn jedoch einer leichten depressiven Episode.	Zahlreiche Episoden leichter Depression und leicht gehobener Stimmung aufgrund einer anhaltenden Stimmungsinstabilität. Dabei dürfen die Symptome zu keiner Zeit so ausgeprägt sein, daß sie die Kriterien einer bipolaren affektiven Störung oder einer rezidivierenden depressiven Störung erfüllen. Gehäuft bei Familienangehörigen mit einer bipolaren affektiven Störung.

Tabelle 3.3 Angststörungen

Tabelle 3.3 Angststörungen

Angstneurosen verursachen großes Leid und beeinträchtigen die Funktion, aber die Betroffenen sind nicht psychotisch. Man unterscheidet die Störungen anhand der Symptome, der Situationen und Objekte, auf die sich die Angst richtet, bzw. anhand der auslösenden Faktoren. Zusätzlich werden an dieser Stelle noch Zwangsstörungen sowie die akute und die posttraumatische Belastungsreaktion aufgeführt.

Panikstörung	Eine Panikstörung ist durch wiederkehrende, unerwartete Panikattacken definiert; dabei muß auf mindestens eine Attacke eine einen Monat oder länger anhaltende Besorgnis folgen, daß es zu weiteren Attacken kommt sowie Sorgen bezüglich der Bedeutung oder Konsequenzen der Attacken oder eine deutliche Verhaltensänderung im Zusammenhang mit den Attacken. Eine *Panikattacke* ist eine zeitlich genau eingegrenzte Phase intensiver Furcht oder Sorge; sie entwickelt sich plötzlich und dauert meistens nur Minuten. Es treten mindestens vier der folgenden Symptome auf: (1) Palpitationen, Herzklopfen oder beschleunigter Puls, (2) Schwitzen, (3) Zittern, (4) Atemnot oder ein Erstickungsgefühl, (5) Beklemmung, (6) Schmerzen oder Beschwerden im Thorax, (7) Übelkeit oder Bauchschmerzen, (8) Schwindelgefühle, Unsicherheit, Benommenheit und Mattigkeit, (9) Gefühle der Derealisation und Depersonalisation, (10) Angst, die Kontrolle zu verlieren oder verrückt zu werden, (11) Angst zu sterben, (12) Parästhesien (Taubheit und Kribbeln), (13) kalte Schauer oder Hitzewallungen. Panikstörung kann mit oder ohne Agoraphobie auftreten.
Agoraphobie	Agoraphobie ist die Angst, sich an einem Ort oder in einer Situation zu befinden, in der ein Entkommen schwierig oder peinlich ist oder keine Hilfe bei plötzlich auftretenden Symptomen zu erwarten ist. Der Patient vermeidet solche Situationen entweder oder setzt sich ihnen nur in Begleitung anderer aus; andernfalls lösen solche Situationen massive Angst aus.
Spezifische Phobie	Eine spezifische (isolierte) Phobie ist eine ausgeprägte, anhaltende und übersteigerte oder unbegründete Angst, die durch das Vorhandensein oder die Erwartung einer bestimmten Situation oder eines bestimmten Gegenstandes ausgelöst wird, z.B. Angst vor Hunden, Angst vor einer Spritze oder Flugangst. Der Betroffene weiß zwar, daß seine Angst übersteigert oder unbegründet ist, der entsprechende Auslösefaktor verursacht aber sofort Angstzustände. Das Meiden der Auslösefaktoren oder die Angst beeinträchtigen den Alltag, die berufliche oder geistige Leistungsfähigkeit oder soziale Aktivitäten und Beziehungen.
Soziale Phobie	Eine soziale Phobie ist eine ausgeprägte, dauerhafte Angst vor Situationen, in denen man mit fremden Leuten konfrontiert wird oder deren prüfendem Blick ausgesetzt ist. Der Betroffene fürchtet, daß diese Situation für ihn peinlich oder erniedrigend sein könnte, z.B. weil er seine Angst nicht verbergen kann. Eine solche Situation verursacht Angst, möglicherweise sogar eine Panikattacke. Der Betroffene vermeidet daher entsprechende Situationen. Er oder sie weiß, daß diese Angst übersteigert oder unbegründet ist. Sie schränkt den normalen Tagesablauf, die berufliche oder geistige Leistungsfähigkeit sowie soziale Aktivitäten und Kontakte ein.
Zwangsneurose	Hierunter versteht man Zwangsvorstellungen oder innere Zwänge, die eine ausgeprägte Angst oder Verzweiflung hervorrufen. Obwohl diese Ängste irgendwann als übersteigert und unbegründet wahrgenommen werden, beanspruchen sie doch eine Menge Zeit und schränken Alltag, Berufstätigkeit sowie soziale Aktivitäten und Kontakte ein.
Akute Belastungsreaktion	Der Betroffene war einem traumatischen Ereignis ausgesetzt, bei dem er selbst oder andere in Todesgefahr waren, getötet oder schwer verletzt wurden, und hat darauf mit ausgeprägter Angst, Hilflosigkeit oder Schrecken reagiert. Während oder unmittelbar nach diesem Ereignis treten typischerweise folgende Symptome auf: (1) ein subjektives Gefühl der Abstumpfung, der Distanz oder des Fehlens der emotionalen Reaktionsfähigkeit; (2) ein verringertes Bewußtsein für die Umgebung, wie während einer Betäubung; (3) Gefühle der Unwirklichkeit; (4) Gefühle der Depersonalisation; und (5) Amnesie für einen wichtigen Teil des Ereignisses. Das Ereignis wird ständig neu durchlebt, etwa in Gedanken, Bildern, Träumen, Illusionen und Rückblenden, oder der Betroffene leidet, wenn er an das Ereignis erinnert wird. Er ist sehr ängstlich oder zeigt einen gesteigerten Antrieb und versucht, Stimuli zu vermeiden, die Erinnerungen an das Ereignis wachrufen. Die Störung bewirkt ausgeprägtes Leiden oder beeinträchtigt soziale, berufliche oder andere wichtige Funktionen. In der Regel klingen die Symptome innerhalb von 2-3 Tagen wieder ab.
Posttraumatische Belastungsreaktion	Das Ereignis, die angsterfüllte Reaktion und das anhaltende Wiedererleben des traumatischen Vorfalls ähneln den Faktoren bei der akuten Belastungsreaktion. Auch hier liegt ein belastendes Ereignis katastrophalen Ausmaßes oder eine außergewöhnliche Bedrohung vor, die Störung tritt jedoch mit einer Latenz von Wochen bis Monaten (maximal 6 Monate) auf. Halluzinationen können auftreten. Der Betroffene ist erregt, versucht Stimuli zu vermeiden, die mit dem Trauma zusammenhängen, und zeigt eine Abstumpfung der allgemeinen Reaktionsfähigkeit. Die Störung verursacht ausgeprägtes Leiden und beeinträchtigt soziale, berufliche oder andere wichtige Funktionen. In der Mehrzahl der Fälle kommt es zu einer Heilung. Chronische Verlaufsformen bzw. andauernde Persönlichkeitsveränderungen sind jedoch möglich.
Generalisierte Angstneurose	Diese Störung beruht nicht auf einem bestimmten traumatischen Ereignis oder einer konkreten Sorge. Übersteigerte Angst und Besorgnis, die der Betroffene nur schwer unter Kontrolle hat, betreffen eine Reihe von Ereignissen oder Aktivitäten. Typisch sind folgende Symptome: (1) Ruhelosigkeit, Anspannung und Nervosität, (2) leichte Ermüdbarkeit, (3) Konzentrationsschwierigkeiten oder plötzliche „Aussetzer", (4) Reizbarkeit, (5) Muskelverspannung, (6) Ein- und Durchschlafstörungen oder unruhiger, nicht erholsamer Schlaf. Die Störung verursacht erhebliche Beschwerden oder beeinträchtigt soziale, berufliche oder andere wichtige Funktionen.

Tabelle 3.4 Psychotische Störungen

Bei psychotischen Störungen ist die Wahrnehmung der Realität erheblich beeinträchtigt. Die Diagnose einer bestimmten Störung beruht auf der Art und Dauer der Symptome und der zugrundeliegenden Ursache, sofern sich diese identifizieren läßt. Im folgenden werden sieben Störungen umrissen.

Schizophrenie	Schizophrenie führt zu einer erheblichen Beeinträchtigung der Leistungsfähigkeit, beispielsweise am Arbeitsplatz oder in der Schule, der zwischenmenschlichen Beziehungen oder der Eigenständigkeit. Schizophrene Störungen sind zum einen durch Störungen von Denken und Wahrnehmung, zum anderen durch inadäquate oder verflachte Affektivität gekennzeichnet.
	An typischen Syndromen treten auf: (1) Gedankenbeeinflussung, (2) Fremdbeeinflussung bezogen auf Körper- oder Gliederbewegungen oder bestimmte Gedanken, Tätigkeiten oder Empfindungen; Wahnwahrnehmungen, (3) kommentierende oder dialogische Stimmen, (4) anhaltender, bizarrer Wahn; (5) Halluzinationen, (6) Gedankenabreißen, (7) katatone Symptome, (8) „negative" Symptome wie Apathie, Sprachverarmung, verflachte oder inadäquate Affekte.
	Für die Diagnose einer Schizophrenie ist mindestens ein eindeutiges Symptom der Gruppen 1–4 erforderlich oder mindestens zwei Symptome der Gruppen 5–8. Diese Symptome müssen fast ständig während eines Monats oder länger deutlich vorhanden gewesen sein.
	Untertypen dieser Störung sind unter anderem paranoide, hebephrene und katatone Schizophrenie.
Akute schizophreniforme psychotische Störung	Liegen die oben genannten Symptome kürzer als einen Monat vor, sollte zunächst eine akute schizophreniforme psychotische Störung diagnostiziert werden und erst bei längerem Anhalten eine Schizophrenie.
Schizoaffektive Störung	Eine schizoaffektive Störung vereint Merkmale einer affektiven Psychose und einer Schizophrenie. Dabei handelt es sich um eine episodische Störung, die nur dann diagnostiziert werden sollte, wenn sowohl eindeutige schizophrene als auch affektive Symptome gleichzeitig oder nur durch wenige Tage getrennt während derselben Krankheitsepisode vorhanden sind und die Kriterien einer Schizophrenie und einer affektiven Störung (manisch oder depressiv) erfüllt werden.
Wahnhafte Störungen	Eine wahnhafte Störung wird durch Wahnvorstellungen charakterisiert, die nicht abstrus sind und Situationen des wirklichen Lebens beinhalten, zum Beispiel krank zu sein oder von einem Liebhaber betrogen zu werden. Die Wahnvorstellungen müssen mindestens 3 Monate bestehen, sollten aber die Person nicht merklich beeinträchtigen, und das Verhalten sollte nicht offensichtlich seltsam oder bizarr sein. Symptome einer Schizophrenie fehlen bis auf taktile oder olfaktorische Halluzinationen. Die Halluzinationen müssen mit der Wahnvorstellung in Zusammenhang stehen.
Akute (vorüber-gehende) psychotische Störungen	Als entscheidendes Kennzeichen dieser Gruppe von Störungen dient der akute Beginn (innerhalb von 2 Wochen). Normalerweise bilden sich die psychotischen Symptome nach spätestens vier Wochen zurück. Ist dies nicht der Fall, ist eine Änderung der Diagnose erforderlich.
Psychotische Störungen aufgrund einer Allgemeinerkrankung	Bei einer internistischen Erkrankung kann es zu ausgeprägten Halluzinationen oder Wahnvorstellungen kommen. Für die Diagnosestellung sollten diese Symptome jedoch nicht ausschließlich im Verlauf eines Delirs auftreten. Die Allgemeinerkrankung sollte dokumentiert und in kausalem Zusammenhang mit den psychotischen Symptomen gesehen werden.
Substanzinduzierte Psychosen	Ausgeprägte Halluzinationen oder Wahnvorstellungen können durch eine Vergiftung oder den Entzug von Substanzen wie Alkohol, Kokain oder Opioiden induziert werden. Für die Diagnosestellung sollten diese Symptome jedoch nicht ausschließlich im Verlauf eines Delirs auftreten. Die Substanz sollte in kausalem Zusammenhang mit den Symptomen gesehen werden.

Tabelle 3.**5 Delir und Demenz**

Delir und Demenz sind häufige und sehr wichtige Störungen, die den Geisteszustand in vielfältiger Weise beeinflussen. Beide Störungen haben viele mögliche Ursachen. Einige klinische Merkmale dieser beiden Störungen und ihre Auswirkungen auf den Geisteszustand werden hier verglichen. Ein Delir kann einer Demenz überlagert sein.

	Delir	Demenz
Klinische Merkmale		
Beginn	Akut	Schleichend
Verlauf	Fluktuierend, mit lichten Intervallen; nachts schlimmer	Langsam fortschreitend
Dauer	Stunden bis Wochen	Monate bis Jahre
Schlaf-Wach-Rhythmus	Immer gestört	Fragmentierter Schlaf
Allgemeinerkrankung oder Medikamententoxizität	Eines von beidem oder beides vorhanden	Fehlt häufig, besonders bei Alzheimer-Krankheit
Psychischer Befund		
Bewußtseinslage	Gestört. Person ist sich der Umgebung weniger klar bewußt und kann sich weniger gut konzentrieren, ihre Aufmerksamkeit aufrechterhalten oder einem neuen Thema zuwenden	Bleibt gewöhnlich bis ins Spätstadium der Erkrankung normal
Verhalten	Aktivität oft abnorm verringert (Somnolenz) oder gesteigert (Agitiertheit, Hypervigilität)	Normal bis verlangsamt; kann im Verlauf der Erkrankung unangemessen werden
Sprache und Sprechweise	Kann zögernd, langsam oder schnell sein, ist inkohärent	Schwierigkeiten bei der Wortfindung, Aphasie
Stimmungslage	Fluktuierend, labil, von ängstlich oder reizbar bis normal oder depressiv	Oft lustlos, depressiv
Denkprozesse	Desorganisiert, können inkohärent sein	Verarmt. Sprache vermittelt wenig Information
Inhalt des Denkens	Häufig Wahnvorstellungen, die oft vorübergehend sind	Wahnvorstellungen sind möglich
Wahrnehmungen	Illusionen, Halluzinationen, am häufigsten visueller Art	Halluzinationen können auftreten
Urteilsfähigkeit	Beeinträchtigt, häufig in unterschiedlichem Umfang	Im weiteren Krankheitsverlauf zunehmend beeinträchtigt
Orientierung	Gewöhnlich desorientiert, besonders in bezug auf die Zeit. Ein vertrauter Platz kann unbekannt erscheinen	Bleibt recht gut erhalten, in späteren Stadien der Erkrankung jedoch beeinträchtigt
Aufmerksamkeit	Fluktuiert. Der Betroffene läßt sich leicht ablenken, kann sich nicht auf bestimmte Aufgaben konzentrieren	Bleibt gewöhnlich bis ins Spätstadium der Erkrankung unbeeinflußt
Gedächtnis	Sekunden- und Kurzzeitgedächtnis beeinträchtigt	Kurzzeitgedächtnis und Lernfähigkeit besonders betroffen
Mögliche Ursachen (Beispiele)	Delirium tremens (aufgrund von Alkoholentzug) Urämie Akutes Leberversagen Akute zerebrale Vaskulitis Atropinvergiftung	*Reversibel*: Vitamin-B_{12}-Mangel, Erkrankungen der Schilddrüse *Irreversibel*: Alzheimer-Krankheit, vaskuläre Demenz (aufgrund von multiplen Infarkten), Demenz infolge einer Kopfverletzung

Körperliche Untersuchung: Vorgehensweise und Überblick

Kapitel 4

Allgemeine Vorgehensweise

Die meisten Patienten sehen einer körperlichen Untersuchung zumindest mit einem gewissen Unbehagen entgegen. Sie fühlen sich verletzlich, körperlich bloßgestellt, haben Angst vor evtl. Schmerzen und Untersuchungsergebnissen. Gleichzeitig sind sie aber auch dankbar, wenn sich ein Arzt intensiv mit ihnen auseinandersetzt und genießen die Aufmerksamkeit, die man ihnen schenkt.

Ein erfahrener Arzt kennt diese Gefühle; er arbeitet sorgfältig, ohne dabei Zeit zu verschwenden und systematisch, ohne dabei stur zu sein; er geht behutsam vor, scheut sich aber auch nicht, Unbehagen zu verursachen, falls dies erforderlich sein sollte. Indem er dem Patienten zuhört, ihn ansieht, berührt oder seinen Geruch wahrnimmt, untersucht ein erfahrener Arzt den Patienten nicht nur körperlich, sondern nimmt ihn insgesamt als Mensch wahr; er bemerkt jedes Zusammenzucken, jeden besorgten Blick und beruhigt, erklärt und ermuntert.

Zu Beginn der Ausbildung sind Medizinstudenten und Ärzte ebenso unsicher wie die Patienten. Sie fühlen sich in ihrer Doppelrolle als Student und Arzt unwohl und sind sich ihrer Kompetenz noch nicht sicher. Das Berühren intimer Körperregionen des Patienten und das Unbehagen des Patienten dabei führen unweigerlich oft zu Befangenheit.

Mit der Zeit steigen jedoch Kompetenz und Selbstvertrauen. Durch das Studium und die ständige Praxis wird der Untersuchungsablauf bald Routine. Nach und nach müssen Sie sich nicht mehr darauf konzentrieren, wo Sie Ihre Hände oder Ihre Instrumente plazieren, sondern können auf das achten, was Sie hören, sehen und fühlen. Sie werden mit dem Körperkontakt vertraut, verursachen dem Patienten kaum noch Unbehagen und achten mehr auf die Reaktionen des Patienten als auf Ihre eigenen Ängste. Schon bald erreichen Sie in 5–10 Minuten das, was zuvor ein oder zwei Stunden gedauert hat. Fortwährende Verbesserung sollte ein Lebensziel sein.

Obwohl Sie bei Ihren ersten Untersuchungen zwangsläufig unsicher sein werden, müssen Sie Ihr eigenes Verhalten von Anfang an kontrollieren. Versuchen Sie gelassen, organisiert und kompetent zu wirken, auch wenn Sie sich nicht unbedingt so fühlen. Bleiben Sie ruhig, wenn Sie einen Teil der Untersuchung vergessen, was Ihnen höchstwahrscheinlich passieren wird. Führen Sie diesen Teil einfach außerhalb der Reihenfolge durch. Wenn Sie schon vom Patienten weggegangen sind, kommen Sie zurück und fragen, ob Sie noch etwas untersuchen dürfen. Lassen Sie sich weder Abscheu, Unruhe, Widerwillen noch sonstige negative Gefühle anmerken. Diese haben am Bett des Patienten nichts zu suchen, auch wenn Sie mit einer „bedrohlichen Masse", einem tiefsitzenden, übelriechenden Geschwür oder Filzläusen konfrontiert werden.

Gehen Sie, wie bei der Anamneseerhebung, behutsam mit den Gefühlen des Patienten um. Vom Gesichtsausdruck des Patienten oder seiner Antwort auf die scheinbar beiläufig gestellte Frage „Ist alles in Ordnung?" können Sie auf zuvor nicht angesprochene Sorgen schließen. Stellen Sie, wenn möglich, fest, worum es sich im einzelnen handelt. Achten Sie auch auf das körperliche Wohlbefinden und die Bedürfnisse des Patienten. Stellen Sie das Bett oder die Untersuchungsliege entsprechend ein und legen Sie Kissen unter, um es dem Patienten bequem zu machen, oder holen Sie Decken, um ihn zu wärmen. Sorgen Sie für so viel Ungestörtheit wie möglich. Stellen Sie, wenn nötig, Wandschirme auf und schließen Sie die Türen.

Auch als Untersucher sollten Sie es so bequem wie möglich haben, da eine unbequeme Haltung Ihre Wahrnehmungsfähigkeit beeinträchtigen kann. Stellen Sie das Bett auf eine Ihnen angenehme Höhe ein und bitten Sie den Patienten, näherzurücken, wenn Sie ihn so besser untersuchen können.

Eine gute Beleuchtung und eine ruhige Umgebung wirken sich wesentlich auf das aus, was Sie sehen und hören. Diese Idealbedingungen sind aber in der Praxis kaum vorhanden. Tragen Sie selbst soviel wie möglich dazu bei. Wenn Sie der Fernseher eines Bettnachbarn beim Auskultieren stört, bitten Sie ihn höflich, die Lautstärke zu verringern. Die meisten Menschen haben Verständnis für eine solche Bitte. Vergessen Sie nicht, sich bei dem Bettnachbarn zu bedanken, wenn Sie mit der Untersuchung fertig sind.

Informieren Sie den Patienten immer über den momentanen Untersuchungsablauf, besonders wenn die Untersuchung den Patienten verlegen machen oder ihm Unbehagen verursachen könnte. Patienten kennen sich unterschiedlich gut mit Untersuchungsmethoden aus und benötigen daher unterschiedlich umfangreiche Informationen. Einige Patienten möchten z.B. wissen, was Sie tun, wenn Sie die Lunge abhören oder die Leber abtasten; andere wissen das bereits oder sind nicht daran interessiert. Drücken Sie sich bei Ihren Anweisungen so deutlich wie möglich aus, ob in Worten oder Gesten. Erklären Sie dem Patienten höflich, was Sie tun. „Ich würde jetzt gerne Ihr Herz untersuchen. Würden Sie sich bitte hinlegen?"

Unter Ärzten gibt es unterschiedliche Meinungen darüber, wie und wann man Patienten das Untersuchungsergebnis mitteilen sollte. Als Student sollten Sie sich mit Erläuterungen zurückhalten, da Sie nicht die Hauptverantwortung für den Patienten tragen und widersprüchliche oder falsche Informationen übermitteln könnten. Mit zunehmender Erfahrung und Verantwortung können Sie dem Patienten den Befund mitteilen. Wenn Sie wissen oder vermuten, daß der Patient sich ganz konkrete Sorgen macht, können Sie nach Untersuchung des entsprechenden Bereichs eine beruhigende Bemerkung machen. Eine ganze Reihe beruhigender Kommentare kann jedoch zumindest ein mögliches Problem mit sich bringen: Was sagen Sie, wenn Sie dann doch unerwartet auf eine Anomalie stoßen? In diesem Fall werden Sie sich wahrscheinlich wünschen, Sie hätten vorher Stillschweigen gewahrt.

Unabhängig von den unterschiedlichen Methoden sollte jeder Student seine eigene Methode entwickeln, um den Patienten nicht unnötig zu beunruhigen. Berufsanfänger verbringen mehr Zeit mit Untersuchungstechniken wie einer Ophthalmoskopie oder Auskultation des Herzens als erfahrene Ärzte. Machen Sie in diesem Fall eine Pause und erläutern Sie: „Ich möchte Ihr Herz etwas länger untersuchen, da ich jeden Herzton sorgfältig abhören möchte. Dies bedeutet aber nicht, daß etwas nicht in Ordnung ist." Klären Sie den Patienten über Ihren

Status als Medizinstudent auf. Dies klärt Ihre Beziehung zum Patienten und nimmt sowohl Ihnen als auch dem Patienten die Angst.

Wie umfangreich sollte eine Untersuchung sein? Auf diese häufig gestellte Frage gibt es keine eindeutige Antwort. Die Übersicht auf S. 133 ff faßt eine relativ umfangreiche Untersuchung zusammen; sie ist für einen erwachsenen Patienten geeignet, der eine sorgfältige Kontrolluntersuchung benötigt. Vorgestellt werden auch die grundlegenden Untersuchungstechniken, die ein Arzt beherrschen sollte.

Wenn sich die Symptome auf ein bestimmtes Organ oder einen bestimmten Bereich des Körpers beschränken, genügt evtl. eine weniger umfassende Untersuchung. Wählen Sie hier, wie bei der Anamneseerhebung, die Methoden, die für eine genaue und effiziente Beurteilung notwendig sind. Die Symptome des Patienten sowie relevante Daten, wie Alter und Geschlecht, wirken sich auf diese Wahl aus und helfen Ihnen bei der Entscheidung für eine Methode. Hilfreich sind hierbei auch eine genaue Kenntnis der Krankheitsbilder. Bei einem Patienten mit Halsschmerzen müssen Sie z. B. überlegen, ob der Patient unter einem Pfeiffer-Drüsenfieber leiden könnte – in diesem Fall ist eine sorgfältige Palpation der Leber und Milz erforderlich – oder ob er eine harmlose Erkältung hat und diese Untersuchung überflüssig ist. Der Denkprozeß, der solchen Entscheidungen zugrunde liegt und sie begleitet, wird in Kapitel 20 erörtert.

Die Notwendigkeit regelmäßiger Vorsorgeuntersuchungen zur Diagnose und Prävention bestimmter Krankheiten wurde in der Vergangenheit zum Teil kontrovers diskutiert. Viele Untersuchungsmethoden müssen ihren Nutzen im Hinblick auf eine Verringerung der Erkrankungs- und Sterblichkeitsrate erst noch unter Beweis stellen. Folgende Untersuchungen wurden durch klinische Studien validiert: die Blutdruckmessung, die Untersuchung der weiblichen Brust, die Auskultation des Herzens zum evtl. Nachweis einer Herzklappenerkrankung und die Beckenuntersuchung mit Papanicolaou-Abstrich. Die Liste der empfohlenen Untersuchungen wurde aufgrund von Konsenslisten und Sachverständigenmeinungen noch erweitert.

Eine gründliche Untersuchung beugt jedoch nicht nur Erkrankungen vor und verlängert damit menschliches Leben. Wenn jemand ärztliche Betreuung sucht, macht er sich in der Regel um seine Gesundheit Sorgen oder hat konkrete Beschwerden. Die körperliche Untersuchung kann dazu beitragen, diese Sorgen zu erkennen und eine Erklärung für die Beschwerden zu finden. Sie liefert Informationen, mit denen die Fragen des Patienten beantwortet werden können und bildet die Grundlage zukünftiger Untersuchungen. Darüber hinaus ist die körperliche Untersuchung eine gute Gelegenheit, die Gesundheitsvorsorge durch Information und Beratung des Patienten zu verbessern; sie trägt dazu bei, daß die Ausführungen des Arztes an Glaubwürdigkeit und Überzeugungskraft gewinnen. Der mit einer körperlichen Untersuchung verbundene körperliche Kontakt verbessert das Arzt-Patienten-Verhältnis oft. Dazu kommt, daß Studenten solche Untersuchungen immer wieder durchführen müssen, um Übung darin zu bekommen und Ärzte ein regelmäßiges „Training" brauchen, um nicht aus der Übung zu kommen. Erfahrung und Urteilsvermögen sind notwendig, um die normalerweise begrenzte Zeit optimal auf Gespräch und Beratung einerseits und körperliche Untersuchung andererseits zu verteilen.

Reihenfolge der Untersuchungsschritte. Die Untersuchungsschritte sind so angeordnet, daß der Patient seine Position kaum verändern muß und die Effizienz des untersuchenden Arztes maximiert wird. Eine Änderung der Reihenfolge ist natürlich möglich, und Sie können Ihre eigene Reihenfolge festlegen. Im allgemeinen ist es hilfreich, „vom Kopf abwärts" vorzugehen. Gehen Sie nicht von den Füßen, den Genitalien oder dem Rektum des Patienten zum Gesicht oder zum Mund oder vom Rektum zur Vagina über.

Position und Händigkeit des Untersuchers. Dieses Buch empfiehlt, einen auf dem Rücken liegenden Patienten von der rechten Seite aus bis hin zum Fußende des Bettes zu untersuchen und dann erst, wenn nötig, die linke Seite. Wenn Sie hauptsächlich von einer bestimmten Seite aus untersuchen, können Sie die Untersuchungstechniken schneller erlernen und Ihre Effizienz steigern.

Die rechte Seite hat gegenüber der linken mehrere Vorteile: Der Venendruck kann an den Jugularvenen auf der rechten Seite zuverlässiger bestimmt werden, die palpierende Hand liegt besser auf dem Herzspitzenstoß, die rechte Niere ist häufiger tastbar als die linke, und die Untersuchungsliege ist manchmal so an einer Wand aufgestellt, daß die Annäherung von rechts erleichtert wird.

Linkshänder finden diese Position anfangs unbequem, sollten sie aber üben. Außer wenn Sie einigermaßen beidhändig sind, wird es Ihnen grundsätzlich leichter fallen, mit der linken Hand zu perkutieren oder bestimmte Instrumente wie Otoskop oder Reflexhammer zu halten.

Untersuchung des liegenden Patienten. Manchmal müssen Sie die Untersuchung in einer anderen Reihenfolge vornehmen als auf den folgenden Seiten beschrieben. Es gibt Patienten, die sich nicht im Bett aufsetzen oder die nicht aufstehen können. In diesem Fall untersuchen Sie Kopf, Hals und Brustkorb des Patienten in Rückenlage. Um die Lunge zu auskultieren, den Rücken zu untersuchen und die Haut zu inspizieren, drehen Sie den Patienten anschließend auf die linke bzw. rechte Seite. Für den restlichen Teil der Untersuchung bringen Sie den Patienten dann wieder in Rückenlage.

Tangentiale Beleuchtung. Um z. B. Jugularvenenpuls, Schilddrüse oder Herzspitzenstoß zu untersuchen, eignet sich eine tangentiale Beleuchtung. Dabei wird Licht so auf eine Oberfläche projiziert, daß der Schattenwurf maximiert wird. Wie die linke Abbildung demonstriert, machen die Schatten sich bewegende oder fixe Erhebungen oder Einbuchtungen der jeweiligen Oberfläche sichtbar.

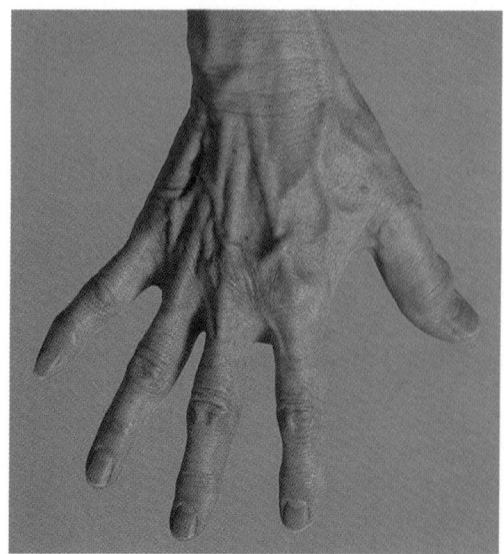 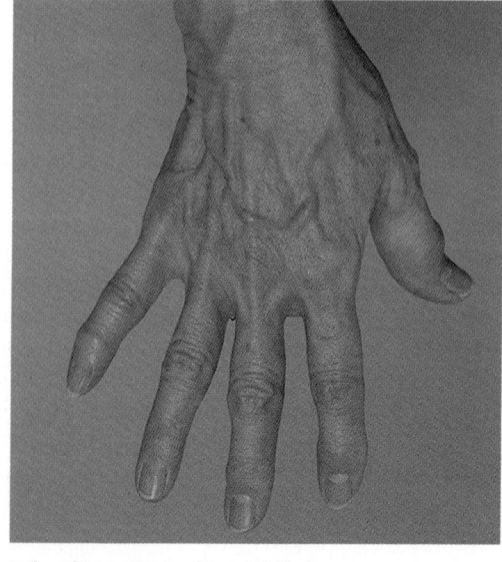

Tangentiale Beleuchtung   Beleuchtung im rechten Winkel

Diffuses Licht oder Licht, das im rechten Winkel auf eine Oberfläche auftrifft, führt zu geringerer Schattenbildung; leichte Unregelmäßigkeiten werden dann nicht sichtbar, wie die rechte Abbildung zeigt.

Versuchen Sie, den Radialispuls an Ihrem eigenen Handgelenk zu sehen, indem Sie Sehnen und Venen auf Ihrem Handgelenk tangential mit gebündeltem Licht beleuchten.

Überblick über die körperliche Untersuchung

Um einen Überblick über die einzelnen Schritte der körperlichen Untersuchung zu bekommen, sollten Sie die folgenden Abschnitte einmal grob durchlesen. Die darauffolgenden Kapitel beschäftigen sich dann mit den Körperregionen im einzelnen. Wenn Sie eines oder mehrere Kapitel durchgearbeitet haben, können Sie diesen Überblick erneut durchlesen, um zu sehen, wie sich jeder einzelne Untersuchungsabschnitt in die Gesamtuntersuchung einfügt.

Allgemeinzustand (AZ). Verschaffen Sie sich ein Bild vom allgemeinen Gesundheitszustand des Patienten, von seinem Gewicht, seinem Körperbau, seiner sexuellen Entwicklung. Wiegen Sie den Patienten, wenn möglich. Achten Sie auf Körperhaltung, Motorik und Gang; wie ist der Patient gekleidet, sieht er gepflegt aus, wie hält er es mit der körperlichen Hygiene; hat er Mund- oder Körpergeruch? Achten Sie auch auf den Gesichtsausdruck des Patienten, auf sein Verhalten, seinen Gefühlszustand und seine Reaktionen auf Menschen und Dinge in seiner Umgebung. Wie spricht der Patient, wie ist seine Bewußtseinslage und sein Konzentrationsvermögen?

Der Allgemeinzustand wird während der gesamten Anamneseerhebung und Untersuchung beurteilt.

Vitalzeichen. Messen Sie Puls, Atemfrequenz, Blutdruck und gegebenenfalls die Körpertemperatur.

Haut. Untersuchen Sie die Gesichtshaut und ihre Merkmale. Stellen Sie evtl. Läsionen fest und vermerken Sie ihre Lage, Verteilung, Anordnung, Art und Färbung. Untersuchen und palpieren Sie Haare und Nägel und sehen Sie sich die Hände des Patienten an. Beurteilen Sie die Haut auch bei der Untersuchung anderer Körperbereiche.

Der Patient sitzt am Rand des Betts oder der Untersuchungsliege, falls nichts dagegen spricht. Sie sollten direkt vor dem Patienten stehen, um, je nach Bedarf, von einer Seite zur anderen gehen zu können.

Kopf. Untersuchen Sie Haare, Kopfhaut und Gesicht.

Augen. Prüfen Sie Sehschärfe, Gesichtsfeld sowie Position und Ausrichtung der Augen. Inspizieren Sie die Augenlider sowie Sklera und Konjunktiva. Inspizieren Sie bei indirekter Beleuchtung Hornhaut, Iris und Linse. Vergleichen Sie die Pupillen und testen Sie die Pupillenreaktion auf Licht. Prüfen Sie die Augenbewegungen. Untersuchen Sie den Augenhintergrund mit einem Ophthalmoskop.

Für die ophthalmoskopische Untersuchung sollte der Raum abgedunkelt werden.

Ohren. Inspizieren Sie äußeres Ohr, Gehörgang und Trommelfell. Prüfen Sie das Hörvermögen. Testen Sie bei vermindertem Hörvermögen eine evtl. Lateralisation (Weber-Versuch) und vergleichen Sie Luft- und Knochenleitung des Schalls miteinander (Rinne-Versuch).

Nase und Nebenhöhlen. Untersuchen Sie die äußere Nase und Nasenschleimhaut, Septum und Nasenmuscheln mit Hilfe eines Spekulums und einer geeigneten Lichtquelle. Überprüfen Sie die Klopfschmerzhaftigkeit von Stirn- und Kieferhöhle.

Mund und Pharynx. Inspizieren Sie Lippen, Mundschleimhaut, Zahnfleisch, Zähne, Zunge, Gaumen, Mandeln und Pharynx.

Hals. Tasten Sie nach vergrößerten Halslymphknoten. Achten Sie auf Verdickungen oder ungewöhnliche Pulsationen im Halsbereich. Achten Sie auf Abweichungen der Trachea von der Mittellinie und stellen Sie fest, ob der Patient Probleme beim Atmen hat oder dabei Atemgeräusche entstehen. Inspizieren und palpieren Sie die Schilddrüse.

Stellen Sie sich hinter den sitzenden Patienten, um die Schilddrüse zu palpieren und den Rücken, den hinteren Thorax und die Lunge zu untersuchen.

Rücken. Inspizieren und palpieren Sie die Wirbelsäule und die Rückenmuskulatur. Prüfen Sie auf Klopfschmerzhaftigkeit der Dornfortsätze.

Hinterer Thorax und Lunge. Inspizieren, palpieren und perkutieren Sie den Brustkorb. Stellen Sie auf jeder Seite die Höhe der Zwerchfelldämpfung fest. Auskultieren Sie die Atemgeräusche, identifizieren Sie alle Nebengeräusche und untersuchen Sie gegebenenfalls auf Bronchophonie.

Stellen Sie sich wieder vor den Patienten.

Brust und Achselhöhlen. Inspizieren und palpieren Sie bei Patientinnen die Brust bei herabhängenden und erhobenen Armen sowie mit fest an die Hüfte gepreßten Händen. Palpieren Sie bei weiblichen und männlichen Patienten die Lymphknoten der Achselhöhlen.

Bis jetzt konnten Sie einige vorläufige Beobachtungen zum Bewegungsapparat machen. Sie haben die Hände untersucht, den oberen Rücken begutachtet und, zumindest bei Frauen, den Bewegungsradius der Schultern beurteilt. Entscheiden Sie anhand dieser und nachfolgender Beobachtungen, ob eine umfassende Untersuchung des Bewegungsapparates angezeigt ist.

Bewegungsapparat. Untersuchen Sie gegebenenfalls Hände, Arme, Schultern, Hals und Kiefergelenk, während der Patient noch sitzt. Inspizieren und palpieren Sie diese Gelenke und prüfen Sie deren Bewegungsradius.

Bitten Sie den Patienten, sich hinzulegen. Sie sollten rechts vom Bett des Patienten stehen.

Brust. Palpieren Sie die Brust und setzen Sie dabei die Inspektion fort.

Vordere Thoraxwand und Lunge. Inspizieren, palpieren und perkutieren Sie den Thorax. Auskultieren Sie die Atemgeräusche, stellen Sie alle Nebengeräusche fest und untersuchen Sie gegebenenfalls auf Bronchophonie.

Heben Sie für die Herz-Kreislauf-Untersuchung das Kopfende des Betts um 30° an und stellen Sie es entsprechend ein, um den Jugularvenenpuls beobachten zu können. Zur Auskultation der Herztöne bitten Sie den Patienten, sich etwas auf die linke Seite zu legen. Auskultieren Sie über der Herzspitze. Bitten Sie den Patienten dann, sich wieder zurückzulegen, und auskultieren Sie die übrigen Herzregionen. Der Patient sollte sich aufsetzen, nach vorne lehnen und ausatmen, während Sie das Geräusch einer evtl. Aorteninsuffizienz zu hören versuchen.

Herz-Kreislauf-System. Tasten Sie den Karotispuls. Auskultieren Sie auf Stenosegeräusche. Beobachten Sie den Jugularvenenpuls.

Inspizieren und palpieren Sie die Präkordialregion. Prüfen Sie Lage, Durchmesser, Amplitude und Dauer des Herzspitzenstoßes. Auskultieren Sie über der Herzspitze und am unteren Sternumrand mit dem Trichter Ihres Stethoskops. Auskultieren Sie mit der Stethoskopmembran über jeder Auskultationsstelle. Hören Sie auf die physiologische Spaltung des 2. Herztons und auf alle ungewöhnlichen Herztöne oder –geräusche.

Abdomen. Inspizieren, auskultieren und perkutieren Sie das Abdomen. Palpieren Sie erst oberflächlich, dann tiefer. Beurteilen Sie Leber und Milz durch Perkutieren und anschließendes Palpieren. Versuchen Sie, die Nieren zu tasten, und palpieren Sie die Aorta und ihre Pulsation.

Stellen Sie das Bett in die Liegeposition zurück. Der Patient sollte sich auf den Rücken legen.

Rektaluntersuchung bei Männern. Inspizieren Sie die Region von Steißbein und Anus. Palpieren Sie Analkanal, Rektum und Prostata. Wenn der Patient nicht aufstehen kann, untersuchen Sie diese zuerst und erst dann das Rektum.

Für die Rektaluntersuchung liegt der Patient auf der linken Seite.

Untersuchung von Genitalien und Rektum bei Frauen. Inspizieren Sie die äußeren Genitalien, Vagina und Zervix. Nehmen Sie einen Abstrich zur Krebsvorsorge (Zytologie). Palpieren Sie Uterus und Adnexe. Führen Sie eine rektovaginale und eine rektale Untersuchung durch.

Die Patientin liegt auf dem Untersuchungsstuhl in Steinschnittlage. Sie sollten zuerst sitzen und dann die Untersuchung im Stehen fortführen.

Beine. Untersuchen Sie die Beine bezüglich der drei folgenden Aspekte. Zunächst in Rückenlage des Patienten und anschließend im Stehen.

Der Patient befindet sich in Rückenlage.

Peripheres Gefäßsystem. Achten Sie auf Schwellungen, Verfärbungen oder Geschwüre. Palpieren Sie auf mögliche Ödeme, bei denen ein kräftiger Fingerdruck Dellen hinterläßt. Tasten Sie den Puls der A. dorsalis pedis, A. tibialis posterior und A. femoralis und, falls indiziert, der A. poplitea. Palpieren Sie die Leistenlymphknoten.

Bewegungsapparat. Achten Sie auf Deformitäten oder vergrößerte Gelenke. Palpieren Sie, falls indiziert, die Gelenke und prüfen Sie ihren Bewegungsradius.

Neurologisches System. Betrachten Sie Muskelmasse und Stellung der Gliedmaßen und achten Sie auf evtl. Bewegungsanomalien.

Untersuchung am stehenden Patienten. Beurteilen Sie folgendes:

Der Patient steht, während Sie auf einem Stuhl oder Hocker sitzen sollten.

Peripheres Gefäßsystem. Prüfen Sie auf Varizen.

Bewegungsapparat. Untersuchen Sie die Ausrichtung der Wirbelsäule und ihren Bewegungsradius, die Stellung der Beine und Füße.

Genitalien und Hernien bei Männern. Untersuchen Sie Penis und Skrotalinhalt und prüfen Sie auf Hernien.

Neurologisches System. Beobachten Sie den Gang des Patienten. Lassen Sie ihn auf einer geraden Linie gehen, auf den Zehenspitzen und den Fersen laufen, auf der Stelle hüpfen und leichte Kniebeugen machen. Führen Sie den Romberg-Versuch durch und prüfen Sie auf Pronationstendenz im Armvorhalteversuch.

Zusätzliche neurologische Untersuchung, falls angezeigt:

Der Patient sitzt oder liegt währenddessen.

Hirnnerven. Sofern noch nicht untersucht: Geruchssinn, Kraft des M. temporalis und des M. masseter, Kornealreflex, Funktion der mimischen Muskulatur, Würgereflex und Kraft des M. trapezius und M. sternocleidomastoideus.

Motorik. Muskeltonus, Muskelkraft, Diadochokinese (rasche Wechselbewegungen) und Zeigeversuche.

Sensibilität. Schmerz, Temperatur, leichte Berührung, Lage, Vibration und Zweipunktdiskrimination. Vergleichen Sie die rechte mit der linken Körperseite und distale mit proximalen Bereichen der Gliedmaßen.

Reflexe.

Psychischer Befund. Falls es notwendig erscheint und noch nicht in Verbindung mit der Anamneseerhebung geschehen ist, beurteilen Sie folgende mentale Funktionen: Stimmung des Patienten, Denkprozesse, Inhalte des Denkens, ungewöhnliche Wahrnehmungen, Einsicht und Urteilsvermögen, Erinnerungsvermögen und Aufmerksamkeit, Allgemeinwissen und Wortschatz, Rechenvermögen, abstraktes Denkvermögen und räumliches Vorstellungsvermögen.

Teilen Sie dem Patienten nach Beendigung der Untersuchung mit, was als nächstes zu tun und zu erwarten ist. Wenn Sie einen Patienten im Krankenhaus untersuchen, richten Sie das Bett wieder so her, wie es für den Patienten am bequemsten ist. Waren die Bettgitter vor der Untersuchung angebracht, bringen Sie sie wieder an, es sei denn, Sie sind sich sicher, daß sie nicht mehr erforderlich sind. Stellen Sie die Betthöhe wieder so ein, daß der Patient problemlos und ohne Sturzgefahr ins Bett gelangen kann. Wenn Sie die Untersuchung beendet haben, waschen Sie sich die Hände und reinigen Ihre Instrumente oder entsorgen sie.

Kapitel 5

Anatomie und Physiologie

Dieses Kapitel befaßt sich kurz mit den Themen Körpergewicht, Körpergröße und Körperbau und gibt eine Einführung in die Beurteilung der sexuellen Entwicklung.

Bezüglich der oben genannten Merkmale unterscheiden sich die Menschen je nach sozioökonomischem Status, Ernährungszustand, genetischer Veranlagung, früheren Krankheiten und Geschlecht sowie dem Erdteil, in dem sie leben, und dem Zeitalter, in dem sie geboren wurden. Das „Schrumpfen" älterer Menschen ist z. B. zum Teil eine Täuschung. Die Menschen werden zwar mit zunehmendem Alter kleiner, ihre Größe variiert jedoch auch je nach Geburtsjahr. Junge Erwachsene sind im Durchschnitt größer als ihre Eltern, die Eltern wiederum größer als die Großeltern. Der Arzt sollte deshalb vorsichtig sein, wenn er die Normwerte einer Gruppe auf eine Person, die einer anderen Gruppe angehört, überträgt.

Körpergröße, Wachstum und Körperbau. Wenn man die Größenentwicklung von Geburt an bis zum späten Jugendalter in eine Tabelle einträgt, kann man deutlich einen *Wachstumsschub* erkennen. Bei Mädchen erfolgt dieser Wachstumsschub relativ früh in der Pubertät, im Alter von ca. 12 Jahren, bei Jungen relativ spät, um das 14. Lebensjahr herum. Während dieser Periode beschleunigten Wachstums ändern sich die Proportionen des Bewegungsapparats. Ausmaß und Zeitpunkt dieser Veränderungen variieren je nach Geschlecht. So werden z. B. die Schultern von Jungen breiter als die von Mädchen, während bei Mädchen die Hüften breiter werden. Die Abbildung auf der folgenden Seite gibt einen Überblick über diese Veränderungen.

Zum Lebensende hin kommt es zu anderen Veränderungen. Die Menschen werden kleiner und die Haltung etwas gebeugt, da die Brustwirbelsäule konvexer wird und Knie- und Hüftgelenke sich nicht mehr vollständig strecken. Fettgewebe sammelt sich gewöhnlich an den Hüften und am Unterbauch an und kann zusammen mit schlaffer werdenden Bauchmuskeln zu einem Dickbauch führen. Die Abbildung auf S. 139 veranschaulicht Veränderungen, die im Alter von 78–94 Jahren auftreten können. Diese und andere altersbedingte Veränderungen werden in den nachfolgenden Kapiteln detaillierter beschrieben.

Beurteilung der Geschlechtsreife. Die Veränderungen von Fortpflanzungsorganen und sekundären Geschlechtsmerkmalen hängen eng mit dem Wachstumsschub in der Jugend zusammen. Anhand typischer Veränderungen – bei Mädchen an der Brust und der Schambehaarung, bei Jungen an den Genitalien und der Schambehaarung – kann man den Grad der Geschlechtsreife ablesen. Dies wird in nachfolgenden Kapiteln erläutert. Der Arzt kann nun anhand der Beziehungen, die zwischen der Entwicklung dieser Geschlechtsmerkmale und dem Wachstumsschub bei Jugendlichen bestehen, Wachstum und Entwicklung

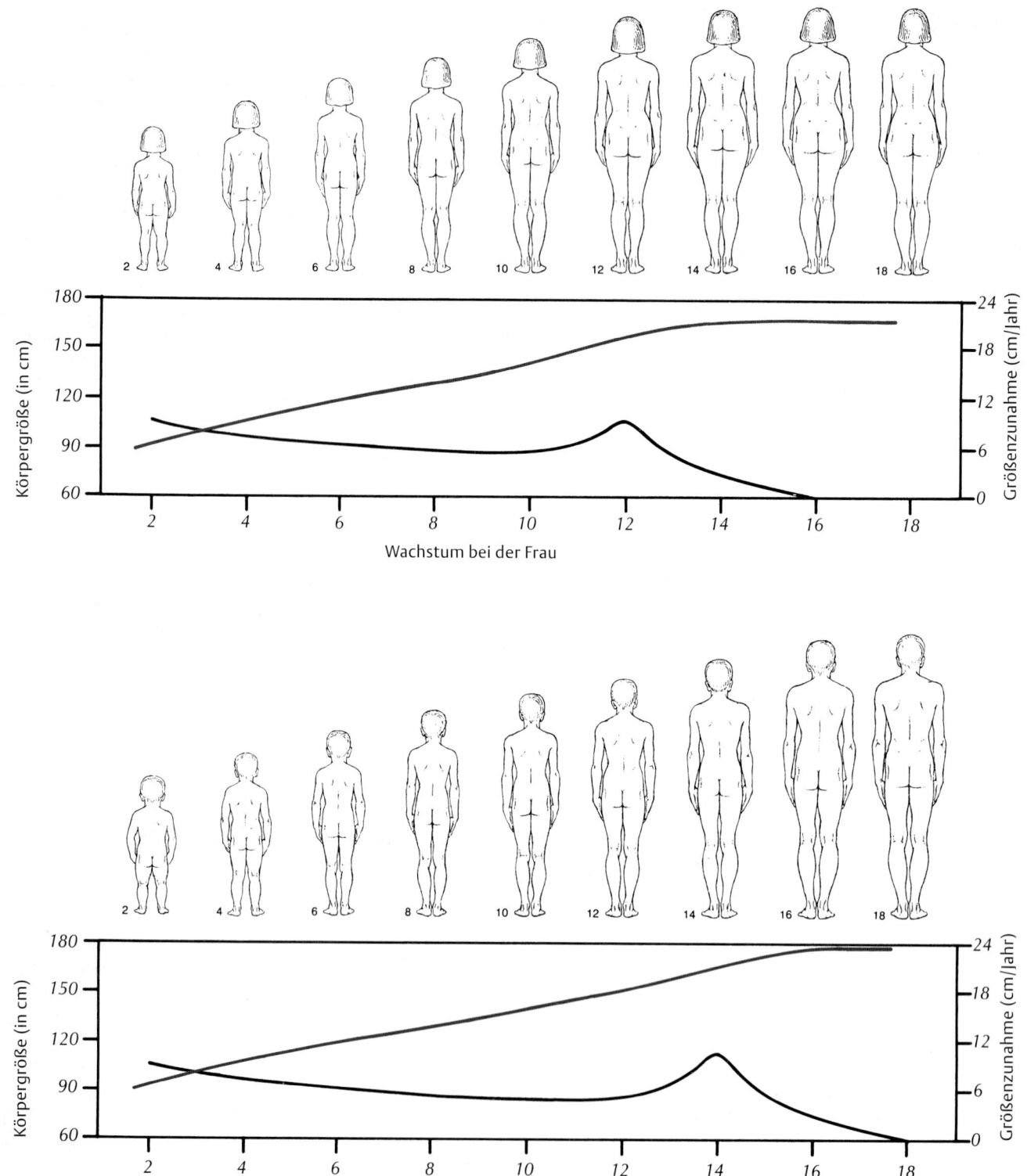

(Nach Tanner, JM: Growing Up. Scientific American 229:36-37, September 1973)

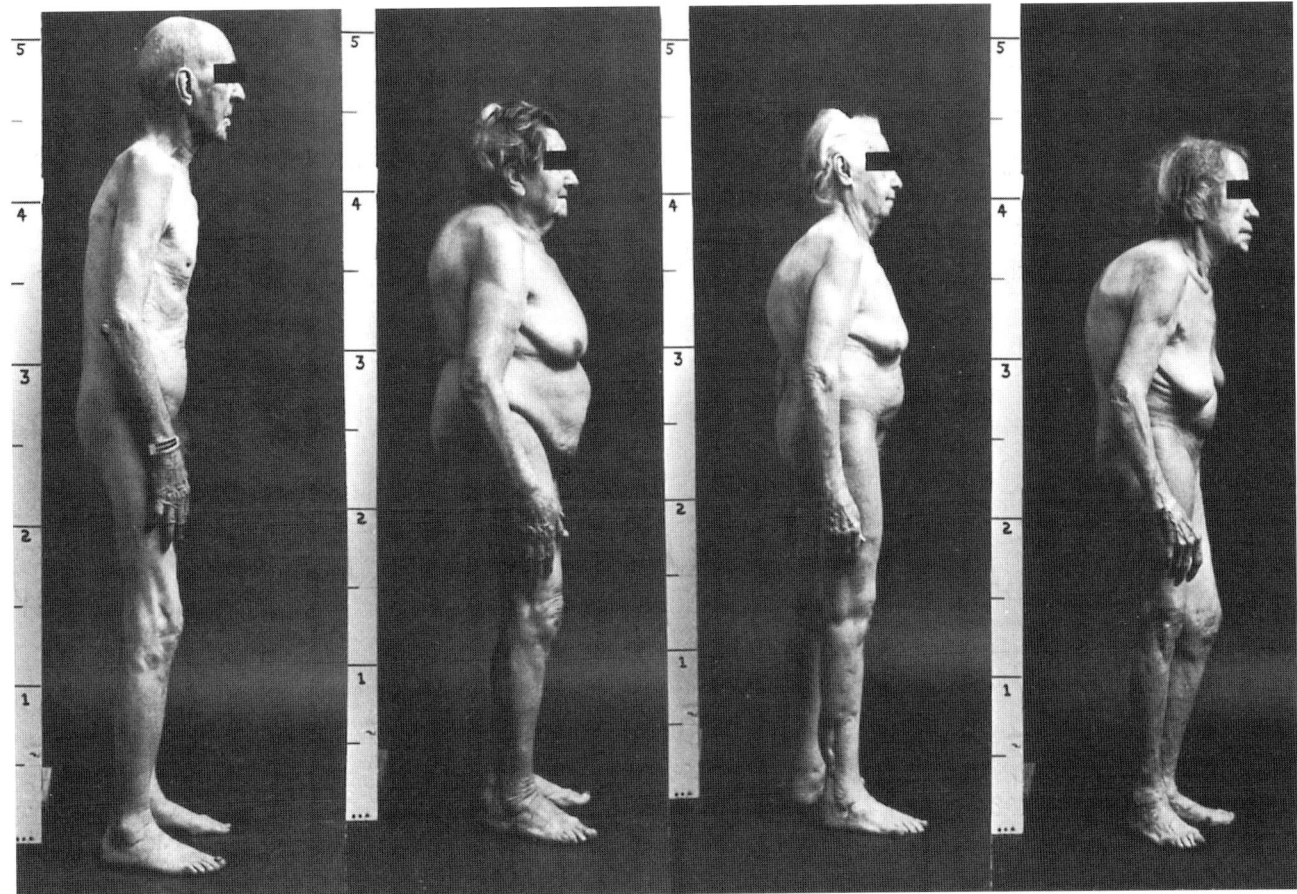

82jähriger Mann sowie drei Frauen, 78, 79 und 94 Jahre alt (Größenangaben in Fuß).
(Aus Rossman, I, Clinical Geriatrics, 3. Aufl., Philadelphia, J.B. Lippincott, 1986)

eines Jugendlichen beurteilen und signifikante Abweichungen von der Norm
erkennen. Vor diesem Hintergrund kann er dem Jugendlichen auch erläutern,
ob Wachstum und Pubertät normal voranschreiten. Er kann zudem voraussagen,
welche Entwicklungsschritte noch folgen.

Bei der ersten Untersuchung des jugendlichen Patienten beurteilen Sie nur eine
dieser Variablen – die Größe. Sie können zudem vorläufig die Entwicklung von
Brust, Muskeln, Stimmlage und Bartwuchs beurteilen. Diese Beobachtungen
erhalten jedoch erst dann ihre volle Bedeutung, wenn Sie sie mit anderen Faktoren vergleichen: Körperbau des Patienten, zeitliches Wachstumsmuster, Mus-
kelentwicklung, Geschlechtsentwicklung sowie psychosexuelle Empfindungen,
Einstellungen und Kenntnisse. Bei Ihrer Beurteilung setzen Sie diese miteinander verbundenen Variablen zueinander in Beziehung und versuchen, die Entwicklung und damit zusammenhängende Probleme so gut wie möglich zu verstehen.

Gewicht. Es gibt unterschiedliche Auffassungen darüber, was bei Erwachsenen
als Normalgewicht anzusehen ist. Die folgende Größen- und Gewichtstabelle
gibt für jede Größe das Körpergewicht an, bei dem die Sterberate am niedrigsten
ist. Beachten Sie, daß das Körpergewicht je nach Statur und Geschlecht variiert.

Größen- und Gewichtstabelle für Erwachsene ab 25 Jahren		
Größe in cm (ohne Schuhe)	Gewicht (ohne Kleidung) in kg	
	Schmaler Körperbau	Mittlerer Körperbau	Breiter Körperbau

Männer

Größe	Schmaler Körperbau	Mittlerer Körperbau	Breiter Körperbau
155	47,6–51,3	50,8–54,9	54,0–60,8
158	49,0–52,6	51,7–57,2	55,3–62,1
160	50,3–54,0	53,1–58,5	56,7–64,0
163	51,7–55,3	54,4–59,9	58,1–65,8
166	53,1–57,2	55,8–61,7	59,4–67,6
168	54,9–59,0	57,6–63,5	61,2–69,9
170	56,7–60,8	59,4–65,8	63,5–72,1
173	58,5–62,6	61,2–67,6	65,3–73,9
175	60,3–64,9	63,0–69,4	67,1–75,7
178	62,1–66,7	64,9–71,7	68,9–78,0
180	64,0–68,5	66,7–73,9	71,2–80,3
183	65,8–70,3	68,5–76,2	73,0–82,6
185	67,6–72,6	70,3–78,5	76,2–84,2
188	69,4–74,4	72,6–80,7	77,6–87,1
191	71,2–76,2	74,4–83,0	79,4–89,4

Frauen

Größe	Schmaler Körperbau	Mittlerer Körperbau	Breiter Körperbau
145	40,8–44,0	42,6–48,1	46,3–53,5
147	41,7–45,4	44,0–49,4	48,1–54,9
150	43,1–46,7	45,4–50,8	49,0–56,2
153	44,5–48,1	46,7–52,6	50,3–57,6
155	45,8–49,4	48,1–53,5	51,7–59,0
158	47,2–50,8	49,4–55,3	53,1–60,8
160	48,5–52,2	50,8–57,2	54,9–62,6
163	49,9–54,0	52,6–59,4	56,7–64,4
166	51,7–55,8	54,4–61,7	58,5–66,2
168	53,5–57,6	56,2–63,0	60,3–68,0
170	55,3–59,4	58,1–64,9	62,1–69,9
173	57,2–61,7	59,9–66,7	64,0–72,1
175	59,0–63,5	61,7–68,5	65,8–74,4
178	60,8–65,3	63,5–70,3	67,6–76,6

Aus: Clinician's handbook of preventive services. Washington, DC: U.S. Department of Health and Human Services, 1994: 142-143.

Beachten Sie, daß die Statur nicht einfach gemessen werden kann, sondern visuell eingeschätzt werden muß. Bei Patienten mit einem Risiko für Herz-Kreislauf-Erkrankungen und Diabetes mellitus kann ein geringeres Gewicht ratsam sein.

Untersuchungstechniken

Beginnen Sie Ihre Beobachtungen in dem Moment, in dem Sie den Patienten zum ersten Mal sehen, und setzen Sie sie während des gesamten Gesprächs fort. Hat der Patient Sie gehört, als er im Wartezimmer aufgerufen wurde? Kann er problemlos aufstehen und gehen? Falls der Patient im Krankenhaus ist, wenn Sie ihn zum ersten Mal sehen: Was tut der Patient? Sitzt er aufrecht im Bett und sieht fern oder liegt er? Was liegt auf seinem Nachttisch? Ein Stapel Karten zur „guten Besserung"? Eine Bibel oder ein Rosenkranz? Eine Nierenschale? Überhaupt nichts? Schon anhand dieser Beobachtungen können Sie sich einen ersten Eindruck verschaffen, der Sie bei Ihrer weiteren Beurteilung leitet.

Bewußtseinslage. Ist der Patient wach, aufmerksam und reagiert auf Ansprache?

Falls nicht, untersuchen Sie sofort seine Bewußtseinslage (S. 600)

Krankheitszeichen. Gibt es z. B. Anzeichen für folgende Beschwerden:

- Kardiorespiratorische Insuffizienz

Schweres Atmen, pfeifendes Atmen, Husten

- Schmerzen

Verzerrter Gesichtsausdruck, Schwitzen, Schonhaltung, um einen schmerzenden Körperteil nicht beanspruchen zu müssen

- Angst

Angstvoller Gesichtsausdruck, fahrige Bewegungen, feuchtkalte Handflächen

Allgemeinzustand. Beurteilen Sie den allgemeinen Gesundheitszustand anhand Ihrer Beobachtungen während der gesamten Untersuchung. Stützen Sie diese Beurteilung auf die signifikanten Details.

Ist der Patient akut oder chronisch krank, gebrechlich, schwach, robust, kräftig?

Hautfarbe und Effloreszenzen, s. Kapitel 6.

Blässe, Zyanose, Ikterus, Ausschlag, Hämatome

Körpergröße und Körperbau. Messen Sie den Patienten, wenn möglich, ohne Schuhe. Ist der Patient ungewöhnlich klein oder groß? Ist er dünn und schmächtig, muskulös oder untersetzt? Ist sein Körper symmetrisch gebaut? Beurteilen Sie die Körperproportionen im allgemeinen und achten Sie auf evtl. Deformitäten.

Sehr kleine Statur bei Ullrich-Turner-Syndrom, Niereninsuffizienz in der Kindheit, Achondroplastie und hypophysärem Zwergwuchs; lange Gliedmaßen im Verhältnis zum Rumpf bei Hypogonadismus und Marfan-Syndrom

Sexualentwicklung. Entsprechen Stimme, Bartwuchs und Brustgröße Alter und Geschlecht des Patienten?

Verzögerte oder vorzeitige Pubertät, Hypogonadismus, Virilismus

Gewicht. Ist der Patient hager, schlank, aufgedunsen oder adipös oder ist er irgendwo dazwischen einzuordnen? Wenn der Patient adipös ist: Ist das Fettgewebe gleichmäßig verteilt oder am Rumpf konzentriert?

Auf den gesamten Körper verteiltes Fettgewebe deutet auf Fettsucht; Stammfettsucht mit relativ dünnen Gliedmaßen auf Cushing-Syndrom

Ursachen eines Gewichtsverlusts können sein Malignome, Diabetes mellitus, Hyperthyreose, chronische Infektionen, Depressionen, Diurese und erfolgreiche Diäten.

Wenn möglich, sollten Sie den Patienten wiegen. Das Gewicht ist ein Anhaltspunkt dafür, ob die Kalorienzufuhr ausreichend ist. Gewichtsveränderungen im weiteren Verlauf liefern zudem wertvolle Diagnosedaten. Denken Sie daran, daß Gewichtsveränderungen auch auf einer Zu- oder Abnahme von Körperflüssigkeiten, Fettgewebe- oder Muskelmasse beruhen können.

Bei Linksherzinsuffizienz bevorzugt der Patient eine sitzende Haltung, bei chronisch-obstruktiver Lungenerkrankung lehnt er sich bevorzugt nach vorne und stützt sich mit den Armen ab.

Haltung, Gang und Bewegungsablauf. Welche Haltung bevorzugt der Patient?

Schnelle, häufige Bewegungen bei Hyperthyreose; Verlangsamung bei Myxödem

Ist der Patient unruhig oder ruhig? Wie häufig bewegt er sich? Wie schnell sind seine Bewegungen?

Tremor oder andere unwillkürliche Bewegungen; Paralysen. S. Tab. 18.**3** (S. 610 f).

Kommt es zu anscheinend unwillkürlichen Bewegungen oder sind Körperteile unbeweglich? Welche Körperteile sind davon betroffen?

S. Tab. 18.**6** (S. 616 f).

Geht der Patient ohne zu stocken, mühelos und sicher? Kann er das Gleichgewicht halten oder hinkt er, geht er mühsam, hat er Angst hinzufallen, das Gleichgewicht zu verlieren, oder zeigen sich anomale Bewegungsabläufe?

Die Kleidung kann Hinweise auf Kälteintoleranz bei Hypothyreose, einen Hautausschlag oder Nadeleinstiche geben, die verborgen werden sollen oder auch auf einen bestimmten Lebensstil.

Kleidung, äußeres Erscheinungsbild und Körperhygiene. Wie ist der Patient gekleidet? Entspricht die Kleidung Außentemperatur und Wetter? Ist sie sauber, richtig zugeknöpft und sind die Reißverschlüsse geschlossen? Wie sieht die Kleidung im Vergleich mit Personen ähnlichen Alters und vergleichbarem sozialen Status aus?

Löcher, die bewußt in die Schuhe geschnitten wurden oder Hausschuhe können auf Gicht, entzündete Zehenballen oder sonstige schmerzhafte Fußerkrankungen hinweisen. Offene Schnürsenkel und Hausschuhe lassen auch auf ein Ödem schließen.

Sehen Sie sich die Schuhe des Patienten an. Wurden bewußt Löcher hineingeschnitten? Sind die Schnürsenkel gebunden oder trägt der Patient Hausschuhe?

Patienten mit Arthritis tragen manchmal Kupferarmbänder.

Trägt der Patient ungewöhnlichen Schmuck?

„Herausgewachsene" Haarfarbe und abgeblätterter Nagellack können Ihnen helfen, die Dauer einer Erkrankung abzuschätzen, wenn die Patientin keine Angaben dazu machen kann.

Achten Sie auf Haare und Fingernägel des Patienten und den Gebrauch von Kosmetika. Sie geben Aufschluß über Persönlichkeit, Stimmung oder Lebensstil des Patienten. Vernachlässigt lackierte Nägel und „herausgewachsene" Haarfarbe können auf ein vermindertes Interesse am persönlichen Erscheinungsbild hinweisen.

Depressionen und Demenz können von einem ungepflegten äußeren Erscheinungsbild begleitet werden. Dabei ist aber zu berücksichtigen, welche Maßstäbe der Patient diesbezüglich an sich stellt.

Entsprechen Körperhygiene und Äußeres des Patienten seinem Alter, Lebensstil und Beruf sowie der sozioökonomischen Gruppe, der er angehört? Natürlich gibt es bei diesen Normen eine große Bandbreite.

Körper- oder Atemgeruch. Der Geruch des Patienten kann ein wichtiger Hinweis für die Diagnose sein. Die Tatsache, daß ein Patient nach Alkohol riecht, darf aber nie als Erklärung für neurologische oder psychische Befunde dienen. Alkoholiker können zusätzlich schwere, aber potentiell heilbare Erkrankungen haben wie Hypoglykämie oder subdurale Hämatome. Zudem muß Alkoholgeruch nicht unbedingt auf ein Alkoholproblem hinweisen.

Atemgeruch kann bei Alkoholkonsum, Azetonämie (Diabetes), Lungeninfektionen, Urämie oder Leberversagen vorkommen.

Gesichtsausdruck. Beobachten Sie den Gesichtsausdruck des Patienten in Ruhe, während des Gesprächs, bei der körperlichen Untersuchung und bei der Interaktion mit anderen Menschen.

Starrer Blick bei Hyperthyreose; unbewegliches Gesicht bei Parkinson-Syndrom.

Vitalzeichen. Messen sie Puls, Blutdruck, Atemfrequenz und Körpertemperatur. Diese Werte können Sie zu Beginn der Untersuchung messen oder während der Herz-Kreislauf- oder Thorax-Untersuchung. Wenn Sie die Werte zu Beginn messen, prüfen Sie den Radialispuls. Prüfen Sie dann, während Ihre Finger noch am Handgelenk des Patienten verbleiben, die Atemfrequenz, ohne daß der Patient dies bemerkt. (Die Atemfrequenz kann sich ändern, wenn der Patient merkt, daß er beobachtet wird.) Prüfen Sie den Blutdruck; wenn er hoch ist, wiederholen Sie die Messung zu einem späteren Zeitpunkt.

S. Tab. 9.3 (S. 322) und Tab. 8.1 (S. 269).

Bei vielen ambulanten Patienten muß die Temperatur nicht unbedingt gemessen werden. Sie sollten sie aber messen, wenn die Beschwerden oder Symptome auf eine mögliche Störung hinweisen. Oralthermometer sind für den Patienten bequemer und akzeptabler als Rektalthermometer. Oralthermometer aus Glas sollten aber nicht verwendet werden, falls der Patient bewußtlos oder unruhig ist oder den Mund nicht schließen kann. Die gemessene Temperatur kann ungenau sein, und das Thermometer kann durch unerwartete Mundbewegungen zerbrechen.

Fieber oder *Pyrexie* bedeutet erhöhte Körpertemperatur. Als *Hyperpyrexie* wird eine extrem erhöhte Temperatur über 41,4 °C bezeichnet, als *Hypothermie* eine anomal niedrige Temperatur unter 35 °C (rektal gemessen).

Die orale Temperatur kann mit einem Glasthermometer oder elektronisch gemessen werden. Wenn Sie die Temperatur *oral* mit einem Glasthermometer messen, schlagen Sie das Thermometer unter 35,5 °C, legen es dem Patienten unter die Zunge, und bitten ihn, den Mund zu schließen; warten Sie 3 bis 5 Minuten. Lesen Sie dann das Thermometer ab, legen Sie es dem Patienten erneut eine Minute lang unter die Zunge und lesen Sie es erneut ab. Steigt die Temperatur immer noch, wiederholen Sie diese Schritte, bis die Temperatur nicht mehr steigt. Wenn Sie ein elektronisches Thermometer benutzen, ziehen Sie vorsichtig die Einweghülle über die Spitze und legen Sie es dem Patienten unter die Zunge. Bitten Sie ihn, den Mund zu schließen, und achten Sie genau auf die Digitalanzeige. Eine exakte Temperaturmessung dauert in der Regel ca. 10 Sekunden.

Unabhängig davon, ob eine orale Messung mit einem Glas- oder Elektronikthermometer erfolgt, können sich heiße oder kalte Getränke auf die Messung auswirken. Warten Sie daher 10–15 Minuten ab.

Zu den Ursachen für Fieber gehören Infektionen, Traumata (wie Operationen oder Brüche), Malignome, Herzinfarkt, Blutkrankheiten (wie akute hämolytische Anämie), Medikamente und Störungen des Immunsystems (wie Kollagenosen).

Die Hauptursache für Hypothermie ist Kälte. Zu den anderen Ursachen gehören verminderte Muskelbewegung (bei Paralyse), Beeinflussung der Vasokonstriktion (bei Alkoholmißbrauch und Sepsis), Hunger, Hypothyreose und Hypoglykämie. Ältere Personen sind besonders anfällig für Hypothermie und bekommen seltener Fieber.

Eine hohe Atemfrequenz kann die Diskrepanz zwischen oraler und rektaler Temperatur verstärken. Rektale Temperaturmessungen sind in diesem Fall zuverlässiger.

Wenn Sie die Temperatur *rektal* messen, nehmen Sie ein Rektalthermometer (mit einer abgerundeten Spitze), cremen es ein und führen es ungefähr 3–4 Zentimeter in den Analkanal in Richtung Nabel ein. Entfernen Sie es nach ungefähr 3 Minuten und lesen Sie es ab. Sie können auch ein elektronisches Thermometer verwenden, dessen Einweghülle Sie sorgfältig eingecremt haben. Warten Sie ungefähr 10 Sekunden, bevor Sie die digital angezeigte Temperatur ablesen.

Die durchschnittliche orale Temperatur, die mit 37 °C angegeben wird, schwankt erheblich und ist entsprechend zu interpretieren. Am frühen Morgen kann sie z.B. nur 35,8 °C betragen, am späten Nachmittag oder Abend sogar 37,3 °C. Die rektale Temperatur ist im Durchschnitt 0,4-0,5 °C höher als die orale; diese Differenz variiert aber stark.

Alternativ können spezielle elektronische Thermometer zur Messung der *Temperatur des Trommelfells* verwendet werden. Diese Methode ist schnell und sicher und mißt die Körperkerntemperatur. Deshalb liegt die gemessene Temperatur etwa 0,8 °C über der normalen oralen Temperatur. Führen Sie die Spitze des Thermometers in den Gehörgang ein. Nach etwa zwei bis drei Sekunden können Sie die Temperatur ablesen.

Kapitel 6

Haut

Anatomie und Physiologie

Die Haut erfüllt viele wichtige Funktionen. Sie hält die Körperflüssigkeiten in ihren Grenzen und schützt das darunterliegende Gewebe vor Mikroorganismen, Schadstoffen und Strahlung; sie synthetisiert Vitamin D und sie unterstützt die Regulierung der Körpertemperatur.

Die Haut besteht aus drei Schichten: Oberhaut (Epidermis), Lederhaut (Dermis) und Unterhautfettgewebe (Subkutis).

Die oberste Schicht, *Epidermis*, ist dünn und enthält keine Blutgefäße. Sie ist wiederum in zwei Schichten unterteilt: eine äußere Hornschicht aus abgestorbenen, keratinisierten Zellen und eine innere Zellschicht, in der Melanin und Keratin gebildet werden.

Die Epidermis wird durch die darunterliegende *Dermis* mit Nährstoffen versorgt. Die Dermis ist gut durchblutet. Sie enthält Bindegewebe, Talgdrüsen und einen Teil der Haarfollikel. Im unteren Bereich verschmilzt sie mit der *Subkutis*, die Fett, Schweißdrüsen und die übrigen Haarfollikel enthält.

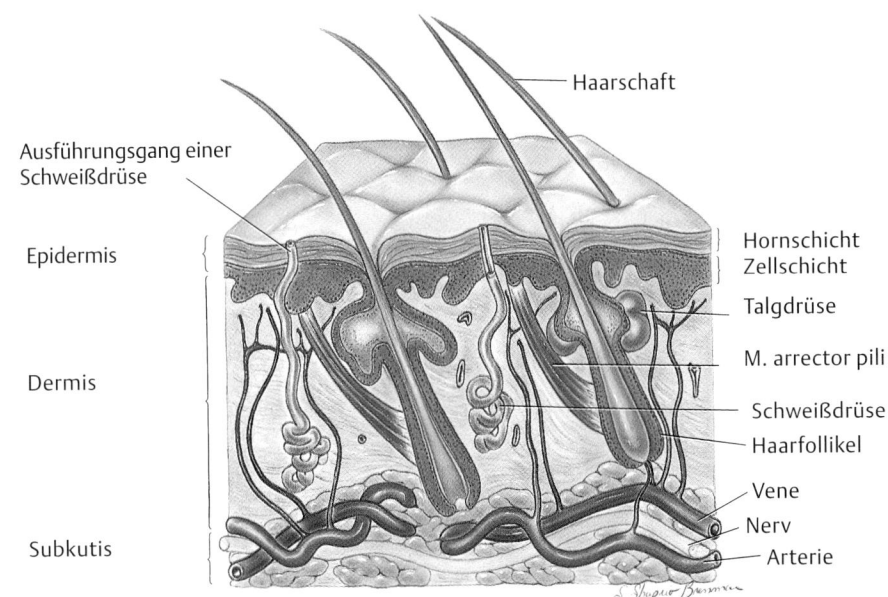

Die Nägel schützen die distalen Enden der Finger und Zehen. Die feste, rechteckige *Nagelplatte* erhält ihre fleischfarbene Färbung durch das stark durchblutete *Nagelbett*, mit dem sie fest verbunden ist. Die Nagelplatte besteht aus einem weißlichen halbmondförmigen Bereich (*Lunula*) und einem freien Nagelrand. Ungefähr ein Viertel der Nagelplatte (die *Nagelwurzel*) wird vom *proximalen Nagelfalz* bedeckt. Das *Nagelhäutchen* (*Kutikula*) geht von diesem Falz aus und schützt den Raum zwischen Falz und Nagelplatte wie ein Siegel vor Feuchtigkeit von außen. *Laterale Nagelfalze* bedecken die Seiten der Nagelplatte. Der Winkel zwischen dem proximalen Nagelfalz und der Nagelplatte beträgt normalerweise weniger als 180°.

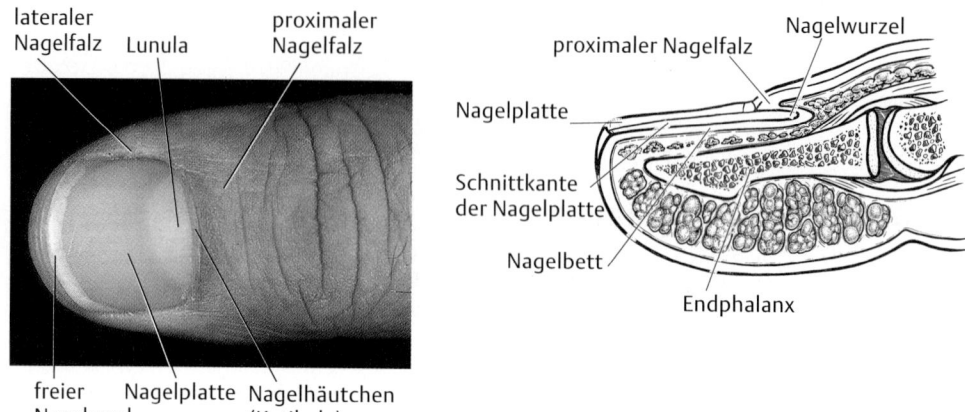

Fingernägel wachsen täglich ungefähr 0,1 mm; Zehennägel wachsen langsamer.

Talgdrüsen sondern eine schützende Fettsubstanz ab, die über die Haarfollikel an die Hautoberfläche gelangt. Alle Hautoberflächen, mit Ausnahme der Handflächen und der Fußsohlen enthalten Talgdrüsen. *Schweißdrüsen* lassen sich in zwei Arten unterteilen: ekkrine und apokrine Schweißdrüsen. Die *ekkrinen Schweißdrüsen* sind über die ganze Haut verteilt, führen direkt zur Hautoberfläche und unterstützen durch ihre Schweißproduktion die Regulierung der Körpertemperatur. *Apokrine Schweißdrüsen* finden sich dagegen hauptsächlich in der Achsel- und Genitalregion, münden gewöhnlich in Haarfollikel und werden durch psychische Belastung stimuliert. Die bakterielle Zersetzung des apokrinen Schweißes ist für den Körpergeruch bei Erwachsenen verantwortlich.

Die Farbe der Haut hängt hauptsächlich von vier Pigmenten ab: Melanin, Karotin, Oxyhämoglobin und Desoxyhämoglobin. Die Menge an *Melanin*, dem bräunlichen Pigment der Haut, ist genetisch festgelegt und wird durch Sonneneinstrahlung erhöht. *Karotin* ist ein goldgelbes Pigment, das im subkutanen Fettgewebe und in stark verhornten Bereichen wie den Handflächen oder Fußsohlen vorkommt.

Hämoglobin, das in den Erythrozyten enthalten ist und den Großteil des Sauerstoffs im Blut transportiert, kommt in zwei Formen vor: als oxygeniertes und als desoxygeniertes Hämoglobin. *Oxyhämoglobin*, ein hellrotes Pigment, ist in den Arterien und Kapillaren vorherrschend. Eine erhöhte Durchblutung der *Hautkapillaren* führt zu einer Rötung der Haut, eine verminderte Durchblutung dagegen gewöhnlich zu Blässe. Bei hellhäutigen Menschen ist die Haut an Handflächen, Fußsohlen, Gesicht, Hals und oberem Thorax normalerweise röter als am übrigen Körper.

Wenn Blut durch das Kapillarbett strömt, gibt das Oxyhämoglobin seinen Sauerstoff an das Gewebe ab und wird zu *desoxygeniertem Hämoglobin* – einem dunkleren, etwas blauer erscheinenden Pigment. Eine erhöhte Konzentration an desoxygeniertem Hämoglobin in den Blutgefäßen der Haut verleiht ihr einen bläulichen Schimmer, der als *Zyanose* bezeichnet wird.

Je nach Sauerstoffgehalt im arteriellen Blut unterscheidet man zwei Arten von Zyanose. Bei niedrigem Sauerstoffgehalt spricht man von *zentraler* Zyanose, bei normalem Sauerstoffgehalt von *peripherer* Zyanose. Eine periphere Zyanose tritt auf, wenn die Durchblutung der Haut abnimmt und verlangsamt ist, und das Gewebe mehr Sauerstoff als gewöhnlich aus dem Blut aufnimmt. Eine periphere Zyanose kann eine normale Reaktion auf Angst oder auf eine niedrige Umgebungstemperatur sein.

Die Hautfärbung hängt nicht nur von den Pigmenten ab, sondern auch von der Streuung des Lichts, das durch die trüben Oberflächenschichten der Haut oder der Gefäßwände reflektiert wird. Diese Lichtstreuung läßt die Haut eher bläulich als rot erscheinen. Das bläuliche Aussehen einer subkutanen Vene ist auf diese optische Wirkung zurückzuführen; sie erscheint viel blauer als das venöse Blut, das bei einer Venenpunktion entnommen wird.

Altersabhängige Veränderungen

Adoleszenz. In der Pubertät wächst an bisher unbehaarten Körperstellen Terminalhaar: bei Jungen im Gesicht und bei beiden Geschlechtern in den Achselhöhlen und der Schamregion. Der Haarwuchs am Oberkörper und an den Extremitäten nimmt während und nach der Pubertät zu, vor allem bei Jungen. Während der Pubertät vergrößern sich die apokrinen Drüsen, die Schweißproduktion unter den Achseln nimmt zu, und der charakteristische Körpergeruch von Erwachsenen entsteht.

Altern. Mit zunehmendem Alter bildet die Haut Falten, wird schlaff und verliert an Spannung. Der Gefäßreichtum der Dermis nimmt ab, die Haut sieht blasser und transparenter aus. Häufig bilden sich an den Wangen oder um die Augen Komedonen (Mitesser). Wenn die Haut häufig der Sonne ausgesetzt war, sieht sie wettergegerbt aus: sie ist dicker, gelblich und von tiefen Furchen durchzogen. Die Haut auf dem Handrücken und an den Unterarmen erscheint im Alter dünn, brüchig, schlaff (leicht verletzbar) und durchscheinend. Manchmal zeigen sich dort auch weißliche depigmentierte Flecken, sog. Pseudocicatrices stellaires spontanées. An Handrücken und Unterarmen können auch scharf umgrenzte, leuchtend rote Stellen oder Flecken auftreten, die sog. *Purpura senilis*. Sie verschwinden jedoch nach einigen Wochen wieder. Diese roten Flecken sind darauf zurückzuführen, daß Blut durch brüchige Kapillaren ausgetreten ist und sich in der Dermis verteilt hat. Trockene Haut (Asteatose) – ein weit verbreitetes Problem – ist schuppig, rauh und juckt oft. Sie ist häufig glänzend, insbesondere an den Beinen, an denen ein Netzwerk oberflächlicher Risse oft ein Mosaik kleiner Vielecke (Eczéma craquelé) entstehen läßt.

Zu den verbreiteten gutartigen altersbedingten Veränderungen gehören: senile Hämangiome (Rubinfleck, S. 156), die häufig früh im Erwachsenenalter auftreten, seborrhoische Keratosen (S. 157) und an den Hautpartien, die häufig der Sonne ausgesetzt sind, Lentigo senilis oder „Leberflecken" (S. 160) und senile Keratosen (S. 157). Ältere Menschen können auch zwei relativ häufig auftretende Hautkrebsarten entwickeln: das Basaliom (Basalzellkarzinom) und das Plattenepithelkarzinom (S. 157).

Mit zunehmendem Alter verlieren die Nägel ihren Glanz, können gelblich werden und sich verdicken, insbesondere an den Zehen.

Das Kopfhaar verliert sein Pigment und wird deshalb grau. Bei Männern kann schon ab dem 20. Lebensjahr die Haargrenze an den Schläfen allmählich zurückweichen; Haarausfall am Hinterkopf folgt. Bei vielen Frauen wird ein weniger signifikanter Haarausfall nach demselben Muster beobachtet. Haarausfall in dieser Verteilung ist genetisch bedingt. Bei beiden Geschlechtern nimmt die Zahl der Haare auf der gesamten Kopfhaut ab, und der Durchmesser des einzelnen Haars verringert sich.

Weniger bekannt, aber vielleicht von größerer klinischer Bedeutung, ist der normale Haarverlust in anderen Körperregionen: am Oberkörper, im Schambereich, in den Achselhöhlen und an den Extremitäten. Diese Veränderungen werden später erörtert. Etwa ab dem 55. Lebensjahr kann es bei Frauen zu Bartwuchs am Kinn und Oberlippe kommen, der sich jedoch nicht weiter verstärkt.

Viele der hier beschriebenen Veränderungen beobachtet man bei hellhäutigen Menschen, sie können nicht unbedingt auf andere Rassen übertragen werden. So haben z. B. Asiaten im Vergleich zu Europäern relativ wenig Gesichts- und Körperbehaarung; dies muß bei der Beurteilung entsprechend berücksichtigt werden.

Untersuchungstechniken

Haut und Hautanhangsgebilde wurden bereits im Rahmen der allgemeinen Untersuchung beurteilt. Setzen Sie diese Untersuchung jetzt fort. Die Haut sollte bei guter Beleuchtung, vorzugsweise Tageslicht oder entsprechend gutem Kunstlicht untersucht werden. Vergleichen Sie Haut- und Schleimhautbefunde miteinander, da es Krankheiten gibt, die sich in beiden Bereichen manifestieren. Zudem sind sowohl Haut als auch Schleimhaut für die Beurteilung der Hautfarbe wichtig. Wie Sie die Schleimhaut untersuchen können, wird später beschrieben.

Künstliches Licht kann die Hautfarbe verfälschen und eine Gelbsucht kaschieren.

Um Ihre Beobachtungen präziser einordnen zu können, sollten Sie sich mit einigen Hautveränderungen und -verfärbungen vertraut machen, auf die Sie bei der Untersuchung treffen können.

S. Tab. 6.1 (S. 153 f) und Tab. 6.2 (S. 155).

Haut. Inspizieren und palpieren Sie die Haut. Achten Sie auf folgende Merkmale:

Farbe. Manche Patienten bemerken Veränderungen ihrer Hautfarbe, bevor der Arzt sie bemerkt. Fragen Sie gezielt nach solchen Veränderungen. Achten Sie auf verstärkte Pigmentierung (Braunfärbung), Pigmentverlust, Rötung, Blässe, Zyanose und Gelbfärbung der Haut.

Rötung infolge von Oxyhämoglobin und Blässe infolge fehlenden Oxyhämoglobins, lassen sich am besten dort erkennen, wo die Hornschicht der Epidermis am dünnsten ist: an den Fingernägeln, Lippen und Schleimhäuten, insbesondere an der Mundschleimhaut und der Lidbindehaut. Bei dunkelhäutigen Menschen sollten Sie die Handflächen und Fußsohlen untersuchen.

Blässe aufgrund verminderten Hämoglobingehalts kann bei Anämie und verminderter Durchblutung, etwa bei einer Ohnmacht oder arterieller Verschlußkrankheit beobachtet werden.

Eine zentrale Zyanose läßt sich am ehesten an den Lippen, der Mundschleimhaut und der Zunge erkennen. Die Lippen können jedoch auch bei Kälte blau werden und das Melanin in den Lippen kann bei dunkelhäutigen Menschen fälschlicherweise auf eine Zyanose schließen lassen.

Zu den Ursachen einer zentralen Zyanose gehören fortgeschrittene Lungenerkrankungen, angeborene Herzerkrankungen und anomale Hämoglobinwerte.

Eine Zyanose der Nägel, Hände und Füße kann zentral oder peripher bedingt sein. Eine periphere Zyanose kann durch Angst oder einen kalten Untersuchungsraum verursacht werden.

Bei einer dekompensierten Herzinsuffizienz ist die Zyanose infolge herabgesetzter Durchblutung in der Regel peripher, bei einem Lungenödem kann sie aber auch zentral sein. Ein Venenverschluß kann zu einer peripheren Zyanose führen.

Untersuchen Sie die Sklera auf die für einen Ikterus typische Gelbfärbung. Ikterus kann auch an der Lidbindehaut, den Lippen, dem harten Gaumen, der Unterseite der Zunge und der Haut sichtbar werden. Um einen Ikterus an den Lippen leichter erkennen zu können, pressen Sie einen Glasspatel so auf die Lippen, daß die rote Farbe verschwindet.

Ein Ikterus läßt auf eine Lebererkrankung oder übermäßige Hämolyse schließen.

Die gelbe Färbung, die für hohe Karotinkonzentrationen charakteristisch ist, läßt sich am besten an den Handflächen, Fußsohlen und im Gesicht feststellen.

Karotinikterus.

Hautfeuchtigkeit: z. B. trockene, schweißige oder fettige Haut.

Trockenheit bei Hypothyreose; fettige Haut bei Akne.

Generalisierte Wärme bei Fieber, Hyperthyreose; kühle Haut bei Hypothyreose. Lokalisierte Wärme bei Entzündung oder Erysipel.

Hauttemperatur. Untersuchen Sie die Hauttemperatur mit der Rückseite Ihrer Finger. Beurteilen Sie neben allgemeiner Wärme oder Kälte der Haut auch die Temperatur evtl. geröteter Bereiche.

Rauhe Haut bei Hypothyreose.

Hautbeschaffenheit: z. B. rauhe oder glatte Haut.

Verminderte Verschieblichkeit bei Ödem, Sklerodermie; verminderter Turgor bei Dehydratation.

Verschieblichkeit und Turgor. Heben Sie eine Hautfalte an und achten Sie darauf, wie leicht sie sich anheben läßt (Verschieblichkeit) und wie schnell sie wieder in ihre ursprüngliche Position zurückkehrt (Turgor).

Läsionen. Achten sie auf Läsionen der Haut und untersuchen Sie sie im Hinblick auf:

Viele Hauterkrankungen weisen eine typische Verteilung auf. Akne tritt z. B. im Gesicht, an Oberkörper und Rücken auf; Psoriasis unter anderem an Knien und Ellbogen; und *Candida*-Infektionen in den großen Hautfalten.

- *Lokalisation* und *Verteilung.* Sind die Läsionen generalisiert oder lokal begrenzt? Finden sie sich auf unbedeckten Hautflächen, in Hautfalten oder an Hautbereichen, die spezifischen Allergenen oder Reizstoffen ausgesetzt sind, wie z. B. Armbändern, Ringen oder Industriechemikalien?

Vesikel, die in einem Dermatom auftreten, sind charakteristisch für Herpes zoster.

- *Anordnung.* Sind die Hautläsionen z. B. linear, gruppiert, anulär (ringförmig), arkiform (bogenförmig) oder segmental (innerhalb des kutanen Versorgungsgebiets einer sensiblen Nervenwurzel), s. S. 586 f.

S. Tab. **6.1** (S. 153 f), Tab. **6.3** (S. 156) und Tab. **6.4** (S. 157).

- *Art der Hautläsion* (z. B. makulös, papulös, vesikulär). Orientieren Sie sich, wenn möglich, an repräsentativen und frischen Läsionen, die noch nicht aufgekratzt oder auf sonstige Weise verändert wurden. Inspizieren Sie sie sorgfältig und palpieren Sie sie.

- *Farbe.*

S. Tab. **6.5** (S. 158 ff).

Nägel. Inspizieren und palpieren Sie Finger- und Zehennägel. Beurteilen Sie ihre Farbe und Form und untersuchen Sie alle vorhandenen Veränderungen. Bei gesunden Menschen dunklerer Hautfarbe können längsverlaufende Pigmentbänder vorkommen.

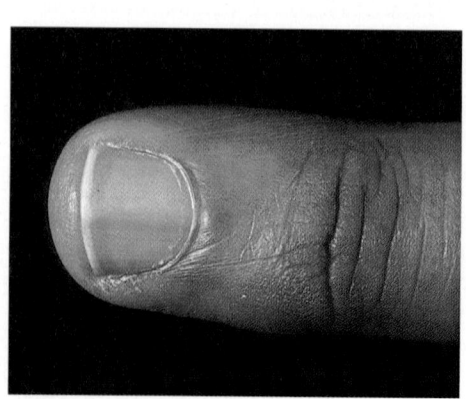

Haare. Inspizieren und palpieren Sie die Haare. Beurteilen Sie Menge, Verteilung und Dicke.

Wenn Sie sich mit den grundlegenden Läsionstypen vertraut gemacht haben, sollten Sie sich diese in Tab. 6.6 und in einem ausführlich bebilderten Dermatologielehrbuch anschauen. Wenn Sie bei einer Untersuchung eine Hautveränderung feststellen, schlagen Sie diese in einem Dermatologiebuch nach. Zusammen mit anderen Informationen aus der Anamnese und der Untersuchung geben Ihnen die Art der Veränderung, ihre Lage und Verteilung Anhaltspunkte beim Nachschlagen. Sie können dann mit der Zeit spezifische dermatologische Diagnosen stellen.

Alopezie bezeichnet Haarverlust – entweder diffus, fleckenförmig oder vollständig.

Schütteres Haar bei Hypothyreose; feines, seidiges Haar bei Hyperthyreose.

S. Tab. **6.6** (S. 160 f).

Gesundheitsvorgsorge und -beratung

Bei der Beratung im Hinblick auf Pflege- und Schutzmaßnahmen für die Haut und die Gefahren übermäßiger Sonnenexposition spielt der Arzt eine wichtige Rolle. In den Vereinigten Staaten sind das Basaliom (Basalzellkarzinom) und das Plattenepithelkarzinom die häufigsten Krebsarten.* Sie manifestieren sich am häufigsten an Stellen, die der Sonne ausgesetzt sind, also vorzugsweise an Kopf, Nacken und Händen. Das maligne Melanom ist zwar selten, aber die am raschesten zunehmende Krebsart in den Vereinigten Staaten; seine Inzidenz hat sich in den 80er Jahren verdoppelt. Obwohl Melanome häufig an nicht sonnenexponierten Stellen entstehen, besteht ein Zusammenhang zwischen Melanomen und einer intensiven Sonnenexposition sowie Sonnenbränden mit Blasenbildung in der Kindheit. Andere Risikofaktoren sind: eine entsprechende Familienanamnese, helle Haut, atypische Leberflecken (dysplastische Naevi) oder übermäßig viele gewöhnliche Leberflecken sowie eine geschwächte Immunabwehr.

Die drei wichtigsten Schutzmaßnahmen sind: Vermeiden unnötiger Sonnenexposition, Verwendung von Sonnenschutzmitteln und Inspektion der Haut. Empfehlen Sie Ihren Patienten, die direkte Sonnenexposition zu minimieren, besonders mittags, wenn die ultravioletten „B-Strahlen" (UV-B), die häufigste Ursache für Hautkrebs, am intensivsten sind. Sonnenschutzmittel lassen sich je nach Lichtschutzfaktor (Q-Wert) in zwei Gruppen einteilen – dicke, pastenartige Salben, die praktisch alle Sonnenstrahlen blockieren (Sun-Blocker), und Sonnenschutzmittel mit schwächerer lichtabsorbierender Wirkung. Der Lichtschutzfaktor gibt in Minuten an, wieviel länger ein behandeltes Hautareal der UV-B-Strahlung ausgesetzt sein darf, um denselben Rötungsgrad zu erreichen wie ein unbehandeltes Areal.

Empfohlen wird ein Lichtschutzfaktor von mindestens 15; er absorbiert 93 % der UV-B-Strahlen. (Für UV-A, das lichtbedingte Hautalterung verursacht, und UV-C, die Strahlung mit der stärksten karzinogenen Wirkung, die aber von der Ozonschicht der Atmosphäre blockiert wird, gibt es keine Skalen.) Wasserfeste Sonnenschutzmittel, die für längere Zeit auf der Haut bleiben, sind vorzuziehen.

Die Diagnose von Hautkrebs beruht auf der Inspektion – vorzugsweise des gesamten Körpers. Zur Zeit werden mehr Fälle von Ärzten als von Patienten erkannt, aber der Nutzen der Selbstuntersuchung ist noch nicht genau untersucht. Die Empfehlungen hinsichtlich des zeitlichen Abstands der Vorsorgeuntersuchungen variieren. Die American Cancer Society empfiehlt eine monatliche Selbstuntersuchung, zwischen 20 und 39 Jahren eine Untersuchung alle 3 Jahre und ab 40 Jahren eine Untersuchung pro Jahr. Sowohl Arzt als auch Patient sollten die wichtigsten Kennzeichen von Melanomen kennen: Asymmetrie, unregelmäßige Ränder, Farbveränderungen (besonders blau oder schwarz), Durchmesser über 6 mm und Erhebung. Achten Sie an sonnenexponierten Stellen auf ulzerierte Knötchen mit durchscheinender oder perlmuttfarbener Oberfläche (kommt bei Plattenepithelkarzinom vor) sowie auf aufgerauhte Hautstellen mit begleitendem Erythem (häufig bei Basaliom). Patienten mit verdächtigen Läsionen sollten für eine weitere Beurteilung und Biopsie an einen Dermatologen überwiesen werden.

---

* Dies gilt auch für Deutschland (Anm. d. Übers.).

Tabelle 6.1 Effloreszenzenlehre

Primäre Effloreszenzen (entstehen auf zuvor gesunder Haut)

Umschriebene, flache, nicht tastbare Veränderungen der Hautfarbe

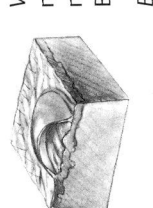

Makula (Makel) – kleiner Fleck. Beispiele: Sommersprossen, Petechien

Fleck – größer als Makula. Beispiel: Vitiligo

Tastbare, feste Erhebungen

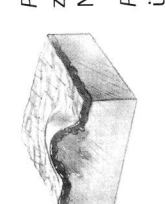

Papula (Papel) – Durchmesser bis zu 0,5 cm. Beispiel: ein erhabener Nävus

Plaques – flache, erhabene Fläche über 0,5 cm Durchmesser, häufig durch Verschmelzung mehrerer Papeln

Nodulus (Knoten) – Durchmesser mehr als 0,5 cm; häufig tiefer und fester als eine Papel

Tumor – ein großer Nodulus

Urtika (Quaddel) – etwas unregelmäßiges, relativ schnell vorübergehendes, oberflächliches Ödem. Beispiele: Insektenstich, Urtikaria

Umschriebene, oberflächliche Erhebungen der Haut, die durch freie Flüssigkeiten in einem Hohlraum in den Hautschichten verursacht werden

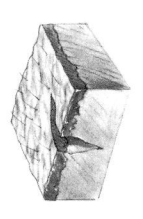

Vesikel (Bläschen) – Durchmesser bis zu 0,5 cm, gefüllt mit seröser Flüssigkeit. Beispiel: Herpes simplex

Bulla (Blase) – Durchmesser über 0,5 cm; gefüllt mit seröser Flüssigkeit. Beispiel: Verbrennung 2. Grades

Pustula (Pustel) – gefüllt mit Eiter. Beispiele: Akne, Impetigo

Sekundäre Effloreszenzen (entstehen durch Veränderungen von primären Effloreszenzen)

Verlust der Hautoberfläche

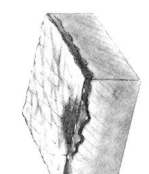

Erosion – Verlust der oberflächlichen Epidermis; Hautoberfläche näßt, blutet aber nicht. Beispiel: nässender Bereich nach Ruptur eines Vesikels, wie bei Windpocken.

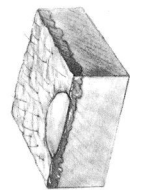

Geschwür (Ulkus) – ein tiefergehender Verlust der Hautoberfläche; kann bluten und vernarben. Beispiele: Stauungsulkus bei Veneninsuffizienz, syphilitischer Primäraffekt.

Fissur – ein gerader Riß in der Haut. Beispiel: Fußpilz.

Auflagerungen auf der Hautoberfläche

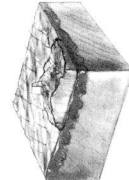

Kruste (Crusta) – getrocknete Reste von Serum, Eiter oder Blut. Beispiel: Impetigo

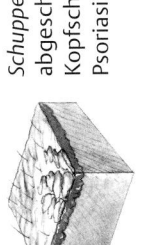

Schuppen (Squama) – dünne Flocke abgeschälter Epidermis. Beispiele: Kopfschuppen, trockene Haut, Psoriasis

Tabelle 6.1 (Fortsetzung)

Weitere Effloreszenzen

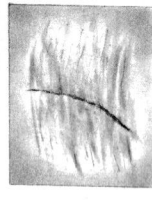

Lichenifizierung – Verdickung und Vergröberung der Haut, verstärkte Hautfurchung. Beispiel: atopische Dermatitis.

Atrophie – die Haut ist dünner und verliert ihre Furchung, sie glänzt stärker und wirkt durchscheinender als normal. Beispiel: arterielle Verschlußkrankheit.

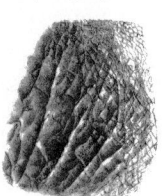

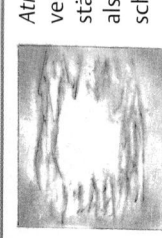

Narbe – Ersatz zerstörten Gewebes durch Bindegewebe. Kann verdickt und rosa (hypertrophisch) oder dünn und weiß (atrophisch) sein, erstreckt sich jedoch nicht über den verletzten Bereich hinaus.

Exkoriation – Eine Abschürfung oder Kratzspur. Kann linear, wie abgebildet, oder rund sein, wie bei einem aufgekratzten Insektenstich.

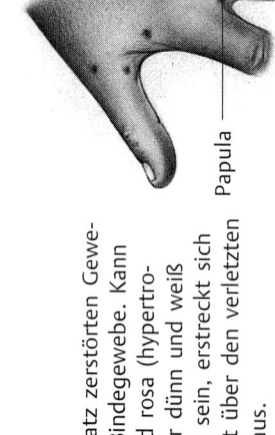

Vesikel

Hautgang

Papula

Skabies-Hautgang – Ein Patient mit Skabies (Krätze) leidet unter starkem Juckreiz. Zu den Effloreszenzen gehören kleine Papeln, Pusteln, lichenifizierte Stellen und Exkoriationen. Suchen Sie mit einem Vergrößerungsglas nach dem *Hautgang* der verursachenden Milbe. Ein Hautgang ist ein winziger, leicht erhöhter Tunnel in der Epidermis und findet sich gewöhnlich in der Zwischenfingerfalte und an den Seiten der Finger. Er ähnelt einer kurzen (5–15 mm), geraden oder gekrümmten, grauen Linie und kann in einen kleinen Vesikel enden.

In diesem Zusammenhang sind weitere Begriffe zu nennen. Ein *Mitesser* und kennzeichnet die verstopfte Öffnung einer Talgdrüse. Komedonen gehören zu den Merkmalen einer Akne.

Teleangiektasien sind erweiterte kleine Gefäße, die entweder rot oder bläulich erscheinen. Sie können isoliert auftreten oder Teil anderer Hautveränderungen wie eines Basallioms oder einer Radiodermatitis (Hautläsion nach ionisierender Strahlung) sein. Der Leberfleck – eine flache bis leicht erhabene, runde, gleichmäßig pigmentierte Hautveränderung – wird als *Nävus* bezeichnet, obwohl es auch ancere Nävi mit einem gänzlich anderen Erscheinungsbild gibt.

154

Tabelle 6.2 Farbveränderungen der Haut

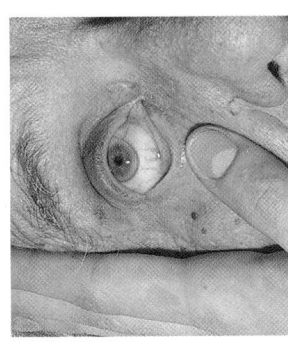

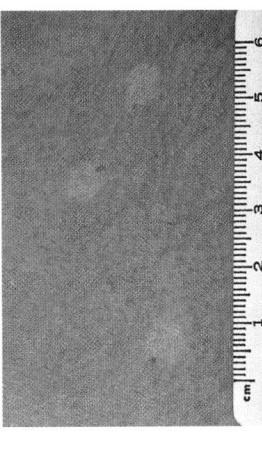

Zyanose

Zyanose bezeichnet die bläuliche Färbung, die an Zehennägeln und Zehen dieses Patienten erkennbar ist. Vergleichen Sie diese Farbe mit der normalen rosanen Farbe von Fingernägeln und Fingern desselben Patienten. Diese periphere Zyanose wurde durch eine Beeinträchtigung des Abflusses venösen Bluts aus dem Bein verursacht. Zyanose, insbesondere in leichter Form, läßt sich manchmal nur schwer von der normalen Hautfarbe unterscheiden.

Ikterus

Bei Gelbsucht wird die Haut diffus gelb. Beachten Sie die Hautfarbe dieses Patienten im Vergleich zur Hand des untersuchenden Arztes. Die Farbe bei Gelbsucht läßt sich, wie hier zu sehen, am besten und zuverlässigsten an der Sklera erkennen. Sie kann sich auch an den Schleimhäuten manifestieren. Zu den Ursachen gehören Lebererkrankungen und Hämolyse.

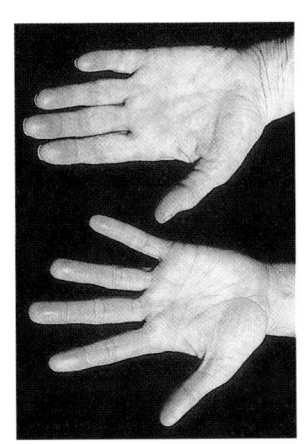

Karotinikterus

Der Vergleich der gelblichen Handfläche bei Karotinikterus (links) mit einer normalen rosafarbenen Handfläche hilft bei der Diagnose. Im Gegensatz zu Gelbsucht wirkt sich ein Karotinikterus nicht auf die Sklera aus, die weiß bleibt. Die Ursache liegt in der verstärkten Aufnahme von Karotten, anderen gelben Gemüsen oder Früchten. Ein Karotinikterus ist nicht gesundheitsschädlich, weist jedoch auf eine erforderliche Veränderung der Eßgewohnheiten hin.

Veränderungen des Melaningehalts

Eine generalisierte Zunahme des Melanins kann z.B. bei der Addison-Krankheit (Unterfunktion der Nebennierenrinde) oder einigen Hypophysentumoren auftreten. Häufiger treten jedoch örtlich begrenzte Bereiche erhöhter oder verminderter Pigmentierung in Erscheinung:

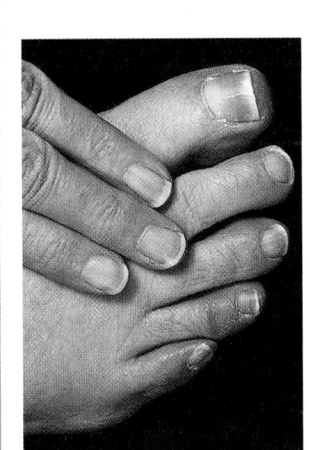

Café-au-lait-Fleck

Der gewöhnliche Café-au-lait-Fleck ist eine leicht, jedoch einheitlich pigmentierte Makula oder ein Fleck mit einem etwas unregelmäßigen Rand. Die meisten Flecken haben einen Durchmesser von 0,5–1,5 cm und keine pathologische Bedeutung. Sechs oder mehr dieser Flecken mit einem Durchmesser von >1,5 cm lassen jedoch eine Neurofibromatose vermuten (S. 161). (Die kleinen, dunkleren Flecken haben nichts mit dem Café-au-lait-Fleck zu tun.)

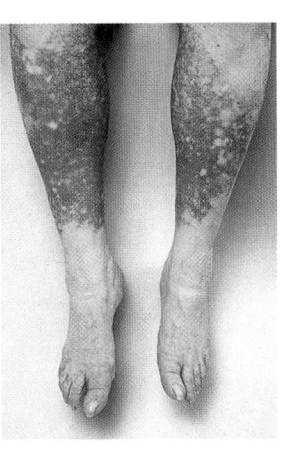

Vitiligo

Bei Vitiligo erscheinen depigmentierte Makulae im Gesicht, an Händen, Füßen und in anderen Regionen und können zu großen, melaninfreien Bereichen verschmelzen. Das braune Pigment an den Beinen der Patientin ist ihre eigentliche Hautfarbe; die blassen Bereiche sind auf Vitiligo zurückzuführen. Die Erkrankung kann erblich sein. Vitiligoflecken sind nicht schmerzhaft, können aber emotional belastend sein.

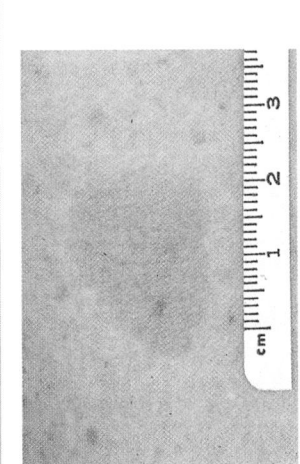

Tinea versicolor

Häufiger als Vitiligo ist diese oberflächliche Pilzinfektion der Haut. Sie verursacht hypopigmentierte, leicht schuppige Makulae an Oberkörper, Hals und Oberarmen. Sie sind bei dunklerer Haut leichter zu erkennen und können nach dem Bräunen deutlicher hervortreten. Bei hellerer Haut können die Makulae röter oder gebräunt statt blaß erscheinen. Die Makulae können auch zahlreicher sein als in diesem Beispiel.

155

Tabelle 6.3 Gefäßveränderungen der Haut und Hautblutungen

	Gefäßveränderungen			Hautblutungen	
	Spider-Nävus	Besenreiservarizen	Seniles Hämangiom (Rubinfleck)	Petechien/Purpurae	Ekchymose ("blauer Fleck")
Farbe	Feuerrot	Bläulich	Hell- oder rubinrot; kann im Alter bräunlich werden	Dunkel- bis purpurrot, verblassen mit der Zeit	Purpurrot oder rot-bläulich, verblaßt mit der Zeit zu grün, gelb und braun
Größe	Von winzig bis zu 2 cm	Unterschiedlich, von sehr klein bis zu mehreren Zentimetern	1–3 mm	Petechien 1–3 mm, Purpura größer	Unterschiedlich, größer als Petechien
Form	Zentraler Körper, manchmal erhaben, umgeben von Erythem und ausstrahlenden Ästen	Unterschiedlich; spinnenförmig oder linear, unregelmäßig oder kaskadenförmig	Rund, flach oder manchmal erhaben, kann von einem blassen Hof umgeben sein	Punktförmig, manchmal unregelmäßig, flach	Rund, oval oder unregelmäßig; kann einen zentralen subkutanen flachen Knoten aufweisen (Hämatom)
Pulsationen	Häufig nachweisbar im Körper des Spider-Nävus, wenn ein Glasspatel darauf gedrückt wird	Fehlen	Fehlen	Fehlen	Fehlen
Reaktion auf Druck	Druck auf den Mittelpunkt führt zum Abblassen des Spider-Nävus	Druck über dem Mittelpunkt führt nicht zum Abblassen, diffuser Druck läßt die Varizen jedoch abblassen	Teilweise abblassend, besonders, wenn Druck mit einer Nadelspitze ausgeübt wird	Keine	Keine
Verteilung	Gesicht, Hals, Arme und Oberkörper; fast nie unterhalb der Taille	Häufig an den Beinen, in Venennähe; auch am vorderen Thorax	Rumpf; auch an den Extremitäten	Unterschiedlich	Unterschiedlich
Bedeutung	Lebererkrankung, Schwangerschaft, Vitamin-B-Mangel; tritt manchmal auch bei gesunden Personen auf	Häufig Begleiterscheinung von erhöhtem Druck in den oberflächlichen Venen, wie bei Varizen	Keine; Größe und Zahl nehmen im Alter zu	Blut tritt aus Gefäßen in die Haut aus; kann auf Gerinnungsstörungen hinweisen oder, bei Petechien, auf Hautembolien	Blut tritt aus Gefäßen in die Haut aus; häufig Folge eines Traumas; auch bei Gerinnungsstörungen

(Bildnachweis: *Spider-Nävus* – Marks R: Skin Disease in Old Age. Philadelphia, JB Lippincott, 1987; *Petechien/Purpurae* – Kelley WN: Textbook of Internal Medicine. Philadelphia, JB Lippincott, 1989)

Tabelle 6.4 Hauttumoren

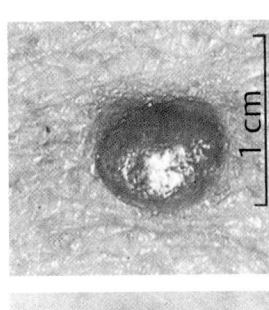

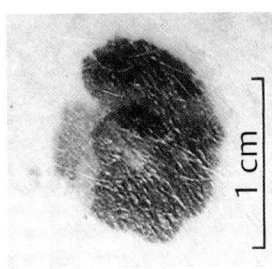

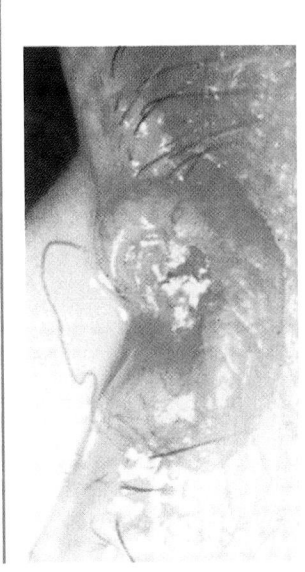

Basaliom

Ein Basaliom ist zwar maligne, wächst aber langsam und metastasiert selten. Es kommt häufig bei hellhäutigen Erwachsenen ab dem 40. Lebensjahr vor und tritt gewöhnlich im Gesicht auf. Ein anfänglich durchsichtiger Knoten breitet sich aus und hinterläßt ein eingesunkenes Zentrum mit einem derben, erhabenen Rand. Teleangiektatische Gefäße sind häufig sichtbar, wie bei dieser Veränderung am Augenlid.

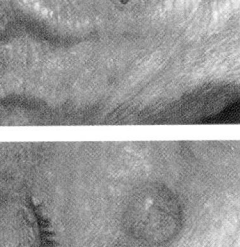

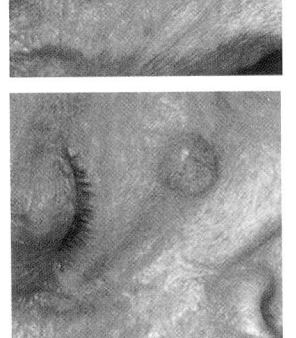

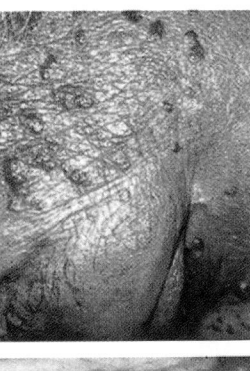

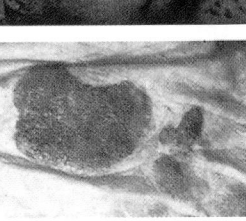

Plattenepithelkarzinom

Plattenepithelkarzinome erscheinen gewöhnlich auf sonnenexponierter Haut hellhäutiger Erwachsener über 60 Jahren. Sie können sich aus einer senilen Keratose entwickeln. Sie wachsen normalerweise schneller als ein Basaliom, sind derber und rötlicher. Am häufigsten sind Gesicht und Handrücken betroffen, wie hier dargestellt.

Malignes Melanom

Schnelles Wachstum oder Farbveränderung bei einem gutartigen Nävus (Leberfleck) deuten möglicherweise auf ein malignes Melanom hin, einen äußerst bösartigen Tumor, der am häufigsten bei hellhäutigen Menschen auftritt. Zu den Symptomen gehören Asymmetrie, unregelmäßige Begrenzung, ein Durchmesser von mehr als 6 mm und eine erhabene, unregelmäßige Oberfläche. Zwei Formen sind hier abgebildet: superfiziell spreitendes (links) und noduläres Melanom (rechts).

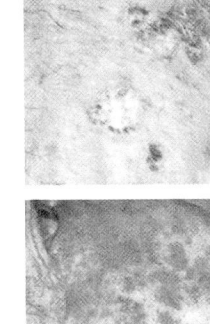

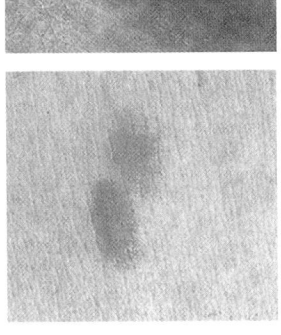

Kaposi-Sarkom bei AIDS

Ein Kaposi-Sarkom (ein maligner Tumor), das im Zusammenhang mit AIDS auftritt, kann unterschiedlichste Formen annehmen: Makulae, Papeln, Plaques oder Knoten, die in fast jeder Körperregion entstehen können. Die Läsionen sind häufig multipel, wobei innere Organe beteiligt sein können. Links sind ovale, rosa-rötliche Plaques abgebildet, die sich charakteristisch entlang der Hautlinien erstrecken. Sie können im Laufe der Zeit pigmentieren. Rechts ist ein purpurroter Knoten am Fuß abgebildet.

Senile Keratose (aktinische Keratose)

Unter seniler Keratose versteht man oberflächliche, abgeflachte Papeln, die von trockenen Schuppen bedeckt sind. Sie treten oft gehäuft auf, sind rund oder unregelmäßig und rosa, braun oder grau. Sie treten auf sonnenexponierter Haut älterer, hellhäutiger Menschen auf. Sie sind zwar an sich gutartig, können aber in ein Plattenepithelkarzinom übergehen (Anzeichen hierfür: schnelles Wachstum, Verhärtung, Rötung an der Basis und Ulzeration). In der Abbildung sind Keratosen im Gesicht und an der Hand, den typischen Lokalisationen, gezeigt.

Seborrhoische Keratose

Bei der seborrhoischen Keratose handelt es sich um häufig auftretende, gutartige, gelbliche bis braune, erhabene Veränderungen, die sich etwas fettig oder wie eine Warze anfühlen. Sie treten charakteristischerweise gehäuft und symmetrisch verteilt am Rumpf älterer Menschen auf, können aber auch im Gesicht oder an anderen Körperteilen vorkommen. Bei Menschen mit dunkler Hautfarbe, insbesondere jungen Frauen, können sie auch als kleine, tief pigmentierte Papeln an Wangen und Schläfen auftreten (Dermatosis papulosa nigra).

(Bildnachweis: *Basaliom, Plattenepithelkarzinom, senile Keratose* und *seborrhoische Keratose* – Sauer GC: Manual of Skin Diseases, 5. Aufl., Philadelphia, JB Lippincott, 1985; *Malignes Melanom* – Balch CM, Milton GW [Hrsg.]: Cutaneous Melanoma, Philadelphia, JB Lippincott, 1985; *Kaposi-Sarkom bei AIDS* – DeVita VT Jr., Hellman S, Rosenberg SA [Hrsg.]: AIDS: Etiology, Diagnosis, Treatment and Prevention. Philadelphia, JB Lippincott, 1985)

Tabelle 6.5 Befunde an den Nägeln oder im Nagelbereich

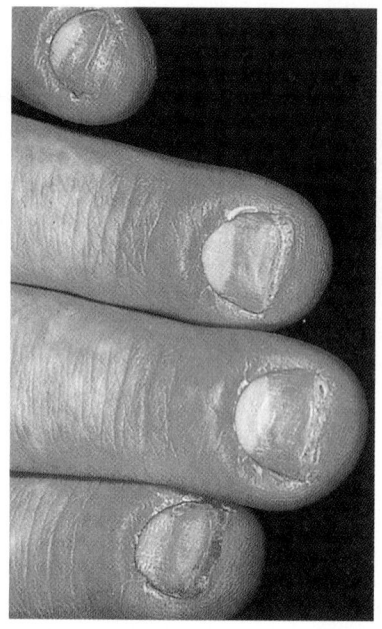

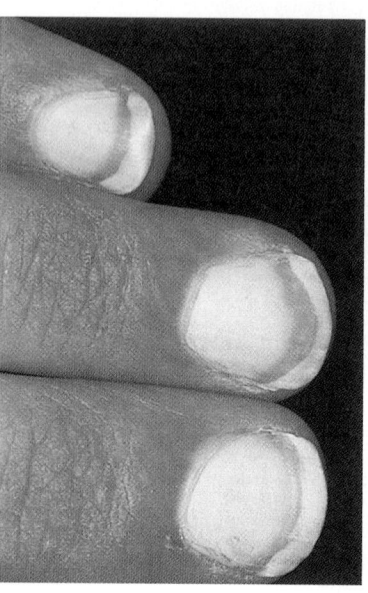

Trommelschlegelfinger mit Uhrglasnägeln

Bei Trommelschlegelfingern ist das Endglied der Finger abgerundet und knollenförmig aufgetrieben. Die Nagelplatte ist konvexer, und der Winkel zwischen Nagelplatte und proximalem Nagelfalz beträgt 180° oder mehr. Der proximale Nagelfalz fühlt sich bei Palpation schwammartig oder flottierend an. Es gibt mehrere Ursachen, unter anderem chronische Hypoxie und Lungenkrebs.

Paronychie

Bei einer Paronychie handelt es sich um eine Entzündung der proximalen und lateralen Nagelfalze. Sie kann akut oder, wie in diesem Fall, chronisch sein. Die Falze sind rot, geschwollen und häufig druckschmerzhaft. Die Kutikula ist manchmal nicht sichtbar. Personen, deren Nägel häufig mit Wasser in Berührung kommen, sind besonders anfällig. Oft sind mehrere Nägel gleichzeitig betroffen.

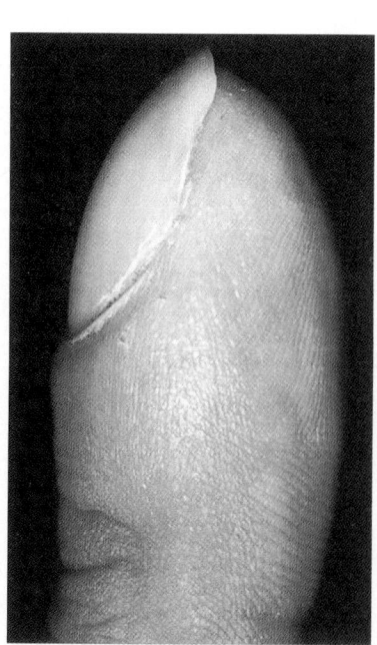

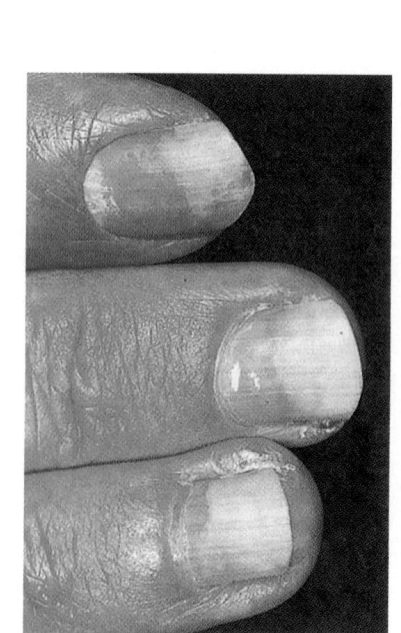

Onycholyse

Onycholyse bezeichnet eine schmerzlose Ablösung der Nagelplatte vom Nagelbett. Sie beginnt distal und vergrößert das freie Ende der Nägel in unterschiedlichem Ausmaß. Gewöhnlich sind mehrere oder alle Nägel betroffen. Die Ursachen sind vielfältig.

Terry-Nägel (Weißnägel)

Terry-Nägel sind fast völlig weiß und haben ein distales rötlich-braunes Band. Die Lunulae der Nägel sind manchmal nicht sichtbar. Diese Nagelveränderung tritt mit zunehmendem Alter und bei Patienten mit chronischen Erkrankungen wie Leberzirrhose, dekompensierter Herzinsuffizienz und Typ-II-Diabetes mellitus auf.

Tabelle 6.5 (Fortsetzung)

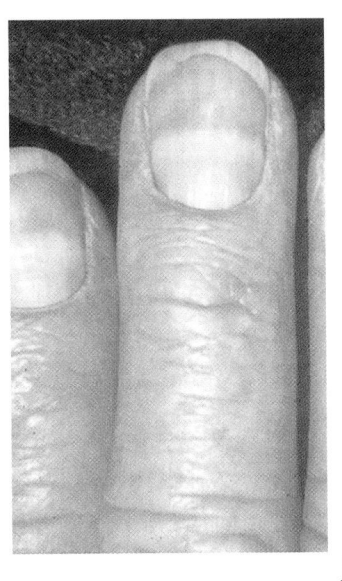

Weißfärbung (Leukonychie)
Verletzungen der Nägel verursachen gewöhnlich weiße Flecken, die langsam mit dem Nagel herauswachsen. Die Flecken in der Abbildung sind typisch für eine zu kräftige und häufige Maniküre. Die Krümmungen in diesem Beispiel ähneln der Krümmung der Kutikula und des proximalen Nagelfalzes.

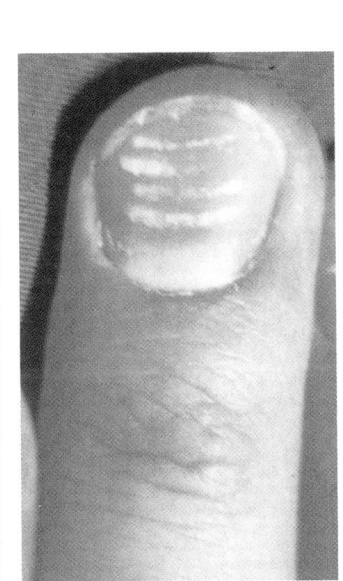

Tüpfelnägel bei Psoriasis
Tüpfelnägel (kleine Dellen) können ein frühes Anzeichen für Psoriasis sein, sind aber nicht spezifisch dafür. Zu weiteren, hier nicht sichtbaren Befunden gehören Onycholyse und eine umschriebene, gelblich-braune Verfärbung, die als „Ölfleckphänomen" bezeichnet wird. Die Nägel können sich dabei erheblich verdicken.

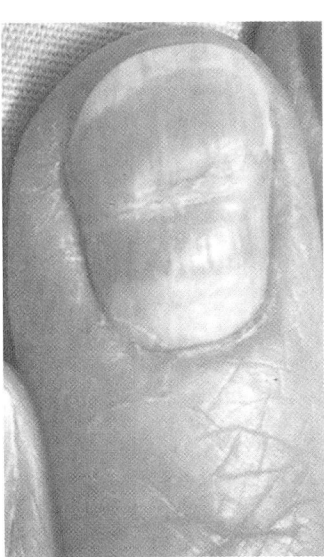

Mees-Streifen
Hierbei handelt es sich um Querlinien und nicht um Flecken, und ihre Krümmung entspricht der der Lunula, nicht der Kutikula. Die ungewöhnlichen Linien können infolge einer akuten oder schweren Erkrankung auftreten. Sie entstehen unter den proximalen Nagelfalzen und wachsen mit dem Nagel heraus.

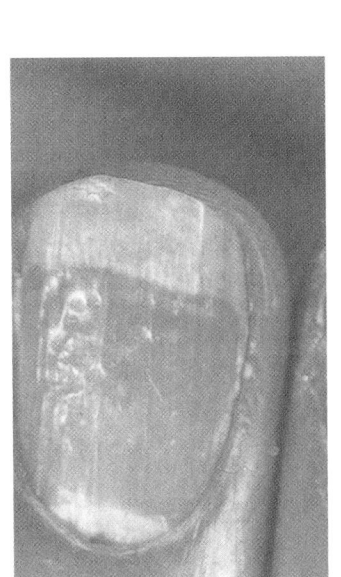

Beau-Reil-Querfurchen
Beau-Reil-Querfurchen sind querverlaufende Vertiefungen in den Nägeln infolge akuter schwerer Erkrankungen. Die Linien treten später Wochen unter den proximalen Nagelfalzen hervor und wachsen allmählich mit den Nägeln heraus. Wie bei den Mees-Streifen kann der Arzt auch hier den Zeitpunkt der ursächlichen Erkrankung abschätzen.

(Bildnachweis: Trommelschlegelfinger, Paronychie, Onycholyse, Terry-Nägel – Habif TP: Clinical Dermatology: A Color Guide to Diagnosis and Therapy, 2. Aufl., St. Louis, CV Mosby, 1990; Weißfärbung, Mees-Streifen, Psoriasis, Beau-Reil-Querfurchen – Sams WM Jr., Lynch PJ: Principles and Practice of Dermatology. New York, Churchill Livingstone, 1990)

Tabelle 6.6 Hautveränderungen und ursächliche Erkrankungen

In dieser Tabelle sind eine Reihe von primären und sekundären Hautveränderungen dargestellt. Versuchen Sie, sie zu identifizieren, bevor Sie den Begleittext lesen (einschließlich der Hautveränderungen, die durch Buchstaben gekennzeichnet sind).

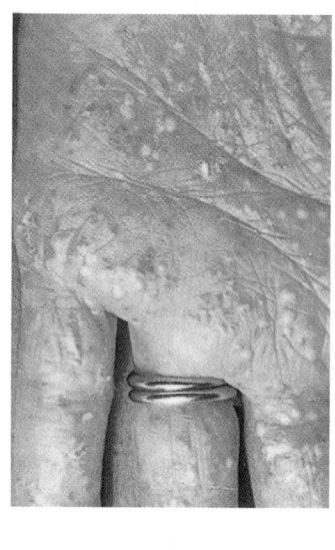

Makulae auf dem Handrücken, am Handgelenk und Unterarm (senile Lentiginose)

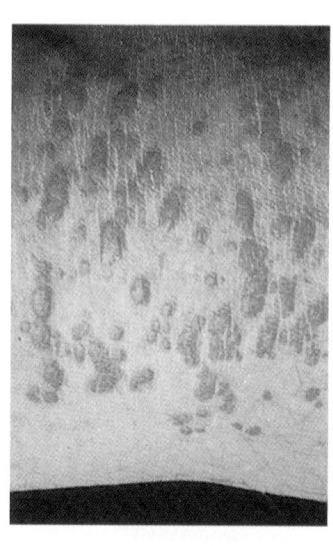

Papeln am Knie (bei Lichen planus)

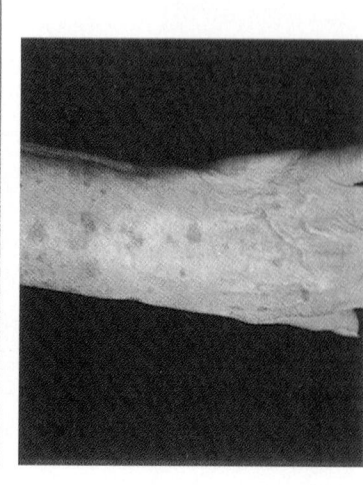

Pusteln an der Handfläche (bei Psoriasis pustulosa)

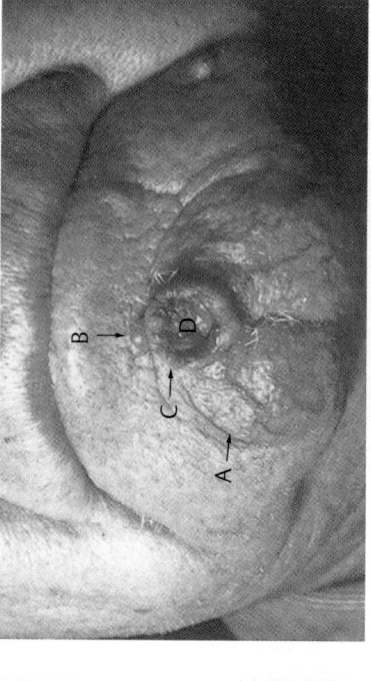

Vesikel am Kinn (bei Pemphigus)

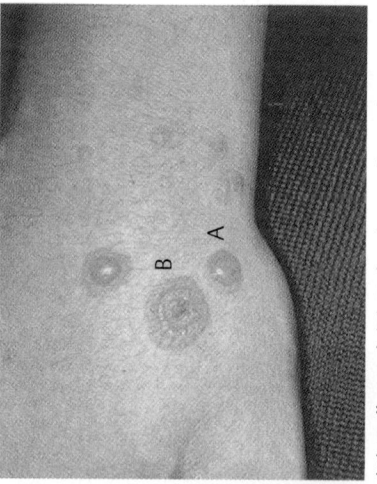

(A) Bulla und (B) Kokarden- oder Schießscheibenläsion (bei Erythema multiforme)

(A) Teleangiektasie, (B) Nodulus, (C) Tumor, (D) Ulkus (bei Plattenepithelkarzinom)

Tabelle 6.6 (Fortsetzung)

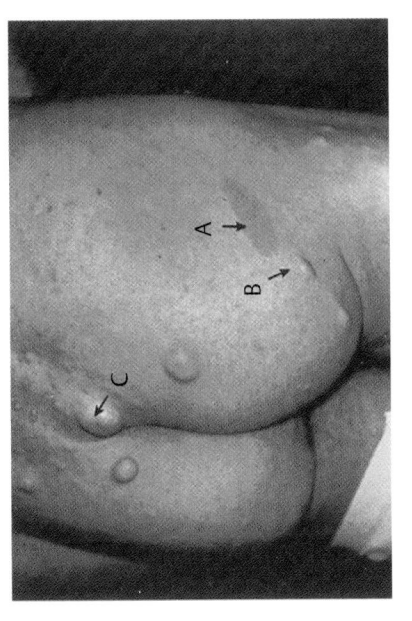

Quaddeln (Urtikaria) bei einem Klein-kind mit Arzneimittelexanthem

(A) Fleck, (B) Nodulus, (C) Tumor – eine Kombination, die typisch für Neurofibromatose ist. Dieser Fleck ist ein Café-au-lait-Fleck.

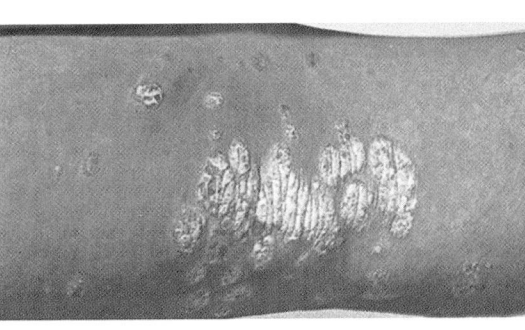

Plaques mit Abschuppung an der Kniestreckseite (bei Psoriasis)

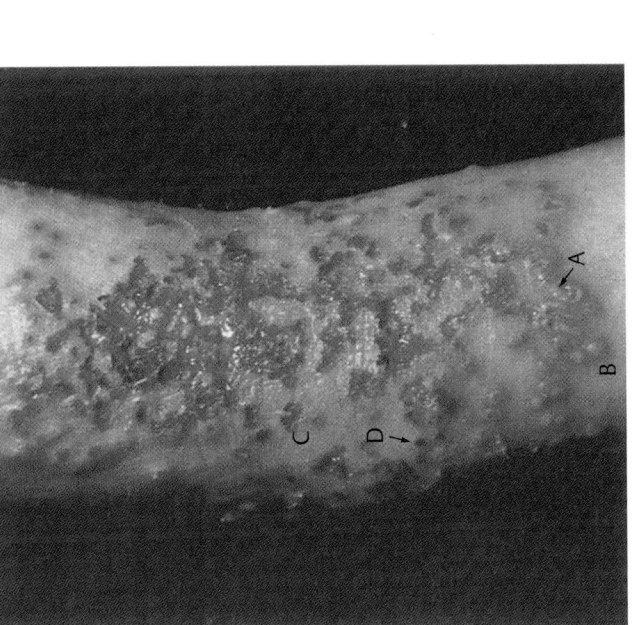

(A) Exkoriation und (B) Lichenifizierung am Bein (bei atopischer Dermatitis)

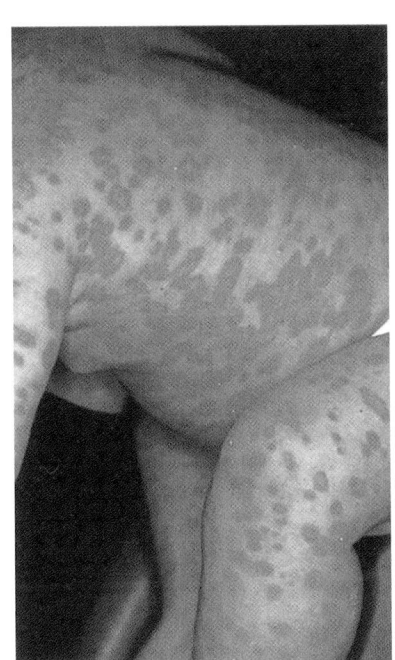

(A) Vesikel, (B) Pustel, (C) Erosionen, (D) Kruste an der Kniekehle (bei infektiöser atopischer Dermatitis)

(Bildnachweis, ausgenommen *Makulae*: Sauer GC: Manual of Skin Diseases, 5. Aufl., Philadelphia, JB Lippincott, 1985)

Kopf und Hals

 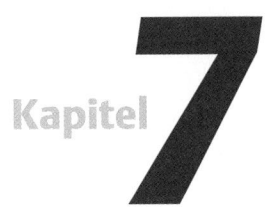

Anatomie und Physiologie

Kopf

Die Kopfregionen werden nach den darunterliegenden Knochen benannt (z. B. Frontalregion). Diese anatomischen Kenntnisse helfen bei der Lokalisation und Beschreibung körperlicher Befunde.

In der Nähe des Unterkieferknochens liegen zwei paarige Speicheldrüsen: die *Glandula parotidea* über und hinter dem Unterkieferknochen (sie ist bei Vergrößerung sicht- und tastbar) und die *Glandula submandibularis* tief im Unterkiefer. Die Glandula submandibularis kann man fühlen, wenn man die Zunge gegen die oberen Schneidezähne preßt. Ihre gelappte Oberfläche ist häufig gegen den angespannten Zungenmuskel zu spüren. Die Ausführungsgänge beider Speicheldrüsen, der Ductus parotideus und der Ductus submandibularis sind in der Mundhöhle sichtbar (S. 177).

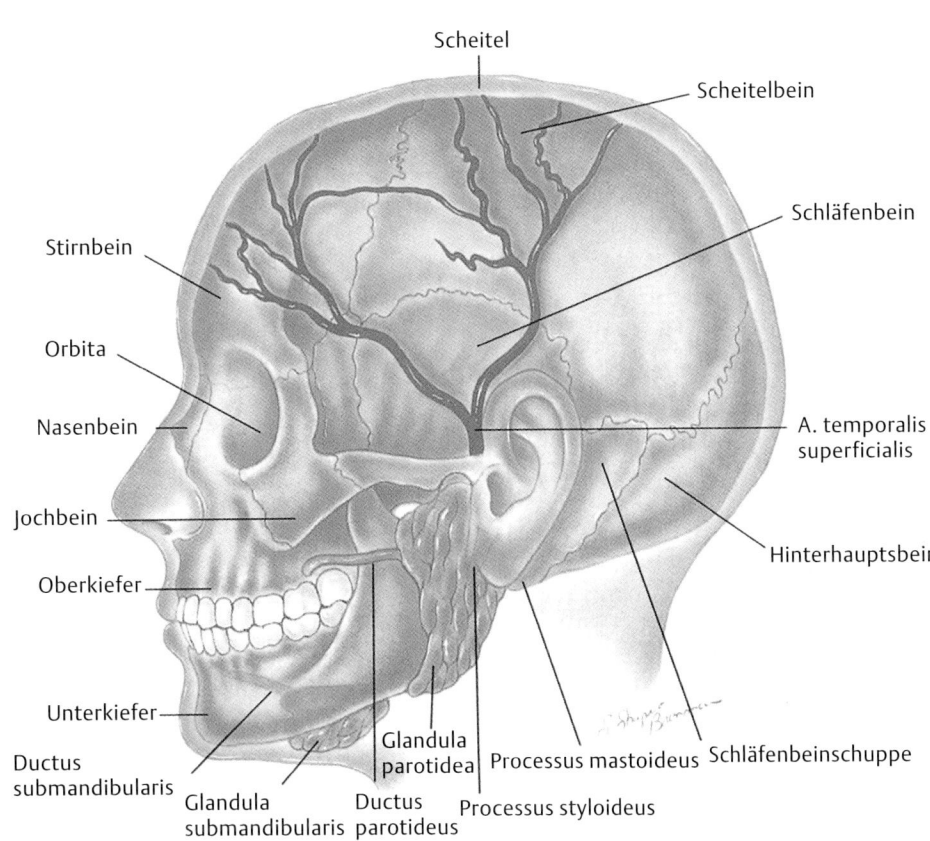

Die *A. temporalis superficialis* zieht direkt vor dem Ohr nach oben und ist dort leicht zu ertasten. Bei vielen Menschen, insbesondere bei sehr schlanken und älteren Menschen, kann man den gewundenen Verlauf einer ihrer Äste über die Stirn verfolgen.

Augen

Makroskopische Anatomie. Machen Sie sich mit den auf S. 164 dargestellten Strukturen vertraut. Beachten Sie, daß das Oberlid zwar einen Teil der Iris bedeckt, aber normalerweise nicht bis über die Pupille reicht. Die Öffnung zwischen Ober- und Unterlid wird als *Lidspalte* (Rima palpebrarum) bezeichnet. Die weiße *Sklera* kann an ihrem äußersten Rand leicht bräunlich-gelb aussehen. Verwechseln Sie dies nicht mit der dunkleren Gelbfärbung bei einem Ikterus.

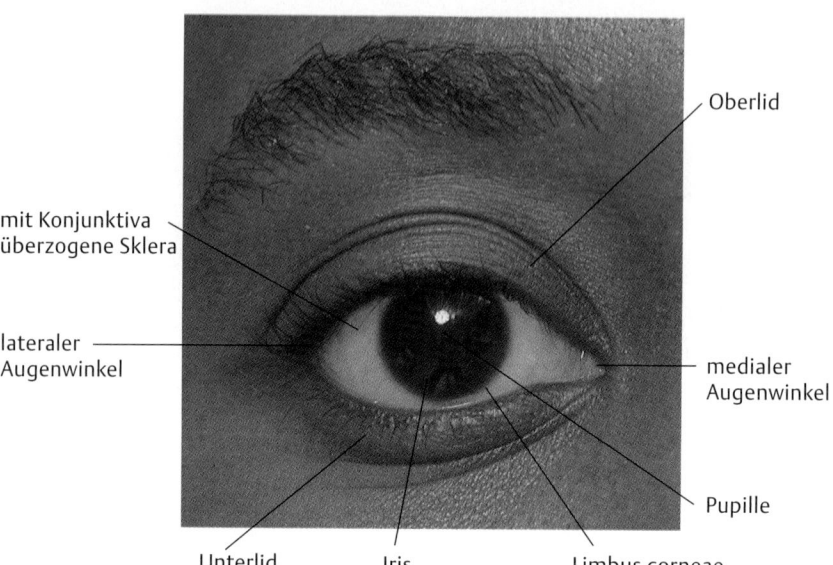

Oberlid

mit Konjunktiva überzogene Sklera

lateraler Augenwinkel

medialer Augenwinkel

Pupille

Unterlid   Iris   Limbus corneae

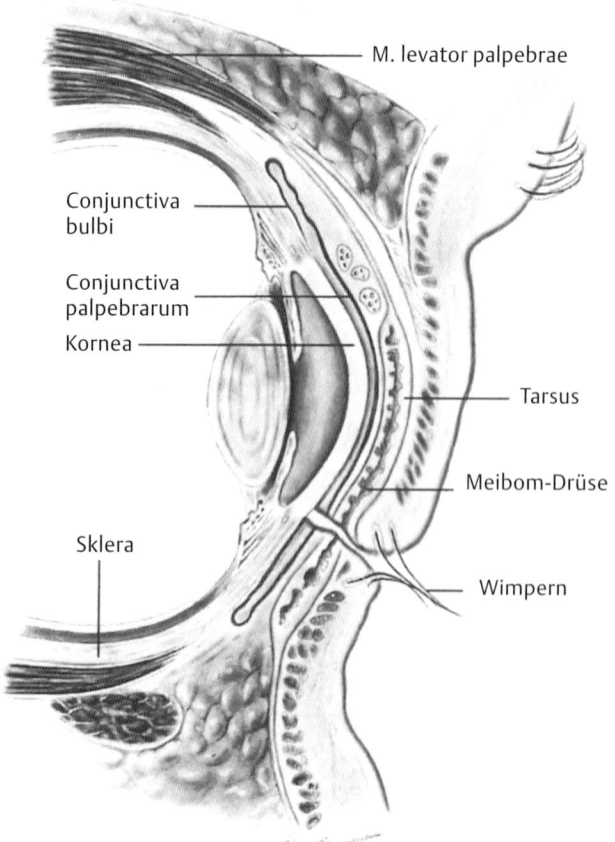

M. levator palpebrae

Conjunctiva bulbi

Conjunctiva palpebrarum

Kornea

Tarsus

Meibom-Drüse

Sklera

Wimpern

Sagittalschnitt durch den vorderen Teil des Auges bei geschlossenen Lidern

Die *Konjunktiva* ist eine durchsichtige Schleimhaut mit zwei gut sichtbaren Bereichen. Die Conjunctiva bulbi bedeckt den größten Teil des vorderen Augapfels und liegt locker auf dem darunterliegenden Gewebe auf. Am *Limbus* trifft sie auf die Kornea. Die Conjunctiva palpebrarum kleidet die Augenlider aus. Die beiden Teile der Konjunktiva verschmelzen in einer gefalteten Ausbuchtung, die die freie Beweglichkeit des Augapfels ermöglichen.

Innerhalb der *Augenlider* liegen feste Bindegewebsplatten, die sog. *Tarsi*. Jeder Tarsus enthält eine Reihe parallel angeordneter *Meibom-Drüsen*, die am Lidrand münden. Der *M. levator palpebrae*, der das Oberlid anhebt, wird vom N. oculomotorius (III. Hirnnerv) innerviert. Zur Anhebung des Oberlids trägt auch glatte Muskulatur bei, die vom Sympathikus innerviert wird.

Ein Film aus *Tränenflüssigkeit* schützt Konjunktiva und Kornea vor Austrocknung. Er hemmt zudem das Wachstum von Bakterien und schafft eine glatte optische Oberfläche. Die Tränenflüssigkeit stammt aus drei Quellen: den Meibom-Drüsen, den Krause-Drüsen und der Tränendrüse. Die *Tränendrüse* liegt zum größten Teil innerhalb der knöchernen Orbita, oberhalb und lateral vom Augapfel. Die Tränenflüssigkeit breitet sich über das Auge aus und fließt medial durch zwei winzige Löcher ab, die als *Tränenpunkte* (Puncta lacrimalia) bezeichnet werden. Die Tränen fließen dann in den *Tränensack* und weiter durch den *Tränen-Nasen-Gang* in die Nase. (Einen Tränenpunkt kann man ganz einfach über der kleinen Erhöhung auf der medialen Seite des Unterlids finden. Den Tränensack kann man nicht palpieren, weil er in einer kleinen Vertiefung innerhalb der knöchernen Orbita liegt.)

Der Augapfel ist kugelförmig und fokussiert das Licht auf die neurosensorischen Bereiche der Retina. Die Muskeln der *Iris* steuern die Pupillengröße. Die Muskeln des *Ziliarkörpers* verändern die Form der Linse, so daß das Auge sowohl nahe als auch entfernte Objekte scharf sehen kann.

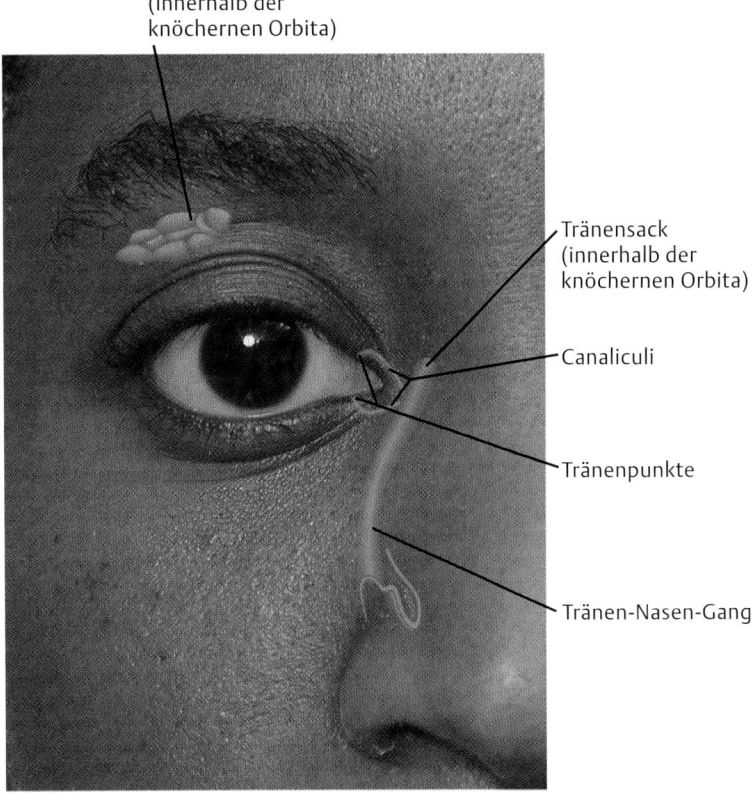

Tränendrüse (innerhalb der knöchernen Orbita)

Tränensack (innerhalb der knöchernen Orbita)

Canaliculi

Tränenpunkte

Tränen-Nasen-Gang

Eine klare Flüssigkeit, das *Kammerwasser*, füllt die vordere und hintere Augenkammer. Das Kammerwasser wird vom Ziliarkörper produziert. Es zirkuliert von der hinteren Kammer durch die Pupille in die vordere Kammer und fließt durch den Schlemm-Kanal ab. Dieser Kreislauf sorgt für einen stabilen Augeninnendruck.

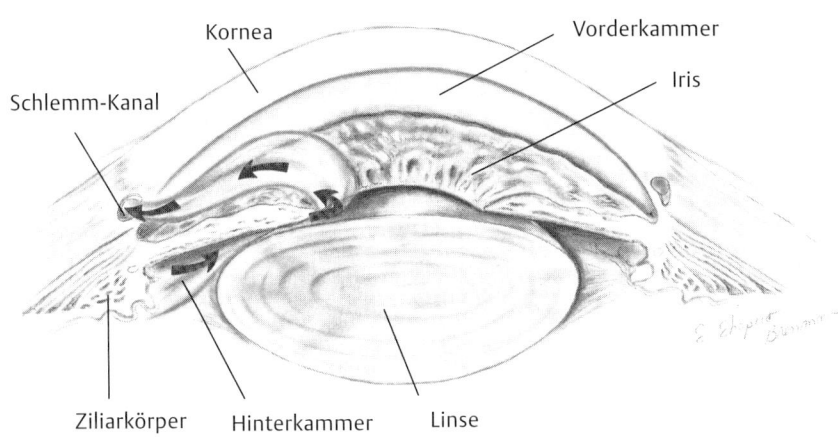

Kornea

Vorderkammer

Iris

Schlemm-Kanal

Ziliarkörper   Hinterkammer   Linse

Zirkulation des Kammerwassers

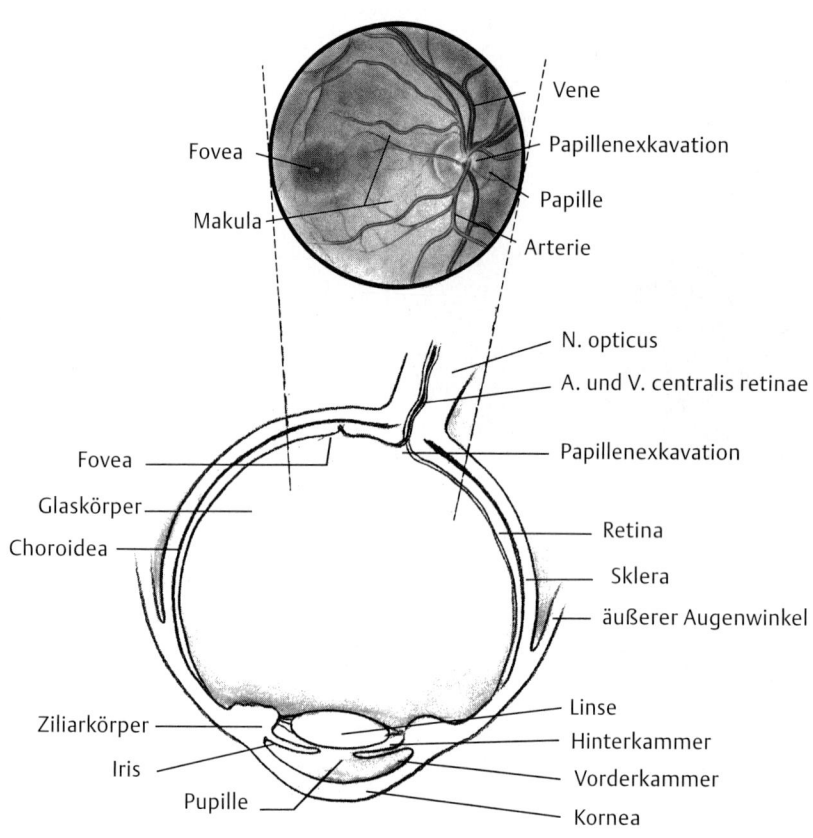

Querschnitt durch das rechte Auge von oben.
Dieser Bereich des Augenhintergrunds ist normalerweise
mit dem Ophthalmoskop zu sehen

Der hintere Teil des Auges, den man nur mit Hilfe eines Ophthalmoskops sehen kann, wird als *Augenhintergrund* (Fundus oculi) bezeichnet. Er setzt sich zusammen aus: Retina, Choroidea, Fovea, Makula, Sehnervenpapille und Netzhautgefäßen. Der N. opticus tritt mit den Netzhautgefäßen von hinten in den Augapfel ein. Er ist ophthalmoskopisch als *Sehnervenpapille* zu erkennen. Seitlich und leicht unterhalb der Sehnervenpapille befindet sich eine kleine Vertiefung in der Oberfläche der Retina, der Punkt des zentralen Sehens. Er wird von einem dunkleren, kreisförmigen Gebiet umgeben, der *Fovea centralis retinae*. Die mehr oder weniger kreisförmige Makula (Macula lutea oder gelber Fleck) umgibt die Fovea, hat aber keine erkennbaren Ränder. Sie reicht nicht ganz bis an die Sehnervenpapille heran. Der *Glaskörper* ist normalerweise nicht zu sehen. Er füllt als transparenter, gallertartiger Körper den Augapfel hinter der Linse aus und hilft auf diese Weise mit, die Form des Auges aufrechtzuerhalten.

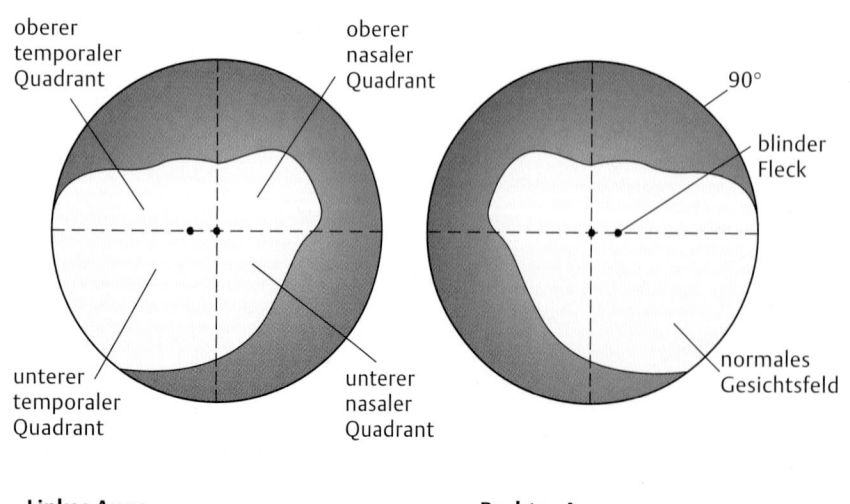

Linkes Auge

Rechtes Auge

Gesichtsfeld. Das Gesichtsfeld ist der gesamte Bereich, den das Auge beim Geradeausblick erfaßt. Gesichtsfelder werden normalerweise aus der Perspektive des Patienten auf Kreisen aufgezeichnet. Dabei stellt der Mittelpunkt des Kreises den Brennpunkt dar. Die Gesichtsfelder (die gelben Flächen in der nebenstehenden Abbildung) werden in Quadranten unterteilt, von denen jeder 90° des Gesichtsfeldkreises einnimmt. Beachten Sie, daß das Gesichtsfeld auf der temporalen Seite am größten ist. Das Gesichtsfeld wird normalerweise nach oben von den Augenbrauen, nach unten von den Wangen und zur Mitte hin von der Nase begrenzt. Das Fehlen von Netzhautrezeptoren auf der Sehnervenpapille führt normalerweise zu einem ovalen blinden Fleck im Gesichtsfeld, der 15° temporal der Blickrichtung liegt.

Wenn man mit beiden Augen sieht, überlappen die Gesichtsfelder in einem bestimmten Bereich zu einem binokularen Seheindruck. Seitlich davon ist das Sehen monokular.

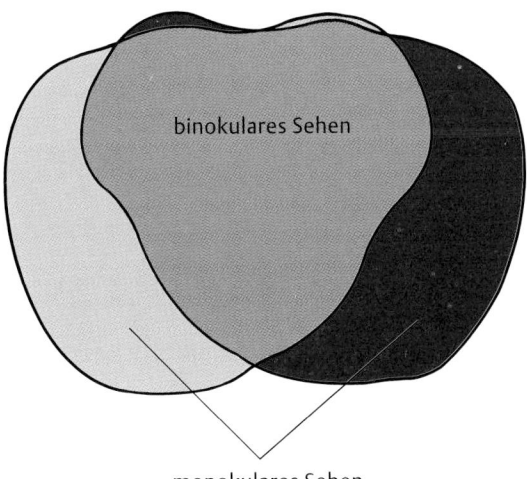

binokulares Sehen

monokulares Sehen

Sehbahn. Um ein Objekt wahrzunehmen, muß das von ihm reflektierte Licht durch die Pupille ins Auge fallen und auf die neurosensorische Retina fokussiert werden. Das auf die Netzhaut projizierte Bild steht auf dem Kopf und ist seitenverkehrt. Ein Objektpunkt im oberen nasalen Gesichtsfeld wird also auf den unteren temporalen Quadranten der Retina projiziert.

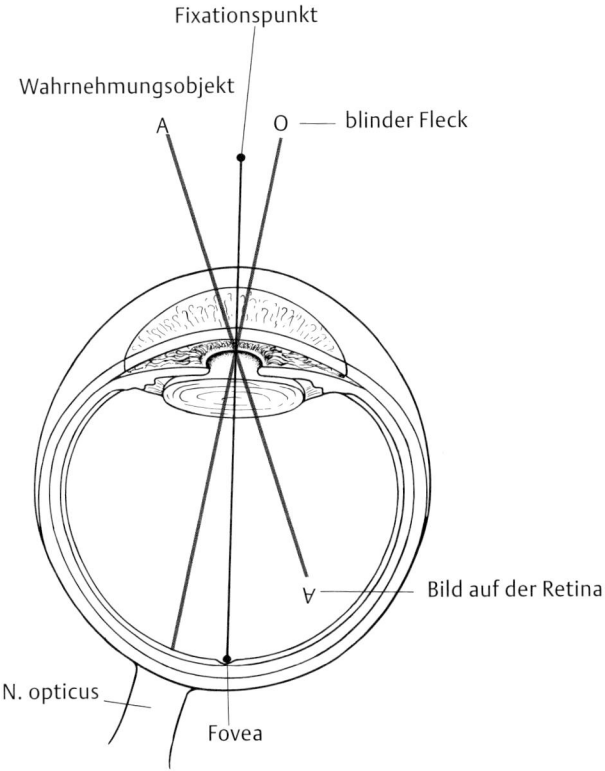

Fixationspunkt

Wahrnehmungsobjekt

A   O —— blinder Fleck

Bild auf der Retina

N. opticus

Fovea

Durch Licht stimulierte Nervenimpulse werden durch die Retina, den N. opticus und den Tractus opticus und schließlich durch eine gekrümmte Bahn, die Sehstrahlung, geleitet. Die Sehstrahlung endet in der Sehrinde, einem Teil des Okzipitallappens.

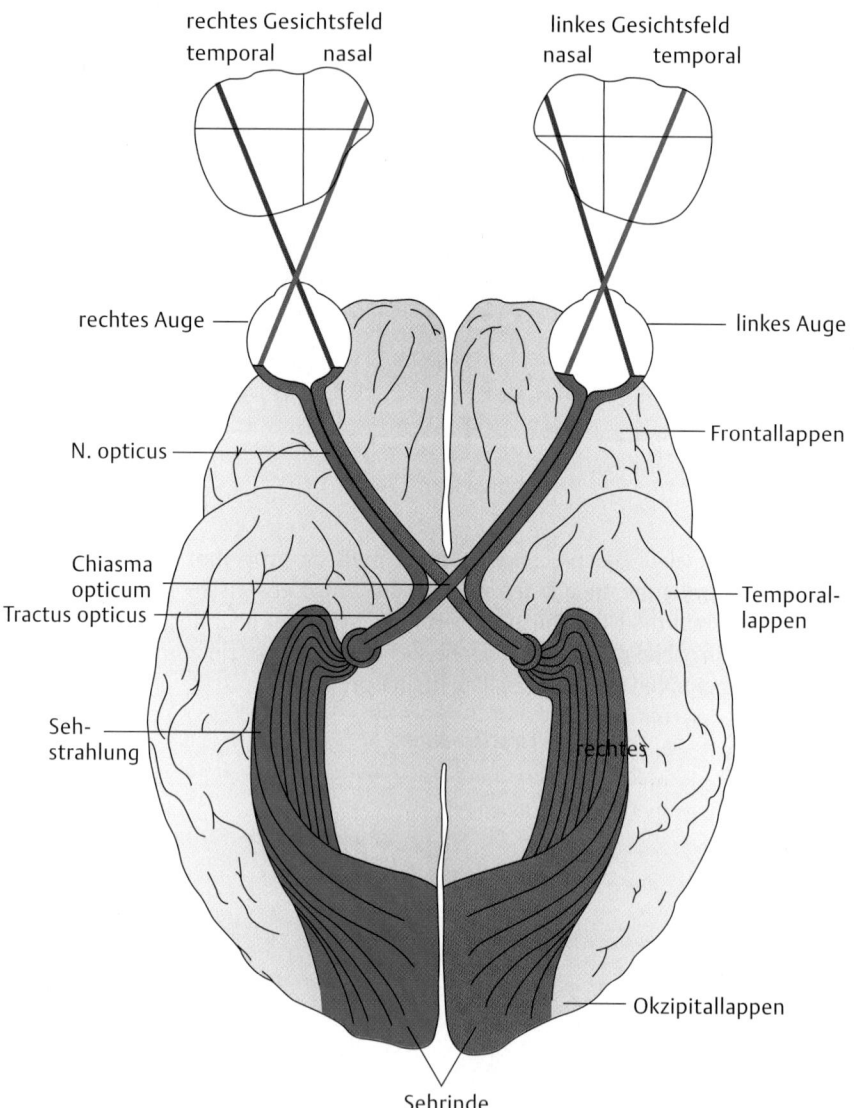

Verlauf der Sehbahn (von der Hirnbasis aus gesehen)

Pupillenreaktionen. Die Pupillengröße ändert sich mit der Menge des einfallenden Lichts und der Entfernung des fokussierten Objekts.

Lichtreaktion. Ein Lichtstrahl, der auf die Retina eines Auges fällt, führt sowohl zu einer Pupillenverengung in diesem Auge (*direkte Lichtreaktion*) als auch im anderen Auge (*konsensuelle Lichtreaktion*). Die sensorischen Bahnen sind anfangs mehr oder weniger dieselben wie beim Sehvorgang: Retina, N. opticus und Tractus opticus. Im Mittelhirn trennen sich die Bahnen jedoch und die Impulse werden durch den N. oculomotorius an die Mm. sphincteres pupillae beider Augen übermittelt.

Naheinstellungsreaktion. Wenn man zunächst auf ein Objekt in der Ferne und dann auf ein Objekt in der Nähe sieht, verengen sich die Pupillen. Diese Reaktion wird, wie die Lichtreaktion, über den N. oculomotorius vermittelt. Gleichzeitig kommt es zur (1) *Konvergenz* (beide Augen bewegen sich nach innen) und (2) zur *Akkommodation*, einer verstärkten Wölbung der Linse, die durch die Kontraktion der Ziliarmuskeln bewirkt wird. Diese Veränderung der Linsenform bewirkt eine Scharfeinstellung naher Objekte. Für den Untersucher ist sie nicht sichtbar.

Innervation. Die Fasern, die im N. oculomotorius verlaufen und die Pupillenverengung bewirken, gehören zum parasympathischen Nervensystem. Die Pupille wird auch von sympathischen Fasern versorgt. Wenn diese stimuliert werden, erweitert sich die Pupille, und das Oberlid hebt sich ein wenig, wie z. B. bei Angst. Die sympathische Nervenbahn beginnt im Hypothalamus und zieht durch den Hirnstamm und das Halsmark in den Nacken hinunter. Von dort aus folgt sie der A. carotis oder ihren Ästen in die Orbita. Eine Läsion an einer Stelle dieser Bahn kann zu einer Beeinträchtigung der entsprechenden Pupillenreaktionen führen.

Augenmotilität. Die Augen werden von sechs Muskeln bewegt, den vier geraden (Mm. recti) und den zwei schrägen (Mm. obliqui) äußeren Augenmuskeln. Die Funktion der einzelnen Muskeln und des sie versorgenden Nervs kann man prüfen, indem man den Patienten bittet,

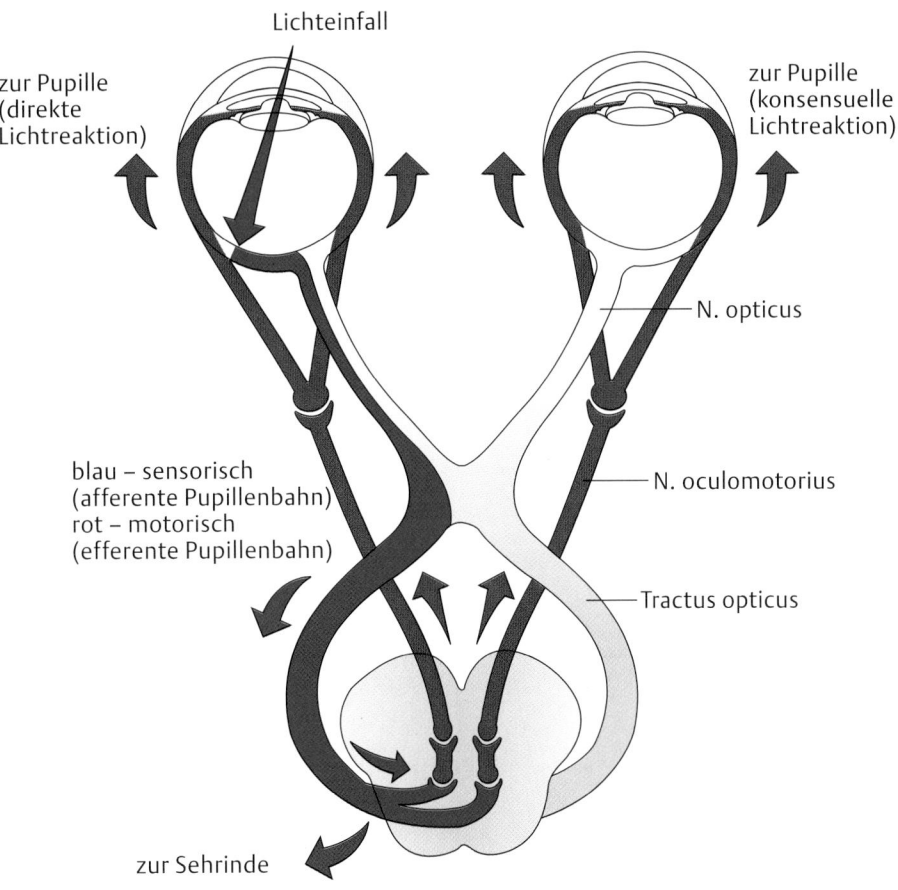

Lichtreaktion: Verlauf der afferenten und efferenten Pupillenbahnen

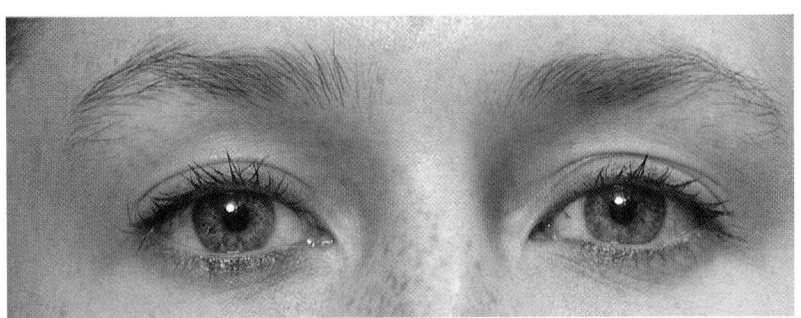

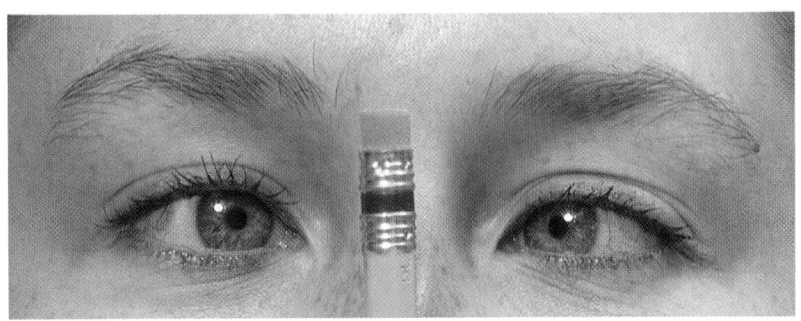

Naheinstellungsreaktion

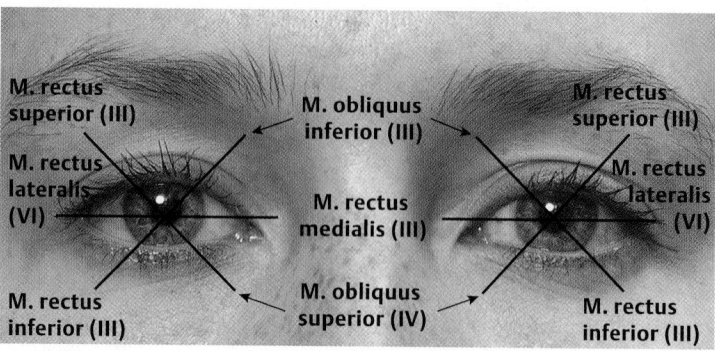

Hauptblickrichtungen

das Auge in die Richtung zu bewegen, für die der jeweilige Muskel „zuständig" ist (Zugrichtung des Muskels). Es gibt sechs *Hauptzugrichtungen* (s. Abb. oben). So ist z. B. beim Blick nach rechts unten der rechte M. rectus inferior (Versorgung durch III. Hirnnerv) in erster Linie für die Bewegung des rechten Auges verantwortlich und der linke M. obliquus superior (Versorgung durch IV. Hirnnerv) in erster Linie für die Bewegung des linken Auges. Wenn einer dieser Muskeln gelähmt ist, weicht das Auge bei dieser Blickrichtung von seiner Normalstellung ab. Die Augen stehen dann nicht mehr parallel.

Ohr

Anatomie. Das Ohr wird in drei Bereiche unterteilt: äußeres Ohr, Mittelohr und Innenohr.

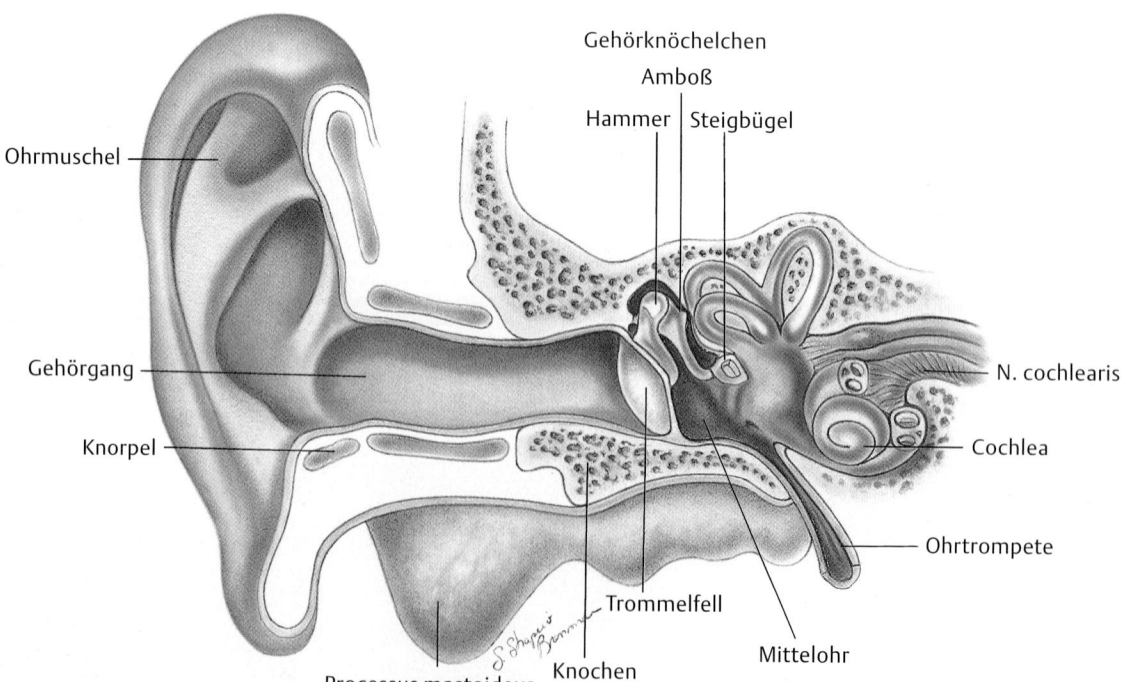

Das *äußere Ohr* besteht aus Ohrmuschel und äußerem Gehörgang. Die *Ohrmuschel* besteht hauptsächlich aus festem elastischem Knorpel, der mit Haut bedeckt ist.

Der *Gehörgang* öffnet sich hinter dem Tragus und erstreckt sich ungefähr 24 mm nach innen, wobei er leicht
abknickt. Der äußere Anteil ist von Knorpel begrenzt. Die
Haut dort ist behaart und enthält Drüsen, die Zerumen
(Ohrenschmalz) produzieren. Der innere Teil des Gehörgangs ist von Knochen umrahmt und mit einer dünnen,
haarlosen Haut ausgekleidet. Dieser Teil des Gehörgangs
ist druckempfindlich – ein Umstand, der bei der Untersuchung des Ohrs zu berücksichtigen ist.

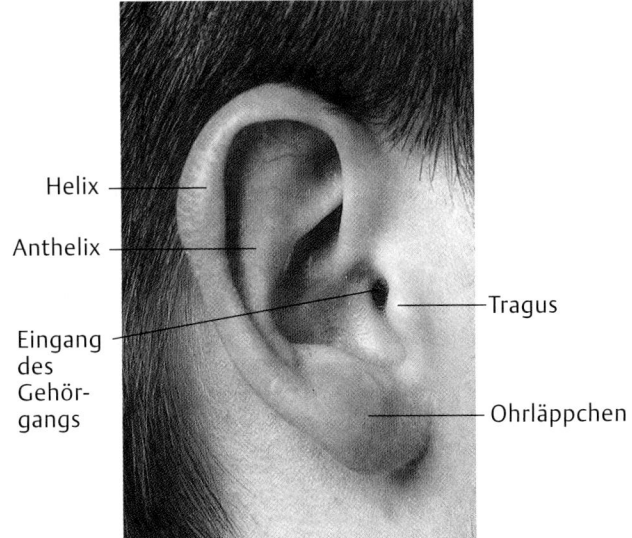

Der Knochen hinter und unter dem Gehörgang wird als
Schläfenbeinschuppe bezeichnet (Pars squamosa des
Schläfenbeins). Der unterste Teil dieses Knochens, der
Processus mastoideus, läßt sich hinter dem Ohrläppchen
ertasten.

Am Ende des Gehörgangs liegt das *Trommelfell* (Membrana tympani), das die laterale Grenze des Mittelohrs
darstellt. Das *Mittelohr* ist ein luftgefüllter Hohlraum, in
dem der Schall über drei winzige Knochen, die Gehörknöchelchen, übertragen wird. Das Mittelohr ist über die
Ohrtrompete (Tuba auditiva Eustachii) mit dem Nasen-
Rachen-Raum verbunden.

Das Trommelfell ist eine schrägstehende Membran, die in der Mitte von einem
der Gehörknöchelchen, dem *Hammer* (Malleus), nach innen gezogen wird. Lokalisieren Sie *Hammergriff* (Manubrium mallei) und *Processus anterior mallei* (vorderer Fortsatz des Hammers) – die beiden wichtigsten Orientierungspunkte.
Vom *Umbo membranae tympanicae*, an dem Trommelfell und Spitze des Hammers
zusammentreffen, geht normalerweise ein kegelförmiger Lichtreflex aus, der sich
nach vorne unten ausbreitet. Über dem Processus anterior mallei liegt ein kleiner
Anteil des Trommelfells, der als *Shrapnell-Membran* (Pars flaccida) bezeichnet
wird. Der übrige Teil des Trommelfells wird als *Pars tensa* bezeichnet. Pars
flaccida und Pars tensa werden durch die vordere und hintere Hammerfalte
(Plicae malleares anterior und posterior), die vom Processus anterior mallei
schräg nach oben verlaufen, getrennt. Letztere sind in der Regel nur sichtbar,
wenn das Trommelfell zurückgezogen ist. Ein zweites Gehörknöchelchen, der
Amboß (Incus), ist manchmal durch das Trommelfell hindurch zu erkennen.

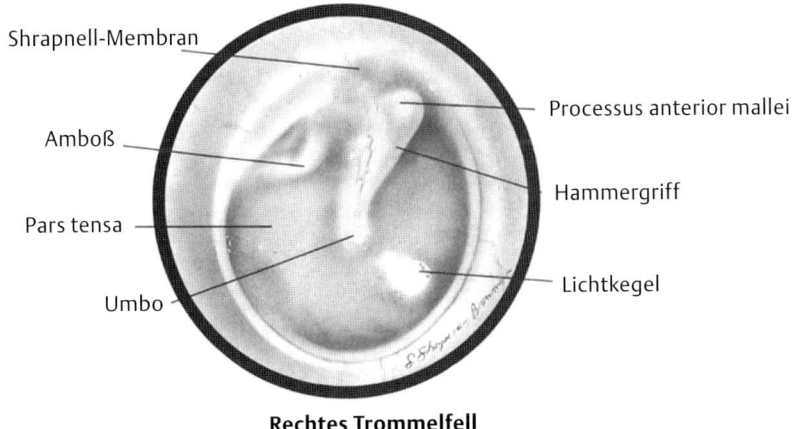

Rechtes Trommelfell

(Nach Hawke M, Keene M, Alberti PW: Clinical Otoscopy: A Text and Colour Atlas.
Edinburgh, Churchill Livingstone, 1984)

171

Der größte Teil des Mittelohrs sowie das gesamte Innenohr entziehen sich einer direkten Untersuchung. Man kann aber Rückschlüsse auf ihren Zustand ziehen, indem man das Gehör prüft.

Hörbahnen. Schallwellen passieren das äußere Ohr und werden über das Trommelfell und die Gehörknöchelchen auf die Cochlea (Schnecke), einen Teil des Innenohrs, übertragen. Die Cochlea nimmt die Schwingungen wahr und kodiert sie. Diese Nervenimpulse gelangen durch den N. cochlearis ins Gehirn. Dieser erste Abschnitt des Hörvorgangs – vom äußeren Ohr durch das Mittelohr – wird als Schalleitung bezeichnet. Eine Störung in diesem Bereich führt zu Schalleitungsschwerhörigkeit. Der zweite Abschnitt, die Weiterleitung über Cochlea und N. cochlearis, wird als sog. Schallempfindung bezeichnet. Eine Störung in diesem Abschnitt des Hörvorgangs wird als Schallempfindungsschwerhörigkeit bezeichnet.

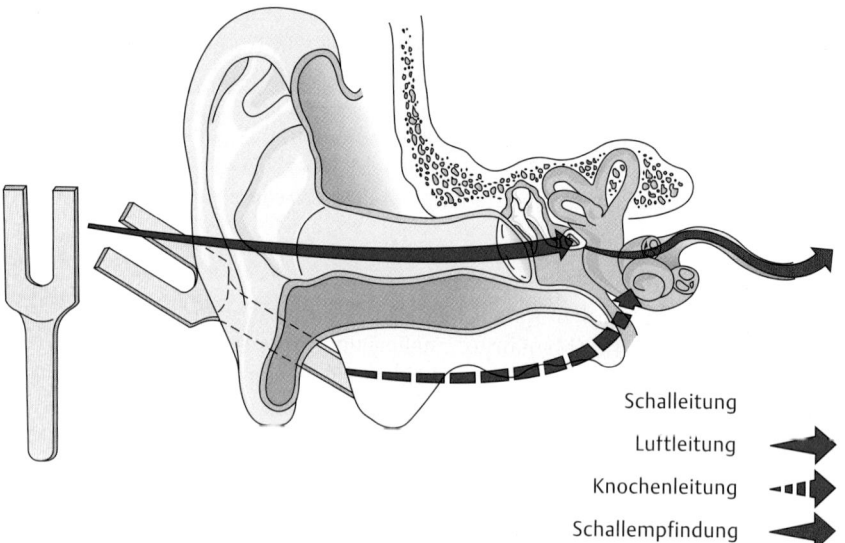

Schalleitung

Luftleitung →

Knochenleitung ◄◄◀

Schallempfindung ◄

Normalerweise erfolgt die Schalleitung über die *Luftleitung*. Sie kann aber auch über die *Knochenleitung* erfolgen, wobei äußeres Ohr und Innenohr umgangen werden. Diese Tatsache macht man sich bei Hörprüfungen zunutze. Eine Stimmgabel, die auf dem Kopf aufgesetzt wird, versetzt die Schädelknochen in Schwingungen und stimuliert die Cochlea direkt. Bei Gesunden ist die Luftleitung empfindlicher.

Gleichgewicht. Das Labyrinth im Innenohr nimmt Lage und Bewegungen des Kopfes wahr und unterstützt so die Aufrechterhaltung des Gleichgewichts.

Nase und Nasennebenhöhlen

Wiederholen Sie die Anatomie der äußeren Nase.

Etwa das obere Drittel der Nase wird von Knochen gestützt, die unteren zwei Drittel von Knorpel. Die Luft gelangt über die *Nasenlöcher* (Nares) in die Nasenhöhle. Dabei tritt sie durch den breiteren *Nasenvorhof* (Vestibulum nasi) und die engen *Nasengänge* in den *Nasenrachenraum*. Die Nasenhöhle wird durch die *Nasenscheidewand*, die wie die äußere Nase aus Knochen und Knorpel besteht, in der Mitte geteilt. Die Nasenscheidewand ist von einer gefäßreichen Schleimhaut bedeckt. Der Nasenvorhof ist im Unterschied zur übrigen Nasenhöhle nicht mit Schleimhaut, sondern mit behaarter Haut ausgekleidet.

Lateral ist die Anatomie komplexer. Gekrümmte knöcherne Strukturen, die *Nasenmuscheln*, die von einer sehr gefäßreichen Schleimhaut bedeckt sind, ragen in die Nasenhöhle. Unter jeder Nasenmuschel befindet sich ein Nasengang (Meatus), der nach der darüberliegenden Nasenmuschel benannt ist. In den unteren Nasengang mündet der Tränen-Nasen-Gang; in den mittleren Nasengang münden die meisten Nasennebenhöhlen. Ihre Öffnungen sind normalerweise nicht sichtbar.

Die zusätzliche Oberfläche, die durch die Nasenmuscheln und die Schleimhaut, die sie bedecken, zur Verfügung steht, hilft den Nasenhöhlen bei ihren wichtigsten Aufgaben: Reinigung, Befeuchtung und Temperaturkontrolle der eingeatmeten Luft.

Die Inspektion der Nasenhöhle durch die Nasenlöcher beschränkt sich in der Regel auf den Nasenvorhof, den vorderen Teil der Nasenscheidewand, sowie die unteren und mittleren Nasenmuscheln. Weiter hinten gelegene Anomalien können nur mit Hilfe eines Nasenspekulums diagnostiziert werden. Die Rhinoskopia posterior kann im Rahmen dieses Buches nicht erläutert werden.

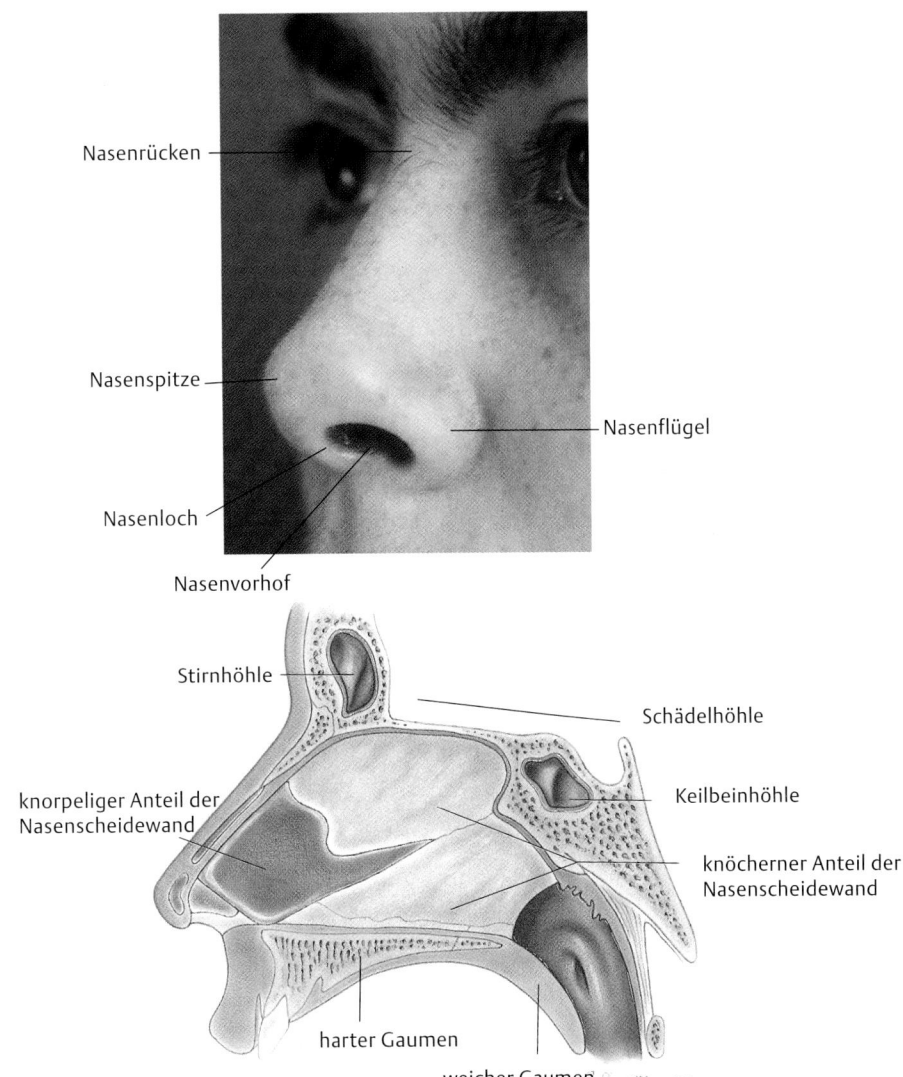

Mediale Wand der linken Nasenhöhle (Schleimhaut entfernt)

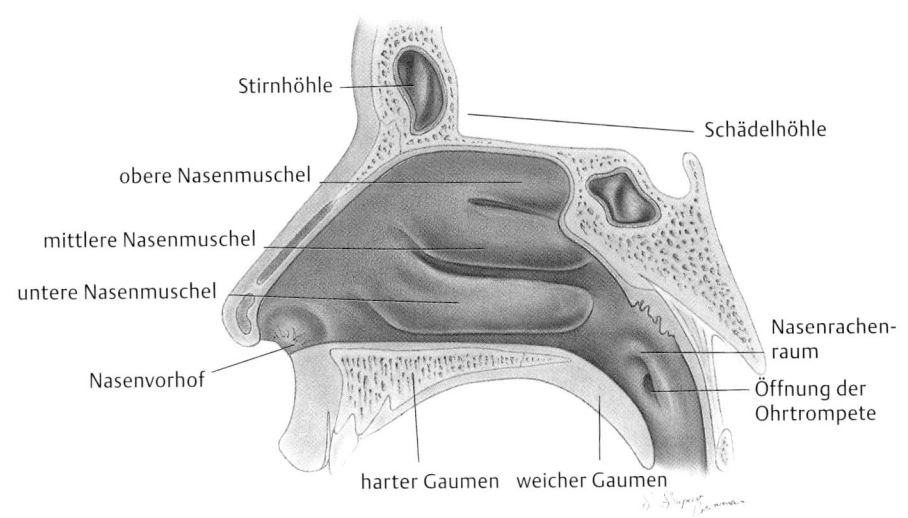

Laterale Wand der rechten Nasenhöhle

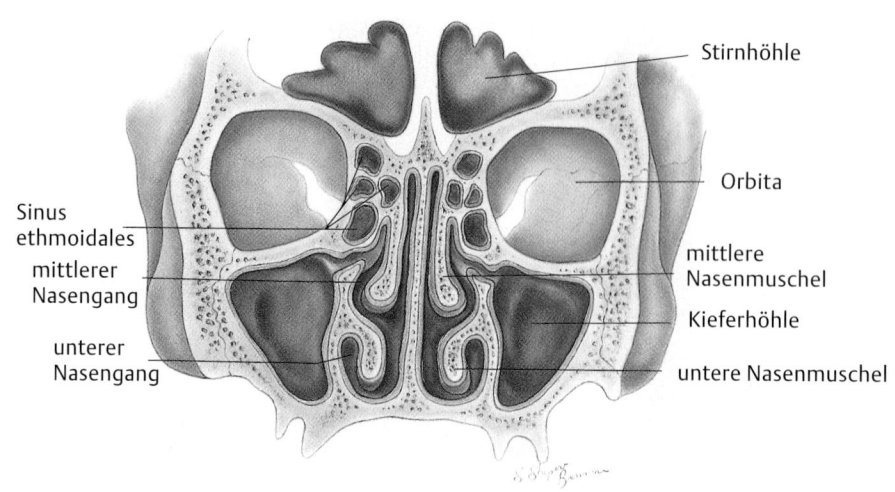

Sinus ethmoidales
mittlerer Nasengang
unterer Nasengang
Stirnhöhle
Orbita
mittlere Nasenmuschel
Kieferhöhle
untere Nasenmuschel

Querschnitt durch die Nasenhöhle von vorn

Die *Nasennebenhöhlen* sind luftgefüllte Hohlräume innerhalb der Schädelknochen. Wie die Nasenhöhle, in die sie münden, sind sie mit Schleimhaut ausgekleidet. Ihre Lage ist in der Abbildung unten dargestellt. Einer Untersuchung sind nur Stirn- und Kieferhöhle leicht zugänglich.

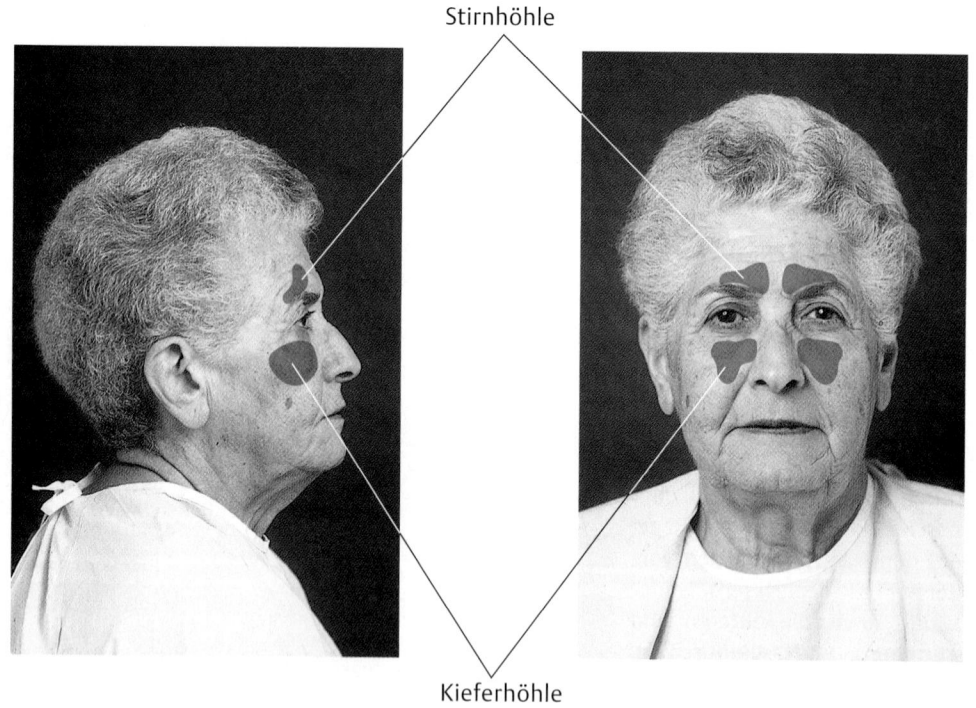

Stirnhöhle

Kieferhöhle

Mund und Pharynx

Die *Lippen* sind muskuläre Falten, die den Eingang des Mundes umgeben. Wenn sie geöffnet sind, sind Zahnfleisch (Gingiva) und Zähne zu sehen. Beachten Sie den bogenförmigen Verlauf des *Zahnfleischrands* und die zugespitzten *Interdentalpapillen.*

Das *Zahnfleisch* ist fest mit den Zähnen und dem Ober- bzw. Unterkiefer verbunden. Bei relativ hellhäutigen Menschen ist es blaß bis kräftig rosa und hell gepunktet. Es kann aber auch, wie z. B. bei dunkelhäutigen Menschen, bräunlich oder braun gefleckt sein (s. u.). Eine Schleimhautfalte in der Mittellinie, das *Lippenbändchen* (Frenulum labii) verbindet die Lippen mit dem Zahnfleisch. Die *Zahnfleischtasche* zwischen dem dünnen Zahnfleischrand und dem einzelnen Zahn ist nicht tief und nicht einfach zu erkennen (wird aber von Zahnärzten sondiert und ausgemessen). Zwischen Zahnfleisch und *Lippenschleimhaut* liegt die *alveoläre Schleimhaut.*

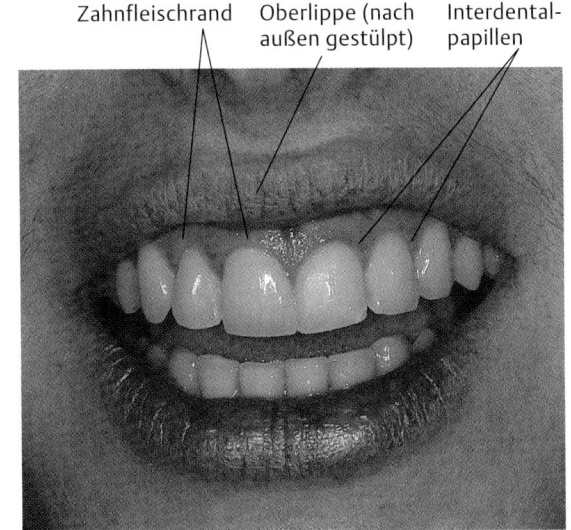

Zahnfleischrand — Oberlippe (nach außen gestülpt) — Interdentalpapillen

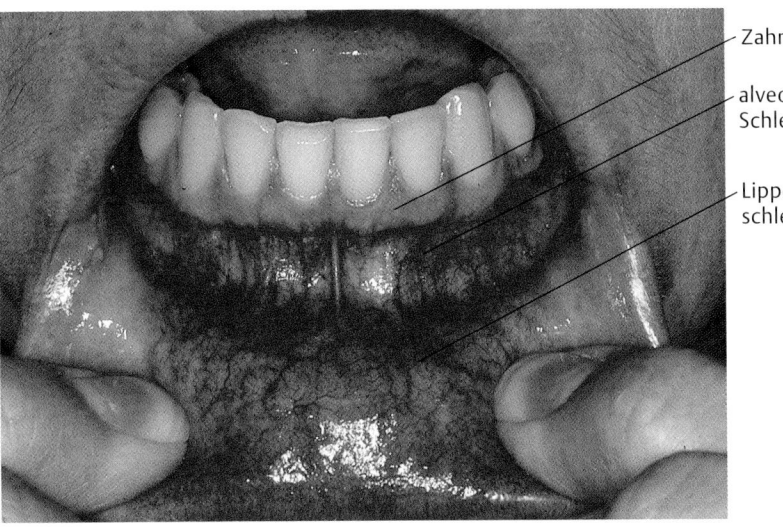

Zahnfleisch — alveoläre Schleimhaut — Lippenschleimhaut

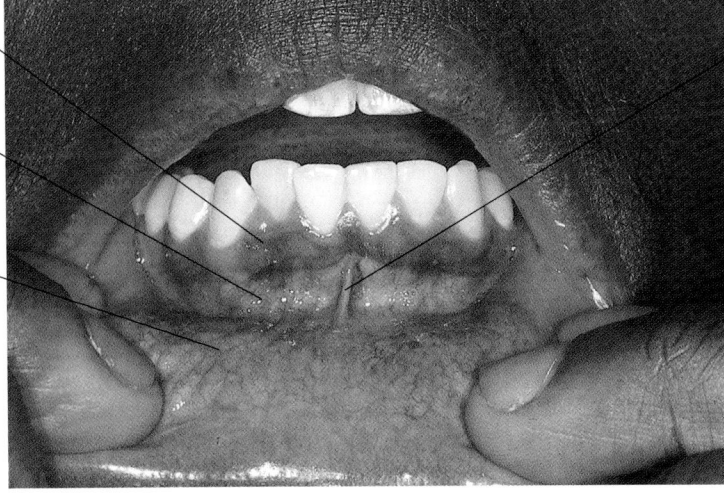

Zahnfleisch — alveoläre Schleimhaut — Lippenschleimhaut — Lippenbändchen

Zähne bestehen hauptsächlich aus Dentin. Jeder Zahn ist in einem knöchernen Zahnfach verwurzelt, so daß nur seine von Zahnschmelz bedeckte Krone freiliegt. Kleine Blutgefäße und Nerven gelangen durch die Wurzelspitze (Apex dentis) in den Zahn und ziehen durch den Wurzelkanal in die Pulpahöhle.

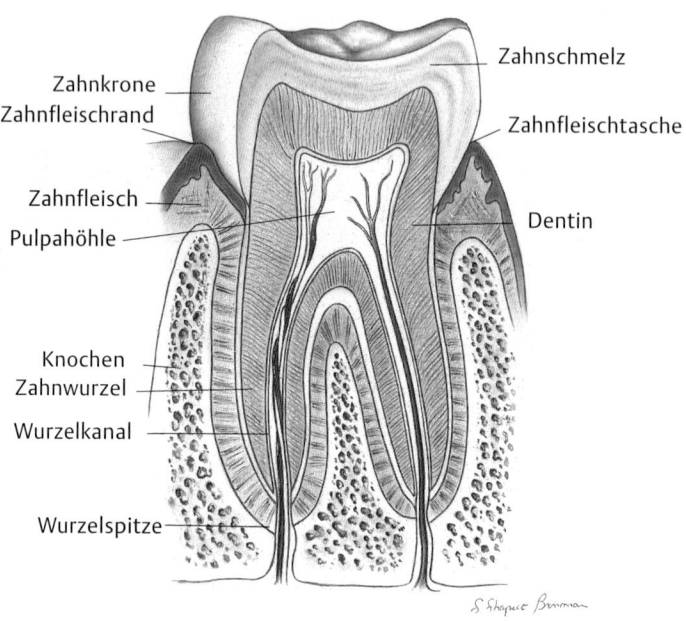

Die 32 bleibenden Zähne (je 16 in Ober- und Unterkiefer) sind unten dargestellt.

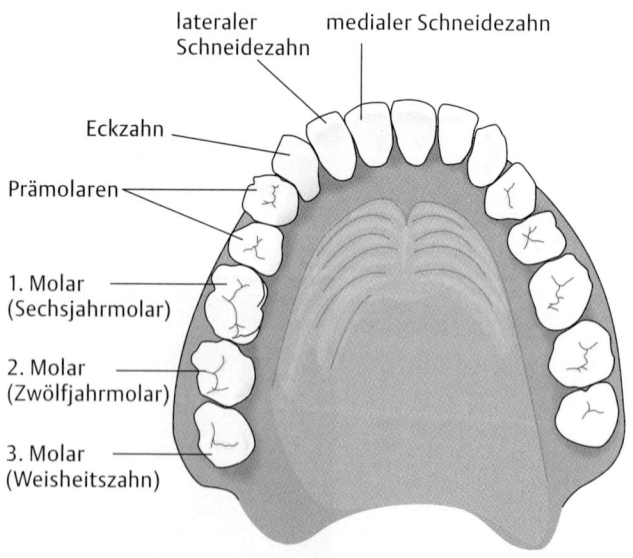

Die Oberfläche der *Zunge* (der Zungenrücken) ist mit Papillen bedeckt, so daß eine rauhe Oberfläche entsteht. Einige dieser Papillen sehen wie rote Punkte aus, die sich von dem dünnen weißen Belag abheben, der die Zunge häufig bedeckt. An der Unterfläche der Zunge befinden sich keine Papillen. Beachten Sie das *Zungenbändchen* (Frenulum linguae) in der Mittellinie, das die Zunge mit dem Mundboden verbindet. Am Zungengrund ziehen die *Ausführungsgänge der Glandula submandibularis* (Wharton-Gänge) nach vorn und medial. Sie münden in Papillen (Carunculae sublinguales), die beiderseits des Zungenbändchens liegen.

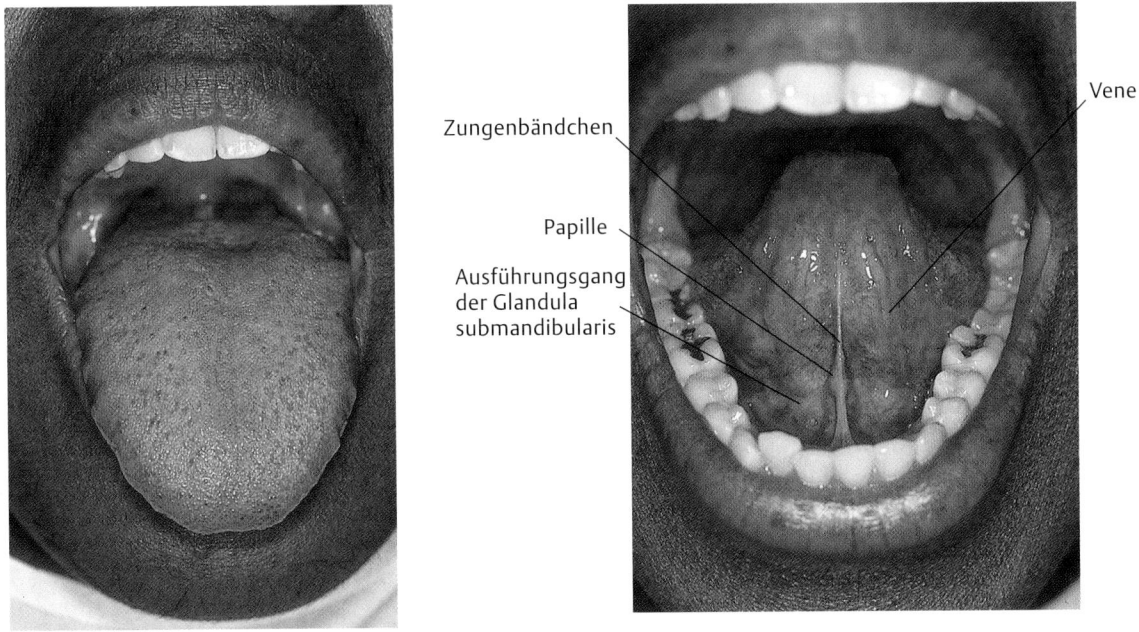

Zungenbändchen

Papille

Ausführungsgang der Glandula submandibularis

Vene

Der *Ductus parotideus* (Stensen-Gang) mündet in der Nähe des 2. oberen Molaren. Die Mündung ist oft durch eine kleine Papille markiert. Die *Wangenschleimhaut* kleidet die Wangen aus.

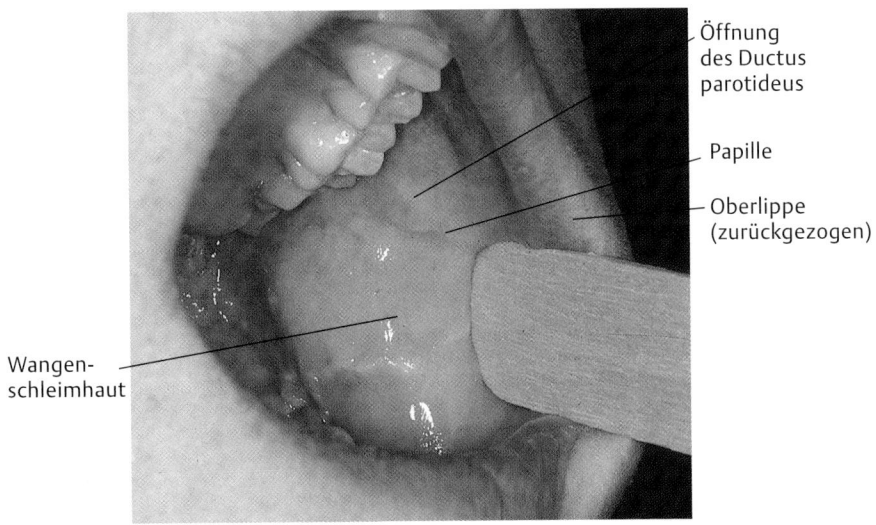

Öffnung des Ductus parotideus

Papille

Oberlippe (zurückgezogen)

Wangen-schleimhaut

Über und hinter der Zunge erhebt sich ein Bogen, der vom *vorderen* (Arcus palatoglossus) und *hinteren Gaumenbogen* (Arcus palatopharyngeus), dem *weichen Gaumen* und der *Uvula* gebildet wird. Im folgenden Beispiel kann man die rechte *Tonsille* (Gaumenmandel) in der Fossa tonsillaris zwischen vorderem und hinterem Gaumenbogen erkennen. Bei Erwachsenen sind die Tonsillen häufig klein oder fehlen, wie im Beispiel unten auf der linken Seite. Der weiche Gaumen kann von einem Geflecht kleiner Blutgefäße überzogen sein. Zwischen weichem Gaumen und Zunge erkennen Sie den *Pharynx*.

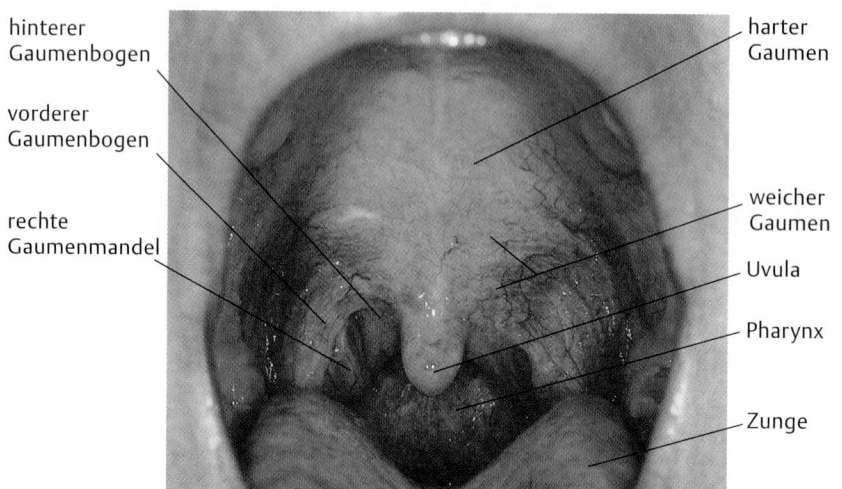

hinterer Gaumenbogen

vorderer Gaumenbogen

rechte Gaumenmandel

harter Gaumen

weicher Gaumen

Uvula

Pharynx

Zunge

Hals

Der M. sternocleidomastoideus unterteilt den Hals in zwei Dreiecke. Das *vordere Halsdreieck* wird oben vom Unterkiefer, lateral vom M. sternocleidomastoideus und medial von der Mittellinie des Halses begrenzt. Das *hintere Halsdreieck* erstreckt sich vom M. sternocleidomastoideus zum M. trapezius und wird

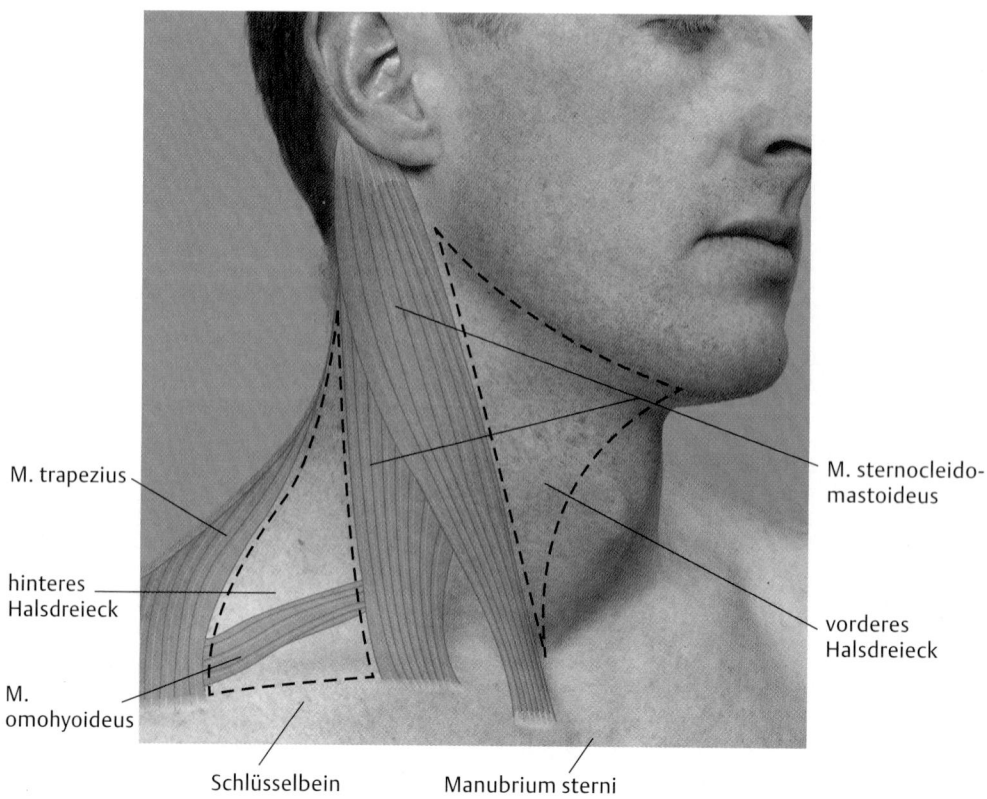

M. trapezius

hinteres Halsdreieck

M. omohyoideus

M. sternocleido-mastoideus

vorderes Halsdreieck

Schlüsselbein

Manubrium sterni

unten vom Schlüsselbein begrenzt. Ein Teil des M. omohyoideus zieht durch den unteren Teil des hinteren Halsdreiecks. Ein Laie kann dies für einen Lymphknoten oder einen Tumor halten.

Tief unter dem M. sternocleidomastoideus verlaufen die großen Gefäße des Halses: *A. carotis* und *V. jugularis interna*. Die *V. jugularis externa* verläuft diagonal über die Oberfläche des M. sternocleidomastoideus.

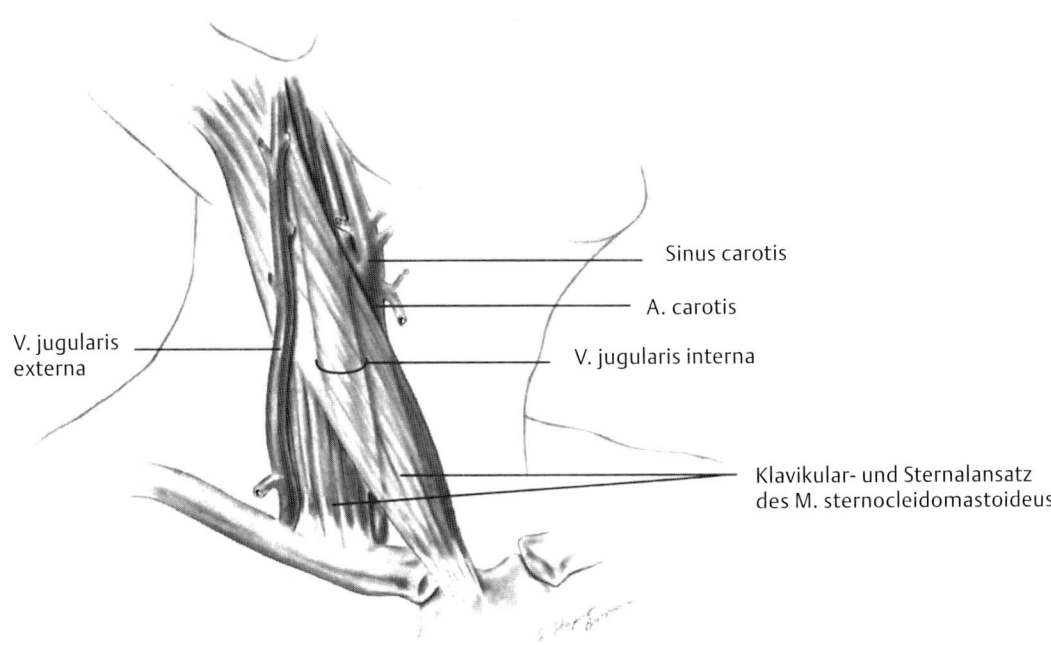

Machen Sie sich nun mit folgenden Strukturen auf der Mittellinie des Halses vertraut: (1) bewegliches *Zungenbein* direkt unter dem Unterkiefer, (2) *Schildknorpel* (Cartilago thyroidea), der an der Kerbe an seiner Oberkante leicht zu

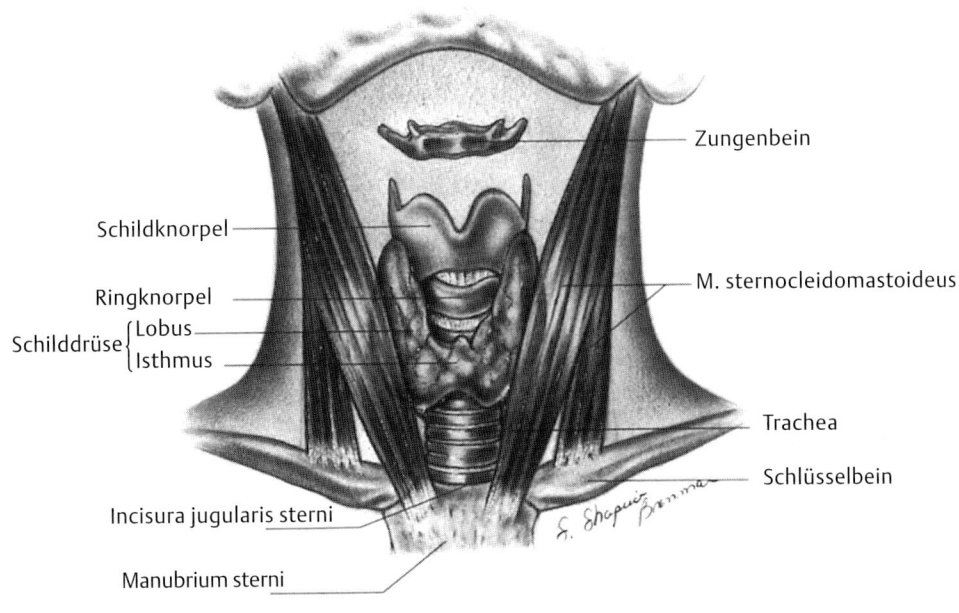

erkennen ist, (3) *Ringknorpel* (Cartilago cricoidea), (4) *Knorpelspange der Trachea* (Cartilagines tracheales) und (5) *Schilddrüse*. Der Schilddrüsenisthmus liegt unterhalb des Ringknorpels über der Luftröhre. Die seitlichen Lappen der Schilddrüse biegen sich nach hinten um die seitliche Wand von Luftröhre und Ösophagus. Außer an der Mittellinie ist die Schilddrüse von dünnen, bandförmigen Muskeln (Mm. sternocleidomastoideus, sternohyoideus und thyrohyoideus) bedeckt, von denen nur der M. sternocleidomastoideus sichtbar ist.

Bei Frauen ist die Schilddrüse oft größer und leichter zu palpieren als bei Männern.

Es gibt eine Reihe von Klassifikationssystemen für die *Lymphknoten* von Kopf und Hals. Wir beschränken uns hier auf eines dieser Klassifikationssysteme (s. Abb.). Die tiefen Halslymphknoten werden größtenteils vom darüberliegenden M. sternocleidomastoideus verdeckt, an ihren äußersten Enden können aber der tonsilläre und die supraklavikularen Lymphknoten palpabel sein. Die submandibulären Lymphknoten liegen über der Glandula submandibularis, von der sie unterschieden werden sollten. Lymphknoten sind normalerweise rund oder eiförmig, glatt und kleiner als die Drüse. Die Glandula submandibularis ist größer und hat eine gelappte, leicht unregelmäßige Oberfläche (S. 163).

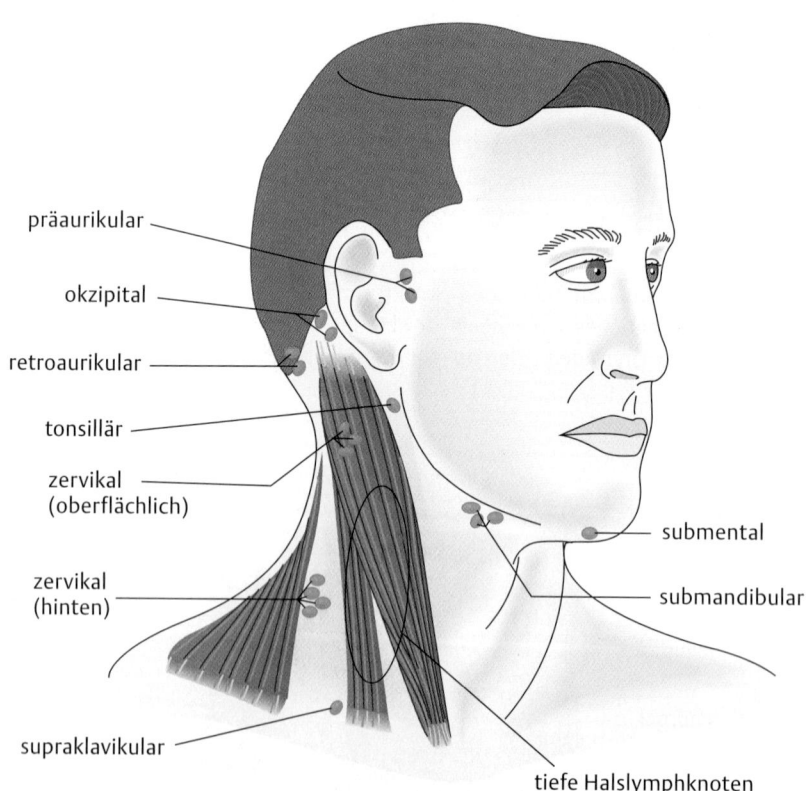

Lage der Lymphknoten von Kopf und Hals

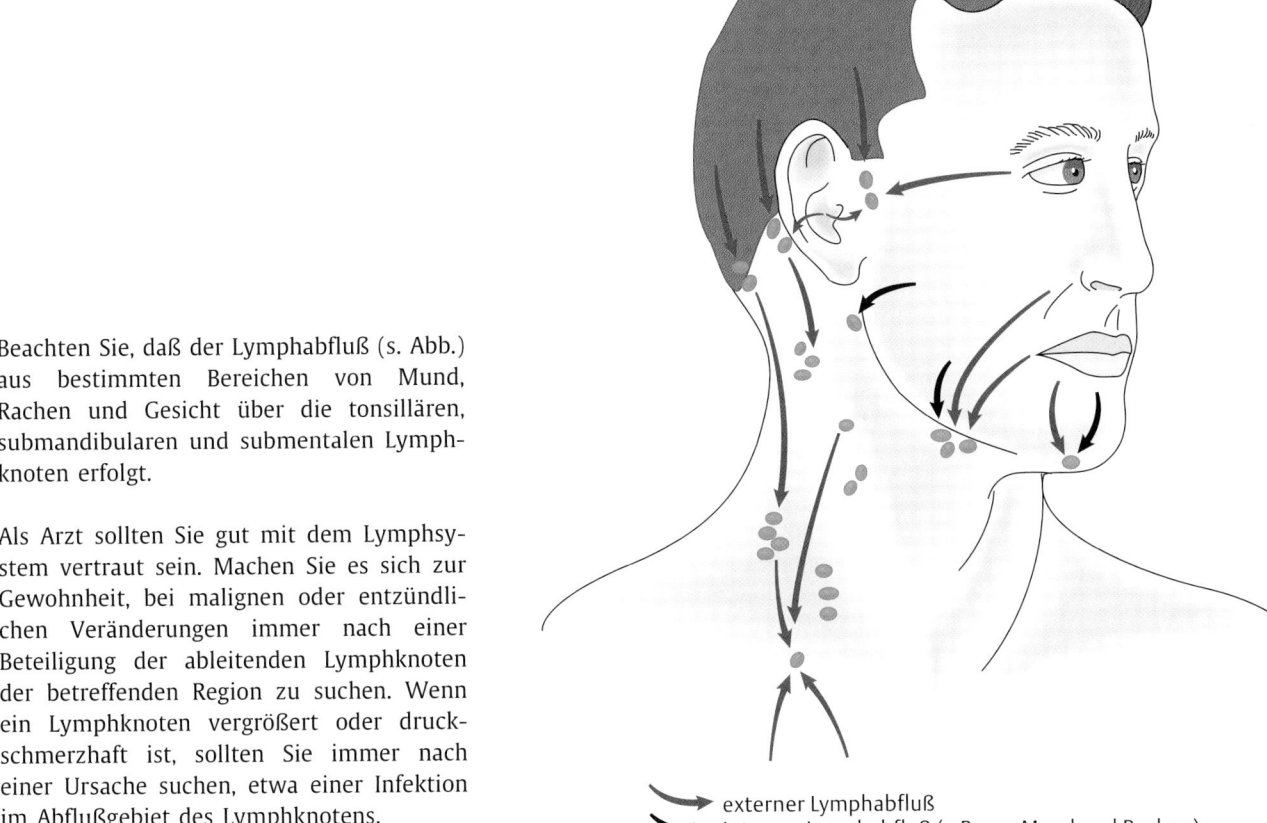

Beachten Sie, daß der Lymphabfluß (s. Abb.) aus bestimmten Bereichen von Mund, Rachen und Gesicht über die tonsillären, submandibularen und submentalen Lymphknoten erfolgt.

Als Arzt sollten Sie gut mit dem Lymphsystem vertraut sein. Machen Sie es sich zur Gewohnheit, bei malignen oder entzündlichen Veränderungen immer nach einer Beteiligung der ableitenden Lymphknoten der betreffenden Region zu suchen. Wenn ein Lymphknoten vergrößert oder druckschmerzhaft ist, sollten Sie immer nach einer Ursache suchen, etwa einer Infektion im Abflußgebiet des Lymphknotens.

→ externer Lymphabfluß
→ interner Lymphabfluß (z.B. aus Mund und Rachen)

Altersabhängige Veränderungen

Adoleszenz. Die Adoleszenz ist mit einer Reihe von Veränderungen im Kopf- und Halsbereich verbunden. Bei Jungen wird die Stimme allmählich tiefer, und es kommt zu einer wahrnehmbaren Vergrößerung des Schildknorpels. Im Bereich der Oberlippe, dann auf den Wangen und im Bereich der Unterlippe und schließlich am Kinn wachsen Barthaare. Die Gesichtszüge ändern sich im Laufe der Pubertät sowohl bei Jungen als auch bei Mädchen. Eine sagittale Verlängerung der Bulbi kann eine Myopie (Kurzsichtigkeit) verursachen oder verstärken. Häufig entwickeln sich Komedonen (Mitesser) und Aknepusteln im Gesicht. Das Lymphgewebe, das in der späten Kindheit rasch wächst (S. 621), ist auch bei Jugendlichen noch verhältnismäßig prominent, so daß die Halslymphknoten bei den meisten Teenagern leicht zu palpieren sind.

Alter. Die Tonsillen, die aus Lymphgewebe bestehen, werden ab dem 6. Lebensjahr allmählich kleiner. Im Erwachsenenalter sind sie unauffällig oder unsichtbar. Die Häufigkeit, mit der sich Halslymphknoten palpieren lassen, nimmt mit zunehmendem Alter allmählich ab und sinkt laut einer Studie irgendwann zwischen 50 und 60 Jahren auf unter 50 %. Im Gegensatz zu den Lymphknoten lassen sich die Glandulae submandibulares bei älteren Menschen besser ertasten.

Im Bereich von Augen, Ohren und Mund wirkt sich hohes Alter am deutlichsten aus. Die Sehschärfe bleibt zwischen dem 20. und 50. Lebensjahr relativ konstant und nimmt dann bis zum Alter von ungefähr 70 Jahren allmählich und danach rasch ab. Dennoch bleibt der Visus bei den meisten älteren Menschen gut bis adäquat – 20/20 (1,0) bis 20/70 (0,3) bei der Messung mit den üblichen Testtafeln. Das Nahsehen beginnt aber bei praktisch allen Menschen unscharf zu werden. Von Kindheit an verliert die Linse allmählich ihre Elastizität, und das Auge ist immer weniger in der Lage, nahe Objekte zu fokussieren. Diese nachlassende Fähigkeit zur Akkommodation, die sog. Presbyopie (Alterssichtigkeit), macht sich gewöhnlich zwischen dem 40. und 50. Lebensjahr bemerkbar.

Auch die Gewebe im und um das Auge sind vom Alterungsprozeß betroffen. Bei manchen älteren Menschen atrophiert das Fettgewebe, das den Bulbus in der Orbita umgibt und abpolstert, so daß sich der Bulbus etwas in die Orbita zurückzieht. Die Haut der Augenlider wird faltig und hängt manchmal in losen Falten herab. Fettgewebe kann die Faszien der Augenlider nach vorn drücken, so daß weiche Wülste entstehen, insbesondere an den Unterlidern und am inneren Drittel der Oberlider (S. 213). Eine Kombination aus einer Schwächung des M. levator palpebrae, vermindertem Hautturgor und erhöhtem Gewicht des Oberlids kann zu einer Altersptosis (Herabhängen des Oberlids) führen. Größere klinische Bedeutung hat die Tatsache, daß sich das Unterlid nach außen (vom Bulbus weg) oder nach innen (zum Bulbus hin) drehen kann. Dies führt zu Ektropium bzw. Entropium (S. 213). Da die Augen im Alter weniger Tränenflüssigkeit absondern, klagen alternde Patienten häufig über trockene Augen.

Ein Arcus lipoides corneae (Greisenbogen) ist bei älteren Menschen häufig, hat aber keine klinische Bedeutung (S. 216). Die Hornhaut verliert etwas an Glanz. Die Pupillen werden kleiner – ein Merkmal, das die Untersuchung des Augenhintergrunds bei älteren Menschen erschwert. Die Pupillen können zudem leicht entrundet erscheinen, Lichtreaktionen und Naheinstellungsreaktion bleiben aber gewöhnlich erhalten. Außer einer möglichen Beeinträchtigung beim Blick nach oben bleibt die Augenmotilität normalerweise intakt.

Mit zunehmendem Alter verdickt sich die Linse, wird gelblich trübe und beeinträchtigt den Durchtritt des Lichts zur Retina. Daher brauchen ältere Menschen zum Lesen und für Feinarbeiten mehr Licht. Wenn man die Linse eines älteren Menschen mit Visitenlampe untersucht, erscheint sie häufig grau, als ob sie getrübt wäre, obwohl die Sehschärfe gut ist und die Linse bei der ophthalmoskopischen Untersuchung klar aussieht. Verlassen Sie sich deshalb nicht nur auf Ihre Visitenlampe, wenn Sie eine Katarakt – also eine echte Linsentrübung (S. 216) – diagnostizieren. Katarakte sind tatsächlich relativ häufig: Zwischen dem 60. und 70. Lebensjahr hat jeder Zehnte und zwischen dem 80. und 90. Lebensjahr jeder Dritte eine Katarakt. Da die Linse im Laufe der Jahre weiter wächst, kann sie die Iris nach vorne drücken und so den Winkel zwischen Iris und Kornea verengen. Damit steigt das Risiko eines Engwinkelglaukoms (S. 188).

Bei der ophthalmoskopischen Untersuchung sieht man, daß der Augenhintergrund matt und reflexarm geworden ist. Die Arterien wirken verengt, blasser, gerader und weniger glänzend (S. 226). Unter Umständen sind Drusen (hyaline Ablagerungen) zu sehen (S. 223). In einer weiter vorn gelegenen Ebene sind manchmal Glaskörpertrübungen zu sehen – degenerative Veränderungen, die zu störenden Flecken oder Fäden im Gesichtsfeld führen können. Manchmal findet man auch Hinweise auf ernstere Befunde, die bei älteren Menschen häufiger sind als bei jüngeren: Makuladegeneration, Glaukom, Netzhautblutungen oder evtl. sogar Netzhautablösung.

Das Hörvermögen nimmt wie die Sehschärfe mit zunehmendem Alter ab. Anfangs betrifft die Hörminderung, die im frühen Erwachsenenalter beginnt, vor allem hochfrequente Töne. Sie liegen oberhalb des Frequenzbereiches der menschlichen Sprache und haben nur geringe funktionelle Bedeutung. Allmählich betrifft der Verlust aber auch die mittleren und tieferen Tonlagen. Wenn man die hohen Tonanteile von Wörtern nicht mehr hört, sondern nur noch die tiefen, klingen die Wörter verzerrt und sind schwer zu verstehen, besonders in einer lauten Umgebung. Altersbedingte Schwerhörigkeit (Presbykusis) macht sich gewöhnlich ab dem 50. Lebensjahr zunehmend bemerkbar.

Die Verminderung der Speichelsekretion und die Verschlechterung der Geschmackswahrnehmung wurde immer wieder auf das Altern zurückgeführt. Wahrscheinlich sind jedoch Medikamente und verschiedene Krankheiten für den Großteil dieser Veränderungen verantwortlich. Die Zähne nutzen sich im Alter ab oder gehen aufgrund von Karies oder anderen Krankheiten verloren (S. 240 f). Bei den meisten Erwachsenen ist Parodontose die Hauptursache für Zahnausfall (S. 239). Ohne Zähne wirkt die untere Gesichtshälfte klein und eingesunken, und vom Mund gehen deutliche „Tabaksbeutelfalten" aus. Ein übermäßiger Kieferschluß kann zu einer Mazeration der Haut an den Mundwinkeln führen – den sog. Rhagaden (S. 234). Die Knochenkämme der Kiefer, die die Zahnfächer umgeben, gehen allmählich zurück, besonders am Unterkiefer.

Untersuchungstechniken

Kopf

Da man Anomalien, die von den Haaren bedeckt sind, leicht übersieht, sollte man den Patienten direkt fragen, ob ihm Veränderungen an seiner Kopfhaut oder seinen Haaren aufgefallen sind. Wenn Sie feststellen, daß der Patient ein Haarteil oder eine Perücke trägt, bitten Sie ihn, sie abzunehmen.

Im einzelnen sollten Sie folgendes untersuchen:

Feines Haar bei Hyperthyreose; stumpfes, struppiges Haar bei Hypothyreose. Nissen sind die Eier von Läusen.

Haare. Achten Sie auf Menge, Verteilung und Beschaffenheit der Haare. Leidet der Patient unter Haarausfall? Wenn ja, wo und in welcher Menge fallen die Haare aus? Achten Sie besonders aufmerksam auf Nissen – kleine, weiße, eiförmige Körnchen, die an den Haaren haften. Verwechseln Sie sie nicht mit Schuppen.

Rötung und Schuppung bei seborrhoischer Dermatitis, Psoriasis; piläre Hautzysten.

Kopfhaut. Scheiteln Sie das Haar an verschiedenen Stellen; achten Sie dabei auf Schuppen, Beulen oder andere Veränderungen.

Vergrößerter Schädel bei Hydrozephalus, Paget-Krankheit. Druckschmerzhaftigkeit nach Trauma.

Schädel. Beurteilen Sie Größe und Konturen des Schädels. Achten Sie auf evtl. Deformitäten, Schwellungen oder druckschmerzhafte Stellen. Machen Sie sich mit den Unregelmäßigkeiten eines normalen Schädels vertraut, z.B. in der Nähe der Schädelnähte zwischen Scheitel- und Hinterhauptsbein.

S. Tab. **7.1** (S. 211).

Gesicht. Achten Sie auf Gesichtsausdruck und Gesichtszüge des Patienten. Fallen Ihnen Asymmetrien oder unwillkürliche Bewegungen auf? Gibt es Hinweise auf Ödeme oder Tumoren?

Akne, besonders bei Jugendlichen. Hirsutismus (übermäßige Gesichtsbehaarung) z.T. bei Frauen.

Haut. Untersuchen Sie die Haut. Achten Sie dabei auf Farbe, Pigmentierung, Konsistenz, Dicke, Behaarung und etwaige Läsionen.

Augen

Ein Visus von 5/50 (0,1) bedeutet, daß ein Patient aus einer Entfernung von 5 m Buchstaben lesen kann, die ein Normalsichtiger noch aus 50 m Entfernung lesen könnte. Je größer die zweite Zahl ist, desto schlechter ist der Visus. 5/10 (0,2) korrigiert heißt, daß der Patient mit einer Brille (einer korrigierenden Sehhilfe) die Zeile, die 10 m entfernt ist, lesen konnte.

Sehschärfe. Um die zentrale Sehschärfe zu prüfen, sollten Sie gut beleuchtete Snellen-Sehproben verwenden. Der Patient befindet sich – wenn auf der Sehprobe nichts anderes angegeben ist, – in einem Abstand von 5 Metern von der Testtafel. Brillenträger sollten ihre Brille aufbehalten, sofern es sich nicht um eine Lesebrille handelt. Bitten Sie den Patienten, ein Auge mit einer Karte zuzuhalten (um zu verhindern, daß er zwischen den Fingern hindurch sieht) und die kleinste Buchstabenzeile vorzulesen, die er noch erkennen kann. Gutes Zureden, doch die nächste Zeile zu versuchen, kann die Leistung verbessern. Ein Patient, der den größten Buchstaben auf der Sehprobe nicht lesen kann, sollte näher herangehen. Notieren Sie sich diesen Abstand. Halten Sie die kleinste Buchstabenzeile fest, von der der Patient mehr als die Hälfte lesen kann. Notieren Sie sich die Zahl, die am Ende dieser Zeile vermerkt ist und ob der Patient beim Lesen dieser Zeile eine Brille getragen hat. Die Sehschärfe wird in einem Bruch ausgedrückt (z.B. 5/5 = 1,0 in Dezimalen). Dabei gibt die erste Zahl den Abstand des Patienten von der Testtafel an (Istentfernung), die zweite Zahl die Entfernung, aus der ein normalsichtiges Auge die jeweilige Zeile lesen kann (Sollentfernung).

Unter *Myopie* versteht man beeinträchtigte Fernsicht.

Den Nahvisus kann man mit speziellen Sehprobentafeln, die der Patient in der Hand hält, prüfen. Auf diese Weise können Sie bei Patienten über 45 Jahren feststellen, ob eine Lese- oder Bifokalbrille nötig ist. Sie können diese Sehprobentafeln auch zur Prüfung der Sehschärfe am Krankenbett benutzen. Wenn sie in einem Abstand von 35 cm vor die Augen gehalten werden, simulieren sie das Prinzip einer Snellen-Sehprobe. Sie können den Patienten die Entfernung aber auch selbst bestimmen lassen.

Falls Sie keine Sehprobentafeln haben, können sie die Sehschärfe mit jeder verfügbaren Schrift testen. Wenn ein Patient selbst die größten Buchstaben nicht lesen kann, prüfen Sie, ob er Ihre hochgehaltenen Finger zählen und Hell (z. B. das Licht Ihrer Untersuchungslampe) und Dunkel unterscheiden kann.

Gesichtsfeldprüfung mit dem Konfrontationstest.

Screening. Die Untersuchung beginnt mit der Prüfung der temporalen Gesichtsfelder, weil in diesem Bereich die meisten Ausfälle vorkommen. Stellen Sie sich vor, daß die Gesichtsfelder des Patienten auf eine Glaskugel projiziert sind, die die vordere Hälfte seines Kopfes umgibt. Bitten Sie den Patienten, mit beiden Augen in Ihre Augen zu blicken. Während Sie den Blick des Patienten erwidern, halten Sie Ihre Hände ungefähr 60 cm voneinander entfernt und seitlich von den Ohren des Patienten. Erklären Sie dem Patienten vorher, daß er auf Ihre Finger zeigen soll, sobald er sie sieht. Führen Sie dann die sich bewegenden Finger beider Hände an der imaginären Glaskugel entlang auf die Blickrichtung zu, bis der Patient sie sieht. Wiederholen Sie diesen Test in den oberen und unteren temporalen Quadranten.

Als *Presbyopie* wird die Beeinträchtigung des Nahvisus bei Patienten mittleren und höheren Alters bezeichnet. Ein Patient mit Altersweitsichtigkeit sieht oft besser, wenn die Sehprobentafel weiter entfernt ist.

In Deutschland liegt nach dem Gesetz bei einem Visus von 20/1000 (0,02) auf beiden Augen Blindheit vor. Bei einem Visus von nicht mehr als 20/400 (0,05) auf beiden Augen besteht eine hochgradige Sehbehinderung mit einer Minderung der Erwerbsfähigkeit um 100 %.

Zu den kompletten oder teilweisen Gesichtsfeldausfällen zählen homonyme Hemianopsien,

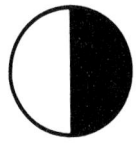 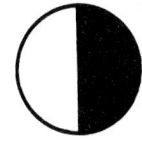

bitemporale Hemianopsien

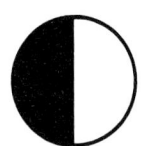 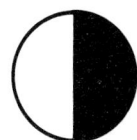

und Quadrantenanopsien.

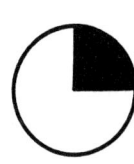 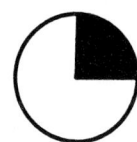

Diese und weitere Gesichtsfeldausfälle sind in Tab. 7.2 (S. 212) aufgeführt.

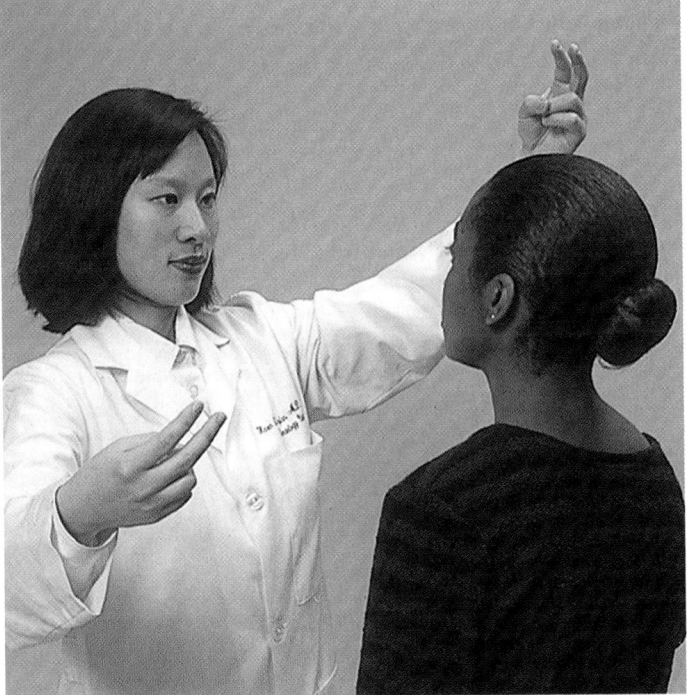

Normalerweise sieht der Patient die Finger beider Hände gleichzeitig. Ist dies der Fall, ist das Gesichtsfeld in der Regel normal.

Genauere Untersuchung. Wenn Sie einen Gesichtsfeldausfall feststellen, versuchen Sie, seine Grenzen zu bestimmen. Dazu prüfen Sie die Augen hintereinander. Wenn beispielsweise Verdacht auf einen temporalen Defekt im linken Gesichtsfeld besteht, bitten Sie den Patienten, das rechte Auge abzudecken und mit dem linken Auge Ihr rechtes Auge zu fixieren. Führen Sie dann Ihre sich bewegenden Finger langsam vom Bereich des Gesichtsfeldausfalls in Richtung auf das erhaltene Gesichtsfeld. Achten Sie darauf, wann der Patient zum ersten Mal reagiert. Wiederholen Sie diesen Vorgang auf mehreren Ebenen, um die Grenze des Gesichtsfeldausfalls zu bestimmen.

Wenn der Patient Ihre Finger mit dem linken Auge wiederholt erst sieht, wenn Sie seine Blickrichtung durchkreuzt haben, besteht eine linke temporale Hemianopsie. Sie wird aus Sicht des Patienten aufgezeichnet.

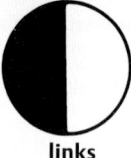
links

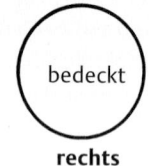
rechts (bedeckt)

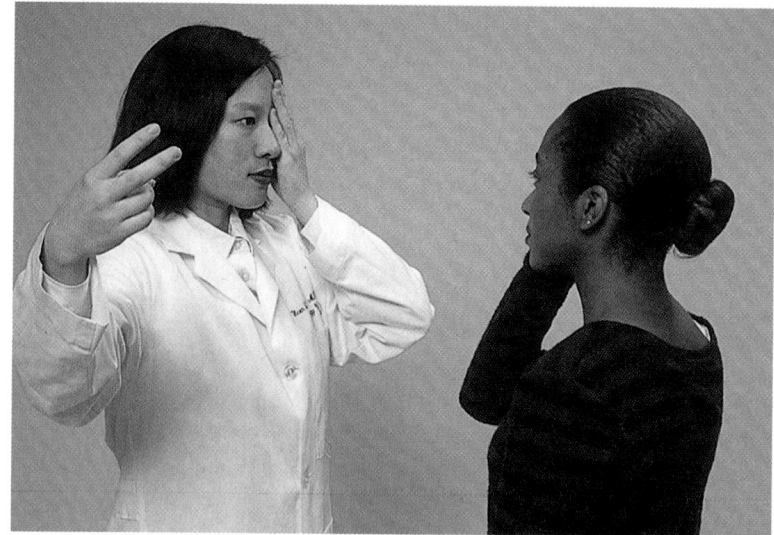

Ein temporaler Defekt im Gesichtsfeld des einen Auges läßt auf einen nasalen Defekt im anderen Auge schließen. Um diese Hypothese zu überprüfen, untersuchen Sie das andere Auge auf ähnliche Weise, indem Sie Ihre Hand wieder von dem vermuteten Defekt aus in Richtung des erhaltenen Gesichtsfelds bewegen.

Auf diese Art läßt sich eine linksseitige homonyme Hemianopsie bestätigen.

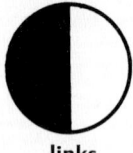
links

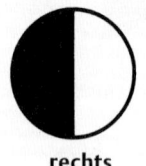
rechts

Ein vergrößerter blinder Fleck deutet auf eine Schädigung des N. opticus hin, z.B. Glaukom, Optikusneuritis oder Stauungspapille.

Kleine Gesichtsfelddefekte sowie ein vergrößerter blinder Fleck lassen sich nur mit einem feineren Stimulus feststellen. Prüfen Sie die Augen einzeln mit Hilfe eines kleinen roten Gegenstands, z.B. einem Streichholz mit rotem Kopf oder einem Bleistift mit einem roten Radiergummi am Ende. Während der Patient Ihr direkt gegenüberliegendes Auge fixiert, bewegen Sie das Objekt im Gesichtsfeld umher. Der blinde Fleck befindet sich normalerweise 15° temporal der Blickrichtung. (Finden Sie zur Übung Ihren eigenen blinden Fleck.)

Abweichen der Augen nach innen oder außen; abnormes Hervorstehen der Augen bei Basedow-Krankheit oder Augentumoren.

Augenstellung. Stellen Sie sich vor den Patienten und prüfen Sie die Position der Augen: Stehen die Augen parallel zueinander? Falls eines oder beide Augen anscheinend hervorstehen, untersuchen Sie sie von oben (S. 206).

Schuppung bei seborrhoischer Dermatitis; laterale Ausdünnung bei Hyperthyreose.

Augenbrauen. Inspizieren Sie die Augenbrauen. Achten Sie auf die Qualität und Verteilung der Haare und auf evtl. Schuppung der darunterliegenden Haut.

Augenlider. Achten Sie auf die Lage der Augenlider in Relation zu den Bulbi. Achten Sie auf folgendes:

- Weite der Lidspalte
- Ödeme der Augenlider
- Farbe der Augenlider (z. B. Rötung)
- Läsionen
- Zustand und Ausrichtung der Wimpern
- Vollständigkeit des Lidschlusses. Achten Sie darauf besonders, wenn die Augen ungewöhnlich weit hervortreten, wenn eine Gesichtslähmung vorliegt oder der Patient bewußtlos ist.

Tränenapparat. Untersuchen Sie den Bereich der Tränendrüse und des Tränensacks kurz auf Schwellungen.

Achten Sie auf übermäßigen Tränenfluß oder Trockenheit der Augen. Die Beurteilung eines trockenen Auges erfordert unter Umständen eine spezielle Prüfung durch den Ophthalmologen. Die Untersuchung auf eine Verlegung des Tränen-Nasen-Gangs ist auf S. 206 beschrieben.

S. Tab. 7.3 (S. 213). *Blepharitis* ist eine Entzündung der Augenlider entlang der Lidränder, häufig mit Verkrustungen und Schuppen.

Wenn der Patient die Augenlider nicht ausreichend schließen kann, wird die Kornea ernsthaft geschädigt.

S. Tab. 7.4 (S. 214).

Übermäßiger Tränenfluß beruht entweder auf einer gesteigerten Produktion oder einem verminderten Abfluß der Tränen. Zu den Ursachen einer gesteigerten Tränenproduktion gehören Bindehautentzündung und Reizung der Kornea, zu den Ursachen eines verminderten Tränenabflusses Ektropium (S. 213) und Verlegung des Tränen-Nasen-Gangs.

Konjunktiva und Sklera. Bitten Sie den Patienten, nach oben zu blicken, während Sie die Unterlider mit dem Daumen nach unten drücken und so Sklera und Konjunktiva freilegen. Untersuchen Sie die Farbe der Sklera und der Bindehaut des Unterlids und achten Sie auf das Gefäßmuster vor dem Hintergrund der weißen Sklera. Achten Sie auf Knoten oder Schwellungen.

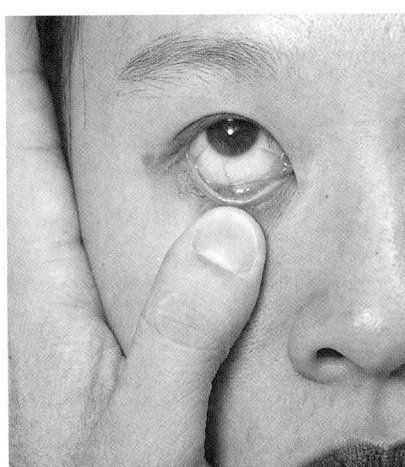

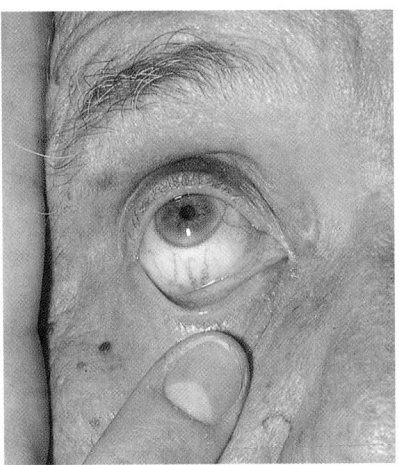

Eine gelbe Sklera deutet auf einen Ikterus hin.

Die lokale Rötung, die im Bild unten zu sehen ist, beruht auf einer nodulären Episkleritis:

Wenn Sie einen größeren Bereich des Auges einsehen müssen, legen Sie Daumen und Zeigefinger auf Wangenknochen und Braue und ziehen die Lider auseinander.

Bitten Sie den Patienten, nach rechts, links und unten zu blicken. Dies ermöglicht Ihnen eine gute Ansicht der Sklera und der Augapfelbindehaut, nicht aber der Konjunktiva des Oberlids. Zu diesem Zweck müssen Sie das Oberlid nach außen umstülpen (S. 207).

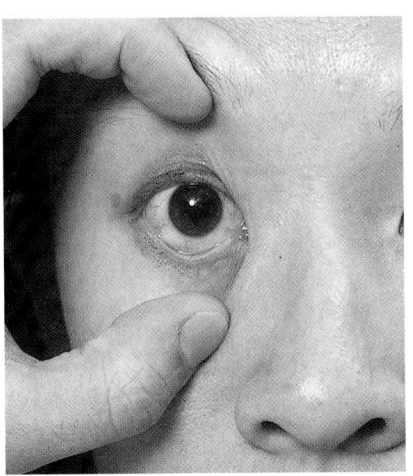

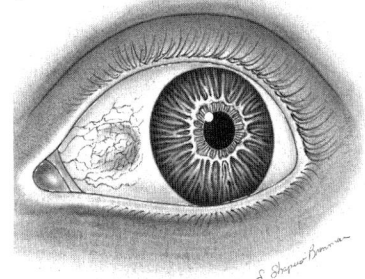

Zum Vergleich s. Tab. 7.5 (S. 215).

187

S. Tab. 7.6 (S. 216).

Manchmal wölbt sich die Iris abnorm weit nach vorn, so daß sie einen sehr spitzen Winkel mit der Kornea bildet. Das Licht wirft dann einen sichelförmigen Schatten. Dieser spitze Winkel erhöht das Risiko eines akuten Engwinkelglaukoms – eines plötzlichen Anstiegs des Augeninnendrucks, wenn der Abfluß des Kammerwassers blockiert ist.

Kornea und Linse. Untersuchen Sie die Kornea beider Augen unter schräg einfallendem Licht auf Trübungen. Achten Sie auf etwaige Trübungen der Linse, die durch die Pupille zu sehen sein können.

Iris. Untersuchen Sie gleichzeitig die Iris. Die Zeichnung sollte deutlich sein. Beleuchten Sie die Iris nun direkt von der temporalen Seite und suchen Sie auf ihrer medialen Seite nach einem sichelförmigen Schatten. Da die Iris normalerweise ziemlich flach ist und einen relativ großen Winkel mit der Kornea bildet, entsteht bei dieser Beleuchtung kein Schatten.

Beim Weitwinkelglaukom – der häufigeren Form des Glaukoms – bleibt die normale räumliche Beziehung zwischen Iris und Kornea erhalten, und die Iris ist vollständig beleuchtet.

Licht →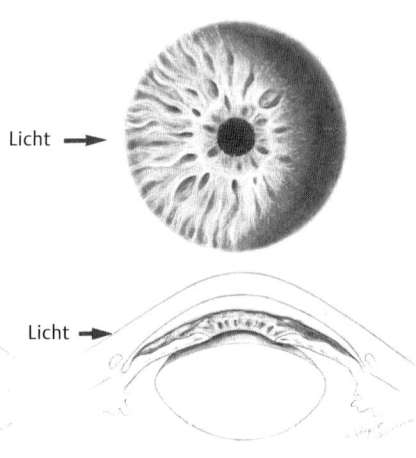

Licht →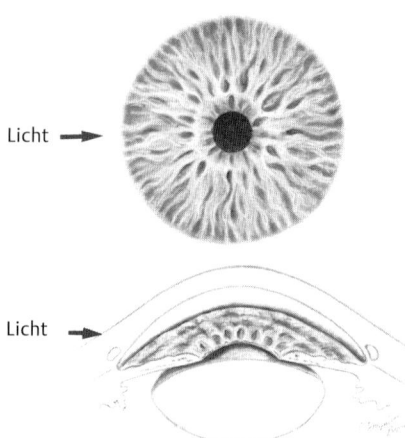

Miosis bezeichnet die Verengung; *Mydriasis* die Erweiterung der Pupillen.

Pupillen. Untersuchen Sie *Größe*, *Form* und *Symmetrie* der Pupillen. Wenn die Pupillen groß (> 5 mm), klein (< 3 mm) oder ungleich groß sind, messen Sie sie. Eine Karte mit schwarzen Kreisen zunehmender Größe erleichtert die Messung.

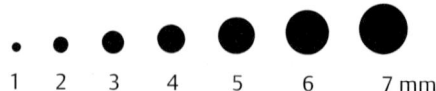

Unterscheiden Sie gutartige Anisokorie, Horner-Syndrom, Okulomotoriuslähmung und Pupillotonie, s. Tab. 7.7 (S. 217).

Eine Pupillenungleichheit von weniger als 0,5 mm (Anisokorie) kommt bei ca. 20 % der Gesunden vor. Wenn die Pupillenreaktionen normal sind, wird die Anisokorie als gutartig angesehen.

Testen Sie die *Pupillenreaktionen auf Licht*. Bitten Sie den Patienten, in die Ferne zu blicken, und beleuchten Sie die Pupillen nacheinander mit hellem, schräg einfallendem Licht. (Der Blick in die Ferne und das schräg einfallende Licht helfen bei der Unterdrückung der Naheinstellungsreaktion.) Untersuchen Sie:

- Die direkte Lichtreaktion (Pupillenverengung im beleuchteten Auge)
- Die konsensuelle Lichtreaktion (Pupillenverengung im anderen Auge)

Dunkeln Sie immer den Raum ab und verwenden Sie eine helle Lichtquelle, bevor Sie das Fehlen einer Lichtreaktion diagnostizieren.

Wenn die Reaktion auf Licht beeinträchtigt oder unklar ist, prüfen Sie die Naheinstellungsreaktion bei normaler Beleuchtung. Es ist leichter, sich auf die Pupillenreaktionen zu konzentrieren, wenn man die Augen nacheinander prüft, so daß man nicht durch die Bewegungen der äußeren Augenmuskeln abgelenkt wird. Halten Sie einen Bleistift oder einen Finger ungefähr 10 cm vor das Auge des Patienten. Bitten Sie den Patienten, abwechselnd auf das Objekt und in die Ferne zu blicken. Achten Sie auf die Pupillenverengung bei der Naheinstellung.

Äußere Augenmuskeln. Leuchten Sie aus etwa 60 cm Entfernung direkt von vorn in die Augen des Patienten, und bitten Sie ihn, in das Licht zu schauen. *Untersuchen Sie die Reflektionen auf der Kornea.* Sie sollten leicht nasal von der Mitte der Pupillen liegen.

Die Prüfung der Naheinstellungsreaktion hilft bei der Diagnose von Argyll-Robertson- und Holmes-Adie-Pupille (Pupillotonie; S. 217).

Asymmetrie der kornealen Reflektionen deutet auf eine Abweichung von der normalen Augenstellung hin. Eine temporal gelegene Reflektion auf einer Kornea deutet z. B. auf eine nasale Deviation dieses Auges hin, s. Tab. 7.**8** (S. 218).

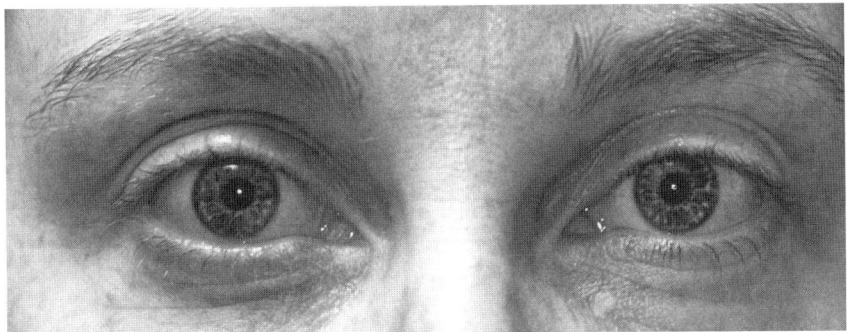

Mit dem *wechselseitigen Abdecktest* kann man ein leichtes oder latentes Muskelungleichgewicht feststellen, das ansonsten nicht zu sehen ist (S. 218).

Beurteilen Sie nun die *Augenbewegungen*. Achten Sie dabei auf:

- Die normalen *konjugierten Bewegungen* der Augen in alle Richtungen bzw. evtl. *Abweichungen*.

S. Tab. 7.**8** (S. 218).

- Einen evtl. *Nystagmus*, das ist ein leichtes rhythmisches Zittern der Augen. Ein paar Nystagmusschläge in seitlicher Endstellung des Auges sind normal. Wenn Ihnen ein solches Augenzittern auffällt, halten Sie einen Finger so, daß er sich im binokularen Sehbereich des Patienten befindet und prüfen noch einmal, ob ein Nystagmus auftritt.

Anhaltender Nystagmus im Bereich des binokularen Sehens kommt bei einer Reihe neurologischer Erkrankungen vor, s. Tab. 18.**1** (S. 606 f).

- Ein *Zurückbleiben des Oberlids* (Graefe-Zeichen) beim Abblick.

Zurückbleiben des Oberlids (Graefe-Zeichen) bei Hyperthyreose.

Bitten Sie den Patienten, Ihrem Finger oder einem Bleistift zu folgen, während Sie die sechs Hauptblickrichtungen prüfen. Indem Sie ein großes H in die Luft zeichnen, führen Sie den Blick des Patienten (1) ganz nach rechts, (2) nach rechts und oben und (3) nach rechts unten; dann führen Sie den Blick, ohne in der Mitte zu pausieren, (4) ganz nach links, (5) nach links und oben und (6) nach links unten. Machen Sie beim Aufwärts- und Seitwärtsblick eine Pause, um gegebenenfalls einen Nystagmus festzustellen. Bewegen Sie Ihren Finger oder Bleistift in angemessener Entfernung vom Patienten. Da Menschen mittleren und höheren Alters manchmal Schwierigkeiten im Fokussieren naher Objekte haben, sollte der

Abstand bei ihnen größer sein als bei jungen Menschen. Manche Patienten bewegen den Kopf, um dem Finger des Untersuchers zu folgen. Falls nötig, halten Sie den Kopf in der richtigen Position in der Mittellinie fest.

Bei einer linksseitigen Abduzens-lähmung (s. u.) sind die Augen beim Seitwärtsblick nach rechts konjugiert, beim Seitwärtsblick nach links jedoch nicht.

Blick nach rechts

Blick nach links

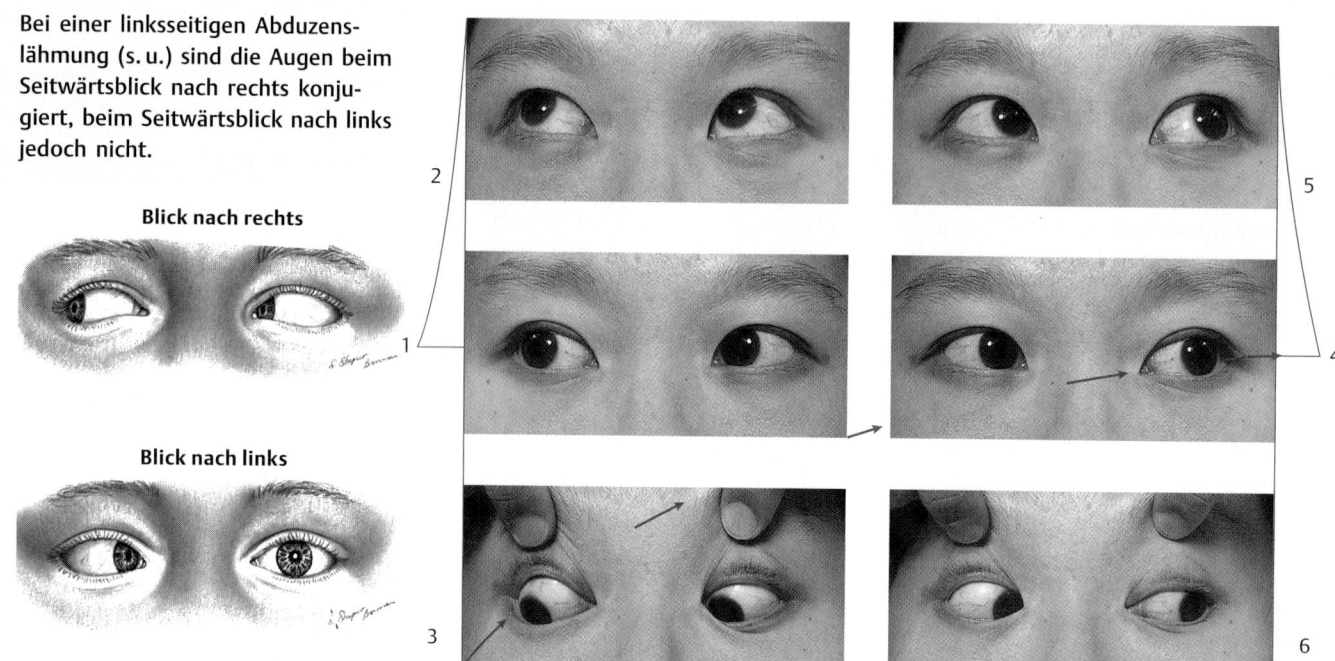

Beim Zurückbleiben des Oberlids bei Hyperthyreose sieht man einen Streifen Sklera zwischen Oberlid und Iris. Das Lid scheint hinter dem Bulbus zurückzubleiben.

Wenn der Verdacht auf Zurückbleiben des Oberlids bzw. Hyperthyreose besteht, bitten Sie den Patienten wieder, Ihrem Finger zu folgen, während Sie ihn in der Mittellinie von oben nach unten bewegen. Das Lid sollte bei dieser Bewegung den oberen Rand der Iris immer etwas bedecken.

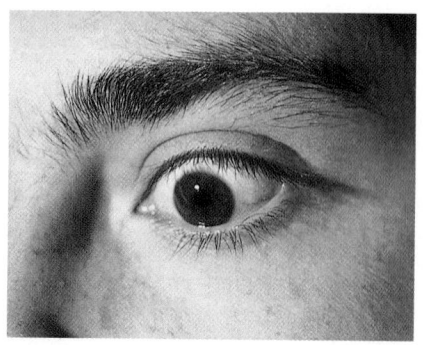
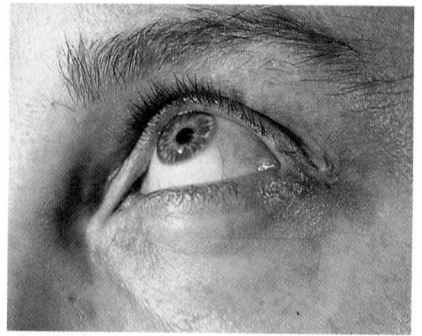
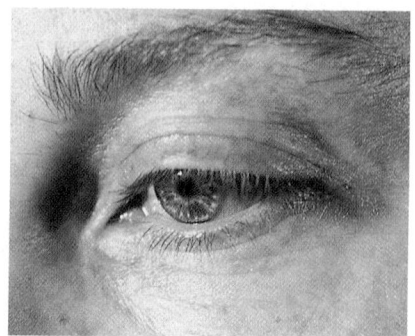

Mangelhafte Konvergenz bei Hyperthyreose.

Prüfen Sie zum Schluß die *Konvergenz*. Bitten Sie den Patienten, Ihrem Finger oder Bleistift zu folgen, während Sie ihn auf seinen Nasenrücken zu bewegen. Die konvergierenden Augen verfolgen das Objekt normalerweise bis zu einem Abstand von 5–8 cm zur Nase.

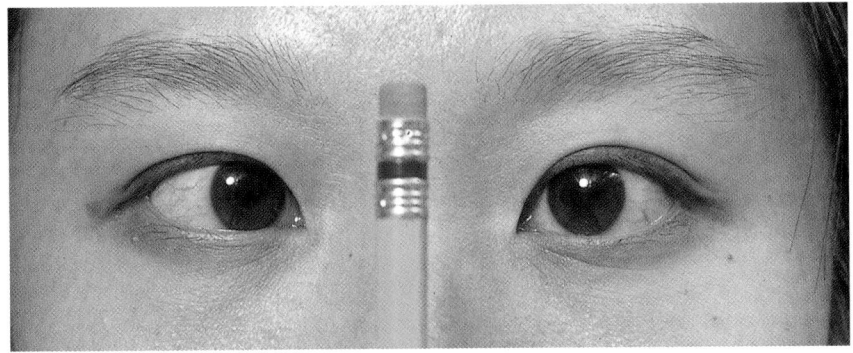

Konvergenz

Ophthalmoskopische Untersuchung. Bei einer allgemeinen Untersuchung sollten Sie die Augen des Patienten untersuchen, ohne die Pupillen zu erweitern. Die Sicht auf hintere Strukturen der Netzhautoberfläche ist daher beschränkt. Um weiter peripher gelegene Strukturen zu sehen, um die Makula genau beurteilen zu können oder eine ungeklärte Sehverschlechterung abzuklären, sollten die Pupillen mit mydriatischen Tropfen erweitert werden, falls dies nicht kontraindiziert ist.

Verwendung des Ophthalmoskops. Nehmen Sie Ihre Brille ab, sofern Sie nicht stark kurzsichtig sind oder einen ausgeprägten Astigmatismus haben. Falls Ihr Patient derartige Refraktionsfehler hat und Sie seinen Augenhintergrund nicht scharf sehen können, ist die Untersuchung einfacher, wenn der Patient die Brille aufbehält. Kontaktlinsen müssen nicht entfernt werden.

Dunkeln Sie das Zimmer ab. Schalten Sie das Licht des Ophthalmoskops ein und stellen Sie den großen runden weißen Lichtstrahl ein.* Indem Sie diesen Lichtstrahl auf Ihren Handrücken richten, können Sie sowohl die Art des Lichts als auch den Ladezustand der Batterie erkennen.

Stellen Sie die Rekoss-Scheibe** auf 0 Dioptrien ein (eine Linse, die die Lichtstrahlen weder sammelt noch streut). Lassen Sie Ihren Zeigefinger auf der Rekoss-Scheibe, so daß Sie das Ophthalmoskop während der Untersuchung scharf stellen können.

Kontraindikationen für mydriatische Tropfen sind (1) Kopfverletzungen und Koma, bei denen eine fortlaufende Beobachtung der Pupillenreaktionen sehr wichtig ist sowie ein (2) Verdacht auf Engwinkelglaukom.

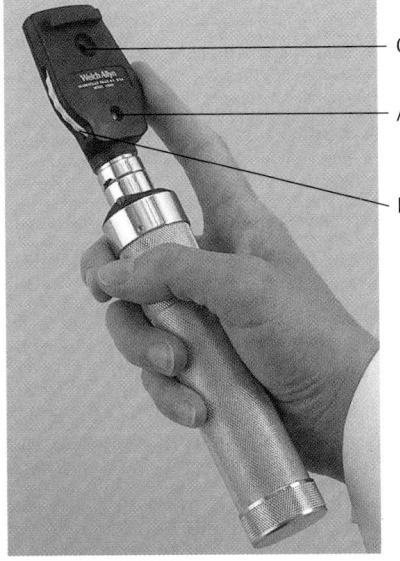

— Öffnung

— Anzeige der Dioptrien

— Rekoss-Scheibe

---

* Manche Ärzte bevorzugen den großen runden Lichtstrahl für große Pupillen, den kleinen runden Lichtstrahl für kleine Pupillen. Die anderen Strahlenformen sind nur selten von Nutzen. Der spaltförmige Strahl wird manchmal benutzt, um Erhebungen oder Krümmungen der Netzhaut zu beurteilen, der grüne (oder rotfreie) Strahl, um kleine rote Läsionen zu entdecken, und das Gitter, um Messungen vorzunehmen. Ignorieren Sie die letzten drei Arten von Lichtstrahlen und üben Sie mit dem großen, runden, weißen Lichtstrahl.
** In die Rekoss-Scheibe, die „Linsen"-scheibe des Ophthalmoskops, sind unterschiedliche Linsen eingebaut (Anm. d. Übers.)

Nehmen Sie Ihre *rechte Hand* und Ihr *rechtes Auge* für das *rechte Auge* des Patienten, Ihre *linke Hand* und Ihr *linkes Auge* für das *linke Auge* des Patienten. Dadurch verhindern Sie, daß Sie dem Patienten Nase an Nase gegenübersitzen. Zudem sind Sie auf diese Weise bei der Untersuchung beweglicher und näher am Auge des Patienten ohne mit ihm „auf Tuchfühlung gehen" zu müssen. Anfangs werden Sie Schwierigkeiten haben, Ihr nicht dominantes Auge zu benutzen. Das verliert sich jedoch bald. Setzen Sie das Ophthalmoskop fest in der Mitte Ihrer Augenbraue auf. Halten Sie den Griff in einem Winkel von ungefähr 20° gegen die Senkrechte nach lateral. Sie sollten gut durch die Öffnung des Ophthalmoskops sehen können. Bitten Sie den Patienten, leicht nach oben und über Ihre Schulter zu blicken und einen bestimmten Punkt an der Wand zu fixieren.

Richten Sie den Lichtstrahl aus ca. 40 cm Entfernung und ungefähr 15° seitlich der Blickrichtung des Patienten auf seine Pupille. Achten Sie auf den orangenen Lichtschein in der Pupille – den *Fundusreflex*. Achten Sie auch auf Trübungen, die den Fundusreflex verdecken.

Das Fehlen des Fundusreflexes läßt auf eine Trübung der Linse (Katarakt) oder evtl. des Glaskörpers schließen. Weniger häufig ist eine abgelöste Netzhaut oder bei Kindern ein Retinoblastom die Ursache. Lassen Sie sich nicht durch ein Glasauge täuschen, das natürlich auch keinen Fundusreflex aufweist.

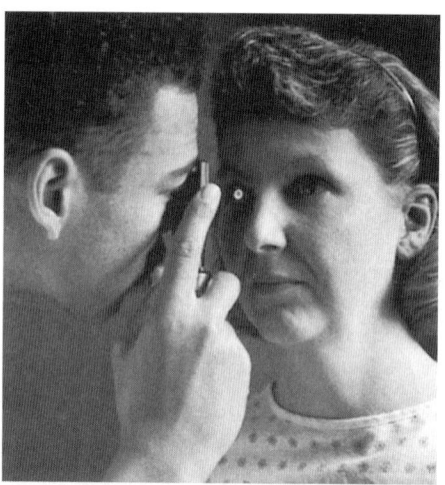

Während Sie den Lichtstrahl auf den Fundusreflex gerichtet halten, bewegen Sie sich entlang der 15°-Linie auf die Pupille zu, bis das Ophthalmoskop so nahe an der Pupille ist, daß es fast die Wimpern berührt. Wenn Sie dabei den Daumen der anderen Hand auf die Augenbraue des Patienten legen, können Sie das Ophthalmoskop noch sicherer führen; dies ist jedoch nicht unbedingt erforderlich.

Versuchen Sie, beide Augen offen zu halten. Halten Sie Ihre Augen entspannt, als ob Sie in die Ferne blicken würden. Das minimiert das zeitweise Verschwimmen Ihres Blickfelds, das durch Akkommodation hervorgerufen wird. Manchen Patienten ist das Licht moderner Ophthalmoskope zu grell. Eine Verringerung der Lichtintensität kann das Wohlbefinden erhöhen, ohne Ihre Beobachtungen zu beeinträchtigen.

Wenn die Linse chirurgisch entfernt wurde, geht ihre vergrößernde Wirkung verloren. Die Strukturen der Retina wirken dann viel kleiner als gewöhnlich, und Sie können einen viel größeren Teil des Augenhintergrunds sehen.

Lokalisation der Sehnervenpapille. Sie sollten nun die Retina in der Nähe der *Sehnervenpapille* sehen können. Die Papille ist gelblich-orange oder rosafarben, oval oder rund. Sie kann Ihr Blickfeld ausfüllen oder sogar überschreiten. Wenn Sie die Papille nicht sehen, folgen Sie einem Blutgefäß nach zentral, bis Sie sie finden. Sie können feststellen, in welcher Richtung das Zentrum liegt, wenn Sie darauf achten, in welchem Winkel sich die Gefäße verzweigen. Außerdem wird der Gefäßdurchmesser an jeder Verzweigung größer, je mehr Sie sich der Papille nähern.

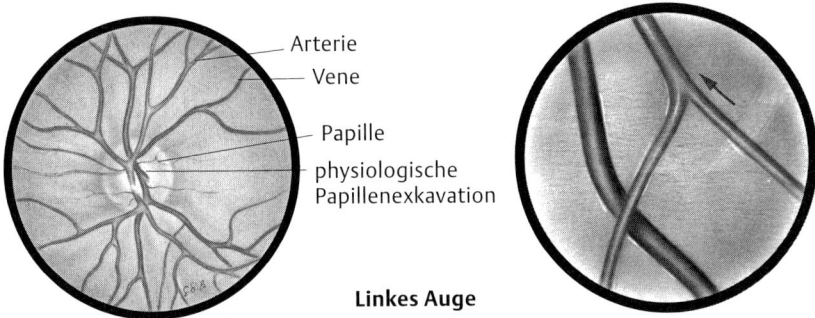

Arterie
Vene
Papille
physiologische
Papillenexkavation

Linkes Auge

Stellen Sie nun das Ophthalmoskop durch Justierung der Linse scharf auf die Sehnervenpapille ein. Wenn weder Sie noch der Patient Refraktionsfehler haben, sollte die Netzhaut bei 0 Dioptrien* scharf zu sehen sein. Wenn die Strukturen verschwommen sind, optimieren Sie die Schärfe durch mehrmalige Korrektur. Bei einem myopen (kurzsichtigen) Patienten müssen Sie die Rekoss-Scheibe entgegen dem Uhrzeigersinn drehen, um eine negative Dioptrienzahl einzustellen. Bei einem hyperopischen (weitsichtigen) Patienten drehen Sie die Rekoss-Scheibe im Uhrzeigersinn auf eine positive Dioptrienzahl. Einen evtl. eigenen Refraktionsfehler können Sie auf die gleiche Weise korrigieren.

Untersuchung der Sehnervenpapille. Achten Sie bei der Untersuchung der Sehnervenpapille auf folgendes:

- Schärfe des Papillenrandes. Der nasale Rand kann etwas verschwommen sein, ohne das dies pathologisch ist.
- Farbe der Papille. Sie ist normalerweise gelblich-orange bis rosafarben.
- Das evtl. Vorhandensein physiologischer weißer oder pigmentierter Ringe oder halbmondförmiger Strukturen um die Papille herum.
- Größe der zentralen physiologischen Papillenexkavation, sofern vorhanden. Die Papillenexkavation ist normalerweise gelblich-weiß. Ihr horizontaler Durchmesser ist in der Regel weniger als halb so groß wie der horizontale Durchmesser der Papille.
- Symmetrie der Augen hinsichtlich der oben genannten Beobachtungen.

Bei Gesunden können Pulsationen der Venen beim Austritt aus der Sehnervenpapille zu sehen sein. Dieser Venenpuls ist physiologisch, sein Fehlen hat jedoch keine klinische Bedeutung.

Untersuchung der Retina. Unterscheiden Sie *Arterien und Venen* anhand folgender Merkmale:

Bei einem Refraktionsfehler haben parallel aus dem Unendlichen einfallende Lichtstrahlen ihren Brennpunkt nicht auf der Netzhaut. Bei Myopie liegt der Brennpunkt vor der Netzhaut, bei Hyperopie dahinter. Netzhautstrukturen in einem myopen Auge wirken größer als normal.

S. Tab. 7.**9** (S. 219) und 7.**10** (S. 220).

Eine vergrößerte Papillenexkavation läßt auf ein chronisches Weitwinkelglaukom schließen.

Ein Venenpuls auf der Sehnervenpapille legt nahe, daß der Liquordruck normal ist. Er ist aber kein Beweis dafür.

	Arterien	Venen
Farbe	Hellrot	Dunkelrot
Größe	Kleiner (²⁄₃ bis ⁴⁄₅ des Durchmessers der Venen)	Größer
Lichtreflex	Hell	Unauffällig oder fehlend

---

* Eine Dioptrie ist die Einheit, die angibt, wie stark eine Linse Licht bündelt oder streut.

S. Tab. **7.11** (S. 221).

S. Tab. **7.12** (S. 222).

S. Tab. **7.13** (S. 223 f).

S. Tab. **7.14** (S. 225 ff).

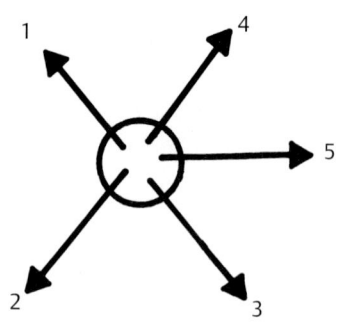

Reihenfolge bei der Inspektion der Retina:
von der Papille zur Makula

Linkes Auge

Folgen Sie den Gefäßen in alle vier Richtungen nach peripher. Achten Sie dabei auf ihre Größe und die Art der arteriovenösen Kreuzungen. Stellen Sie fest, ob die Netzhaut in der Umgebung Läsionen aufweist und achten Sie auf ihre Größe, Form, Farbe und Verteilung. Bewegen Sie Ihren Kopf und das Ophthalmoskop wie eine Einheit, während Sie die Retina untersuchen. Benutzen Sie die Pupille des Patienten dabei als imaginären Drehpunkt. Zuerst werden Sie die Retina wiederholt aus dem Blickfeld verlieren, weil der Lichtstrahl außerhalb der Pupille auftrifft. Mit zunehmender Übung wird sich dies aber geben.

Zum Schluß inspizieren Sie die *Fovea* und die sie umgebende *Makula*, indem Sie den Lichtstrahl nach lateral bewegen oder den Patienten bitten, direkt in das Licht zu sehen. Außer bei älteren Menschen hilft Ihnen dabei der helle Reflex in der Mitte der Fovea bei der Orientierung. Lichtreflexe im Bereich der Makula sind bei jungen Menschen häufig.

Die altersbedingte Makuladegeneration ist eine der Hauptursachen für eine Sehverschlechterung bei älteren Menschen. Sie tritt in vielen Formen auf; dazu gehören Blutungen, Exsudate, Zysten und „Löcher" in der Netzhaut. Die Abbildung stellt eine häufige Form mit veränderter Netzhautpigmentierung dar.

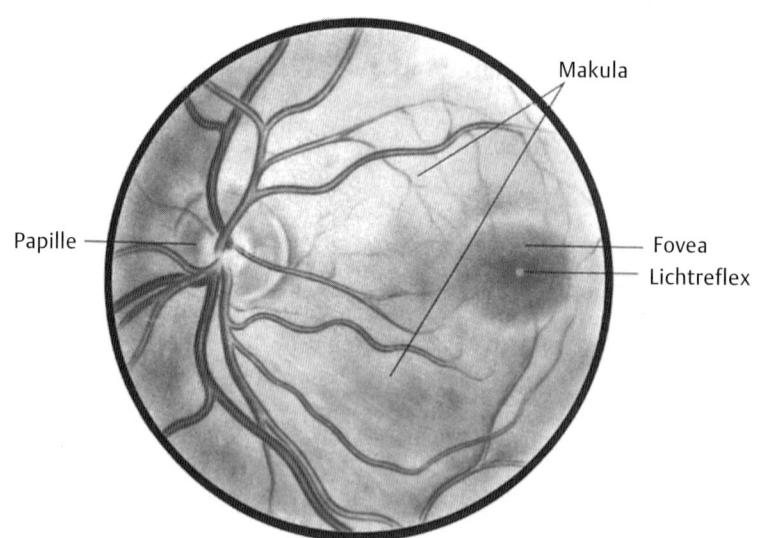

Makula

Papille

Fovea
Lichtreflex

Linkes Auge

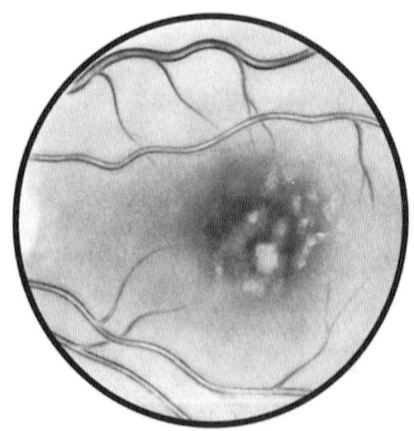

Altersbedingte Makuladegeneration

Mouches volantes (Glaskörpertrübungen) sind als dunkle Flecken oder Fäden zwischen Augenhintergrund und Linse zu erkennen. Katarakte sind Trübungen der Linse (S. 216).

Untersuchung vorderer Strukturen. Stellen Sie fest, ob *Glaskörper-* oder *Linsentrübungen* vorliegen, indem Sie die Rekoss-Scheibe solange drehen, bis +10 oder +12 Dioptrien eingestellt sind. Auf diese Weise werden weiter vorn gelegene Strukturen im Auge scharf abgebildet.

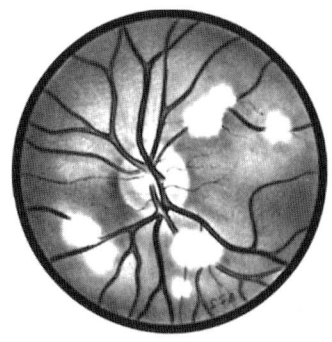

Messung intraokularer Strukturen. Läsionen der Retina können relativ zur Sehnervenpapille lokalisiert werden. Die Maßeinheit ist der „Papillendurchmesser". Unter den in der nebenstehenden Abbildung gezeigten Cotton-wool-Herden findet sich zwischen 1 und 2 Uhr ein unregelmäßiger Herd, der weniger als einen halben Papillendurchmesser von der Papille entfernt ist. Seine Länge beträgt etwa einen, seine Breite ungefähr einen halben Papillendurchmesser.

Die Prominenz der Sehnervenpapille bei Stauungspapille kann man messen, indem man die Differenz (in Dioptrien) bestimmt, die zwischen den beiden Linsen liegt, die man braucht, um einerseits die Papille und andererseits das Netzhautniveau daneben scharf zu sehen.

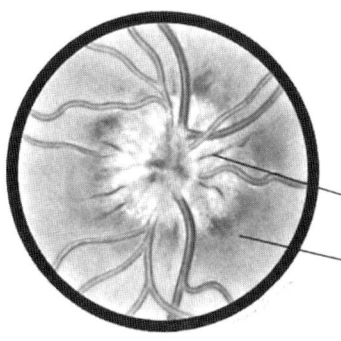

Scharfeinstellung hier bei +3 Dioptrien ⎫
Scharfeinstellung hier bei −1 Dioptrien ⎭

+3 − (−1) = +4, daher beträgt die Papillenprominenz 4 Dioptrien

Hinweis. Bei der ophthalmoskopischen Untersuchung wird die normale Retina ungefähr 15fach vergrößert, die normale Iris ungefähr 4fach. Die Sehnervenpapille mißt 1,5 mm. An der Retina entsprechen 3 Dioptrien einer Erhebung von 1 mm.

Ohren

Ohrmuschel. Untersuchen Sie Ohrmuschel und umgebende Gewebe auf Deformitäten, Knoten oder Hautläsionen.

Wenn der Patient über Ohrenschmerzen oder Ausfluß aus dem Ohr klagt oder eine Entzündung vorliegt, bewegen Sie die Ohrmuschel auf und ab, drücken auf den Tragus und fest direkt hinter dem Ohr.

Gehörgang und Trommelfell. Benutzen Sie für die Untersuchung von Gehörgang und Trommelfell ein Otoskop mit dem größten Ohrspekulum, das in den Gehörgang paßt. Bringen Sie den Kopf des Patienten in eine Lage, die es Ihnen erlaubt, bequem durch das Instrument zu blicken. Um den Gehörgang gerade auszurichten, fassen Sie die Ohrmuschel fest, aber sanft und ziehen sie nach hinten oben und leicht vom Kopf weg.

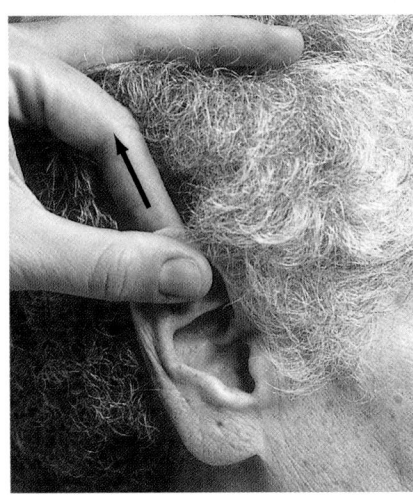

Tabelle 7.**15** (S. 228 f).

Bewegungen von Ohrmuschel und Tragus sind bei akuter *Otitis externa* (Entzündung des Gehörgangs) schmerzhaft, bei *Otitis media* (Mittelohrentzündung) nicht. Druckschmerzhaftigkeit hinter dem Ohr kann bei Otitis media vorkommen.

Halten Sie den Griff des Otoskops zwischen Daumen und übrigen Fingern und stützen Sie Ihre Hand am Gesicht des Patienten ab. Dadurch folgen Ihre Hand und das Instrument unerwarteten Bewegungen des Patienten. Wenn Ihnen der Wechsel der Hände für das linke Ohr zu unbequem ist (s. Abb.), können Sie dieses Ohr auch mit der linken Hand nach hinten oben ziehen und Ihre rechte Hand mit dem Otoskop am Kopf hinter dem Ohr aufstützen.

Nicht druckschmerzhafte, knötchenförmige Schwellungen, die von normaler Haut bedeckt sind und tief im Gehörgang liegen, lassen auf *Exostosen* schließen. Darunter versteht man gutartige Wucherungen, die das Trommelfell verdecken können.

Führen Sie das Spekulum vorsichtig in den Gehörgang ein. Führen Sie es etwas nach unten und vorne sowie durch evtl. Haare.

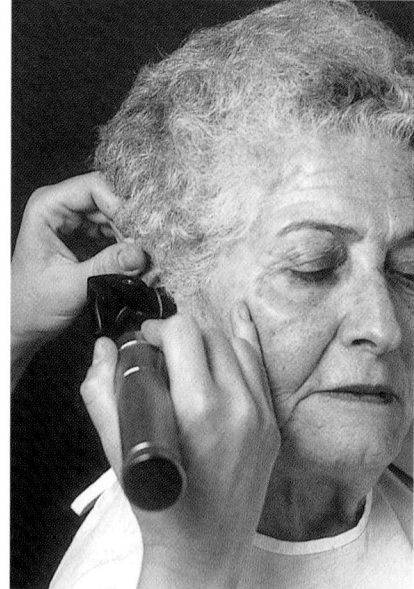
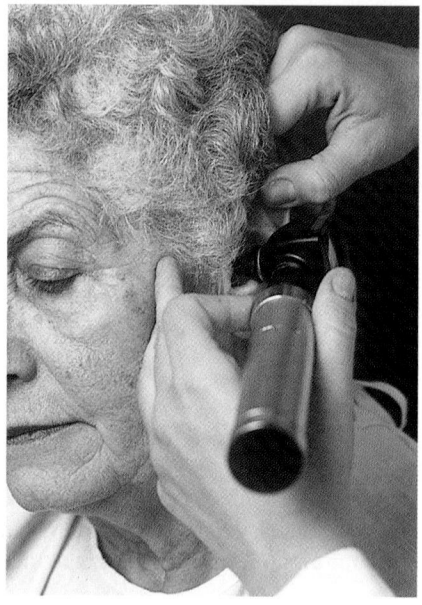

Bei akuter Otitis externa (s. u.) ist der Gehörgang häufig geschwollen, verengt, feucht, blaß und druckschmerzhaft. Er kann gerötet sein.

Untersuchen Sie den Gehörgang. Achten Sie dabei auf evtl. Ohrsekretion, Fremdkörper, Rötung der Haut oder Schwellungen. Manchmal verhindert Zerumen, dessen Farbe und Konsistenz von gelb und flockig bis braun und klebrig oder sogar dunkel und hart variiert, den Einblick ins Ohr.

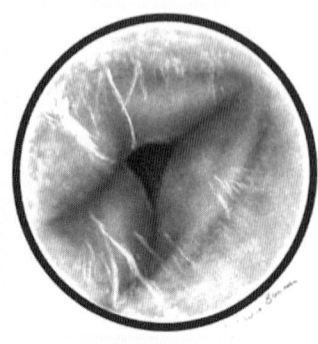

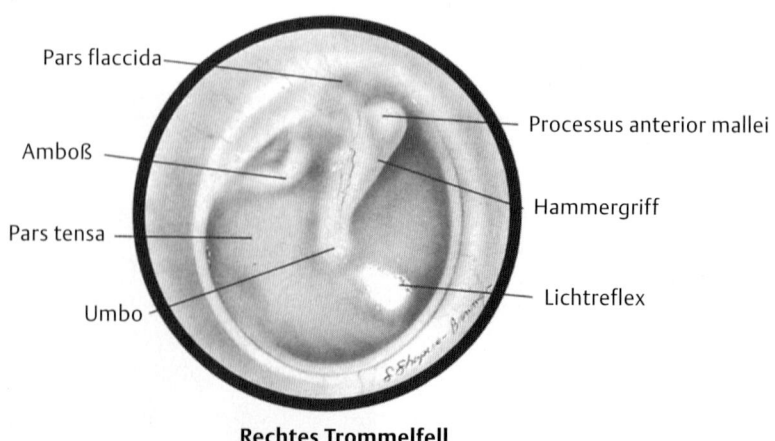

Pars flaccida

Amboß

Pars tensa

Umbo

Processus anterior mallei

Hammergriff

Lichtreflex

Rechtes Trommelfell

Bei chronischer Otitis externa ist die Haut des Gehörgangs häufig verdickt, gerötet und juckt.

(Nach Hawke M, Keene M, Alberti PW: Clinical Otoscopy: A Text and Colour Atlas. Edinburgh, Churchill Livingstone, 1984)

Untersuchen Sie das Trommelfell. Achten Sie auf Farbe und Konturen. Der – gewöhnlich gut sichtbare – Lichtreflex hilft Ihnen bei der Orientierung.

Identifizieren Sie den *Hammergriff* und achten Sie auf seine Position. Inspizieren Sie den *Processus anterior mallei.*

Bewegen Sie das Spekulum vorsichtig, so daß Sie so viel wie möglich vom Trommelfell sehen können, einschließlich der Pars flaccida oben und der Ränder der Pars tensa. Achten Sie auf evtl. Perforationen. Die vorderen und unteren Ränder des Trommelfells können von der gebogenen Wand des Gehörgangs verdeckt sein.

Die Beweglichkeit des Trommelfells kann mit Hilfe eines pneumatischen Otoskops beurteilt werden (S. 670).

Hörvermögen. Zur Beurteilung des Gehörs prüfen Sie die Ohren nacheinander. Bitten Sie den Patienten, ein Ohr mit einem Finger zu verschließen, oder noch besser, halten Sie es selbst zu. Wenn das Hörvermögen auf beiden Seiten unterschiedlich ist, bewegen Sie Ihren Finger rasch, aber vorsichtig in dem verschlossenen Gehörgang. Das so erzeugte Geräusch verhindert, daß das verschlossene Ohr die Arbeit des Ohrs übernimmt, das Sie prüfen wollen. Atmen Sie dann in 30–60 cm Entfernung vollständig aus (um die Lautstärke Ihrer Stimme zu senken) und flüstern Sie leise in Richtung des nicht verschlossenen Ohrs. Sprechen Sie Zahlen oder Wörter mit zwei gleich stark betonten Silben wie „neun-vier" oder „Fuß-ball". Wenn nötig erhöhen Sie die Lautstärke Ihrer Stimme auf ein mittleres Flüstern, ein lautes Flüstern und sprechen anschließend mit leiser, mittlerer und lauter Stimme. Um sicherzustellen, daß der Patient nicht von Ihren Lippen abliest, bedecken Sie Ihren Mund oder die Augen des Patienten.

Luft- und Knochenleitung. Wenn das Hörvermögen vermindert ist, *versuchen Sie zwischen Schalleitungs- und Schallempfindungsschwerhörigkeit zu unterscheiden.* Sie benötigen eine ruhigen Raum und eine Stimmgabel, vorzugsweise mit 512 Hz. Sie können aber auch eine Stimmgabel mit 1024 Hz verwenden. Diese Frequenzen fallen in den Bereich der menschlichen Sprache (300–3000 Hz) – den funktionell wichtigsten Frequenzbereich. Stimmgabeln mit niedrigeren Tonhöhen können zu einer Überbewertung der Knochenleitung führen. Zudem werden ihre Schwingungen manchmal als Vibrieren wahrgenommen.

Versetzen Sie die Stimmgabel leicht in Schwingungen, indem Sie sie kurz zwischen Daumen und Zeigefinger reiben —⇄ oder indem Sie sie auf Ihren Fingerknöcheln anschlagen.

1. *Prüfung auf Lateralisation (Weber-Versuch).* Setzen Sie den Griff der leicht schwingenden Stimmgabel

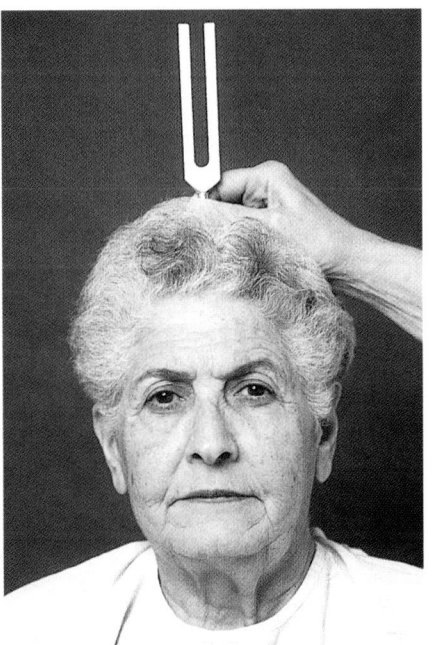

Rötung und Vorwölbung des Trommelfells bei akuter eitriger Otitis media, bernsteinfarbenes Trommelfell bei serösem Erguß.
Ein ungewöhnliches Hervorstehen des Processus anterior mallei und ein hervorstehender, eher horizontal ausgerichteter Hammergriff legen eine Retraktion des Trommelfells nahe.

S. Tab. 7.**16** (S. 230 f).

Ein seröser Erguß, ein verdicktes Trommelfell oder eine eitrige Otitis media können die Beweglichkeit des Trommelfells verringern.

Bei einseitiger Schalleitungsschwerhörigkeit wird der Ton im beeinträchtigten Ohr gehört (er wird zu diesem Ohr lateralisiert). Zu den sichtbaren Ursachen gehören Otitis media, Perforation des Trommelfells und eine Verlegung des Gehörgangs, etwa durch Zerumen.

Bei einseitiger Schallempfindungsschwerhörigkeit wird der Ton im gesunden Ohr gehört.

Bei Schalleitungsschwerhörigkeit wird der Ton ebenso lange oder länger durch die Knochen- als durch die Luftleitung gehört (KL = LL oder KL > LL). Bei Schallempfindungsschwerhörigkeit wird der Ton länger durch die Luftleitung gehört (LL > KL). S. Tab. 7.17 (S. 232 f).

fest in der Mitte von Kopf oder Stirn auf. Fragen Sie den Patienten, wo er die Stimmgabel hört: auf einer oder auf beiden Seiten. Normalerweise wird der Ton in der Mitte oder mit beiden Ohren gleich wahrgenommen. Wenn der Patient nichts hört, wiederholen Sie den Versuch und drücken die Stimmgabel fester auf den Kopf.

2. *Vergleichen Sie Luftleitung (LL) und Knochenleitung (KL) (Rinne-Versuch).* Setzen Sie den Griff der leicht schwingenden Stimmgabel auf das Mastoid, das hinter dem Ohr auf gleicher Höhe wie der Gehörgang liegt. Wenn der Patient den Ton nicht mehr hört, gehen Sie mit der Stimmgabel nahe an den Gehörgang heran und vergewissern sich, ob der Patient den Ton dann wieder hört. Das „U" der Stimmgabel sollte dabei nach vorn zeigen, so daß der Patient den Ton so laut wie möglich hört. Normalerweise hört der Patient den Ton länger durch die Luftleitung als durch die Knochenleitung (LL > KL).

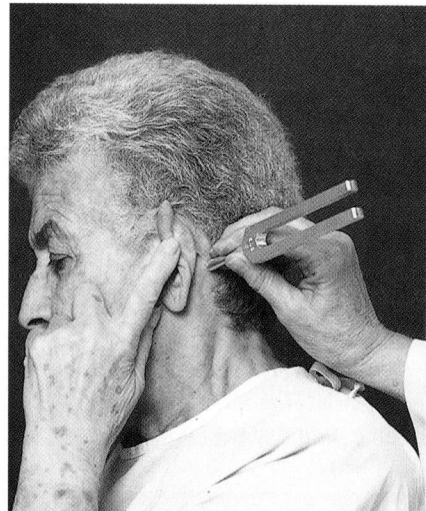 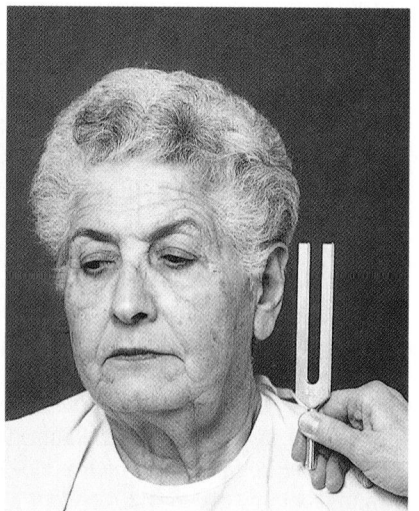

Nase und Nasennebenhöhlen

Druckschmerzhaftigkeit der Nasenspitze oder der Nasenflügel legt eine lokale Infektion, etwa ein Furunkel, nahe.

Untersuchung von vorderer und unterer Oberfläche der Nase. Ein leichter Druck mit dem Daumen auf die Nasenspitze erweitert die Nasenlöcher in der Regel. Mit Hilfe einer kleinen Untersuchungsleuchte oder dem Licht eines Otoskops können Sie einen Teil des Nasenvorhofs sehen. Wenn die Nasenspitze druckschmerzhaft ist, sollten Sie besonders vorsichtig vorgehen und die Nase so wenig wie möglich berühren.

Eine Septumdeviation des unteren Teils der Nasenscheidewand ist häufig und manchmal leicht zu erkennen, wie die folgende Abbildung zeigt. Sie behindert den Luftstrom nur selten.

Achten Sie auf evtl. Asymmetrien oder Deformationen der Nase.

Durchlässigkeit der Nase. Diese untersuchen Sie, falls indiziert, indem Sie nacheinander auf die Nasenflügel drücken und den Patienten bitten, währenddessen einzuatmen.

Untersuchung des Inneren der Nase. Sie kann mit einem Otoskop und dem größten verfügbaren Ohrspekulum vorgenommen werden.* Beugen Sie den Kopf des Patienten ein wenig nach hinten und führen Sie das Spekulum vorsichtig in den Nasenvorhof des Nasenlochs ein. Das Spekulum sollte dabei die empfindliche Nasenscheidewand nicht berühren. Halten Sie den Griff des Otoskops zur Seite, um dem Kinn des Patienten auszuweichen und um Ihre Beweglichkeit zu erhöhen. Führen Sie das Spekulum allmählich nach hinten und anschließend nach oben und betrachten Sie die untere und mittlere Nasenmuschel, die Nasenscheidewand und die engen Nasengänge dazwischen. Eine gewisse Asymmetrie beider Seiten ist normal.

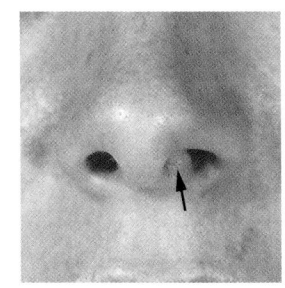

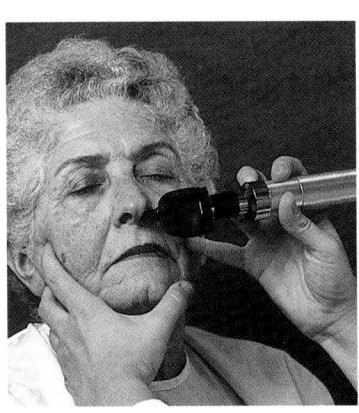

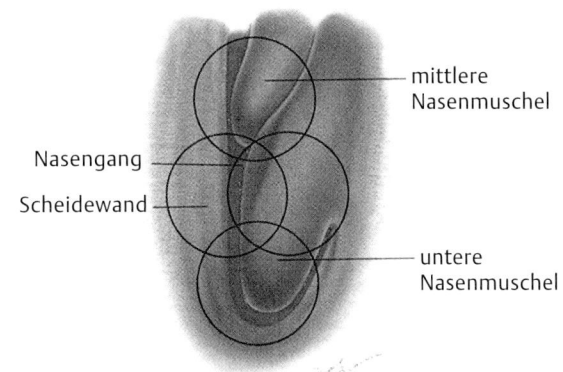

mittlere Nasenmuschel

Nasengang

Scheidewand

untere Nasenmuschel

Achten Sie auf folgendes:

1. Die *Nasenschleimhaut*, die Nasenscheidewand und Nasenmuscheln bedeckt. Achten Sie auf Farbe und evtl. vorhandene Schwellungen, Blutungen oder Exsudate. Falls Exsudat vorhanden ist: Wie sieht es aus? Klar, schleimig-eitrig (mukopurulent) oder eitrig? Die Nasenschleimhaut ist normalerweise etwas röter als die Mundschleimhaut.

Bei viraler Rhinitis ist die Schleimhaut gerötet und geschwollen; bei allergischer Rhinitis kann sie blaß, bläulich oder rot sein.

2. Die *Nasenscheidewand*. Achten Sie auf eine etwaige Septumdeviation, Entzündung oder Perforation der Nasenscheidewand. Der untere vordere Teil der Nasenscheidewand (den der Patient mit dem Finger erreichen kann) ist eine häufige Quelle von *Epistaxis* (Nasenbluten).

Unter Umständen sind frisches Blut oder Schorf zu sehen. Zu den Ursachen einer Septumperforation gehören Verletzungen, chirurgische Eingriffe und das Schnupfen von Kokain und Amphetaminen.

3. Etwaige Veränderungen wie Ulzera oder Polypen.

Polypen sind blasse, halb durchsichtige Wucherungen, die gewöhnlich vom mittleren Nasengang ausgehen. Ulzera können auf das Schnupfen von Kokain zurückzuführen sein.

Machen Sie es sich zur Gewohnheit, gebrauchte Nasen- und Ohrspekula außerhalb Ihres Instrumentenkastens abzulegen. Nach der Untersuchung werfen Sie sie weg oder reinigen und desinfizieren sie angemessen. (Überprüfen Sie, wie dies an Ihrem Krankenhaus gehandhabt wird.)

---

* Man kann auch eine starke Lichtquelle verwenden, die mit einem kurzen, weiten Nasenspekulum ausgestattet ist, aber nicht so stark vergrößert wie ein Otoskop. Die Strukturen wirken dann wesentlich kleiner. HNO-Ärzte verwenden spezielle Instrumente, die aber nicht allgemein zur Verfügung stehen.

Palpieren Sie die Nebenhöhlen auf Druckschmerz. Pressen Sie unter dem knöchernen Oberrand der Orbita nach oben gegen die Stirnhöhlen, ohne dabei Druck auf die Bulbi auszuüben. Drücken Sie dann von unten gegen die Kieferhöhlen.

Lokale Druckschmerzhaftigkeit in Verbindung mit Schmerzen, Fieber und Nasensekretion legt eine akute Sinusitis unter Beteiligung der Stirn- und Kieferhöhlen nahe. Eine Diaphanoskopie kann diagnostisch hilfreich sein. Diese Technik wird auf S. 208 beschrieben.

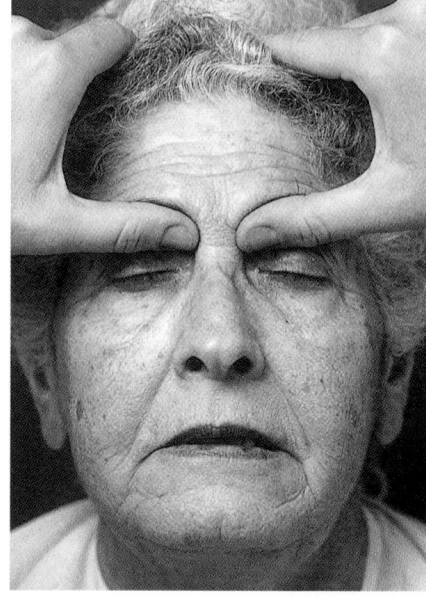
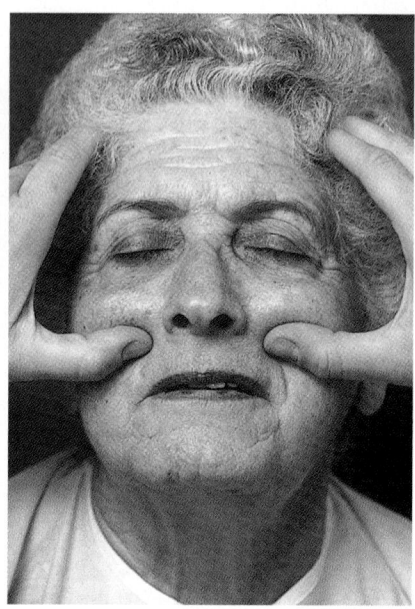

Mund und Pharynx

Falls der Patient ein Gebiß trägt, geben Sie ihm ein Papiertuch und bitten ihn, die Zahnprothese herauszunehmen, so daß Sie die darunterliegende Schleimhaut sehen können. Wenn Sie verdächtige Ulzera oder Knoten finden, ziehen Sie einen Handschuh an und palpieren Sie die Läsion. Achten Sie dabei besonders auf eine etwaige Verdickung oder Infiltration der Gewebe, die auf ein Malignom schließen lassen könnten.

Hellrote ödematöse Schleimhaut unter einer Zahnprothese weist auf wunde Stellen hin, die durch die Prothese hervorgerufen werden. Ulzera oder papillöses Granulationsgewebe können vorhanden sein.

Inspizieren Sie folgendes:

Zyanose, Blässe, s. Tab. 7.18 (S. 234 f).

Lippen. Achten Sie auf Farbe und Feuchtigkeit sowie auf etwaige Knoten und Ulzera. Stellen Sie fest, ob die Lippen aufgesprungen sind oder abschilfern.

Aphthöses Ulkus auf der Lippenschleimhaut.

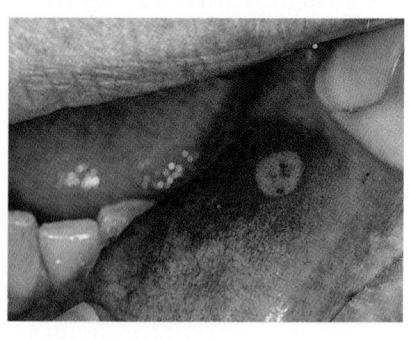

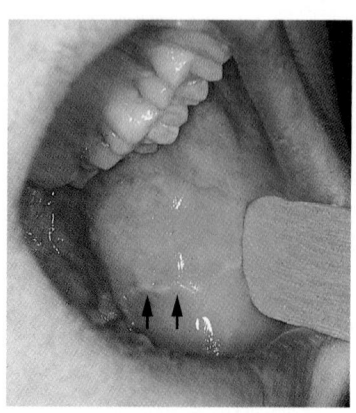

Mundschleimhaut. Schauen Sie in den Mund des Patienten und untersuchen Sie die Mundschleimhaut mit Hilfe einer guten Lampe und eines Zungenspatels. Achten Sie dabei auf Farbe, Ulzera, weiße Flecken und Knoten. Die wellenförmige weiße Linie, die auf dieser Wangenschleimhaut zu sehen ist, hat sich da entwickelt, wo die Zähne von Ober- und Unterkiefer aufeinandertreffen. Reizung durch Saugen oder Kauen kann sie verursachen oder verstärken.

S. S. 243 und Tab. 7.**19** (S. 236 ff).

Zahnfleisch und Zähne. Achten Sie auf die Farbe des Zahnfleisches. Normalerweise ist es rosa. Vor allem, aber nicht ausschließlich bei Menschen schwarzer Hautfarbe, können bräunliche Flecken zu sehen sein.

Rötung bei Gingivitis, schwarze Gingivaränder (Bleisaum) bei Bleivergiftung.

Untersuchen Sie die Ränder des Zahnfleisches und die Interdentalpapillen auf Schwellungen und Ulzeration.

Geschwollene Interdentalpapillen bei Gingivitis, s. Tab. 7.**20** (S. 239 ff).

Untersuchen Sie die Zähne. Fehlen Zähne? Sind einige verfärbt, fehlgebildet oder haben eine abnorme Lage? Sie können mit Daumen und Zeigefinger Ihrer behandschuhten Hand prüfen, ob die Zähne locker sind.

Gaumen. Untersuchen Sie Farbe und Form des harten Gaumens.

Als Torus palatinus wird eine Vorwölbung in der Mitte des harten Gaumens (S. 237) bezeichnet.

Zunge und Mundboden. Bitten Sie den Patienten, die Zunge herauszustrecken. Achten Sie darauf, ob die Zunge zu einer Seite abweicht – damit überprüfen Sie die Funktion des N. hypoglossus (XII. Hirnnerv).

Achten Sie auf Farbe und Textur des Zungenrückens.

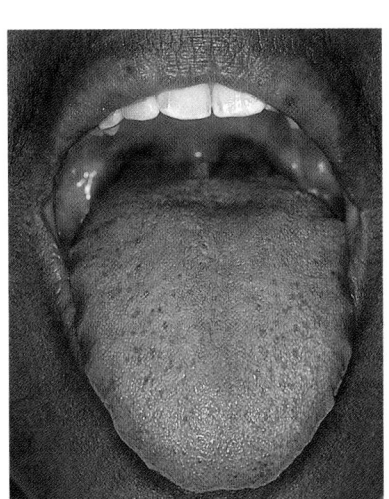

Eine Seitenabweichung der Zunge, wie in der Abb. unten zu sehen, legt eine Läsion des N. hypoglossus nahe.

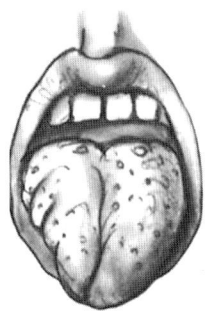

Untersuchen Sie die Seiten und die Unterseite der Zunge sowie den Mundboden. In diesen Bereichen bilden sich am häufigsten bösartige Tumoren. Achten Sie auf etwaige weiße oder gerötete Stellen, Knoten oder Ulzerationen. Da Zungenmalignome bei Männern über 50 Jahren häufiger sind, besonders wenn sie Tabak und Alkohol konsumieren, ist bei diesen Patienten eine Palpation angezeigt. Erklären Sie, was Sie vorhaben und ziehen Sie sich Handschuhe an. Bitten Sie den Patienten, die Zunge herauszustrecken. Nehmen Sie ein Stück Verbandsmull in Ihre rechte Hand und ergreifen Sie damit die Zungenspitze. Ziehen Sie sie vorsichtig nach rechts. Inspizieren Sie diese Seite der Zunge und palpieren Sie sie dann mit Ihrer behandschuhten linken Hand auf etwaige Indurationen (Verhärtungen). Verfahren sie entsprechend auf der rechten Seite.

Das Zungenmalignom ist nach dem Lippenmalignom die zweithäufigste Neoplasie des Mundraums. Jeder persistierende Knoten und jedes Ulkus, egal ob rot oder weiß, ist verdächtig. Eine Induration der Läsion erhöht die Wahrscheinlichkeit eines Malignoms. Neoplasien treten am häufigsten an den Zungenseiten auf, am zweithäufigsten am Zungengrund.

Karzinom auf der linken Zungenseite:

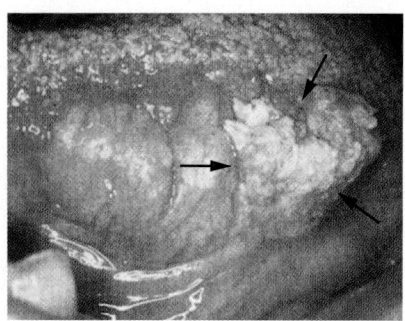

(Nachdruck der Photographie mit freundlicher Genehmigung des New England Journal of Medicine, 328: 186, 1993 – die Pfeile wurden ergänzt)

S. Tab. 7.**21** (S. 242 f).

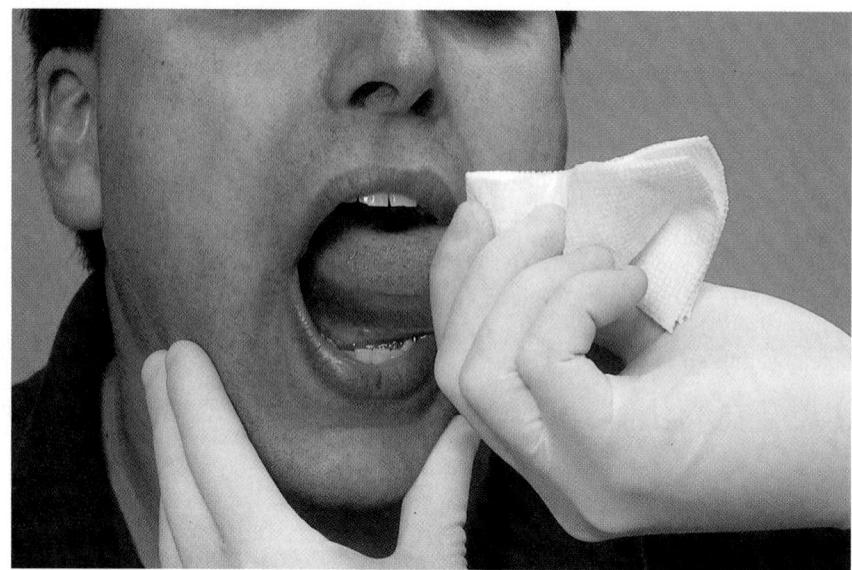

Bei einer Vaguslähmung hebt sich der weiche Gaumen nicht, und die Uvula weicht zur anderen Seite ab.

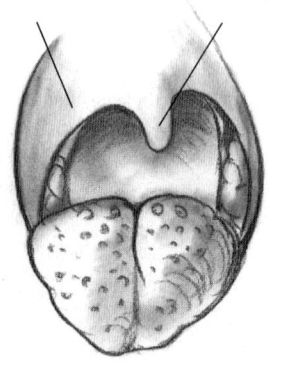

hebt sich nicht   weicht nach links ab

S. Tab. 7.**19** (S. 236 ff).

Pharynx. Bitten Sie nun den Patienten, den Mund zu öffnen, ohne die Zunge herauszustrecken, und „Aah" zu sagen oder zu gähnen. Auf diese Weise können Sie den Pharynx gut sehen. Falls nicht, pressen Sie die gewölbte Zunge mit einem Zungenspatel in der Mitte fest nach unten. Setzen Sie den Zungenspatel dabei soweit nach hinten, daß Sie gut sehen können, aber nicht soweit, daß Sie einen Würgreflex auslösen. Bitten Sie gleichzeitig um ein „Aah" oder ein Gähnen. Achten Sie auf die Hebung des weichen Gaumens – eine Prüfung des N. vagus (X. Hirnnerv).

Inspizieren Sie den weichen Gaumen, vorderen und hinteren Gaumenbogen, Uvula, Tonsillen und Pharynx. Achten Sie auf Farbe und Symmetrie sowie auf Exsudat, Schwellung, Ulzeration oder eine Vergrößerung der Tonsillen. Wenn möglich, palpieren Sie verdächtige Gebiete auf Indurationen oder Druckschmerzhaftigkeit. Die Gaumenmandeln haben an der Oberfläche kleine Einbuchtungen (Krypten) mit schuppigem Epithel. In diesen Einbuchtungen sind gelegentlich weiße Flecken zu sehen, die von sich abschälendem Epithel herrühren.

Werfen Sie den Zungenspatel nach Gebrauch weg.

Hals

Die Narbe einer früheren Schilddrüsenoperation kann auf eine unvermutete Schilddrüsenerkrankung hinweisen.

Überblick. *Inspizieren Sie den Hals.* Achten Sie dabei auf seine Symmetrie und etwaige Tumoren oder Narben. Prüfen Sie, ob die Glandulae parotidea oder submandibularis vergrößert sind und achten Sie auf sichtbare Lymphknoten.

Lymphknoten. *Palpieren Sie die Lymphknoten.* Bewegen Sie die Haut über dem jeweils darunterliegenden Gewebe mit den Beeren von Zeige- und Mittelfinger. Der Patient sollte dabei entspannt sein. Sein Hals sollte leicht nach vorn und, falls nötig, leicht zur untersuchten Seite geneigt sein. In der Regel können Sie beide Seiten gleichzeitig untersuchen. Beim Nodus lymphaticus submentalis ist es allerdings von Nutzen, wenn man mit einer Hand tastet, während man mit der anderen Hand die Oberseite des Kopfes hält.

Palpieren Sie nacheinander folgende Lymphknoten:

1. Präaurikuläre Lymphknoten – vor dem Ohr.
2. Retroaurikuläre Lymphknoten – über dem Processus mastoideus.
3. Okzipitale Lymphknoten – hinten an der Schädelbasis.
4. Tonsilläre Lymphknoten – am Kieferwinkel.
5. Submandibuläre Lymphknoten in der Mitte von Kieferwinkel und Kinn. Diese Knoten sind gewöhnlich kleiner und weicher als die lobuläre Glandula submandibularis, an der sie liegen.
6. Submentale Lymphknoten – auf der Mittellinie des Halses, einige cm hinter dem Kinn.
7. Oberflächliche Halslymphknoten – über dem M. sternocleidomastoideus.
8. Hintere Halslymphknoten – entlang der Vorderkante des M. trapezius.
9. Tiefe Halslymphknoten – tief unter dem M. sternocleidomastoideus. Sie sind einer Untersuchung oft nicht zugänglich. Greifen Sie mit Daumen und Fingern von beiden Seiten unter den M. sternocleidomastoideus, um sie zu lokalisieren.
10. Supraklavikuläre Lymphknoten – tief in dem Winkel lokalisiert, den Schlüsselbein und M. sternocleidomastoideus bilden.

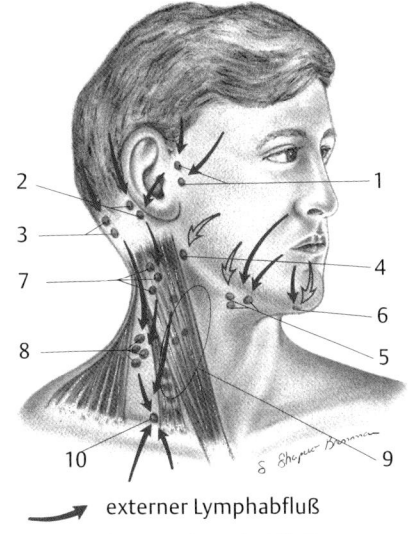

externer Lymphabfluß

interner Lymphabfluß (z.B. aus Mund und Rachen)

Bei einem pulsierenden „tonsillären Lymphknoten" handelt es sich in Wirklichkeit um die A. carotis. Ein kleiner, harter, druckschmerzhafter „tonsillärer Lymphknoten", der weit oben und tief zwischen Unterkiefer und M. sternocleidomastoideus liegt, ist wahrscheinlich der Processus styloideus des Schläfenbeins.

Die Vergrößerung eines supraklavikulären Lymphknotens (sog. Virchow-Drüse), besonders auf der linken Seite, legt die Metastasierung eines thorakalen oder abdominalen Malignoms nahe.

Druckschmerzhafte Lymphknoten lassen auf eine Entzündung schließen; harte oder unbewegliche Lymphknoten auf ein Malignom.

Achten Sie auf Größe, Form, Abgrenzung (getrennt oder miteinander verwachsen), Verschieblichkeit, Konsistenz und evtl. Druckschmerzhaftigkeit der Lymphknoten. Kleine, verschiebliche, nicht druckschmerzhafte Lymphknoten finden sich häufig bei gesunden Patienten.

Vergrößerte oder druckschmerzhafte Lymphknoten, für die sich keine Erklärung finden läßt, erfordern (1) eine erneute Untersuchung der Bereiche, die sie drainieren, und (2) eine sorgfältige Beurteilung von Lymphknoten an anderen

Stellen. Nur so ist es möglich, eine regionale von einer generalisierten Lymphadenopathie zu unterscheiden.

Es ist möglich, daß Sie einen Muskelstrang oder eine Arterie mit einem Lymphknoten verwechseln. Einen Lymphknoten sollten Sie in zwei Richtungen „rollen" können: auf und ab sowie von rechts nach links. Dies ist weder bei einem Muskel noch bei einer Arterie möglich.

Luftröhre und Schilddrüse. Um sich am Hals zu orientieren, identifizieren Sie zunächst Schild- und Ringknorpel sowie die darunterliegende Luftröhre.

Tumoren im Hals können die Luftröhre auf eine Seite verschieben. Eine Verschiebung der Luftröhre kann aber auch auf wichtige Störungen im Thoraxbereich hinweisen, etwa einen Mediastinaltumor oder einen großen Pneumothorax (S. 275).

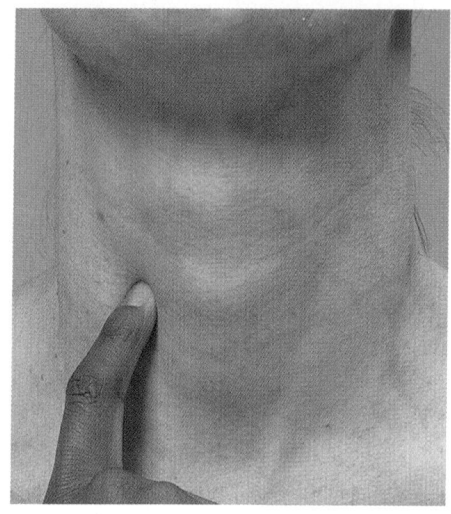

Inspizieren Sie die Luftröhre auf Abweichungen von ihrer normalen Lage in der Mitte des Halses. Anschließend *tasten Sie nach einer etwaigen Verschiebung.* Legen Sie Ihren Finger auf eine Seite der Luftröhre und achten Sie auf den Abstand zwischen Luftröhre und M. sternocleidomastoideus. Vergleichen Sie diesen Abstand mit dem auf der anderen Seite. Die Abstände sollten gleich sein.

Die untere Begrenzung dieser großen Schilddrüse wird durch die tangentiale Beleuchtung hervorgehoben. Eine vergrößerte Schilddrüse wird allgemein als *Struma* bezeichnet.

Inspizieren Sie die Schilddrüse. Dazu neigen Sie den Kopf des Patienten ein wenig nach hinten. Unter tangentialer Beleuchtung, die von der Kinnspitze des Patienten nach unten gerichtet ist, inspizieren Sie dann den Hals des Patienten unterhalb des Ringknorpels. Die durch Schatten markierte untere Begrenzung der Schilddrüse ist hier jeweils durch Pfeile hervorgehoben.

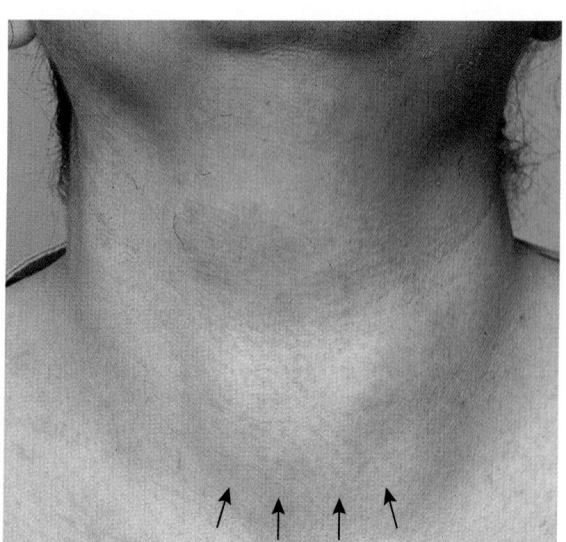

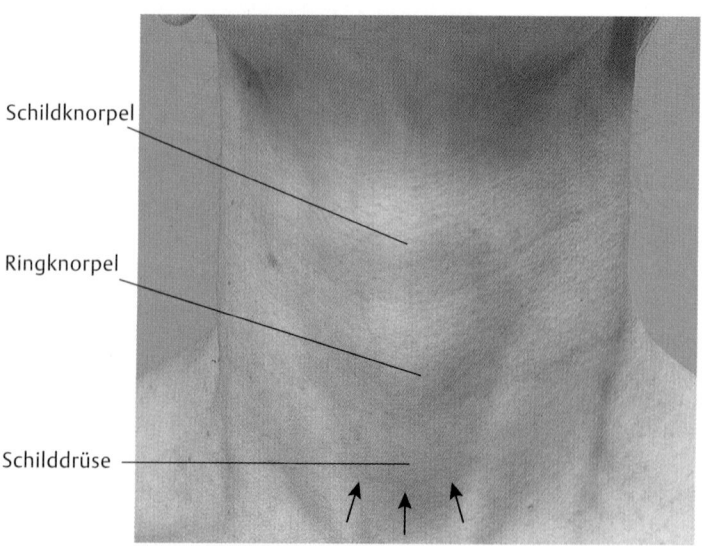

Schildknorpel

Ringknorpel

Schilddrüse

Ruhelage

Bitten Sie den Patienten, etwas Wasser in den Mund zu nehmen, den Kopf erneut nach hinten zu neigen und zu schlucken. Achten Sie auf die Aufwärtsbewegung der Schilddrüse sowie auf ihre Konturen und ihre Symmetrie. Schildknorpel, Ringknorpel und Schilddrüse heben sich beim Schlucken und sinken anschließend wieder in die Ausgangslage zurück.

Beim Schlucken „wandert" die untere Begrenzung dieser großen Schilddrüse nach oben und wirkt weniger symmetrisch.

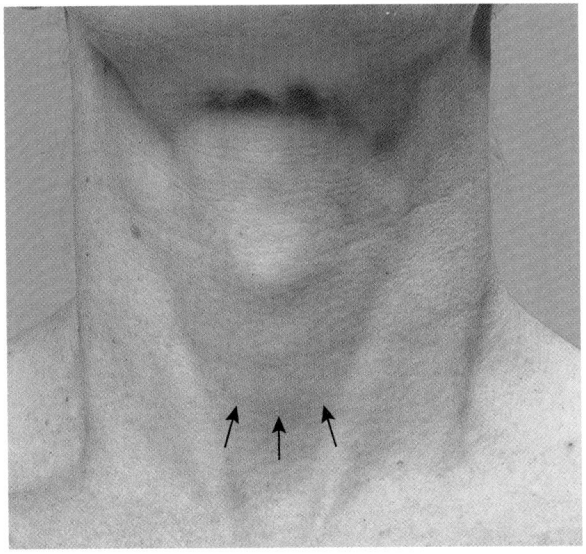 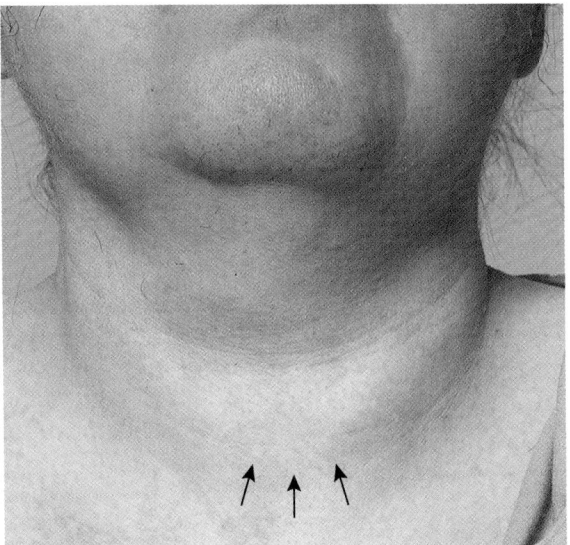

Schluckakt

Bis Sie mit dieser Form der Untersuchung vertraut sind, überprüfen Sie Ihre visuellen Beobachtungen mit den Händen, wobei Sie vor dem Patienten stehen. Das leitet zum nächsten Schritt der Untersuchung über.

Palpieren Sie die Schilddrüse von hinten. Legen Sie Ihre Hände so auf den Hals des Patienten, daß sich die Zeigefinger direkt unterhalb des Ringknorpels befinden. Achten Sie darauf, daß der Patient die Halsmuskeln nicht anspannt, da sich dies negativ auf die Palpation auswirken könnte. Bitten Sie den Patienten erneut, Wasser zu schlucken. Fühlen Sie, ob sich dabei unter Ihren Fingern Drüsengewebe nach oben bewegt. Der Schilddrüsenisthmus ist häufig, aber nicht immer palpabel. Die Lappen liegen weiter lateral als der Isthmus und sind schwerer zu ertasten. Verschieben Sie gegebenenfalls Ihre Finger nach lateral.

Obwohl klinische Merkmale der Schilddrüse, wie Größe, Form und Konsistenz, diagnostisch wichtig sind, sagen sie nur wenig, wenn überhaupt etwas, über die Schilddrüsenfunktion aus. Die Beurteilung der Schilddrüsenfunktion erfolgt anhand von Beschwerden und Symptomen in anderen Körperbereichen und durch Labortests, s. Tab. 7.**22** (S. 244).

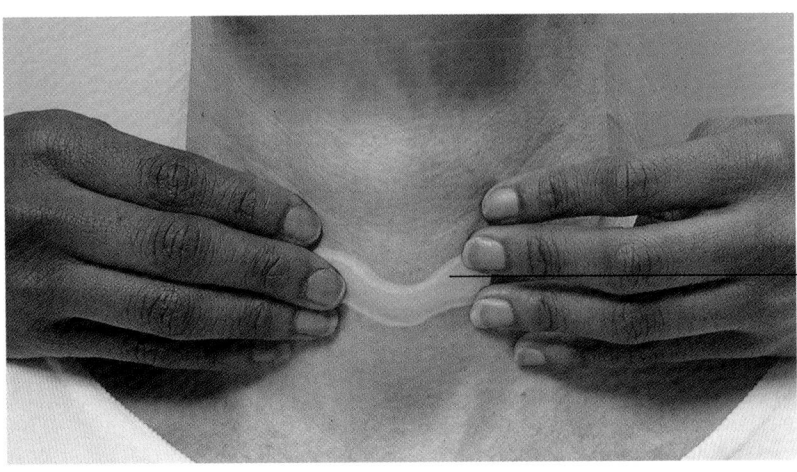

Ringknorpel

Benigne und maligne Knoten; Druckschmerzhaftigkeit bei Thyreoiditis.

Achten Sie auf Größe, Form und Konsistenz der Schilddrüse sowie auf etwaige
Knoten oder Druckschmerzhaftigkeit. Die Vorderseite des lateralen Schilddrü-
senlappens hat ungefähr die Größe des Daumenendglieds. Er fühlt sich etwas
gummiartig an.

Die Schilddrüse läßt sich bei einem langen, dünnen Hals in der Regel leichter
ertasten als bei einem kurzen, stämmigen. In letzterem Fall kann ein weiteres
Strecken des Halses helfen. Bei manchen Patienten liegt die Schilddrüse allerdings teilweise oder ganz unter dem Sternum.

Bei Hyperthyreose ist manchmal ein
lokal begrenztes, systolisches oder
kontinuierliches Geräusch zu hören.

Bei einer vergrößerten Schilddrüse auskultieren Sie den lateralen Lappen mit
einem Stethoskop auf *Geräusche* (Töne, die Herzgeräuschen ähneln, aber nicht
kardialen Ursprungs sind).

Aa. carotides und Vv. jugulares. Eine detaillierte Untersuchung dieser Gefäße
werden Sie wahrscheinlich erst im Rahmen der kardiovaskulären Untersuchung
vornehmen. Eine Stauung der Vv. jugulares kann allerdings im Sitzen sichtbar
sein und sollte nicht übersehen werden. Zudem sollten Sie aufmerksam auf
ungewöhnlich auffallende Arterienpulsationen achten (Näheres s. Kapitel 9).

Spezielle Untersuchungstechniken

Exophthalmus ist eine anomale Protrusion der Augen (s. auch Tab. 7.3,
S. 213).

Beurteilung von Augenprotrusionen. Untersuchen Sie ungewöhnlich stark hervortretende Augen von oben. Stellen Sie sich hinter den sitzenden Patienten
und ziehen Sie seine Oberlider vorsichtig nach oben. Vergleichen Sie nun die
Lage der Augen und achten Sie auf die Stellung der Kornea zum Unterlid. Eine
weitergehende Beurteilung kann mit Hilfe eines Exophthalmometers erfolgen,
einem Instrument, das von der Seite aus mißt, wie weit die Augen hervortreten.
Bei Menschen mit schwarzer Hautfarbe tritt der Bulbus normalerweise etwas
weiter aus der Augenhöhle hervor als bei Weißen.

**Diagnose einer Verlegung des Trä-
nen-Nasen-Gangs.** Mit dieser Untersuchung läßt sich die Ursache
von übermäßigem Tränenfluß
leichter feststellen. Bitten Sie den
Patienten, nach oben zu blicken.
Drücken Sie nahe am medialen
Augenwinkel, also geradeeben
innerhalb des knöchernen Orbita-
rands auf das Unterlid. Auf diese
Weise komprimieren Sie den Tränensack.

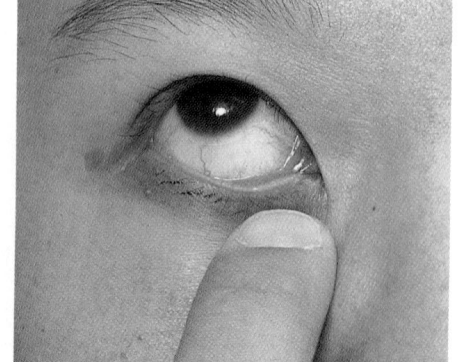

Ein Rückfluß mukopurulenter Flüssigkeit aus den Tränenpünktchen läßt auf
einen verstopften Tränen-Nasen-Gang
schließen.

Achten Sie auf Flüssigkeit, die aus
den Tränenpünktchen in das Auge
zurückfließt. Führen Sie diese
Untersuchung nicht durch, wenn
dieser Bereich entzündet oder
druckschmerzhaft ist.

Untersuchung der Konjunktiva des Oberlids. Eine angemessene Untersuchung des Auges bei der Suche nach einem Fremdkörper erfordert das Umstülpen des Oberlids. Gehen Sie dabei folgendermaßen vor:

1. Bitten Sie den Patienten, nach unten zu blicken. Bringen Sie ihn dazu, die Augen zu entspannen – indem Sie ihn beruhigen durch ruhige, sichere und bestimmte Bewegungen. Heben Sie das Oberlid leicht an, so daß die Wimpern vorstehen. Greifen sie dann die Wimpern des Oberlids und ziehen Sie sie vorsichtig nach unten und vorn.

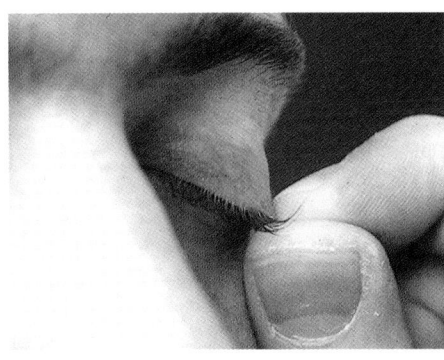

2. Plazieren Sie einen kleinen Stab – z. B. einen Applikator oder einen Zungenspatel – mindestens 1 cm oberhalb des Lidrands (also an der oberen Grenze des Tarsus). Drücken Sie das Stäbchen nach unten, während Sie den Lidrand anheben. Auf diese Weise stülpen Sie das Augenlid nach außen um. Drücken Sie dabei nicht auf den Bulbus.

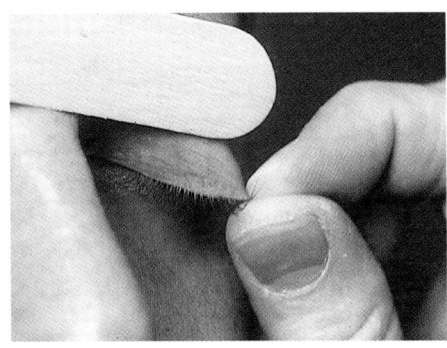

3. Fixieren Sie die Wimpern des Oberlids mit Ihrem Daumen an der Augenbraue und untersuchen Sie die Conjunctiva palpebrarum. Nach der Untersuchung nehmen Sie die Wimpern des Oberlids und ziehen sie vorsichtig nach vorn. Bitten Sie den Patienten, nach oben zu blicken. Das Oberlid kehrt in seine normale Lage zurück.

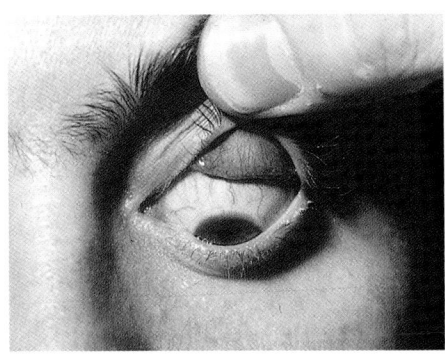

Auf diese Weise können Sie die Conjunctiva palpebrarum des Oberlids inspizieren und nach einem evtl. Fremdkörper suchen.

Wenn der N. opticus einseitig geschädigt ist, wie das Beispiel unten für das linke Auge zeigt, ist der sensorische (afferente) Reiz, der zum Mittelhirn weitergeleitet wird, abgeschwächt. Da die Pupille langsamer reagiert, erweitert sie sich nach der vorausgegangenen Verengung. Diese Reaktion weist auf eine *afferente Pupillenstörung* hin (*Marcus-Gunn-Pupille*). Das andere Auge reagiert konsensuell.

Wechselbelichtungstest (*Swinging-flashlight-Test*). Mit dieser Untersuchung können Sie feststellen, ob ein verminderter Visus auf einer Erkrankung der Augen oder des N. opticus beruht. Die Sehkraft darf dazu allerdings nicht völlig verloren sein. Achten Sie bei gedämpfter Beleuchtung auf die Größe der Pupillen. Bitten Sie den Patienten, in die Ferne zu blicken. Schwenken Sie dann den Strahl einer kleinen Taschenlampe zwischen den Pupillen hin und her, wobei Sie auf Pupillengröße und Pupillenreaktion im beleuchteten Auge achten. Normalerweise ist die Pupille des beleuchteten Auges verengt oder verengt sich sofort. Die andere Pupille verengt sich konsensuell.

Wenn das Sehvermögen aufgrund einer Erkrankung des Auges eingeschränkt ist (z. B. wegen einer Katarakt), reagieren die Pupillen normal.

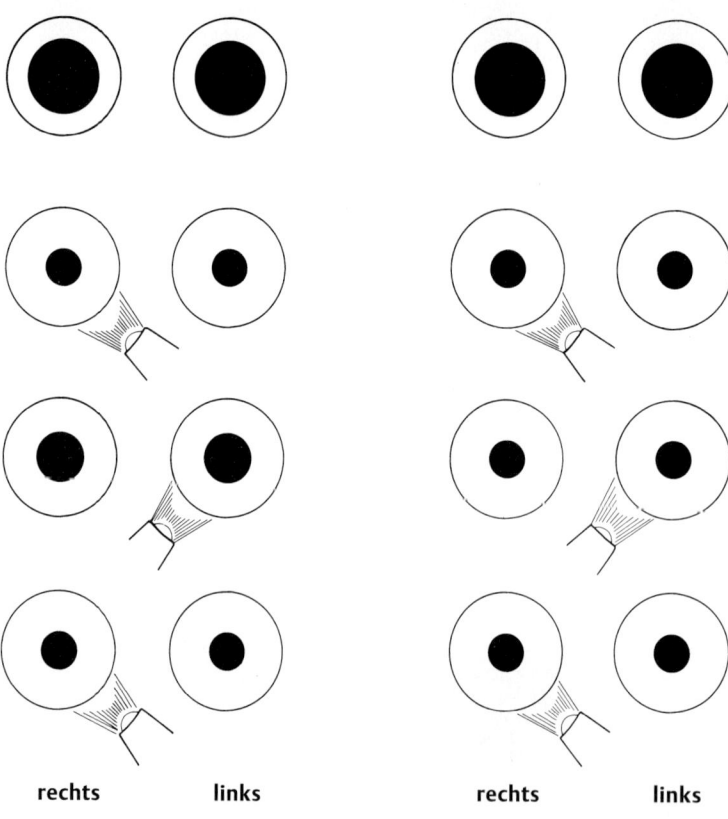

rechts   links   rechts   links

Ein Fehlen des Lichtscheins auf einer oder auf beiden Seiten läßt auf eine Verdickung der Schleimhaut oder auf Sekret in der Stirnhöhle schließen, es kann aber auch auf ein angeborenes Fehlen eines oder beider Sinus zurückzuführen sein.

Ein Fehlen des Lichtscheins läßt auf eine Verdickung der Mukosa oder Sekretion in der Kieferhöhle schließen. Eine weitere Methode zur Diaphanoskopie der Kieferhöhlen ist auf S. 673 dargestellt.

Diaphanoskopie der Nebenhöhlen. Wenn Druckschmerzhaftigkeit der Nebenhöhlen oder andere Symptome eine Sinusitis nahelegen, kann diese Untersuchung nützlich sein. Sie ist aber nicht diagnostisch beweisend. Der Raum sollte gründlich abgedunkelt werden. Verwenden Sie eine starke Lichtquelle mit schmalem Lichtstrahl. Plazieren Sie die Lichtquelle nahe der Nase dicht unter der Augenbraue des Patienten. Schirmen Sie das Licht mit der Hand ab. Achten Sie auf den schwachen roten Lichtschein, der entsteht, wenn das Licht durch die luftgefüllte Stirnhöhle zur Stirn weitergeleitet wird.

Bitten Sie den Patienten, den Kopf mit weit geöffnetem Mund nach hinten zu beugen. (Eine Zahnprothese im Oberkiefer sollte vorher entfernt werden.) Plazieren Sie die Lichtquelle nahe der Nase, direkt unterhalb der Augen. Schauen Sie durch den offenen Mund auf den harten Gaumen. Ein rötlicher Lichtschein weist auf eine normale, luftgefüllte Kieferhöhle hin.

Gesundheitsvorsorge und -beratung

Seh- und Hörvermögen spielen eine entscheidende Rolle bei der Wahrnehmung der Außenwelt. Sie spielen daher in der Gesundheitsvorsorge und -beratung auch eine besondere Rolle. Ebenso sollte der Mundraum Beachtung finden; ein Bereich, der jedoch häufig vernachlässigt wird.

Sehstörungen verändern ihre Qualität mit zunehmendem Alter. Junge Erwachsene haben häufig Refraktionsfehler, ohne eine Augenerkrankung zu haben. Bei den über 65jährigen haben bis zu 25 % Refraktionsfehler; Katarakte, Makuladegeneration und Glaukom rücken bei diesen Patienten allerdings mehr in den Vordergrund. Diese Erkrankungen führen zu eingeschränkter Wahrnehmung der materiellen und sozialen Umwelt und tragen damit zu Stürzen und Verletzungen bei. Um Sehstörungen besser zu erkennen, sollten Sie die Sehschärfe mit einer Snellen-Sehprobe oder einer in der Hand gehaltenen Sehprobentafel prüfen (S. 184 f). Untersuchen Sie den Augenhintergrund auf: Linsentrübungen (Katarakte), Tüpfelung der Makula, Änderungen in der Pigmentierung der Retina, subretinale Blutungen oder Exsudate (Makuladegeneration) sowie Veränderungen von Größe und Farbe der Papillenexkavation (Glaukom). Sorgen Sie nach der Diagnose für eine wirksame Behandlung: Brille oder Kontaktlinsen, Staroperation, Photokoagulation bei retinalen Gefäßneubildungen im Rahmen einer Makuladegeneration sowie lokale medikamentöse Therapie bei Glaukom.

Die Früherkennung von Glaukomen ist besonders wichtig. Glaukome sind die häufigste Erblindungsursache bei Afroamerikanern und insgesamt die zweithäufigste Erblindungsursache bei Erwachsenen in den Vereinigten Staaten. Das Glaukom ist generell in entwickelten Ländern die zweithäufigste Erblindungsursache (Anm. d. Übers.). Die Schädigung des N. opticus führt zu einer allmählichen Sehverschlechterung, Gesichtsfeldausfall, der gewöhnlich in der Peripherie beginnt sowie Blässe und zunehmender Größe der Papillenexkavation (auf mehr als die Hälfte des Durchmessers der Sehnervenpapille). Zu den Risiken gehören: Alter über 65 Jahre, afroamerikanische Herkunft, Diabetes mellitus, Myopie, Familienanamnese mit Glaukom und Erhöhung des Augeninnendrucks ($<$ g $=$ $>$ 21 mmHg).

Screeningtests umfassen Messung des Augeninnendrucks, Ophthalmoskopie oder Untersuchung der Sehnervenpapille mit der Spaltlampe sowie Gesichtsfeldprüfung. Ein Allgemeinarzt kann diese Untersuchungen jedoch nicht mit der erforderlichen Genauigkeit durchführen, so daß Aufmerksamkeit für Risikofaktoren und Überweisung an einen Augenarzt die entscheidenden Faktoren sind.

Schwerhörigkeit betrifft ebenfalls am stärksten Menschen höheren Alters. Über ein Drittel der über 65jährigen leiden unter einer nachweisbaren Einschränkung des Hörvermögens, das zu emotionaler Isolation und sozialem Rückzug beiträgt. Diese Beeinträchtigungen bleiben oft unentdeckt, und viele ältere Menschen benutzen kein Hörgerät. Fragebögen und tragbare Audiometer eignen sich gut für ein periodisches Screening. Weniger genau sind der „Flüstertest", das Reiben der Finger oder die Verwendung einer Stimmgabel. Zu den Risikogruppen gehören Menschen mit einer Anamnese mit angeborener oder familiärer Schwerhörigkeit, Syphilis, Röteln oder Meningitis sowie Menschen, die bei der Arbeit oder militärischen Einsätzen gefährlich hohen Lärmpegeln ausgesetzt sind.

Ärzte sollten eine aktive Rolle bei der Gesundheitsvorsorge für den Mundraum spielen: Bei fast der Hälfte der Kinder zwischen 5 und 17 Jahren sind zwischen einem bis acht Zähne von Karies befallen. In den Vereinigten Staaten sind bei

Erwachsenen im Durchschnitt 10–17 Zähne kariös, fehlen ganz oder sind plombiert. Mehr als die Hälfte der über 65jährigen haben gar keine Zähne mehr.*

Ein effektives Screening beginnt mit einer sorgfältigen Untersuchung des Mundes. Inspizieren Sie die Mundhöhle und achten Sie auf kariöse oder lockere Zähne, Entzündungen des Zahnfleisches und Symptome von Parodontose (Blutungen, Eiter, Zahnfleischschwund und Mundgeruch). Inspizieren Sie die Schleimhäute, den Gaumen, den Mundboden und die Oberfläche der Zunge auf Ulzera und Leukoplakie, Warnzeichen für Karzinome des Mundraums und HIV-Infektion. Raten Sie den Patienten zu täglicher Mundhygiene. Die Verwendung fluoridhaltiger Zahnpasta verringert Karies. Zähnebürsten und Benutzen von Zahnseide verzögern durch die Entfernung bakterieller Plaques Parodontose. Bewegen Sie Ihre Patienten dazu, wenigstens einmal jährlich einen Zahnarzt aufzusuchen, damit sie spezifischere Vorsorgemaßnahmen wie Zahnsteinentfernung, Wurzelbehandlung und die lokale Anwendung von Fluoriden in Anspruch nehmen können.

Ernährung, Tabak- und Alkoholkonsum, Veränderungen des Speichelflusses durch Medikamente und die richtige Anwendung von Zahnprothesen sollten ebenfalls angesprochen werden.**

Erwachsene sollten ebenso wie Kinder eine übermäßige Aufnahme von Nahrungsmitteln mit einem hohen Anteil raffinierten Zuckers, etwa Rohrzucker, vermeiden, da diese die Adhäsion und Vermehrung Karies auslösender Bakterien fördern. Der Konsum aller Arten von Tabakprodukten sowie übermäßiger Alkoholgenuß, die Hauptrisikofaktoren für Karzinome im Mundraum, sollten vermieden werden.

Speichel spült und schmiert den Mund. Viele Medikamente verringern den Speichelfluß und erhöhen so das Risiko von Karies.

Schleimhautentzündungen und Zahnfleischerkrankungen aufgrund von Mundtrockenheit. Dies gilt insbesondere für ältere Menschen. Weisen Sie Patienten mit Zahnprothesen darauf hin, daß diese jeden Abend herausgenommen und gereinigt werden müssen, um das Risiko von bakteriellem Plaques und Mundgeruch zu reduzieren. Eine regelmäßige Massage des Zahnfleisches lindert Entzündungen und Druckstellen, die Zahnprothesen auf den darunterliegenden Weichteilen verursachen können.

* U.S. Preventive Services Task Force. Guide to Clinical Preventive Services, 2. Aufl. Baltimore, Williams and Wilkins, 1996, S. 711–721.
** Greene JC, Greene AR: Kapitel 15: Oral Health. In Woolf SH, Jonas S, Lawrence RS (Hrsg.): Health Promotion and Disease Prevention in Clinical Practice. Baltimore, Williams and Wilkins, 1996, S. 315–334.

Tabelle 7.1 Beispiele für Gesichtsveränderungen

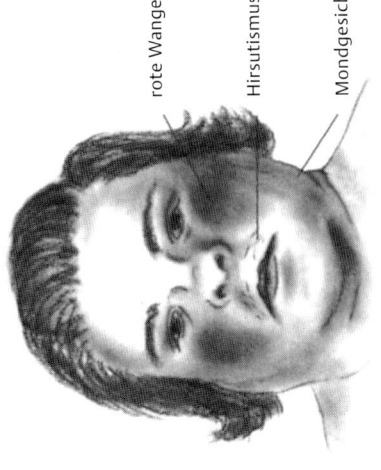

rote Wangen

Hirsutismus

Mondgesicht

Cushing-Syndrom
Die erhöhte Hormonproduktion der Nebennieren beim Cushing-Syndrom führt zu einem „Mondgesicht" mit roten Wangen. Im Bereich von Schnurrbart, Koteletten und Kinn kann übermäßiger Haarwuchs auftreten.

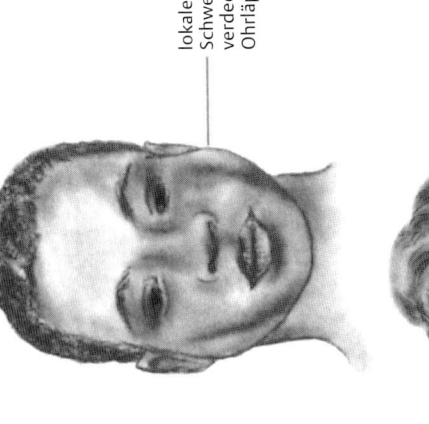

lokale Schwellung verdeckt Ohrläppchen

Vergrößerung der Glandula parotidea
Eine chronische, beidseitige, asymptomatische Vergrößerung der Glandulae parotideae kann Fettleibigkeit, Diabetes, Zirrhose und andere Erkrankungen begleiten. Die Schwellungen treten vor den Ohrläppchen und über den Kieferwinkeln auf. Eine allmähliche, einseitige Vergrößerung legt ein Neoplasma nahe. Eine akute Vergrößerung tritt bei Mumps auf.

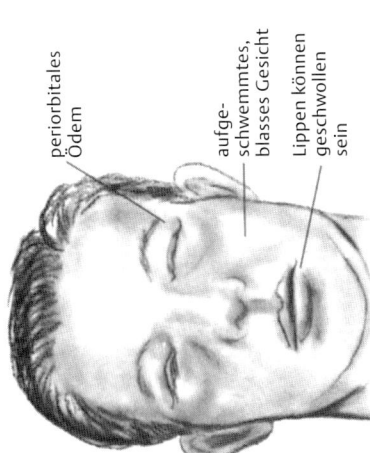

starrer Blick

mimische Verarmung

Parkinson-Syndrom
Verringerte Mobilität des Gesichts bewirkt einen abgestumpften Gesichtsausdruck. Dies kann zu einem maskenartigen Gesicht führen mit vermindertem Blinzeln und einem charakteristischen starren Blick. Da Nacken und oberer Rumpf häufig nach vorn gebeugt sind, scheint der Patient zum Untersucher aufzublicken. Die Gesichtshaut wird fettig (Salbengesicht), Speichel kann aus dem Mund laufen.

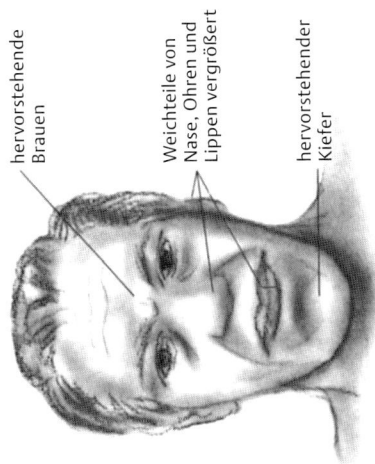

hervorstehende Brauen

Weichteile von Nase, Ohren und Lippen vergrößert

hervorstehender Kiefer

Akromegalie
Die vermehrte Produktion des Wachstumshormons bei Akromegalie bewirkt eine Vergrößerung von Knochen und Weichteilen. Der Kopf ist verlängert. Die Knochen von Stirn, Nase und Kiefer stehen vor. Die Weichteilgewebe von Nase, Lippen und Ohren sind ebenfalls vergrößert. Die Gesichtszüge erscheinen insgesamt vergröbert.

Haare trocken, rauh und schütter

laterale Augenbrauen ausgedünnt

periorbitales Ödem

aufgeschwemmtes, abgestumpftes Gesicht mit trockener Haut

Myxödem
Ein Patient mit schwerer Hypothyreose (*Myxödem*) hat ein abgestumpftes, aufgeschwemmtes Gesicht. Bei Druck auf das Ödem, das häufig um die Augen besonders ausgeprägt ist, werden keine Dellen sichtbar. Haare und Augenbrauen sind trocken, rauh und ausgedünnt, auch die Haut ist trocken.

periorbitales Ödem

aufgeschwemmtes, blasses Gesicht

Lippen können geschwollen sein

Nephrotisches Syndrom
Das Gesicht ist geschwollen, die Haut häufig blaß. Das vorwiegend morgens auftretende Ödem ist besonders um die Augen lokalisiert. Bei starker Schwellung können diese zu Schlitzen verquollen sein.

211

Tabelle 7.2 Gesichtsfeldausfälle

Sehbahnen

Gesichtsfeldausfälle

Gesichtsfeldausfälle aus Sicht des Patienten

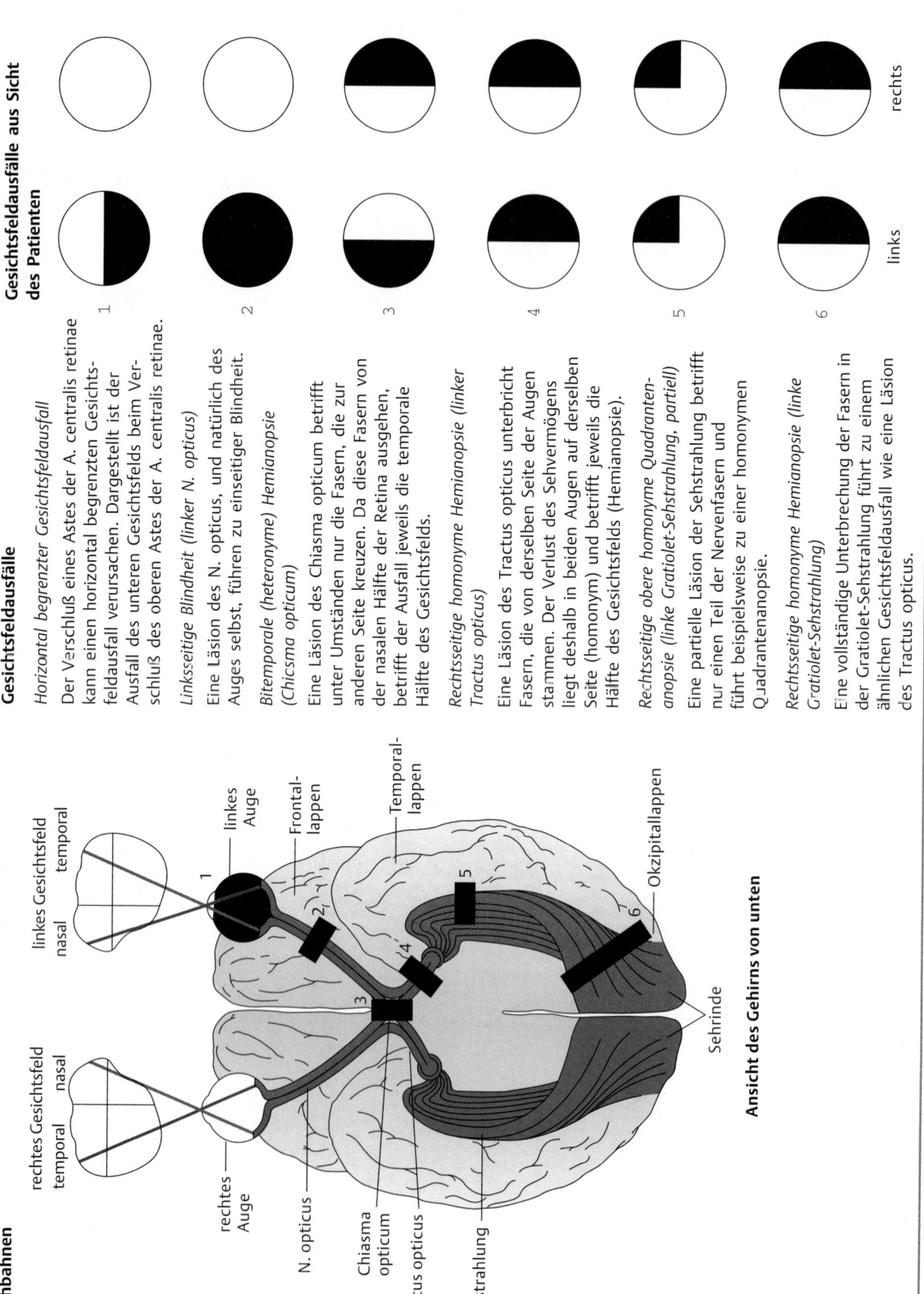

Horizontal begrenzter Gesichtsfeldausfall

Der Verschluß eines Astes der A. centralis retinae kann einen horizontal begrenzten Gesichtsfeldausfall verursachen. Dargestellt ist der Ausfall des unteren Gesichtsfelds beim Verschluß des oberen Astes der A. centralis retinae.

Linksseitige Blindheit (linker N. opticus)

Eine Läsion des N. opticus, und natürlich des Auges selbst, führen zu einseitiger Blindheit.

Bitemporale (heteronyme) Hemianopsie (Chicsma opticum)

Eine Läsion des Chiasma opticum betrifft unter Umständen nur die Fasern, die zur anderen Seite kreuzen. Da diese Fasern von der nasalen Hälfte der Retina ausgehen, betrifft der Ausfall jeweils die temporale Hälfte des Gesichtsfelds.

Rechtsseitige homonyme Hemianopsie (linker Tractus opticus)

Eine Läsion des Tractus opticus unterbricht Fasern, die von derselben Seite der Augen stammen. Der Verlust des Sehvermögens liegt deshalb in beiden Augen auf derselben Seite (homonym) und betrifft jeweils die Hälfte des Gesichtsfelds (Hemianopsie).

Rechtsseitige obere homonyme Quadrantenanopsie (linke Gratiolet-Sehstrahlung, partiell)

Eine partielle Läsion der Sehstrahlung betrifft nur einen Teil der Nervenfasern und führt beispielsweise zu einer homonymen Quadrantenanopsie.

Rechtsseitige homonyme Hemianopsie (linke Gratiolet-Sehstrahlung)

Eine vollständige Unterbrechung der Fasern in der Gratiolet-Sehstrahlung führt zu einem ähnlichen Gesichtsfeldausfall wie eine Läsion des Tractus opticus.

rechts

links

linkes Gesichtsfeld — temporal — nasal

rechtes Gesichtsfeld — temporal — nasal

linkes Auge

rechtes Auge

Frontallappen

Temporallappen

N. opticus

Chiasma opticum

Tractus opticus

Sehstrahlung

Okzipitallappen

Sehrinde

Ansicht des Gehirns von unten

Tabelle 7.3 Anomalien und Erkrankungen der Augenlider

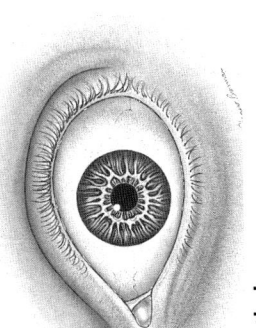

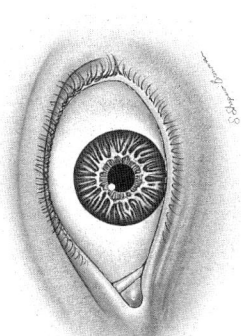

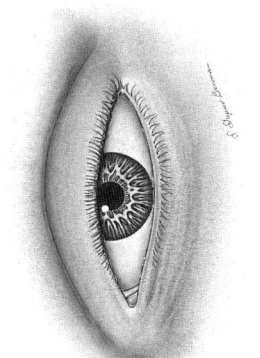

Ptosis

Ptosis bezeichnet das Herabhängen des Oberlids. Ursachen können Myasthenia gravis, eine Läsion des N. oculomotorius oder eine Schädigung der sympathischen Nervenversorgung (*Horner-Syndrom*) sein. Ein geschwächter Muskel, erschlafftes Gewebe und das Gewicht von eingelagertem Fettgewebe können eine Altersptosis verursachen. Eine Ptosis kann auch angeboren sein.

Retraktion der Augenlider

Ständig weit aufgerissene Augen lassen auf eine Retraktion der Augenlider schließen – in diesem Fall des Oberlids. Sichtbar wird dabei ein Streifen Sklera zwischen Oberlid und Iris. Eine Retraktion der Augenlider und ein Zurückbleiben des Oberlids (Graefe-Zeichen, S. 190) beruhen häufig auf einer Hyperthyreose, können aber auch bei Gesunden auftreten. Das Auge tritt nur bei gleichzeitig bestehendem Exophthalmus hervor.

Exophthalmus

Beim Exophthalmus steht der Bulbus hervor. Beidseitiger Exophthalmus läßt auf eine infiltrierende Ophthalmopathie bei der Basedow-Krankheit schließen, einer Form der Hyperthyreose. Lidödem und eine konjunktivale Injektion können ebenfalls auftreten. Einseitiger Exophthalmus kann auf der Basedow-Krankheit, einem Tumor oder einer Entzündung in der Orbita beruhen.

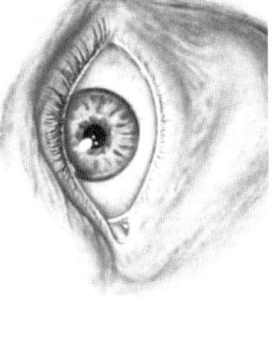

Epikanthus

Ein Epikanthus (Mongolenfalte) ist eine vertikale Hautfalte, die über dem medialen Augenwinkel liegt. Bei vielen asiatischen Völkern ist er physiologisch. Diese Falten treten auch beim Down-Syndrom und einigen anderen angeborenen Krankheiten auf. Sie können Innenschielen vortäuschen (S. 218).

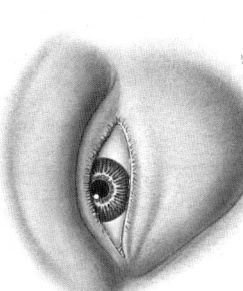

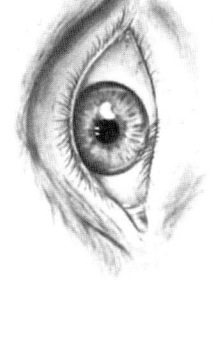

Ektropium

Beim Ektropium ist der Rand des Unterlids nach außen gekehrt, so daß die Conjunctiva palpebrarum freiliegt. Wenn sich der Tränenpunkt des Unterlids nach außen dreht, fließt die Tränenflüssigkeit nicht mehr ausreichend ab, es kommt zu Tränenfluß. Ein Ektropium tritt häufiger bei älteren Menschen auf.

Entropium

Das Entropium, das bei älteren Menschen häufiger ist, ist eine Einwärtskehrung des Lidrands. Die Wimpern des Unterlids, die häufig nicht mehr sichtbar sind, wenn sie nach innen gekehrt sind, reizen die Konjunktiva und die untere Kornea. Bittet man den Patienten, die Augenlider zusammenzupressen und sie wieder zu öffnen, kann sich ein Entropium zeigen, das zuvor nicht offensichtlich war.

Periorbitales Ödem

Da die Haut der Augenlider nur lose mit den darunterliegenden Geweben verbunden ist, bilden sich hier leicht Ödeme. Ursachen sind Allergien, lokale Entzündungen, Erysipel, Myxödem und mit Flüssigkeitsretention verbundene Erkrankungen wie das nephrotische Syndrom.

Orbitale Fetthernie

Angeschwollene Augenlider können durch Fettgewebe verursacht werden. Dieses Fettgewebe drückt geschwächte Faszien in den Augenlidern nach vorn. Dadurch entstehen Schwellungen der Unterlider und/oder des inneren Drittels der Oberlider. Diese Schwellungen sind bei älteren Menschen häufiger, können aber auch jüngere betreffen.

Tabelle 7.4 **Knoten und Schwellungen der Augen und ihrer Umgebung**

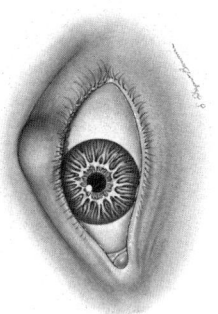

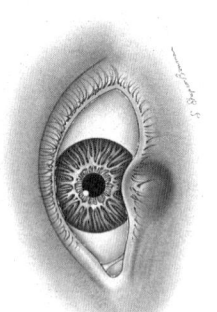

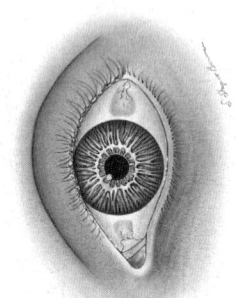

Lidspaltenfleck (Pinguecula)

Der Lidspaltenfleck ist ein fast dreieckiges, gelbliches Knötchen in der Conjunctiva bulbi, nasal und später auch temporal gelegen. Er hat keine klinische Bedeutung und tritt häufig im Alter auf.

Gerstenkorn (akutes Hordeolum)

Ein Gerstenkorn ist eine schmerzende, druckschmerzhafte Infektion um einen Haarfollikel der Wimpern. Es sieht wie ein am Lidrand mündender „Pickel" oder ein Furunkel aus.

Episkleritis

Unter Episkleritis versteht man eine lokalisierte Rötung der Augen, die auf einer Entzündung der episkleralen Gefäße (zwischen Sklera und Bindehaut) beruht. Im Tageslicht erscheinen die Gefäße lachsrosa und sind über der Oberfläche der Sklera (Lederhaut) verschieblich. Gewöhnlich ist Entzündung gutartig und klingt von selbst ab. Sie kann nodulär auftreten, wie hier dargestellt, oder sich einfach als Rötung und durch geweitete Blutgefäße manifestieren.

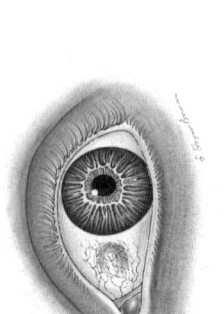

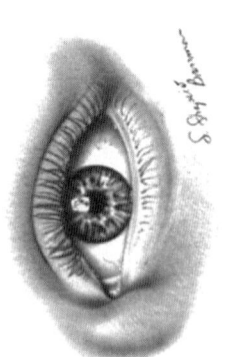
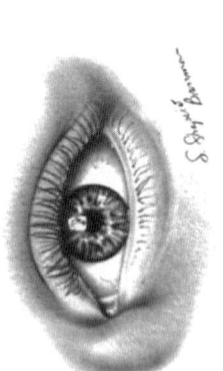
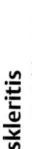

Hagelkorn (Chalazion)

Ein Chalazion ist eine chronische entzündliche Läsion der Meibom-Drüse. Es handelt sich um ein schmerzloses perlenförmiges Knötchen in einem ansonsten normalen Lid. Gelegentlich entzündet sich ein Chalazion akut. Im Gegensatz zum Gerstenkorn liegt es aber innerhalb des Tarsus und nicht auf dem Lidrand.

Entzündung des Tränensacks (Dakryozystitis)

Eine Schwellung zwischen Unterlid und Nase legt eine Entzündung des Tränensacks nahe. Eine *akute* Entzündung ist schmerzhaft, rot und berührungsempfindlich. Eine *chronische* Entzündung (hier dargestellt) ist mit einer Verlegung des Tränen-Nasen-Gangs verbunden. Tränenfluß ist ein auffälliges Symptom. Druck auf den Tränensack führt dazu, daß eitriges Sekret aus den Tränenpunkten austritt.

Xanthelasma

Xanthelasmen sind leicht erhabene, gelbliche, deutlich abgegrenzte Hautflecken, die einseitig oder bilateral im nasalen Lidwinkel auftreten. Sie können Störungen des Lipidstoffwechsels begleiten (z. B. Hypercholesterinämie), aber auch unabhängig davon vorkommen.

Tabelle 7.5 Das rote Auge

	Konjunktivitis	Verletzung oder Infektion der Kornea	Akute Iritis	Akutes Glaukom	Subkonjunktivale Blutung (Hyposphagma)
Verteilung der Rötung	Konjunktivale Injektion: diffuse Erweiterung der Bindehautgefäße mit Rötung, die gewöhnlich peripher maximal ist.	Ziliare Injektion: Erweiterung tieferer Gefäße, die als strahlenförmige Gefäße oder rötlich-violetter Anflug um den Limbus sichtbar sind. Die ziliare Injektion ist ein wichtiges Symptom dieser drei Krankheitsbilder, muß aber nicht vorhanden sein. Das Auge kann statt dessen diffus gerötet sein. Weitere Symptome dieser ernsteren Störungen sind Schmerzen, verringerter Visus, ungleiche Pupillen und eine leicht getrübte Kornea.			Flächenhafte Blutung führt zu einer homogenen, scharf begrenzten Rötung, die innerhalb von Tagen gelblich verblaßt und dann verschwindet.
Schmerz	Eher leichte Beschwerden ohne wirkliche Schmerzen	Mäßig bis stark, oberflächlich	Mäßig, tief	Stark, tief	Keine
Visus	Nicht beeinträchtigt, außer durch vorübergehende Trübung aufgrund von Sekret	Meist herabgesetzt	Herabgesetzt	Herabgesetzt	Unverändert
Okuläres Sekret	Wäßrig, mukoid oder muko-purulent	Wäßrig oder purulent	Fehlt	Fehlt	Fehlt
Pupille	Nicht betroffen	Nicht beeinträchtigt, wenn sich keine Iritis entwickelt	Kann klein und mit der Zeit entrundet sein	Erweitert, lichtstarr	Nicht beeinträchtigt
Kornea	Klar	Veränderungen hängen von der Ursache ab	Klar oder leicht getrübt	Getrübt	Klar
Bedeutung	Bakterielle, virale und andere Infektionen; Allergie; Reizung	Abschürfungen und andere Verletzungen; virale und bakterielle Infektionen	In Verbindung mit vielen Augen- und Systemkrankheiten	Plötzlicher Anstieg des Augeninnendrucks – ein Notfall	Häufig keine. Kann auf Trauma, Blutgerinnungsstörungen oder einen plötzlichen Anstieg des venösen Drucks, etwa beim Husten, folgen.

Tabelle 7.6 Trübungen von Kornea und Linse

Arcus lipoides corneae

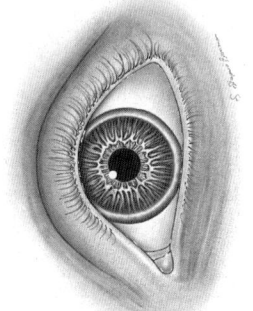

Ein Arcus lipoides corneae (Arcus senilis, Greisenbogen) ist ein dünner, grau-weißlicher Bogen oder Ring nahe dem Rand der Kornea. Er begleitet das normale Altern, kommt aber auch bei jüngeren Menschen vor, besonders bei Schwarzen. Bei jungen Menschen kann der Arcus lipoides corneae bei einer Hyperlipoproteinämie auftreten, er ist aber nicht diagnostisch beweisend. Studien haben keinen Zusammenhang bewiesen.

Hornhautnarbe

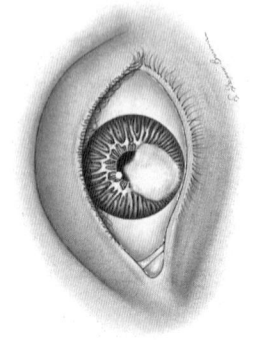

Eine Hornhautnarbe ist eine oberflächliche, grau-weißliche Trübung in der Kornea infolge einer alten Verletzung oder Entzündung. Größe und Form sind variabel. Sie sollte nicht mit der getrübten Linse bei Katarakt verwechselt werden, die auf einer tieferen Ebene und nur durch die Pupille sichtbar ist.

Flügelfell (Pterygium)

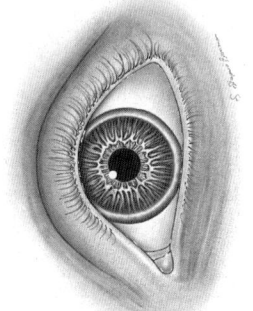

Ein Pterygium ist eine dreieckige Verdickung der Conjunctiva bulbi, die – gewöhnlich von der nasalen Seite aus – langsam über die äußere Oberfläche der Kornea wächst. Manchmal kommt es zu intermittierender Rötung. Ein Pterygium kann den Visus beeinträchtigen, wenn es auf die Pupille übergreift.

Katarakt
Querschnitt durch die Linse

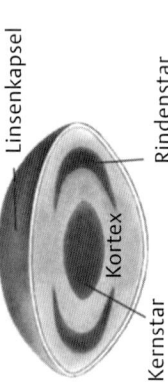

Linsenkapsel

Rindenstar

Kortex

Kernstar

Eine Katarakt ist eine Trübung der Linse, die durch die Pupille zu sehen ist. Katarakte werden unterschiedlich klassifiziert, u. a. nach Ursache und Lokalisation. Die häufigste Ursache ist hohes Alter. Zwei altersbedingte Kataraktformen sind unten dargestellt, wobei die Pupillen jeweils stark erweitert sind.

Kernkatarakt

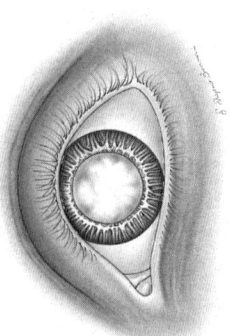

Eine Kernkatarakt (Cataracta nuclearis) erscheint bei Beleuchtung mit einer Untersuchungslampe grau. Wenn die Pupille stark erweitert ist, ist die graue Trübung von einem schwarzen Rand umgeben. Durch ein Ophthalmoskop wirkt die Katarakt gegen den Fundusreflex schwarz.

Rindenkatarakt

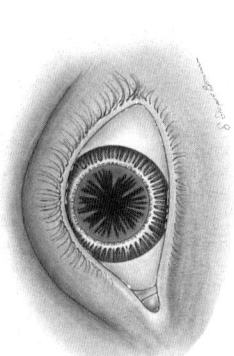

Eine Rindenkatarakt (Cataracta corticalis) führt zu speichenähnlichen, nach innen gerichteten Schatten, die grau gegen schwarz im Licht einer Untersuchungslampe erscheinen oder schwarz gegen rot bei Betrachtung durch ein Ophthalmoskop. Eine erweiterte Pupille, wie hier dargestellt, erleichtert die Diagnose.

Tabelle 7.7 Pupillenstörungen

Ungleiche Pupillen (Anisokorie)

Wenn die Anisokorie bei hellem Licht größer ist als bei gedämpftem Licht, kann sich die größere Pupille nicht richtig kontrahieren. Zu den Ursachen gehören stumpfe Verletzung des Auges, Weitwinkelglaukom (S. 188) und Beeinträchtigung der parasympathischen Nervenversorgung der Iris, wie bei der Holmes-Adie-Pupille sowie Okulomotoriuslähmung. Wenn die Anisokorie bei gedämpftem Licht stärker ist, kann sich die kleine Pupille nicht richtig erweitern, wie beim Horner-Syndrom, das durch eine Unterbrechung der sympathischen Nervenversorgung verursacht wird.

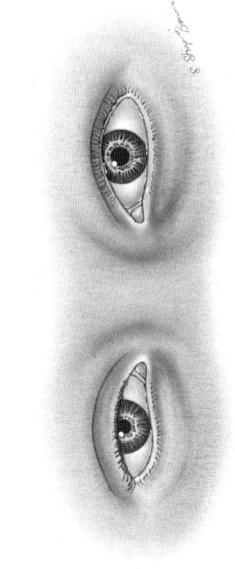

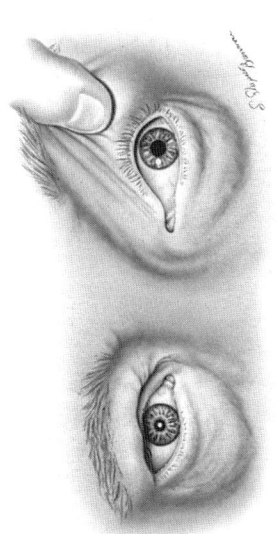

Holmes-Adie-Pupille (Pupillotonie)

Eine Holmes-Adie-Pupille ist groß, rund und tritt gewöhnlich einseitig auf. Die Lichtreaktion ist stark abgeschwächt und verlangsamt oder fehlt sogar ganz. Die Naheinstellungsreaktion ist vorhanden, wenn auch sehr langsam. Die langsame Akkommodation verursacht verschwommenes Sehen. Die Muskeleigenreflexe sind häufig abgeschwächt.

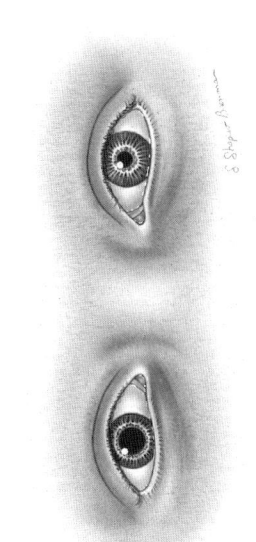

Licht

Okulomotoriuslähmung

Die erweiterte Pupille (6–7 mm) ist lichtstarr und verengt sich bei der Naheinstellung nicht. Häufig – aber nicht immer – liegen, wie hier dargestellt, eine Ptosis des Oberlids und eine laterale Deviation (Abweichen) des Auges vor. [Eine noch stärker erweiterte (8–9 mm) und lichtstarre Pupille kann auf der lokalen Applikation atropinähnlicher Wirkstoffe beruhen.]

Gleiche Pupillen und einseitige Blindheit

Einseitige Blindheit führt nicht zu Anisokorie, solange die parasympathische und sympathische Innervation beider Irides normal ist. Licht, das auf das sehende Auge gerichtet wird, führt hier zu einer direkten Lichtreaktion und zu einer konsensuellen Reaktion im blinden Auge. Licht, das auf das blinde Auge trifft, führt allerdings in keinem Auge zu einer Reaktion.

blindes Auge

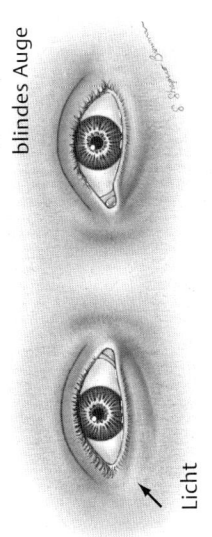

blindes Auge

Licht

Horner-Syndrom

Die betroffene Pupille ist zwar klein, reagiert aber rasch auf Licht und Akkommodation. Eine Ptosis des Oberlids ist vorhanden und unter Umständen mit einem Ausfall der Schweißsekretion auf der Stirn verbunden. Bei angeborenem Horner-Syndrom ist die betroffene Iris heller gefärbt als die andere (Heterochromie).

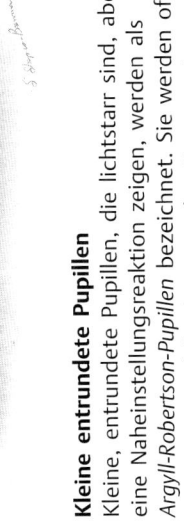

Kleine entrundete Pupillen

Kleine, entrundete Pupillen, die lichtstarr sind, aber eine Naheinstellungsreaktion zeigen, werden als Argyll-Robertson-Pupillen bezeichnet. Sie werden oft durch eine Syphilis des zentralen Nervensystems verursacht.

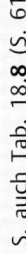

S. auch Tab. 18.8 (S. 619).

Tabelle 7.8 Schielen

Ein Abweichen der Augen von der normalen parallelen Stellung wird als *Strabismus* oder *Schielen* bezeichnet. Strabismus wird in zwei Gruppen unterteilt: (1) *Begleitschielen*, bei dem der Schielwinkel in allen Blickrichtungen konstant ist, und (2) *Lähmungsschielen*, bei dem der Schielwinkel in Abhängigkeit von der Blickrichtung variiert.

Begleitschielen

Begleitschielen wird durch ein Ungleichgewicht im Tonus der Augenmuskeln verursacht. Es hat viele Ursachen, kann erblich sein und tritt gewöhnlich in der frühen Kindheit auf. Die jeweilige Schielstellung wird anhand der Richtung weitergehend klassifiziert:

Konvergenter Strabismus (Esotropie)

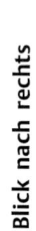 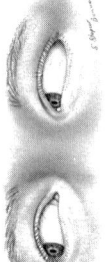

Divergenter Strabismus (Exotropie)

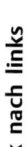 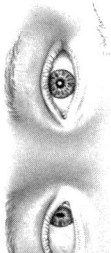

Abdecktest

Ein alternierender Abdecktest kann sinnvoll sein. Hier ist gezeigt, was bei der oben abgebildeten monokulären Esotropie zu sehen ist.

Die Reflektionen auf der Kornea sind asymmetrisch.

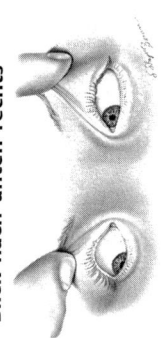

abgedeckt

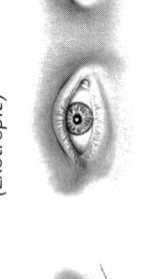

Das rechte Auge bewegt sich nach außen, um das Licht zu fixieren. (Das linke Auge ist nicht zu sehen, bewegt sich aber im gleichen Ausmaß nach innen.)

nicht abgedeckt

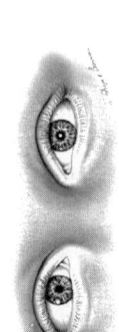

Das linke Auge bewegt sich nach außen, um das Licht zu fixieren. Das rechte Auge weicht wieder nach innen ab.

Lähmungsschielen

Lähmungsschielen wird gewöhnlich durch Schwäche oder Lähmung eines oder mehrerer äußerer Augenmuskeln verursacht. Bestimmen Sie die Blickrichtung, in der die Deviation maximal ist. Zum Beispiel:

Linksseitige Abduzenslähmung

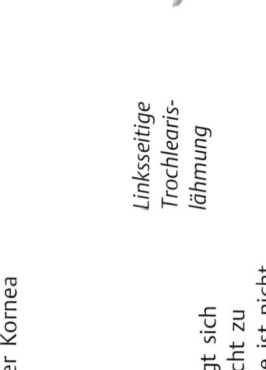

Blick nach rechts

Augen sind konjugiert.

Blick nach vorn

Esotropie tritt auf.

Blick nach links

Esotropie ist maximal.

Linksseitige Trochlearislähmung

Blick nach unten rechts

Das linke Auge kann nicht nach unten blicken, wenn es nach innen gerollt ist. Das Abweichen ist in dieser Richtung maximal.

Linksseitige Okulomotoriuslähmung

Blick geradeaus

Das Auge wird durch die Wirkung des N. abducens nach außen gezogen. Die Bewegungen nach oben, unten oder innen sind beeinträchtigt oder nicht möglich. Es kann zu Ptosis und Pupillenerweiterung kommen.

Tabelle 7.9 **Normvarianten der Sehnervenpapille**

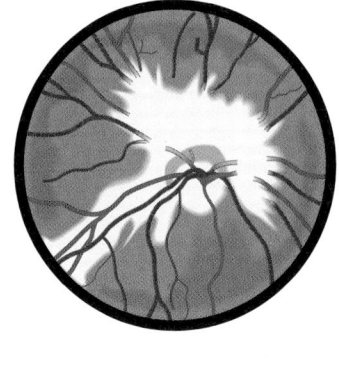

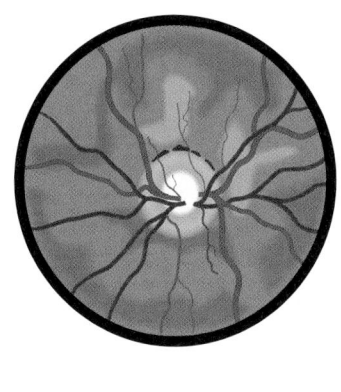

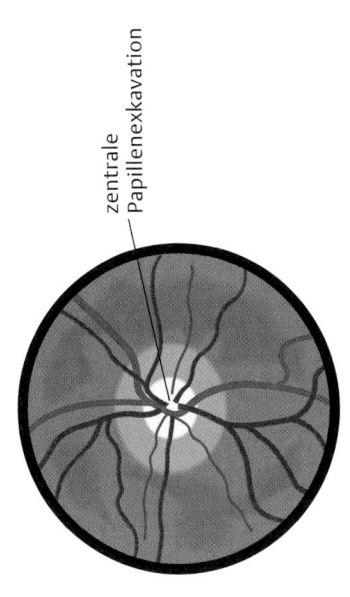

zentrale
Papillenexkavation

temporale
Papillenexkavation

Physiologische Papillenexkavation

Die physiologische Papillenexkavation ist eine kleine weißliche Vertiefung in der Sehnervenpapille, aus der die retinalen Gefäße aufzutauchen scheinen. Die Papillenexkavation ist gewöhnlich in der Mitte der Sehnervenpapille oder in Richtung der temporalen Seite sichtbar. Häufig sind an ihrer Basis gräuliche Flecken zu sehen. Manchmal ist die Exkavation nicht vorhanden.

Ringe und halbmondförmige Strukturen

Um die Sehnervenpapille herum sind häufig Ringe oder halbmondförmige Strukturen zu sehen. Es handelt sich um entwicklungsbedingte Varianten, bei denen – besonders entlang des temporalen Rands der Papille – entweder weiße Sklera, schwarzes Netzhautpigment oder beides erkennbar sind. Ringe und halbmondförmige Strukturen sind nicht Teil der Sehnervenpapille und sollten bei der Schätzung des Papillendurchmessers nicht berücksichtigt werden.

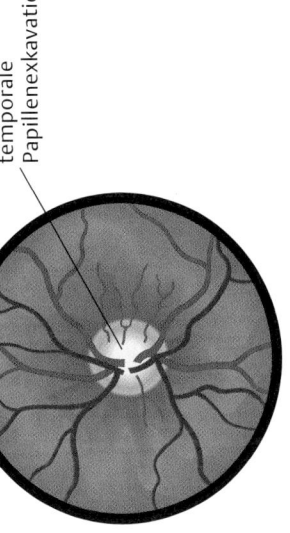

Markhaltige Nervenfasern

Markhaltige Nervenfasern sind ein seltener, aber sehr auffälliger Befund. Es handelt sich um unregelmäßige weiße Flecken mit fransigen Rändern, die den Rand der Papille und die Netzhautgefäße bedecken. Sie haben keine pathologische Bedeutung.

Tabelle 7.10 Pathologische Veränderungen der Sehnervenpapille

	Normale Sehnervenpapille	Optikusatrophie	Stauungspapille	Glaukomexkavation
Entstehungs-mechanismus	Winzige Gefäße in der Papille sind für ihre normale Färbung verantwortlich.	Das Absterben von Nervenfasern des N. opticus führt zum Verlust der kleinen Papillengefäße.	Venöse Stauung führt zur Größenerweiterung und Schwellung der Papille.	Der erhöhte Augeninnendruck führt zu einer Vertiefung der Papillenexkavation (nach hinten gerichtete Einsenkung der Papille) und zur Atrophie.
Befund	Farbe gelblich-orange bis rosa	Farbe weiß	Farbe rosa, hyperämisch	Die Basis der vergrößerten Papille ist blaß.
	Papillengefäße winzig	Papillengefäße fehlen	Papillengefäße sind deutlicher zu sehen und zahlreich, ziehen im Bogen über die Ränder der Papille	Die physiologische Papillenexkavation ist vergrößert und nimmt mehr als den halben Papillendurchmesser ein. Manchmal dehnt sie sich bis zum Rand der Papille aus. Die Netzhautgefäße versinken in und unter ihr und können nach nasal verschoben sein.
	Papillenrand scharf (nur nasal evtl. nicht)		Papille angeschwollen mit unscharfen Rändern	
	Die physiologische Papillenexkavation liegt zentral oder etwas temporal. Sie ist deutlich sichtbar oder fehlt. Ihr Durchmesser beträgt gewöhnlich weniger als die Hälfte des Papillendurchmessers.		Die physiologische Papillenexkavation ist nicht sichtbar.	

Normale Netzhautarterien und arteriovenöse (AV-)Kreuzung

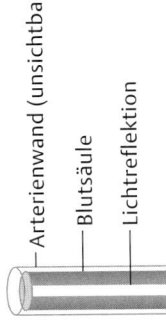

- Arterienwand (unsichtbar)
- Blutsäule
- Lichtreflektion

Die normale Arterienwand ist transparent. Nur die Blutsäule im Inneren ist zu sehen. Der normale Lichtreflex ist schmal – ungefähr ¼ des Durchmessers der Blutsäule.

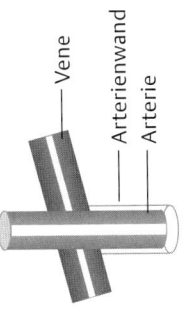

- Vene
- Arterienwand
- Arterie

Da die Arterienwand transparent ist, kann man eine Vene, die unter der Arterie kreuzt, auf beiden Seiten bis zur Blutsäule sehen.

Retinale Arterien bei Hypertonie

Spasmen und Verdickungen der Arterienwand

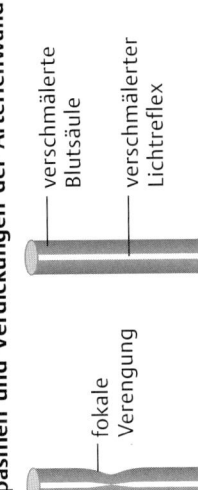

- verschmälerte Blutsäule
- verschmälerter Lichtreflex

- fokale Verengung

Bei Hypertonie kann eine fokale oder generalisierte Verengung der Arterien auftreten. Der Lichtreflex ist ebenfalls verschmälert. Im Laufe vieler Monate oder Jahre verdickt sich die Arterienwand und wird weniger transparent.

Kupferdrahtarterien

Gelegentlich kommt es zu einer Stauung und Schlängelung der Arterien, besonders in der Nähe der Papille. Der Lichtreflex wird verstärkt und hat einen hell kupferfarbenen Glanz. Ein solches Gefäß wird als „Kupferdrahtarterie" bezeichnet.

Silberdrahtarterien

Gelegentlich wird die Wand einer verengten Arterie so trübe, daß in ihr kein Blut mehr zu sehen ist. Dies wird als „Silberdrahtarterie" bezeichnet. Diese Veränderung tritt typischerweise in den kleineren Ästen auf.

Arteriovenöse Kreuzung

Wenn die Transparenz der Arterienwände verlorengeht, kommt es zu Veränderungen bei den arteriovenösen Kreuzungen. Eine verringerte Transparenz der Retina trägt wahrscheinlich ebenfalls zu den unten links und in der Mitte dargestellten Veränderungen bei.

Gunn-Kreuzungsphänomen

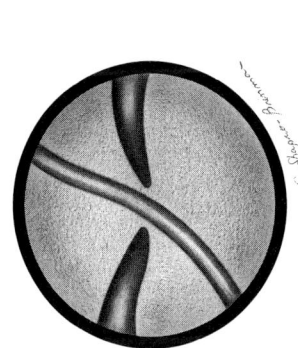

Die Vene scheint sich auf beiden Seiten der Arterie zu verjüngen.

Salus-Zeichen

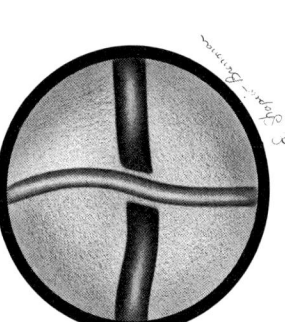

Die Vene scheint auf beiden Seiten der Arterie abrupt zu enden.

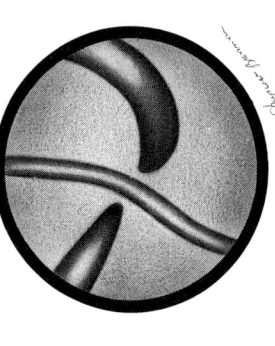

Die Vene ist auf der distalen Seite der Arterie geschlängelt und bildet eine dunkle, weite Ausbuchtung.

Tabelle 7.12 Rote Flecken und Streifen auf der Retina

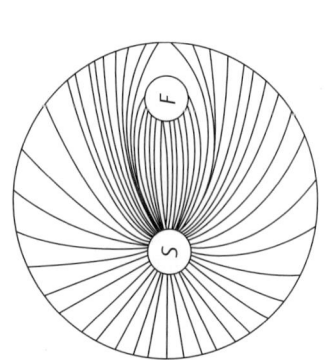

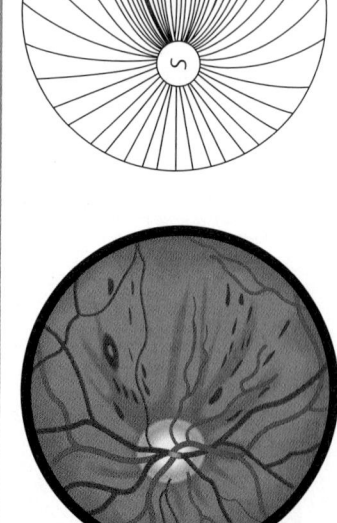

Oberflächliche Netzhautblutungen

Oberflächliche Netzhautblutungen zeigen sich als kleine, lineare, rote Streifen auf dem Augenhintergrund, die wie eine Flamme aussehen. Ihre Form erhalten sie durch die oberflächlichen Bündel von Nervenfasern, die im dargestellten Beispiel von der Sehnervenpapille ausstrahlen (S = Sehnervenpapille; F = Fovea). Manchmal treten die Blutungen gehäuft auf und täuschen eine größere Blutung vor, doch die lineare Streifung an den Rändern weist auf ihre eigentliche Herkunft hin. Oberflächliche Blutungen treten unter anderem bei schwerer Hypertonie, Stauungspapillen und bei Verschluß der V. centralis retinae auf. Gelegentlich auftretende oberflächliche Blutungen mit einem weißen, aus Fibrin bestehenden Zentrum, können viele Ursachen haben.

Tiefe Netzhautblutungen

Tiefe Netzhautblutungen erscheinen als kleine, rundliche, etwas unregelmäßige rote Flecken, die manchmal auch als Punkt- oder Fleckblutungen bezeichnet werden. Sie treten in einer tieferen Schicht der Retina als streifenförmige Blutungen auf. Eine häufige Ursache ist Diabetes mellitus.

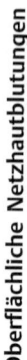

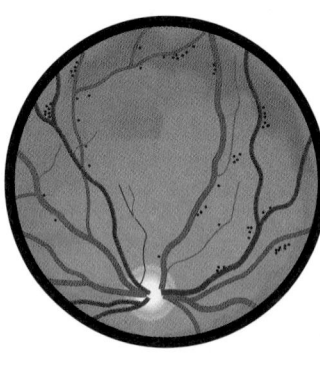

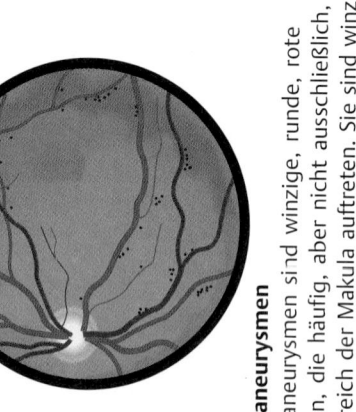

Präretinale Blutung

Eine präretinale (subhyaloide) Blutung entwickelt sich, wenn Blut in den Zwischenraum zwischen Retina und Glaskörper eindringt. Diese Blutung ist typischerweise ausgeprägter als Netzhautblutungen. Da sie vor der Retina liegt, verdeckt sie darunterliegende Netzhautgefäße. Bei aufrechter Körperhaltung sedimentieren die roten Blutkörperchen, so daß sich eine horizontale Grenzlinie zwischen dem Plasma oben und den Zellen unten bildet. Ursache kann ein rascher Anstieg des Hirndrucks sein.

Mikroaneurysmen

Mikroaneurysmen sind winzige, runde, rote Flecken, die häufig, aber nicht ausschließlich, im Bereich der Makula auftreten. Sie sind winzige Erweiterungen sehr kleiner Netzhautgefäße, wobei die zuführenden Gefäße zu klein sind, um sie ophthalmoskopisch erkennen zu können. Mikroaneurysmen sind charakteristisch, aber nicht spezifisch, für die diabetische Retinopathie.

Neovaskularisationen

Neovaskularisationen sind Neubildungen von Blutgefäßen. Sie sind zahlreicher, stärker gewunden und dünner als andere Blutgefäße in diesem Gebiet und bilden ungeordnet wirkende rote Bögen. Eine häufige Ursache ist die späte, proliferative Phase einer diabetischen Retinopathie. Die Gefäße können in den Glaskörper hineinwachsen, wo Netzhautablösung oder Einblutungen zur Erblindung führen können.

Tabelle 7.13 Helle Flecken auf der Retina

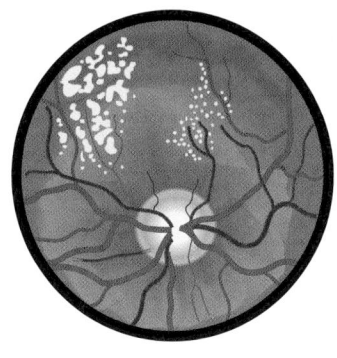

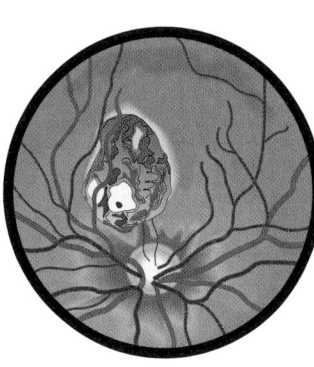

Cotton-wool-Herde (Weiche Exsudate)

Cotton-wool-Herde sind weiße oder gräuliche, ovoide Läsionen mit unregelmäßigen ("weichen") Grenzen. Sie sind normalerweise kleiner als die Papille. Sie entstehen durch Nervenfaserinfarkte und treten bei Hypertonie und vielen anderen Erkrankungen auf.

Drusen

Drusen sind gelbliche, runde, kleine bis winzige Flecken. Sie sind zufällig verteilt, können sich aber am hinteren Augenpol konzentrieren. Drusen sind normale Alterserscheinungen. Sie begleiten aber auch verschiedene Erkrankungen, wie die altersbedingte Makuladegeneration.

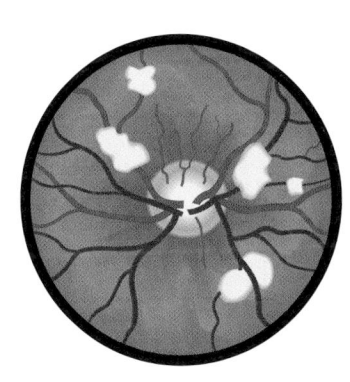

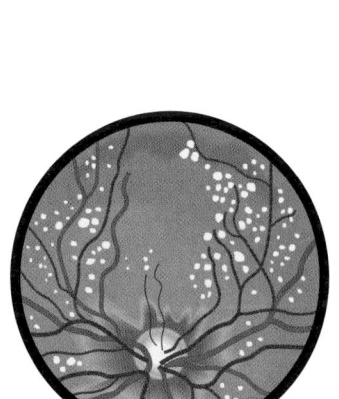

Ablagerung von Lipiden (Harte Exsudate)

Ablagerungen von Lipiden sind cremefarbene oder gelbliche, häufig helle Läsionen mit deutlich ausgeprägten ("harten") Grenzen. Sie sind klein und rund (wie in der unteren Hälfte der Abbildung dargestellt), können aber auch zu größeren, unregelmäßig geformten Flecken verschmelzen (wie in der oberen Hälfte der Abbildung dargestellt). Sie treten häufig in Gruppen oder kreis-, linien- oder sternförmigen Mustern auf. Zu den Ursachen gehören Diabetes und Hypertonie.

Ausgeheilte Retinochoroiditis

Hier hat die Entzündung die oberflächlichen Gewebe zerstört, so daß ein scharf begrenzter, unregelmäßig geformter weißer Fleck, der von dunklem Pigment gezeichnet ist, zum Vorschein kommt. Die Größe variiert von klein bis sehr groß. Hier ist der Befund bei Toxoplasmose dargestellt. Mehrere kleine, ähnlich aussehende Herde können auf eine Laserbehandlung zurückzuführen sein.

(Fortsetzung auf der nächsten Seite) ▶

Tabelle 7.13 (Fortsetzung)

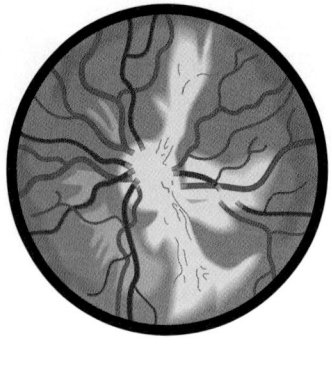

Proliferative diabetische Retinopathie

Im proliferativen Spätstadium der diabetischen Retinopathie entwickeln sich Bänder oder Stränge aus weißem Bindegewebe. Sie liegen vor den Netzhautgefäßen und verdecken sie. Neovaskularisationen (S. 222) sind eine typische Begleiterscheinung.

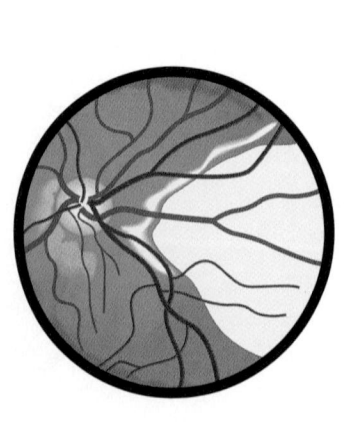

Kolobom

Ein Kolobom von Choroidea und Retina ist eine Entwicklungsstörung. Ein scharf begrenztes, mäßig großes bis großes Oval der Sklera ist unterhalb der Papille zu sehen und dehnt sich häufig über die Grenzen des untersuchten Gebiets hinaus aus. Die Grenzen können pigmentiert sein.

Tabelle 7.14 Augenhintergrund

Schneiden Sie in ein Stück Papier ein kreisförmiges Loch von der Größe der unten dargestellten Papillen. Der ausgeschnittene Kreis simuliert den Lichtstrahl eines Ophthalmoskops. Legen Sie das Papier auf die einzelnen Abbildungen und untersuchen Sie systematisch jeden Fundus.

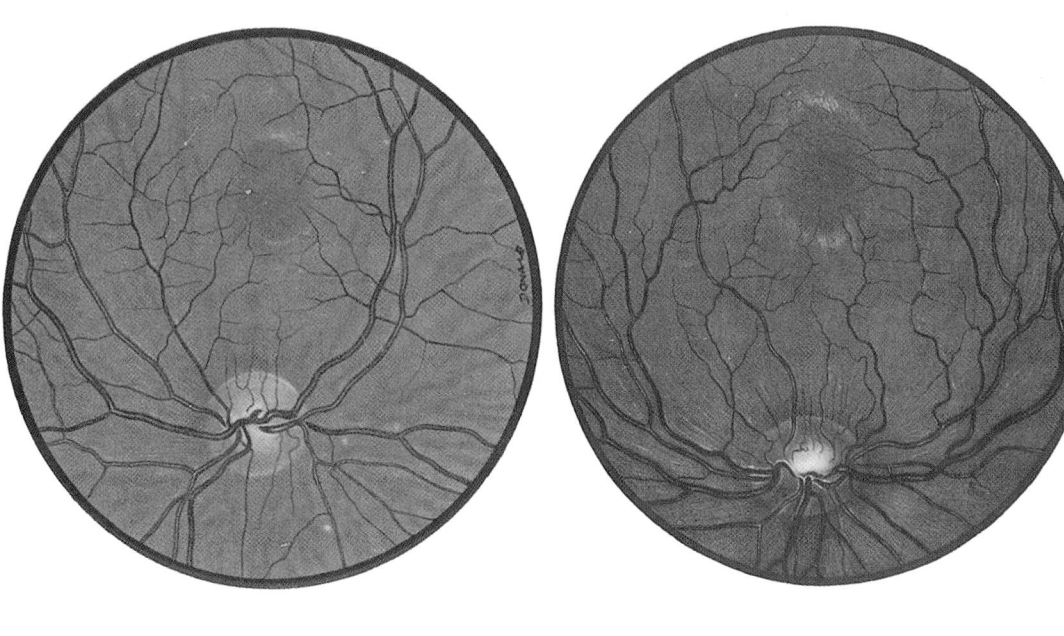

Normaler Fundus eines hellhäutigen Menschen

Lokalisieren und inspizieren Sie die Papille. Folgen Sie den Hauptgefäßen in die vier Richtungen. Achten Sie dabei auf ihre relative Größe und auf die Art der arteriovenösen Kreuzungen, die hier beide normal sind. Inspizieren Sie das Gebiet der Makula. Die etwas dunklere Fovea läßt sich gerade noch erkennen. Bei diesem Patienten ist kein Lichtreflex zu sehen. Achten Sie auf Läsionen in der Retina. Beachten Sie das gestreifte oder mosaikartige Aussehen des Fundus, besonders im unteren Feld. Dies beruht auf normalen Gefäßen in der Choroidea, die nicht durch Pigment verdeckt werden.

Normaler Fundus eines dunkelhäutigen Menschen

Inspizieren Sie wieder die Papille, die Gefäße und die dahinter liegende Retina. Der Ring um die Fovea ist ein normaler Lichtreflex. Vergleichen Sie die Farbe des Fundus mit der in der oberen Abbildung. Sie hat eine gräulich-bräunliche, fast purpurne Schattierung, die durch Pigment in Retina und Choroidea hervorgerufen wird. Dieses Pigment verdeckt normalerweise die Gefäße der Choroidea, so daß kein mosaikartiger Eindruck entsteht. Verglichen mit diesen beiden Abbildungen, ist der Fundus eines brünetten weißen Menschen rötlicher gefärbt.

(Fortsetzung auf der nächsten Seite) ▶

Tabelle 7.14 (Fortsetzung)

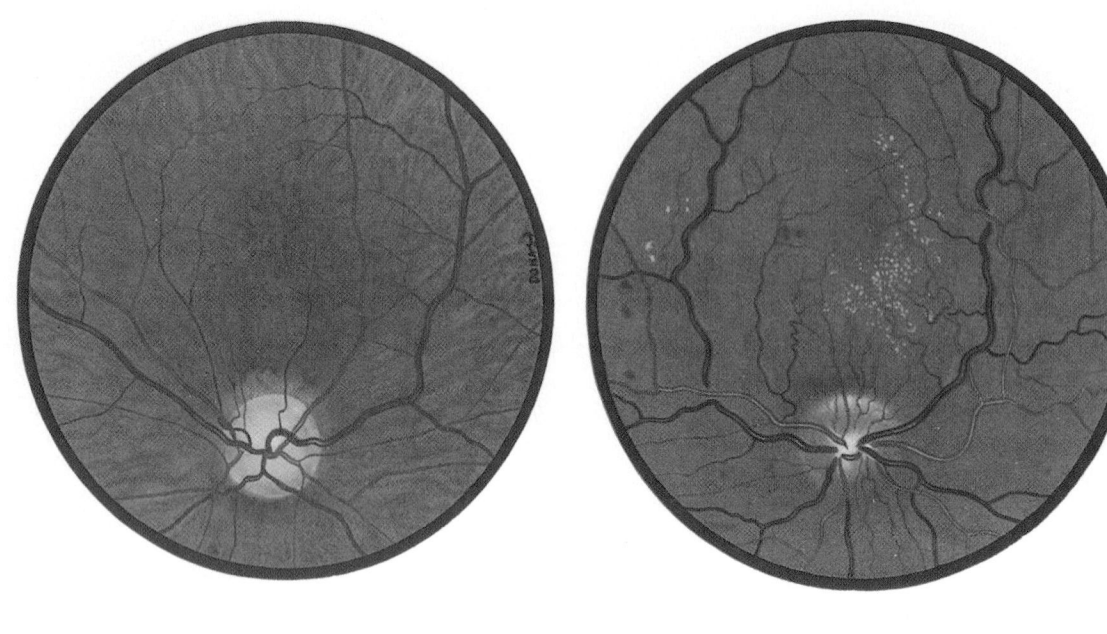

Normaler Fundus eines alten Menschen

Inspizieren Sie den Fundus. Welche Unterschiede fallen Ihnen auf? In diesem Beispiel sind zwei charakteristische Merkmale des alternden Fundus zu erkennen. Die Blutgefäße verlaufen gerader und sind dünner als bei jüngeren Menschen, die Gefäße der Choroidea sind gut zu sehen. Bei dieser Person ist die Papille weniger rosa, temporal von der Papille und im Gebiet der Makula können Sie Pigment erkennen.

Hypertensive Retinopathie

Inspizieren Sie den Fundus. Der nasale Rand der Papille ist verschwommen. Die Lichtreflexe auf den Arterien direkt oberhalb und unterhalb der Papille sind verstärkt. Beachten Sie das Gunn-Kreuzungsphänomen an der arteriovenösen Kreuzung, etwa einen Papillendurchmesser oberhalb der Papille. Bei 4.30 Uhr sind (in zwei Papillendurchmesser Entfernung von der Papille) das Gunn-Kreuzungsphänomen und das Salus-Zeichen zu erkennen. Punktförmige harte Exsudate und einige tiefe Netzhautblutungen sind gut zu sehen.

(Fortsetzung auf der nächsten Seite)

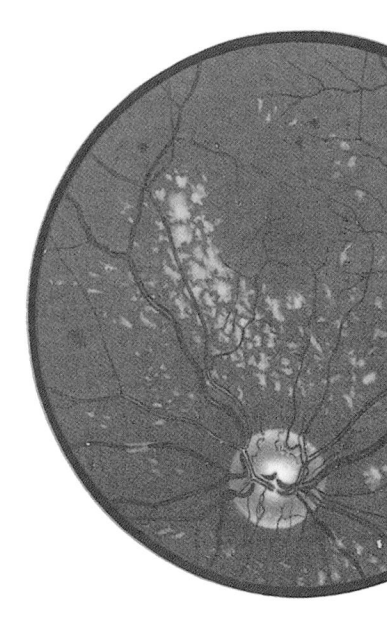

Hypertensive Retinopathie mit makulärer Sternfigur

Hier sind die punktförmigen Exsudate gut zu erkennen. Einige sind verstreut, während andere von der Fovea ausgehen und so eine makuläre Sternfigur bilden. Achten Sie auf die beiden kleinen weichen Exsudate, die ungefähr einen Papillendurchmesser von der Papille entfernt sind. Eine Reihe streifenförmiger Blutungen ziehen in Richtung 4 und 5 Uhr. Andere sind bei 2 Uhr zu sehen.

Die in dieser und der vorigen Abbildung gezeigten Veränderungen bei der hypertensiven Retinopathie sind typisch für eine maligne Hypertonie. Eine andere wichtige Störung, die diese Veränderungen begleiten kann, ist die Stauungspapille (S. 220).

Diabetische Retinopathie

Hier sind die punktförmigen Exsudate zu homogenen, wachsartigen Flecken verschmolzen, die für diabetische Retinopathie typisch sind. Welche Art von roten Flecken können Sie erkennen? Mikroaneurysmen sind am besten ungefähr einen Papillendurchmesser unterhalb der Papille zu sehen. Einige tiefe Blutungen finden Sie bei 2 und 3 Uhr in etwa drei Papillendurchmessern Entfernung von der Papille.

Diese Kombination von Mikroaneurysmen, tiefen Blutungen und harten Exsudaten wird als *nicht-proliferative* Retinopathie bezeichnet. Ein späteres Stadium, die *proliferative Retinopathie*, umfaßt Neovaskularisationen (S. 222), proliferierendes Bindegewebe (S. 224) und Glaskörperblutungen.

(Aus: Michaelson IC: Textbook of the Fundus of the Eye, 3. Aufl. Edinburgh, Churchill Livingstone, 1980)

Tabelle 7.15 Knoten am oder in der Nähe des Ohrs

Chondrodermatitis nodularis helicis

Diese chronische entzündliche Läsion beginnt als schmerzende, druckschmerzhafte Papel, die gewöhnlich am oberen Helixrand lokalisiert ist. Sie kann sich aber auch auf der Anthelix befinden. Normalerweise tritt die Läsion einzeln auf, in diesem Fall sind zwei Läsionen zu sehen. Die untere Papel ist eine frühe Läsion. Die obere Läsion zeigt das spätere Stadium der Ulzeration und Verkrustung. Eine Rötung ist möglich. Gewöhnlich sind ältere Männer betroffen. Um die Chondrodermatitis von einem Karzinom unterscheiden zu können, ist eine Biopsie erforderlich.

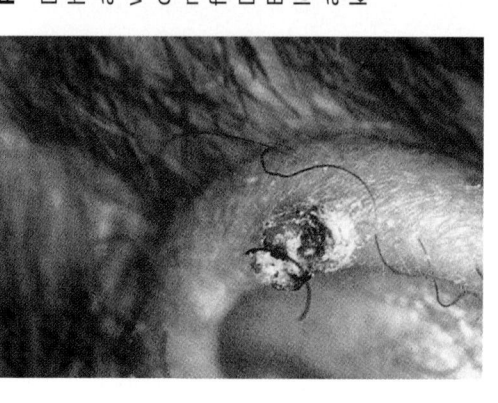

Plattenepithelkarzinom

Das Plattenepithelkarzinom tritt am häufigsten bei hellhäutigen Menschen auf, die oft dem Sonnenlicht ausgesetzt waren. Die Lokalisation auf der Helix und die erhabene, verkrustete Begrenzung mit zentraler Ulzeration sind häufig zu finden. Eine Biopsie bestätigt die Diagnose. Hier ist eine Naht vorhanden. Ein Plattenepithelkarzinom breitet sich lokal aus. Gelegentlich metastasiert es, am häufigsten in nahegelegene Lymphknoten.

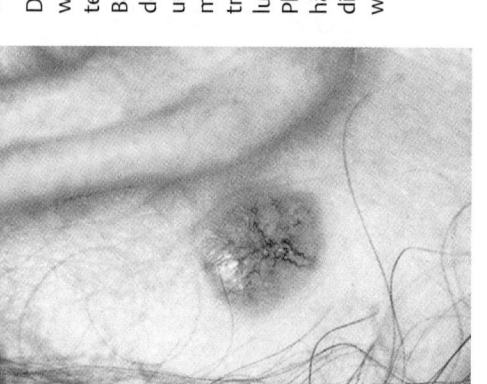

Hautzyste

Diese Zyste hinter dem Ohr wurde früher als Atherom bezeichnet. Es handelt sich um einen gutartigen, geschlossenen, festen Hohlraum, der in der Dermis liegt und einen halbkugelförmigen Knoten bildet. Er kann über das darunterliegende Gewebe bewegt werden, ist aber mit der Epidermis verwachsen. Auf seiner Oberfläche kann ein dunkler Punkt (Komedo) vorhanden sein. Histologisch kann unterschieden werden zwischen:
(1) *Epidermoidzyste*, die im Gesicht und am Hals häufig ist, und (2) *Trichilemmalzyste* (*piläre Hautzyste*), die häufig auf der Kopfhaut vorkommt. Beide können sich entzünden.

Basaliom

Der erhabene Knoten hinter dem Ohr weist eine glänzende Oberfläche und teleangiektatische Gefäße auf, die auf ein Basaliom schließen lassen. Hierbei handelt es sich um ein langsam wachsendes und häufiges Malignom, das selten metastasiert. Ulzerationen können auftreten. Das Basaliom wird ohne Behandlung ausgedehnter und tiefer. Wie beim Plattenepithelkarzinom tritt das Basaliom häufiger bei hellhäutigen Menschen auf, die viel dem Sonnenlicht ausgesetzt waren.

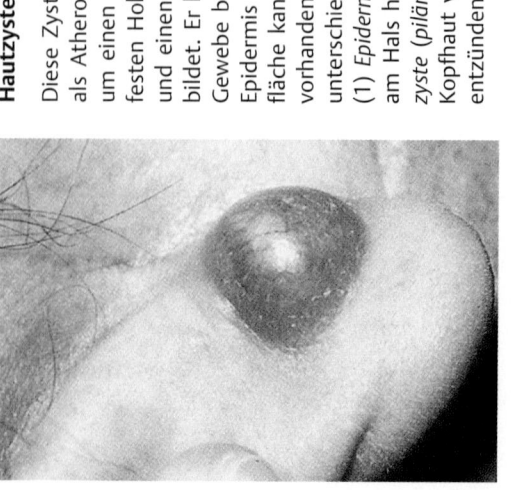

(Bildnachweis: *Chondrodermatitis helicis, Hautzyste* – Young EM Jr., Newcomer VD, Kligman AM: Geriatric Dermatology: Color Atlas and Practitioner's Guide. Philadelphia, Lea & Febiger, 1993; *Plattenepithelkarzinom, Basaliom* – Mit freundlicher Genehmigung des New England Journal of Medicine, 326:169–170, 1992)

Tophi

Ein Tophus ist eine Ablagerung von Harnsäurekristallen, der für die chronische Gicht mit Tophusbildung typisch ist. Tophi erscheinen als harte Knoten an der Helix und der Anthelix und können ihre kreidigen weißen Kristalle durch die Haut nach außen abgeben. Tophi können auch in der Nähe der Gelenke, etwa an Händen (S. 547), Füßen und anderen Arealen auftreten. Tophi entwickeln sich normalerweise erst nach jahrelang erhöhten Harnsäurewerten. Aufgrund der besseren Kontrolle der Hyperurikämie durch Medikamente sinkt die Inzidenz von Tophi.

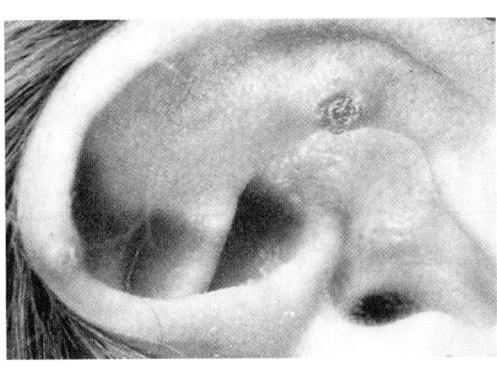

Rheumaknötchen

Bei einem Patienten mit chronischer Arthritis können ein oder mehrere kleine Knoten an Helix oder Anthelix, wie hier dargestellt, Rheumaknötchen einer rheumatoiden Arthritis sein. Verwechseln Sie derartige Knoten nicht mit Tophi. Suchen Sie nach weiteren Knoten an anderen Stellen, z.B. an den Händen, entlang der Oberfläche der Ulna distal vom Ellenbogen (S. 546 f), an den Knien und an den Fersen. Wiederholte kleine Verletzungen können zur Ulzeration führen. Rheumaknötchen können der Arthritis vorausgehen.

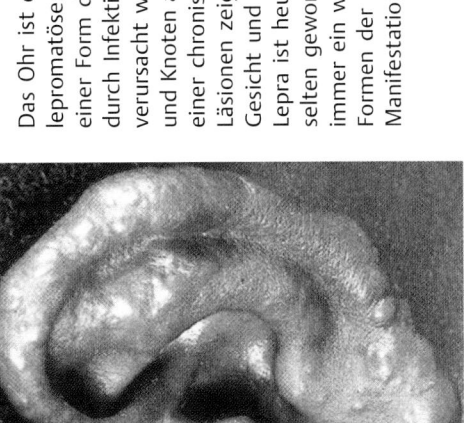

Keloid

Ein Keloid ist eine feste, knotige, hypertrophische Masse aus Narbengewebe, die sich über das Gebiet der Verletzung hinaus ausdehnt. Es kann sich in jedem vernarbten Gebiet entwickeln, tritt aber am häufigsten an den Schultern und im oberen Teil der Brust auf. Ein Keloid an einem durchstochenen Ohrläppchen, das für Ohrringe durchstochen wurde, kann wegen seiner kosmetischen Auswirkungen besonders störend wirken. Bei Menschen mit dunkler Haut ist die Entwicklung von Keloiden wahrscheinlicher als bei hellhäutigen. Nach einer Behandlung kann es zu einem Rezidiv der Wucherung kommen.

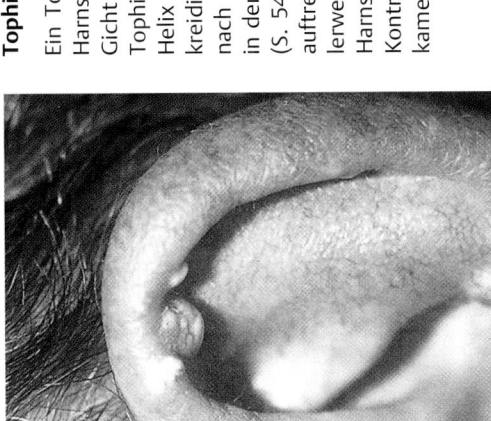

Lepromatöse Lepra

Das Ohr ist eines der Gebiete, das von lepromatöser Lepra betroffen sein kann, einer Form der Hansen-Krankheit, die durch Infektion mit *Mycobacterium leprae* verursacht wird. Die multiplen Papeln und Knoten an diesem Ohr sind die Folge einer chronischen Infektion. Ähnliche Läsionen zeigen sich wahrscheinlich im Gesicht und an anderen Körperteilen. Lepra ist heute in den Industrienationen selten geworden. Sie ist jedoch noch immer ein weltweites Problem. Weitere Formen der Krankheit zeigen andere Manifestationen.

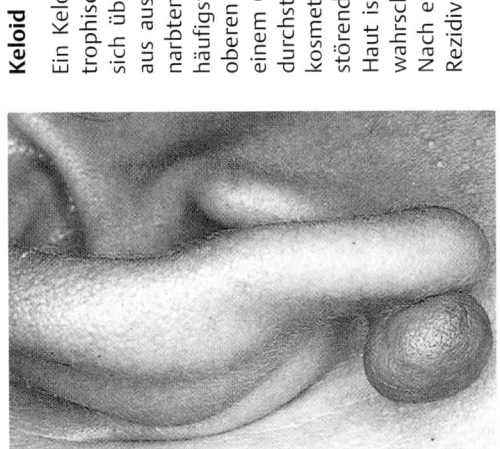

(Bildnachweis: *Tophi, Lepromatöse Lepra* – du Vivier A: Atlas of Clinical Dermatology, 2. Aufl. London, Gower Medical Publishing, 1993; *Rheumaknötchen* – Champion RH, Burton JL, Ebling FJG (Hrsg.): Rook / Wilkinson / Ebling Textbook of Dermatology, 5. Aufl. Oxford, Blackwell Scientific Publications Limited, 1992; *Keloid* – Sams WM Jr, Lynch PJ (Hrsg.): Principles and Practice of Dermatology. Edinburgh, Churchill Livingstone, 1990)

Tabelle 7.16 Veränderungen am Trommelfell

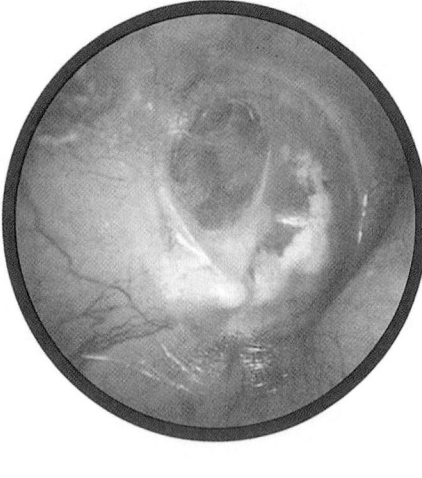

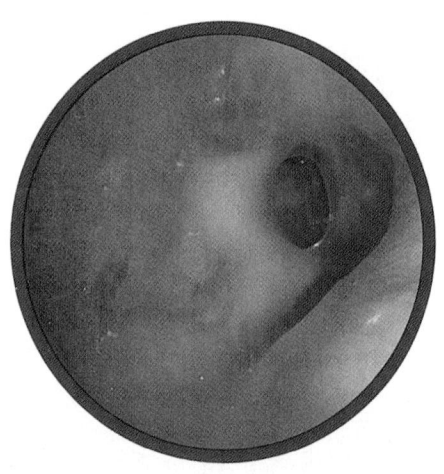

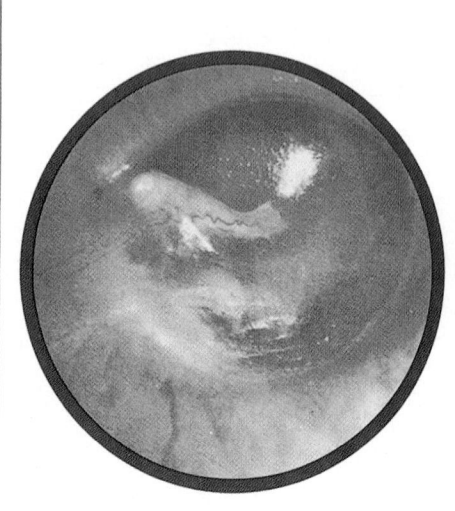

Normales Trommelfell

Dieses normale Trommelfell (Membrana tympani, rechtes Ohr) ist perlmuttfarben. Der Hammerstiel liegt leicht schräg hinter dem oberen Teil des Trommelfells. Der Processus anterior mallei drückt die Membran nach lateral, so daß eine kleine weiße Erhebung entsteht. Über dem Processus anterior mallei liegt ein kleiner Teil des Trommelfells, der als Shrapnell-Membran (Pars flaccida) bezeichnet wird. Der Rest des Trommelfells ist die Pars tensa. Vordere und hintere Hammerfalten (Plicae malleares anterior und posterior), die vom Processus anterior mallei schräg nach oben verlaufen, trennen die Shrapnell-Membran von der Pars tensa. Sie sind aber nur dann zu sehen, wenn das Trommelfell retrahiert ist. Vom Umbo strahlt der Lichtkegel fächerförmig nach vorn und unten aus. Andere Lichtreflexe, die auf diesem Photo zu sehen sind, sind Artefakte. Hinter dem Hammer ist ein Teil des Ambosses unter dem Trommelfell zu erkennen. Die kleinen Blutgefäße, die am Hammerstiel entlang verlaufen, weisen nicht auf eine Entzündung hin. Der Gehörgang, der das Trommelfell umgibt, wirkt wegen der Verzerrung, die durch die photographische Aufnahmetechnik bedingt ist, flacher als in Wirklichkeit.

Perforation des Trommelfells

Perforationen sind Löcher im Trommelfell, die gewöhnlich durch eitrige Infektionen des Mittelohrs verursacht werden. Sie werden als *zentrale Perforationen*, die sich nicht bis zum Rand des Trommelfells erstrecken, und als *randständige Perforationen*, bei denen der Rand beteiligt ist, klassifiziert.

Hier ist die häufigere zentrale Perforation gezeigt. In diesem Fall umgibt ein geröteter Ring aus Granulationsgewebe die Perforation. Dies weist auf einen chronischen infektiösen Prozeß hin. Das Trommelfell selbst ist vernarbt, es sind keine Orientierungspunkte zu erkennen. Durch eine derartige Perforation kann Sekret aus dem infizierten Mittelohr ausfließen, wobei hier keines zu sehen ist.

Wie in der nächsten Abbildung zu sehen, schließt sich eine Perforation des Trommelfells häufig im Verlauf des Heilungsprozesses. Die Membran, die das Loch bedeckt, kann äußerst dünn und transparent sein.

Tympanosklerose

Im unteren Teil dieses linken Trommelfells findet sich ein großer, kreideweißer Fleck mit unregelmäßigen Rändern. Er ist typisch für eine Tympanosklerose: eine Ablagerung von hyalinem Material in den Schichten der Membrana tympani, die manchmal nach einer schweren Otitis media auftritt. Normalerweise beeinträchtigt eine Tympanosklerose das Gehör nicht und ist nur selten von klinischer Bedeutung.

Weitere Veränderungen dieses Trommelfells sind eine *verheilte Perforation* (das große ovale Gebiet im oberen hinteren Teil des Trommelfells) und Anzeichen für ein *retrahiertes Trommelfell*. Ein retrahiertes Trommelfell ist nach medial vom Betrachter weg eingezogen, und die Hammerfalten sind gespannt und treten deutlich hervor. Der Processus anterior mallei steht scharf vor. Der Hammerstiel, der am Umbo nach innen gezogen wird, ist perspektivisch verkürzt und erscheint horizontaler als normal.

(Bildnachweis: *Normales Trommelfell* – Hawke M, Keene M, Alberti PW: Clinical Otoscopy: A Text and Colour Atlas. Edinburgh, Churchill Livingstone, 1984; *Perforation des Trommelfells, Tympanosklerose* – mit freundlicher Genehmigung von Michael Hawke, M.M., Toronto, Kanada)

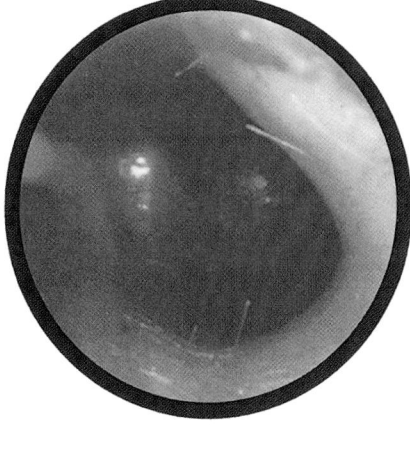

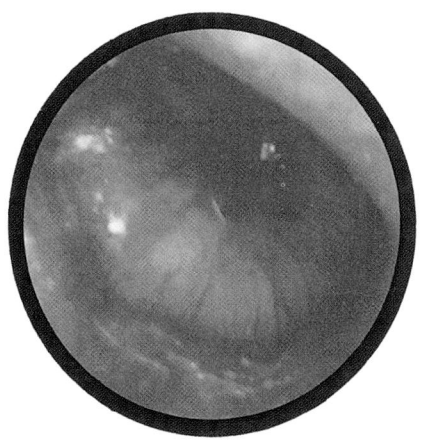

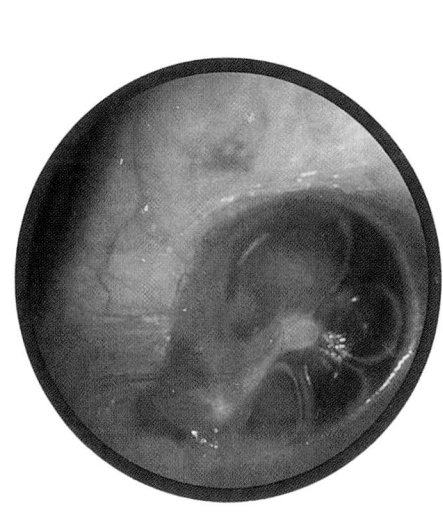

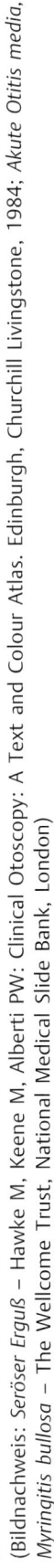

Seröser Erguß

Seröse Ergüsse werden gewöhnlich durch Virusinfektionen der oberen Luftwege (*Otitis media mit serösem Erguß*) oder durch rasche Luftdruckänderungen wie beim Fliegen oder Tauchen verursacht (*Barotrauma*). Die Ohrtrompete (Tuba auditiva) kann den Luftdruck im Mittelohr nicht dem Druck der Außenluft anpassen. Luft wird teilweise oder vollständig aus dem Mittelohr in den Blutstrom absorbiert, statt der Luft sammelt sich dort seröse Flüssigkeit. Zu den Symptomen gehören Völlegefühl und Knackgeräusche in den Ohren, eine leichte Schalleitungsschwerhörigkeit und gelegentlich Schmerzen.

Charakteristisches Zeichen ist die Ansammlung von bernsteinfarbener Flüssigkeit hinter dem Trommelfell (Abb. des linken Trommelfells eines Patienten mit Barotrauma). Der Flüssigkeitsspiegel – eine Grenzlinie zwischen Luft und darunter befindlicher bernsteinfarbener Flüssigkeit – ist beidseits des Processus anterior mallei zu sehen. Hier zeigen sich Luftblasen (nicht immer vorhanden) in der bernsteinfarbenen Flüssigkeit.

Akute Otitis media mit eitrigem Erguß

Die akute Otitis media mit eitrigem Erguß wird durch eine bakterielle Infektion verursacht. Die Symptome umfassen Ohrenschmerzen, Fieber und Schwerhörigkeit. Das Trommelfell ist gerötet, es wölbt sich nach lateral auf den Betrachter zu, die Orientierungspunkte verschwinden (Abbildung eines rechten Trommelfells).

Die Rötung ist in der Nähe des Umbo am deutlichsten. Erweiterte Gefäße sind aber in allen Segmenten des Trommelfells zu sehen. Häufig entwickelt sich eine diffuse Rötung des gesamten Trommelfells. In der Folge kann es zu einer spontanen Ruptur (Perforation) des Trommelfells kommen, wobei purulentes Material in den Gehörgang austritt.

Bei der Otitis media verursachen Bewegung der Ohrmuschel oder Druck auf den Tragus keine Schmerzen, was bei akuter Otitis externa gewöhnlich der Fall ist. Die Schwerhörigkeit ist auf eine Beeinträchtigung der Schalleitung zurückzuführen. Die akute eitrige Otitis media tritt bei Kindern sehr viel häufiger auf als bei Erwachsenen.

Grippeotitis
(hämorrhagische Otitis media, Myringitis bullosa)

Die Grippeotitis (bullöse Trommelfellentzündung) ist eine Virusinfektion und durch schmerzhafte, hämorrhagische Vesikel charakterisiert, die auf der Membrana tympani sowie auf einem oder beiden Gehörgängen erscheinen. Symptome sind Ohrenschmerzen, blutiger Ausfluß aus dem Ohr und Schalleitungsschwerhörigkeit. Die Erkrankung kann durch unterschiedliche Viren verursacht werden.

In der Abbildung (rechtes Ohr) sind zwei große Vesikel (Bullae) auf dem Trommelfell sichtbar. Das Trommelfell ist gerötet, die Orientierungspunkte sind nicht mehr zu erkennen.

(Bildnachweis: *Seröser Erguß* – Hawke M, Keene M, Alberti PW: Clinical Otoscopy: A Text and Colour Atlas. Edinburgh, Churchill Livingstone, 1984; *Akute Otitis media, Myringitis bullosa* – The Wellcome Trust, National Medical Slide Bank, London)

Tabelle 7.17 Formen der Schwerhörigkeit

Es gibt zwei Hauptarten von Schwerhörigkeit. Bei der *Schalleitungsschwerhörigkeit* beeinträchtigt eine Erkrankung des Außen- oder Mittelohrs die Leitung des Schalls zum Innenohr. Bei der *Schallempfindungsschwerhörigkeit* beeinträchtigt eine Erkrankung des Innenohrs, des N. cochlearis oder seiner zentralen Verbindungen die Übertragung von Nervenimpulsen ins Gehirn. Bei *gemischter Schwerhörigkeit* ist sowohl die Schalleitung als auch die Schallempfindung gestört.

	Schalleitungsschwerhörigkeit	Schallempfindungsschwerhörigkeit
Verzerrung von Tönen, die das Verständnis der Sprache beeinträchtigen	Relativ gering	Kommt recht häufig vor, da die höheren Sprachfrequenzen überproportional stark betroffen sind.
Auswirkung einer lauten Umgebung	Das Hörvermögen kann sich scheinbar verbessern.	Das Hörvermögen verschlechtert sich typischerweise.
Stimme des Patienten	Gewöhnlich leise: Die Stimme des Patienten wird durch den Knochen zu einem intakten Innenohr und einem intakten N. cochlearis geleitet.	Gelegentlich laut: Die Patienten haben Schwierigkeiten, ihre eigene Stimme zu hören.
Alter bei Beginn	Tritt am häufigsten bei Kindern und jungen Erwachsenen bis 40 Jahren auf.	Am häufigsten im mittleren und höheren Alter.
Gehörgang und Trommelfell	Außer bei Otosklerose ist gewöhnlich eine pathologische Veränderung sichtbar.	Die Ursache ist nicht sichtbar.

Weber-Versuch (*bei einseitiger Schwerhörigkeit*)

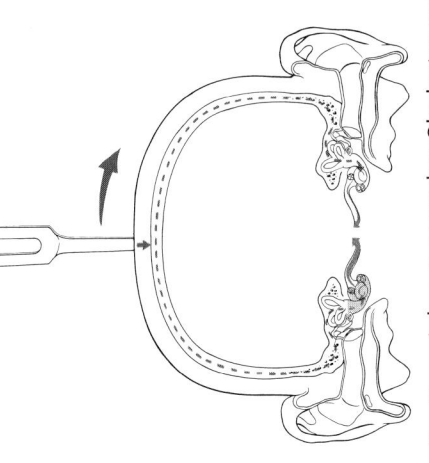

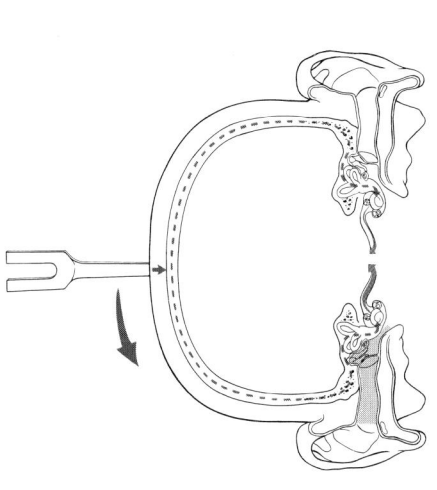

Der Ton wird vom betroffenen Ohr lauter wahrgenommen. Da dieses Ohr nicht von Umgebungsgeräuschen abgelenkt wird, kann es die Vibrationen der Stimmgabel besser als normal wahrnehmen. (Führen Sie einen Selbstversuch durch, bei dem Sie ein Ohr mit einem Finger zuhalten.) Diese Lateralisation verschwindet in einem absolut stillen Raum.

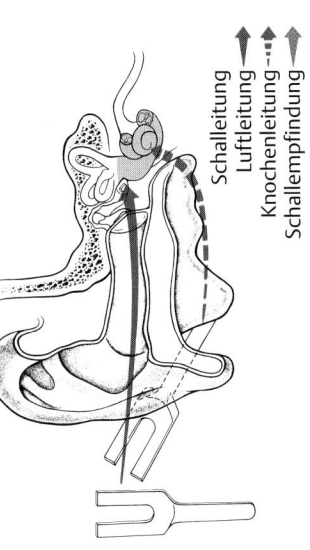

Der Ton wird vom gesunden Ohr lauter wahrgenommen. Das Innenohr oder der N. cochlearis des betroffenen Ohrs können Impulse unabhängig vom Weg, auf dem der Schall die Cochlea erreicht, schlechter weiterleiten. Der Ton wird deshalb mit dem gesunden Ohr gehört.

Rinne-Versuch

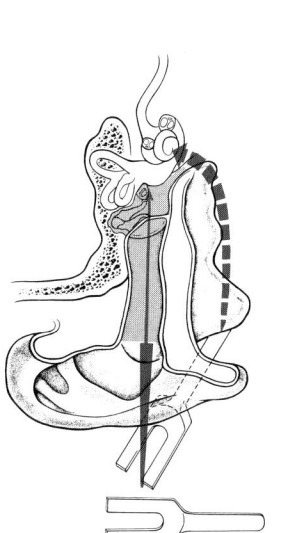

Schalleitung
Luftleitung
Knochenleitung
Schallempfindung

Die Knochenleitung (KL) dauert länger oder ebenso lang wie die Luftleitung (LL): KL > LL oder KL = LL. Während die Luftleitung durch das Außen- oder Mittelohr beeinträchtigt ist, erreichen durch Knochen übertragene Schwingungen die Cochlea.

Die Luftleitung dauert länger als die Knochenleitung (LL > KL). Unabhängig vom Weg, auf dem die Schwingungen die Cochlea erreichen, können Innenohr oder N. cochlearis die Impulse schlechter weiterleiten. Das übliche „Hörmuster" bleibt erhalten.

Mögliche Ursachen

Verlegung des Gehörgangs, Otitis media, ein perforiertes oder relativ unbewegliches Trommelfell, Otosklerose (eine Fixierung der Gehörknöchelchen durch knöcherne Wucherungen)

Anhaltende Lärmbelastung, Drogen, Infektionen des Innenohrs, Verletzungen, angeborene und hereditäre Störungen, hohes Alter (Presbyakusis)

Eine weitergehende Beurteilung erfolgt mit Hilfe der Audiometrie und anderer spezieller Verfahren.

Tabelle 7.18 Pathologische Veränderungen der Lippen

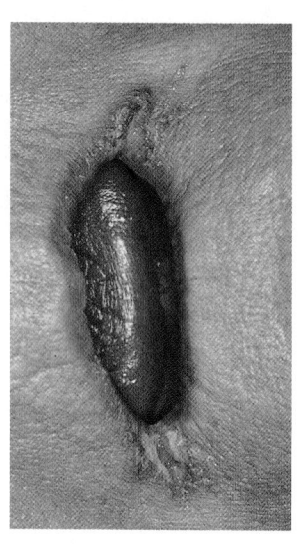

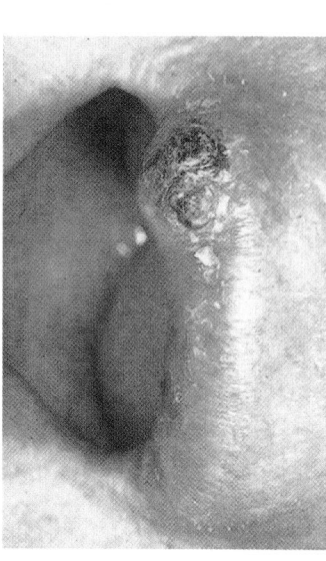

Herpes simplex (Fieberbläschen)

Das Herpes-simplex-Virus (HSV) verursacht rezidivierende und schmerzhafte vesikuläre Eruptionen auf den Lippen und der umgebenden Haut. Zuerst entwickelt sich eine kleine Gruppe von Bläschen. Wenn diese aufbrechen, bilden sich gelbbraune Krusten; die Heilung erfolgt innerhalb von 10 bis 14 Tagen. Hier sind beide Stadien zu sehen.

Mundwinkelrhagaden

Mundwinkelrhagaden beginnen mit einer Aufweichung der Haut an den Mundwinkeln, es kommt zur Rißbildung. Diese Störung kann durch Mangelernährung oder häufiger durch ein zu starkes Schließen des Mundes verursacht werden (z. B. bei Zahnlosen oder Menschen mit schlecht sitzenden Zahnprothesen). Speichel benetzt und mazeriert die eingerissene Haut, so daß es häufig zu einer Sekundärinfektion mit Candida kommt, wie hier dargestellt.

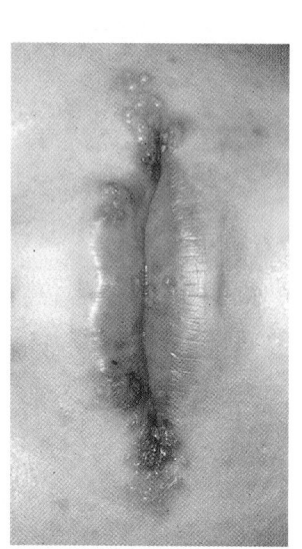

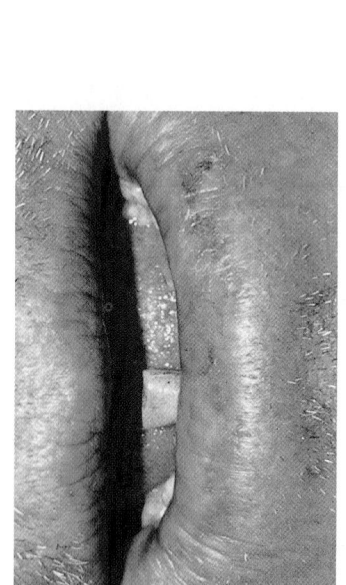

Lippenentzündung (Cheilitis actinica)

Die Cheilitis actinica wird durch übermäßige Sonnenexposition verursacht und betrifft hauptsächlich die Unterlippe. Am häufigsten sind hellhäutige Männer betroffen, die im Freien arbeiten. Die Lippen verlieren ihre normale Rotfärbung und können schuppig, etwas verdickt und leicht nach außen gekehrt sein. Da Schäden durch Sonnenlicht auch für ein Lippenmalignom prädisponieren, sollte diese Möglichkeit nicht außer acht gelassen werden.

Lippenmalignom

Wie die Cheilitis actinica betrifft ein Malignom gewöhnlich die Unterlippe. Es kann sich als schuppige Plaque, als Geschwür mit oder ohne Kruste oder, wie in diesem Fall, als knotige Läsion manifestieren. Helle Haut und lang anhaltende Sonnenexposition sind häufige Risikofaktoren.

(Bildnachweis: Herpes simplex, Mundwinkelrhagaden – aus Neville B et al.: Color Atlas of Clinical Oral Pathology. Philadelphia, Lea & Febiger, 1991. Mit freundlicher Genehmigung; Cheilitis actinica – aus Langlais RP, Miller CS: Color Atlas of Common Oral Diseases. Philadelphia, Lea & Febiger, 1992. Mit freundlicher Genehmigung; Lippenmalignom – Tyldesley WR: A Colour Atlas of Orofacial Diseases, 2. Aufl. London, Wolfe Medical Publications, 1991)

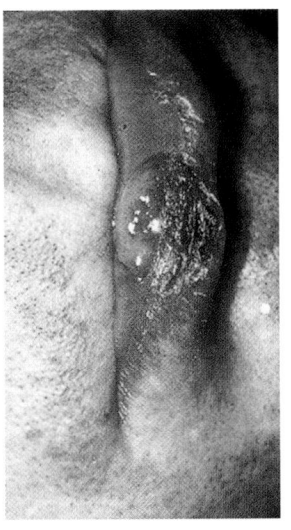

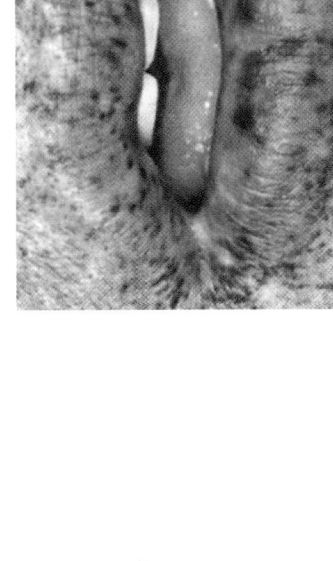

Quincke-Ödem (Angioneurotisches Ödem)

Ein Quincke-Ödem ist eine diffuse, straffe Schwellung von Dermis und subkutanem Gewebe. Auf Fingerdruck bildet sich keine Druckstelle. Es entwickelt sich schnell und verschwindet normalerweise nach Stunden oder Tagen. Obwohl es gewöhnlich allergischer Natur und manchmal mit Urtikaria verbunden ist, juckt es nicht.

Syphilitischer Primäraffekt

Der Primäraffekt der Syphilis (harter Schanker) kann auch auf der Lippe anstelle der Genitalien auftreten. Es handelt sich um eine harte, knopfartige Läsion, die ulzeriert und eine Kruste ausbilden kann. Ein Schanker kann einem Karzinom oder einem verkrusteten Fieberbläschen ähneln. Da er infektiös ist, sollten bei der Palpation einer verdächtigen Läsion Handschuhe getragen werden.

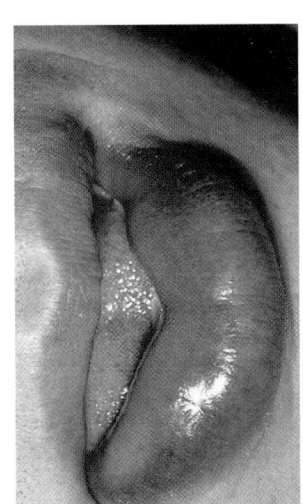

Osler-Rendu-Weber-Krankheit

Viele kleine rote Punkte (Blutgefäßknötchen) auf den Lippen sind ein deutlicher Hinweis auf die Osler-Rendu-Weber-Krankheit (hereditäre hämorrhagische Teleangiektasie). Auch auf Gesicht und Händen sowie im Mund können Hämangiome zu sehen sein. Die Teleangiektasien bestehen aus erweiterten Kapillaren und können bei Traumatisierung bluten. Betroffene leiden häufig unter Nasenbluten und gastrointestinalen Blutungen.

Peutz-Jeghers-Syndrom

Wenn Pigmentflecken auf den Lippen stärker ausgeprägt sind als Sommer-sprossen auf der umgebenden Haut, besteht Verdacht auf das Peutz-Jeghers-Syndrom. Pigment in der Wangenschleimhaut unterstützt die Diagnose. Pigmentflecken können auch auf Gesicht und Händen auftreten. Häufig sind multiple Darmpolypen vorhanden.

(Bildnachweis: Angioödem – aus Neville B et al.: Color Atlas of Clinical Oral Pathology. Philadelphia, Lea & Febiger, 1991. Mit freundlicher Genehmigung; Syphilitischer Primäraffekt – Wisdom A: A Colour Atlas of Sexually Transmitted Diseases, 2. Aufl. London, Wolfe Medical Publications, 1989; Osler-Rendu-Weber-Krankheit – aus Langlais RP, Miller CS: Color Atlas of Common Oral Diseases. Philadelphia, Lea & Febiger, 1992. Mit freundlicher Genehmigung; Peutz-Jeghers-Syndrom – Robinson HBG, Miller AS: Colby, Kerr, and Robinson's Color Atlas of Oral Pathology. Philadelphia, JB Lippincott, 1990)

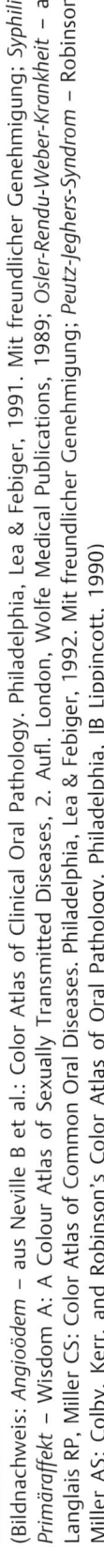

Tabelle 7.19 Veränderungen von Pharynx, Gaumen und Mundschleimhaut

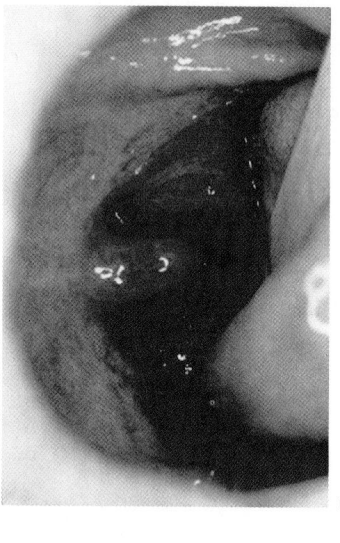

A

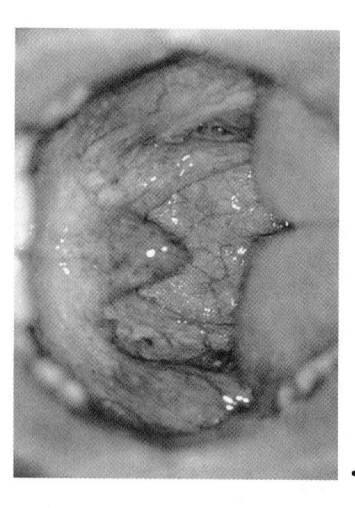

B

Pharyngitis

Diese beiden Abbildungen zeigen einen geröteten Rachen ohne Exsudat. In **A** sind die Rötung und der Gefäßreichtum der Gaumenbögen und der Uvula leicht bis mäßig. In **B** ist die Rötung diffus und stark ausgeprägt. Beide Patienten würden wahrscheinlich über eine Halsentzündung oder zumindest über ein Kratzen im Hals klagen. Zu den möglichen Ursachen gehören eine Reihe von Viren und Bakterien. Hat der Patient kein Fieber, kein Exsudat und keine vergrößerten Halslymphknoten, ist die Wahrscheinlichkeit einer Infektion durch einen der zwei häufigen und wichtigen Erreger – Streptokokken der Gruppe A und den Epstein-Barr-Virus (Pfeiffer-Drüsenfieber) – sehr klein.

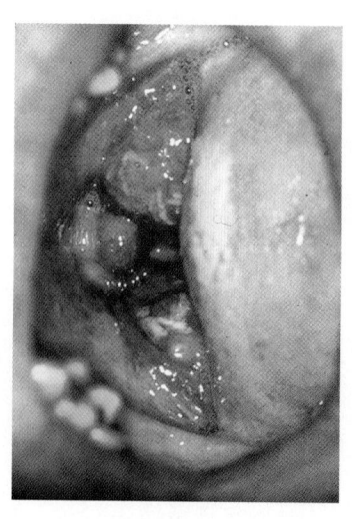

Exsudative Tonsillitis

In diesem geröteten Rachen erkennt man weißes Exsudat auf den Tonsillen. Dies erhöht zusammen mit Fieber und vergrößerten Halslymphknoten die Wahrscheinlichkeit einer Infektion mit Streptokokken der Gruppe A oder mit Epstein-Barr-Viren. Bei ersterer sind gewöhnlich einige vordere Halslymphknoten vergrößert, bei dem Pfeiffer-Drüsenfieber einige hintere Lymphknoten.

Diphtherie

Diphtherie (eine akute Infektion, die durch *Corynebacterium diphtheriae* verursacht wird) ist heute selten, aber immer noch wichtig. Eine rasche Diagnose ermöglicht eine lebensrettende Behandlung. Der Rachen ist dunkelrot, und graues Exsudat (Pseudomembran) bedeckt Uvula, Pharynx und Zunge. Es kann zu einer Verlegung der Luftwege kommen.

(Bildnachweis: *Pharyngitis (A und B)*, *exsudative Tonsillitis* – The Wellcome Trust, National Medical Slide Bank, London; *Diphtherie* – mit freundlicher Genehmigung aus Harnisch JP et al.: Diphtheria among alcoholic urban adults. Ann Intern Med 1989; 111:77)

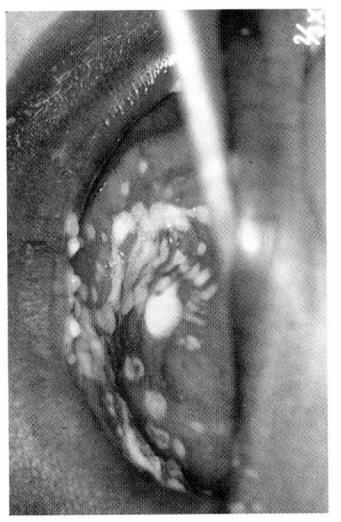

Große normale Tonsillen

Auch wenn keine Infektion vorliegt, können normale Tonsillen, besonders bei Kindern, groß sein. Sie können nach medial bis über die Gaumenbögen und sogar bis zur Mittellinie hervortreten. Hier berühren sie die Seiten der Uvula und verdecken den Pharynx. Ihre Farbe ist normal. Die weißen Flecken sind Licht-reflektionen, kein Exsudat.

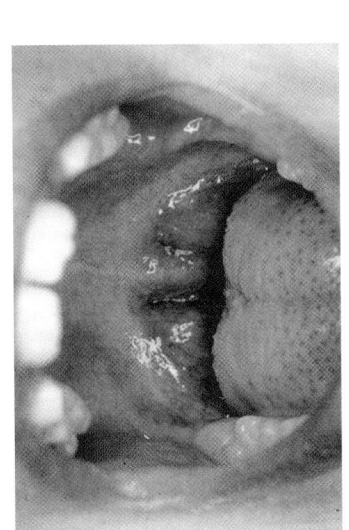

Torus palatinus

Ein Torus palatinus ist eine knöcherne Wucherung des harten Gaumens in der Mittellinie, die bei Erwachsenen ziemlich häufig ist. Größe und Lappung variieren. Obwohl ein Torus palatinus auf den ersten Blick beunruhigend wirkt, hat er keine klinische Bedeutung. In diesem Beispiel wurde eine obere Zahnprothese um den Torus herum eingepaßt.

Soorbefall des Gaumens (Candida-Mykose)

Soor ist eine Infektion durch Hefen der Gattung *Candida*. Er kann nicht nur, wie in diesem Fall, auf dem Gaumen, sondern auch an anderen Stellen des Mundes auftreten (S. 242). Dicke, weiße Plaques haften in gewissem Maße an der darunterliegenden Mukosa. Prädisponierende Faktoren sind unter anderem (1) längerfristige Behandlung mit Antibiotika oder Corticosteroiden und (2) AIDS.

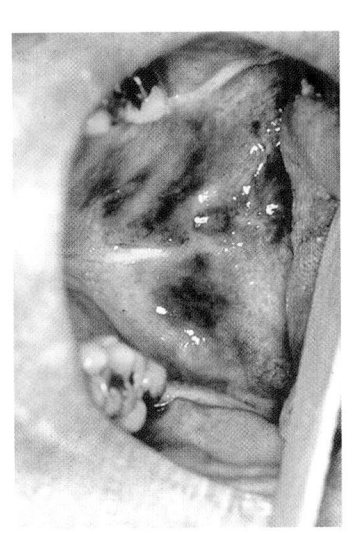

Kaposi-Sarkom bei AIDS

Die tief purpurne Farbe dieser Läsionen, die zwar nicht unbedingt vorhanden sein muß, ist ein deutlicher Hinweis auf das Kaposi-Sarkom. Diese Läsionen können erhaben oder flach sein. Bei Patienten mit AIDS ist der Tumor wie in diesem Fall häufig am Gaumen lokalisiert.

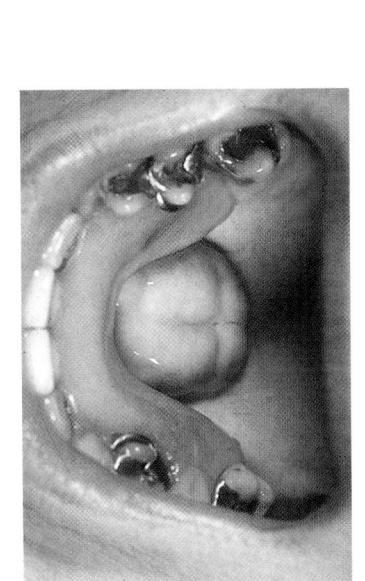

(Fortsetzung auf der nächsten Seite) ▼

(Bildnachweis: *Große normale Tonsillen*, *Soorbefall des Gaumens* – The Wellcome Trust, National Medical Slide Bank, London; *Kaposi-Sarkom bei AIDS* – Ioachim HL: Textbook and Atlas of Disease Associated With Acquired Immune Deficiency Syndrome. London, Gower Medical Publishing, 1989)

Tabelle 7.19 (Fortsetzung)

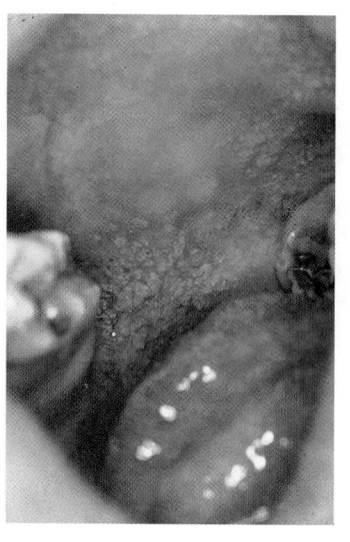

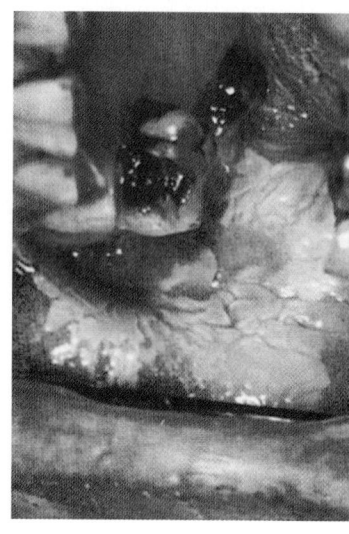

Koplik-Flecken

Koplik-Flecken sind ein Frühsymptom der Masern (Morbilli). Achten Sie auf kleine weiße Stippchen, die Salzkristallen auf einem roten Hintergrund ähneln. Sie erscheinen gewöhnlich auf der Wangenschleimhaut in der Nähe der ersten und zweiten Molaren. Beachten Sie auf dieser Abbildung auch das obere Drittel der Mukosa. Das Masernexanthem erscheint innerhalb eines Tages.

Fordyce-Drüsen *(ektope Talgdrüsen der Mundschleimhaut)*

Fordyce-Drüsen sind normale Talgdrüsen, die als kleine gelbliche Punkte in der Wangenschleimhaut oder auf den Lippen zu sehen sind. Ein besorgter Patient, der sie plötzlich bemerkt, kann daher beruhigt werden. Auf dieser Abbildung sind die Flecken am besten vor der Zunge und dem Unterkiefer zu sehen. Normalerweise sind die Flecken nicht so zahlreich.

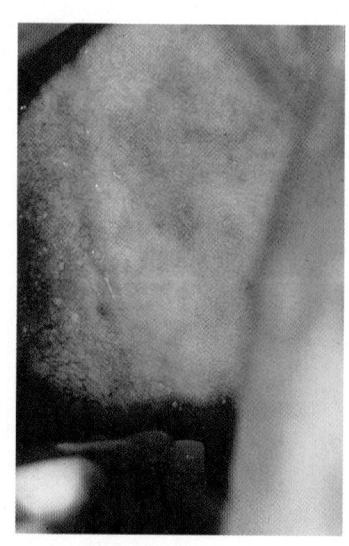

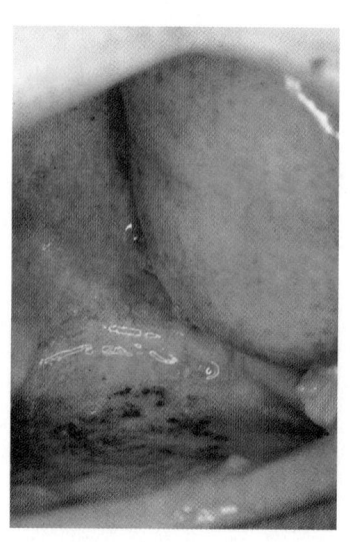

Petechien

Petechien sind kleine rote Punkte, die entstehen, wenn Blut aus den Kapillaren in das Gewebe austritt. Die hier gezeigten Petechien in der Wangenschleimhaut sind häufig Folge versehentlicher Bisse in die Wange. Orale Petechien können durch eine Infektion, eine Verringerung der Blutplättchen oder durch Traumata verursacht werden.

Leukoplakie

Ein verdickter weißer Fleck (Leukoplakie) kann an beliebiger Stelle der Mundschleimhaut auftreten. Der deutlich ausgeprägte Fleck auf dieser Wangenschleimhaut wurde durch den häufigen Genuß von Kautabak, einem lokalen Reizstoff, verursacht. Diese Reizung kann zu Krebs führen.

(Bildnachweis: *Koplik-Flecke, Petechien* – The Wellcome Trust, National Medical Slide Bank, London; *Fordyce-Drüsen* – aus Neville B et al.: Color Atlas of Clinical Oral Pathology. Philadelphia, Lea & Febiger, 1991. Mit freundlicher Genehmigung; *Leukoplakie* – Robinson HBG, Miller AS: Colby, Kerr, and Robinson's Color Atlas of Oral Pathology. Philadelphia, JB Lippincott, 1990)

Tabelle 7.20 Befunde an Zahnfleisch und Zähnen

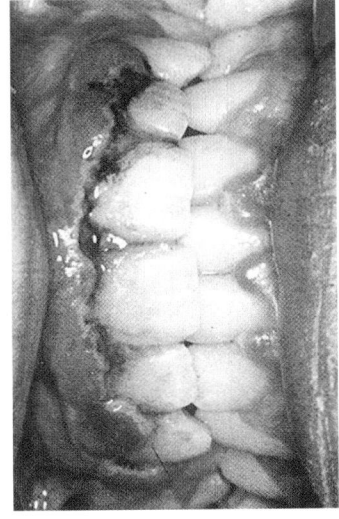

Gingivitis marginalis

Die Gingivitis marginalis tritt häufig bei Teenagern und jungen Erwachsenen auf. Der Zahnfleischrand ist gerötet und geschwollen, die Interdentalpapillen sind abgestumpft, geschwollen und rot. Zähneputzen führt häufig zu Zahnfleischbluten. *Plaque* – der weiche weiße Belag aus im Speichel enthaltenen Salzen, Proteinen und Bakterien, der die Zähne bedeckt und zu Gingivitis führt – ist nicht sehr auffällig.

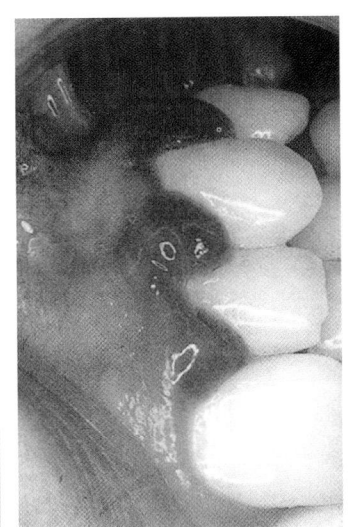

Chronische Gingivitis und Periodontitis

Chronische, unbehandelte Gingivitis kann sich zu Periodontitis weiterentwickeln – einer Entzündung der tieferen Gewebeschichten, die normalerweise für den festen Halt der Zähne sorgen. Die Verbindungen zwischen Zahnfleisch und Zähnen werden allmählich zerstört, der Zahnfleischrand geht zurück, und die Zähne lockern sich schließlich. Zahnstein (entstanden durch Kalzifikation der Plaque), der hier als harte, cremefarbene Ablagerung auf den Zähnen zu sehen ist, trägt zur Entzündung bei.

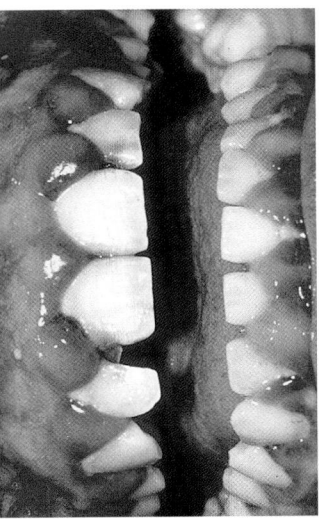

Akute nekrotisierende Gingivitis (Angina Plaut-Vincent)

Diese seltene Form der Gingivitis tritt plötzlich auf. Sie betrifft Heranwachsende und junge Erwachsene und wird von Fieber, Unwohlsein und einer Lymphknotenschwellung begleitet. Auf den Interdentalpapillen entwickeln sich Ulzera. Dann breitet sich der nekrotisierende Prozeß entlang des Zahnfleischrandes aus, wo sich eine gräuliche Pseudomembran bildet. Das rote, schmerzende Zahnfleisch blutet leicht; der Atem hat einen fauligen Geruch.

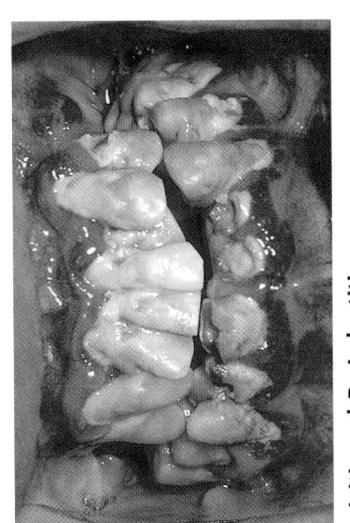

Zahnfleischhyperplasie

Das durch Hyperplasie vergrößerte Zahnfleisch schwillt zu einer zapfenartigen Masse an, die sogar die Zähne bedecken kann. Gleichzeitig kann, wie in diesem Beispiel, eine entzündungsbedingte Rötung auftreten. Zu den Ursachen gehören Behandlung mit Diphenylhydantoin (wie in diesem Fall), Pubertät, Schwangerschaft und Leukämie.

(Bildnachweis: *Gingivitis marginalis, Akute nekrotisierende Gingivitis* – Tyldesley WR: A Colour Atlas of Orofacial Diseases, 2. Aufl. London, Wolfe Medical Publications, 1991; *Chronische Gingivitis und Periodontitis* (mit freundlicher Genehmigung von Dr. Tom McDavid), *Zahnfleischhyperplasie* (mit freundlicher Genehmigung von Dr. James Cottone) – aus Langlais RP, Miller CS: Color Atlas of Common Oral Diseases. Philadelphia, Lea & Febiger, 1992. Mit freundlicher Genehmigung)

(Fortsetzung auf der nächsten Seite) ▼

Tabelle 7.20 (Fortsetzung)

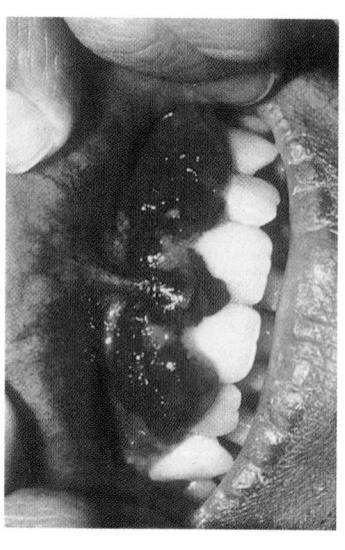

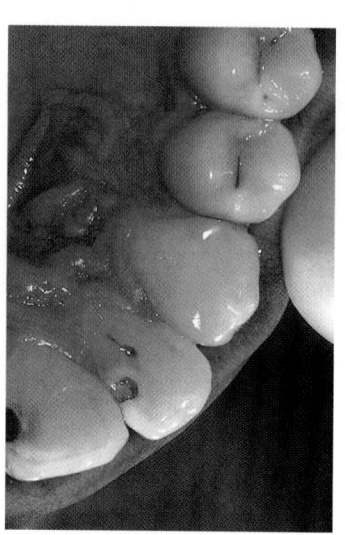

Epulis

Die Vergrößerung des Zahnfleisches kann lokal begrenzt sein, so daß sich eine tumorartige Masse bildet, die normalerweise von einer Interdentalpapille ausgeht. Sie ist rot, weich und blutet gewöhnlich leicht. Schätzungen zufolge beträgt die Inzidenz dieser Granulationsgeschwulst in der Schwangerschaft ungefähr 1%. Beachten Sie die begleitende Gingivitis in diesem Beispiel.

Kaposi-Sarkom bei AIDS

Bei Patienten mit AIDS kann das Kaposi-Sarkom – neben anderen Stellen – auch am Zahnfleisch auftreten. Die Form dieser fortgeschrittenen Läsionen läßt an eine Hyperplasie denken, die Farbe weist jedoch auf ein Kaposi-Sarkom hin. Achten Sie auf weniger offensichtliche Läsionen.

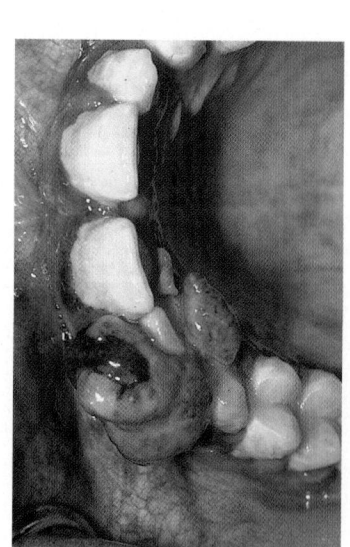

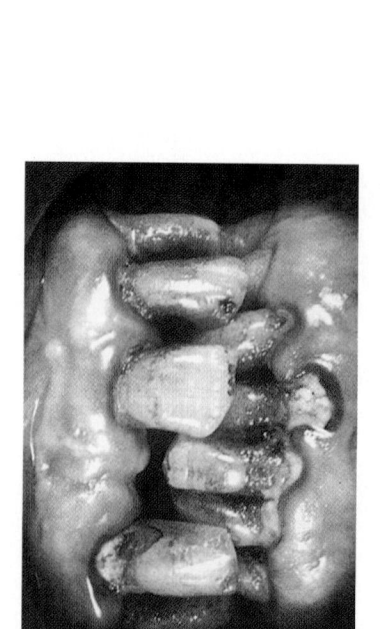

Bleisaum

Eine bläulich-schwarze Linie auf dem Zahnfleisch weist auf eine chronische Bleivergiftung hin, die heute nur noch selten vorkommt. Die Linie verläuft etwa 1 mm vom Zahnfleischrand entfernt, folgt seinen Konturen und ist an Zahnlücken nicht vorhanden. In diesem Beispiel besteht, wie dies häufig der Fall ist, gleichzeitig eine Periodontitis.

Karies

Karies äußert sich anfänglich als kalkweißes Areal auf dem Zahnschmelz. Dieses Areal kann sich dann braun oder schwarz färben, es wird weich, Löcher bilden sich. Zur Früherkennung sind spezielle zahnheilkundliche Techniken, einschließlich der Röntgendiagnostik, erforderlich.

(Bildnachweis: *Epulis*, *Karies* – aus Langlais RP, Miller CS: Color Atlas of Common Oral Diseases. Philadelphia, Lea & Febiger, 1992. Mit freundlicher Genehmigung; *Kaposi-Sarkom bei AIDS* – Kelley WN (Hrsg.): Textbook of Internal Medicine, 2. Aufl. Philadelphia, JB Lippincott, 1992; *Bleisaum* – mit freundlicher Genehmigung von Dr. R. A. Cawson aus Cawson RA: Oral Pathology, 1. Aufl. London, Gower Medical Publishing, 1987)

7

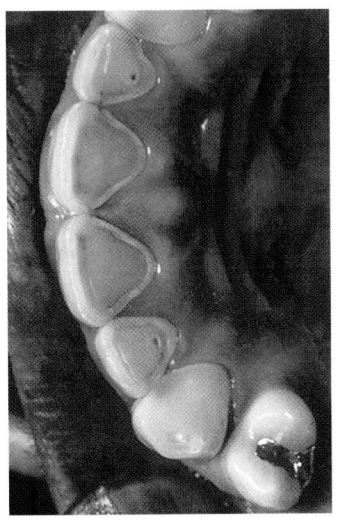

Altersbedingte Abnutzung der Zähne; Rückgang des Zahnfleisches

Bei vielen älteren Menschen sind die Kauflächen der Zähne abgenutzt, so daß das gelb-braune Dentin freiliegt. Achten Sie auch auf den Rückgang des Zahnfleisches, der die Zahnwurzeln freilegt. Die Zähne erscheinen dann extrem lang.

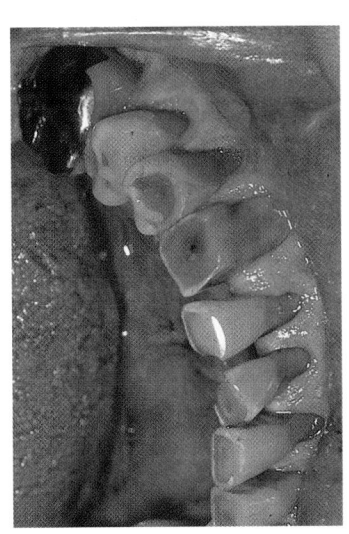

Hutchinson-Zähne

Hutchinson-Zähne sind kleiner und stehen weiter auseinander als normale Zähne. Die Kauflächen sind eingekerbt. Die Seiten der Zähne verjüngen sich in Richtung auf die Kauflächen. Anders als bei Hutchinson-Zähnen sind die Seiten der (nicht des Milchgebisses) sind am häufigsten betroffen. Hutchinson-Zähne sind typisch für eine kongenitale Syphilis.

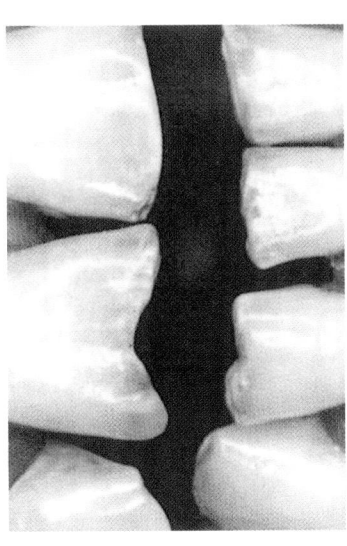

Erosionen der Zähne

Zähne können durch chemische Prozesse verätzt werden. Beachten Sie hier die Erosion des Zahnschmelzes der lingualen Oberfläche der oberen Schneidezähne, die das gelb-braune Dentin freilegt. Diese Veränderung entsteht durch wiederholte Regurgitation von Mageninhalt, z. B. bei Bulimie.

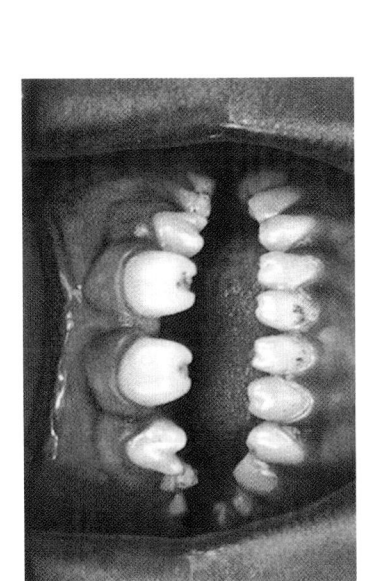

Abnutzung der Zähne mit Kerbenbildung

Wiederholte Traumata, z. B. durch Festhalten von Nägeln oder Öffnen von Kronkorken mit den Zähnen, können zu einer Abnutzung oder Einkerbung der Kauflächen führen. Anders als bei Hutchinson-Zähnen sind die Seiten der Zähne nicht betroffen. Auch Größe und Abstand der Zähne sind normal.

(Bildnachweis: *Altersbedingte Abnutzung der Zähne, Erosion der Zähne, Abnutzung der Zähne mit Kerbenbildung; Hutchinson-Zähne* – aus Langlais RP, Miller CS: Color Atlas of Common Oral Diseases. Philadelphia, Lea & Febiger, 1992. Mit freundlicher Genehmigung; *Hutchinson-Zähne, Abnutzung der Zähne mit Kerbenbildung* – Robinson HBG, Miller AS: Colby, Kerr, and Robinson's Color Atlas of Oral Pathology. Philadelphia, JB Lippincott, 1990)

Tabelle 7.21 Veränderungen an der Zunge

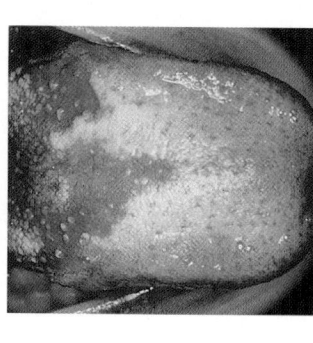

Faltenzunge

Mit zunehmendem Alter kann die Zunge Falten bekommen. Das Erscheinungsbild hat zur alternativen Bezeichnung *Lingua scrotalis* geführt. Obwohl sich in den Falten Nahrungsreste sammeln, die zu Reizungen führen können, hat eine Faltenzunge normalerweise wenig klinische Relevanz.

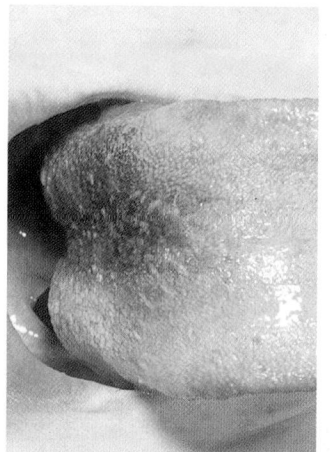

Haarzunge

Das „Haar" einer Haarzunge besteht aus verlängerten Papillen auf dem Zungenrücken und ist gelblich bis braun oder schwarz. Eine Haarzunge kann die Folge einer Antibiotikatherapie sein. Sie kann aber auch spontan ohne bekannte Ursache auftreten. Sie ist harmlos.

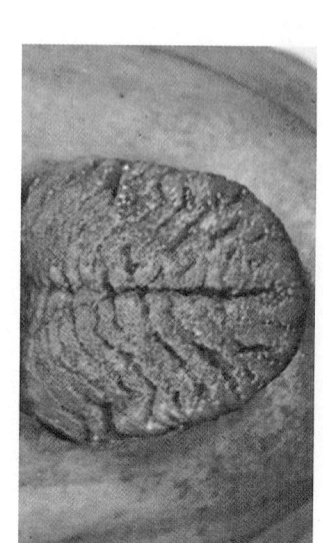

Glatte, atrophische Zunge

Eine glatte und häufig schmerzhafte Zunge, deren Papillen atrophiert sind, läßt auf einen Mangel an Riboflavin, Niacin, Folsäure, Vitamin B$_{12}$, Pyridoxin oder Eisen schließen. Eine spezifische Diagnose ist oft schwierig. Eine glatte Zunge kann auch auf einer antineoplastischen Chemotherapie beruhen.

Lingua geographica (Landkartenzunge)

Der Rücken einer Lingua geographica zeigt verstreute glatte rote Areale, auf denen die Papillen verschwunden sind. Zusammen mit den normalen rauhen und belegten Arealen der Zunge ergibt sich ein Muster, das einer Landkarte ähnelt und sich mit der Zeit verändert. Die Ursache für diese gutartige Veränderung ist nicht bekannt.

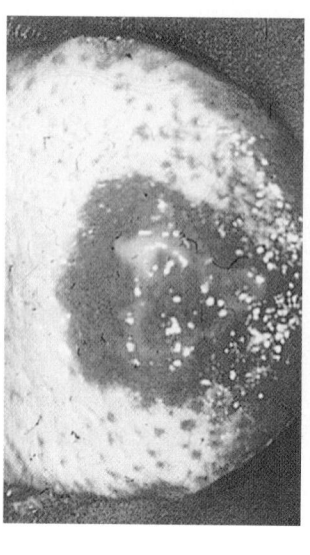

Candidiasis

Der dicke weiße Belag auf dieser Zunge beruht auf einer *Candida*-Infektion. Wird der Belag abgekratzt, zeigt sich eine rote, wunde Oberfläche. Diese Infektion kann auch eine Rötung der Zunge ohne weißen Belag verursachen. Unter anderem ist AIDS ein prädisponierender Faktor für diese Erkrankung.

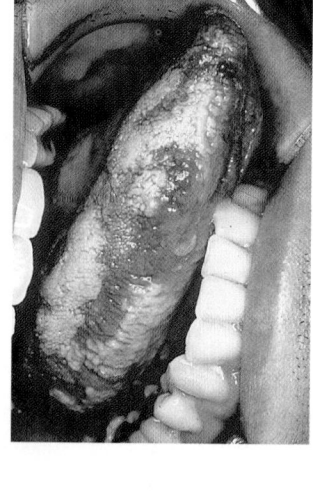

Haarleukoplakie

Weißliche, erhabene Gebiete mit einem federartigen oder gewellten Muster lassen auf Haarleukoplakie schließen. Anders als bei der Candidiasis lassen sich diese Gebiete nicht abkratzen. Am häufigsten sind die Seiten der Zunge betroffen. Dieser Läsion begegnet man bei HIV-Infektion und AIDS.

(Bildnachweis: *Faltenzunge, Candidiasis* – Robinson HBG, Miller AS: Colby, Kerr, and Robinson's Color Atlas of Oral Pathology. Philadelphia, JB Lippincott, 1990; *Glatte, atrophische Zunge* – mit freundlicher Genehmigung von Dr. R. A. Cawson aus Cawson RA: Oral Pathology, 1. Aufl. London, Gower Medical Publishing, 1987; *Lingua geographica* – The Wellcome Trust, National Medical Slide Bank, London; *Haarleukoplakie* – Joachim HL: Textbook and Atlas of Disease Associated With Acquired Immune Deficiency Syndrome. London, Gower Medical Publishing, 1989)

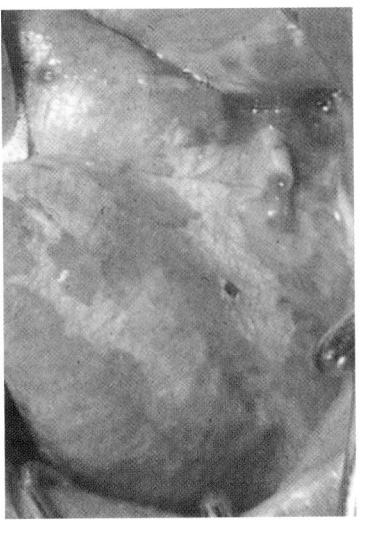

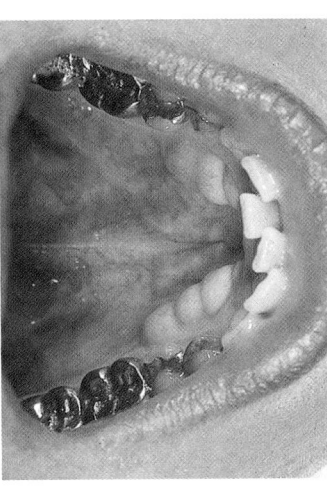

Leukoplakie

Ein anhaltender weißer Fleck auf der Mundschleimhaut wird häufig als Leukoplakie bezeichnet, bis der Befund durch eine Biopsie abgeklärt ist. Hier wirkt die Unterseite der Zunge, als ob sie mit weißer Farbe gestrichen worden wäre. Kleinere Flecken sind häufiger. Eine Leukoplakie beliebiger Größe weckt den Verdacht auf eine maligne Veränderung.

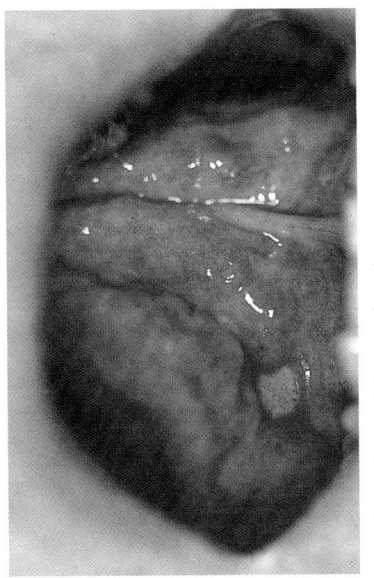

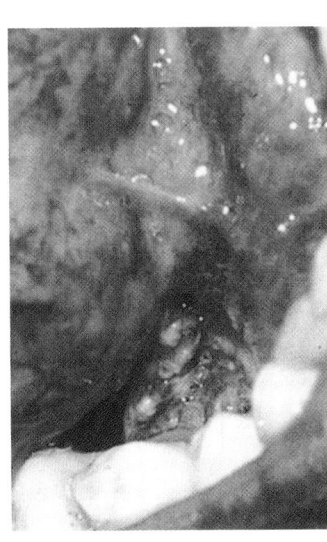

Aphthen (Stomatitis aphthosa)

Ein schmerzhaftes, kleines, rundes oder ovales Geschwür, das weiß oder gelblich-grau erscheint und von einem Hof geröteter Schleimhaut umgeben ist, ist charakteristisch für die häufig vorkommenden Aphthen. Diese Geschwüre können einzeln oder multipel auftreten. Sie heilen innerhalb von 7–10 Tagen ab, können jedoch rezidivieren.

Tori mandibulares

Tori mandibulares sind rundliche, knöcherne Vorsprünge, die aus der Innenseite des Unterkiefers hervorwachsen. Sie kommen typischerweise beidseitig vor und sind asymptomatisch. Die darüberliegende Schleimhaut ist normal gefärbt. Wie der Torus palatinus (S. 237) haben sie keine klinische Bedeutung.

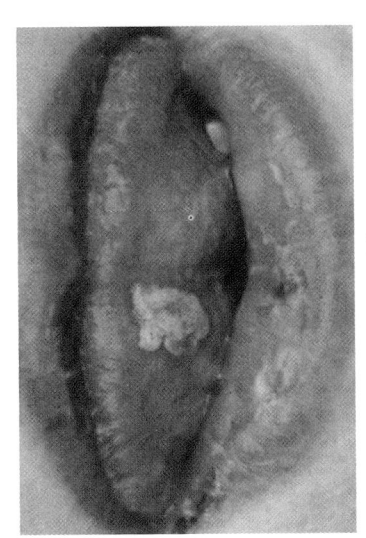

Plaques muqueuses bei Syphilis

Diese schmerzlose Läsion tritt im Sekundärstadium der Syphilis auf und ist hochinfektiös. Sie ist leicht erhaben, oval und von einer gräulichen Membran bedeckt. Plaques muqueuses können multipel und weit verstreut im Mund auftreten.

Karzinom des Mundbodens

Diese exulzerierte Läsion befindet sich an einer typischen Lokalisation für ein Karzinom, das auch häufig auf der Seite der Zunge auftritt. Achten Sie auf das medial des Karzinoms gelegene gerötete Schleimhautareal, die sog. Erythroplakie. Wie die Leukoplakie weist auch die Erythroplakie auf eine mögliche Malignität hin.

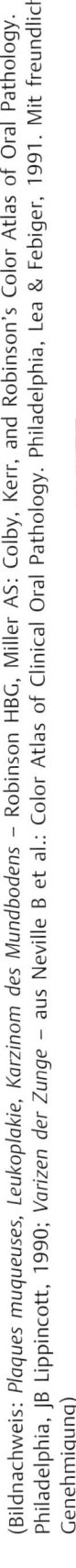

Varizen der Zunge

Im Alter können unter der Zunge kleine purpurfarbene oder blauschwarze runde Schwellungen auftreten. Sie sind Erweiterungen der Zungenvenen und haben keine klinische Bedeutung. Im angelsächsischen Raum werden diese Varizen auch als „caviar lesions" bezeichnet.

(Bildnachweis: *Plaques muqueuses, Leukoplakie, Karzinom des Mundbodens* – Robinson HBG, Miller AS: Colby, Kerr, and Robinson's Color Atlas of Oral Pathology. Philadelphia, JB Lippincott, 1990; *Varizen der Zunge* – aus Neville B et al.: Color Atlas of Clinical Oral Pathology. Philadelphia, Lea & Febiger, 1991. Mit freundlicher Genehmigung)

Tabelle 7.22 Schilddrüsenvergrößerung und -funktion

Die Beurteilung der Schilddrüse umfaßt eine Beschreibung der Drüse und eine Untersuchung ihrer Funktion.

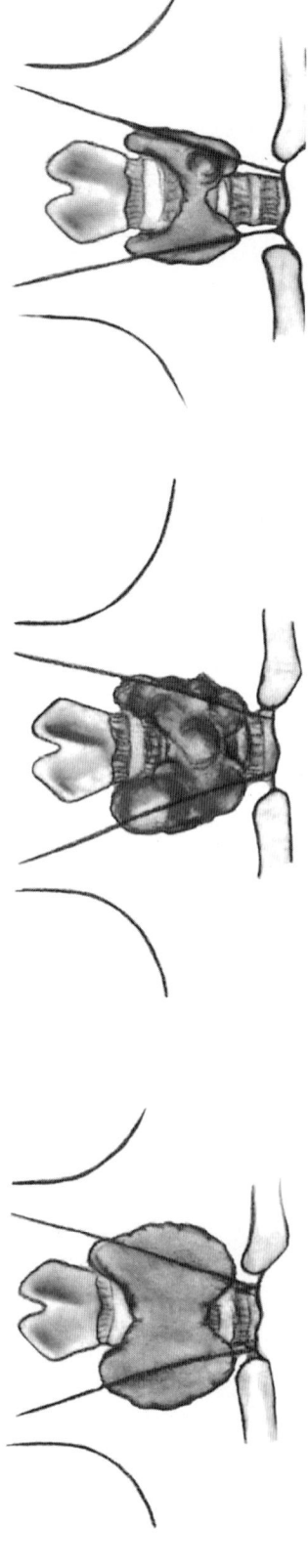

Diffuse Vergrößerung

Eine diffus vergrößerte Schilddrüse betrifft den Isthmus und die lateralen Lappen, es lassen sich aber keine diskrete Knoten ertasten. Zu den Ursachen gehören die Basedow-Krankheit, die Hashimoto-Thyreoiditis (Struma lymphomatosa) und die endemische Struma (die auf Jodmangel zurückzuführen und heute in Ländern mit Jodsubstitution, z. B. in Speisesalz, selten auftritt). Als sporadische Struma bezeichnet man eine vergrößerte Schilddrüse ohne offensichtliche Ursache.

Multinoduläre Struma

Dieser Begriff bezeichnet eine vergrößerte Schilddrüse, die zwei oder mehr erkennbare Knoten enthält. Mehrere Knoten lassen eher auf einen metabolischen als auf einen neoplastischen Prozeß schließen. Bestrahlung in der Kindheit, eine positive Familienanamnese, vergrößerte Halslymphknoten oder eine fortschreitende Vergrößerung eines der Knoten lenken den Verdacht auf ein Malignom.

Einzelner Knoten

Der klinische Befund eines einzelnen Knotens kann auf einer Zyste, einem gutartigen Tumor oder einem Knoten in einer multinodulären Schilddrüse beruhen, es stellt sich aber auch die Frage, ob ein Malignom vorliegt. Vorausgegangene Bestrahlungen, Verhärtung, rasches Wachstum, Verwachsung mit dem umgebenden Gewebe, vergrößerte Halslymphknoten und das Vorkommen bei einem männlichen Patienten erhöhen die Wahrscheinlichkeit eines Malignoms.

Beschwerden bei einer Funktionsstörung der Schilddrüse

Hyperthyreose	Hypothyreose
Nervosität	Erschöpfung, Lethargie
Gewichtsabnahme trotz erhöhten Appetits	Mäßige Gewichtszunahme bei Anorexie
Übermäßige Schweißsekretion und Wärmeintoleranz	Trockene, rauhe Haut und Kälteintoleranz
Herzrasen	Schwellung von Gesicht, Händen und Beinen
Häufiger Stuhlgang	Verstopfung
Proximale Muskelschwäche und Tremor	Schwäche, Muskelkrämpfe, Gelenkschmerzen, Parästhesien, Gedächtnis- und Hörstörungen

Befunde einer Funktionsstörung der Schilddrüse

Hyperthyreose	Hypothyreose
Tachykardie oder Vorhofflimmern	Bradykardie und im Spätstadium Hypothermie
Erhöhter systolischer und verringerter diastolischer Blutdruck	Verringerter systolischer und erhöhter diastolischer Blutdruck
Hyperdynamischer Herzschlag mit einem akzentuierten S_1	Intensität der Herzgeräusche manchmal verringert
Warme, glatte, feuchte Haut	Trockene, rauhe, kühle Haut, manchmal durch Carotin gelblich gefärbt, mit nicht eindrückbarem Ödem und Haarausfall
Tremor und proximale Muskelschwäche	Gedächtnisstörungen, gemischte Schwerhörigkeit, Somnolenz, periphere Neuropathie, Karpaltunnelsyndrom
Bei Basedow-Krankheit Augensymptome wie starrer Blick, Zurückbleiben des Oberlids und Exophthalmus	Periorbitale Schwellung

Thorax und Lunge

Anatomie und Physiologie

Wiederholen Sie die *Anatomie der Thoraxwand* anhand der unten abgebildeten Strukturen. Beachten Sie, daß der Zwischenraum zwischen zwei Rippen nach der darüberliegenden Rippe numeriert wird.

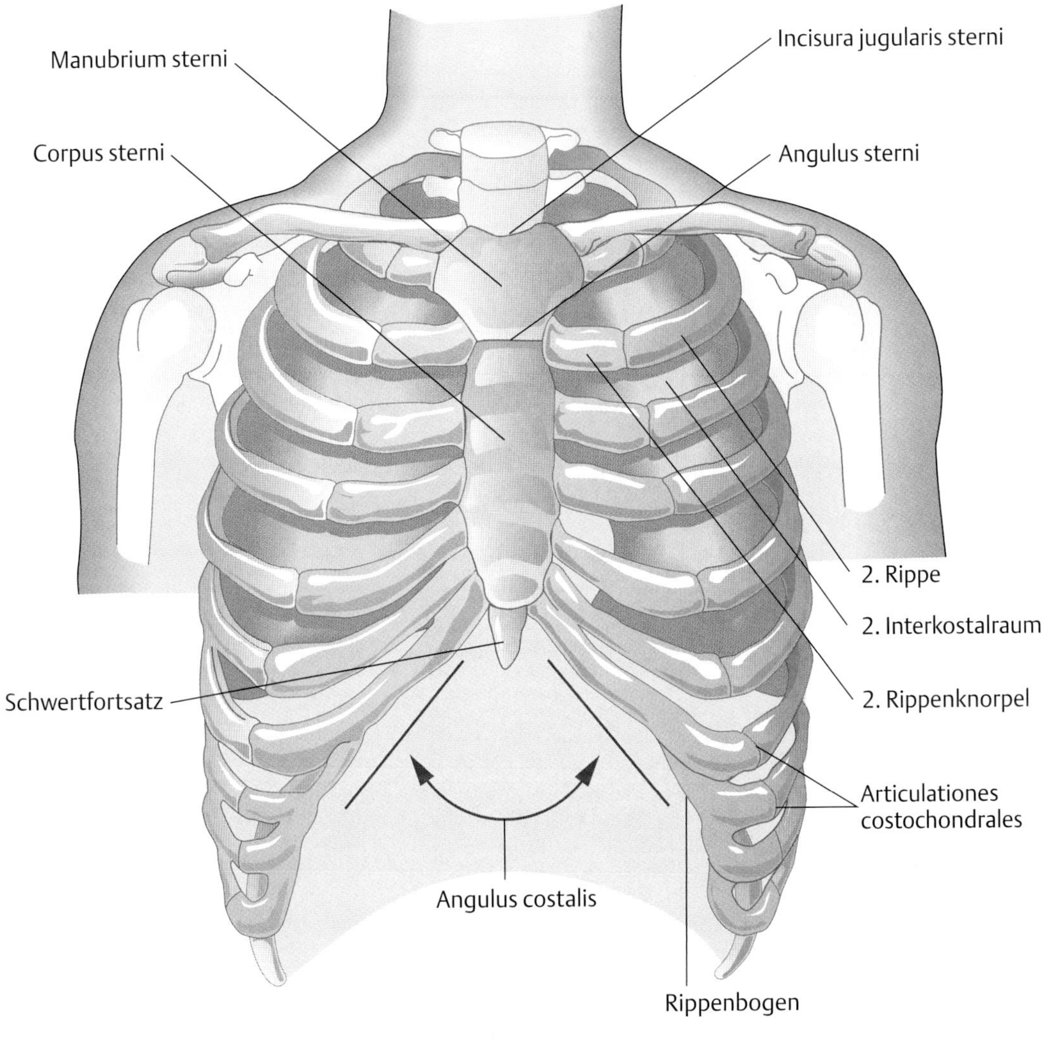

Manubrium sterni

Corpus sterni

Schwertfortsatz

Angulus costalis

Incisura jugularis sterni

Angulus sterni

2. Rippe

2. Interkostalraum

2. Rippenknorpel

Articulationes costochondrales

Rippenbogen

Befunde am Thorax. Anomalien des Thoraxbereiches werden in der vertikalen Achse und im Thoraxumfang beschrieben.

Zur Beschreibung von Befunden in der vertikalen Achse müssen die Rippen und Interkostalräume (Zwischenrippenräume) genau numeriert werden. Der *Angulus sterni* (Angulus Ludovici) ist dafür der beste Ausgangspunkt. Um ihn zu finden, suchen Sie die Incisura jugularis sterni und fahren dann mit dem Finger ungefähr 5 cm nach unten bis zu einem quer verlaufenden Knochenvorsprung, der das Manubrium mit dem Corpus sterni verbindet. Fahren Sie dann mit dem Finger zur Seite. Dort finden Sie die angrenzende 2. Rippe und den Rippenknorpel. Von dieser Stelle aus können Sie mit zwei Fingern „die Interkostalräume hinunterwandern", Zwischenraum für Zwischenraum, entlang einer schrägen Linie, die durch die roten Ziffern in der Abbildung angedeutet ist. Versuchen Sie nicht, die Interkostalräume entlang des unteren Sternumrands zu zählen; die Rippen liegen hier zu dicht beieinander. Bei Frauen müssen die Brüste entweder seitlich verschoben werden, oder es muß etwas weiter medial palpiert werden.

Es ist zu beachten, daß nur die Rippenknorpel der ersten sieben Rippen mit dem Sternum in Verbindung stehen. Die Knorpel der 8., 9. und 10. Rippe sind statt dessen mit den darüberliegenden Rippenknorpeln verbunden. Die 11. und 12. Rippe, die sog. „freien" Rippen, haben keine vorderen Ansätze. Die knorpelige Spitze der 11. Rippe kann normalerweise seitlich, die der 12. Rippe hinten getastet werden. Rippenknorpel können durch Palpation nicht von den Rippen selbst unterschieden werden.

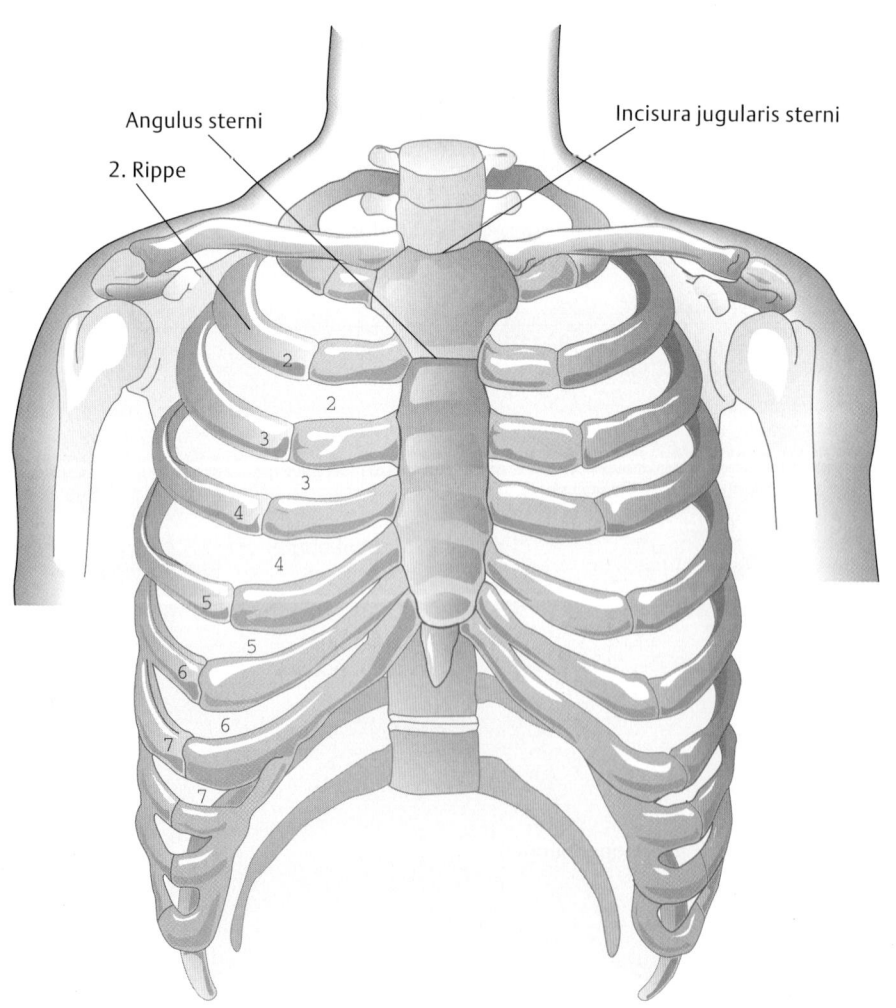

Angulus sterni

2. Rippe

Incisura jugularis sterni

Bei der Zählung der Rippen und Interkostalräume von hinten (Rücken), ist durch die 12. Rippe ein weiterer möglicher Ausgangspunkt gegeben. Dies ist besonders bei der Lokalisation von Befunden am unteren posterioren Thorax hilfreich oder wenn die Untersuchung von vorne nicht zufriedenstellend ist. Zur Untersuchung drücken Sie mit den Fingern einer Hand nach innen und oben gegen den unteren Rand der 12. Rippe (s. Pfeil). „Gehen" Sie dann in den in der Abbildung rot numerierten Interkostalräumen nach oben bzw. schräg nach oben und um die Thoraxvorderseite herum.

Zur Vergewisserung der richtigen Lokalisationsangabe eines Befundes ist stets zu bedenken, daß der Angulus inferior des Schulterblatts gewöhnlich in Höhe der 7. Rippe oder des 7. Zwischenraums liegt.

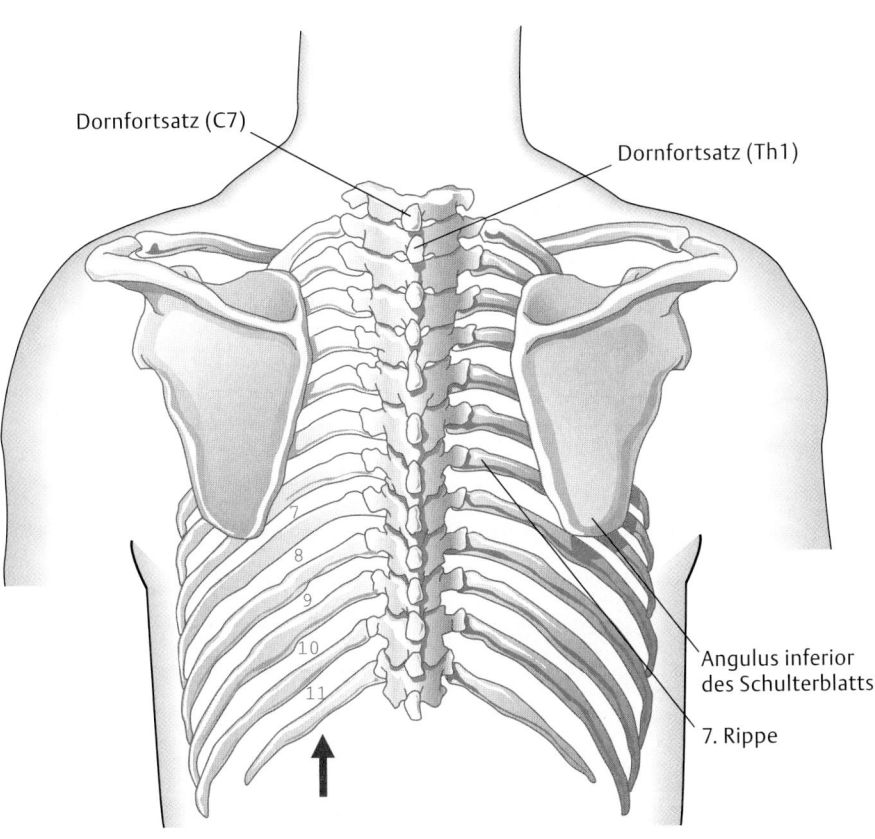

Die Befunde lassen sich auch nach ihrer relativen Lage zu den Dornfortsätzen der Wirbel beschreiben. Bei nach vorn gebeugtem Kopf ragt gewöhnlich der Fortsatz von C7 am weitesten hervor. Ragen zwei Fortsätze gleichweit hervor, handelt es sich um die von C7 und Th1. Die darunter gelegenen Fortsätze können häufig ertastet und gezählt werden, insbesondere bei gebeugter Wirbelsäule.

Beschreibung von Befunden im Thoraxumfang: Hierzu werden vertikale Linien verwendet, die in den folgenden drei Abbildungen dargestellt sind. Der Verlauf der vorderen Medianlinie (*Linea mediana anterior*) und der Vertebrallinie sind exakt definiert, der der anderen Linien wird geschätzt. Die Medioklavikularlinie verläuft vertikal vom Mittelpunkt des Schlüsselbeins nach unten. Um sie zu finden, müssen die beiden Enden des Schlüsselbeins genau bestimmt werden (S. 487). Die vordere und die hintere Axillarlinie verlaufen vertikal von der vorderen und hinteren Axillarfalte (den Muskelmassen am Rand der Achsel) nach unten. Die mittlere Axillarlinie verläuft vom Apex der Axilla nach unten.

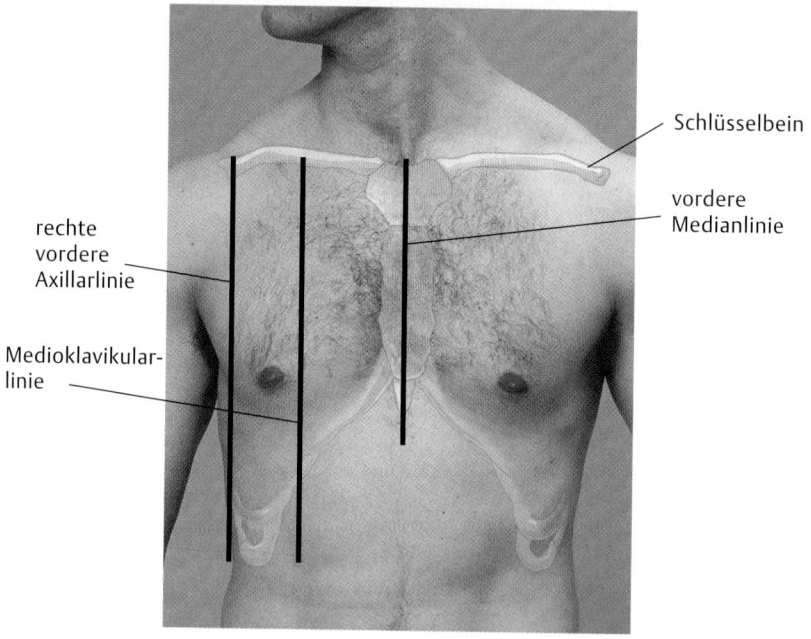

Ansicht von vorn

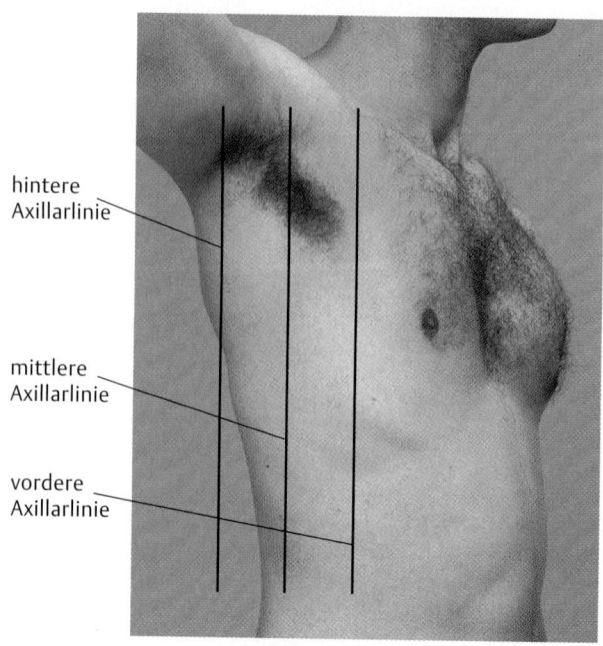

Ansicht schräg von rechts

Am Rücken folgt die Vertebrallinie den Dornfortsätzen der Wirbel. Die Skapular-linie verläuft vom Angulus inferior des Schulterblatts nach unten.

Lungen, Interlobärspalten und Lungenlappen. Die Lungen sowie Interlobärspalten und Lungenlappen können auf die Thoraxwand projiziert werden. Vorn ragen die Lungenspitzen ungefähr 2–4 cm über das innere Drittel des Schlüsselbeins hinaus. Der untere Rand der Lunge kreuzt die 6. Rippe an der Medioklavikularlinie und die 8. Rippe an der mittleren Axillarlinie. (Da die Rippen schräg verlaufen, kann eine relativ horizontale, den Thorax umspannende Linie eine oder mehrere Rippen kreuzen.) Hinten liegt der untere Lungenrand auf der Höhe des Dornfortsatzes von Th10. Beim Einatmen senkt er sich noch weiter nach unten.

Jede Lunge wird durch einen *schrägen Interlobärspalt* (Fissura obliqua) in ungefähr zwei gleiche Hälften geteilt. Dieser Spalt läßt sich durch einen Faden, der vom Dornfortsatz von Th3 schräg nach unten und um den Thorax herum zur 6. Rippe an der Medioklavikularlinie verläuft, annähernd dar-stellen. Die rechte Lunge wird außerdem vom horizontalen Interlobärspalt (*Fissura horizontalis*) unterteilt. Vorne verläuft dieser Spalt nahe der 4. Rippe und trifft auf der mittleren Axillarlinie nahe der 5. Rippe auf den schrägen Interlobärspalt.

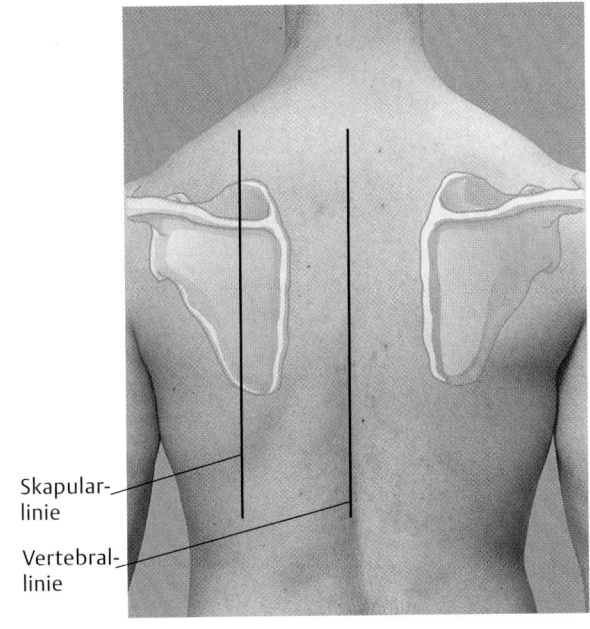

Skapular-linie

Vertebral-linie

Ansicht von hinten

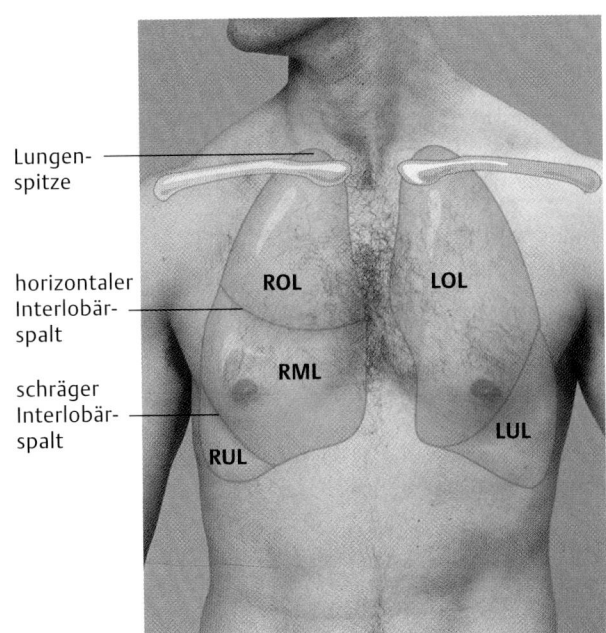

Lungen-spitze

horizontaler Interlobär-spalt

schräger Interlobär-spalt

ROL

LOL

RML

LUL

RUL

Ansicht von vorn

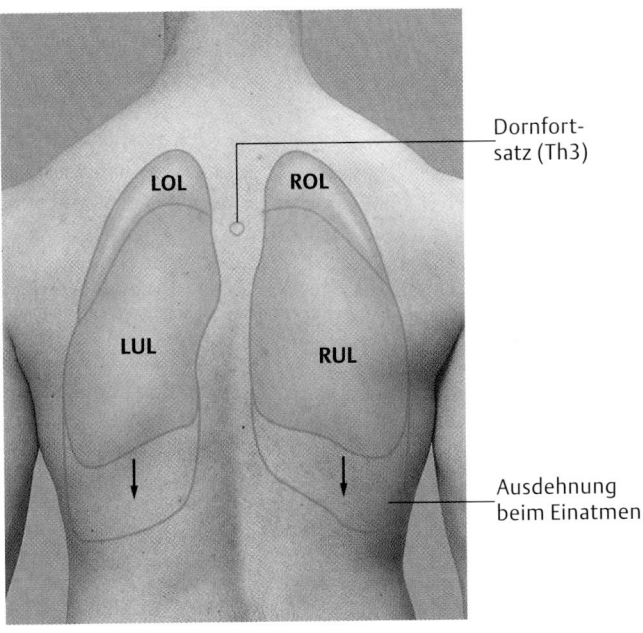

Dornfort-satz (Th3)

LOL

ROL

LUL

RUL

Ausdehnung beim Einatmen

Ansicht von hinten

Die rechte Lunge ist somit in den *Ober-* (ROL), den *Mittel-* (RML) und den *Unter-lappen* (RUL) unterteilt. Die linke Lunge hat nur zwei Lappen, einen Ober- (LOL) und einen Unterlappen (LUL).

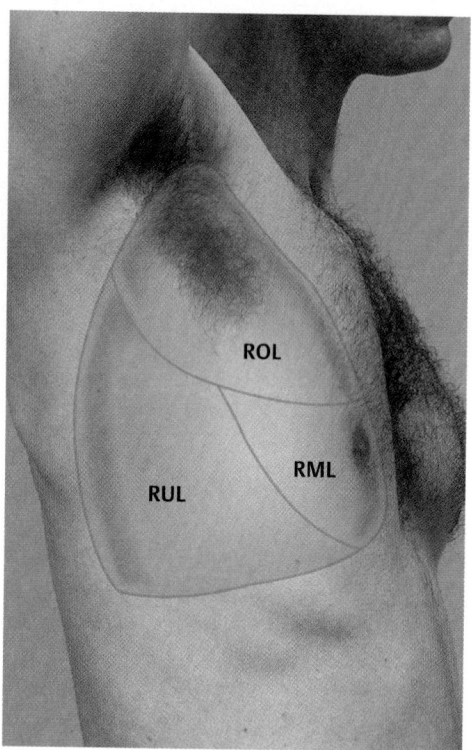
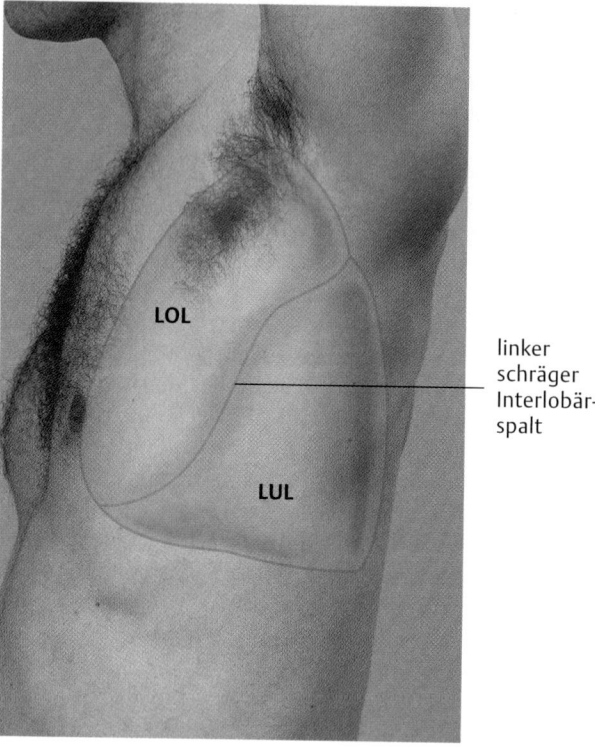

linker schräger Interlobär-spalt

Ansicht von rechts und links

Beschreibungen am Thorax. Sie sollten mit allgemeinen anatomischen Begriffen vertraut sein, die für die Lokalisation von Befunden am Thorax verwendet werden, wie etwa:

Supraklavikular – oberhalb des Schlüsselbeins
Infraklavikular – unterhalb des Schlüsselbeins
Interskapular – zwischen den Schulterblättern
Infraskapular – unterhalb des Schulterblatts
Lungenbasis – der unterste Lungenabschnitt
Oberes, mittleres und unteres Lungenfeld

Aus diesen Begriffen kann dann problemlos abgeleitet werden, welcher Teil der Lunge von einem pathologischen Prozeß betroffen ist. Symptome im oberen rechten Lungenfeld haben z.B. mit größter Wahrscheinlichkeit ihren Ursprung im oberen rechten Lungenlappen. Symptome im rechten lateralen Mittelfeld können jedoch von jedem der drei Lappen ausgehen.

Luftröhre und große Bronchien. Die Atemgeräusche über der Luftröhre und den Bronchien haben eine andere Qualität als die über dem Parenchym der Lunge. Sie müssen die Lokalisation dieser Strukturen deshalb kennen. Die Luftröhre gabelt sich auf der Höhe des Angulus sterni (vorn) und des Dornfortsatzes des 4. Brustwirbels (hinten) in den rechten und linken Hauptbronchus.

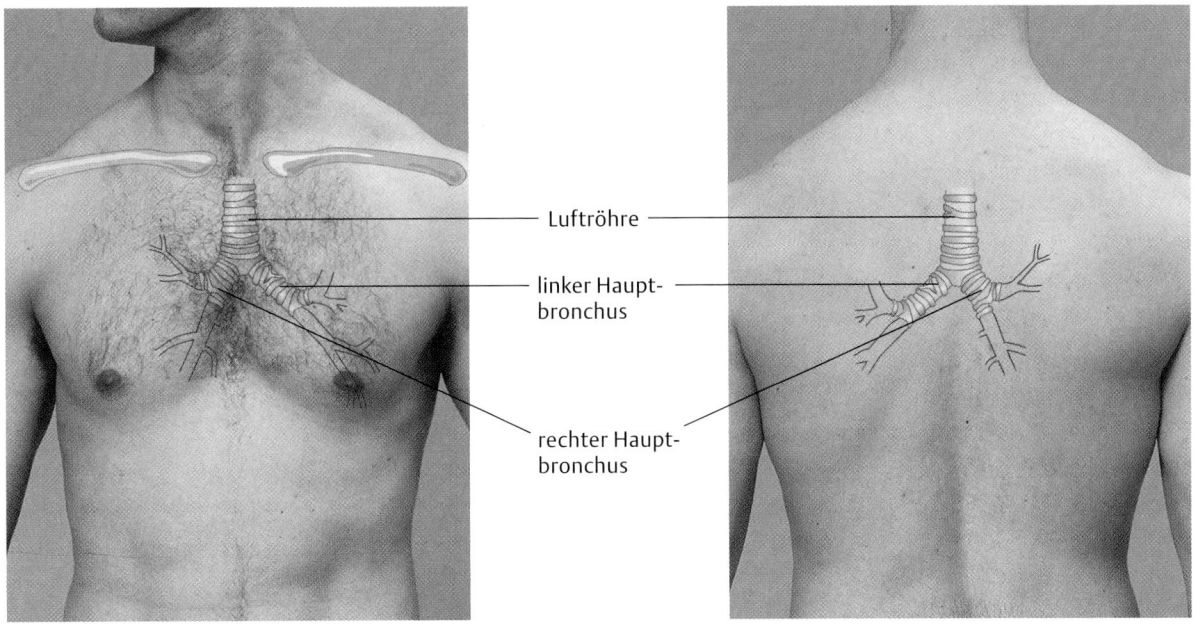

Luftröhre

linker Haupt-
bronchus

rechter Haupt-
bronchus

Ansicht von vorn

Ansicht von hinten

Pleura. Die Pleura besteht aus serösen Häuten, die die Außenflächen der Lungen (*Pleura visceralis*) überziehen und auch die Brusthöhle und die obere Fläche des Zwerchfells (*Pleura parietalis*) auskleiden. Dank ihrer glatten, einander gegenüberliegenden Oberflächen, die durch die Flüssigkeit im Pleuraraum „geschmiert" werden, können sich die Lungen beim Ein- und Ausatmen reibungslos im Brustkorb bewegen. Der *Pleuraraum* ist der potentielle Raum zwischen der Pleura visceralis und der Pleura parietalis.

Atmung. Die Atmung ist im wesentlichen ein automatischer Vorgang, der vom Hirnstamm gesteuert und von der Atemmuskulatur durchgeführt wird. Das kuppelförmige *Zwerchfell* ist der Muskel, der hauptsächlich für die Atmung verantwortlich ist. Wenn es sich zusammenzieht, bewegt es sich im Brustkorb nach unten und erweitert so die Thoraxhöhle. Gleichzeitig drückt es den Inhalt des Abdomens zusammen und somit die Bauchwand nach außen. Beim Einatmen dehnen die Thorax- und Halsmuskeln den Brustkorb. Die Hauptmuskeln sind dabei die *parasternalen Muskeln*, die schräg vom Sternum zu den Rippen verlaufen, und die *Mm. scaleni*, die von den Brustwirbeln zu den ersten beiden Rippen ziehen.

Die beim Einatmen verursachte Ausdehnung des Thorax senkt den intrathorakalen Druck, zieht die Luft durch den Tracheobronchialbaum in die Alveolen und dehnt die Lungen. Sauerstoff diffundiert in das Blut der Lungenkapillaren, Kohlendioxid diffundiert aus dem Blut in die Alveolen.

Bei der Ausatmung ziehen sich Thoraxwand und Lungen wieder zusammen, das Zwerchfell hebt sich passiv, die Luft strömt nach außen, und Thorax und Abdomen kehren in ihre Ausgangspositionen zurück.

Die normale Atmung ist leise und ruhig – bei geöffnetem Mund ist sie nur als schwacher Hauch zu hören. Bei einem gesunden Menschen hebt sich der Thorax in Rückenlage bei der Atmung nur wenig. Dagegen sind die Bewegungen der Bauchwand gewöhnlich gut zu erkennen. Im Sitzen hebt und senkt sich der Thorax deutlicher.

Bei sportlicher Betätigung und bei bestimmten Erkrankungen ist zusätzliche Muskelarbeit beim Atmen erforderlich. Die Atemhilfsmuskulatur (*Mm. sternocleidomastoidei*) unterstützt dann die Inspiration. Die *Mm. scaleni* werden sichtbar. Die Bauchmuskeln unterstützen die Exspiration.

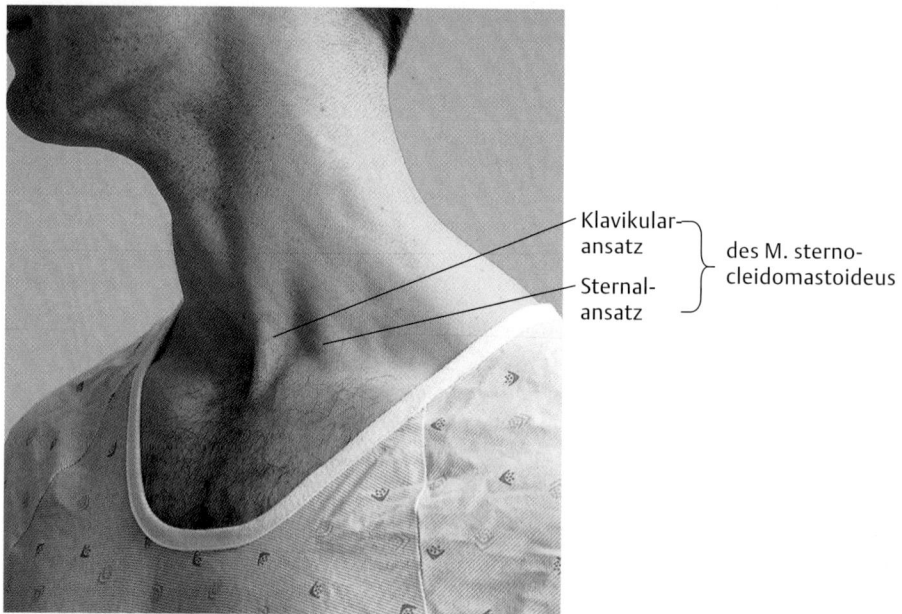

Klavikular-
ansatz

Sternal-
ansatz

des M. sterno-
cleidomastoideus

Altersabhängige Veränderungen des Thorax. Mit zunehmendem Alter sinken die Leistungsreserven. Die Thoraxwand wird steifer und läßt sich weniger leicht bewegen, die Atemmuskulatur wird schwächer und die Lungen verlieren an Elastizität. Die Geschwindigkeit des Ausatmens bei maximaler Anstrengung nimmt allmählich ab. Durch altersbedingte Knochenveränderungen kann die dorsale Krümmung der Brustwirbelsäule verstärkt werden, was zu einer Kyphose und Zunahme des sagittalen Durchmessers des Thorax führt. Ein solcher „Faßthorax" wirkt sich jedoch kaum auf die Lungenfunktion aus.

Untersuchungstechniken

Allgemeine Vorgehensweise

Die Untersuchung des *hinteren* Thorax und der Lungen sollte am sitzenden Patienten durchgeführt werden, während der Patient bei der Untersuchung von *vorn* liegen sollte. Es ist sinnvoll, bei der Untersuchung folgende Reihenfolge einzuhalten:

- Inspektion
- Palpation
- Perkussion
- Auskultation.

Versuchen Sie, sich die darunterliegenden Lungenlappen vorzustellen und vergleichen Sie beide Körperseiten miteinander. Der Patient sollte soweit entkleidet sein, daß der Thorax vollständig sichtbar ist. Unnötiges Entkleiden sollte vermieden werden; Bereiche, die gerade nicht untersucht werden, sollten bedeckt bleiben.

Sitzender Patient. Untersuchen Sie hintere Thoraxwand und Lungen. Die Arme des Patienten sollten dabei über der Brust gekreuzt sein, die Hände, wenn möglich, auf der jeweils gegenüberliegenden Schulter ruhen. In dieser Haltung stören die Schulterblätter nicht, die Lungenfelder können besser untersucht werden. Anschließend soll der Patient sich hinlegen.

Liegender Patient. Untersuchen Sie vorderen Thorax und Lungen. Patientinnen können in Rückenlage besser untersucht werden, da die Brüste so weniger stören. In dieser Position sind auch pfeifende Atemgeräusche besser zu hören. (Einige Ärzte bevorzugen die Untersuchung des hinteren und vorderen Thorax bei sitzendem Patienten. Diese Methode ist ebenfalls zufriedenstellend.)

Patienten, die nicht ohne Hilfe sitzen können. Bitten Sie jemanden um Unterstützung, so daß Sie den hinteren Thorax am sitzenden Patienten untersuchen können. Ist dies nicht möglich, drehen Sie den Patienten erst auf die eine, dann auf die andere Seite. Perkutieren Sie die obere Lunge und auskultieren Sie in jeder Position beide Lungen. Da die Ventilation in der unten liegenden Lunge ausgeprägter ist, ist hier die Wahrscheinlichkeit größer, daß Sie pfeifende oder rasselnde Atemgeräusche hören.

Untersuchung von Thorax und Atmung

Atemfrequenz, -rhythmus, -tiefe und Anstrengung beim Atmen. Achten Sie darauf, ob die Exspiration länger als gewöhnlich dauert. Ein gesunder Erwachsener atmet in Ruhe leise und regelmäßig ungefähr 14–20 Mal pro Minute. Ein gelegentlicher Seufzer ist normal.

Eine verlängerte Exspiration weist auf eine Verengung der unteren Atemwege hin, s. Tab. 8.1 (S. 269).

Prüfen Sie die Hautfarbe des Patienten auf Zyanose.

Untersuchung des Halses auf supraklavikuläre Retraktionen und auf Kontraktionen der Mm. sternocleidomastoidei oder anderer Atemhilfsmuskel während der Inspiration. Bei einem gesunden Menschen ist keines dieser Symptome vorhanden.

Inspiratorische Kontraktionen des M. sternocleidomastoideus im Ruhezustand weisen auf eine deutlich gesteigerte Atemanstrengung hin.

253

Stridor, ein pfeifendes Atemgeräusch, das hauptsächlich bei Inspiration auftritt, weist auf eine Verengung der Luftwege im Kehlkopf oder in der Luftröhre hin.

Atemgeräusche des Patienten. Sind Nebengeräusche wie Giemen hörbar? Falls ja, wo sind sie im Atemzyklus festzustellen?

Relevante Befunde aus früheren Untersuchungsabschnitten, z. B.:

Trommelschlegelfinger (S. 158).

■ Form der Fingernägel

Sie kann durch einen Pleuraerguß, Pneumothorax oder eine Atelektase seitlich verschoben sein.

■ Lage der Luftröhre (normalerweise in der Mittellinie)

Der sagittale Durchmesser des Thorax kann sich infolge chronisch-obstruktiver Lungenerkrankungen vergrößern.

Form des Thorax. Der sagittale Durchmesser kann sich mit zunehmendem Alter vergrößern.

Untersuchung des hinteren Thorax

Inspektion

Stellen Sie sich direkt hinter den Patienten und beurteilen Sie die *Form des Thorax* und *die Art und Weise, wie er sich bewegt*. Achten Sie auf:

S. Tab. 8.**2** (S. 270).

■ Deformitäten oder Asymmetrien

Retraktionen treten bei schwerem Asthma, chronisch-obstruktiven Lungenerkrankungen oder Verlegung der oberen Luftwege auf.
Einseitige Beeinträchtigungen oder Verzögerungen der Atembewegung weisen auf eine Erkrankung der darunterliegenden Lunge oder Pleura hin.

■ Anomale Retraktionen der Interkostalräume während des Einatmens. Die Retraktion ist am deutlichsten in den unteren Zwischenräumen zu sehen. Häufig wird sie von einer supraklavikulären Retraktion begleitet.

■ Beeinträchtigung der Atembewegung auf einer oder beiden Seiten oder eine einseitige Verzögerung der Bewegung.

Palpation

Interkostale Druckschmerzhaftigkeit besteht bei entzündeter Pleura.

Konzentrieren Sie sich bei der Palpation des Thorax auf druckschmerzhafte Bereiche und Veränderungen der darüberliegenden Haut, auf die Atemexkursion und den Fremitus.

Druckschmerzhafte Bereiche. Palpieren Sie vorsichtig jeden Bereich, in dem der Patient Schmerzen hat oder an dem Veränderungen erkennbar sind.

Hautfisteln treten zwar selten auf, weisen jedoch auf eine Infektion der Pleura und der Lunge hin (z. B. Tuberkulose, Aktinomykose).

Sichtbare Veränderungen, wie Tumoren oder pleurokutane Fisteln (blind endende, entzündete, röhrenförmige Gänge, die in die Hautoberfläche münden).

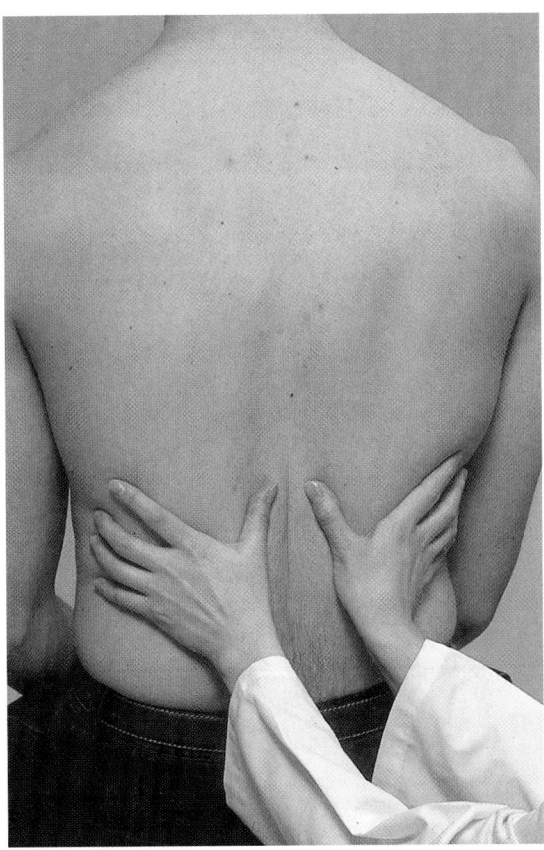

Atemexkursion. Legen Sie Ihre Daumen am Rücken etwa in Höhe der 10. Rippe (parallel zu ihr) auf. Die Hände umfassen dabei den lateralen Brustkorb. Beim Auflegen werden die Hände etwas nach medial verschoben, damit lose Hautfalten zwischen Daumen und Wirbelsäule entstehen. Bitten Sie den Patienten, tief einzuatmen.

Beobachten Sie, wie sich die Daumen auseinanderbewegen, und beurteilen Sie das Ausmaß und die Symmetrie der Atembewegung.

Stimmfremitus. Fremitus bezeichnet die palpablen Vibrationen, die beim Sprechen durch das bronchopulmonale System zur Thoraxwand übertragen werden. Legen Sie zum Nachweis eines Fremitus Ihren Handballen (den knöchernen Teil der Handinnenfläche an der Fingerbasis) oder die Ulnarseite der Hand auf, um die Schwingungsempfindlichkeit der Handknochen zu optimieren. Bitten Sie den Patienten um mehrfache Wiederholung eines Wortes mit überwiegend tieferfrequenten Klanganteilen wie „neunundneunzig". Ist der Fremitus schwach, bitten Sie den Patienten, lauter oder mit tieferer Stimme zu sprechen.

Nehmen Sie zunächst nur eine Hand, bis Sie mit dem Fremitus vertraut sind. Einige Ärzte sind der Ansicht, daß der Fremitus mit nur einer Hand genauer bestimmt werden kann. Schneller geht die Untersuchung jedoch, wenn Sie beide Hände zum Vergleich der rechten und linken Seite verwenden; zudem sind Unterschiede so leichter festzustellen.

Ursachen einer einseitigen Verringerung oder Verzögerung der Thoraxausdehnung sind chronische restriktive Erkrankungen der Lunge oder Pleura, Pleuraerguß, Lobärpneumonie, Pleuraschmerzen mit Schonatmung und einseitige Verlegung der oberen Atemwege.

Der Fremitus ist abgeschwächt oder nicht vorhanden, wenn der Patient leise spricht oder die Übertragung der Vibrationen vom Kehlkopf zur Oberfläche des Thorax beeinträchtigt ist. Ursächlich hierfür sind etwa ein blockierter Bronchus, chronisch-obstruktive Lungenerkrankung, Trennung der Pleurablätter durch Flüssigkeit (Pleuraerguß), Fibrose (Pleuraverdickung), Luft (Pneumothorax) oder ein infiltrierender Tumor sowie eine sehr dicke Thoraxwand.

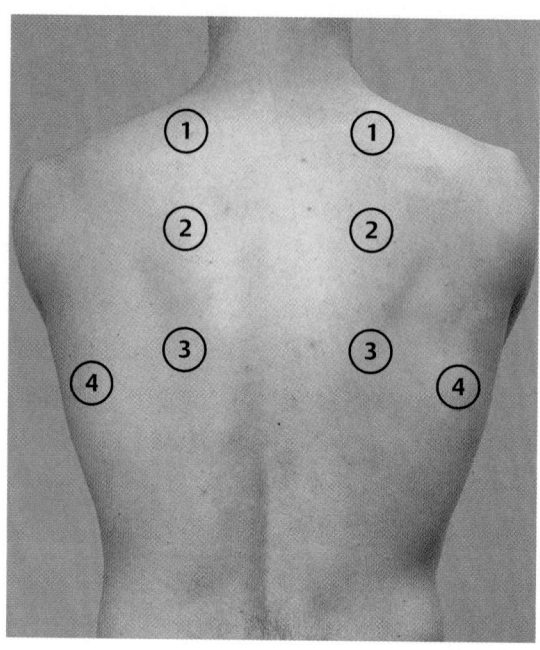

Reihenfolge bei der Fremitusuntersuchung

Der Fremitus ist verstärkt, wenn die Übertragung des Geräusches verstärkt ist, etwa durch eine Verdichtung des Lungengewebes bei Lobärpneumonie.

Palpieren und vergleichen Sie korrespondierende Lungenregionen nach der oben dargestellten Methode. Legen Sie dazu Ihren Handballen (den knöchernen Teil Ihrer Handinnenfläche an der Fingerbasis) oder die Ulnarseite Ihrer Hand auf. Sie setzen dabei die Schwingungsempfindlichkeit der Knochen Ihrer Hand ein, um den Fremitus zu erfassen.

Lokalisieren Sie alle Bereiche mit verstärktem, abgeschwächtem oder fehlendem Stimmfremitus. Der Fremitus ist normalerweise zwischen den Schulterblättern besser zu palpieren als in den unteren Lungenfeldern und häufig rechts stärker als links. Unter dem Zwerchfell verschwindet der Fremitus.

S. Tab. 8.3 (S. 271).

Der Fremitus ist ein relativ ungenaues Beurteilungskriterium, kann aber auf mögliche Veränderungen aufmerksam machen. Atemgeräusche, Stimmgeräusche und geflüsterte Stimmgeräusche stehen stets in engem Zusammenhang. Sie nehmen in der Regel gemeinsam zu oder ab.

Perkussion

Die Perkussion des Thorax versetzt Thoraxwand und darunterliegendes Gewebe in Bewegung, so daß hörbare Töne und tastbare Vibrationen entstehen. Anhand der Perkussion können Sie feststellen, ob das darunterliegende Gewebe luftgefüllt, flüssigkeitsgefüllt oder solide ist. Die Schwingungen dringen jedoch nur ungefähr 5–7 cm in den Thorax ein. Tieferliegende pathologische Veränderungen können nicht erfaßt werden.

Die *Technik der Perkussion* kann auf jeder Oberfläche geübt werden. Im folgenden ist die Vorgehensweise für rechtshändige Untersucher beschrieben.

Überstrecken Sie den Mittelfinger der linken Hand (den Plessimeterfinger). Drücken Sie das Fingerendgelenk *fest* auf die zu perkutierende Oberfläche. Vermeiden Sie den Kontakt anderer Handbereiche mit der Oberfläche, da dies die Schwingungen dämpfen würde.

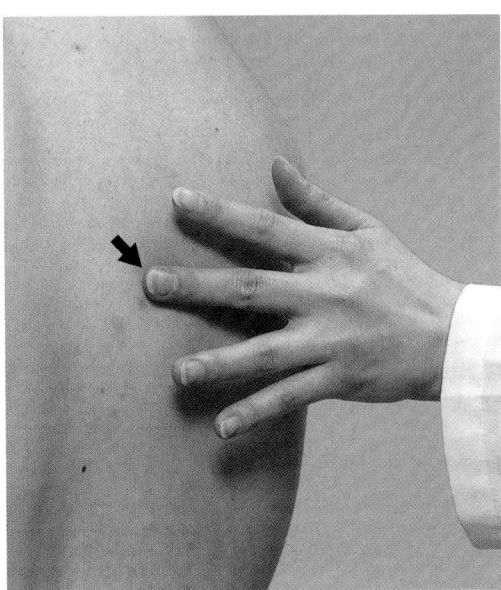

Halten Sie den Unterarm der rechten Hand nahe über der Oberfläche. Der Handrücken weist dabei nach oben und ist aufgerichtet. Der rechte Mittelfinger sollte leicht gekrümmt, entspannt und zum Perkutieren bereit sein.

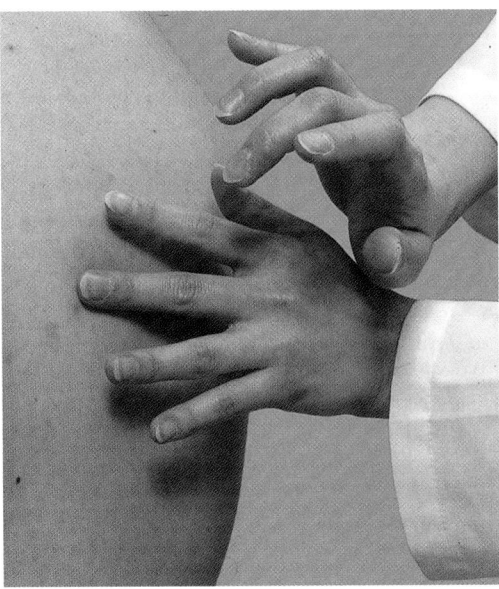

Klopfen Sie mit einer schnellen, kurzen und lockeren Bewegung aus dem Handgelenk mit dem rechten Mittelfinger (dem Plexor) auf den Plessimeterfinger. Zielen Sie dabei auf das Fingerendgelenk. Dadurch werden Schwingungen durch die Knochen des Gelenks auf die darunterliegende Thoraxwand übertragen.

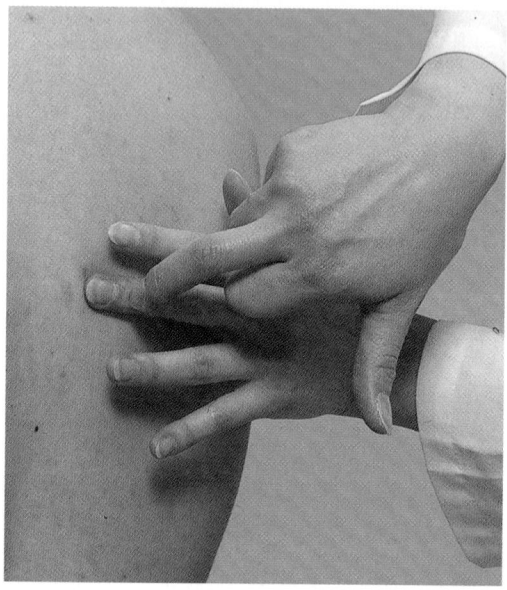

Klopfen Sie dabei mit der Fingerkuppe und nicht mit der Fingerbeere. Ihr Finger sollte fast im rechten Winkel zum Plessimeterfinger stehen. (Wenn Sie sich dabei nicht selbst verletzen wollen, sollte der Fingernagel kurz geschnitten sein.)

Ziehen Sie den klopfenden Finger schnell zurück, um eine Dämpfung der von Ihnen erzeugten Schwingungen zu vermeiden.

Wichtig ist, daß die Bewegung aus dem Handgelenk kommt. Sie ist direkt, schnell und dennoch locker und etwas federnd.

Die Perkussion sollte so leicht erfolgen, daß sie gerade noch eine deutliche Schwingung hervorruft. Eine dicke Thoraxwand erfordert ein stärkeres Klopfen als eine dünne. Beim Vergleich zweier Bereiche muß die Perkussionsstärke gleich sein. Jede Stelle wird zweimal perkutiert. Eine Schallveränderung kann bei vergleichender Perkussion besser erfaßt werden. Stellen Sie sich beim Perkutieren des unteren hinteren Thorax eher etwas seitlich zum Patienten statt direkt hinter ihn. Der Plessimeterfinger liegt dann fester auf dem Thorax, das Klopfen ist effektiver und der Perkussionsschall besser wahrnehmbar.

Es gibt fünf unterschiedliche Arten von Perkussionsschall. Vier davon können Sie an sich selbst erzeugen. Stärke, Tonhöhe und Dauer charakterisieren die verschiedenen Schalleffekte. Trainieren Sie Ihr Gehör, um diese Unterschiede erkennen zu können, indem Sie sich jeweils auf ein Merkmal konzentrieren, während Sie hintereinander verschiedene Stellen perkutieren.

Merkmale des Klopfschalls				Pathologische Beispiele
	Relative Stärke	Relative Tonhöhe	Relative Dauer	Beispiel (Lokalisation)	
Verkürzt	Schwach	Hoch	Kurz	Oberschenkel	Großer Pleuraerguß
Gedämpft	Mittel	Mittel	Mittel	Leber	Lobärpneumonie
Sonor	Laut	Tief	Lang	Gesunde Lunge	Einfache chronische Bronchitis
Hypersonor	Sehr laut	Tiefer	Länger	Normalerweise nicht vorhanden	Emphysem, Pneumothorax
Tympanitisch	Laut	Hoch[a]	[a]	Magenblase oder aufgeblähte Wangen	Großer Pneumothorax

[a] Hauptsächlich an der musikalischen Klangfarbe zu erkennen.

Perkutieren Sie den Thorax an korrespondierenden Stellen von der Herzspitze bis zur Lungenbasis, während der Patient beide Arme auf der Brust kreuzt. Die beiden Thoraxhälften werden alternierend in der unten dargestellten Reihenfolge perkutiert.

Ein gedämpfter Klopfschall ist vorhanden, wenn Flüssigkeit oder solides Gewebe an die Stelle der luftgefüllten Lunge tritt oder den Pleuraraum unter Ihrem Perkussionsfinger ausfüllt. Beispiele sind die Lobärpneumonie, bei der die Alveolen mit Flüssigkeit und Blutzellen gefüllt sind, sowie Ansammlung von seröser Flüssigkeit in der Pleura (Pleuraerguß) oder von Blut (Hämothorax), Eiter (Pyothorax), fibrösem oder tumorösem Gewebe im Pleuraspalt.

Ein generalisierter hypersonorer Klopfschall kann über der überblähten Lunge bei Emphysem oder Asthma zu hören sein. Er ist jedoch kein zuverlässiges Merkmal. Ein einseitiger hypersonorer Schall weist auf einen großen Pneumothorax oder möglicherweise auf eine große luftgefüllte Bulla in der Lunge hin.

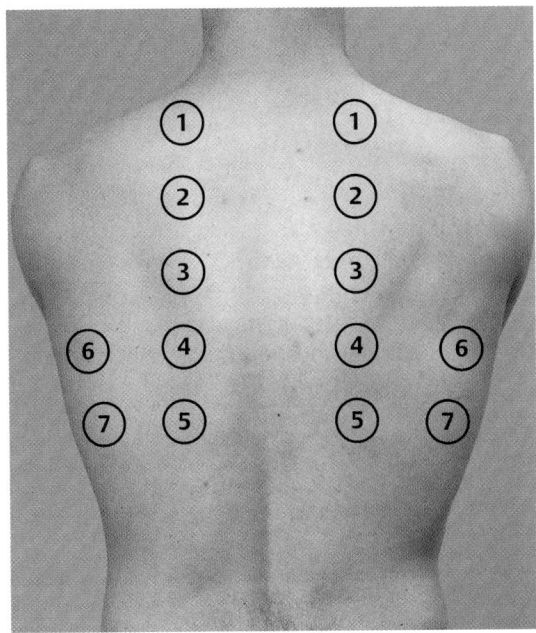

Reihenfolge bei Perkussion und Auskultation

Die Schulterblattregion wird nicht perkutiert, da Dicke von Muskeln und Knochen eine sinnvolle Perkussion verhindern.

Es müssen alle Regionen mit anomalem Klopfschall lokalisiert werden.

Die Höhe der Zwerchfelldämpfung wird festgestellt, während der Patient ruhig ein- und ausatmet. Der Plessimeterfinger wird über und parallel zum erwarteten oberen Rand der Klopfschalldämpfung aufgelegt und schrittweise nach unten perkutiert, bis der gedämpfte Schall deutlich den sonoren ersetzt. Prüfen Sie die Höhe dieses Schallwechsels nahe der Mitte des Hemithorax und auch etwas seitlich davon.

Eine ungewöhnlich hohe Grenze weist auf einen Pleuraerguß oder einen Zwerchfellhochstand, z. B. bei Atelektase oder Zwerchfellähmung, hin.

Die Abbildung unten zeigt einen typischen mittelgroßen linksseitigen Pleuraerguß.

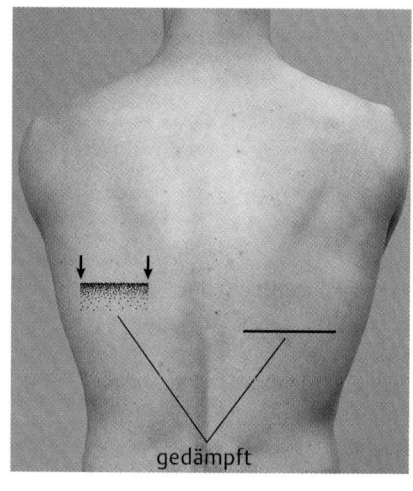

gedämpft

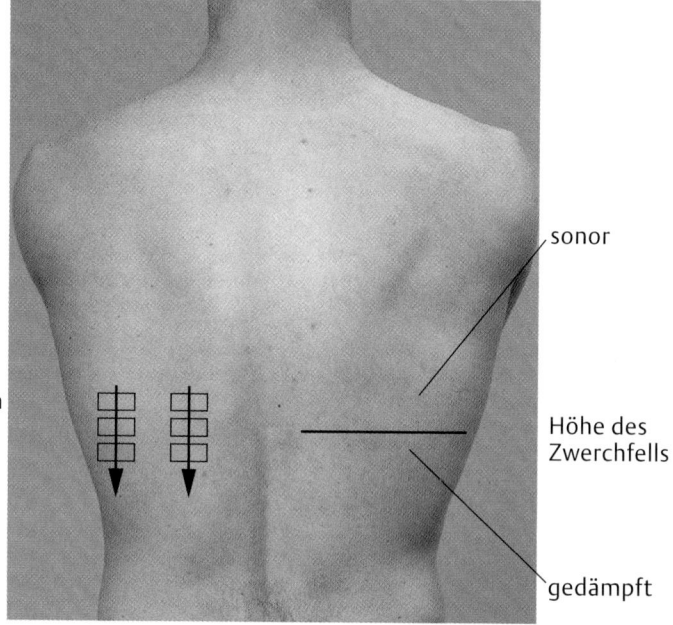

Punkte und
Reihenfolge
der Perkussion

sonor

Höhe des
Zwerchfells

gedämpft

Ein gelähmtes und daher hochstehendes Zwerchfell verursacht eine ähnliche Dämpfung.

Mit dieser Technik können Sie das Zwerchfell nicht direkt perkutieren. Wenn jedoch die Grenzlinie zwischen dem sonoren Lungengewebe und dem gedämpften Gewebe unter dem Zwerchfell auf normaler Höhe liegt, können Sie daraus die normale Lage des Zwerchfells ableiten.

Die Zwerchfellbewegung kann geschätzt werden, indem die Differenz zwischen der Höhe des gedämpften Klopfschalls bei vollständiger Exspiration und vollständiger Inspiration festgestellt wird (normalerweise 5–6 cm). Diese Schätzung stimmt jedoch nicht mit der radiologischen Beurteilung der Zwerchfellbewegung überein.

Auskultation

Geräusche, die von Bettwäsche, Bekleidungsstücken und dem Thorax selbst erzeugt werden, sorgen bei der Auskultation für Verwirrung. Haare auf

Die Auskultation der Lunge ist die wichtigste Untersuchungstechnik zur Beurteilung des Luftstroms durch den Tracheobronchialbaum. Zusammen mit der Perkussion kann der Arzt mit dieser Methode die Beschaffenheit des umgebenden Lungengewebes und des Pleuraraums beurteilen. Zur Auskultation gehören (1)

Abhören der Atmengeräusche, (2) Prüfung aller Nebengeräusche und (3), wenn krankhafte Veränderungen vermutet werden, Prüfung der Geräusche der gesprochenen oder geflüsterten Worte des Patienten, während diese durch die Thoraxwand weitergeleitet werden.

Atemgeräusche (Lungengeräusche). Atemgeräusche werden anhand ihrer Stärke, Höhe und der relativen Dauer der Inspirations- und Exspirationsphasen beschrieben. Normale Atemgeräusche sind:

- *Vesikulär.* Leise und tief. Sie sind während der Inspiration zu hören, gehen ohne Pause in die Exspiration über und verschwinden allmählich im ersten Drittel der Exspirationsphase.

- *Bronchial.* Lauter und höher. Zwischen Inspirations- und Exspirationsgeräuschen liegt eine kurze ruhige Phase; die Exspirationsgeräusche dauern länger als die Inspirationsgeräusche.

- *Bronchovesikulär.* Inspirations- und Exspirationsgeräusche weisen ungefähr dieselbe Dauer auf; dazwischen kann eine geräuschlose Phase liegen. Unterschiede in Höhe und Stärke können häufig leichter bei der Exspiration festgestellt werden.

Die Merkmale dieser drei Arten von Atemgeräuschen sind in der folgenden Tabelle zusammengefaßt. Die Tabelle enthält auch die *trachealen Atemgeräusche* – sehr laute, harte Geräusche, die beim Auskultieren über der Luftröhre im Halsbereich zu hören sind.

der Brust können rasselnde Geräusche erzeugen. In diesem Fall muß ein stärkerer Druck ausgeübt oder die Haare angefeuchtet werden. Wenn es dem Patienten kalt ist oder er angespannt ist, sind manchmal Geräusche der Muskelkontraktion zu hören – ein gedämpftes, tiefes Rumpeln oder Donnern. Eine Veränderung der Lage des Patienten kann diese Geräusche eliminieren. Sie können diese Geräusche selbst erzeugen, indem Sie einen Valsalva-Versuch (Betätigung der Exspirationsmuskeln und der Bauchpresse) durchführen und Ihren eigenen Thorax abhören.

Atemgeräusche				
	Dauer der Geräusche	**Stärke des Exspirationsgeräusches**	**Höhe des Exspirationsgeräusches**	**Häufigste Lokalisation**
Vesikulär[a]	Inspirationsgeräusche dauern länger als Exspirationsgeräusche	Leise	Relativ tief	Über großen Teilen beider Lungen
Bronchovesikulär	Inspirations- und Exspirationsgeräusche sind ungefähr gleich lang	Mittel	Mittel	Häufig im 1. und 2. Interkostalraum vorn und zwischen den Schulterblättern
Bronchial	Exspirationsgeräusche dauern länger als Inspirationsgeräusche	Laut	Relativ hoch	Über dem Manubrium, falls überhaupt hörbar
Tracheal	Inspirations- und Exspirationsgeräusche sind ungefähr gleich lang	Sehr laut	Relativ hoch	Über der Luftröhre am Hals

Sind bronchovesikuläre oder bronchiale Atemgeräusche in einiger Entfernung von den aufgelisteten Lokalisationen zu hören, besteht der Verdacht, daß an die Stelle des luftgefüllten Lungengewebes ein flüssigkeitsgefülltes oder verdichtetes Lungengewebe getreten ist, s. Tab. 8.3 (S. 271).

[a] Die Dicke der Balken symbolisiert die Stärke; je steiler der Anstieg, desto höher ist das Geräusch.

Hören Sie die Atemgeräusche mit der Membran Ihres Stethoskops ab, nachdem Sie den Patienten gebeten haben, tief durch den geöffneten Mund einzuatmen. Gehen Sie nach der für die Perkussion vorgeschlagenen Reihenfolge vor, d. h., von einer Seite zur anderen, und vergleichen Sie symmetrische Regionen beider Lungen. Wenn Sie anomale Geräusche hören oder vermuten, auskultieren Sie benachbarte Regionen, so daß Sie den Umfang der krankhaften Veränderung vollständig beschreiben können. Auskultieren Sie mindestens einen vollständigen Atemzug an jeder Stelle. Achten Sie darauf, daß der Patient nicht hyperventiliert (mögliche Folgen sind Benommenheit, Schwindel) und lassen Sie ihn gegebenenfalls eine Pause machen.

Bei vermindertem Luftstrom (z. B. bei obstruktiver Lungenerkrankung oder Muskelschwäche) oder schlechter Geräuschweiterleitung (z. B. bei Pleuraerguß, Pneumothorax oder Emphysem) sind die Atemgeräusche abgeschwächt.

Achten Sie auf die *Stärke* der Atemgeräusche. Atemgeräusche sind normalerweise in den unteren hinteren Lungenfeldern lauter und können auch von Region zu Region unterschiedlich sein. Scheinen die Atemgeräusche schwach zu sein, bitten Sie den Patienten, tiefer zu atmen. Sie können die Geräusche dann besser hören. Atmet der Patient nicht tief genug ein und aus oder hat er eine dicke Thoraxwand, z. B. bei Adipositas, können die Atemgeräusche weiter abgeschwächt bleiben.

Eine Pause weist auf bronchiale Atemgeräusche hin.

Gibt es eine *geräuschlose Pause* zwischen den Inspirations- und Exspirationsgeräuschen?

Achten Sie auf *Höhe, Stärke und Dauer der Exspirations- und Inspirationsgeräusche.* Sind die vesikulären Atemgeräusche normal über die Thoraxwand verteilt? Oder gibt es bronchovesikuläre oder bronchiale Atemgeräusche an unerwarteten Stellen?

Nebengeräusche. Hören Sie auf Nebengeräusche oder zusätzliche Geräusche, die die normalen Atemgeräusche überlagern. Nebengeräusche – Rasselgeräusche, Giemen und Brummen – führen häufig zur Diagnose von Herz- und Lungenerkrankungen. Die am häufigsten auftretenden Nebengeräusche sind:

Lungennebengeräusche

Diskontinuierliche (feuchte) Nebengeräusche (Rasselgeräusche) sind intermittierend, nicht musikalisch und kurz – wie zeitweilig auftretende Punkte. Nach ihrem Klangcharakter werden sie in sog. klingende (ohrnahe; die Infiltration des Lungengewebes reicht bis zur Thoraxwand) und nichtklingende (ohrferne; die Infiltration des Lungengewebes reicht nicht bis zur Thoraxwand) Geräusche unterteilt.

Rasselgeräusche können auf krankhafte Veränderungen der Lunge (Pneumonie, Fibrose, Frühstadium einer dekompensierten Herzinsuffizienz) oder der Atemwege (Bronchitis, Bronchiektasen) zurückzuführen sein.

Feinblasige Rasselgeräusche (· · · · ·) sind leise, hoch und sehr kurz (5–10 ms).

Grobblasige Rasselgeräusche (• • • • •) sind etwas lauter, tiefer und nicht so kurz (20–30 ms).

Kontinuierliche (trockene) Nebengeräusche dauern über 250 ms, merklich länger als Rasselgeräusche (wie Gedankenstriche), sind aber nicht unbedingt den gesamten Atemzyklus über vorhanden. Im Gegensatz zu Rasselgeräuschen sind sie musikalisch.

Ein Giemen weist auf verengte Luftwege wie bei Asthma, chronisch-obstruktiven Lungenerkrankungen oder Bonchitis hin.

Giemen bzw. Pfeifen (〰〰〰) ist relativ hoch (ungefähr 400 Hz oder höher) und zischend oder schrill.

Ein Brummen weist auf Sekrete in den großen Luftwegen hin.

Brummen (〰〰) ist relativ tief (um 200 Hz oder niedriger) und klingt wie Schnarchen.

Eine ausführliche Beschreibung und weitere Nebengeräusche finden Sie in Tab. 8.4 (S. 272).

Folgende Charakteristika der Rasselgeräusche liefern Hinweise auf die zugrundeliegende Erkrankung:

- Lautstärke, Höhe und Dauer (zusammengefaßt als feinblasiges oder grob-
blasiges Rasseln)

- Anzahl (wenige bis viele)

- Zeitliches Auftreten im Atemzyklus

- Lokalisation über der Thoraxwand

- Persistenz des Musters während aufeinanderfolgender Atemzüge

- Alle Veränderungen nach Husten oder Lageveränderung des Patienten

**Feinblasige spätinspiratorische Rassel-
geräusche, die über mehrere Atemzüge persistieren, weisen auf krank-
haftes Lungengewebe hin.**

**Rasselgeräusche, Giemen oder Brum-
men, das nach dem Husten aufhört, ist
durch Sekret verursacht worden (wie
z. B. bei Bronchitis oder Atelektase).**

Bei einigen Gesunden kann nach maximaler Exspiration an der vorderen Lungenbasis ein Rasseln zu hören sein. Rasselgeräusche in den unten liegenden
Teilen der Lunge können auch nach längerem Liegen auftreten.

Bei *Giemen oder Brummen* muß der Zeitpunkt und die Lokalisation festgestellt
werden. Ändern sich die Geräusche bei tiefem Ein- und Ausatmen oder bei
Husten?

Weitergeleitete Stimmgeräusche. Bronchovesikuläre oder bronchiale Atemgeräusche an ungewöhnlichen Stellen sollten eingehender auf weitergeleitete
Stimmgeräusche untersucht werden:

- Der Patient soll „neunundneunzig" sagen. Die durch die Thoraxwand weitergeleiteten Geräusche sind normalerweise gedämpft und unverständlich.

- Der Patient soll „ii" sagen. Normalerweise ist ein gedämpftes, langgezogenes
„i" zu hören.

- Der Patient soll „neunundneunzig" oder „sechsundsechzig" flüstern. Die
geflüsterte Stimme ist normalerweise, wenn überhaupt, schwach und
undeutlich zu hören.

**Eine verstärkte Weiterleitung der
Stimmgeräusche weist auf eine Verdichtung vorher luftgefüllten Lungengewebes hin, s. Tab. 8.3 (S. 271).**

**Lautere, klarere Stimmgeräusche wer-
den als *Bronchophonie* bezeichnet.**

**Ist „ii" als „äi" zu hören, spricht man
von *Egophonie*. Der Ton klingt nasal.**

**Lautere, deutlicher geflüsterte Worte
werden als *geflüsterte Pektoriloquie*
bezeichnet.**

Untersuchung des vorderen Thorax

Der Patient liegt mit leicht vom Thorax abduzierten Armen bequem. Ein Patient
mit Atembeschwerden sollte im Sitzen oder bei hochgestelltem Kopfende des
Bettes untersucht werden.

**Patienten mit schwerer chronisch-
obstruktiver Lungenerkrankung ziehen
es häufig vor, nach vorne gelehnt zu
sitzen und die Arme auf die Knie oder
einen Tisch zu stützen. Beim Ausatmen
schieben sich die Lippen nach vorn und
bilden die sog. Lippenbremse.**

Inspektion

Form des Thorax und *Bewegungen der Thoraxwand*. Achten Sie auf:

S. Tab. 8.**2** (S. 270).

Schweres Asthma, chronisch-obstruktive Lungenerkrankungen oder Verlegung der oberen Luftwege führen zu anomalen Retraktionen.

Dies ist ein Hinweis auf eine Erkrankung von Lunge oder Pleura.

- Deformitäten oder Asymmetrien.

- Anomale Retraktionen der unteren Interkostalräume während der Inspiration.

- Lokale Verzögerung oder Beeinträchtigung der Atembewegung.

Palpation

Die Palpation des Thorax hat folgende Aufgaben:

Druckschmerzhafte Brustmuskeln oder Rippenknorpel weisen gewöhnlich darauf hin, daß die thorakalen Schmerzen ihren Ursprung im Bewegungsapparat haben. Sie sind jedoch nicht diagnostisch beweisend.

- *Identifizierung druckschmerzhafter Bereiche.*

- *Beurteilung der beobachteten Veränderungen.*

- *Weitere Beurteilung der Atemexkursion.* Legen Sie Ihre Daumen entlang der Rippenbögen auf, die Hände umfassen dabei den lateralen Brustkorb. Beim Auflegen werden die Hände etwas medial verschoben, damit lose Hautfalten zwischen den Daumen entstehen. Bitten Sie den Patienten, tief einzuatmen. Beobachten Sie, wie sich die Daumen auseinanderbewegen, und beurteilen Sie das Ausmaß und die Symmetrie der Atembewegung.

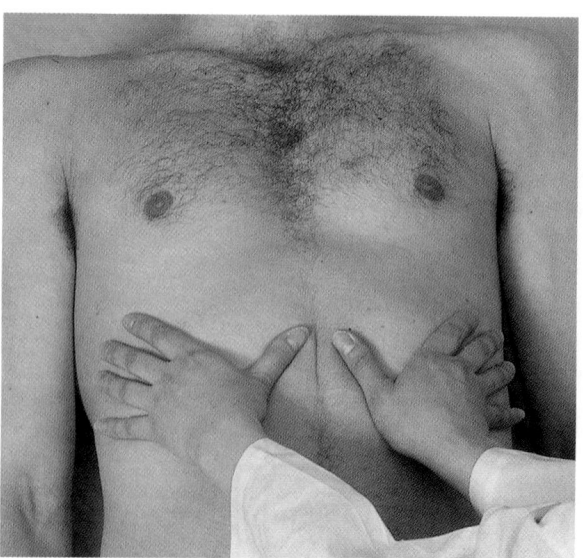

- *Beurteilung des palpablen Stimmfremitus.* Beide Seiten des Thorax werden mit dem Handballen oder der Ulnarseite der Hand verglichen. Über dem Herz ist der Fremitus normalerweise abgeschwächt oder nicht vorhanden. Wenn Sie eine Patientin untersuchen, schieben Sie zur besseren Untersuchung die Brüste behutsam zur Seite.

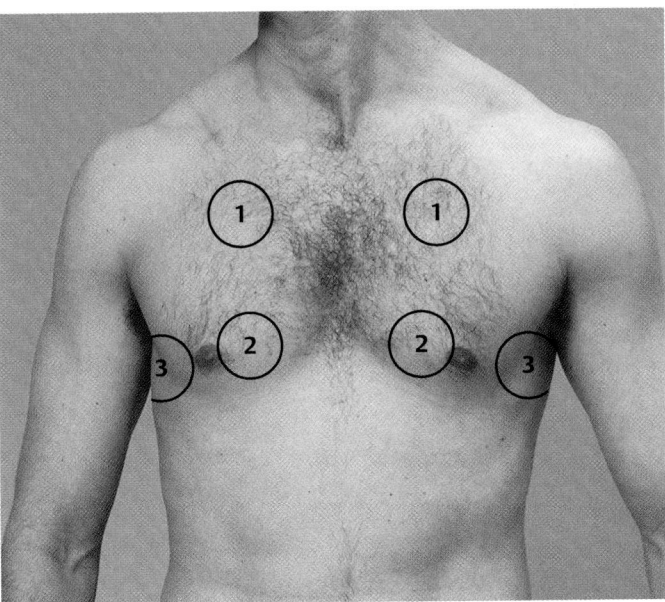

Reihenfolge bei der Fermitusuntersuchung

Perkussion

Perkutieren Sie den vorderen und seitlichen Thorax und vergleichen Sie auch hier beide Seiten miteinander. Über dem Herzen ist der Klopfschall normalerweise zwischen dem 3. und dem 5. Interkostalraum links neben dem Brustbein gedämpft. Perkutieren Sie die lateral davon liegende Lunge.

Gedämpfter Klopfschall ist vorhanden, wenn Flüssigkeit oder solides Gewebe die luftgefüllte Lunge verdrängt hat oder den Pleuraraum einnimmt. Da die Pleuraflüssigkeit gewöhnlich bis in den tiefsten Teil des Pleuraraums (beim liegenden Patienten nach hinten) absinkt, kann nur ein sehr großer Erguß von vorn festgestellt werden.

Der hypersonore Klopfschall eines Emphysems kann den gedämpften Klopfschall des Herzens vollständig überdecken.

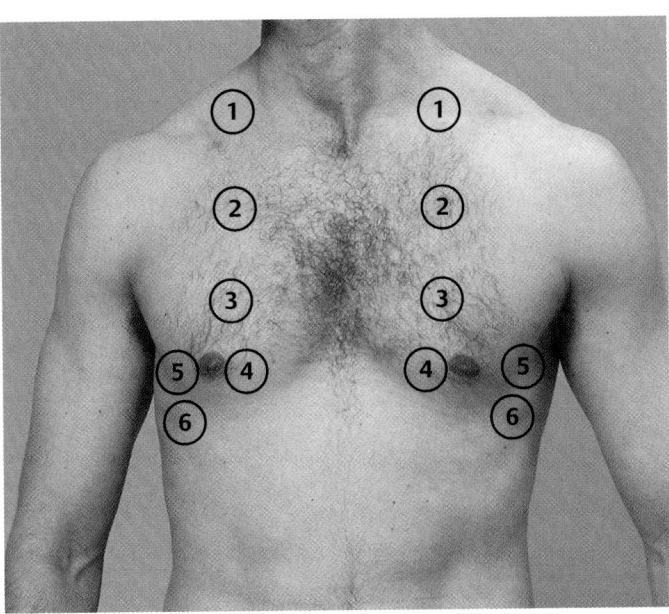

Reihenfolge bei Perkussion und Auskultation

Der gedämpfte Klopfschall bei Pneumonie des rechten Mittellappens tritt
hinter der rechten Brust auf. Erst wenn
Sie die Brust verschieben, ist der
anomale Klopfschall zu hören.

Schieben Sie die Brust bei der Perkussion einer Patientin behutsam mit der linken Hand zur Seite, während Sie mit der rechten perkutieren. Oder die Patientin
verschiebt selbst ihre Brust.

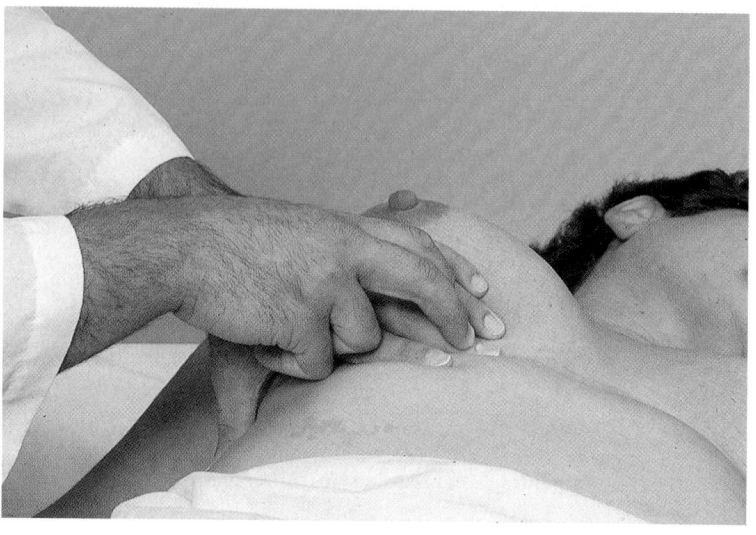

Es müssen alle Bereiche mit anomalem Klopfschall lokalisiert werden.

Der obere Leberrand wird häufig durch
eine chronisch-obstruktive Lungenerkrankung nach unten verschoben. Dies
senkt auch die Grenze der zwerchfell-
bedingten Klopfschalldämpfung am
Rücken.

Zur Abgrenzung der Lunge zur Leber legen Sie den Plessimeterfinger über und
parallel zum erwarteten oberen Rand der Klopfschalldämpfung der Leber auf
und perkutieren Sie schrittweise an der rechten Medioklavikularlinie entlang
nach unten. Bei der Untersuchung des Abdomens wird mit dieser Methode die
Größe der Leber geschätzt. Wenn Sie den Thorax auf der linken Seite schrittweise abwärts perkutieren, wird aus dem sonoren Klopfschall der gesunden
Lunge der tympanitische Klopfschall der Magenblase.

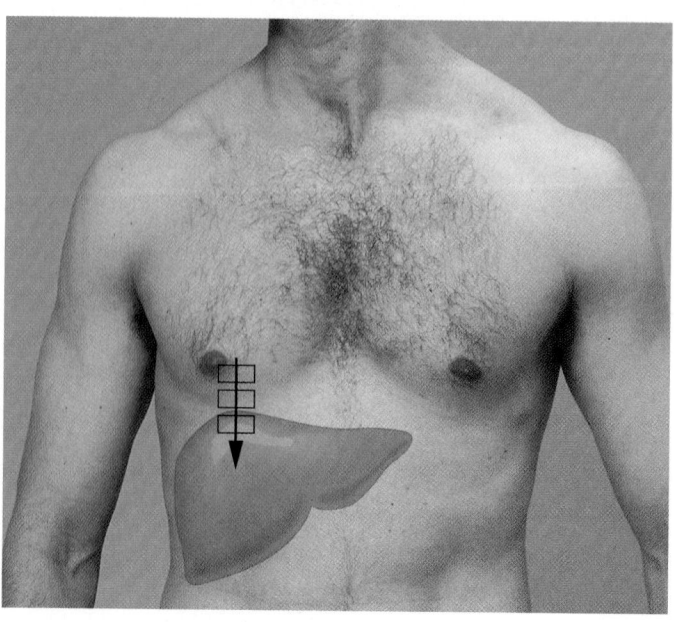

Auskultation

Der Thorax wird von vorn und von der Seite auskultiert, während der Patient mit offenem Mund etwas tiefer als gewöhnlich ein- und ausatmet. Vergleichen Sie die symmetrischen Abschnitte der Lungen anhand der für die Perkussion vorgeschlagenen Reihenfolge und dehnen Sie die Untersuchung gegebenenfalls auf die benachbarten Bereiche aus.

Atemgeräusche. Abweichungen vom normalen vesikulären Atemgeräusch und der Intensität der Geräusche werden festgehalten. Die Atemgeräusche sind gewöhnlich in den oberen anterioren Lungenfeldern lauter. Bronchovesikuläre Atemgeräusche können über großen Luftwegen, insbesondere auf der rechten Seite, gehört werden.

Nebengeräusche. Wann treten sie im Atemzyklus auf? Wo sind sie lokalisiert? Hören sie bei vertiefter Atmung auf?

Tab. 8.4 (S. 272) und Tab. 8.5 (S. 274 f).

Gegebenenfalls werden auch weitergeleitete Stimmgeräusche auskultiert.

Spezielle Untersuchungstechniken

Klinische Beurteilung der Lungenfunktion. Eine einfache, aber effektive Art, Atemnot bei gehfähigen Patienten festzustellen, besteht darin, zusammen mit dem Patienten einen Gang entlang oder eine Treppe hinaufzugehen. Beurteilen Sie Atemfrequenz, Atemanstrengung und Atemgeräusche des Patienten.

Forcierte Exspiration. Bei diesem Test wird die Exspirationsphase beim Atmen beurteilt, die bei einer obstruktiven Lungenerkrankung normalerweise verlangsamt ist. Der Patient soll tief durch den Mund einatmen und dann so schnell und vollständig wie möglich ausatmen. Durch Auskultation mit der Stethoskopmembran über der Luftröhre wird die Dauer der hörbaren Exspiration bestimmt. Es sollen drei vergleichbare Werte erhalten werden. Erforderlichenfalls ist eine kurze Pause zwischen den Messungen zu machen.

Versteht der Patient den Test und kooperiert er, weist eine Exspirationsphase von 6 oder mehr Sekunden auf eine obstruktive Lungenerkrankung hin.

Identifizierung einer Rippenfraktur. Lokale Schmerzen und Druckschmerzhaftigkeit einer oder mehrerer Rippen können auf eine Fraktur hinweisen. Durch sagittale Kompression des Thorax können Sie eine Fraktur von einer Weichteilverletzung unterscheiden. Legen Sie eine Hand auf das Brustbein, die andere auf die Brustwirbelsäule und drücken Sie auf den Thorax. Verursacht dies Schmerzen und wenn ja, wo?

Vermehrte Schmerzen in einem Bereich (nicht unter Ihren Händen) lassen eher eine Rippenfraktur als eine Weichteilverletzung vermuten.

Gesundheitsvorsorge und -beratung

Trotz der generellen Abnahme des Rauchens in den letzten Jahrzehnten rauchen noch immer 25 % der Erwachsenen in den Vereinigten Staaten.* Allen Erwachsenen, Schwangeren, Eltern und Jugendlichen, die rauchen, sollte regelmäßig geraten werden, mit dem Rauchen aufzuhören. Rauchen steht in eindeutigem Zusammenhang mit schwerwiegenden Lungen-, Herz-Kreislauf- und Krebserkrankungen und ist für jeden fünften Todesfall in den Vereinigten Staaten verantwortlich.** Es wird als wichtigste vermeidbare Todesursache angesehen. Nichtraucher, die Tabakrauch ausgesetzt sind, haben ebenfalls ein erhöhtes Risiko für Lungenkrebs, Ohren- und Atemwegsinfektionen sowie Asthma; auch das Risiko für geringes Geburtsgewicht steigt. Zudem entstehen durch Rauchen häufiger Wohnungsbrände. Rauchen führt nicht nur zu einer Exposition der Patienten mit Karzinogenen, sondern auch mit Nikotin, das abhängig macht. Besonders aufmerksam muß das Rauchen bei Teenagern (einem Alter, in dem der Tabakkonsum häufig beginnt) und bei Schwangeren (die häufig in der Schwangerschaft weiter rauchen) beachtet werden.

Das Erkrankungsrisiko von Rauchern sinkt erheblich innerhalb des ersten Jahres, nachdem sie das Rauchen aufgegeben haben. Wirksame Maßnahmen der Raucherentwöhnung umfassen gezielte Informationen durch Ärzte, Gruppenberatungen und Nikotinsubstitutionstherapien. Ärzte sollten nach den folgenden vier Punkten vorgehen: (1) Fragen Sie bei jeder Konsultation nach dem Rauchen. (2) Raten Sie den Patienten regelmäßig, mit dem Rauchen aufzuhören. (3) Helfen Sie den Patienten, sich Termine für das Aufhören zu setzen und stellen Sie ihnen Aufklärungsbroschüren zur Verfügung. (4) Vereinbaren Sie weitere Termine, um Fortschritte zu überwachen und zu unterstützen.

Die Kombination von ärztlicher Beratung und Gruppenberatung mit einer Nikotinsubstitutionstherapie ist besonders bei stark abhängigen Patienten wirksam.

Rückfälle sind häufig und man sollte mit ihnen rechnen. Nikotinentzug, Gewichtszunahme, Streß, sozialer Druck und Alkoholkonsum werden häufig als Erklärungsmodell herangezogen. Helfen Sie den Patienten, aus diesen Erfahrungen zu lernen: Arbeiten Sie mit dem Patienten, um die auslösenden Umstände zu ergründen, und entwickeln Sie Strategien für ein alternatives und gesundheitsbewußtes Verhalten.

---

* Centers for Disease Control and Prevention. Cigarette Smoking Among Adults – United States. MMWR. 43: 925–930, 1994.
** Centers for Disease Control and Prevention. Cigarette Smoking – Attributable Mortality and Years of Potential Liefe Cost – United States. MMWR. 42: 645–649, 1993.

Tabelle 8.1 Anomalien von Atemfrequenz und -rhythmus

Beurteilen und beschreiben Sie *Frequenz*, *Tiefe* und *Regelmäßigkeit* des Atemmusters des Patienten. Im allgemeinen werden einfache Beschreibungen statt komplizierter Fachbegriffe empfohlen.

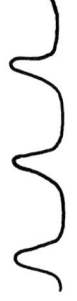

Inspiration Exspiration

Normale Atmung

Die Atemfrequenz beträgt beim gesunden Erwachsenen 14–20 Atemzüge, bei Kleinkindern bis zu 44 Atemzüge pro Minute.

Rasche flache Atmung
(Tachypnoe)

Eine rasche und flache Atmung kann mehrere Ursachen haben, z. B. eine restriktive Lungenerkrankung, einen pleuritischen Thoraxschmerz oder einen Zwerchfellhochstand.

Rasche tiefe Atmung
(Hyperpnoe, Hyperventilation)

Eine rasche und tiefe Atmung kommt bei sportlicher Betätigung, Angst und metabolischer Azidose vor. Bei komatösen Patienten sind Herzinfarkt, Hypoxie oder Hypoglykämie, die sich auf Mittelhirn oder Brücke auswirken, in Betracht zu ziehen. Der Begriff Kussmaul-Atmung beschreibt eine abnorm tiefe Atmung bei einer metabolischen Azidose. Sie kann beschleunigte, normale oder niedrige Atemfrequenzen aufweisen.

Langsame Atmung
(Bradypnoe)

Eine langsame Atmung tritt bei diabetischem Koma, arzneimittelinduzierter Atemdepression und erhöhtem intrakranialem Druck auf.

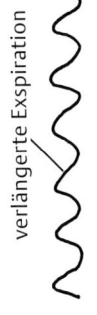

verlängerte Exspiration

Obstruktive Atmung

Bei einer obstruktiven Lungenerkrankung ist die Exspiration verlängert, da die verengten Luftwege den Widerstand gegen die Luftströmung erhöhen. Ursachen sind Asthma, chronische Bronchitis und chronisch-obstruktive Lungenerkrankungen.

Hyperpnoe   Apnoe

Cheyne-Stokes-Atmung

Perioden tiefer Atmung wechseln mit zeitweiser Apnoe (keine Atmung) ab. Bei Kindern und älteren Menschen kann dieses Muster physiologischerweise während des Schlafs auftreten. Darüber hinaus tritt diese Atemform bei Herzinsuffizienz, Urämie, arzneimittelinduzierter Atemdepression und Hirnschäden (typischerweise in beiden Großhirnhemisphären oder im Zwischenhirn) auf.

Ataktische Atmung
(Biot-Atmung)

Die ataktische Atmung ist durch unvorhersehbare Unregelmäßigkeiten charakterisiert. Die Atmung kann flach oder tief sein und für kurze Zeit aussetzen. Ursachen sind Atemdepressionen und Hirnschäden, typischerweise im Bereich der Medulla oblongata.

Seufzer

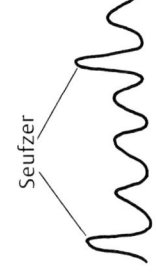

Seufzeratmung

Eine Atmung mit häufigen Seufzern weist auf ein mögliches Hyperventilationssyndrom hin – eine häufige Ursache für Dyspnoe und Benommenheit. Gelegentliche Seufzer sind normal.

Tabelle 8.2 Thoraxverformungen

Thoraxquerschnitt *Klinisches Bild*

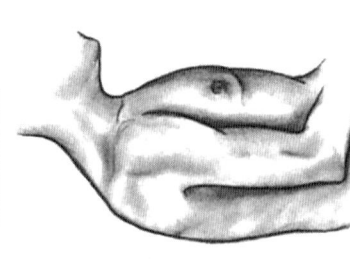

Normaler Thorax

Bei einem normalen Erwachsenen ist der Thorax breiter als tief, d. h., der seitliche Durchmesser ist größer als der sagittale.

Thoraxquerschnitt *Klinisches Bild* *Thoraxquerschnitt*

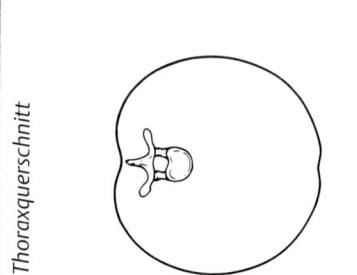

Faßthorax

Der Faßthorax hat einen vergrößerten sagittalen Durchmesser. Diese Form ist in der Kindheit sowie im Alter normal. Außerdem tritt der Faßthorax bei chronisch-obstruktiven Lungenerkrankungen auf.

— Exspiration
— Inspiration

Instabile Rippenserienfraktur

Bei einer Rippenserienfraktur sind paradoxe Bewegungen des Thorax zu sehen. Wenn der intrathorakale Druck aufgrund eines Zwerchfelltiefstands bei Inspiration sinkt, wölbt sich der traumatisierte Bereich nach innen, bei Exspiration nach außen.

Thoraxquerschnitt *Klinisches Bild*

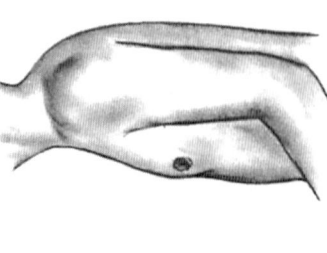
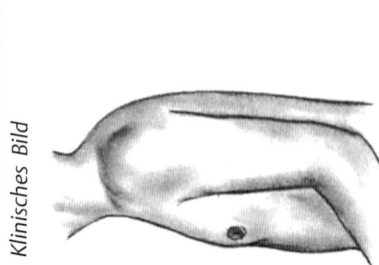

Trichterbrust (*Pectus excavatum*)

Eine Trichterbrust ist durch das Einsinken des unteren Sternumbereichs charakterisiert. Eine Kompression des Herzens und der großen Gefäße kann zu Herzgeräuschen führen.

Thoraxquerschnitt *Klinisches Bild*

eingesunkener Rippenknorpel

vorgewölbtes Sternum

Hühnerbrust (*Pectus carinatum*)

Bei der Hühnerbrust ist das Sternum vorgewölbt, wodurch sich der sagittale Durchmesser vergrößert. Die Rippenknorpel neben dem vorgewölbten Sternum werden eingedrückt.

Klinisches Bild

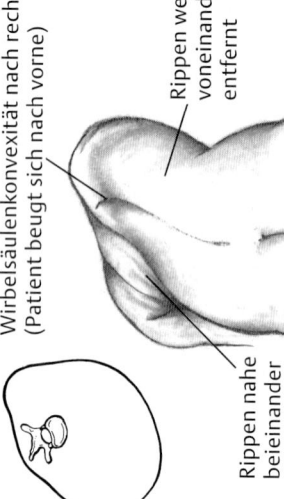

Wirbelsäulenkonvexität nach rechts (Patient beugt sich nach vorne)

Rippen weit voneinander entfernt

Rippen nahe beieinander

Thoraxquerschnitt

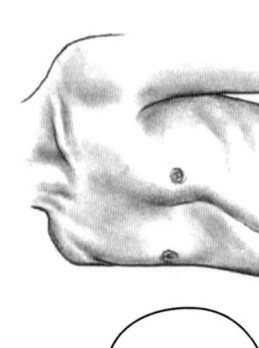

Thorakale Kyphoskoliose

Bei der thorakalen Kyphoskoliose deformieren anomale Wirbelsäulenkrümmungen und -verdrehungen den Thorax. Die Verdrehung der darunterliegenden Lunge kann die Interpretation von Lungenbefunden erschweren.

Tabelle 8.3 Atem- und Stimmgeräusche

Die Herkunft der Atemgeräusche ist noch unklar. Eventuell erzeugen turbulente Luftströme in den zentralen Atemwegen tracheale und bronchiale Atemgeräusche. Bei Fortleitung in die peripheren Lungenanteile werden höhere Töne durch das Lungengewebe herausgefiltert. Nur die leisen und tiefen Töne erreichen die Thoraxwand und sind hier als vesikuläre Atemgeräusche zu hören. Tracheale und bronchiale Geräusche sind dagegen bei gut belüfteter Lunge nur nahe ihres anatomischen Ursprungs zu hören.

Die luftleere/unbelüftete Lunge überträgt höhere Töne wesentlich besser. Die bronchialen Atemgeräusche können bei offenem Tracheobronchialbaum in unbelüfteten Regionen die normalen vesikulären Geräusche überdecken. Dieser Zustand tritt bei einer Lobärpneumonie, bei der sich die Alveolen mit Flüssigkeit, Erythrozyten und Leukozyten füllen (Verdichtung), ein. Weitere Ursachen sind Lungenödem oder Blutungen. Bronchiale Atemgeräusche sind normalerweise verbunden mit einer Verstärkung von Stimmfremitus und weitergeleiteten Stimmgeräuschen (s. u.).

	Normal belüftete Lunge	Unbelüftete Lunge (z. B. Lobärpneumonie)
Atemgeräusche	Vorwiegend vesikulär.	Bronchial oder bronchovesikulär über dem betroffenen Abschnitt.
Weitergeleitete Stimmgeräusche	Gesprochene Worte sind gedämpft und undeutlich.	Gesprochene Worte sind lauter und deutlicher (Bronchophonie).
	Gesprochenes „ii" wird als „ii" gehört.	Gesprochenes „ii" wird als „äi" gehört (Egophonie).
	Geflüsterte Worte sind schwach und undeutlich, falls sie überhaupt gehört werden.	Geflüsterte Worte sind lauter und deutlicher (geflüsterte Pektoriloquie).
Stimmfremitus	Normal.	Verstärkt.

271

Tabelle 8.4 Lungennebengeräusche

Rasselgeräusche

Für die Entstehung von Rasselgeräuschen gibt es zwei Haupttheorien: (1) Die am Ende der Exspiration teilweise kollabierten kleinen Bronchien öffnen sich während der Inspiration explosionsartig und erzeugen eine Reihe knisternder Rasselgeräusche. Mit diesem Mechanismus lassen sich die spätinspiratorischen Rasselgeräusche bei interstitieller Lungenerkrankung und beginnendem Linksherzversagen erklären. (2) Die Luft tritt durch Sekret oder teilweise verschlossene Atemwege hindurch und erzeugt dabei Rasselgeräusche. Mit diesem Mechanismus lassen sich ein Teil der grobblasigen Rasselgeräusche erklären.

Inspiration   Exspiration

Spätinspiratorische Rasselgeräusche können in der ersten Hälfte der Inspirationsphase beginnen, sind jedoch definitionsgemäß bis in die Spätphase hinein hörbar. Die Geräusche sind gewöhnlich feinblasig, relativ zahlreich und wiederholen sich von Atemzug zu Atemzug. Diese Rasselgeräusche treten zuerst an der Lungenbasis auf, weiten sich mit Zunahme der Erkrankung nach oben aus und verschieben sich bei Positionsänderungen zu den unten liegenden Abschnitten. Ursachen sind interstitielle Lungenerkrankungen (z. B. Fibrose) oder eine beginnende dekompensierte Herzinsuffizienz.

Frühinspiratorische Rasselgeräusche treten bald nach Beginn der Inspiration auf und setzen sich nicht in eine späte Inspirationsphase fort. Sie sind häufig – jedoch nicht immer – grobblasig und relativ gering in ihrer Anzahl. Auch treten manchmal zusätzlich exspiratorische Rasselgeräusche auf. Diese Rasselgeräusche treten bei chronischer Bronchitis und Asthma auf.

Rasselgeräusche in der mittleren Inspirationsphase und bei Exspiration sind bei Bronchiektasen zu hören. Sie sind jedoch nicht spezifisch für diese Diagnose. Giemen und Brummen können dabei ebenfalls auftreten.

Giemen und Brummen

Pfeifende bzw. giemende Atemgeräusche treten auf, wenn die Luft schnell durch hochgradig verengte Bronchien strömt. Sie sind häufig am Mund oder auch über der Thoraxwand zu hören. Zu den Ursachen von generalisiert pfeifenden Atemgeräuschen über dem Thorax gehören Asthma, chronische Bronchitis, chronisch-obstruktive Lungenerkrankung oder dekompensierte Herzinsuffizienz (Asthma cardiale). Bei Asthma kann das Giemen nur bei Exspiration oder auch bei In- und Exspiration zu hören sein. Ein Brummen läßt auf Sekretablagerungen in den größeren Luftwegen schließen. Bei chronischer Bronchitis verschwinden Giemen und Brummen häufig mit dem Abhusten.

Bei schweren obstruktiven Lungenerkrankungen verschlimmert sich manchmal die Erkrankung soweit, daß der Patient nicht mehr in der Lage ist, genügend Luft durch die verengten Atemwege zu pressen, und damit ein Pfeifen zu erzeugen. Die daraus resultierende „stumme" Lunge stellt eine bedrohliche Situation dar und darf nicht mit einer Besserung des Zustands verwechselt werden.

Ein anhaltendes lokalisiertes Pfeifen läßt auf einen Teilverschluß eines Bronchus schließen, etwa durch einen Tumor oder einen Fremdkörper. Es kann bei In- und/oder Exspiration auftreten.

Stridor

Ein pfeifendes Atemgeräusch, das gänzlich oder vorwiegend inspiratorisch auftritt, wird als Stridor bezeichnet. Es ist am Hals häufig lauter als über der Thoraxwand und weist auf einen Teilverschluß des Kehlkopfes oder der Luftröhre hin. Es erfordert eine sofortige Behandlung.

Pleurareiben

Entzündete und rauhe Pleuraoberflächen reiben gegeneinander, wenn sich die Pleurablätter ruckartig aneinander vorbeibewegen. Diese Bewegungen erzeugen knarrende Geräusche, die als Pleurareiben bezeichnet werden.

Das Pleurareiben ähnelt akustisch dem Rasselgeräusch, wird jedoch durch einen anderen pathologischen Prozeß hervorgerufen. Die Geräusche können diskret sein. Manchmal sind sie aber auch so zahlreich, daß sie ein anscheinend kontinuierliches Geräusch hervorrufen. Das Pleurareiben ist normalerweise auf einen relativ kleinen Bereich der Thoraxwand begrenzt und typischerweise in beiden Phasen der Atmung zu hören. Sind die entzündeten Pleuraoberflächen durch einen Erguß getrennt, verschwindet das Reiben häufig.

Hamman-Zeichen
(*Mediastinales Knirschen*)

Beim Hamman-Zeichen handelt es sich um eine Reihe von präkordialen puls-, jedoch nicht atemsynchronen Rasselgeräuschen. Die Geräusche sind am besten in der linken Seitenlage zu hören und entstehen infolge eines Mediastinalemphysems (Pneumomediastinum), das ein medizinischer Notfall ist.

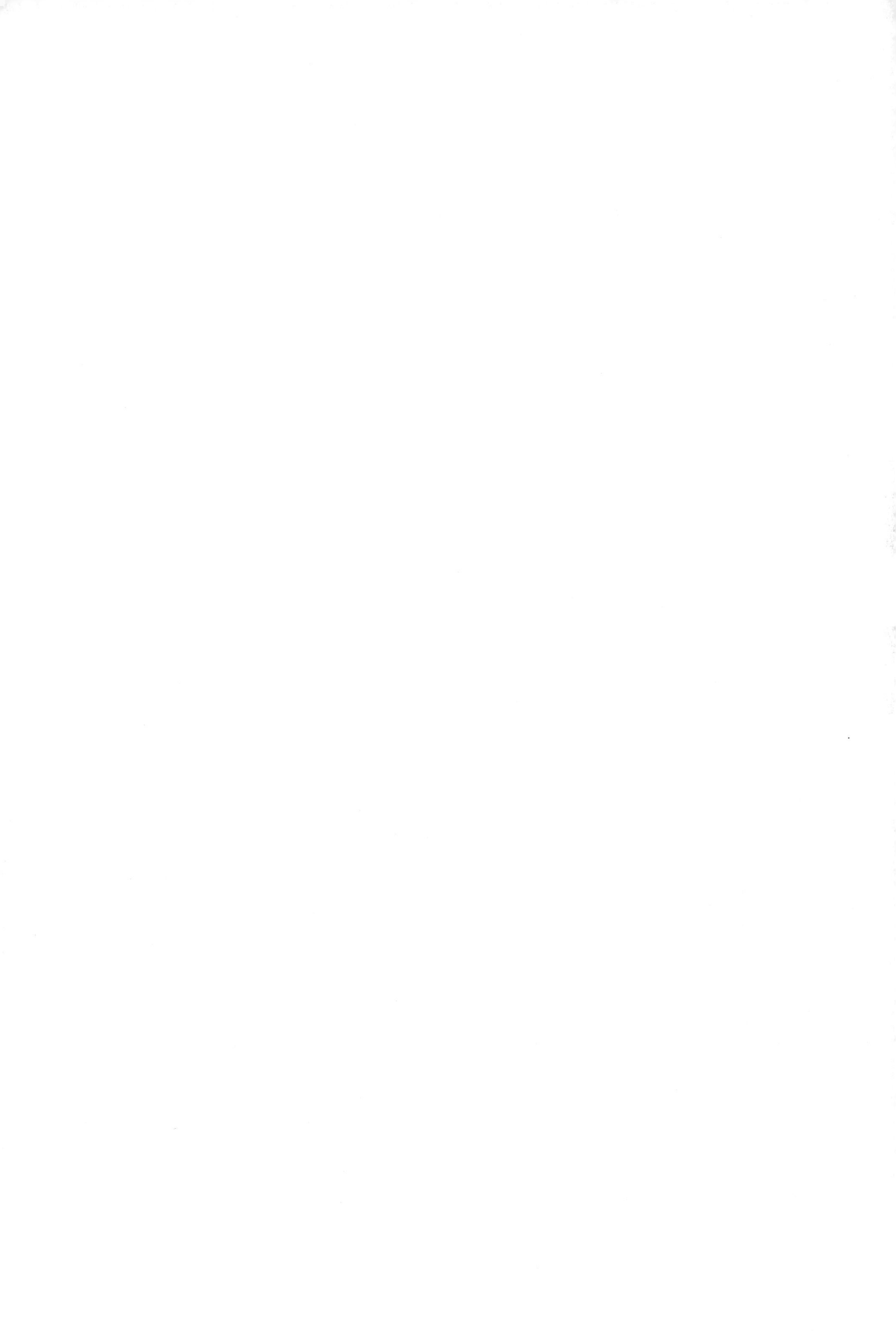

Tabelle 8.5 Klinische Symptome ausgewählter Thoraxerkrankungen

Die Kästchen in dieser Tabelle sollen als Rahmen für die klinische Beurteilung dienen. Beginnen Sie mit den drei Kästchen unter Klopfschall (sonor, gedämpft und hypersonor). Gehen Sie dann von diesen zu den Kästchen, die einige Hauptunterschiede zwischen den unterschiedlichen Erkrankungen hervorheben. Die beschriebenen Unterschiede variieren mit dem Ausmaß und der Schwere der Erkrankung.
Anomalien tief im Thorax erzeugen weniger Symptome als näher an der Thoraxwand befindliche Veränderungen. Sie können evtl. auch gar keine Symptome hervorrufen. Verwenden Sie die Tabelle als Wegweiser für typische Veränderungen, nicht zur definitiven Abgrenzung unterschiedlicher Erkrankungen.

Zustand	Luftröhre	Klopfschall	Atemgeräusche	Stimmfremitus und weitergeleitete Stimmgeräusche	Nebengeräusche
Normal Tracheobronchialbaum und Alveolen sind frei. Die Pleurablätter sind dünn und liegen nahe zusammen. Die Beweglichkeit der Thoraxwand ist nicht beeinträchtigt.	Auf der Mittellinie	Sonor	Vesikulär, ausgenommen evtl. bronchovesikulärer und bronchialer Atemgeräusche über den großen Bronchien bzw. der Luftröhre	Normal	Keine, ausgenommen vereinzelte vorübergehende inspiratorische Rasselgeräusche an der Lungenbasis
Chronische Bronchitis Die Bronchien sind chronisch entzündet; Husten mit Auswurf ist vorhanden. Es kann zur Verlegung der Atemwege kommen.	Auf der Mittellinie	Sonor	Normal	Normal	Keine oder vereinzelte grobblasige Rasselgeräusche in der frühen Inspirationsphase und selten bei Exspiration (oder Giemen und Brummen)
Linksherzinsuffizienz *(Frühstadium)* Der erhöhte Druck in den Lungenvenen verursacht eine Blutstauung und ein interstitielles Ödem (um die Alveolen). Die bronchiale Mukosa kann ödematös werden.	Auf der Mittellinie	Sonor	Normal	Normal	Spätinspiratorische Rasselgeräusche in den unten liegenden Lungenabschnitten; manchmal Giemen
Verdichtung des Lungengewebes Die Alveolen füllen sich mit Flüssigkeit oder Blutzellen, wie bei der Pneumonie, dem Lungenödem oder Lungenblutungen.	Auf der Mittellinie	Gedämpft über dem luftleeren Abschnitt	Bronchial über dem betroffenen Abschnitt	Verstärkt über dem betroffenen Abschnitt, mit Bronchophonie, Egophonie und geflüsterter Pektoriloquie	Spätinspiratorische Rasselgeräusche über dem betroffenen Abschnitt

Atelektase (Lappenobstruktion)

Behindert ein Pfropf im Hauptbronchus (z. B. Schleim oder ein Fremdkörper) den Luftstrom, kollabiert das betroffene Lungengewebe, und die Luft wird resorbiert.

	Kann zur betroffenen Seite gezogen sein	Gedämpft über dem luftleeren Abschnitt	Bei persistierendem Pfropf normalerweise nicht nachweisbar. Ausnahme ist die Atelektase des rechten Oberlappens, bei der benachbarte Tracheal-geräusche weitergeleitet werden können.	Bei persistierendem Pfropf normalerweise nicht nachweisbar. In Ausnahmefällen, etwa bei Atelektase des rechten Oberlappens, verstärkt	Keine

Pleuraerguß

Flüssigkeit im Pleuraraum trennt die luftgefüllten Lungen von der Thoraxwand und blockiert die Fortleitung von Geräuschen.

	Bei großem Erguß kontralateral verschoben	Gedämpft bis abgeflacht über der Flüssigkeit	Abgeschwächt bis nicht nachweisbar, es können jedoch bronchiale Atemgeräusche nahe dem oberen Teil eines großen Ergusses gehört werden.	Abgeschwächt bis nicht nachweisbar, kann jedoch zum oberen Teil eines großen Ergusses verstärkt sein	Keine, ausgenommen ein mögliches Pleurareiben

Pneumothorax

Wenn Luft in den Pleuraraum eintritt – im Normalfall einseitig –, zieht sich die Lunge von der Thoraxwand zurück. Die Luft im Pleuraraum blockiert die Fortleitung von Geräuschen.

	Bei viel Luft kontralateral verschoben	Hypersonor oder tympanitisch über der Luft im Pleuraspalt	Abgeschwächt bis nicht nachweisbar über der Luft im Pleuraraum	Abgeschwächt bis nicht nachweisbar über der Pleuraluft	Keine, ausgenommen ein mögliches Pleurareiben

Emphysem

Hierbei handelt es sich um eine langsam fortschreitende Erkrankung, bei der die distalen Lungenbläschen ausgedehnt werden und die Lunge sich überbläht. Das Emphysem ist häufig von einer chronischen Bronchitis begleitet.

	Auf der Mittellinie	Diffus hypersonor	Abgeschwächt bis nicht nachweisbar	Abgeschwächt	Keine; Rasselgeräusche, Giemen und Brummen bei gleichzeitiger chronischer Bronchitis

Asthma

Diffuse Verengungen des Tracheobronchialbaums vermindern den Luftstrom in unterschiedlichem Ausmaß. Bei Asthmaanfällen vermindert sich der Luftstrom weiter, und die Lungen überblähen sich.

	Auf der Mittellinie	Normal bis diffus hypersonor	Häufig von Pfeifen überdeckt	Abgeschwächt	Giemen, möglicherweise Rasselgeräusche

Herz-Kreislauf-System

Kapitel 9

Anatomie und Physiologie

Projektion von Herz und großen Gefäßen auf die vordere Brustwand

Bei der Untersuchung der vorderen Thoraxwand ist es hilfreich, sich die darunterliegenden Strukturen des Herzens zu vergegenwärtigen. Der *rechte Ventrikel* macht den größten Teil der Herzvorderwand aus. Diese Kammer und die A. pulmonalis bilden eine keilförmige Struktur hinter und links neben dem Sternum.

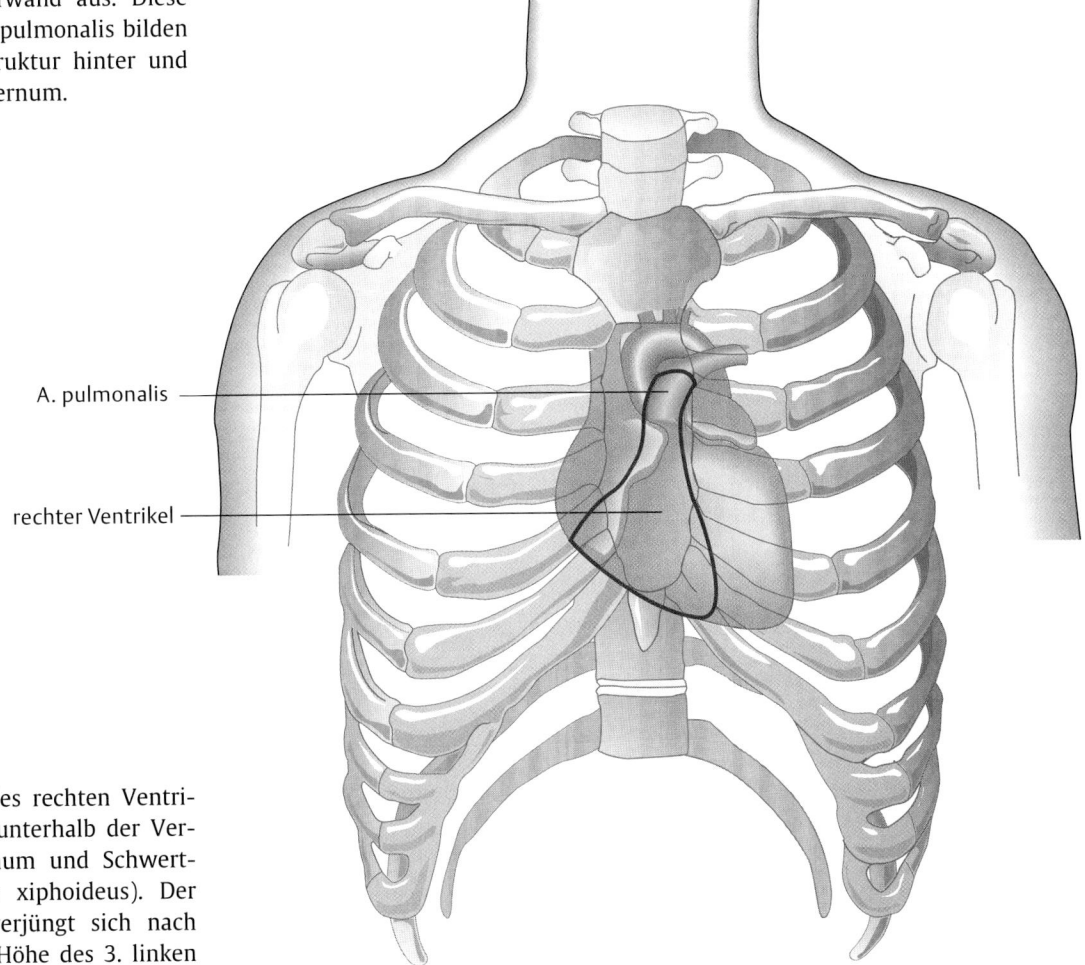

A. pulmonalis

rechter Ventrikel

Der untere Rand des rechten Ventrikels befindet sich unterhalb der Verbindung von Sternum und Schwertfortsatz (Processus xiphoideus). Der rechte Ventrikel verjüngt sich nach oben und trifft in Höhe des 3. linken Rippenknorpels nahe dem Sternum auf die A. pulmonalis (Lungenarterie).

Der *linke Ventrikel*, der links hinter dem rechten Ventrikel liegt, bildet den lateralen Rand der Herzvorderwand. Er ist von klinischer Bedeutung, weil er den *Herzspitzenstoß* erzeugt. Der Herzspitzenstoß markiert den linken Rand des Herzens und tritt gewöhnlich im 5. Interkostalraum ungefähr 7–9 cm von der vorderen Medianlinie entfernt auf.

Der rechte Herzrand besteht aus dem *rechten Vorhof* (Atrium dextrum). Diese Kammer ist bei der körperlichen Untersuchung gewöhnlich nicht zu identifizieren. Der *linke Vorhof* liegt meist dahinter, nach vorne stellt sich oft nur sein Herzohr als Teil der linken Herzgrenze dar. Das linke Herzohr liegt zwischen der A. pulmonalis und dem linken Ventrikel.

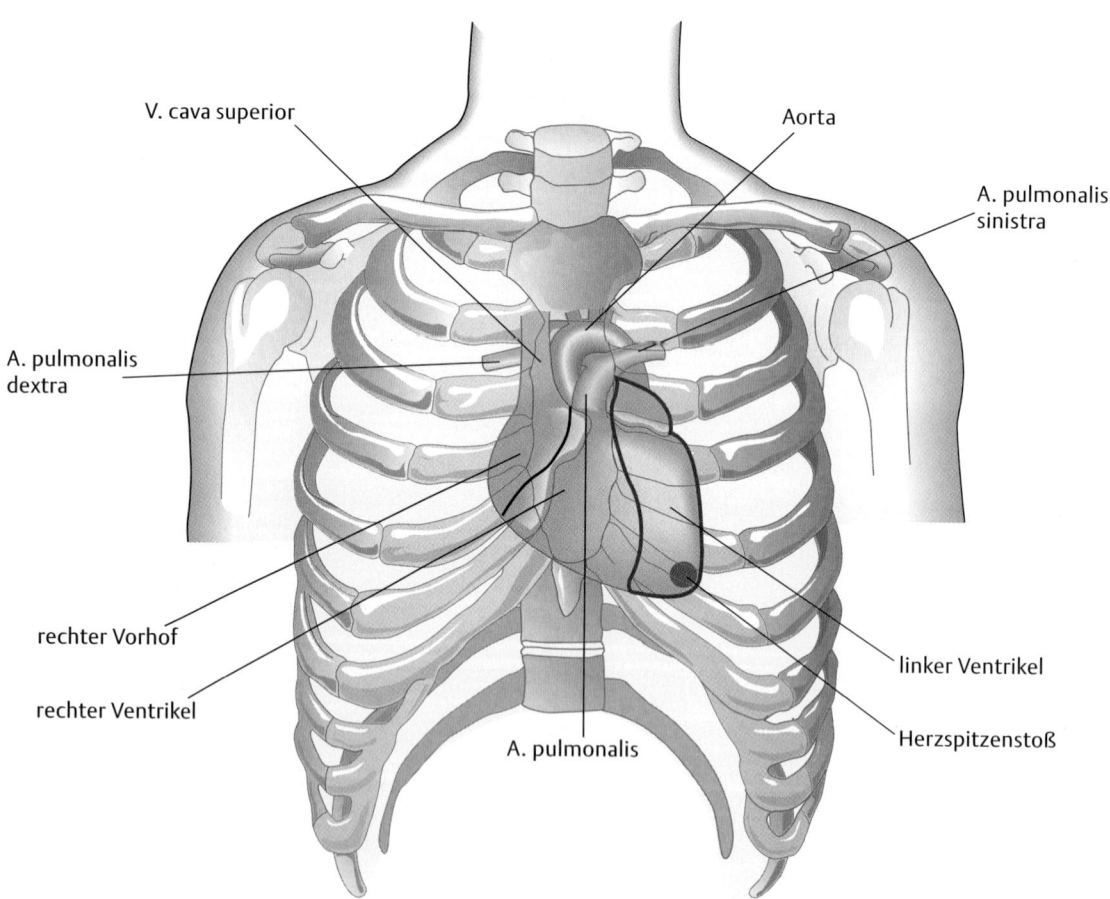

Die großen Gefäße liegen oberhalb des Herzens. Die schon erwähnte A. pulmonalis gabelt sich nach kurzem Verlauf in einen linken und einen rechten Ast. Die Aorta verläuft im Bogen vom linken Ventrikel in Höhe des Angulus sterni nach oben. Von dort verläuft sie weiter nach hinten links und dann nach unten. Auf der rechten Seite entleert sich die Vena cava superior (obere Hohlvene) in den rechten Vorhof.

Die hier nicht abgebildete V. cava inferior entleert sich ebenfalls in den rechten Vorhof. Die Vv. cavae superior und inferior führen venöses Blut aus der oberen bzw. unteren Körperhälfte.

Herzkammern, -klappen und Blutkreislauf

Der Blutkreislauf durch das Herz ist in der folgenden Abbildung mit Herzkammern, Herzklappen und Richtung des Blutflusses dargestellt. Trikuspidal- und Mitralklappe werden wegen ihrer Lage häufig auch als *atrioventrikuläre (AV-)Klappen* bezeichnet, Aorten- und Pulmonalklappe wegen ihrer halbmondförmigen Segel als *Semilunarklappen*. In der Abbildung sind zwar alle Klappen in geöffnetem Zustand abgebildet, am schlagenden Herzen sind sie jedoch nie gleichzeitig geöffnet.

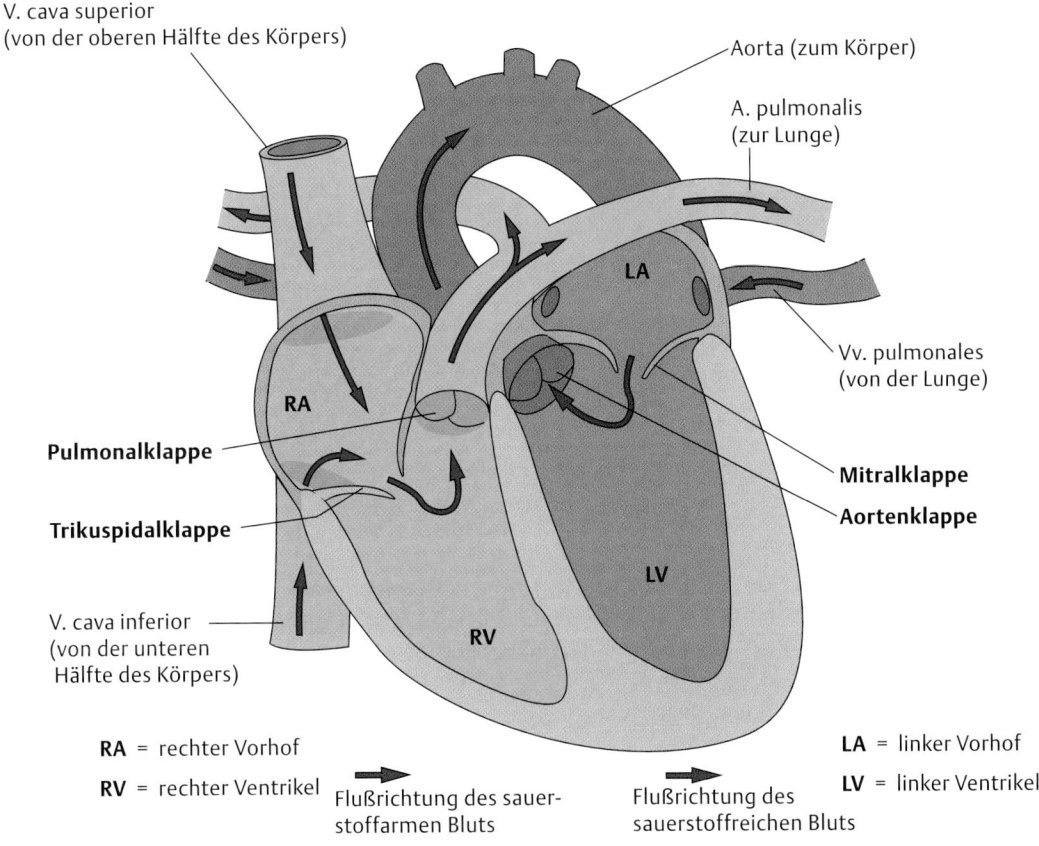

V. cava superior
(von der oberen Hälfte des Körpers)

Aorta (zum Körper)

A. pulmonalis
(zur Lunge)

LA

Vv. pulmonales
(von der Lunge)

RA

Pulmonalklappe

Mitralklappe

Aortenklappe

Trikuspidalklappe

LV

V. cava inferior
(von der unteren
Hälfte des Körpers)

RV

RA = rechter Vorhof

RV = rechter Ventrikel

Flußrichtung des sauerstoffarmen Bluts

Flußrichtung des sauerstoffreichen Bluts

LA = linker Vorhof

LV = linker Ventrikel

Wenn sich die Klappen schließen, werden die normalen Herztöne von den Schwingungen der Segel, den benachbarten Herzstrukturen und vom Blutfluß erzeugt. Lage und Bewegungen der Klappen müssen in Zusammenhang mit dem Herzzyklus betrachtet werden.

Herzzyklus

Das Herz dient als Muskelpumpe, die bei Kontraktion und Erschlaffung ihrer Ventrikel unterschiedliche Drücke erzeugt. Die *Systole* ist die Periode der Ventrikelkontraktion. Im Diagramm unten steigt der Druck im linken Ventrikel von unter 5 mmHg im Ruhezustand auf einen normalen Spitzenwert von 120 mmHg. Nachdem der Ventrikel das meiste Blut in die Aorta entleert hat, fällt der Druck allmählich ab. Die *Diastole* ist die Periode der Ventrikelerschlaffung. Der Ventrikeldruck fällt weiter bis auf unter 5 mmHg, und das Blut fließt vom Vorhof in den Ventrikel. Spätdiastolisch steigt der Druck während des Zustroms von Blut aus der Vorhofkontraktion leicht an.

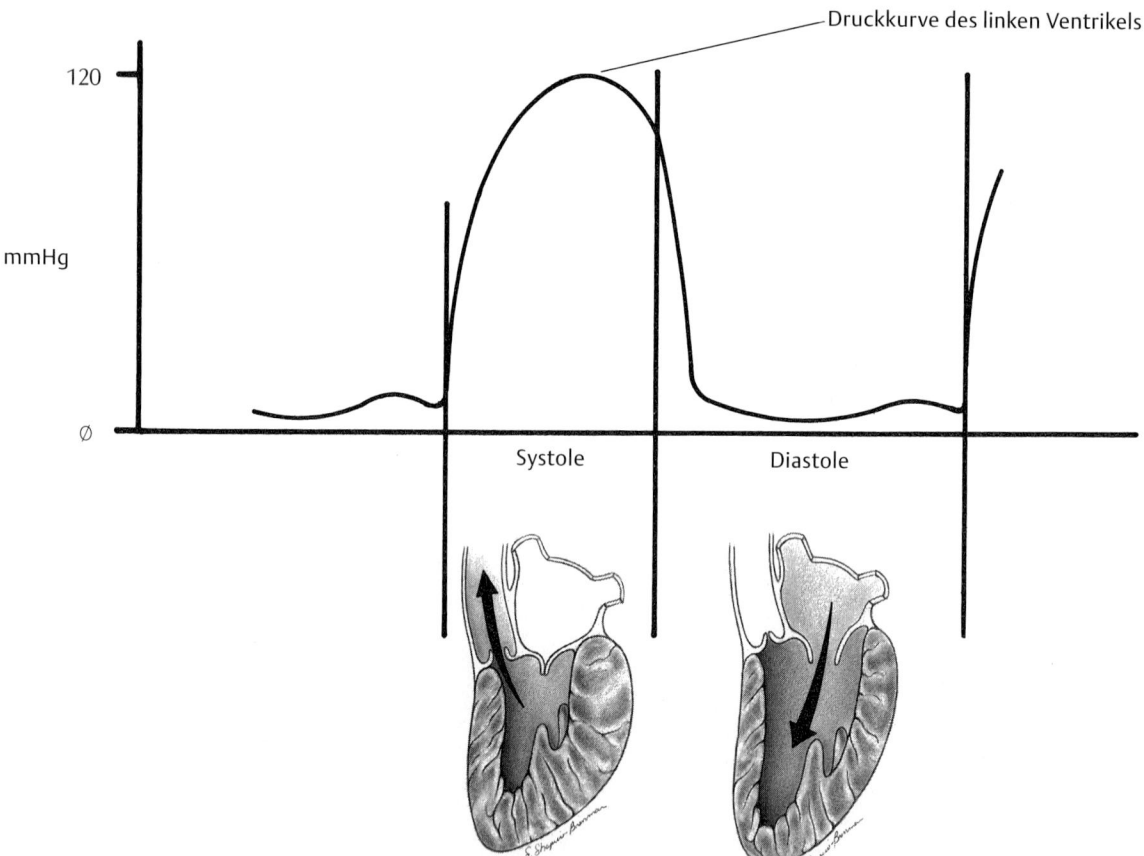

Während der *Systole* ist die Aortenklappe geöffnet, so daß Blut aus dem linken Ventrikel in die Aorta gepumpt werden kann. Die Mitralklappe ist geschlossen, damit das Blut nicht in den linken Vorhof zurückfließt. Während der *Diastole* ist die Aortenklappe dagegen geschlossen, so daß das Blut nicht wieder aus der Aorta in den linken Ventrikel zurückfließen kann. Die Mitralklappe ist geöffnet, und das Blut fließt aus dem linken Vorhof in den erschlafften linken Ventrikel.

Die Beziehung zwischen den unterschiedlichen Drücken in diesen drei Kammern – linker Vorhof, linker Ventrikel und Aorta – und die Lage und Bewegung der Klappen ist von größter Bedeutung für das Verständnis der Herztöne. Die sich ändernden Drücke und die sich daraus ergebenden Geräusche sollen hier anhand eines Herzzyklus erläutert werden. Beachten Sie, daß bei der Auskultation der 1. und der 2. Herzton den Anfang bzw. das Ende von Systole und Diastole definieren.

In der *Diastole* ist der Druck im blutgefüllten linken Vorhof etwas höher
als der im erschlafften linken Ventrikel, und das Blut fließt durch die
geöffnete Mitralklappe vom linken
Vorhof in den linken Ventrikel. Kurz
vor dem Einsetzen der ventrikulären
Systole erzeugt die Vorhofkontraktion
einen leichten Druckanstieg in beiden
Kammern.

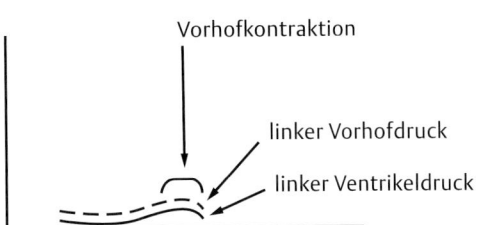

In der *Systole* beginnt sich der linke
Ventrikel zusammenzuziehen, der
Ventrikeldruck übersteigt schnell den
Druck des linken Vorhofs und schließt
so die Mitralklappe. Der Schluß der
Mitralklappe erzeugt den 1. Herzton
(S_1).*

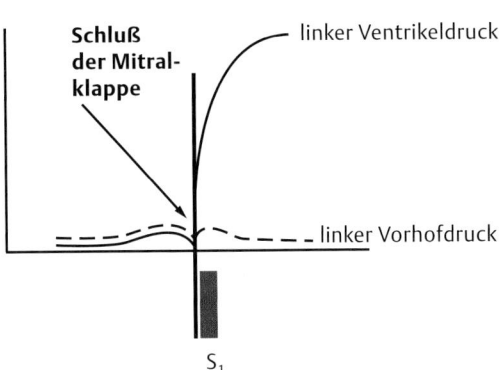

Der linke Ventrikeldruck steigt weiter,
übersteigt schnell den Druck in der
Aorta und erzwingt so die Öffnung
der Aortenklappe. Bei einigen Erkrankungen ist das Öffnen der Aortenklappe von einem frühsystolischen
Ejektionsklick (Ej) oder Austreibungston begleitet. Normalerweise entspricht der maximale linke Ventrikeldruck dem systolischen Blutdruck.

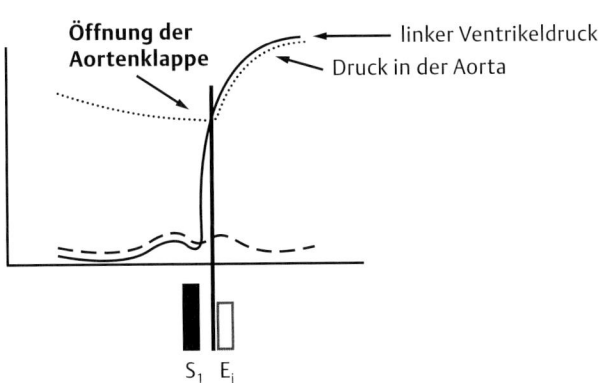

Wenn der linke Ventrikel den größten
Teil des Blutes ausgetrieben hat,
beginnt der Ventrikeldruck abzufallen.
Sobald er unter den Aortendruck fällt,
schließt sich die Aortenklappe. Der
Schluß der Aortenklappe erzeugt den
2. Herzton (S_2) und die *Diastole* beginnt.

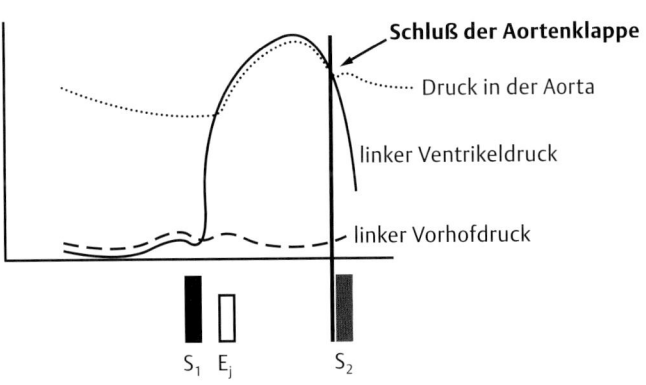

---

* Es gibt umfangreiche Literatur über die genaue Entstehung der Herztöne (z.B. Schluß der Klappensegel, Anspannung der verbundenen Gewebestrukturen und Anprall der Blutsäulen). Die hier
genannten Erklärungen sind zwar stark vereinfacht, aber dennoch von Nutzen für die klinische
Untersuchung.

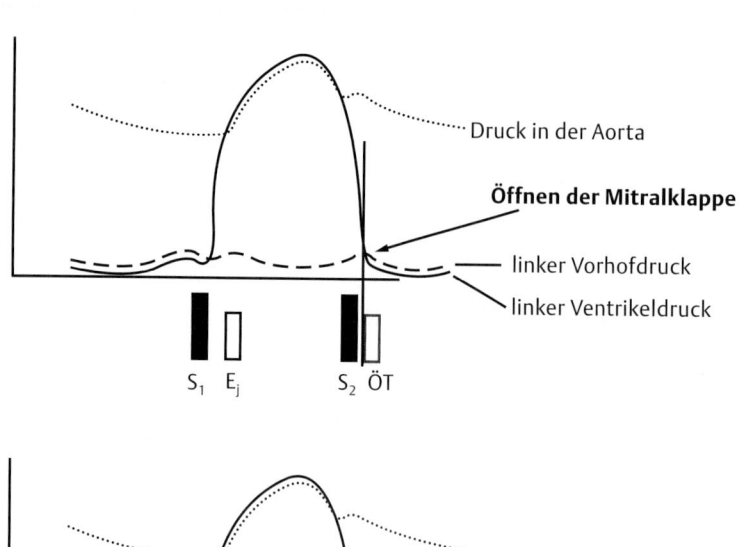 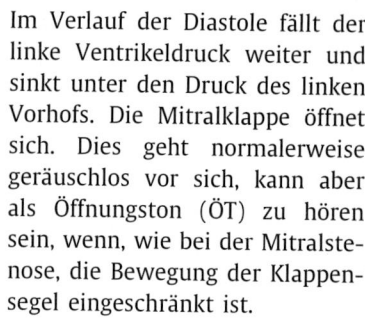

Im Verlauf der Diastole fällt der linke Ventrikeldruck weiter und sinkt unter den Druck des linken Vorhofs. Die Mitralklappe öffnet sich. Dies geht normalerweise geräuschlos vor sich, kann aber als Öffnungston (ÖT) zu hören sein, wenn, wie bei der Mitralstenose, die Bewegung der Klappensegel eingeschränkt ist.

Nach der Öffnung der Mitralklappe folgt eine Periode schneller Ventrikelfüllung, wenn das Blut in der frühen Diastole aus dem linken Vorhof in den linken Ventrikel fließt. Bei Kindern und jungen Erwachsenen kann in dieser Periode durch die rasche Abbremsung des Blutstroms an der Ventrikelwand ein 3. Herzton (S_3) entstehen.

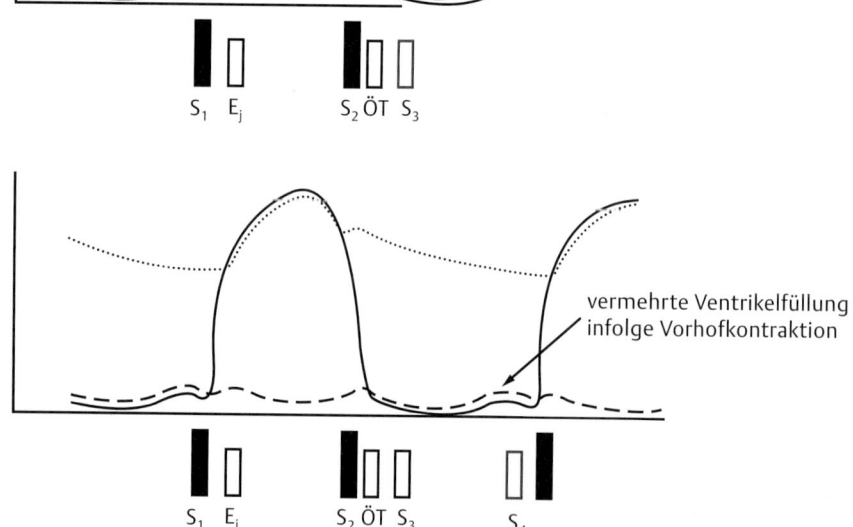

Schließlich gibt es noch einen 4. Herzton (S_4), der die Vorhofkontraktion kennzeichnet, aber bei gesunden Erwachsenen nur selten auftritt. Dieser Herzton geht dem S_1 des nachfolgenden Schlags direkt voraus.

Spaltung der Herztöne

Parallel zu diesen Vorgängen auf der linken Herzseite können auf der rechten Herzseite unter Beteiligung von rechtem Vorhof, rechtem Ventrikel, Trikuspidalklappe, Pulmonalklappe und A. pulmonalis ähnliche Mechanismen beobachtet werden. Der Druck des rechten Ventrikels und der rechten A. pulmonalis sind erheblich niedriger als die entsprechenden Drücke auf der linken Herzseite. Außerdem treten die Vorgänge auf der rechten Seite etwas später als links auf. Statt eines einzigen Herztons sind möglicherweise zwei unterscheidbare Komponenten zu hören: die erste infolge des Klappenschlusses auf der linken Seite und die zweite infolge des Schlusses auf der rechten Seite.

Der 2. Herzton besteht aus den zwei Komponenten A_2 und P_2, die durch den Schluß der Aorten- bzw. Pulmonalklappe erzeugt werden. Beim Ausatmen verschmelzen diese beiden Komponenten zu einem einzigen Ton S_2. Beim Einatmen trennen sich A_2 und P_2 leicht, und S_2 spaltet sich in seine zwei hörbaren Komponenten auf.

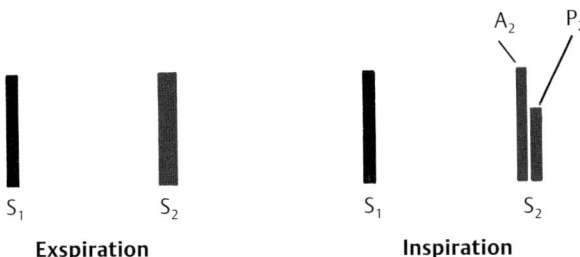

Die heutigen Erklärungen für die inspiratorische Spaltung sind sehr kompliziert. Kurz gefaßt läßt sich sagen, daß die Inspiration den Ausstoß des Blutes aus dem rechten Ventrikel verlängert, den Ausstoß aus dem linken Ventrikel jedoch verkürzt. P_2 wird so verzögert, während A_2 etwas früher auftritt.

Von den beiden Komponenten des 2. Herztons ist A_2 gewöhnlich lauter, was dem hohen Druck in der Aorta entspricht. A_2 kann über dem gesamten Präkordium gehört werden. P_2 dagegen ist relativ leise, was dem niedrigeren Druck in der A. pulmonalis entspricht. P_2 kann am besten im entsprechenden Bereich, das heißt im 2. und 3. Interkostalraum links parasternal gehört werden. In dieser Region sollten Sie nach der Spaltung des 2. Herztons suchen.

Der 1. Herzton weist ebenfalls zwei Komponenten auf, einen frühen mitralen und einen späten trikuspidalen Ton. Der Mitralton, die Hauptkomponente, ist viel lauter, was auch hier auf den höheren Druck auf der linken Herzseite hinweist. Er kann über dem gesamten Herzen gehört werden und ist (wie S_1 selbst) über der Herzspitze am lautesten. Die leisere Trikuspidalkomponente ist am besten an der linken Parasternallinie zu hören, und hier können Sie auch einen gespaltenen S_1 hören. Die frühere lautere Mitralkomponente kann den Trikuspidalöffnungston jedoch überdecken, und eine Spaltung ist daher nicht immer feststellbar. Die Spaltung des 1. Herztons verändert sich nicht mit der Atmung.

Herzgeräusche

Herzgeräusche unterscheiden sich von Herztönen durch ihre längere Dauer. Sie sind auf den turbulenten Blutfluß zurückzuführen. Herzgeräusche selbst haben häufig keine pathologische Bedeutung, können aber auf eine schwere Herzerkrankung hinweisen. Eine stenotische (anomal verengte) Klappe, die den Blutfluß teilweise behindert, verursacht z.B. ein Geräusch. Ein Geräusch entsteht auch, wenn eine Klappe nicht vollständig schließt und das Blut zurückfließen läßt (Regurgitation). Um Herzgeräusche genau beschreiben zu können, muß der Kliniker feststellen können, wo sie am besten zu hören sind, und sie im Herzzyklus einordnen.

Darstellung der Auskultationsbefunde auf der Thoraxwand

Die Regionen der Thoraxwand, in denen Sie Herztöne und Herzgeräusche hören, helfen Ihnen dabei, die Klappe oder Kammer zu erkennen, von der sie ausgehen. Töne und Geräusche, die ihren Ursprung an der Mitralklappe haben, lassen sich gewöhnlich am besten an der Herzspitze und um sie herum hören. Die Töne und Geräusche mit Ursprung an der Trikuspidalklappe sind am besten an oder nahe dem linken unteren Sternumrand zu hören. Geräusche, die von der Pulmonalklappe ausgehen, sind gewöhnlich am besten im 2. und 3. linken Interkostalraum parasternal zu hören, können jedoch manchmal auch höher oder tiefer auftreten. Die Töne und Geräusche mit Ursprung an der Aortenklappe sind überall zwischen dem 2. rechten Interkostalraum und der Spitze zu hören. Diese Bereiche überlappen, wie unten dargestellt, und Sie müssen die auskultatorischen Befunde mit anderen Abschnitten der Untersuchung des Herzens in Zusammenhang bringen, damit Sie Herztöne und -geräusche genau identifizieren können.

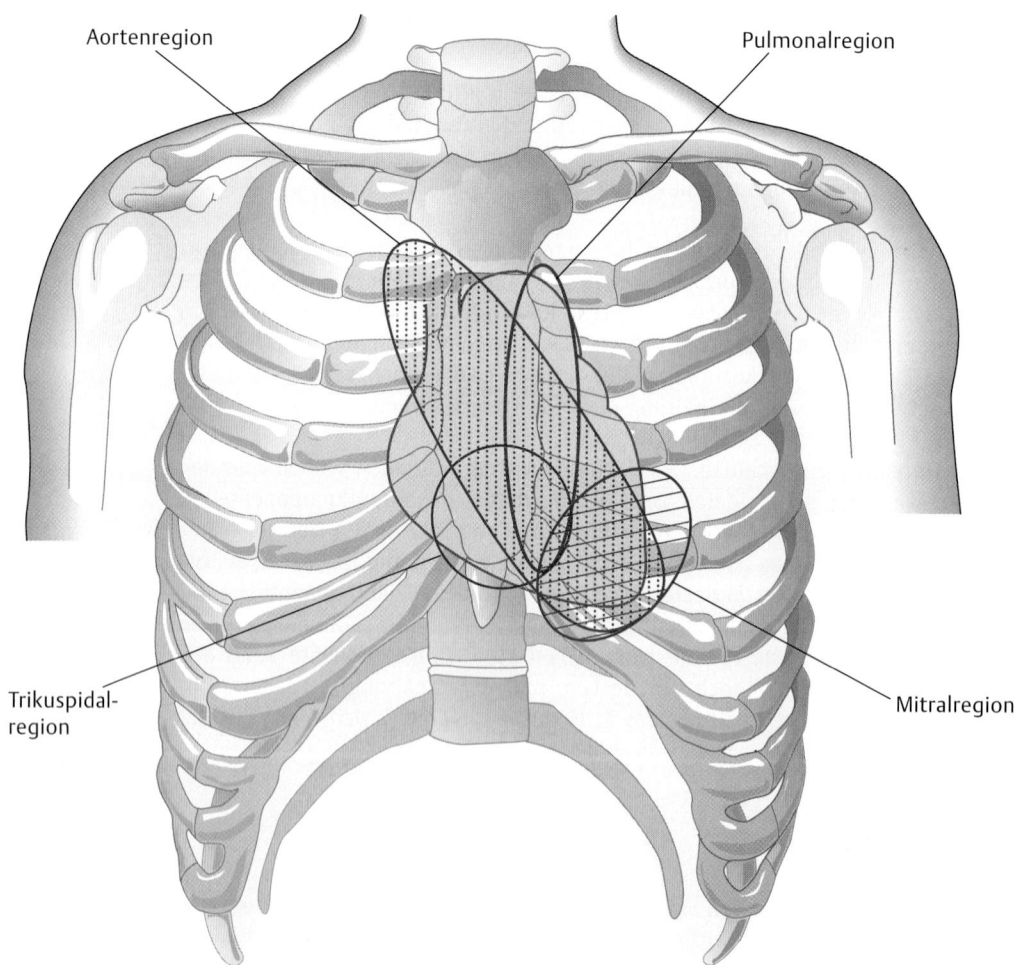

(Nach Leatham A: An Introduction to the Examination of the Cardiovascular System, 2. Aufl. Oxford, Oxford University Press, 1979)

Die „Herzbasis" – ein in der Klinik häufig verwendeter Begriff – bezieht sich auf den rechten und linken 2. Interkostalraum nahe dem Sternum.

Erregungsbildungs- und -leitungssystem des Herzens

Ein elektrisches Erregungsbildungs- und -leitungssystem stimuliert und koordiniert die Kontraktionen des Herzmuskels.

Jeder normale Impuls wird von einer Gruppe von Herzzellen, dem Sinusknoten, erzeugt. Der im rechten Vorhof nahe der Einmündung der V. cava liegende *Sinusknoten* fungiert als Herzschrittmacher und erzeugt automatisch ungefähr 60- bis 100mal pro Minute einen Impuls. Dieser Impuls wandert durch beide Vorhöfe zum *Atrioventrikularknoten* (*AV-Knoten*), einer spezialisierten Zellgruppe im unteren Vorhofseptum. Hier wird der Impuls verzögert, bevor er sich über die Schenkel des His-Bündels zum Ventrikelmyokard ausbreitet. Zuerst kontrahieren die Vorhöfe, dann die Ventrikel. Der normale Reizleitungsweg ist vereinfacht in der Abbildung rechts gezeigt.

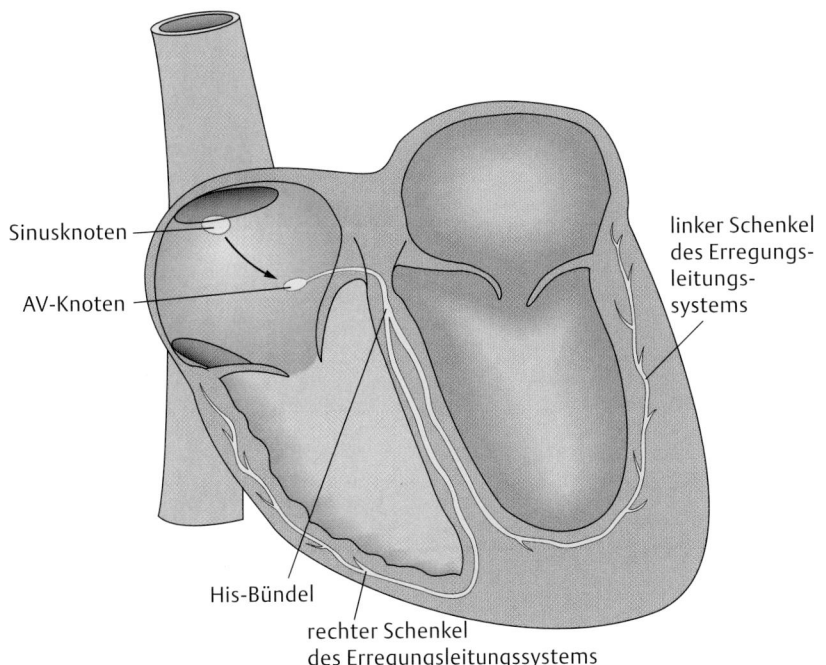

Sinusknoten

AV-Knoten

linker Schenkel des Erregungsleitungssystems

His-Bündel

rechter Schenkel des Erregungsleitungssystems

Das Elektrokardiogramm (EKG) zeichnet diese Vorgänge auf. Jeder normale Impuls erzeugt eine Reihe von Wellen und Zacken:

1. Eine *kleine P-Welle* infolge der Vorhofdepolarisierung (elektrische Aktivierung).
2. Einen *größeren QRS-Komplex* infolge der Ventrikeldepolarisierung. Jeder Komplex besteht aus einer oder mehreren der folgenden Wellen:
   a. Einer *Q-Zacke* bei einem anfänglichen Ausschlag nach unten.
   b. Einer *R-Zacke* bei einem Ausschlag nach oben.
   c. Einer *S-Zacke* bei einem Ausschlag nach unten im Anschluß an eine R-Zacke.
3. Eine *T-Welle* infolge der Ventrikelrepolarisierung (Erholungsphase).

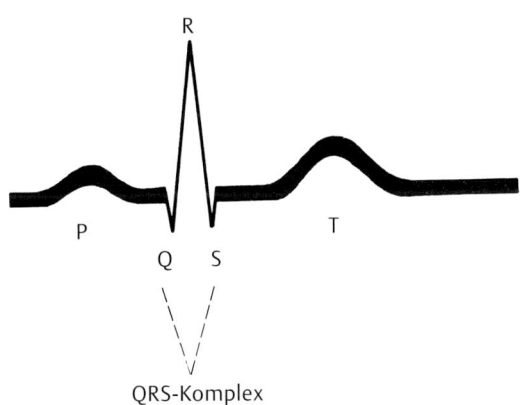

R

P   Q   S   T

QRS-Komplex

Der elektrische Impuls geht der Myokardkontraktion, die er stimuliert, etwas voraus. Die folgende Abbildung zeigt die Beziehung der elektrokardiographischen Wellen zum Herzzyklus.

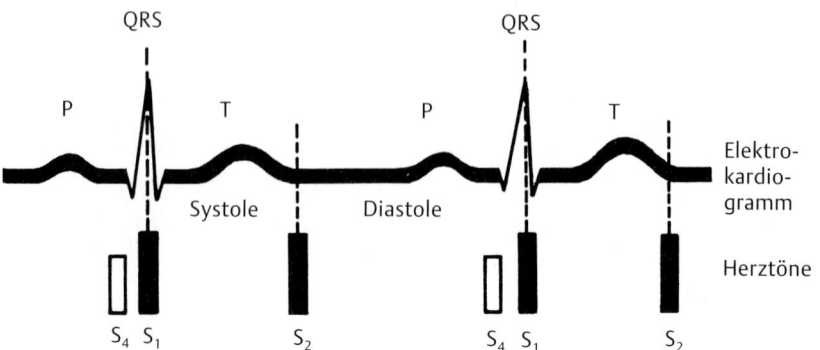

Das Herz als Pumpe

Linker und rechter Ventrikel pumpen Blut in die systemischen und pulmonalen Arteriensysteme. Das *Herzzeitvolumen* bezeichnet das Blutvolumen, das das Herz in einer Minute auswirft. Es ist das Produkt aus *Herzfrequenz* und *Schlagvolumen*. Das Schlagvolumen (das bei jedem Herzschlag ausgeworfene Blutvolumen) hängt von Vorlast, Myokardkontraktilität und Nachlast ab.

Vorlast bezeichnet die Last, die den Herzmuskel vor der Kontraktion dehnt. Das Blutvolumen im rechten Ventrikel am Ende der Diastole stellt die Vorlast für den nächsten Herzschlag dar. Die rechtsventrikuläre Vorlast wird durch den gesteigerten venösen Rückstrom in den rechten Ventrikel erhöht. Physiologisch wird dies durch die Inspiration und das erhöhte Blutvolumen, das infolge von Muskelarbeit fließt, verursacht. Das erhöhte Blutvolumen in einem erweiterten Ventrikel bei dekompensierter Herzinsuffizienz erhöht ebenfalls die Vorlast. Die rechtsventrikuläre Vorlast wird vermindert durch Ausatmen, vermindertes linksventrikuläres Minutenvolumen und Pooling des Blutes in Kapillarbett oder Venensystem.

Der Begriff *Myokardkontraktilität* bezeichnet die Fähigkeit des Herzmuskels, sich bei gegebener Vorlast zu verkürzen. Die Kontraktilität nimmt bei Stimulation durch das sympathische Nervensystem zu. Sie nimmt ab, wenn der Blutfluß oder die Sauerstoffversorgung des Myokards beeinträchtigt ist.

Nachlast bezieht sich auf den vaskulären Widerstand, gegen den sich der Ventrikel kontrahiert. Der Widerstand gegen die linksventrikuläre Kontraktion ist auf die Wandspannung in der Aorta, in den großen Arterien und in den peripheren Gefäßen (hauptsächlich die kleinen Arterien und Arteriolen) sowie auf das schon in der Aorta vorhandene Blutvolumen zurückzuführen.

Pathologische Erhöhungen der Vor- und Nachlast, die *Volumenbelastung* oder *Druckbelastung*, führen zu Veränderungen der Ventrikelfunktion, die klinisch nachweisbar sein können. Diese Veränderungen betreffen unter anderem die Ventrikelimpulse und die Herztöne. Außerdem können pathologische Herztöne und Herzgeräusche auftreten.

Arterieller Puls und Blutdruck

Mit jeder Kontraktion wirft der linke Ventrikel eine bestimmte Blutmenge in die Aorta und somit in die anschließenden arteriellen Gefäße aus. Die sich ergebende Druckwelle bewegt sich rasch durch das Arteriensystem, wo sie als *arterieller Puls* palpiert werden kann. Die Druckwelle bewegt sich zwar sehr schnell – sehr viel schneller als das Blut selbst –, eine tastbare Verzögerung zwischen der Ventrikelkontraktion und dem peripheren Puls macht aber den Puls in Armen und Beinen ungeeignet für eine zeitliche Einordnung kardialer Ereignisse.

Der *Blutdruck* im Arteriensystem schwankt mit dem Herzzyklus und erreicht einen systolischen „Gipfel" und ein diastolisches „Tal". Diese Werte können mit einem Sphygmomanometer gemessen werden. Die Differenz zwischen dem systolischen und dem diastolischen Druck wird als *Blutdruckamplitude* bezeichnet.

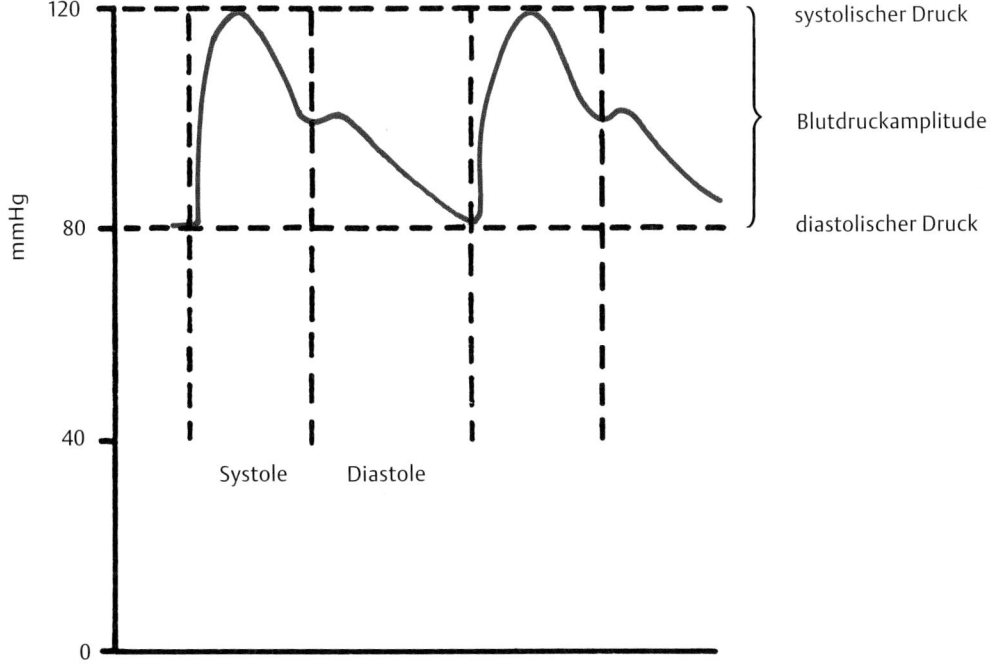

Die Hauptfaktoren, die den arteriellen Druck beeinflussen, sind:

1. Herzzeitvolumen
2. Dehnbarkeit der Aorta und der großen Gefäße
3. Peripherer vaskulärer Widerstand, hauptsächlich der Arteriolen. Dieser wird vom autonomen Nervensystem gesteuert.
4. Das Blutvolumen im arteriellen System.

Ändern sich diese vier Faktoren, verändern sich auch systolischer und/oder diastolischer Druck. Die Blutdruckwerte unterliegen innerhalb von 24 Stunden starken Schwankungen und sind z.B. je nach körperlicher Aktivität, seelischer

Verfassung, Schmerzen, Lärm, Umgebungstemperatur, Kaffee- und Tabakkonsum sowie Medikamenteneinnahme und sogar je nach Uhrzeit unterschiedlich.

Jugularvenendruck und -puls

Jugularvenendruck. Der systemische venöse Blutdruck ist viel niedriger als der Druck in den Arterien. Der venöse Druck hängt zwar letztendlich von der Kontraktion des linken Ventrikels ab, es geht jedoch viel von dieser Kraft verloren, wenn das Blut durch Arteriensystem und Kapillarbett fließt. Die Wände der Venen enthalten weniger glattes Muskelgewebe als die Wände der Arterien, der Venentonus ist geringer und die Venen sind dehnbarer. Zu den weiteren Hauptfaktoren des systemischen venösen Drucks gehören das Blutvolumen sowie die Kapazität der rechten Herzseite, Blut in das Pulmonalarteriensystem auszustoßen. Bei einer Herzerkrankung kann es zu einer Veränderung dieser Variablen kommen, wobei pathologische Veränderungen am Venendruck erkennbar sind. So kann z. B. der venöse Druck abfallen, wenn das linksventrikuläre Auswurfvolumen oder das Blutvolumen wesentlich reduziert sind. Er steigt bei Rechtsherzinsuffizienz, oder wenn ein erhöhter Druck im Perikard das Zurückfließen des Blutes in den rechten Vorhof beeinträchtigt.

Es ist wichtig, daß der Druck in den Vv. jugulares, der den Druck des rechten Vorhofs widerspiegelt, gemessen wird (zentralvenöser Druck oder ZVD). Die beste Schätzung erhält man von der rechten V. jugularis interna, weil sie die direkteste Verbindung zum rechten Vorhof aufweist. Wenn die Vv. jugulares internae nicht sichtbar sind, können die Vv. jugulares externae verwendet werden, diese sind aber weniger zuverlässig. Um den venösen Druck messen zu können, suchen Sie den höchsten Punkt der Oszillation in den Vv. jugulares internae oder, falls erforderlich, den Punkt, über dem die Vv. jugulares externae kollabiert erscheinen.

Der Nullpunkt für diese Schätzung liegt normalerweise am Angulus sterni, der gewöhnlich der zweiten Rippe benachbart ist. Der venöse Druck wird immer vertikal von dort aus gemessen. Unabhängig von der Lage des Patienten – liegend, aufrecht sitzend oder in einem beliebigen Winkel zwischen beiden Positionen –, liegt der Angulus sterni immer ungefähr 5 cm über dem rechten Vorhof.

Lagern Sie den Patienten so, daß die Vv. jugulares und ihre Pulsationen im unteren Halsbereich erkennbar werden. Wenn man das Kopfende des Bettes ungefähr auf einen Winkel von 15°–30° zur Horizontalen hochstellt, ist dies normalerweise ausreichend. In den folgenden Abbildungen ist der Druck in der V. jugularis interna etwas erhöht. In Abbildung **A** ist das Kopfende des Bettes auf ungefähr 30° erhöht. Der venöse Druck kann nicht gemessen werden, da der Nullpunkt oberhalb des Kieferwinkels liegt und daher nicht sichtbar ist. In Abbildung **B** ist das Bett auf ungefähr 60° erhöht. Der „obere Teil" der V. jugularis ist jetzt deutlich sichtbar, und der vertikale Abstand vom Angulus sterni kann gemessen werden. In Abbildung **C** sitzt der Patient aufrecht, und die Venen sind über dem Schlüsselbein kaum zu erkennen. Beachten Sie, daß die Höhe des venösen Drucks, gemessen vom Angulus sterni, in allen drei Positionen gleich ist, auch wenn die Halsvenen sehr unterschiedlich aussehen.

Ein Venendruck, der mehr als 3 oder sogar 4 cm über dem Angulus sterni zu messen ist, wird als erhöht angesehen.

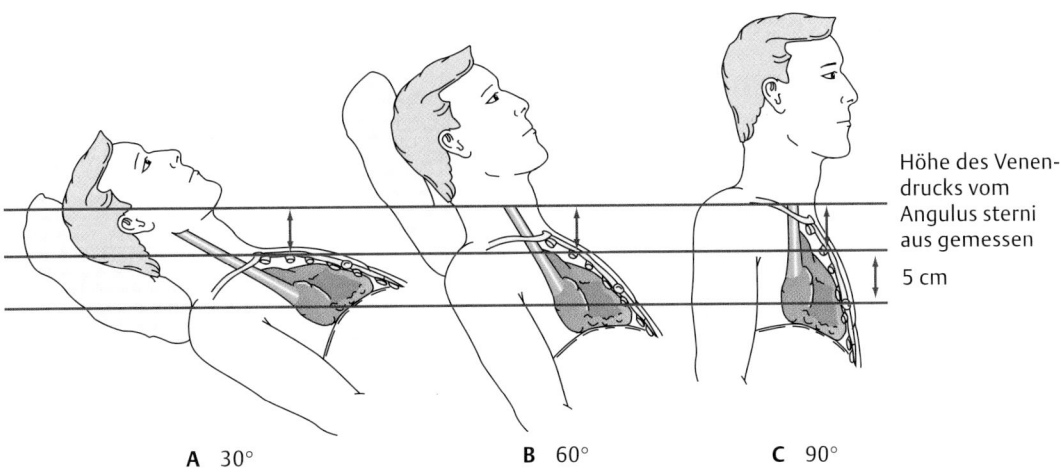

Höhe des Venen-
drucks vom
Angulus sterni
aus gemessen

5 cm

A 30°   **B** 60°   **C** 90°

Jugularvenenpuls. Die Oszillationen, die Sie an den inneren (und auch häufig an den äußeren) Jugularvenen erkennen können, spiegeln die sich verändernden Drücke im rechten Vorhof wider. Die rechte V. jugularis interna weist die direkteste Verbindung zum rechten Vorhof auf und gibt diese Druckveränderungen am besten wieder.

Eine sorgfältige Betrachtung zeigt, daß die wellenförmigen Pulsationen der inneren (und manchmal der äußeren) Jugularvenen aus zwei schnellen „Spitzen" und zwei „Senken" zusammengesetzt sind.

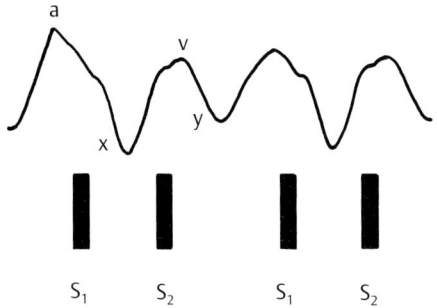

Die erste „Spitze", die a-*Welle*, gibt den leichten Anstieg des Vorhofdrucks bei der Vorhofkontraktion wieder. Sie tritt direkt vor dem 1. Herzton und vor dem Karotispuls auf. Die nachfolgende Senke, die x-*Senke*, beginnt mit der Vorhoferschlaffung. Sie hält an, während der rechte Ventrikel, der während der Systole kontrahiert, den Boden des Vorhofs nach unten zieht. In der ventrikulären Systole fließt das Blut weiterhin aus den Vv. cavae in den rechten Vorhof. Die Trikuspidalklappe ist geschlossen, die Kammer füllt sich und der Druck des rechten Vorhofs beginnt wieder zu steigen, was zu der zweiten „Spitze", der v-*Welle*, führt. Öffnet sich die Trikuspidalklappe früh in der Diastole, fließt das Blut im rechten Vorhof passiv in den rechten Ventrikel, und der Druck des rechten Vorhofs fällt wieder und erzeugt eine zweite Senke, die y-*Senke*. Die folgende Auflistung vereinfacht diese Vorgänge, damit man sie sich besser einprägen kann: Vorhofkontraktion, Vorhoferschlaffung, Vorhoffüllung und Vorhofentleerung. (Sie können sich die a-Welle auch als <u>A</u>nspannung und die v-Welle als <u>V</u>enenfüllung merken.)

Für das bloße Auge stellen die beiden Senken die offensichtlichsten Elemente des normalen Jugularvenenpulses dar. Der plötzliche spätsystolische Kollaps der x-Senke ist dabei das sichtbarere Element. Er tritt kurz vor dem 2. Herzton auf. Die y-Senke folgt dem 2. Herzton früh in der Diastole.

289

Altersabhängige Veränderungen am Herzen

Die kardiovaskulären Befunde hängen stark vom Alter des Patienten ab. Das Altern kann die Lokalisation des Herzspitzenstoßes, die Tonhöhe von Herztönen und Herzgeräuschen, die Elastizität der Arterien und den Blutdruck beeinflussen.

Veränderungen des Herzspitzenstoßes und der Herztöne. Der *Herzspitzenstoß* läßt sich bei Kindern und Jugendlichen normalerweise leicht lokalisieren. Bei vertieftem Thoraxdurchmesser wird dies oft schwieriger. Aus demselben Grund ist *die Aufspaltung des 2. Herztons* bei älteren Menschen schwerer zu hören, da die Pulmonalkomponente leiser wird. Ein physiologischer *3. Herzton*, der normalerweise bei Kindern und Jugendlichen auftritt, kann, insbesondere bei Frauen, bis in das 40. Lebensjahr hinein gehört werden. Nach diesem Zeitpunkt weist ein S_3 jedoch stark auf eine Myokardinsuffizienz oder Volumenbelastung des Ventrikels infolge einer Herzklappenerkrankung wie Mitralinsuffizienz hin. Dagegen findet sich bei Jugendlichen selten ein *4. Herzton*, außer es handelt sich um durchtrainierte Sportler. Ein S_4 kann bei anscheinend gesunden älteren Menschen gehört werden, ist aber auch häufig ein Zeichen für eine Herzerkrankung (s. Tab. 9.**8**, S. 327).

Veränderungen der Herzgeräusche. Fast alle Menschen haben irgendwann im Leben ein *Herzgeräusch*. Die meisten Herzgeräusche treten auf, ohne daß sonstige Symptome für Herz-Kreislauf-Erkrankungen vorliegen, und können somit als nicht pathologische, normale Abweichungen betrachtet werden. Diese Geräusche ändern sich mit dem Alter. Wenn Sie mit ihrem Charakter vertraut sind, können Sie leicht zwischen normal und anomal unterscheiden.

Kinder, Jugendliche und junge Erwachsene weisen häufig ein *nicht pathologisches systolisches Geräusch* auf, das auf den pulmonalen Blutfluß zurückgeführt wird. Es ist am besten im 2. und 4. linken Interkostalraum (S. 328) zu hören.

Viele Frauen haben in der späten Schwangerschaftsphase und während des Stillens infolge der erhöhten Durchblutung der Brust ein sog. „Mammageräusch". Dieses Geräusch kann zwar überall in der Brust gehört werden, am besten jedoch im 2. oder 3. Interkostalraum beiderseits des Sternums. Ein Mammageräusch ist typischerweise systolisch und diastolisch, manchmal ist jedoch nur die lautere, systolische Komponente hörbar.

Viele Menschen im mittleren und höheren Alter haben ein *systolisches Aortengeräusch*. Es wurde bei über einem Drittel der Patienten im Alter um die 60 und bei über der Hälfte der 85jährigen festgestellt. Mit zunehmendem Alter verdikken sich die Basen der Aortenklappensegel bindegewebig und verkalken. Hörbare Schwingungen sind die Folge. Turbulenzen, die durch den Blutfluß durch eine erweiterte Aorta entstehen, können ebenfalls zu diesem Geräusch beitragen. Bei den meisten Menschen beeinträchtigt diese Fibrosierung und Verkalkung – die sog. Aortensklerose – den Blutfluß nicht. Bei einigen verkalken die Klappensegel jedoch immer mehr und werden unbeweglich, und eine echte Aortenstenose, d. h. eine Behinderung des Blutflusses, entsteht. Ein normaler Anstieg des Karotispulses kann bei der Unterscheidung zwischen Aortensklerose und Aortenstenose helfen (der Anstieg des Karotispulses ist verzögert), aber die klinische Differenzierung zwischen gutartiger Aortensklerose und pathologischer Aortenstenose kann schwierig sein.

Auch die Mitralklappe ist einem ähnlichen Alterungsprozeß unterworfen, der jedoch gewöhnlich zehn Jahre später als die Aortensklerose einsetzt. Hier beeinträchtigen die degenerativen Veränderungen mit Verkalkung der Mitralklappenöffnung das normale Schließen der Mitralklappe in der Systole. Dies führt zu einem *systolischen Mitralinsuffizienzgeräusch*. Aufgrund der zusätzlichen Belastung, der das Herz durch eine nicht richtig schließende Mitralklappe ausgesetzt ist, kann ein Mitralinsuffizienzgeräusch nicht als harmlos gelten.

Geräusche können in den großen Blutgefäßen und im Herzen entstehen. Das *Nonnensausen* (venöses Geräusch über den Halsvenen), das bei Kindern sehr verbreitet und auch noch bei Jugendlichen zu hören ist, ist ein Beispiel dafür (S. 332). Ein zweites, wichtigeres Beispiel ist das *zervikale systolische Geräusch* oder *Gefäßgeräusch*. Bei älteren Menschen weisen systolische Geräusche in den mittleren oder oberen Abschnitten der A. carotis auf eine partielle Arterienobstruktion infolge Atherosklerose hin, sind jedoch kein Beweis dafür. Dagegen sind zervikale Gefäßgeräusche bei Jugendlichen meist harmlos. Bei Kindern und jungen Erwachsenen sind systolische Geräusche (Bruits) oftmals direkt über dem Schlüsselbein zu hören. Untersuchungen haben gezeigt, daß zervikale Geräusche zwar bei fast 9 von 10 Kindern unter 5 Jahren zu hören sind, die Häufigkeit jedoch stetig über 1:3 bei Jugendlichen und jungen Erwachsenen bis auf unter 1:10 bei Erwachsenen mittleren Alters abfällt.

Veränderungen von Arterien und Blutdruck. Mit zunehmendem Alter werden Aorta und große Arterien aufgrund von Arteriosklerose starrer. Wenn die Aorta ihre Elastizität verliert, führt ein gewisses Schlagvolumen zu einem höheren Anstieg des systolischen Blutdrucks. Häufig ist eine *systolische Hypertonie* mit *höherer Blutdruckamplitude* die Folge. Die peripheren Arterien werden länger und gewunden und fühlen sich fester und weniger elastisch an. Diese Veränderungen weisen jedoch nicht unbedingt auf Atherosklerose hin, und man kann daraus keine Erkrankung der Herz- oder Hirngefäße ableiten. Die Verlängerung und Schlängelung der Aorta und ihrer Äste führt in manchen Fällen zu einem Abknicken oder Verbiegen der A. carotis im unteren Halsbereich, insbesondere auf der rechten Seite. Die daraus resultierende pulsierende Verdickung, die hauptsächlich bei Frauen mit Hypertonie auftritt, kann fälschlicherweise für ein Karotisaneurysma – eine echte Erweiterung der Arterie – gehalten werden. Eine gewundene Aorta erhöht in manchen Fällen den Druck in den Vv. jugulares auf der linken Halsseite, wenn die Entleerung in den Thorax beeinträchtigt ist.

In der westlichen Gesellschaft erhöht sich der systolische Blutdruck von der Kindheit bis ins hohe Alter. Der diastolische Blutdruck erhöht sich jedoch ab dem sechsten Lebensjahrzehnt nicht mehr. Auf der anderen Seite entwickeln ältere Menschen manchmal eine erhöhte Neigung zu *orthostatischer Hypotonie* – einem plötzlichen Abfall des Blutdrucks, wenn sie sich hinsetzen oder aufstehen. Ältere Menschen haben mit größerer Wahrscheinlichkeit einen anomalen Herzrhythmus. Diese Herzrhythmusstörungen, ebenso wie orthostatische Hypotonie, können zu einer *Synkope* (vorübergehender Bewußtlosigkeit) führen.

Untersuchungstechniken

Die Untersuchung von Herz und Kreislauf beginnt gewöhnlich mit der Messung von Herzfrequenz und Blutdruck. Beide Werte können jedoch auch zusammen mit anderen Vitalzeichen zu Beginn der klinischen Untersuchung ermittelt werden. Der Kliniker untersucht dann Venen und Aa. carotides am Hals, Radialispuls und schließlich das Herz selbst. Stellen Sie sich dazu, wenn möglich, auf die rechte Seite des Patienten.

Arterieller Puls

Anhand des arteriellen Pulses können Sie Herzfrequenz und Herzrhythmus beurteilen, Amplitude und Verlauf der Pulswelle einschätzen und evtl. Obstruktionen des Blutflusses erkennen.

Herzfrequenz. Der Radialispuls dient der Beurteilung der Herzfrequenz. Drücken Sie mit der Beere Ihres Zeige- und Mittelfingers auf die A. radialis, bis Sie eine maximale Pulsation spüren. Ist der Rhythmus regelmäßig und scheint die Frequenz normal, messen Sie die Frequenz 15 Sekunden lang und multiplizieren sie mit 4. Ist die Frequenz ungewöhnlich langsam oder schnell, messen Sie sie 60 Sekunden lang.

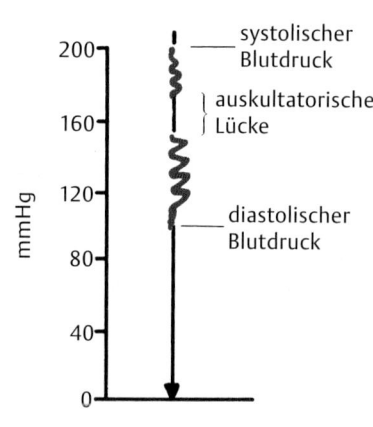

Bei unregelmäßigem Rhythmus wird die Frequenz durch Herzauskultation beurteilt, da Schläge, die früher als andere auftreten, peripher evtl. nicht zu tasten sind (Pulsdefizit) und die Herzfrequenz so stark unterschätzt werden kann.

Zu den Ursachen eines unregelmäßigen Rhythmus gehören Vorhofflimmern und vorzeitige Vorhof- oder Ventrikelextrasystolen.

Ein völlig unregelmäßiger Rhythmus ist ein sicheres Zeichen für Vorhofflimmern. Bei allen anderen Unregelmäßigkeiten muß zur genauen Diagnose der Rhythmusstörungen ein EKG erstellt werden, s. Tab. 9.1 (S. 320) und Tab. 9.2 (S. 321).

Rhythmus. Beginnen Sie die Beurteilung des Rhythmus mit der Palpation des Radialispulses. Falls Sie Unregelmäßigkeiten feststellen, sollten Sie den Rhythmus nochmals durch eine Auskultation am Apex überprüfen. Ist der Rhythmus regelmäßig oder unregelmäßig? Falls er unregelmäßig ist, versuchen Sie ein Muster zu erkennen: (1) Treten verfrühte Schläge in einem regelmäßigen Rhythmus auf? (2) Verändert sich die Unregelmäßigkeit der Schläge wesentlich mit der Atmung? Oder (3) ist der Rhythmus völlig unregelmäßig?

Amplitude und Verlauf. Sie sind am besten an der A. carotis oder A. brachialis zu beurteilen. Die A. carotis gibt die Aortenpulsation präziser wieder. Bei Karotisobstruktion, -knickung oder Schwirren ist sie ungeeignet. Beide Arterien können zwar mit den Fingern abgetastet werden, der Daumen ist jedoch geeigneter und kann besser positioniert werden.* Der Patient sollte liegen und das Kopfende des Betts um ungefähr 30° angehoben sein.

---

* Das Vorurteil gegen die Verwendung des Daumens zur Beurteilung des Pulses ist zwar weitverbreitet, der Daumen erweist sich jedoch beim Palpieren großer Arterien als sehr nützlich.

Suchen Sie bei der A. carotis zuerst am Hals nach Pulsationen. Karotispulsationen sind gewöhnlich medial der Mm. sternocleidomastoidei zu sehen. Legen Sie dann Ihren linken Daumen (oder Zeige- und Mittelfinger) im unteren Halsdrittel auf die rechte A. carotis, drücken Sie nach hinten und tasten Sie nach den Pulsationen.

Eine gewundene oder abgeknickte A. carotis kann zu einer einseitigen pulsierenden Anschwellung führen.

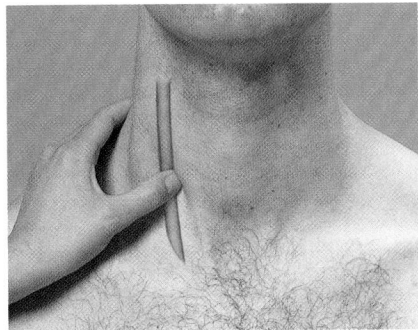 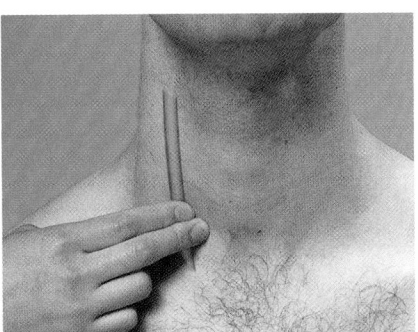

Abgeschwächte Pulsationen können auf ein vermindertes Schlagvolumen, aber auch auf ein lokales Geschehen in der Arterie, etwa atherosklerotische Verengung oder Verschluß, zurückzuführen sein.

Drücken Sie auf den medialen Rand des gut entspannten M. sternocleidomastoideus, ungefähr in der Höhe des Ringknorpels. Drücken Sie dabei nicht auf den Karotissinus, der in Höhe des oberen Teils des Schildknorpels liegt. Tasten Sie die linke A. carotis mit Ihrem rechten Daumen oder Ihren rechten Fingern. Drücken Sie nie gleichzeitig auf beide Aa. carotides. Sie könnten dadurch die Blutversorgung des Gehirns beeinträchtigen und eine Synkope verursachen.

Druck auf den Karotissinus kann zu einem reflektorischen Abfall der Pulsfrequenz oder des Blutdrucks führen.

Tasten Sie die A. brachialis mit dem Daumen der jeweils gegenüberliegenden Hand. Legen Sie Ihre Hand unter den Ellenbogen des Patienten und tasten Sie

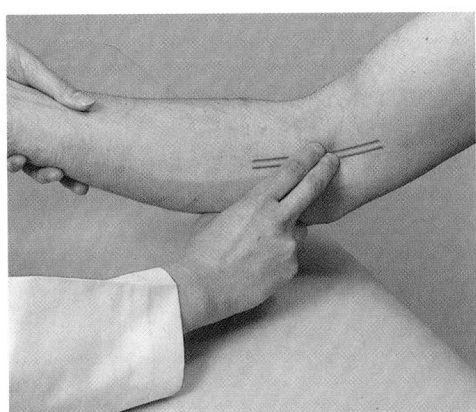

den Puls medial der Bizepssehne. Der Arm des Patienten sollte dabei mit ausgestrecktem Ellenbogen und der Handfläche nach oben auf Ihrer Hand ruhen. Beugen Sie gegebenenfalls den Arm etwas mit Ihrer freien Hand, um die Muskeln optimal zu entspannen.

S. Tab. 9.3 (S. 322).

Erhöhen Sie den Druck auf die Arterie allmählich, bis Sie eine maximale Pulsation fühlen, und vermindern Sie ihn dann langsam, bis Sie Amplitude und Verlauf am besten fühlen können. Versuchen Sie, folgende Faktoren zu beurteilen:

Pulsus parvus et mollis („kleiner", schwacher Puls) und Pulsus celer et altus („großer", schleudernder „Wasserhammerpuls") (S. 322).

1. Pulsamplitude. Sie entspricht ungefähr dem Pulsdruck.

Ein verzögerter Anstieg weist auf eine Aortenstenose hin.

2. Verlauf der Pulswelle (d. h. Anstiegsgeschwindigkeit, Dauer des Gipfels und Geschwindigkeit des Abfalls). Der normale Anstieg ist regelmäßig und schnell und folgt fast sofort auf den 1. Herzton. Der Gipfel ist regelmäßig, gerundet und liegt ungefähr in der Mitte der Systole. Der Abfall ist weniger steil als der Anstieg.
3. Alle Abweichungen in der Amplitude
   a. Von Schlag zu Schlag

Pulsus alternans, Pulsus bigeminus (S. 322).

Pulsus paradoxus (S. 322).

   b. Mit der Atmung

Gefäßgeräusche und Schwirren. Wenn Sie die A. carotis palpieren, werden Sie evtl. summende Schwingungen feststellen, die an das Schnurren einer Katze erinnern. Sie werden als *Schwirren* bezeichnet. Wenn Sie solche Schwingungen fühlen, auskultieren Sie mit der Membran des Stethoskops über diesem Bereich auf ein *Gefäßgeräusch*, einen herzgeräuschähnlichen Ton vaskulären, nicht kardialen Ursprungs.

Ein Karotisgeräusch mit oder ohne Schwirren bei einem Patienten mittleren oder höheren Alters kann auf eine Arterienverengung hinweisen, ist aber kein Beweis dafür. Ein Aortengeräusch kann in die A. carotis ausstrahlen und wie ein Gefäßgeräusch klingen.

Auskultieren Sie auch über den A. carotides auf Gefäßgeräusche bei Patienten mittleren oder höheren Alters oder wenn Sie eine zerebrovaskuläre Verschlußkrankheit vermuten. Bitten Sie den Patienten, einen Moment lang nicht zu atmen, so daß die Atemgeräusche die vaskulären Geräusche nicht überdecken. Herztöne alleine verursachen keine Gefäßgeräusche.

Die weitere Untersuchung des arteriellen Pulses ist in Kapitel 16, Peripheres Gefäßsystem, beschrieben.

Blutdruck

Zu kurze oder zu schmale Manschetten können zu hohe Meßwerte ergeben. Die Verwendung einer durchschnittlich dimensionierten Manschette bei einem übergewichtigen Patienten kann zu der falschen Diagnose Bluthochdruck führen.

Wahl des Sphygmomanometers. In den Industrieländern leiden 15–20 % der Bevölkerung unter zu hohem Blutdruck. Um den Blutdruck präzise messen zu können, müssen Sie die Manschettengröße sorgfältig auswählen. Die richtige Größe hängt vom Umfang der Extremität ab, an der der Blutdruck gemessen werden soll. Der aufblasbare Teil der Manschette sollte eine Breite von ungefähr 40 % des Oberarmumfangs haben – 12–14 cm bei einem durchschnittlichen Erwachsenen. Die Länge des aufblasbaren Teils sollte ungefähr 80 % dieses Umfangs betragen – fast so lang, daß er um den Arm herumreicht. Das Sphygmomanometer kann entweder ein Aneroid- oder Quecksilberinstrument sein. Da ein Aneroidinstrument bei wiederholtem Gebrauch ungenau werden kann, ist es regelmäßig neu zu eichen.

aufblasbarer Teil   Manschette

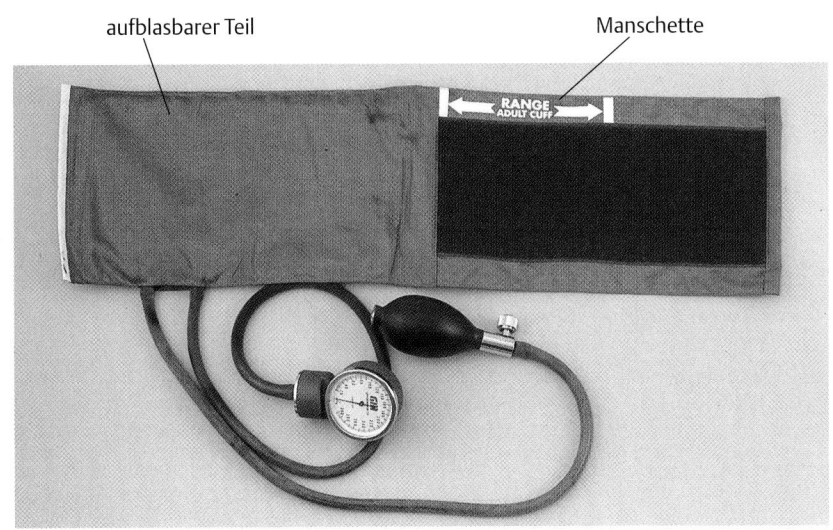

Meßtechnik. Der Patient sollte idealerweise 30 Minuten vor dem Messen des Blutdrucks weder rauchen noch Koffein zu sich nehmen und mindestens fünf Minuten gelegen haben. Der Raum sollte ruhig und angenehm temperiert sein. Der Arm, an dem die Messung vorgenommen wird, sollte auf einer Unterlage ruhen und entblößt sein. Er darf keine arteriovenösen Shunts für eine Dialyse, keine Narben infolge von Eingriffen an der A. brachialis oder Lymphödeme, wie sie nach einer Axillardissektion und nach Strahlentherapie auftreten, aufweisen. Wenn Sie den Brachialispuls nicht schon getastet haben, tun Sie dies jetzt, um sicherzustellen, daß er vorhanden ist.

Lagern Sie den Arm so, daß die A. brachialis (in der Ellenbeugengrube) in Herzhöhe liegt – ungefähr auf der Höhe des 4. Interkostalraums an dessen Verbindung mit dem Sternum. Wenn der Patient sitzt, stützen Sie den Arm auf einen Tisch, etwas oberhalb der Taille des Patienten. Messen Sie den Blutdruck des Patienten im Stehen, versuchen Sie, den Arm auf Höhe der Thoraxmitte abzustützen.

Legen Sie den aufblasbaren Manschettenteil mittig über die A. brachialis. Der untere Rand der Manschette sollte ungefähr 2,5 cm über der Ellenbeugengrube liegen. Legen Sie die Manschette eng an. Lagern Sie den Arm des Patienten so, daß er im Ellenbogen leicht gebeugt ist.

Um festzulegen, wie stark Sie die Manschette aufpumpen müssen, schätzen Sie zuerst den systolischen Blutdruck durch Palpieren. Fühlen Sie die A. radialis mit den Fingern einer Hand und pumpen Sie die Manschette schnell auf, bis der Radialispuls verschwindet. Lesen Sie diesen Druck am Manometer ab und addieren Sie 30 mmHg dazu. Verwenden Sie diesen Wert als Zielwert für das nachfolgende Aufpumpen, so daß der Patient später nicht durch einen unnötig hohen Manschettendruck belastet wird. Dadurch vermeiden Sie auch eine Fehlmessung, die manchmal durch eine auskultatorische Lücke verursacht werden kann – eine geräuschlose Pause, die zwischen dem systolischen und dem diastolischen Blutdruck auftreten kann.

Lassen Sie die Luft sofort und vollständig aus der Manschette ab und warten Sie 15–30 Sekunden.

Liegt die A. brachialis erheblich unter Herzniveau, ergeben sich fälschlich erhöhte Blutdruckwerte. Bemüht sich der Patient selbst, den Arm zu stützen, kann dies auch den Blutdruck erhöhen.

Eine lose Manschette oder ein lose anliegender aufblasbarer Manschettenteil kann zu falsch hohen Meßwerten führen.

Eine nicht erkannte auskultatorische Lücke kann zu schwerwiegenden Irrtümern führen: zu niedrige systolische Werte (z. B. 150/98 im Beispiel auf S. 296) oder zu hohe diastolische Werte.

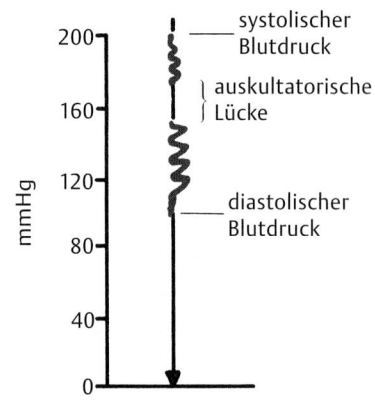

systolischer
Blutdruck

auskultatorische
Lücke

diastolischer
Blutdruck

Wenn Sie eine auskultatorische Lücke finden, protokollieren Sie Ihre Ergebnisse vollständig (z. B. 200/98 mit einer auskultatorischen Lücke von 170–150).

Legen Sie jetzt den Trichter des Stethoskops leicht über die A. brachialis und achten Sie darauf, daß der gesamte Rand Hautkontakt hat. Da die abzuhörenden Töne (*Korotkoff-Töne*) relativ tief sind, sind sie mit dem Trichter besser zu hören.

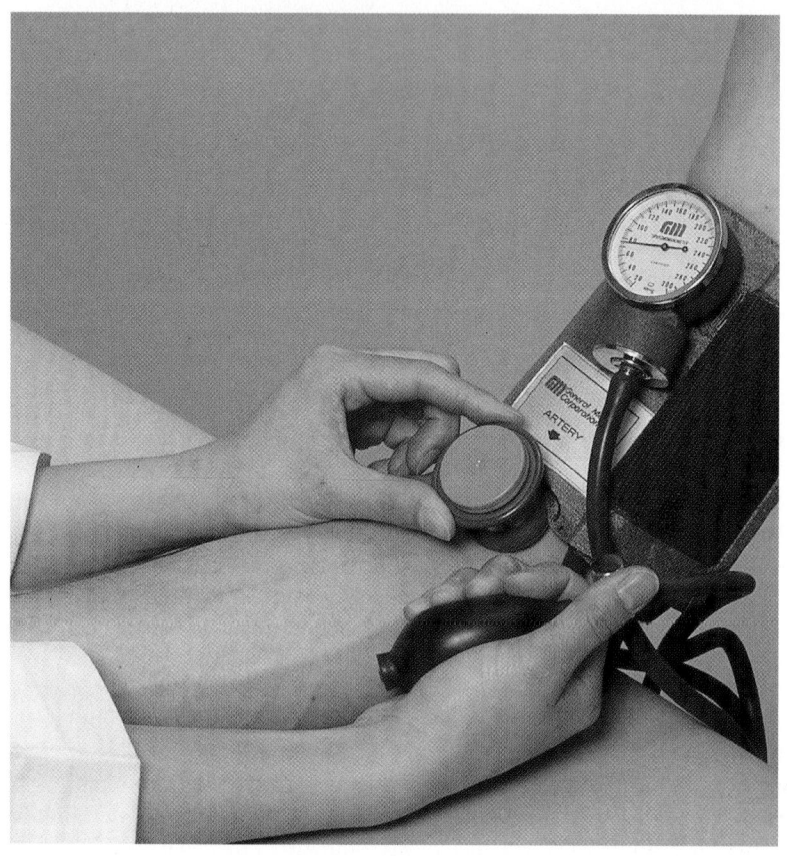

Pumpen Sie die Manschette schnell wieder auf den gerade festgestellten Druck auf und lassen Sie dann langsam die Luft mit ungefähr 2–3 mmHg pro Sekunde ab. Notieren Sie den Wert, bei dem Sie mindestens zwei aufeinanderfolgende Gefäßgeräusche im Pulstakt hören. Das ist der systolische Blutdruck.

Bei einigen Patienten liegen der Punkt des Dumpfwerdens und der des Verschwindens der Gefäßgeräusche weiter auseinander. In manchen Fällen, etwa bei Aorteninsuffizienz, verschwinden die Gefäßgeräusche nie. Wenn der Unterschied größer als 10 mmHg ist, notieren Sie beide Meßergebnisse (z. B. 154/80/68).

Vermindern Sie den Druck weiterhin langsam, bis die Gefäßgeräusche gedämpft zu hören sind und dann ganz verschwinden. Um sicherzugehen, daß die Gefäßgeräusche wirklich verschwunden sind, hören Sie weiterhin ab, bis der Druck um weitere 10–20 mmHg gefallen ist. Lassen Sie dann die Luft schnell vollständig aus der Manschette ab. Der Punkt, an dem die Gefäßgeräusche verschwinden und der normalerweise nur wenige mmHg unter dem Dämpfungspunkt liegt, ergibt die beste Schätzung des tatsächlichen diastolischen Blutdrucks bei Erwachsenen.

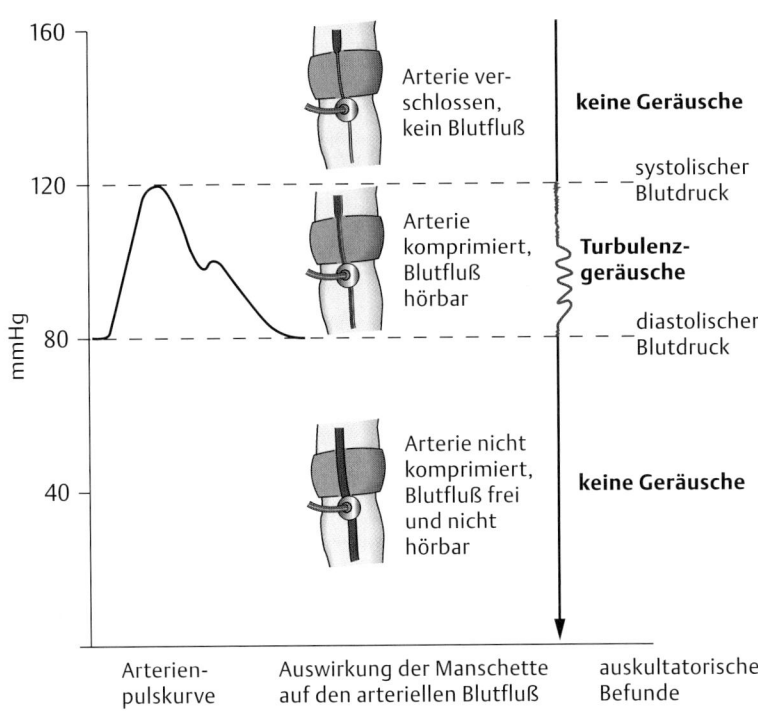

160 — Arterie ver-
schlossen,
kein Blutfluß — **keine Geräusche**

120 — systolischer
Blutdruck

Arterie
komprimiert,
Blutfluß
hörbar — **Turbulenz-
geräusche**

80 — diastolischer
Blutdruck

mmHg

40 — Arterie nicht
komprimiert,
Blutfluß frei
und nicht
hörbar — **keine Geräusche**

| Arterien-
pulskurve | Auswirkung der Manschette
auf den arteriellen Blutfluß | auskultatorische
Befunde |

Lesen Sie den systolischen und den diastolischen Wert auf 2 mmHg genau ab. Warten Sie 2 Minuten oder etwas länger und wiederholen Sie die Messung. Errechnen Sie den Durchschnittswert. Wenn sich die ersten beiden Messungen um mehr als 5 mmHg unterscheiden, führen Sie eine weitere Messung durch.

Wenn Sie ein Quecksilbersphygmomanometer verwenden, halten Sie das Manometer senkrecht (außer bei Verwendung eines Modells mit Kippständer) und nehmen alle Messungen in Augenhöhe mit dem Meniskus vor. Wenn Sie ein Aneroidinstrument verwenden, halten Sie die Skala so, daß Sie sie direkt ansehen. Pumpen Sie die Manschette nicht langsam oder wiederholt auf, da die daraus resultierende Venenstauung zu falschen Meßergebnissen führen kann.

Der Blutdruck ist mindestens einmal an beiden Armen zu messen. Normalerweise kann ein Druckunterschied von 5 mmHg und manchmal bis zu 10 mmHg vorhanden sein. Weitere Messungen sind dann an dem Arm mit dem höheren Druck vorzunehmen.

Wenn der Patient blutdrucksenkende Mittel einnimmt, häufig in Ohnmacht fällt bzw. über lageabhängigen Schwindel klagt oder der Verdacht auf Abfall des Blutvolumens besteht, messen Sie den Blutdruck in drei Positionen: liegend, sitzend und stehend (falls nicht kontraindiziert). Normalerweise sinkt der systolische Blutdruck etwas oder bleibt unverändert, wenn der Patient aufsteht, während der diastolische Blutdruck sich etwas erhöht. Eine weitere Messung nach 1–5 Minuten Stehen kann eine orthostatische Hypotonie erfassen, die man bei früheren Messungen übersehen hat. Das Wiederholen der Messung ist besonders bei älteren Patienten von Nutzen.

Definitionen normaler und anomaler Blutdruckwerte. 1993 empfahl das Joint National Committee on Detection, Evaluation, and Treatment of High Blood Pressure, daß eine Hypertonie nur dann diagnostiziert werden sollte, wenn bei mindestens zwei oder mehr Besuchen nach der ersten Untersuchung höhere Werte als normal festgestellt wurden. Sowohl der diastolische Blutdruck als

Bei einer venösen Stauung können die Gefäßgeräusche schlechter zu hören sein und zu zu tiefen systolischen und zu hohen diastolischen Meßwerten führen.

Ein Druckunterschied von über 10–15 mmHg weist auf eine Kompression oder Obstruktion der Arterien auf der Seite mit dem niedrigeren Druck hin.

Ein Abfall des systolischen Blutdrucks um 20 mmHg oder mehr weist, insbesondere bei Begleitsymptomen, auf eine orthostatische Hypotonie hin. Zu den Ursachen gehören Medikamente, Blutverlust, längere Bettlägerigkeit und Erkrankungen des autonomen Nervensystems.

auch der systolische Blutdruck kann zu hoch sein. Bei Erwachsenen (über 18 Jahren) legte das Komitee sechs Werte für den systolischen und diastolischen Blutdruck fest.

Bei Hypertonie sind auch die Auswirkungen auf Zielorgane – Augen, Herz, Gehirn und Nieren – zu beurteilen. Achten Sie auf Anzeichen für hypertensive Retinopathie, Linksherzhypertrophie und neurologische Defizite, die auf einen Schlaganfall hinweisen. (Für eine Nierenuntersuchung sind eine Urinanalyse und Bluttests erforderlich.)

Blutdruckklassifikation (Erwachsene)*		
Kategorie	**Systolisch (mmHg)**	**Diastolisch (mmHg)**
Hypertonie		
Sehr schwer	≥ 210	≥ 120
Schwer	180–209	110–119
Mittelschwer	160–179	100–109
Mild	140–159	90–99
Hoch normal	130–139	85–89
Normal	< 130	< 85

* Wenn der systolische und der diastolische Blutdruck unterschiedlichen Kategorien angehören, orientieren Sie sich an der Kategorie mit dem höheren Wert. So zeigt z. B. 170/92 mmHg eine mittelschwere Hypertonie und 200/120 mmHg eine sehr schwere Hypertonie an.

Bei *isolierter systolischer Hypertonie* liegt der systolische Blutdruck bei 140 mmHg oder darüber, während der diastolische Blutdruck unter 90 mmHg liegt.

In Deutschland wird häufig die Definition der Weltgesundheitsorganisation verwendet, nach der Werte zwischen 140/90 und 160/95 mmHg als Grenzwerthypertonie bezeichnet werden, diastolische Werte zwischen 95 und 104 mmHg als milde Hypertonie, zwischen 105 und 114 mmHg als mittelschwere und Werte über 115 mmHg als schwere Hypertonie.

Ein Blutdruck von 110/70 ist in der Regel normal, kann aber auch auf eine signifikante Hypotonie hinweisen, wenn frühere Werte hoch waren.

Relativ niedrige Blutdruckwerte sind immer in bezug auf frühere Messungen und den aktuellen klinischen Zustand des Patienten zu interpretieren.

Besondere Probleme

Der aufgeregte Patient. Angst gehört zu den häufigsten Ursachen für einen hohen Blutdruck, insbesondere bei der ersten Untersuchung. Helfen Sie dem Patienten dabei, sich zu entspannen. Wiederholen Sie Ihre Messung später im Lauf der Konsultation.

Der adipöse Arm. Verwenden Sie eine breite Manschette (15 cm). Bei einem Armumfang von über 41 cm nehmen Sie eine Oberschenkelmanschette (18 cm breit).

Puls und Blutdruck am Bein. Um eine Aortenisthmusstenose ausschließen zu können, sollten bei jedem hypertensiven Patienten die beiden folgenden Untersuchungen mindestens einmal durchgeführt werden:

- Vergleich des Volumens und des zeitlichen Verlaufs des Radialis- und Femoralispulses.
- Vergleich des Blutdrucks an Arm und Bein.

Ein Femoralispuls, der niedriger ist und später auftritt als der Radialispuls, läßt auf eine Aortenisthmusstenose oder eine Verschlußkrankheit der Aorta schließen. Bei diesen Erkrankungen ist der Blutdruck in den Beinen niedriger als in den Armen.

Verwenden Sie zur Messung des Blutdrucks am Bein eine breite, lange Beinmanschette mit einem aufblasbaren Teil der Größe 18 × 42 cm. Legen Sie diese in der Mitte des Oberschenkels an. Zentrieren Sie den aufblasbaren Teil über der Oberschenkelrückseite, legen Sie ihn fest an und auskultieren Sie über der A. poplitea. Der Patient sollte dabei möglichst auf dem Bauch liegen. Wenn der Patient auf dem Rücken liegt, bitten Sie ihn, ein Bein leicht zu beugen, wobei die Ferse auf dem Bett ruhen sollte. Werden richtig bemessene Manschetten für Bein und Arm verwendet, sollte der Blutdruck an beiden Extremitäten gleich sein. (Die normale Armmanschette, die unsachgemäß am Bein verwendet wird, ergibt einen fälschlich erhöhten Wert.) Ein niedrigerer systolischer Blutdruck in den Beinen als in den Armen ist anomal.

Schwache oder nicht hörbare Korotkoff-Töne. In diesem Fall sollten Sie technische Probleme wie falsche Positionierung des Stethoskops, nicht vollständiger Hautkontakt des Trichters oder eine venöse Stauung des Arms aufgrund wiederholten Aufpumpens der Manschette in Betracht ziehen. Zu berücksichtigen ist auch die Möglichkeit eines Schocks.

Wenn Sie überhaupt keine Korotkoff-Töne hören, können Sie den systolischen Blutdruck evtl. durch Palpieren schätzen. Möglicherweise sind hier andere Methoden wie Doppler-Verfahren oder direkte, „blutige" Blutdruckmessung erforderlich.

Korotkoff-Töne können mit folgenden Methoden verstärkt werden:

- Heben Sie den Arm des Patienten vor und während des Aufpumpens der Manschette an. Senken Sie dann den Arm und messen Sie den Blutdruck.
- Pumpen Sie die Manschette auf. Bitten Sie den Patienten, mehrmals eine Faust zu machen, und messen Sie dann den Blutdruck.

Herzrhythmusstörungen. Unregelmäßige Rhythmen erzeugen Blutdruckschwankungen und somit auch unzuverlässige Meßwerte. Ignorieren Sie die Auswirkungen einer gelegentlichen Extrasystole. Bilden Sie bei häufig auftretenden Extrasystolen oder bei Vorhofflimmern den Mittelwert aus mehreren Messungen; vermerken Sie, daß es sich nur um Näherungswerte handelt.

Jugularvenendruck und -puls

Jugularvenendruck (JVD). Anhand der Untersuchung der Vv. jugulares und ihrer Pulsationen können Sie den Jugularvenendruck und den Druck im rechten Vorhof (den zentralen venösen Druck) bestimmen. Die Pulsationen der V. jugularis interna ergeben einen genaueren Wert als die der V. jugularis externa. Die Vv. jugulares und Jugularvenenpulse sind bei Kindern unter 12 Jahren nur schwer zu sehen und haben daher bei der Beurteilung des Herz-Kreislauf-Systems in dieser Altersgruppe nur eine geringe Bedeutung.

Lagern Sie den Patienten so, daß er bequem liegt – den Kopf etwas erhöht auf einem Kopfkissen und mit entspannten Mm. sternocleidomastoidei. Heben Sie das Kopfende des Betts oder der Untersuchungsliege zuerst um ungefähr 30° an. Stellen Sie den Winkel dann so ein, daß die Jugularvenenpulsationen in der unteren Halshälfte gut zu sehen sind. Drehen Sie den Kopf des Patienten etwas von der Seite weg, die Sie untersuchen.

Beleuchten Sie von *tangential* und *untersuchen Sie beide Halsseiten.* Eine einseitige Ausdehnung, insbesondere einer V. jugularis externa, kann täuschen: Sie kann durch eine lokale Kompression am Hals entstanden sein.

Suchen Sie die V. jugularis externa auf beiden Halsseiten. Suchen Sie dann die Pulsationen der V. jugularis interna. Da diese Vene tief unter dem M. sternocleidomastoideus liegt, können Sie die Vene selbst nicht sehen. Achten Sie statt dessen auf die Pulsationen, die durch die umgebenden Weichteile übertragen werden. Suchen Sie sie in der Fossa supraclavicularis zwischen den Ansätzen des M. sternocleidomastoideus am Sternum und am Schlüsselbein oder direkt hinter dem M. sternocleidomastoideus.

Bei erhöhtem venösem Druck stellen Sie das Kopfende auf 60° oder 90° ein. Ein hypovolämischer Patient muß dagegen möglicherweise flach liegen, damit Sie die Venen sehen können. Bei all diesen Positionen bleibt der Angulus sterni normalerweise ungefähr 5 cm über dem rechten Vorhof, wie auf S. 289 dargestellt.

Anhand der folgenden Merkmale können Sie zwischen den Pulsationen der Halsvenen und der A. carotis unterscheiden:

Pulsationen der V. jugularis interna	Pulsationen der A. carotis
Selten tastbar	Tastbar
Weich, schnell, wellenförmig, gewöhnlich mit zwei Spitzen und zwei Senken pro Herzschlag	Ein kräftigerer Stoß mit einer einzigen nach außen gerichteten Komponente
Die Pulsationen lassen sich durch leichten Druck auf die Vene(n) direkt oberhalb des Sternalendes des Schlüsselbeins unterdrücken.	Die Pulsationen lassen sich durch diesen Druck nicht unterdrücken.
Die Pulsationshöhe ändert sich mit der Position und sinkt, wenn der Patient sich stärker aufrichtet.	Die Pulsationshöhe ändert sich nicht mit der Position.
Die Pulsationshöhe sinkt gewöhnlich bei Inspiration.	Die Inspiration wirkt sich nicht auf die Pulsationshöhe aus.

Ein erhöhter Druck weist auf eine Rechtsherzinsuffizienz oder, seltener, auf konstriktive Perikarditis, Trikuspidalstenose oder Obstruktion der V. cava superior hin.

Bei Patienten mit obstruktiver Lungenerkrankung kann der venöse Druck nur bei Exspiration erhöht scheinen. Die Venen kollabieren bei Inspiration. Dieser Befund weist nicht auf eine dekompensierte Herzinsuffizienz hin.

Suchen Sie den höchsten Pulsationspunkt der V. jugularis interna. Messen Sie mit einem Lineal den vertikalen Abstand zwischen diesem Punkt und dem Angulus sterni. Die Festlegung der richtigen vertikalen und horizontalen Linien ist schwierig – so schwierig, wie das lotrechte Aufhängen eines Bildes, wenn Sie direkt davor stehen. Legen Sie das Lineal auf den Angulus sterni und richten Sie es an einem Objekt im Raum aus, von dem Sie wissen, daß es senkrecht ist. Legen Sie dann einen langen rechteckigen Gegenstand wie einen verpackten Zungenspatel im rechten Winkel zum Lineal. Dieser Gegenstand bildet die horizontale Linie. Bewegen Sie ihn – horizontal ausgerichtet – nach oben oder nach unten, so daß die untere Kante am höchsten Punkt der Jugularvenenpulsationen ruht, und lesen Sie den vertikalen Abstand am Lineal ab. Runden Sie die Messung auf volle Zentimeter auf oder ab.

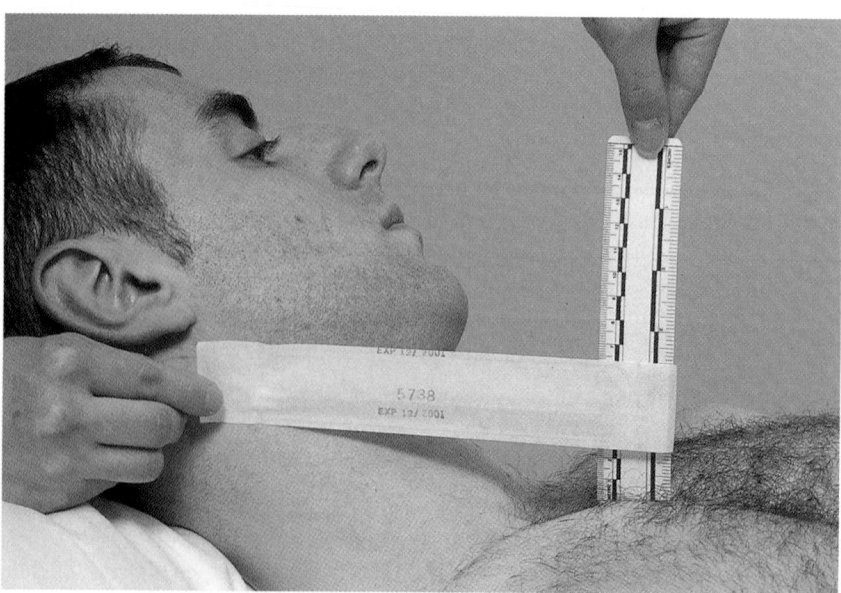

Ein venöser Druck über 3 oder sogar 4 cm oberhalb des Angulus sterni wird als erhöht angesehen.

Der höchste Punkt der Venenpulsationen kann unterhalb der Höhe des Angulus sterni liegen. In diesem Fall ist der venöse Druck nicht erhöht und muß selten gemessen werden.

Wenn Sie die Pulsationen der Vv. jugulares internae nicht sehen können, suchen Sie die der Vv. jugulares externae. Allerdings sind die Pulsationen hier vielleicht nicht sichtbar. Wenn Sie keine sehen, verwenden Sie *den Punkt, über dem die Vv. jugulares externae zu kollabieren scheinen.* Untersuchen Sie auf beiden Seiten des Halses. Messen Sie den vertikalen Abstand zwischen diesem Punkt und dem Angulus sterni.

Jugularvenenpulsationen. *Beobachten Sie Amplitude und zeitlichen Ablauf der Jugularvenenpulsationen.* Um diese Pulsationen zeitlich einordnen zu können, palpieren Sie die linke A. carotis mit Ihrem rechten Daumen oder auskultieren gleichzeitig das Herz. Die *a*-Welle geht direkt S_1 voraus. Der Karotispuls, die *x*-Senke, erscheint als systolischer Kollaps. Die *v*-Welle fällt fast mit S_2 zusammen, und die *y*-Senke folgt früh in der Diastole. Achten Sie auf nicht vorhandene oder stark ausgeprägte Wellen.

Eine einseitige Ausdehnung der V. jugularis externa ist in der Regel auf einen lokalen Knick oder eine Obstruktion zurückzuführen. In manchen Fällen kann sogar eine beidseitige Ausdehnung eine lokale Ursache haben.

Ausgeprägte *a*-Wellen weisen auf einen erhöhten Widerstand bei der Kontraktion des rechten Vorhofs hin. Zu den Ursachen gehören Trikuspidalstenose oder (häufiger) verminderte Dehnbarkeit eines hypertrophierten rechten Ventrikels. Die *a*-Wellen verschwinden bei Vorhofflimmern. Große *v*-Wellen sind ein Zeichen für Trikuspidalinsuffizienz.

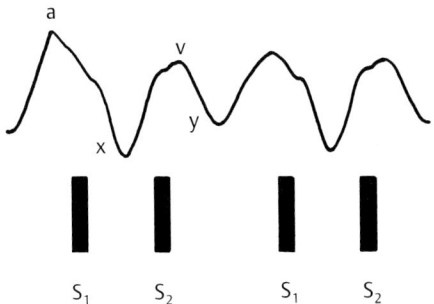

Zur Beurteilung der Jugularvenenpulsationen sind viel Übung und Erfahrung erforderlich. Ein Medizinstudent oder junger Arzt ist daher gut beraten, wenn er sich zunächst auf den Jugularvenendruck konzentriert.

Herz

Allgemeine Vorgehensweise

Für den Großteil der Herzuntersuchung sollte der Patient auf dem Rücken liegen, wobei der Oberkörper durch das Kopfende des Bettes oder der Untersuchungsliege um ungefähr 30° angehoben sein sollte. Zudem sind erforderlich: (1) Linksseitenlage und (2) Nach-vorn-Lehnen. Der Untersucher sollte auf der rechten Seite des Patienten stehen.

Die folgende Tabelle enthält eine Zusammenfassung der Patientenpositionen und einen Vorschlag zur Reihenfolge der Untersuchung.

Auffällige Befunde	Reihenfolge bei der Herzuntersuchung	
	Patientenposition	**Untersuchungsschritte**
	In Rückenlage mit um 30° angehobenem Oberkörper	Untersuchen und palpieren Sie das Präkordium: den 2. Interkostalraum, den rechten Ventrikel und den linken Ventrikel, einschließlich des Herzspitzenstoßes (Durchmesser, Lokalisation, Amplitude, Dauer).
Tiefe Extratöne (S₃, Öffnungston, diastolisches Rumpeln bei Mitralstenose)	Linksseitenlage	Palpieren Sie den Herzspitzenstoß, falls nicht schon vorher festgestellt. Auskultieren Sie mit dem Stethoskoptrichter über dem Apex.
	In Rückenlage mit um 30° angehobenem Oberkörper	Auskultieren Sie die Trikuspidalregion mit dem Trichter. Hören Sie alle Auskultationsareale mit der Membranglocke ab.
Weiches Decrescendo-Geräusch bei Aorteninsuffizienz	Sitzend, nach vorne gelehnt, nach vollständiger Ausatmung	Auskultieren Sie entlang der linken Parasternalregion und über der Herzspitze.

Setzen Sie bei dieser Untersuchung die Herzbefunde mit den Jugularvenenpulsationen und dem Karotispuls des Patienten in Beziehung. Wichtig ist, daß Sie sowohl die anatomische Lage der Befunde als auch den Zeitpunkt, zu dem sie im Herzzyklus auftreten, feststellen.

Vermerken Sie die *anatomische Lokalisation* der Töne unter Angabe des jeweiligen Interkostalraums und ihren Abstand von der vorderen Medianlinie, der Medioklavikular- oder einer der Axillarlinien. Die Medianlinie bietet den zuverlässigsten Nullpunkt für eine Messung, die Medioklavikularlinie ist jedoch für den Vergleich von Patienten unterschiedlicher Größe und Körperbaus besser geeignet.

Stellen Sie den *Zeitpunkt, an dem die Impulse oder Töne* im Verlauf des Herzzyklus auftreten, fest. Die Töne können häufig allein durch Auskultation zeitlich eingeordnet werden. Bei den meisten Patienten mit normaler oder verlangsamter Herzfrequenz können die paarigen Herztöne problemlos mit einem Stethoskop auskultiert werden. S₁ ist der 1. Herzton, S₂ der 2. und das relativ lange diastolische Intervall trennt ein Tonpaar vom nächsten.

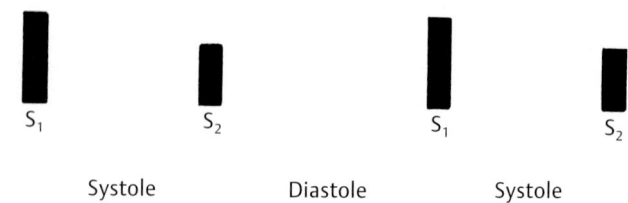

Die relative Lautstärke dieser Töne kann ebenfalls hilfreich für die Diagnosestellung sein. S_1 ist über der Herzspitze normalerweise lauter als S_2. Mit noch größerer Sicherheit ist S_2 an der Basis lauter als S_1.

Auch ein erfahrener Kliniker kann sich einmal beim Auskultieren bezüglich des zeitlichen Ablaufs unsicher sein, besonders dann, wenn er auf zusätzliche Herztöne und Nebengeräusche stößt. Das schrittweise Verschieben des Stethoskops kann dann hilfreich sein. Plazieren Sie das Stethoskop auf der Stelle des Thorax, an der S_1 und S_2 am besten zu identifizieren sind, das ist meist über der Basis. Prägen Sie sich den Rhythmus dieser Herztöne gut ein. Verschieben Sie das Stethoskop schrittweise den Thorax abwärts, bis Sie den neuen Ton hören.

Das Auskultieren alleine kann jedoch hinsichtlich der zeitlichen Einordnung auch irreführend sein. Die Lautstärke von S_1 und S_2 kann z.B. anomal sein. Bei einer schnellen Herzfrequenz verkürzt sich darüber hinaus die Diastole, und bei einer Frequenz von ungefähr 120 Schlägen lassen sich die Dauer von Systole und Diastole nicht mehr voneinander unterscheiden. *Sie müssen dann entweder den Karotispuls oder den Herzspitzenstoß palpieren*, um die Befunde zeitlich einzuordnen. Beide Pulse treten in der frühen Systole, direkt nach dem 1. Herzton auf.

S_1 ist z.B. bei einem AV-Block ersten Grads und S_2 bei einer Aortenstenose abgeschwächt.

Inspektion und Palpation

Durch sorgfältige Inspektion des vorderen Thorax können Sie die Lage des Herzspitzenstoßes oder, seltener, die Ventrikelbewegungen eines linksseitigen S_3 oder S_4, feststellen.

Durch die Palpation erhalten Sie weitere Informationen. Anhand der Art des Herzspitzenstoßes können Sie die Größe des linken Ventrikels bestimmen. Ein linker parasternaler Impuls kann auf eine Vergrößerung des rechten Ventrikels hinweisen. Die Palpation kann einen S_3 oder einen S_4, akzentuierte 1. und 2. Herztöne und vermehrte Pulsationen der Aorta oder A. pulmonalis ergeben. Außerdem kann ein lautes Herzgeräusch ein tastbares Schwirren erzeugen.

Diese Untersuchungen werden durch die richtigen Techniken erleichtert. Wenn Sie seitlich einfallendes Licht verwenden, können Sie die Impulse besser sehen. Fühlen Sie die Impulse mit Ihren Fingerspitzen, die flach oder seitlich auf den Körper gelegt werden: ein leichter Druck für die niedrigen S_3 und S_4 und festerer Druck für die relativ hohen S_1 und S_2. Schwirren, wie auch der palpable Stimmfremitus, lassen sich am besten durch einen Knochen fühlen – drücken Sie dazu Ihren Handballen fest auf den Brustkorb. Es ist wahrscheinlich effizienter, auf Schwirren zu palpieren, nachdem die Auskultation ein lautes Geräusch ergeben hat.

Schwirren kann laute, rauhe oder rumpelnde Geräusche begleiten, wie die bei einer Aortenstenose, offenem Ductus arteriosus, Ventrikelseptumdefekt und, weniger häufig, die bei Mitralstenose. Sie sind leichter zu tasten, wenn der Patient sich in einer Position befindet, die das Geräusch verstärkt.

Untersuchen Sie systematisch von der rechten Seite des Patienten ausgehend die vordere Thoraxwand, und achten Sie dabei besonders auf die in der folgenden Abbildung gezeigten fünf Regionen.

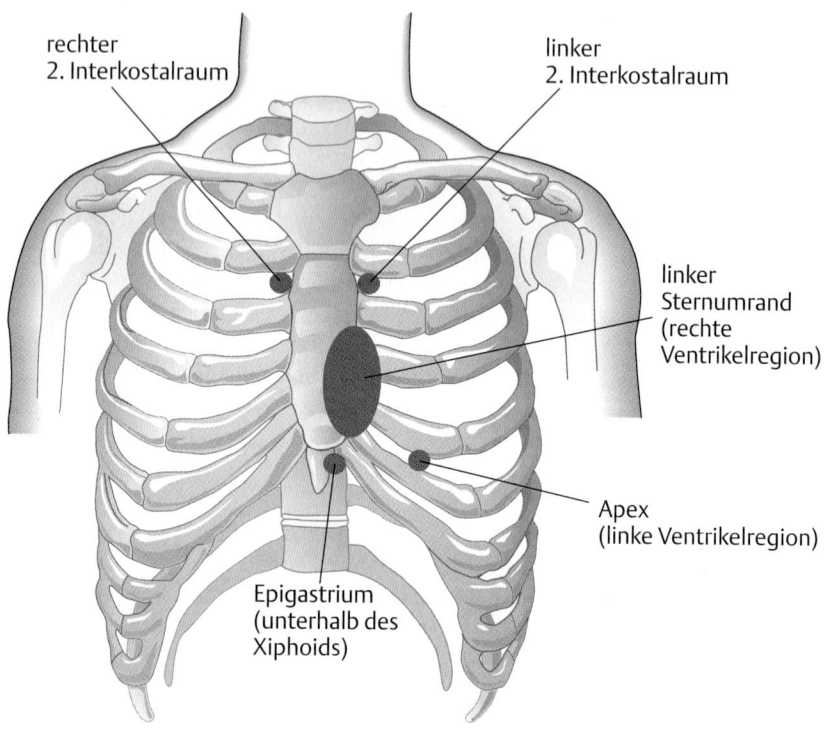

rechter
2. Interkostalraum

linker
2. Interkostalraum

linker
Sternumrand
(rechte
Ventrikelregion)

Apex
(linke Ventrikelregion)

Epigastrium
(unterhalb des
Xiphoids)

Ein Herzspitzenstoß lateral der Medioklavikularlinie weist auf eine Herzvergrößerung oder -verschiebung hin.

Selten liegt eine *Dextrokardie* vor, bei der das Herz auf die rechte Seite verlagert ist. Der Herzspitzenstoß findet sich dann auf der rechten Seite. Wenn Sie keinen Herzspitzenstoß finden können, perkutieren Sie auf Dämpfung des Herzens und der Leber und auf tympanitische Geräusche des Magens. Bei einem *Situs inversus* liegen diese drei Organe im Unterschied zum Normalfall auf der entgegengesetzten Seite. Ein nach rechts verlagertes Herz mit normaler Lage von Leber und Magen ist gewöhnlich mit einer angeborenen Herzerkrankung verbunden.

Apex (linker Ventrikelbereich). Er liegt normalerweise auf oder medial der Medioklavikularlinie im 5. oder evtl. 4. Interkostalraum. An dieser Stelle können Sie häufig den Herzspitzenstoß, die kurze frühe systolische Pulsation des linken Ventrikels, beobachten, wenn dieser sich bei Kontraktion nach vorne verschiebt und die Thoraxwand berührt.

Bei Rückenlage des Patienten ist der Herzspitzenstoß möglicherweise nicht sichtbar. Er läßt sich am besten in Linksseitenlage fühlen. Bitten Sie den Patienten, sich etwas auf die linke Seite zu drehen und suchen Sie erneut. Tasten Sie dann nach dem Stoß. Wenn der Herzspitzenstoß durch die Inspektion nicht exakt zu lokalisieren ist, tasten Sie ihn zuerst mit den Fingerspitzen. Wenn Sie ihn nicht finden können, bitten Sie den Patienten, vollständig auszuatmen und dann einige Sekunden lang nicht zu atmen.

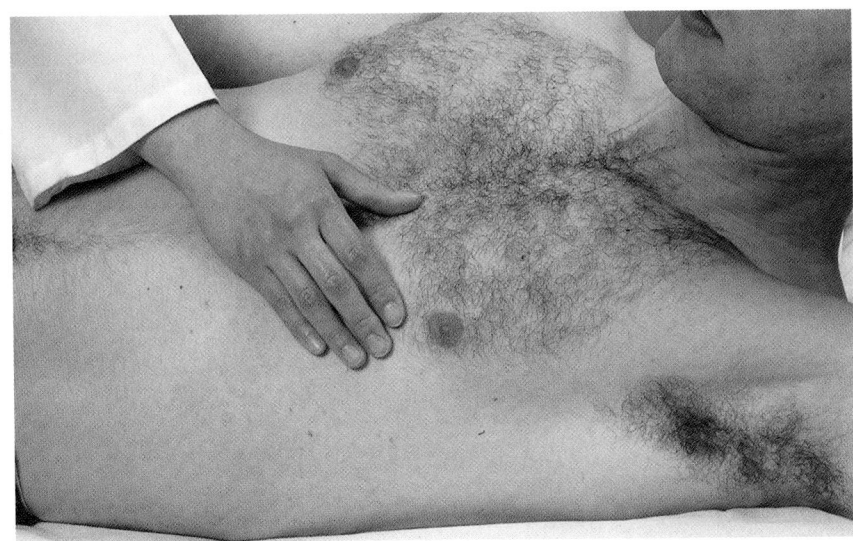

Wenn Sie den Herzspitzenstoß gefunden haben, können Sie erst mit Ihren Fingerspitzen und dann mit einem Finger eingehender weiteruntersuchen.

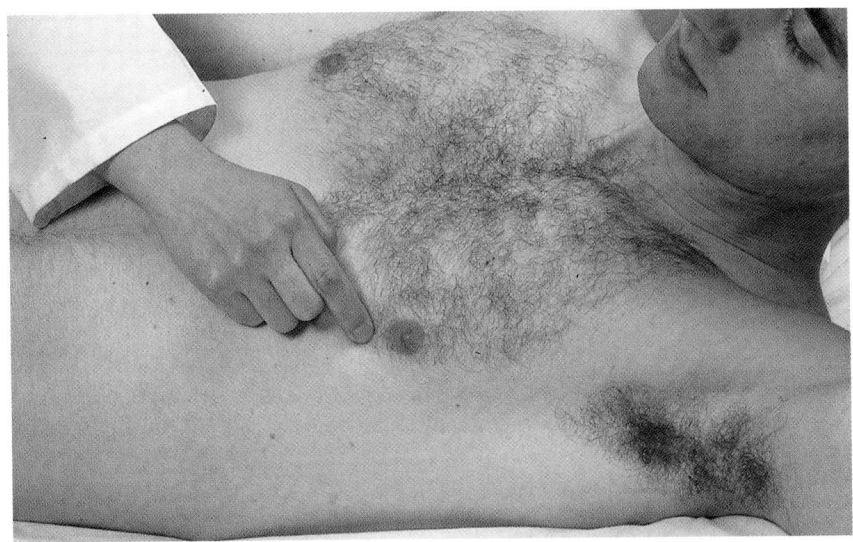

Mit zunehmender Erfahrung können Sie den Herzspitzenstoß bei immer mehr Patienten fühlen. Adipositas, eine sehr muskulöse Thoraxwand oder ein vertiefter Thoraxdurchmesser (Faßthorax) können jedoch die Palpation unmöglich machen. In einigen Fällen verbirgt sich der Herzspitzenstoß trotz entsprechender Lagerung hinter einer Rippe.

Wenn Sie eine Patientin mit großen Brüsten untersuchen, schieben Sie die linke Brust vorsichtig nach oben oder zur Seite. Sie können die Patientin auch bitten, dies selbst zu tun.

Beurteilen Sie Lokalisation, Durchmesser, Amplitude und Dauer des Herzspitzenstoßes. Lassen Sie dabei den Patienten ausatmen und kurz den Atem anhalten.

S. Tab. 9.4 (S. 323).

Der Herzspitzenstoß kann infolge einer Schwangerschaft oder eines linksseitigen Zwerchfellhochstands nach oben oder links verlagert sein. Weitere Ursachen für eine Verlagerung sind Thoraxdeformität, Mediastinalverschiebung oder Herzvergrößerung.

Lokalisation. Versuchen Sie den Herzspitzenstoß, wenn möglich, am liegenden Patienten zu lokalisieren. In Linksseitenlage wird dieser Impuls nach links verlagert, aber normalerweise nicht über die Medioklavikularlinie hinaus. Vermerken Sie die Interkostalräume, in denen der Impuls auftritt und messen Sie seinen Abstand in cm von der vorderen Medianlinie oder der Medioklavikularlinie.

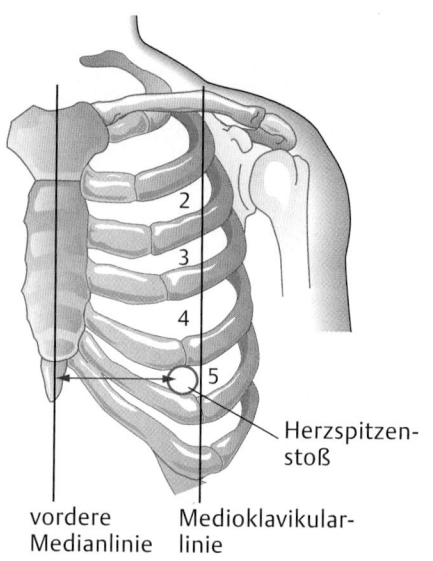

In Linksseitenlage weist ein Durchmesser von über 3 cm auf eine linksventrikuläre Vergrößerung hin.

Durchmesser. Ermitteln Sie den Durchmesser des Herzspitzenstoßes. Beim liegenden Patienten beträgt er gewöhnlich weniger als 2,5 cm und nimmt nicht mehr als einen Interkostalraum ein. In Linksseitenlage kann er größer sein.

Eine erhöhte Amplitude kann auch auf Hyperthyreose, schwere Anämie, Druckbelastung des linken Ventrikels (etwa bei Aortenstenose) oder Volumenbelastung des linken Ventrikels (etwa bei Mitralinsuffizienz) hinweisen.

Amplitude. Schätzen Sie die Amplitude des Herzspitzenstoßes. Sie ist gewöhnlich niedrig und fühlt sich wie ein sanftes Klopfen an. Bei jüngeren Patienten kann die Amplitude erhöht sein („hebender" oder „schleudernder" Herzspitzenstoß) insbesondere bei Aufregung oder nach körperlicher Anstrengung. Die Dauer des Herzspitzenstoßes verändert sich dadurch jedoch nicht.

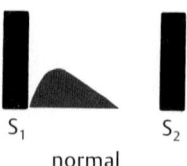

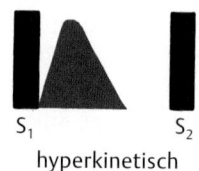

Dauer. Die Dauer des Herzspitzenstoßes ist für die Diagnose einer Hypertrophie des linken Ventrikels das wichtigste Kriterium. Um festzustellen, wie lange der Herzspitzenstoß anhält, hören Sie die Herztöne ab und fühlen gleichzeitig den Herzspitzenstoß. Sie können auch die Bewegung Ihres Stethoskops beim Auskultieren der Herzspitze beobachten. Ermitteln Sie den Anteil des Herzspitzenstoßes an der Systole. Normalerweise erstreckt sich der Herzspitzenstoß über die ersten zwei Drittel der Systole, häufig ist er kürzer. Er setzt sich jedoch nicht bis zum 2. Herzton fort.

Ein verlängerter Herzspitzenstoß mit hoher Amplitude, der normal lokalisiert ist, weist auf eine linksventrikuläre Hypertrophie infolge Druckbelastung (wie bei Hypertonie) hin.

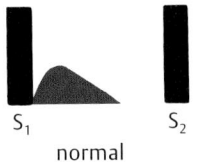

normal

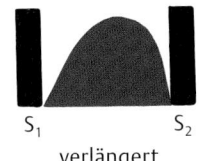

verlängert

Wenn der Herzspitzenstoß auf die Seite verlagert ist, ist eine Volumenbelastung die mögliche Ursache.

Ein verlängerter Herzspitzenstoß mit niedriger Amplitude (hypokinetisch) kann auf ein dilatiertes Herz bei Kardiomyopathie zurückzuführen sein.

S_3 **und** S_4. Durch Inspektion und Palpation können Sie auch die Ventrikelbewegungen feststellen, die synchron mit pathologischen 3. und 4. Herztönen auftreten. Um den linksventrikulären Impuls zu tasten, suchen Sie vorsichtig mit einem Finger nach dem Herzspitzenstoß. Der Patient sollte etwas auf der linken Seite liegen, ausatmen und dann kurz den Atem anhalten. Markieren Sie die Herzspitze mit einem X, dann können Sie diese Bewegungen evtl. sehen.

Ein kurzer Herzspitzenstoß in der Mitte der Diastole weist auf einen S_3 hin; ein Impuls direkt vor dem ersten systolischen Herzspitzenstoß selbst weist auf einen S_4 hin.

Linker Sternumrand im 3., 4. und 5. Interkostalraum (Parasternalregion oder rechte Ventrikelregion). Der Patient sollte auf dem Rücken liegen, wobei das Kopfende um 30° geneigt sein sollte. Legen Sie die Spitzen Ihrer gebeugten Finger in den 3., 4. und 5. Interkostalraum und versuchen Sie, den systolischen Impuls des rechten Ventrikels zu fühlen. Bitten Sie den Patienten auch hier wieder, auszuatmen und kurz nicht zu atmen. Sie können den Impuls so besser fühlen.

Ist ein Impuls tastbar, stellen Sie seine Lokalisation, Amplitude und Dauer fest. Bei dünnen oder flachbrüstigen Patienten ist manchmal ein kurzes systolisches Klopfen mit einer niedrigen oder leicht erhöhten Amplitude zu fühlen, insbesondere, wenn das Schlagvolumen erhöht ist, etwa bei Angst.

Eine signifikante Erhöhung der Amplitude mit nur geringer oder keiner Veränderung der Dauer tritt bei chronischer Volumenbelastung des rechten Ventrikels, etwa infolge eines Vorhofseptumdefekts, auf.

Ein Impuls mit erhöhter Amplitude und Dauer tritt bei Druckbelastung des rechten Ventrikels wie bei Pulmonalklappenstenose oder pulmonaler Hypertonie auf.

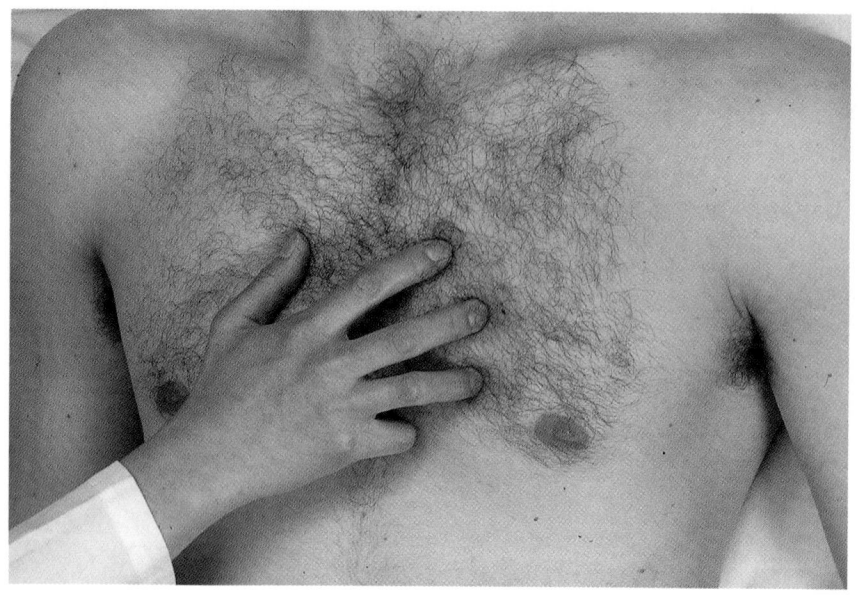

Manchmal kann man die diastolischen Bewegungen der rechtsseitigen 3. und 4. Herztöne im 4. und 5. linken Interkostalraum tasten. Beurteilen Sie ihren zeitlichen Ablauf durch Auskultation oder Palpation der A. carotis.

Bei Lungenemphysem kann eine überblähte Lunge die Palpation eines vergrößerten rechten Ventrikels in der linken Parasternalregion verhindern. Am oberen Rand des Epigastriums ist der Herzspitzenstoß jedoch gut zu palpieren. Auch die Herztöne sind bei Patienten mit Lungenemphysem an dieser Stelle am besten zu hören.

Epigastrium (Region unterhalb des Xiphoids). Diese Region ist besonders aufschlußreich, wenn Sie einen Patienten mit vergrößertem Thoraxdurchmesser untersuchen. Drücken Sie mit der flachen Hand Ihren Zeigefinger direkt unter den Thorax in Richtung der linken Schulter nach oben und versuchen Sie, die rechtsventrikulären Pulsationen zu fühlen.

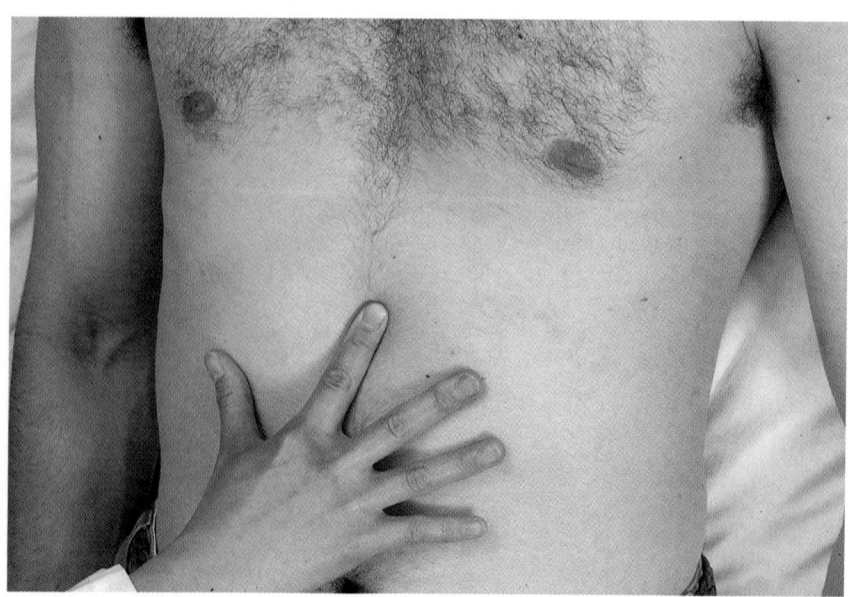

Auch in diesem Fall ist es hilfreich, wenn Sie den Patienten bitten, einzuatmen und kurz den Atem anzuhalten. Durch die Inspiration bewegt sich Ihre Hand von der Pulsation der Pars abdominalis der Aorta weg, die sich sonst störend auswirken könnte.

Die diastolischen Bewegungen von S_3 und S_4 kann man hier ebenfalls fühlen.

Linker 2. Interkostalraum. Er liegt über der *A. pulmonalis*. Schauen und tasten Sie bei in Ausatmung angehaltenem Atem nach einem Impuls und evtl. Herztönen. Um die Herztöne festzustellen, ist ein festerer Druck erforderlich. Bei dünnen oder flachbrüstigen Patienten sind hier manchmal die Pulsationen der A. pulmonalis zu tasten, insbesondere nach körperlicher Anstrengung oder bei Aufregung.

Eine ausgeprägte Pulsation an dieser Stelle ist oft Zeichen für eine Dilatation oder vermehrten Blutfluß in der A. pulmonalis. Ein palpabler 2. Herzton weist auf erhöhten Druck in der A. pulmonalis hin (pulmonale Hypertonie).

Rechter 2. Interkostalraum. Tasten Sie auch hier nach Pulsationen und Herztönen.

Ein palpabler Herzton weist auf eine arterielle Hypertonie hin. Eine Pulsation an dieser Stelle läßt auf eine erweiterte oder aneurysmatische Aorta schließen.

Perkussion

In der Regel beurteilt man die Herzgröße nicht durch Perkussion, sondern durch Auskultation. Wenn der Herzspitzenstoß jedoch nicht zu tasten ist, kann die Perkussion Anhaltspunkte für seine Lokalisation liefern. Manchmal ist sie vielleicht sogar Ihr einziges Hilfsmittel. In diesen Fällen nimmt die Herzdämpfung häufig einen großen Bereich ein.[*] Beginnen Sie ganz links auf dem Thorax und perkutieren Sie im 3., 4., 5. und evtl. auch 6. Interkostalraum vom Lungenschall zur Herzdämpfung.

Ein signifikant erweitertes insuffizientes Herz kann einen hypokinetischen Herzspitzenstoß aufweisen, der weit nach links verlagert ist. Bei einem großen Perikarderguß ist der Herzspitzenstoß manchmal nicht zu tasten.

Auskultation

Lokalisationen. Auskultieren Sie das Herz mit Ihrem Stethoskop im rechten 2. Interkostalraum nahe dem Sternum, entlang des linken Sternumrands (Parasternalregion) sowie vom 2.–5. Interkostalraum und über der Herzspitze.

Früher wurden diese Regionen mit auskultatorischen Bezeichnungen versehen (in der folgenden Abbildung in Klammern angegeben, da sie auch heute noch verwendet werden). Da in einer bestimmten Region jedoch Geräusche verschiedenen Ursprungs auftreten können, sind diese Bezeichnungen manchmal irreführend, und manche Fachleute raten von ihrer Verwendung ab.

Sie sollten die Auskultation nicht auf die in der folgenden Abbildung dargestellten Bereiche beschränken. Bei einem vergrößerten oder verlagerten Herzen sollten Sie die Untersuchung entsprechend ausdehnen. Sie sollten auch jeden Bereich auskultieren, in dem Sie eine pathologische Veränderung festgestellt haben, sowie die Umgebung der Geräusche, um festzustellen, wo diese am lautesten sind und wohin sie ausstrahlen. Im Untersuchungsraum sollte es dabei ruhig sein.

---

[*] Der Teil des Herzens, der unmittelbar hinter der vorderen Brustwand liegt, wird bei der Perkussion als „absolute" Herzdämpfung bezeichnet. Da das Herz aber zu großen Teilen beidseits von den Lungen überdeckt wird, können diese Bereiche des Herzens erst durch kräftigere Perkussion – als „relative" Dämpfung hörbar gemacht werden (Anm. d. Übers.).

Herztöne und -geräusche, die ihren Ursprung in den vier Klappen haben, sind unten dargestellt. Pulmonaltöne sind gewöhnlich am besten im 2. und 3. linken Interkostalraum zu hören, können sich aber auch weiter ausbreiten.

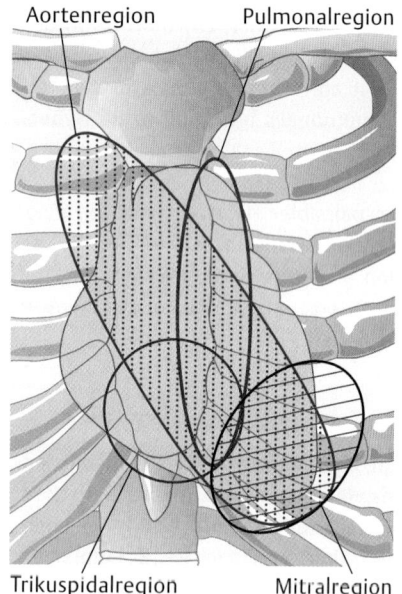

Aortenregion   Pulmonalregion

Trikuspidalregion   Mitralregion

(nach Leatham A: Introduction to the Examination of the Cardiovascular System, 2. Aufl. Oxford, Oxford University Press, 1979)

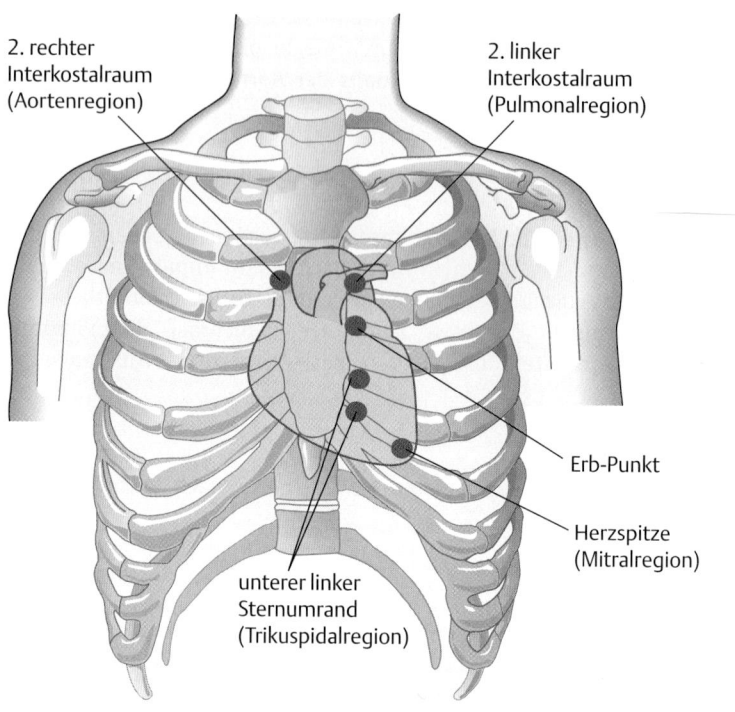

2. rechter Interkostalraum (Aortenregion)

2. linker Interkostalraum (Pulmonalregion)

Erb-Punkt

Herzspitze (Mitralregion)

unterer linker Sternumrand (Trikuspidalregion)

Reihenfolge. Die Auskultation wird in unterschiedlicher Reihenfolge durchgeführt. Einige Ärzte beginnen mit der Herzspitze, andere eher an der Basis. Beides ist möglich. Manche Fachleute empfehlen auch, zunächst das Stethoskop am Erb-Punkt (3. linker Interkostalraum, parasternal) aufzulegen, um sich in die „Fehlermelodie einzuhören" und danach systematisch zu auskultieren.

Verwendung des Stethoskops. Auskultieren Sie das gesamte Herz mit der Membranglocke Ihres Stethoskops und drücken Sie sie dabei fest auf den Thorax. Mit der Membranglocke können Sie die relativ hohen Töne von S_1, S_2, die Geräusche einer Aorten- und Mitralinsuffizienz und das Perikardreiben besser hören. Der Trichter ist für tiefe Töne wie S_3, S_4 oder das Geräusch einer Mitralstenose empfindlicher. Verwenden Sie den Trichter über der Herzspitze und weiter medial entlang der Parasternallinie. Legen Sie ihn leicht auf und üben Sie dabei gerade so viel Druck aus, wie es nötig ist, um am gesamten Rand Hautkontakt zu erzeugen. Legen Sie, um diesen leichten Druck zu erhalten, die Kante Ihrer Hand wie einen Hebelarm auf den Brustkorb.

Wenn Sie den Trichter fest auf den Thorax drücken, dehnt sich die darunterliegende Haut und der Trichter funktioniert eher wie eine Membranglocke. Tiefe Töne wie bei S_3 und S_4 können dabei verschwinden – mit dieser Technik können Sie sie auch indirekt identifizieren. Hohe Töne, etwa ein mittelsystolischer Klick, ein Austreibungston oder ein Öffnungston, bleiben entweder erhalten oder werden lauter.

Position des Patienten. Auskultieren Sie das gesamte Herz am liegenden Patienten. Darüber hinaus sind zwei weitere Positionen wichtig:

1. Bitten Sie den Patienten, *sich etwas auf die linke Seite zu drehen.* Dabei wird der linke Ventrikel näher an die Thoraxwand gebracht. Legen Sie den Trichter des Stethoskops leicht auf den Herzspitzenstoß.

Diese Position akzentuiert einen linksseitigen S_3 und S_4 sowie Mitralgeräusche, insbesondere das Geräusch einer Mitralstenose, oder macht sie erst hörbar. Wenn sich der Patient in einer anderen Position befindet, können Ihnen diese wichtigen Befunde entgehen.

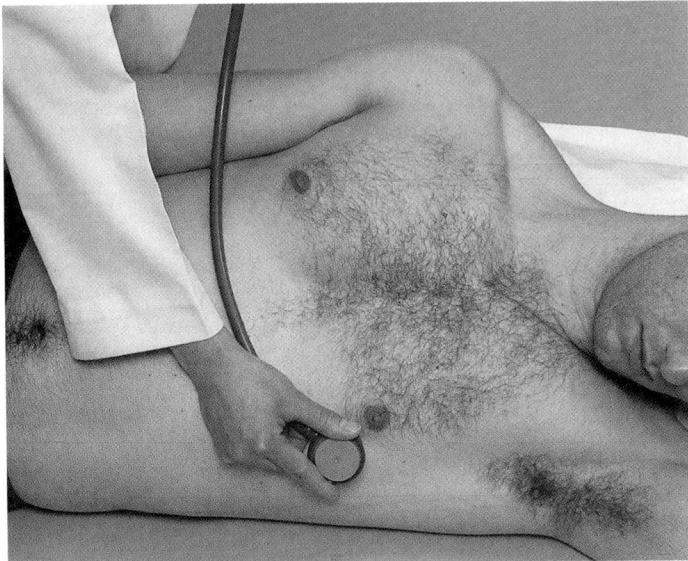

2. Bitten Sie den Patienten, *sich aufzusetzen, nach vorne zu lehnen, vollständig auszuatmen und in Exspiration den Atem anzuhalten.* Drücken Sie die Membran des Stethoskops auf den Thorax, auskultieren Sie entlang der linken Parasternallinie und über der Herzspitze und machen Sie kurze Pausen, damit der Patient atmen kann.

Diese Position akzentuiert Aortengeräusche oder macht sie erst hörbar. In einer anderen Position können Ihnen die Geräusche einer Aorteninsuffizienz leicht entgehen.

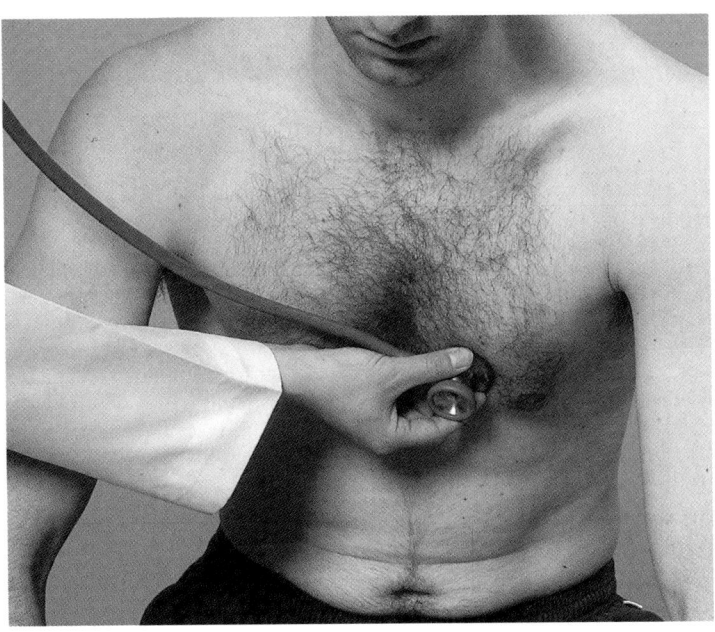

311

Auf was Sie achten sollten. Nehmen Sie sich während der gesamten Untersuchung ausreichend Zeit für jede zu auskultierende Region. Konzentrieren Sie sich auf die einzelnen, im folgenden aufgeführten Phasen des Herzzyklus und auf die Töne, die Sie während Systole und Diastole hören.

Auskultation der Herztöne	
Herztöne	**Hinweise für die Auskultation**
S_1	Prüfen Sie die Lautstärke und jede auftretende Spaltung. Eine normale Spaltung ist häufig entlang der linken Parasternallinie festzustellen.
S_2	Prüfen Sie die Lautstärke.
Spaltung von S_2	Auskultieren Sie auf Spaltung dieses Tons im linken 2. und 3. Interkostalraum. Bitten Sie den Patienten, zunächst ruhig und danach etwas tiefer als normal zu atmen. Spaltet sich S_2 in seine beiden Komponenten, wie er es normalerweise tut? Wenn nicht, bitten Sie den Patienten, (1) etwas tiefer zu atmen oder (2) sich aufzusetzen. Auskultieren Sie erneut. Eine dicke Thoraxwand oder ein vergrößerter Thoraxdurchmesser kann dafür verantwortlich sein, daß die Pulmonalkomponente von S_2 nicht hörbar ist.
	Weite der Spaltung. Wie weit ist die Spaltung? Sie ist normalerweise sehr eng.
	Zeitliches Auftreten der Spaltung. Zu welchem Zeitpunkt im Atemzyklus hören Sie die Spaltung? Sie ist normalerweise spät in der Inspiration zu hören.
	Verschwindet die Spaltung beim Ausatmen, wie sie sollte? Wenn nicht, auskultieren Sie erneut am sitzenden Patienten.
	Lautstärke von A_2 und P_2. Vergleichen Sie die Lautstärke der beiden Komponenten A_2 und P_2. A_2 ist gewöhnlich lauter.
Extratöne in der Systole	Z. B. Austreibungstöne oder systolische Klicks.
	Stellen Sie Lokalisation, zeitliches Auftreten, Lautstärke und Tonhöhe und die Auswirkung der Atmung auf die Töne fest.
Extratöne in der Diastole	Z. B. S_3, S_4 oder ein Öffnungston.
	Stellen Sie Lokalisation, zeitliches Auftreten, Lautstärke und Tonhöhe und die Auswirkung der Atmung auf die Töne fest. (Bei Sportlern ist ein S_3 oder S_4 normal.)
Systolische und diastolische Geräusche	Diese Geräusche lassen sich durch ihre längere Dauer von Herztönen unterscheiden.

Randnotizen:

S. Tab. 9.**5** (S. 324).

S. Tab. 9.**6** (S. 325).

Fehlen entweder A_2 oder P_2, z. B. bei einer Erkrankung der jeweiligen Klappen, ist S_2 nicht gespalten.

Eine Spaltung in der Exspiration weist auf eine pathologische Veränderung hin (S. 325).

Eine konstante Spaltung resultiert aus einer verzögerten Schließung der Pulmonalklappe oder einem frühen Schluß der Aortenklappe.

Ein lauter P_2 weist auf eine pulmonale Hypertonie hin.

Der systolische Klick bei Mitralklappenprolaps ist der häufigste systolische Extraton, s. Tab. 9.**7** (S. 326).

S. Tab. 9.**8** (S. 327).

S. Tab. 9.**9** (S. 328 f), Tab. 9.**10** (S. 330) und Tab. 9.**11** (S. 331).

Merkmale von Herzgeräuschen. Bei der Analyse von Herzgeräuschen spielen eine Rolle: zeitliche Beziehung zur Herzaktion, Konfiguration, Lokalisation (Punctum maximum, das ist die Stelle, an der das Geräusch am deutlichsten zu hören ist); Fortleitung vom Punctum maximum, Lautstärke, Tonhöhe und Klangcharakter.

Zeitliche Beziehung zur Herzaktion. Zunächst müssen Sie sich darüber im klaren sein, ob Sie ein *systolisches Geräusch* hören, das zwischen S_1 und S_2 auftritt, oder ein *diastolisches Geräusch*, das zwischen S_2 und S_1 auftritt.

Diastolische Geräusche weisen normalerweise auf eine Herzklappenerkrankung hin. Systolische Geräusche können auf eine Herzklappenerkrankung hinweisen, kommen aber auch bei völlig Herzgesunden häufig vor.

Systolische Geräusche sind gewöhnlich *mittelsystolisch* oder *pansystolisch*. Außerdem können *spätsystolische* Geräusche hörbar sein.

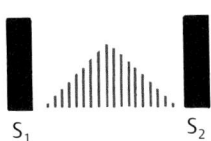

Mittelsystolische (mesosystolische) Geräusche beginnen nach S_1 und hören vor S_2 auf. Zwischen Geräusch und Herztönen liegt eine kurze Pause. Achten Sie genau auf die Lücke direkt vor S_2. Sie ist leichter wahrzunehmen und bestätigt gewöhnlich, daß es sich um ein mittelsystolisches und nicht um ein pansystolisches Geräusch handelt.

Mittelsystolische Geräusche entstehen häufig aufgrund von Blutfluß durch die Semilunarklappen (Aorten- und Pulmonalklappen), s. Tab. 9.9 (S. 328 f).

Pansystolische (holosystolische) Geräusche beginnen dagegen mit S_1 und hören, ohne Lücke zwischen Geräusch und Herztönen, mit S_2 auf.

Pansystolische Geräusche entstehen häufig bei Rückstrom durch die atrioventrikulären Klappen, s. Tab. 9.**10** (S. 330).

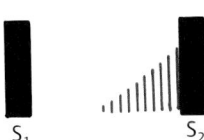

Ein *spätsystolisches Geräusch* beginnt gewöhnlich in der Mitte oder spät in der Systole und dauert bis S_2 an.

Dies ist das Geräusch eines Mitralsegelprolapses, dem häufig, aber nicht immer, ein systolischer Klick vorangeht (S. 326).

Diastolische Geräusche lassen sich in drei Kategorien unterteilen:

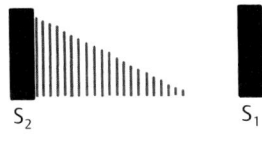

Frühdiastolische Geräusche beginnen direkt nach S_2, ohne erkennbare Lücke, verschwinden in der Regel allmählich und enden vor dem nächsten S_1.

Frühdiastolische Geräusche begleiten typischerweise einen Rückstrom durch insuffiziente Semilunarklappen.

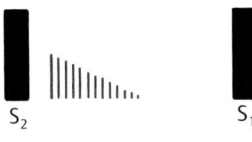

Mitteldiastolische Geräusche beginnen kurz nach S_2. Sie können, wie die Abbildung zeigt, allmählich verschwinden oder in ein spätdiastolisches Geräusch übergehen.

Mitteldiastolische und präsystolische Geräusche sind mit turbulentem Blutfluß durch die atrioventrikulären Klappen verbunden, s. Tab. 9.**11** (S. 331).

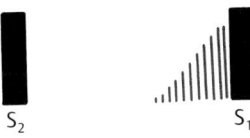

Spätdiastolische (präsystolische) Geräusche beginnen spät in der Diastole und setzen sich normalerweise bis S_1 fort.

Kombinationen systolischer und diastolischer Geräusche, jeweils mit den ihnen eigenen Merkmalen, können einen ähnlichen zeitlichen Verlauf wie spätdiastolische Geräusche aufweisen, s. Tab. 9.12 (S. 332).

Gelegentlich beginnt ein Geräusch, z.B. das eines persistierenden Ductus arteriosus, in der Systole und setzt sich ohne Pause über S_2 bis in die Diastole fort (ohne unbedingt während der gesamten Diastole anzudauern). Das Geräusch wird dann als *kontinuierlich* bezeichnet. Andere kardiovaskuläre Töne wie Perikardreiben oder Nonnensausen weisen *sowohl systolische als auch diastolische Komponenten* auf. Untersuchen und beschreiben Sie diese Töne mit den für systolische und diastolische Geräusche üblichen Beschreibungsmerkmalen.

Konfiguration. Unter Form oder Konfiguration eines Geräusches versteht man die Veränderung seiner Lautstärke.

Das präsystolische Geräusch einer Mitralstenose im normalen Sinusrhythmus.

Ein *Crescendo*-Geräusch wird lauter.

Das frühdiastolische Geräusch einer Aorteninsuffizienz.

Ein *Decrescendo*-Geräusch wird leiser.

Das mittelsystolische Geräusch einer Aortenstenose und funktionelle Blutflußgeräusche.

Ein spindelförmiges Geräusch (*Crescendo-Decrescendo*) nimmt zuerst an Lautstärke zu und fällt dann wieder ab.

Das pansystolische Geräusch einer Mitralinsuffizienz.

Ein *bandförmiges Geräusch* weist die ganze Zeit über dieselbe Lautstärke auf.

Zum Beispiel hat ein Geräusch, das am besten im 2. rechten Interkostalraum gehört werden kann, seinen Ursprung an oder nahe der Aortenklappe.

Punctum maximum. Das Punctum maximum (p.m.) wird von der Stelle bestimmt, an der das Geräusch entsteht. Finden Sie das p.m., indem Sie den Bereich untersuchen, in dem Sie das Geräusch hören können. Beschreiben Sie seine Lokalisation durch Angabe des jeweiligen Interkostalraums sowie des Bezugs zu Sternum, Herzspitze oder Medianlinie, Medioklavikular- bzw. einer der Axillarlinien, wo Sie es am besten hören.

Das laute Geräusch einer Aortenstenose strahlt häufig in den Hals aus (in Richtung des arteriellen Blutflusses).

Fortleitung vom Punctum maximum. Die Fortleitung vom p.m. spiegelt nicht nur den Ursprung, sondern auch die Lautstärke des Geräusches und die Blutflußrichtung wider. Untersuchen Sie den Bereich, in dem das Geräusch auftritt, und stellen Sie fest, wo Sie es sonst noch hören können.

Bei einem dünnen Patienten verursacht dieselbe Turbulenz ein lauteres Geräusch als bei einem sehr muskulösen oder adipösen Patienten. Eine emphysematische Lunge kann ein Geräusch dämpfen.

Lautstärke. Sie wird gewöhnlich auf einer Skala von 1–6 (von leise bis laut) eingeordnet und als Bruch ausgedrückt. Der Zähler beschreibt die Lautstärke des Geräusches an der lautesten Stelle, der Nenner zeigt die jeweils zugrundeliegende Klassifikation an. Die Dicke der Thoraxwand und dazwischenliegendes Gewebe wirken sich auf die Lautstärke aus.

Sie werden lernen, die Geräusche anhand der folgenden 6-Punkte-Skala einzu-ordnen:

Klassifizierung von Herzgeräuschen	
Einstufung	**Beschreibung**
Grad 1/6	sehr schwach, nur zu hören, wenn man sich „eingehört" hat; nicht in allen Lagen zu hören
Grad 2/6	leise, aber sofort nach Auflegen des Stethoskops auf den Thorax zu hören
Grad 3/6	mittellaut
Grad 4/6	laut
Grad 5/6	Sehr laut, schon zu hören, wenn das Stethoskop noch nicht ganz auf den Thorax aufgesetzt ist
Grad 6/6	auch ohne Stethoskop zu hören

Schwirren ist gewöhnlich mit Geräuschen der Grade 4/6–6/6 verbunden.

Tonhöhe. Sie wird als hoch, mittel und tief klassifiziert.

Klangcharakter. Dieser läßt sich mit den Begriffen hauchend, rauh, rumpelnd oder musikalisch beschreiben.

Ein Beispiel für die vollständige Charakterisierung eines Herzgeräusches wäre: „Ein mittelhohes, Grad 2/6, hauchendes Decrescendo-Geräusch, p.m. im 4. linken Interkostalraum, mit Ausstrahlung in den Apex" (Aorteninsuffizienz).

Weitere hilfreiche Merkmale der Geräusche – und auch der Herztöne – sind ihre Änderungen bei der Atmung, mit der Lage des Patienten oder mit anderen speziellen Manövern.

Geräusche mit Ursprung auf der rechten Herzseite ändern sich mit der Atmung stärker als linksseitige Geräusche.

Anmerkungen zur kardiovaskulären Untersuchung

Eine effiziente kardiovaskuläre Untersuchung erfordert mehr als reine Beobachtungsgabe. Sie müssen über die mögliche Bedeutung der einzelnen Beobachtungen nachdenken, sie logisch zusammenfügen und die Herzbefunde zu Blutdruck, arteriellem Puls, venösen Pulsationen, venösem Druck, sowie den Ergebnissen der körperlichen Untersuchung und der Krankengeschichte des Patienten in Beziehung setzen.

Ein gutes Beispiel hierfür ist die Beurteilung des häufig vorkommenden systolischen Geräusches. Nehmen Sie an, Sie hören bei der Untersuchung eines asymptomatischen Jugendlichen ein mittelsystolisches Geräusch des Grads 2/6 im 2. und 3. linken Interkostalraum. Da dies auf ein Geräusch pulmonalen Ursprungs hinweist, sollten Sie die Größe des rechten Ventrikels durch vorsichtiges Palpieren der linken Parasternalregion feststellen. Da manchmal Pulmonalstenosen oder Vorhofseptumdefekte diese Geräusche verursachen, auskultieren Sie sorgfältig auf die Spaltung des 2. Herztons und versuchen, mögliche Ejektionstöne zu hören. Auskultieren Sie das Geräusch, nachdem sich der Patient aufgesetzt hat. Suchen Sie nach Hinweisen auf Anämie, Hyperthyreose oder Schwangerschaft, die ein solches Geräusch durch die Erhöhung

Ein weiteres Beispiel: Bei einem 60jährigen Patienten mit Angina pectoris können Sie ein rauhes mittelsystolisches Geräusch Grad 3/6 mit p.m. im rechten 2. Interkostalraum und mit Ausstrahlung in den Hals hören. Sie können kein Schwirren fühlen. Dieser Befund weist auf eine Aortenstenose hin, könnte aber auch von einer sklerotischen Klappe ohne Stenose, einer dilatierten Aorta oder erhöhtem Blutfluß durch eine normale Klappe ausgehen. Prüfen Sie den Herzspitzenstoß auf Hinweise auf eine linksventrikuläre Vergrößerung. Auskultieren Sie auf das Geräusch einer Aorteninsuffizienz, nachdem sich der Patient nach vorne gelehnt und ausgeatmet hat. Beurteilen Sie die Konturen des Karotispulses und den Blutdruck auf Anzeichen einer Aortenstenose. Stellen Sie aufgrund all dieser Informationen eine vorläufige Hypothese bezüglich der Art des Geräusches auf.

des Blutflusses durch die Aorten- oder Pulmonalklappe verursachen könnten. Wenn alle Befunde normal sind, handelt es sich wahrscheinlich um ein *funktionelles oder akzidentelles Geräusch* – ein Geräusch ohne pathologische Bedeutung.

Spezielle Untersuchungstechniken

Hilfen zur Identifizierung systolischer Geräusche. An anderer Stelle in diesem Kapitel haben Sie bereits gelernt, wie Sie die Auskultation von Herztönen und Herzgeräuschen verbessern können, indem Sie den Patienten unterschiedliche Positionen einnehmen lassen. Zwei zusätzliche Techniken werden Ihnen helfen, die Geräusche bei Mitralklappenprolaps und hypertrophischer Kardiomyopathie von den Geräuschen einer Aortenstenose zu unterscheiden.

1. Hockstellung und Stehen. Befindet sich der Patient in Hockstellung, erhöht sich sowohl der venöse Rückstrom zum Herzen als auch der periphere Gefäßwiderstand. Arterieller Blutdruck, Schlagvolumen und Blutvolumen im linken Ventrikel steigen an. Steht der Patient, treten dieser Veränderungen in umgekehrter Richtung auf. Diese Veränderungen helfen, (1) eine prolabierte Mitralklappe zu diagnostizieren, und (2) eine hypertrophische Kardiomyopathie von einer Aortenstenose zu unterscheiden.

Befestigen Sie die Kleidung des Patienten gegebenenfalls so, daß sie bei der Untersuchung nicht stört, und bereiten Sie sich auf eine schnelle Auskultation vor. Zeigen Sie dem Patienten, wie er neben dem Untersuchungstisch in Hockstellung gehen und wie er sich daran festhalten soll, um das Gleichgewicht zu halten. Auskultieren Sie das Herz in Hockstellung und erneut am stehenden Patienten.

2. Valsalva-Versuch (Preßdruckversuch). Wenn der Patient gegen die geschlossene Glottis preßt, vermindert sich der venöse Rückstrom zum rechten Herzen. Nach einigen Sekunden fallen linksventrikulär Schlagvolumen und arterieller Blutdruck ab. Entspannt sich der Patient wieder, steigen Schlagvolumen und Blutdruck wieder an. Der Valsalva-Versuch hilft bei der Diagnose eines Mitralklappenprolapses und einer hypertrophischen Kardiomyopathie.

Der Patient sollte dabei liegen. Bitten Sie den Patienten, „wie beim Stuhlgang" zu pressen, oder legen Sie eine Hand auf die Mitte des Abdomens und bitten Sie den Patienten, fest dagegen zu drücken. Durch Änderung des Drucks können Sie den Gegendruck des Patienten auf die gewünschte Stärke einstellen. Setzen Sie mit der anderen Hand das Stethoskop auf den Brustkorb des Patienten.

Abwechselnd laute und leise Korotkoff-Töne oder eine plötzliche Verdopplung der scheinbaren Herzfrequenz beim Ablassen des Drucks aus der Manschette weisen auf einen Pulsus alternans hin (S. 322).

Die aufrechte Position kann den Wechsel akzentuieren.

Pulsus alternans. Wenn Sie eine Linksherzinsuffizienz vermuten, tasten Sie den Puls gezielt auf alternierende Amplituden. Sie sind in der Regel am besten an der A. radialis und der A. femoralis zu fühlen. Ein Blutdruckmeßgerät ist empfindlicher. Senken Sie den Druck nach dem Aufpumpen der Manschette langsam bis zum systolischen Wert und dann weiter ab. Der Patient sollte dabei ruhig atmen oder in der Atemmittellage den Atem anhalten. Ist dies aufgrund einer Dyspnoe nicht möglich, helfen Sie dem Patienten, sich so aufzusetzen, daß beide Beine über die Bettkante herabhängen.

Maßnahmen zur Unterscheidung systolischer Geräusche				
Maßnahme	**Kardiovaskulärer Effekt**	**Auswirkung auf die systolischen Geräusche**		
		Mitralklappenprolaps	*Hypertrophische Kardiomyopathie*	*Aortenstenose*
Stehen; Anspannung beim Valsalva-Versuch	**Verringertes linksventrikuläres Volumen:** ↓ venöser Rückfluß zum Herzen; ↓ linksventrikuläres Volumen	↑ Prolaps der Mitralklappe	↑ Abfluß-behinderung	↓ Blutvolumen, das in die Aorta ausgestoßen wird
	Verringerter Gefäßtonus: ↓ arterieller Blutdruck; ↓ peripherer Gefäßwiderstand	Klick tritt früher in der Systole auf und Geräusch hält länger an		
		↑ Lautstärke des Geräusches	↑ Lautstärke des Geräusches	↓ Lautstärke des Geräusches
Hockstellung; Entspannung beim Valsalva-Versuch	**Erhöhtes linksventrikuläres Volumen:** ↑ venöser Rückfluß zum Herzen; ∴↑ linksventrikuläres Volumen	↓ Prolaps der Mitralklappe	↓ Abfluß-behinderung	↑ Blutvolumen, das in die Aorta ausgestoßen wird
	Erhöhter Gefäßtonus: ↑ arterieller Blutdruck; ↑ peripherer Gefäßwiderstand	Verzögerung des Klicks, Geräusch wird kürzer		
		↓ Lautstärke des Geräusches	↓ Lautstärke des Geräusches	↑ Lautstärke des Geräusches

Pulsus paradoxus. Wenn Sie bemerken, daß sich die Pulsamplitude beim Ein- und Ausatmen verändert, oder wenn Verdacht auf eine Perikardtamponade besteht (etwa aufgrund eines erhöhten Jugularvenendrucks, eines schnellen und abgeschwächten Pulsschlags und einer Dyspnoe), prüfen Sie mit einer Blutdruckmanschette auf einen Pulsus paradoxus. Dabei handelt es sich um einen größeren Abfall des systolischen Drucks beim Einatmen als normal. Lassen Sie den Patienten so ruhig wie möglich ein- und ausatmen und senken Sie den Manschettendruck langsam auf den systolischen Wert. Notieren Sie den Druck, bei dem die ersten Töne zu hören sind. Senken Sie dann den Druck sehr langsam, bis Töne im gesamten Respirationszyklus zu hören sind. Notieren Sie auch hier wieder den entsprechenden Druck. Die Differenz zwischen diesen beiden Werten überschreitet normalerweise 3 oder 4 mmHg nicht.

Der Wert, bei dem das erste Mal Korotkoff-Töne gehört werden können, ist der höchste systolische Druck im Respirationszyklus. Der Wert, bei dem Töne im gesamten Zyklus zu hören sind, ist der niedrigste systolische Druck. Eine Differenz zwischen diesen Werten von mehr als 10 mmHg weist auf einen Pulsus paradoxus und damit auf eine Perikardtamponade, möglicherweise eine konstriktive Perikarditis, meistens jedoch auf eine obstruktive Erkrankung der Atemwege hin (S. 322).

Gesundheitsvorsorge und -beratung

Aufklärung und Beratung motivieren den Patienten, Cholesterinspiegel, Körpergewicht und sportliche Betätigung auf einem gesunden Niveau zu halten. Das Screening auf erhöhte Cholesterinwerte (> 240 mg/dL) – selbst im Alter von 20 Jahren – ist der Ausgangspunkt für die Aufklärung und eine evtl. Umstellung der Ernährung. Wenn das Gesamtcholesterin erhöht ist, sollte ein Profil der Lipide bestimmt werden. Achten Sie auf drei Hauptmuster des Lipidprofils: (1) Normale bis hohe Werte des „guten Cholesterins" – High-Density-Lipoprotein (HDL-)Cholesterin – sind mit einem *geringen Risiko* koronarer Herzerkrankungen (KHK) verbunden; (2) niedrige HDL-Cholesterinwerte sind mit einem *hohen Risiko* einer KHK verbunden; (3) bei hohen Werten von Low-Density-Lipoprotein (LDL-)Cholesterin besteht ein hohes Risiko einer KHK. Die Triglyzeride können ebenfalls erhöht sein, ihre Bedeutung als Risikofaktor für die KHK ist jedoch noch nicht klar.

Bei Patienten mit niedrigem HDL- und hohem LDL-Cholesterin sollten Sie die Grundlagen *jeder* gesunden Ernährung wiederholen: hoher Anteil an Obst, Gemüse und Vollkornprodukten (natürlich ist eine solche Ernährung kalorienarm und enthält nur wenig gesättigtes Fett, Cholesterin, Salz und Zucker); Verwendung magerer Fleischsorten, wenn möglich sollten Huhn und Fisch bevorzugt werden, und von Milchprodukten mit niedrigem Fettgehalt; minimaler Konsum von Fertiggerichten sowie sparsame Verwendung von Zucker und Salz beim Kochen und bei Tisch. Der Genuß von Ei mit Eidotter, die konzentrierteste Cholesterinquelle von allen Nahrungsmitteln, sollte auf zwei bis vier pro Woche begrenzt werden. Denken Sie daran, daß sich die LDL-Cholesterinwerte am wirksamsten durch eine erhöhte Aufnahme von Ballaststoffen senken lassen, die in Vollkornbrot, Nudeln und Getreide wie Weizen, Hafer oder Mais vorkommen. Ein Schnelltest der Ernährung ist unten aufgeführt.

Schnelltest bezüglich der Ernährung		
	Konsumierte Portionen	
	Patient	Empfohlen
Getreide, Brot	——	6–11
Obst	——	2–4
Gemüse	——	3–5
Fleisch und Fleischersatz	——	2–3
Milchprodukte	——	2–3
Zucker, Fette, Snacks	——	–
Erfrischungsgetränke	——	–
Alkoholische Getränke	——	< 2

Nestle M: Kapitel 8: Nutrition. in Woolf SH, Jonas S, Lawrence RS (Hrsg.) *Health Promotion and Disease Prevention in Clinical Practice*. Baltimore, Williams and Wilkins, 1996.

Übergewicht und viel Sitzen erhöhen ebenfalls das Risiko einer KHK. Bestimmen Sie Größe, Gewicht und Körperfett des Patienten und stellen Sie fest, ob er Übergewicht hat. Patienten, deren Körpergewicht 20 % über der normalen Obergrenze für ihr Alter, Geschlecht und ihre Größe liegt, gelten als adipös. Beachten Sie, daß Patienten, die extrem viel sitzen, selbst bei normalem Körpergewicht überschüssiges Körperfett (Adipositas) haben können.

Um ein gewünschtes Körpergewicht zu halten, muß die verbrauchte Energie den aufgenommenen Kalorien entsprechen. Überschüssige Kalorien werden als Fett gespeichert. Der Stoffwechsel von Fett aus der Nahrung, das neun Kalorien potentieller Energie pro Gramm enthält, verbraucht weniger Kalorien als der Stoffwechsel von kohlenhydrat- oder proteinreichen Nahrungsmitteln, die vier Kalorien Energie pro Gramm liefern. Patienten mit hoher Fettaufnahme setzen leichter Körperfett an als solche mit einer erhöhten Protein- oder Kohlenhydrataufnahme (und Patienten, die sich fettarm ernähren, können schneller abnehmen). Prüfen Sie die Ernährungsgewohnheiten des Patienten und fragen Sie nach dem Gewicht der übrigen Familienmitglieder. Setzen Sie realistische Ziele, die dem Patienten dabei helfen, sich *lebenslang* gesund zu ernähren.

Regelmäßige sportliche Betätigung ist die wichtigste Empfehlung in *Healthy People 2000* des U.S. Health Service. Um das Risiko einer koronaren Herzerkrankung zu senken, sollten Sie Ihren Patienten raten, aerobe Sportarten zu betreiben oder Übungen zu machen, die die Sauerstoffaufnahme der Muskeln erhöhen. (Anaerobe Übungen greifen auf Energiequellen in den kontrahierenden Muskeln zurück und nicht auf eingeatmeten Sauerstoff. In der Regel sind dies keine Ausdauersportarten.) Tiefes Atmen, Schwitzen bei kühlen Temperaturen und eine Pulsfrequenz, die mehr als 60 % über der maximalen altersangepaßten Herzfrequenz liegt (220 minus dem Alter der Person) sind Kennzeichen für eine aerobe sportliche Betätigung. Da der kardiovaskuläre Nutzen von Sport langfristig ist, sollten Sie zur Motivation unterstreichen, daß sich der Patient schon *bald* besser fühlen und besser aussehen wird. Bevor Sie einen Trainingsplan festlegen, sollten Sie eine gründliche Untersuchung auf Herz-Kreislauf- und Lungenerkrankungen sowie Erkrankungen des Bewegungsapparats durchführen, die bei sportlicher Betätigung ein Risiko darstellen könnten. Die Motivation des Patienten, sich Zeit für *regelmäßige* sportliche Betätigung zu nehmen, ist oft wichtiger als die gewählte Sportart. Um einen Nutzen für das Herz-Kreislauf-System zu haben, sollten die Patienten mindestens drei Mal pro Woche 20–60 Minuten Sport treiben. Bei Patienten, die abnehmen, kann der Stoffwechselumsatz paradoxerweise bei abnehmender Kalorienzufuhr *sinken*. Dieser Reaktion auf das Fasten läßt sich durch sportliche Betätigung entgegenwirken.

Bei der klinischen Untersuchung sollten Sie auf Hypertonie prüfen und auf lipidhaltige Knötchen auf der Haut (Xanthome) achten. Die Hypertonie, die gewöhnlich als systolischer Blutdruck über 140 und diastolischer Blutdruck über 90 definiert wird, betrifft über 50 Millionen Amerikaner und trägt wesentlich zu den Todesfällen aufgrund von KHK und Schlaganfällen bei.* Eine vorsorgliche Prüfung des Blutdrucks wird bei gesunden Erwachsenen allgemein alle zwei Jahre empfohlen. Achten Sie auf Xanthome bei Patienten mit familiären Lipoproteinstörungen. Sie können um die Augenlider, über Extensorsehnen und gelegentlich als kleine eruptive Papeln an Extremitäten, Gesäß und Rumpf auftreten.

---

* Generell gilt, daß in Industrieländern ca. 10–15 % der Erwachsenen eine Hypertonie haben (Anm. d. Übers,; Quelle: Schettler G, Greten [Hrsg.]: Innere Medizin, 9. Aufl. Stuttgart, Thieme, 1998).

Tabelle 9.1 Herzfrequenzen und -rhythmen

Es gibt regelmäßige und unregelmäßige Herzrhythmen. Bei unregelmäßigen Rhythmen oder Frequenzen (hoch/niedrig) sind mit dem EKG Störungen der Erregungsbildung (Sinusknoten, AV-Knoten, Vorhof oder Ventrikel) und Erregungsleitung festzustellen. Bei einem AV-Block (atrioventrikulärer Block) können Arrhythmien eine hohe, normale oder niedrige Ventrikelfrequenz aufweisen.

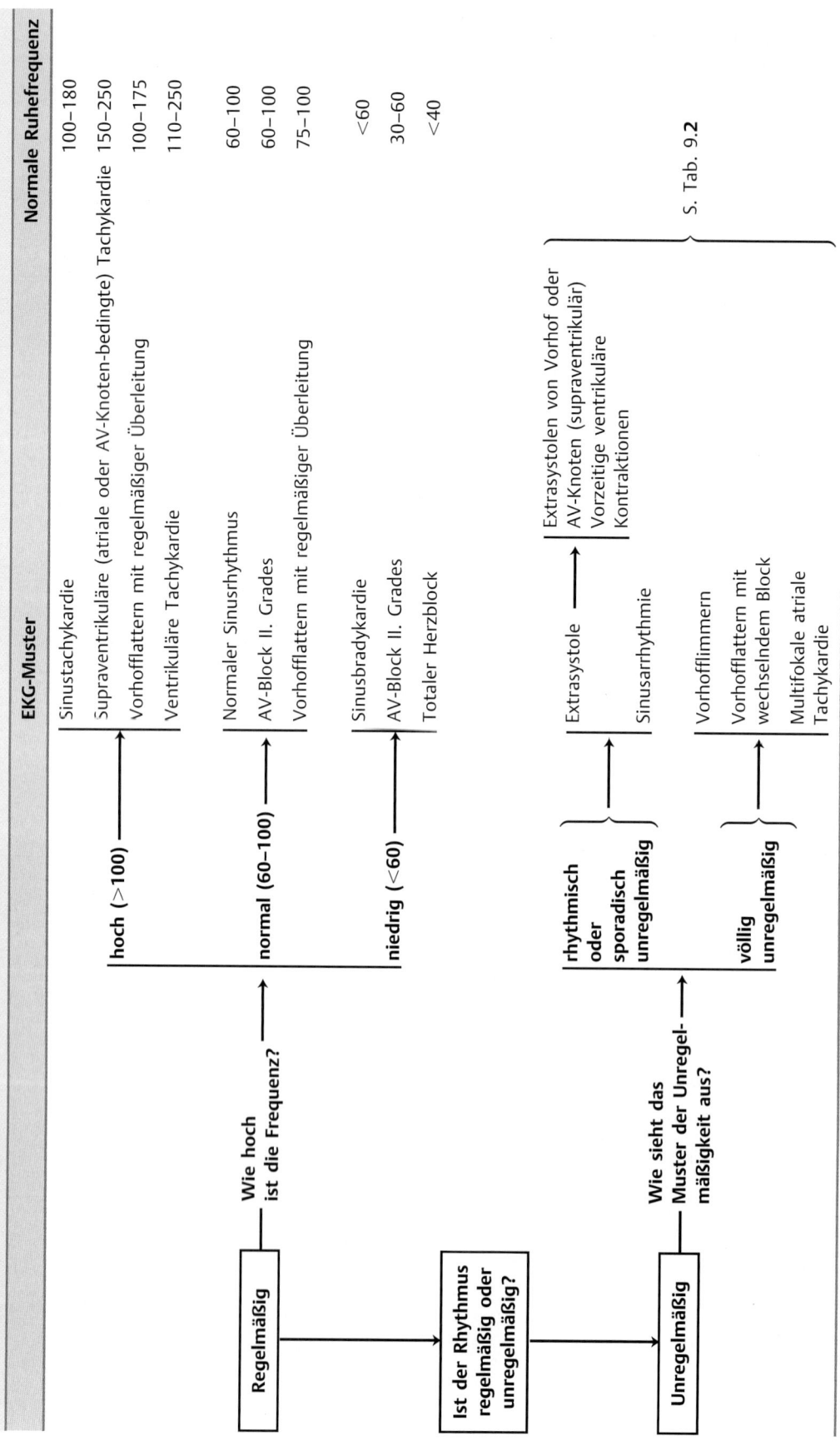

EKG-Muster	Normale Ruhefrequenz
Regelmäßig — Wie hoch ist die Frequenz?	
hoch (>100)	
Sinustachykardie	100–180
Supraventrikuläre (atriale oder AV-Knoten-bedingte) Tachykardie	150–250
Vorhofflattern mit regelmäßiger Überleitung	100–175
Ventrikuläre Tachykardie	110–250
normal (60–100)	
Normaler Sinusrhythmus	60–100
AV-Block II. Grades	60–100
Vorhofflattern mit regelmäßiger Überleitung	75–100
niedrig (<60)	
Sinusbradykardie	<60
AV-Block II. Grades	30–60
Totaler Herzblock	<40
Ist der Rhythmus regelmäßig oder unregelmäßig?	
Unregelmäßig — Wie sieht das Muster der Unregelmäßigkeit aus?	
rhythmisch oder sporadisch unregelmäßig	
Extrasystole → Extrasystolen von Vorhof oder AV-Knoten (supraventrikulär), Vorzeitige ventrikuläre Kontraktionen	
Sinusarrhythmie	
völlig unregelmäßig	
Vorhofflimmern	
Vorhofflattern mit wechselndem Block	
Multifokale atriale Tachykardie	S. Tab. 9.2

320

Tabelle 9.2 Rhythmusstörungen

Rhythmustyp	EKG-Wellen und Herztöne	Herzrhythmus	Herztöne
Atriale oder AV-Knoten-bedingte (supraventrikuläre) Extrasystolen	QRS deformierte P-Welle QRS-Komplex und T-Welle normal; P T; S₁ S₂; Extrasystole; Pause	Depolarisationen atrialen oder junktionalen (AV-Knoten-)Ursprungs kommen früher als die normalerweise zu erwartende nächste Depolarisation.	S₁ kann sich in der Lautstärke von den S₁ der normalen Kontraktionen unterscheiden, und S₂ kann abgeschwächt sein. Beide Töne gleichen normalerweise denen normaler Kontraktionen.
Ventrikuläre Extrasystolen	keine P-Welle QRS-Komplex und T-Welle deformiert; S₁ S₂; Extrasystole mit gespaltenen Tönen; Pause	Eine Depolarisation ventrikulären Ursprungs kommt früher als die normalerweise zu erwartende nächste Depolarisation.	S₁ kann sich in der Lautstärke von den S₁ der normalen Kontraktionen unterscheiden, und S₂ kann abgeschwächt sein. Beide Töne sind häufig gespalten.
Sinusarrhythmien	S₁ S₂ S₁ S₂ S₁ S₂ S₁ S₂ S₁ S₂; Inspiration; Exspiration	Der Rhythmus ändert sich zyklisch. Er wird normalerweise bei Inspiration schneller und bei Exspiration langsamer.	Normal, auch wenn sich S₁ mit der Herzfrequenz ändern kann.
Vorhofflimmern und Vorhofflattern mit variierendem AV-Block	keine P-Wellen; Flimmerwellen; S₁ S₂ S₁ S₂ S₁ S₂ S₁ S₂ S₁ S₂	Der Kammerrhythmus ist völlig unregelmäßig, auch wenn kurze Phasen des unregelmäßigen Kammerrhythmus regelmäßig erscheinen können.	Die Lautstärke von S₁ ändert sich.

Tabelle 9.3 Arterieller Puls und Druckwellen

Normaler Puls

mmHg

Der Pulsdruck beträgt ungefähr 30–40 mmHg. Die Pulswelle ist glatt und abgerundet. (Die Inzisur an der aufsteigenden Seite der Pulswelle ist nicht tastbar.)

Pulsus parvus et mollis ("Kleiner", schwacher Puls)

Der Pulsdruck ist vermindert, der Puls fühlt sich "klein" und "schwach" (fadenförmig) an. Der Pulsanstieg kann verlangsamt, der Gipfel verlängert sein. Zu den Ursachen gehören (1) vermindertes Schlagvolumen, wie bei Herzinsuffizienz, Hypovolämie und schwerer Aortenstenose, und (2) erhöhter peripherer Widerstand, wie bei niedrigen Umgebungstemperaturen und schwerer dekompensierter Herzinsuffizienz.

Pulsus celer et altus ("Großer", "schleudernder" Puls)

Der Pulsdruck ist erhöht und der Puls fühlt sich stark und schleudernd an. Der Anstieg und der Abfall können schnell, der Gipfel kurz sein. Zu den Ursachen gehören (1) ein erhöhtes Schlagvolumen, ein verminderter peripherer Widerstand (oder beides), etwa bei Fieber, Anämie, Hyperthyreose, Aorteninsuffizienz, arteriovenösen Fisteln und offenem Ductus arteriosus, (2) ein erhöhtes Schlagvolumen infolge langsamer Herzfrequenz, wie bei Bradykardie und komplettem AV-Block, und (3) eine verminderte Elastizität (erhöhte Starre) der Aortenwände, wie im Alter oder bei Atherosklerose.

Pulsus bisferiens

Ein Pulsus bisferiens ist ein gesteigerter arterieller Puls mit einem doppelten systolischen Gipfel. Zu den Ursachen gehören Aorteninsuffizienz, kombinierte Aortenstenose und -insuffizienz und, wenn auch weniger häufig palpabel, die hypertrophische Kardiomyopathie.

Pulsus alternans

Die Amplitude des Pulses ändert sich von Schlag zu Schlag, auch wenn der Rhythmus grundsätzlich regelmäßig ist (und sein muß, damit Sie diese Diagnose stellen können). Ist der Unterschied zwischen stärkeren und schwächeren Schlägen nur gering, kann er nur mit einem Sphygmomanometer festgestellt werden. Ein Pulsus alternans weist auf eine linksventrikuläre Insuffizienz hin und ist gewöhnlich von einem linksseitigen S₃ begleitet.

Pulsus bigeminus

Hierbei handelt es sich um eine Rhythmusstörung, die sich wie ein Pulsus alternans verhalten kann. Ein Pulsus bigeminus ist durch einen abwechselnden normalen Schlag und eine Extrasystole gekennzeichnet. Das Schlagvolumen der Extrasystole ist im Vergleich zu dem eines normalen Schlags vermindert und die Pulsamplitude schwankt dementsprechend.

Extrasystole

Pulsus paradoxus

Ein Pulsus paradoxus läßt sich durch eine spürbare Verminderung der Pulsamplitude beim ruhigen Einatmen feststellen. Ist das Symptom weniger ausgeprägt, ist eine Blutdruckmanschette zur Messung erforderlich. Der systolische Druck vermindert sich bei der Inspiration um über 10 mmHg. Ein Pulsus paradoxus findet sich bei Perikardtamponade, konstriktiver Perikarditis (wenn auch seltener) und obstruktiven Lungenerkrankungen.

Exspiration — Inspiration

Tabelle 9.4 Variationen und Anomalien der Ventrikelimpulse

Wenn ein Ventrikel unter chronischer Druckbelastung (erhöhter Nachlast) arbeiten muß, verdicken sich seine Wände allmählich (konzentrische Hypertrophie). Eine Volumenbelastung (erhöhte Vorlast) dagegen führt zu einer Erweiterung des Ventrikels sowie zu einer Verdickung seiner Wände (exzentrische Hypertrophie). Ein hyperkinetischer Impuls ist auf ein erhöhtes Schlagvolumen zurückzuführen und nicht unbedingt Zeichen einer Herzerkrankung. Ein Impuls kann hyperkinetisch erscheinen, wenn die Thoraxwand ungewöhnlich dünn ist.

Impuls	Linker Ventrikel				Rechter Ventrikel			
	Normal	*Hyperkinetisch*	*Druckbelastung*	*Volumenbelastung*	*Normal*	*Hyperkinetisch*	*Druckbelastung*	*Volumenbelastung*
Lokalisation	5. oder möglicherweise 4. linker Interkostalraum, medial der Medioklavikularlinie	Normal	Normal	Nach links und möglicherweise nach unten verlagert	Unbestimmt	3., 4. oder 5. linker Interkostalraum	3., 4. oder 5. linker Interkostalraum, auch unter dem Xiphoid (Epigastrium)	Linke Parasternalregion bis zum linken Herzrand, auch unter dem Xiphoid (Epigastrium)
Durchmesser	Etwas über 2 cm bei Erwachsenen (1 cm bei Kindern); 3 cm oder weniger in Linksseitenlage	Normal, kann jedoch durch erhöhte Amplitude größer erscheinen	Vergrößert	Vergrößert	Unbestimmt	Nicht anwendbar	Nicht anwendbar	Nicht anwendbar
Amplitude	Niedrig, sanftes Klopfen	Erhöht	Erhöht	Erhöht	Nach dem Säuglingsalter nicht mehr tastbar	Leicht erhöht	Erhöht	Leicht bis ausgeprägt erhöht
Dauer	Gewöhnlich weniger als ⅔ der Systole; der Impuls hört vor S_2 auf	Normal	Verlängert, kann bis S_2 andauern	Häufig leicht verlängert	Unbestimmt	Normal	Verlängert	Normal bis leicht verlängert
Mögliche Ursachen		Angst, Hyperthyreose, schwere Anämie	Aortenstenose, systemische Hypertonie	Aorten- oder Mitralinsuffizienz		Angst, Hyperthyreose, schwere Anämie	Pulmonalstenose, pulmonale Hypertonie	Vorhofseptumdefekt

Tabelle 9.5 Variationen des 1. Herztons

Normvarianten

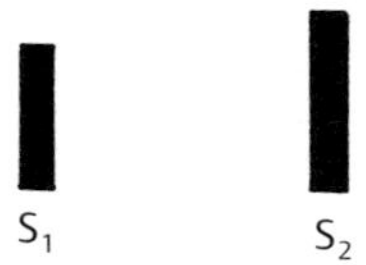

S_1 ist über der *Herzbasis* (2. rechter und linker Interkostalraum) leiser als S_2.

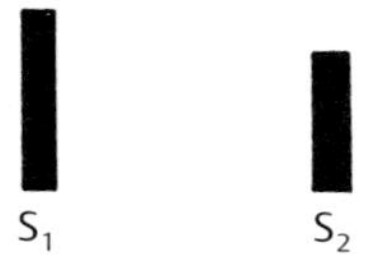

S_1 ist häufig, aber nicht immer über der *Herzspitze* lauter als S_2.

Akzentuierter S_1

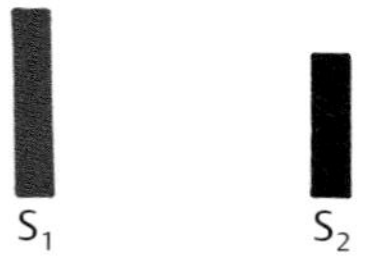

S_1 ist akzentuiert (1) bei Tachykardie und hohem Herzzeitvolumen (z. B. bei körperlicher Anstrengung, Anämie, Hyperthyreose) und (2) bei Mitralstenose. In diesen Fällen ist die Mitralklappe bei Einsetzen der ventrikulären Systole immer noch weit geöffnet und schließt dann schnell.

Abgeschwächter S_1

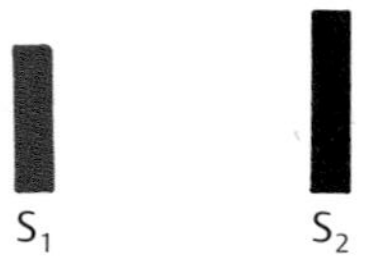

S_1 ist bei einem AV-Block I. Grades (verzögerte Überleitung vom Vorhof zu den Ventrikeln) abgeschwächt. In diesem Fall konnte die Mitralklappe nach der Vorhofkontraktion in eine fast geschlossene Position zurücksinken, bevor sie durch die Ventrikelkontraktion ganz geschlossen wird. S_1 ist auch abgeschwächt, (1) wenn die Mitralklappe wie bei einer Mitralinsuffizienz verkalkt und relativ unbeweglich ist, und (2) wenn die Kontraktilität des linken Ventrikels, etwa bei einer dekompensierten Herzinsuffizienz oder einer koronaren Herzkrankheit, signifikant vermindert ist.

Wechselnder S_1

Die Lautstärke von S_1 wechselt (1) bei einem kompletten AV-Block, wenn Vorhof und Ventrikel unabhängig voneinander schlagen, und (2) bei einem gänzlich unregelmäßigen Rhythmus (z. B. Vorhofflimmern). In diesen Fällen weist die Mitralklappe vor dem Schließen durch die Ventrikelkontraktion unterschiedliche Positionen auf. Die Stärke des Klappenschlußtons ist daher unterschiedlich.

Gespaltener S_1

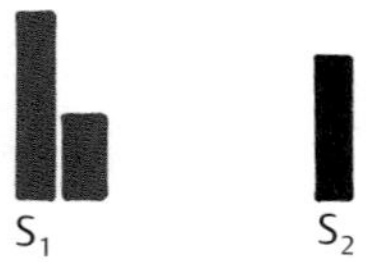

S_1 kann normalerweise entlang der linken Parasternalregion, an der die ansonsten zu schwache Trikuspidalkomponente hörbar wird, gespalten sein. Diese Spaltung ist gelegentlich über der Herzspitze zu hören. Sie kann aber auch durch einen S_4, einen Aortenaustreibungston oder einen frühsystolischen Klick verursacht werden. Eine anomale Spaltung beider Herztöne entsteht durch einen Rechtsschenkelblock oder frühzeitige Ventrikelkontraktionen.

Tabelle 9.6 Variationen des 2. Herztons

	Exspiration	Inspiration	

Physiologische Spaltung

Die *physiologische Spaltung* des 2. Herztons ist gewöhnlich im 2. oder 3. linken Interkostalraum festzustellen. Die pulmonale Komponente des S_2 ist normalerweise zu schwach, um über dem Apex oder der Aortenregion gehört werden zu können. Hier besteht S_2 nur aus einer Komponente und entspricht dem Aortenklappenschluß allein.

Eine normale Spaltung wird durch Inspiration akzentuiert und verschwindet gewöhnlich mit der Exspiration. Bei einigen Patienten, insbesondere bei jüngeren, kann auch in der Exspiration eine Spaltung von S_2 vorhanden sein. Dies kann der Fall sein, wenn der Patient sitzt.

Pathologische Spaltung
(Spaltung bei Exspiration, Hinweis auf eine Herzerkrankung)

Eine *weite Spaltung* von S_2 bedeutet eine Zunahme der physiologischen Spaltung, die im gesamten Respirationszyklus vorhanden ist. Eine weite Spaltung kann durch einen verzögerten Schluß der Pulmonalklappe (z. B. infolge einer Pulmonalstenose oder eines Rechtsschenkelblocks) verursacht werden. Wie hier dargestellt, kann ein Rechtsschenkelblock zu einer Spaltung von S_1 in seine Mitral- und Trikuspidalkomponente führen. Eine weite Spaltung kann auch durch frühen Schluß der Aortenklappe wie bei der Mitralinsuffizienz verursacht werden.

Eine *fixierte Spaltung* ist eine weite Spaltung, die sich mit der Atmung nicht ändert. Sie tritt bei Vorhofseptumdefekt und Rechtsherzinsuffizienz auf.

Eine *paradoxe* oder *retrograde Spaltung* ist eine Spaltung, die bei Exspiration auftritt und bei Inspiration verschwindet. Der Schluß der Aortenklappe ist anomal verzögert, so daß A_2 der Exspiration auf P_2 folgt. Durch eine normale Verzögerung von P_2 bei der Inspiration verschwindet die Spaltung wieder. Die häufigste Ursache für eine paradoxe Spaltung ist ein Linksschenkelblock.

Eine erhöhte Lautstärke von A_2 im rechten 2. Interkostalraum (gewöhnlich ist hier nur A_2 zu hören) tritt aufgrund eines erhöhten Drucks bei systemischer Hypertonie auf. Die Lautstärke ist auch erhöht, wenn die Aortenwurzel erweitert ist, wahrscheinlich, weil die Aortenklappe dann näher an der Thoraxwand liegt.

Erhöhte Lautstärke von P_2. Ist P_2 ebenso laut oder lauter als A_2, kann eine pulmonale Hypertonie vorhanden sein. Weitere Ursachen sind eine erweiterte A. pulmonalis und ein Vorhofseptumdefekt. Eine Spaltung des 2. Herztons, die über große Bereiche, auch über der Herzspitze und der rechten Basis, zu hören ist, weist auf einen akzentuierten P_2 hin.

Ein abgeschwächter oder nicht vorhandener A_2 im 2. rechten Interkostalraum tritt bei Aortenstenose mit Verkalkung infolge der Unbeweglichkeit der Klappe auf. Ist A_2 nicht hörbar, kann auch keine Spaltung gehört werden.

Ein abgeschwächter oder nicht vorhandener P_2 ist am häufigsten auf einen vertieften Thoraxdurchmesser bei zunehmendem Alter zurückzuführen. Ursache kann auch eine Pulmonalstenose sein. Ist P_2 nicht hörbar, ist keine Spaltung zu hören.

Tabelle 9.7 Zusätzliche Herztöne während der Systole

Extratöne während der Systole lassen sich in zwei Arten unterteilen: (1) frühsystolische Austreibungstöne (Ej) und (2) Klicks (Kl), die meist mittel- oder spätsystolisch auftreten.

Frühsystolische Austreibungstöne	*Frühsystolische Austreibungstöne* treten kurz nach dem 1. Herzton auf und fallen zeitlich mit der Öffnung der Aorten- und Pulmonalklappen zusammen. Sie sind relativ hochfrequent, haben einen harten, klickartigen Charakter und können mit der Membranglocke des Stethoskops besser gehört werden. Ein Austreibungston weist auf eine Herz-Kreislauf-Erkrankung hin.
	Ein *Aortenaustreibungston* ist über der Herzbasis und der Herzspitze zu hören. Er kann über der Herzspitze lauter sein. Er ändert sich normalerweise nicht mit der Atmung. Ein Aortenaustreibungston kann eine Aortendilatation oder eine Aortenklappenerkrankung wie die angeborene Aortenstenose oder die bikuspidale Klappenanlage begleiten.
	Ein *Pulmonalaustreibungston* ist am besten im 2. und 3. linken Interkostalraum zu hören. Erscheint der 1. Herzton, der normalerweise über diesem Bereich relativ leise ist, laut, hören Sie wahrscheinlich einen Pulmonalaustreibungston. Seine Lautstärke nimmt häufig mit der Inspiration ab. Zu den Ursachen gehören Dilatation der A. pulmonalis, pulmonale Hypertonie und Pulmonalklappenstenose.
Systolische Klicks	*Systolische Klicks* sind gewöhnlich Folge eines *Mitralklappenprolapses* – einer anomalen systolischen Blähung eines Teils der Mitralklappe in den linken Vorhof hinein. Die Klicks treten gewöhnlich mittel- oder spätsystolisch auf. Der Mitralklappenprolaps ist eine häufige Herzerkrankung, von der ungefähr 5 % der Bevölkerung betroffen sind. Er tritt nach heutiger Ansicht bei Frauen und Männern gleich häufig auf. Normalerweise tritt ein einzelner Klick auf, es können aber auch mehrere gehört werden. Ein Klick kann am besten über oder medial der Herzspitze gehört werden, tritt aber auch über der linken Parasternallinie auf. Er ist hochfrequent und am besten mit der Membranglocke zu hören. Dem Klick folgt häufig ein spätsystolisches Geräusch, das gewöhnlich auf eine Mitralinsuffizienz – einen Blutfluß vom linken Ventrikel zum linken Vorhof – zurückzuführen ist. Das Geräusch steigt meist als Crescendo bis zum S₂ an. Systolische Klicks können auch extrakardialen oder mediastinalen Ursprungs sein.
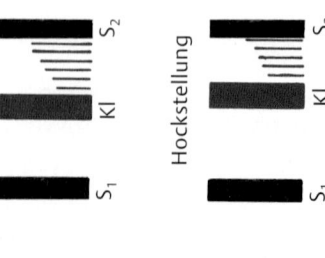	Die auskultatorischen Befunde können beträchtlich schwanken. Bei den meisten Patienten ist nur ein Klick zu hören, bei einigen nur ein Geräusch, bei anderen wiederum beides. Die Befunde variieren zeitlich und ändern sich häufig mit der Körperhaltung. Es werden mehrere Positionen empfohlen, um die Symptome zu identifizieren: liegend, sitzend, in Hockstellung und stehend. Die Hockstellung verzögert den Klick und das Geräusch; beim stehenden Patienten liegen diese näher an S₁.

Tabelle 9.8 Zusätzliche Herztöne während der Diastole

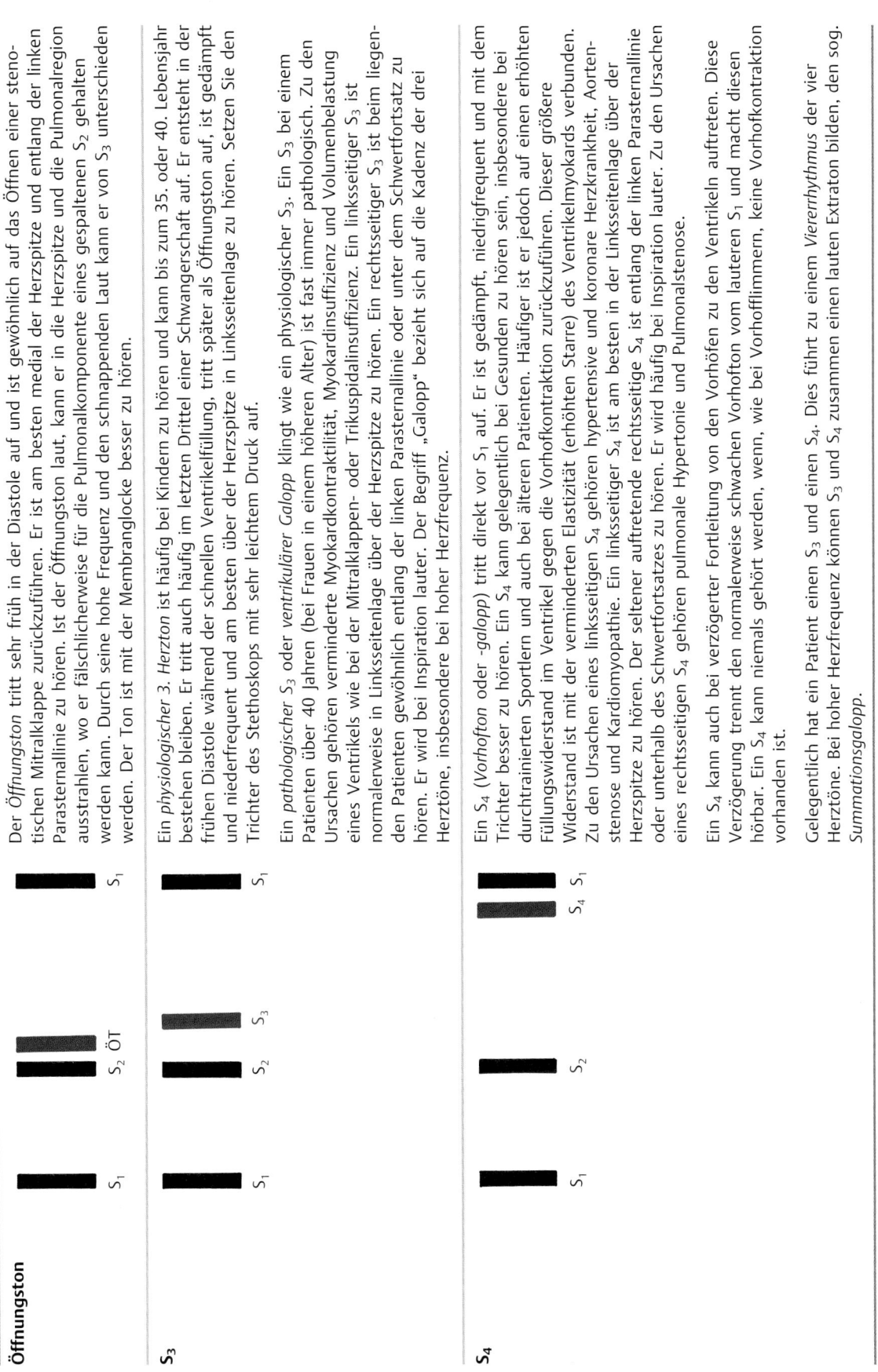

Öffnungston

Der *Öffnungston* tritt sehr früh in der Diastole auf und ist gewöhnlich auf das Öffnen einer stenotischen Mitralklappe zurückzuführen. Er ist am besten medial der Herzspitze und entlang der linken Parasternallinie zu hören. Ist der Öffnungston laut, kann er in die Herzspitze und die Pulmonalregion ausstrahlen, wo er fälschlicherweise für die Pulmonalkomponente eines gespaltenen S_2 gehalten werden kann. Durch seine hohe Frequenz und den schnappenden Laut kann er von S_3 unterschieden werden. Der Ton ist mit der Membranglocke besser zu hören.

S_3

Ein *physiologischer 3. Herzton* ist häufig bei Kindern zu hören und kann bis zum 35. oder 40. Lebensjahr bestehen bleiben. Er tritt auch häufig im letzten Drittel einer Schwangerschaft auf. Er entsteht in der frühen Diastole während der schnellen Ventrikelfüllung, tritt später als Öffnungston auf, ist gedämpft und niederfrequent und am besten über der Herzspitze in Linksseitenlage zu hören. Setzen Sie den Trichter des Stethoskops mit sehr leichtem Druck auf.

Ein *pathologischer S_3* oder *ventrikulärer Galopp* klingt wie ein physiologischer S_3. Ein S_3 bei einem Patienten über 40 Jahren (bei Frauen in einem höheren Alter) ist fast immer pathologisch. Zu den Ursachen gehören verminderte Myokardkontraktilität, Myokardinsuffizienz und Volumenbelastung eines Ventrikels wie bei der Mitralklappen- oder Trikuspidalinsuffizienz. Ein linksseitiger S_3 ist normalerweise in Linksseitenlage über der Herzspitze zu hören. Ein rechtsseitiger S_3 ist beim liegenden Patienten gewöhnlich entlang der linken Parasternallinie oder unter dem Schwertfortsatz zu hören. Er wird bei Inspiration lauter. Der Begriff „Galopp" bezieht sich auf die Kadenz der drei Herztöne, insbesondere bei hoher Herzfrequenz.

S_4

Ein S_4 (*Vorhofton* oder *-galopp*) tritt direkt vor S_1 auf. Er ist gedämpft, niedrigfrequent und mit dem Trichter besser zu hören. Ein S_4 kann gelegentlich bei Gesunden zu hören sein, insbesondere bei durchtrainierten Sportlern und auch bei älteren Patienten. Häufiger ist er jedoch auf einen erhöhten Füllungswiderstand im Ventrikel gegen die Vorhofkontraktion zurückzuführen. Dieser größere Widerstand ist mit der verminderten Elastizität (erhöhten Starre) des Ventrikelmyokards verbunden. Zu den Ursachen eines linksseitigen S_4 gehören hypertensive und koronare Herzkrankheit, Aortenstenose und Kardiomyopathie. Ein linksseitiger S_4 ist am besten in der Linksseitenlage über der Herzspitze zu hören. Der seltener auftretende rechtsseitige S_4 ist entlang der linken Parasternallinie oder unterhalb des Schwertfortsatzes zu hören. Er wird häufig bei Inspiration lauter. Zu den Ursachen eines rechtsseitigen S_4 gehören pulmonale Hypertonie und Pulmonalstenose.

Ein S_4 kann auch bei verzögerter Fortleitung von den Vorhöfen zu den Ventrikeln auftreten. Diese Verzögerung trennt den normalerweise schwachen Vorhofton vom lauteren S_1 und macht diesen hörbar. Ein S_4 kann niemals gehört werden, wenn, wie bei Vorhofflimmern, keine Vorhofkontraktion vorhanden ist.

Gelegentlich hat ein Patient einen S_3 und einen S_4. Dies führt zu einem *Viererrhythmus* der vier Herztöne. Bei hoher Herzfrequenz können S_3 und S_4 zusammen einen lauten Extraton bilden, den sog. *Summationsgalopp*.

Tabelle 9.9 Mittelsystolische Herzgeräusche

Mittelsystolische (Austreibungs-)Geräusche – die häufigsten Herzgeräusche – können entweder (1) *pathologisch* (infolge kardiovaskulärer Anomalien), (2) *physiologisch* (infolge physiologischer Veränderungen im Körper) oder (3) *funktionell* (akzidentell; ohne feststellbare physiologische oder strukturelle Veränderungen) sein. Mittelsystolische Geräusche haben ihren Gipfel meist in der Mitte der Systole und hören gewöhnlich vor S_2 auf. Die Spindelform (Crescendo-Decrescendo) ist nicht immer richtig zu hören, durch die Lücke zwischen dem Geräusch und S_2 können jedoch mittelsystolische von pansystolischen Geräuschen unterschieden werden.

	Entstehungsmechanismus	Geräusch	Begleitsymptome
Funktionelle (akzidentelle) Geräusche 	Funktionelle Geräusche sind auf einen turbulenten Blutfluß zurückzuführen und werden möglicherweise durch die linksventrikuläre Austreibung des Blutes in die Aorta erzeugt. Sie können gelegentlich auch durch Turbulenzen der rechtsventrikulären Austreibungsphase erzeugt werden. Es liegt kein Hinweis auf eine kardiovaskuläre Erkrankung vor. Funktionelle Geräusche sind sehr häufig bei Kindern und jungen Erwachsenen, können aber auch bei älteren Patienten gehört werden.	*Lokalisation.* 2.–4. linker Interkostalraum zwischen der linken Parasternallinie und der Herzspitze *Ausstrahlung.* Gering *Lautstärke.* Grad 1/6–2/6, möglicherweise 3/6 *Tonhöhe.* Mittel *Klangcharakter.* Unterschiedlich *Hinweis.* Nimmt beim Sitzen ab oder verschwindet	Keine: normale Spaltung, keine Austreibungstöne, keine diastolischen Geräusche und keine tastbare Ventrikelvergrößerung. Gelegentlich hat ein Patient funktionelle und andere Geräusche gleichzeitig.
Physiologische Geräusche 	Turbulenzen infolge einer vorübergehenden Erhöhung des Blutflusses erzeugen dieses Geräusch. Zu den prädisponierenden Faktoren gehören Anämie, Schwangerschaft, Fieber und Hyperthyreose.	Ähnlich wie funktionelle Geräusche	Mögliche Anzeichen einer wahrscheinlichen Ursache
Pathologische Geräusche *Pulmonalstenose* 	Die Stenose der Pulmonalklappe behindert den Fluß durch die Klappe und erhöht die Nachlast des rechten Ventrikels. Sie ist angeboren und tritt am häufigsten bei Kindern auf. *Ein pathologisch erhöhter Blutfluß durch die Pulmonalklappe kann dem Geräusch einer Pulmonalstenose ähneln. Das mit einem Vorhofseptumdefekt verbundene systolische Geräusch hat seinen Ursprung in diesem erhöhten Fluß, nicht im Defekt selbst.*	*Lokalisation.* 2. und 3. linker Interkostalraum *Ausstrahlung.* Falls laut, in die linke Schulter und in den Hals, insbesondere auf der linken Seite *Lautstärke.* Leise bis laut; falls laut, mit Schwirren verbunden *Tonhöhe.* Mittel *Klangcharakter.* Oft rauh	Bei schwerer Stenose ist S_2 weit gespalten und P_2 abgeschwächt. Ist P_2 nicht zu hören, ist auch keine Spaltung zu hören. Ein früher pulmonaler Austreibungston ist häufig zu hören. Ein rechtsseitiger S_4 kann vorhanden sein. Der rechtsventrikuläre Impuls ist häufig in der Amplitude erhöht und kann verlängert sein.

Aortenstenose

kann abgeschwächt sein

S₁ ... S₂

Eine signifikante Stenose der Aortenklappe behindert den Blutfluß durch die Klappe, erzeugt Turbulenzen und erhöht die Nachlast im linken Ventrikel. Sie hat angeborene, rheumatische und degenerative Ursachen, und die Befunde können je nach Ursache variieren.

Auch andere Erkrankungen können dem Geräusch einer Aortenstenose ähneln, ohne daß der Blutfluß beeinträchtigt ist:

- *Aortensklerose*, eine Verhärtung der Aortenklappensegel mit zunehmendem Alter
- Eine *bikuspidale Anlage der Aortenklappe*, eine angeborene Erkrankung, die bis ins Erwachsenenalter hinein unentdeckt bleiben kann
- Eine *dilatierte Aorta* wie bei Arteriosklerose, Syphilis oder Marfan-Syndrom
- Ein *pathologisch erhöhter Blutfluß durch die Aortenklappe* während der Systole wie bei der Aorteninsuffizienz

Lokalisation. 2. rechter Interkostalraum

Ausstrahlung. Häufig in den Hals und den linken Sternumrand hinab, sogar bis zur Herzspitze

Lautstärke. Manchmal leise, jedoch häufig laut mit einem Schwirren

Tonhöhe. Mittel; kann an der Herzspitze lauter sein

Klangcharakter. Oft rauh; kann an der Herzspitze musikalischer sein

Hinweis. Am besten beim sitzenden und nach vorne gelehnten Patienten zu hören

A₂ nimmt mit zunehmender Stenose ab. A₂ kann verzögert sein, zusammen mit P₂ einen einzigen Exspirationston bilden oder eine paradoxe Spaltung verursachen. Ein S₄, der auf die verminderte Elastizität des hypertrophierten linken Ventrikels hinweist, kann an der Herzspitze vorhanden sein. Ein Aortenaustreibungston kann auf eine angeborene Ursache hinweisen. Ein anhaltender Herzspitzenstoß deutet auf eine linksventrikuläre Hypertrophie hin. Der Karotispuls kann langsam ansteigen und sich in der Amplitude niedrig anfühlen.

Hypertrophische Kardiomyopathie

S₁ ... S₂

Die massive Hypertrophie der Ventrikelmuskulatur ist mit einer ungewöhnlich schnellen Austreibung des Blutes aus dem linken Ventrikel während der Systole verbunden. Gleichzeitig kann eine Behinderung des Blutflusses vorhanden sein. Eine begleitende Verformung der Mitralklappe kann zu einer Mitralinsuffizienz führen.

Lokalisation. 3. und 4. linker Interkostalraum

Ausstrahlung. Die linke Parasternalregion hinunter zur Herzspitze, evtl. bis zur Basis, jedoch nicht zum Hals hin

Lautstärke. Variabel

Tonhöhe. Mittel

Klangcharakter. Rauh

Hinweis. Nimmt in Hockstellung ab; nimmt beim Pressen zu

Ein S₃ kann vorhanden sein.

Ein S₄ ist häufig an der Herzspitze vorhanden (anders als bei Mitralinsuffizienz).

Der Herzspitzenstoß kann anhaltend sein und zwei tastbare Komponenten aufweisen.

Der Karotispuls steigt schnell an (im Gegensatz zum Puls bei einer Aortenstenose).

Tabelle 9.10 Pansystolische (holosystolische) Herzgeräusche

Pansystolische (holosystolische) Geräusche sind pathologisch. Sie sind zu hören, wenn Blut durch eine Klappe oder eine andere Struktur, die geschlossen sein sollte, aus einer Kammer mit hohem Druck in eine mit niedrigem Druck fließt. Das Geräusch setzt direkt mit S_1 ein und setzt sich bis in S_2 fort.

	Entstehungsmechanismus	Geräusch	Begleitsymptome
Mitralinsuffizienz	Schließt die Mitralklappe in der Systole nicht vollständig, fließt Blut vom linken Ventrikel zum linken Vorhof zurück und verursacht ein Geräusch. Diese Insuffizienz erzeugt eine Volumenbelastung des linken Ventrikels mit nachfolgender Erweiterung und Hypertrophie. Die Erkrankung wird durch mehrere strukturelle Anomalien verursacht und die Befunde variieren dementsprechend.	*Lokalisation.* Herzspitze. *Ausstrahlung.* Bis in die linke Axilla, seltener bis zum linken Sternumrand. *Lautstärke.* Leise bis laut; falls laut, mit einem Schwirren am Apex verbunden. *Tonhöhe.* Mittel bis hoch. *Klangcharakter.* Hauchend. *Hinweis.* Im Gegensatz zum Geräusch einer Trikuspidalinsuffizienz wird es bei Inspiration nicht lauter.	S_1 ist häufig abgeschwächt. Ein apikaler S_3 zeigt eine Volumenbelastung des linken Ventrikels an. Der Herzspitzenstoß ist in der Amplitude erhöht und kann verlängert sein.
Trikuspidalinsuffizienz	Schließt die Trikuspidalklappe in der Systole nicht vollständig, fließt Blut vom rechten Ventrikel zum rechten Vorhof zurück und erzeugt ein Geräusch. Die häufigste Ursache ist die Rechtsherzinsuffizienz und -dilatation mit nachfolgender Erweiterung der Trikuspidalöffnung. Ursächlich hierfür sind entweder eine pulmonale Hypertonie oder eine Linksherzinsuffizienz.	*Lokalisation.* Unterer linker Sternumrand. *Ausstrahlung.* Bis zur rechten Seite des Sternums in den Bereich des Schwertfortsatzes und evtl. bis zur linken Medioklavikularlinie, jedoch nicht in die Axilla. *Lautstärke.* Variabel. *Tonhöhe.* Mittel. *Klangcharakter.* Hauchend. *Hinweis.* Im Gegensatz zum Geräusch einer Mitralinsuffizienz kann sich die Lautstärke leicht mit der Inspiration verändern.	Der rechte Ventrikelimpuls ist in der Amplitude erhöht und kann verlängert sein. Ein S_3 kann entlang der linken Parasternalregion zu hören sein. Der Jugularvenendruck ist oft erhöht, und große v-Wellen können in den Vv. jugulares beobachtet werden.
Ventrikelseptumdefekt	Ein Ventrikelseptumdefekt ist eine angeborene Anomalie, bei der das Blut aus dem linken Ventrikel mit relativ hohem Druck durch ein Loch in den rechten Ventrikel mit niedrigem Druck fließt. Der Defekt kann von anderen Anomalien begleitet sein, hier ist jedoch eine unkomplizierte Veränderung beschrieben.	*Lokalisation.* 3.–5. linker Interkostalraum. *Ausstrahlung.* Häufig weit ausstrahlend. *Lautstärke.* Häufig sehr laut, mit einem Schwirren. *Tonhöhe.* Hoch. *Klangcharakter.* Häufig rauh ("Preßstrahlgeräusch").	A_2 kann durch das laute Geräusch überdeckt sein. Die Befunde variieren mit der Schwere des Defekts und mit begleitenden Veränderungen.

Tabelle 9.11 Diastolische Herzgeräusche

Diastolische Geräusche weisen fast immer auf eine Herzerkrankung hin. Sie lassen sich in zwei Grundtypen unterteilen: *Frühdiastolische Decrescendo-Geräusche* weisen auf einen Rückfluß durch eine insuffiziente Semilunarklappe, am häufigsten die Aortenklappe, hin. *Rumpelnde mittel- oder spätdiastolische Geräusche* weisen auf eine Stenose einer atrioventrikulären Klappe, am häufigsten der Mitralklappe, hin.

	Entstehungsmechanismus	Geräusch	Begleitsymptome
Aorteninsuffizienz	Die Segel der Aortenklappe schließen während der Diastole nicht vollständig, und Blut fließt von der Aorta in den linken Ventrikel zurück. Eine Volumenbelastung des linken Ventrikels ist die Folge. Zwei weitere Geräusche können auftreten: (1) ein mittelsystolisches Geräusch infolge des resultierenden erhöhten Vorwärtsflusses durch die Aortenklappe und (2) ein diastolisches Mitralgeräusch (*Austin-Flint-Geräusch*). Letzteres ist auf die diastolische Behinderung des vorderen Mitralsegels durch den Rückfluß zurückzuführen.	*Lokalisation.* 2.–4. linker Interkostalraum *Ausstrahlung.* Falls laut, bis zur Herzspitze, evtl. bis zum rechten Sternumrand *Lautstärke.* Grad 1/6–3/6 *Tonhöhe.* Hoch. Verwenden Sie die Membranglocke. *Klangcharakter.* Hauchend, kann mit Atemgeräuschen verwechselt werden *Hinweis.* Das Geräusch läßt sich am besten hören, wenn der Patient sitzt und bei der Exspiration kurz den Atem anhält.	Ein Austreibungston kann vorhanden sein. Ein evtl. S_3 oder S_4 weist auf schwere Insuffizienz hin. Zu den fortschreitenden Veränderungen des Herzspitzenstoßes gehören eine erhöhte Amplitude, die Verlagerung zur Seite und nach unten, ein vergrößerter Durchmesser und eine längere Dauer. Der Pulsdruck erhöht sich und die arteriellen Pulse sind häufig groß und schleudernd (Pulsus celer et alternans, „Wasserhammerpuls"). Ein mittelsystolisches Flußgeräusch oder ein Austin-Flint-Geräusch weisen auf einen starken Rückfluß hin.
Mitralstenose	Wenn sich die Segel der Mitralklappe infolge der Auswirkungen eines rheumatischen Fiebers verdicken, verhärten und verformen, öffnet die Klappe in der Diastole nur unzureichend. Das resultierende Geräusch hat zwei Komponenten: (1) mitteldiastolisch (während der schnellen Ventrikelfüllung) und (2) präsystolisch (während der Vorhofkontraktion). Letzteres verschwindet bei Entwicklung eines Vorhofflimmerns, so daß nur ein mitteldiastolisches Rumpeln verbleibt.	*Lokalisation.* Gewöhnlich auf die Herzspitze beschränkt *Ausstrahlung.* Wenig oder gar nicht *Lautstärke.* Grad 1/6–4/6 *Tonhöhe.* Niedrig. Verwenden Sie den Trichter. *Hinweis.* Das Geräusch wird hörbar, wenn Sie den Trichter direkt auf die Herzspitze setzen, den Patienten in die Linksseitenlage drehen oder der Patient sich etwas körperlich anstrengt. Es ist beim Ausatmen besser zu hören.	S_1 ist akzentuiert und evtl. an der Herzspitze palpabel. Ein Öffnungston (ÖT) folgt häufig auf S_2 und leitet das Geräusch ein. Entwickelt sich eine pulmonale Hypertonie, ist P_2 akzentuiert und der rechtsventrikuläre Impuls wird tastbar. Mitralinsuffizienz und eine Erkrankung der Aortenklappe können eine Mitralstenose begleiten.

← akzentuiert

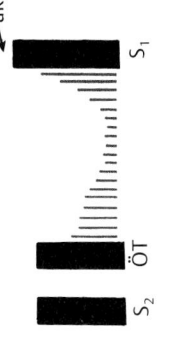

331

Tabelle 9.12 Kardiovaskuläre Geräusche mit systolischen und diastolischen Komponenten

Einige kardiovaskuläre Geräusche beschränken sich nicht nur auf einen Teil des Herzzyklus. Drei Beispiele hierfür sind: (1) ein Perikardreiben infolge einer Entzündung des Perikardsacks, (2) ein offener Ductus arteriosus, eine angeborene Anomalie, bei der die zwischen Aorta und A. pulmonalis ein offener Kanal verbleibt, und (3) das Nonnensausen, ein physiologischer Ton infolge des turbulenten Blutstroms in den Vv. jugulares (häufig bei Kindern). Ihre Charakteristika sind einander im folgenden gegenübergestellt. Der Begriff *kontinuierliches Geräusch* ist als ein Geräusch definiert, das in der Systole einsetzt und sich über den 2. Herzton in die Diastole fortsetzt. Es muß nicht die gesamte Diastole über andauern. Das Geräusch eines offenen Ductus arteriosus kann somit als kontinuierlich bezeichnet werden.

	Perikardreiben	Offener Ductus arteriosus (Persistierender Ductus arteriosus *Botalli*)	Nonnensausen
	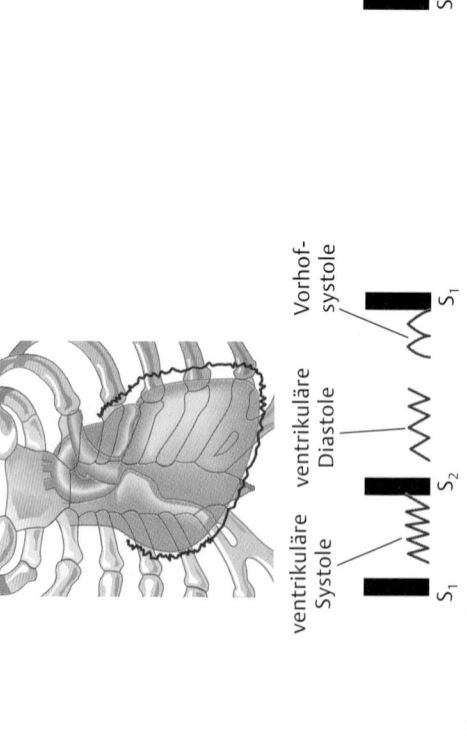		
Zeitliches Auftreten	Kann drei kurze Komponenten aufweisen, die jeweils mit einer Herzbewegung in Zusammenhang stehen: (1) Vorhofsystole, (2) ventrikuläre Systole und (3) ventrikuläre Diastole. Normalerweise sind die ersten beiden Komponenten vorhanden. Sind alle drei Komponenten vorhanden, ist die Diagnose leicht. Ist nur eine Komponente vorhanden (gewöhnlich die systolische), kann diese mit einem Geräusch verwechselt werden.	Kontinuierliches Geräusch in Systole und Diastole, häufig mit einer Pause in der Spätdiastole. Ist in der Spätsystole am lautesten, überdeckt S_2 und verschwindet allmählich in der Diastole.	Kontinuierliches Geräusch ohne Pause. Am lautesten in der Diastole.
Lokalisation	Variabel, jedoch gewöhnlich am besten im 3. Interkostalraum links parasternal hörbar	Linker 2. Interkostalraum	Über dem mittleren Drittel des Schlüsselbeins, insbesondere rechts
Ausstrahlung	Wenig	Zum linken Schlüsselbein hin	1. und 2. Interkostalraum
Lautstärke	Variabel. Kann sich erhöhen, wenn der Patient sich nach vorne lehnt und ausatmet	Gewöhnlich laut, manchmal mit einem Schwirren verbunden	Leise bis mittel. Kann durch Druck auf die Vv. jugulares unterbunden werden
Klangcharakter	Kratzend, schabend	Rauh, maschinenähnlich („Maschinengeräusch")	Summend, sausend
Tonhöhe	Hoch (mit der Membranglocke besser zu hören)	Mittel	Niedrig (am besten mit dem Trichter zu hören)

Brust und Axillae

Kapitel 10

Anatomie und Physiologie

Die weibliche Brust (Mamma) befindet sich zwischen der 2. und 6. Rippe sowie zwischen dem Sternumrand und der mittleren Axillarlinie (Linea axillaris mediana). Ihre Rückseite liegt über dem M. pectoralis major und dem M. serratus anterior.

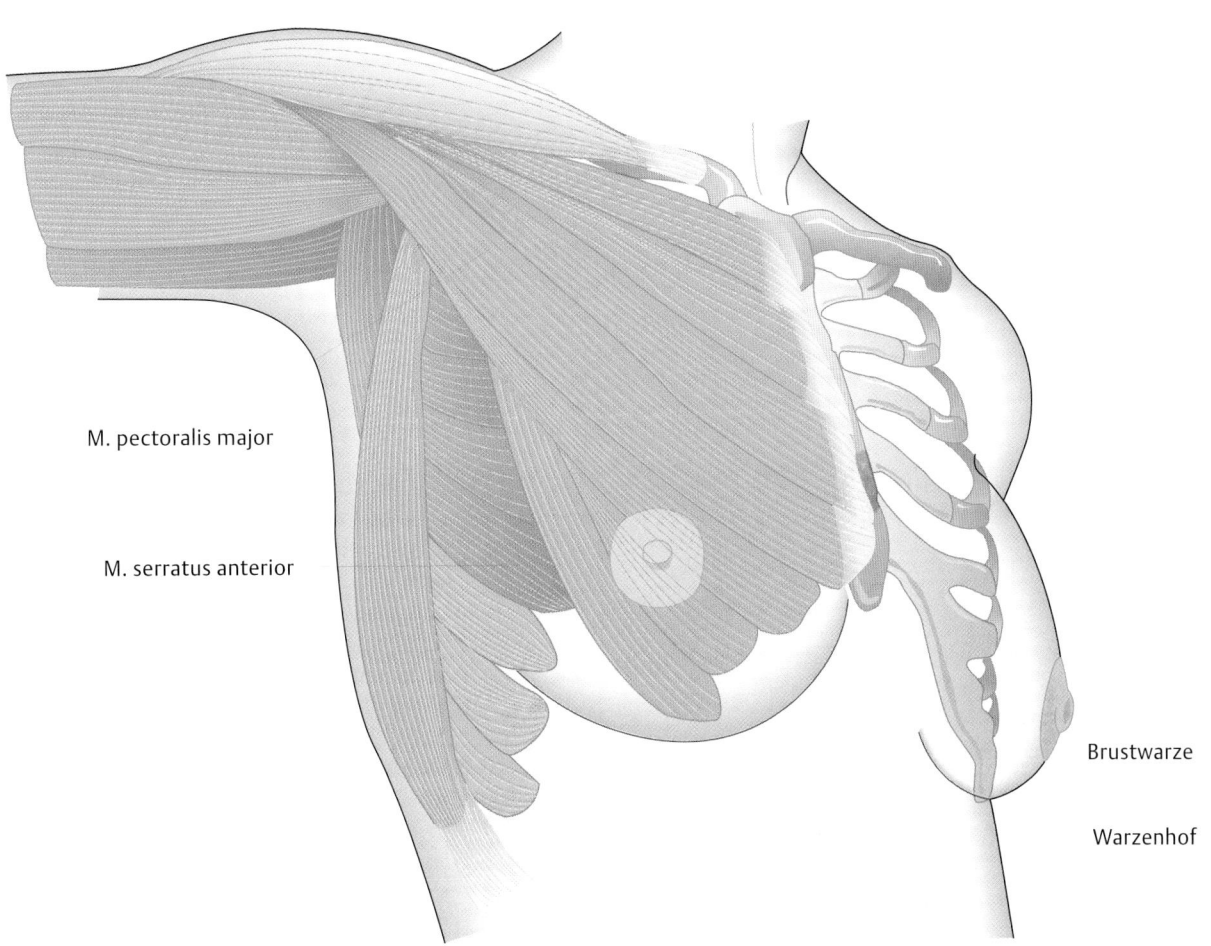

M. pectoralis major

M. serratus anterior

Brustwarze

Warzenhof

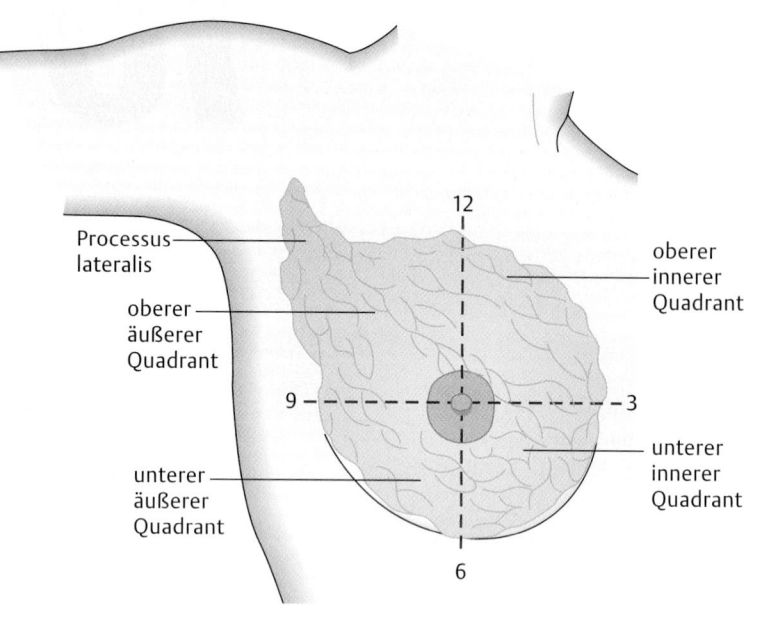

Zur Beschreibung klinischer Befunde wird die Brust häufig durch eine horizontale und eine vertikale Linie, die sich an der Brustwarze kreuzen, in vier Quadranten unterteilt. Der Achselfortsatz der Brustdrüse (Processus lateralis) erstreckt sich bis in die vordere Achselfalte. Alternativ können die Befunde auch durch die „Uhrzeit" (z. B. 3 Uhr) und den Abstand in Zentimetern von der Brustwarze beschrieben werden.

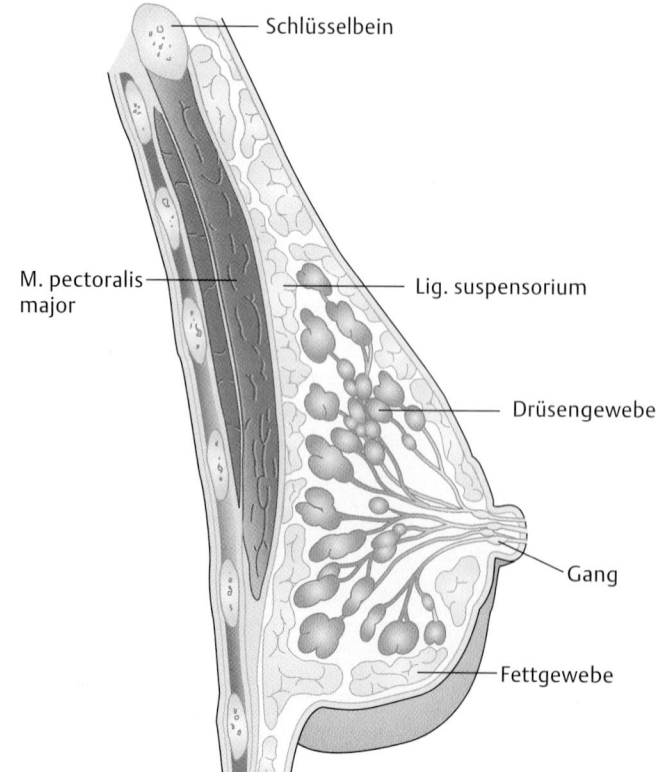

Die Brust besteht aus hormonempfindlichem Gewebe, das sich im Verlauf des Menstruationszyklus und mit zunehmendem Alter verändert. Das Drüsengewebe aus *tubuloalveolären Drüsen* und *Ausführungsgängen* bildet 15–20 durch Septen voneinander getrennte Lappen. Jeder Lappen mündet in einen *Milchgang* (Ductus lactiferus) mit einem erweiterten Abschnitt (*Milchsäckchen* oder Sinus lactiferus), dessen Öffnung auf der Brustwarze liegt. *Bindegewebe* stützt die Brust in Form fibröser Bänder oder Lig. suspensoria, die mit der Haut und den unter der Brust liegenden Faszien verbunden sind. *Fettgewebe* umgibt die Brust und überwiegt sowohl an der Oberfläche als auch in der Peripherie. Die Anteile dieser Komponenten variieren abhängig von Alter, allgemeinem Ernährungszustand, Vorliegen einer Schwangerschaft und anderen Faktoren.

Der Warzenhof weist kleine runde Erhebungen auf, in die Talgdrüsen (*Montgomery-Drüsen*), Schweißdrüsen und zusätzliche Glandulae areolares münden. Häufig finden sich Haare auf der Areola.

Die Brustwarze und die Areola haben einen hohen Anteil an glattem Muskelgewebe, das sich beim Stillen kontrahiert, um Milch aus dem Gangsystem zu pressen. Die intensive sensible Innervation, insbesondere der Brustwarze, bewirkt beim Saugen eine neurohormonelle Stimulation, die das Einschießen der Milch auslöst. Bei Berührung dieses Bereichs wird die Brustwarze kleiner, fester und richtet sich auf, während die Areola runzlig und faltig wird. Diese normalen Reflexe des glatten Muskelgewebes dürfen nicht mit Symptomen einer Brusterkrankung verwechselt werden.

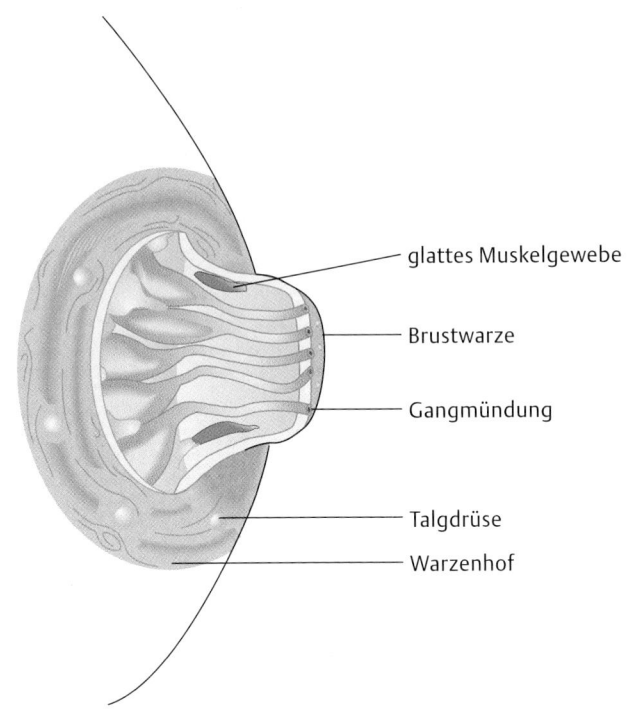

glattes Muskelgewebe

Brustwarze

Gangmündung

Talgdrüse

Warzenhof

Gelegentlich finden sich eine oder zwei zusätzliche akzessorische Brüste entlang der „Milchleiste", wie in der Abbildung gezeigt. Sie sind am häufigsten in der Axilla oder direkt unterhalb der normalen Brust lokalisiert. Gewöhnlich sind nur eine kleine Brustwarze und eine kleine Areola vorhanden, die häufig mit einem Leberfleck verwechselt werden. Drüsengewebe kann vorhanden sein. Eine akzessorische Brust hat keine pathologische Bedeutung.

Die männliche Brust besteht hauptsächlich aus einer kleinen Brustwarze und einer Areola. Diese liegen über einer dünnen Schicht unterentwickelten Brustgewebes, das sich klinisch evtl. nicht vom umgebenden Gewebe unterscheiden läßt. Bei ungefähr einem Drittel der Männer wird eine knopfartige Struktur von 2 oder mehr Zentimetern Durchmesser beschrieben. Die Grenzen des Normalen sind hier noch nicht klar festgelegt.

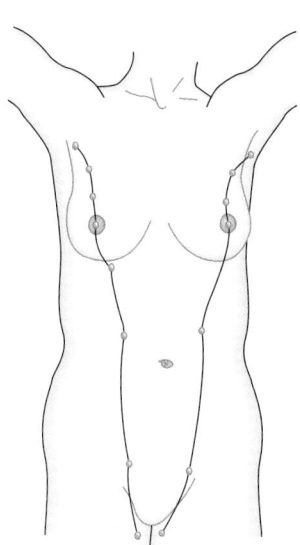

Altersabhängige Veränderungen

Adoleszenz. Die Entwicklung der weiblichen Brust beginnt in der Pubertät. Die präpubertäre Brust besteht aus einer kleinen erhabenen Brustwarze ohne Wölbung des darunterliegenden Brustgewebes. Im Alter von 8–13 Jahren (durchschnittlich 11 Jahre) bilden sich die sekundären Geschlechtsmerkmale aus: Brustknospen erscheinen, und eine weitere Vergrößerung der Brust und der

Areola können folgen. Die fünf Stadien der Brustentwicklung nach Tanner sind im folgenden abgebildet.

Stadien der Brustentwicklung

Stadium 1
Präpubertär. Nur Erhebung der Brustwarze

Stadium 2	**Stadium 3**
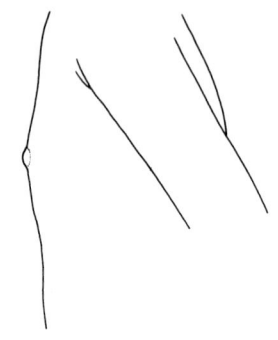	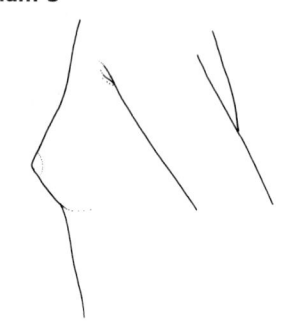
Brustknospenstadium. Erhebung der Brust und Brustwarze als kleiner Hügel. Vergrößerung des Durchmessers der Areola.	Weitere Vergrößerung und Vorwölbung von Brust und Areola, ohne Trennung ihrer Konturen.

Stadium 4	**Stadium 5**
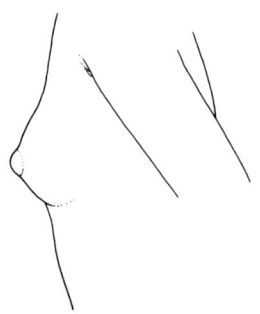	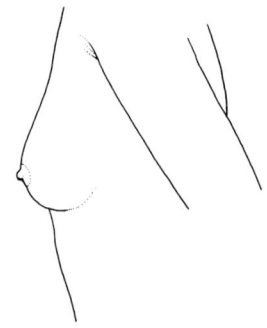
Erhebung der Areola und der Brustwarze, die eine sekundäre Vorwölbung über der Brust bilden.	Reife Brust. Nur Vorwölbung der Brustwarze. Die Areola ist wieder in die allgemeinen Konturen der Brust übergegangen (bei manchen gesunden Mädchen kann die Areola jedoch weiterhin eine zweite Vorwölbung bilden).

(Illustrationen mit freundlicher Genehmigung von W.A. Daniel, Jr., Division of Adolescent Medicine, University of Alabama, Birmingham)

Gleichzeitig erscheint das Schamhaar, dessen Verteilungsmuster auf S. 408 dargestellt ist. Anhand dieser beiden entwicklungsbedingten Veränderungen – an Brust und Schamhaar – lassen sich Wachstum und sexuelle Entwicklung, die jedoch nicht unbedingt synchron ablaufen müssen, beurteilen. Die Entwicklung von Stadium 2 bis Stadium 5 dauert in der Regel 3 Jahre, mit einer Spanne von 1,5–6 Jahren. Das Achselhaar wird gewöhnlich ungefähr 2 Jahre nach den Schamhaaren sichtbar.

Die Menarche setzt normalerweise ein, wenn sich die Brust im Entwicklungsstadium 3 oder 4 befindet. Zu diesem Zeitpunkt haben Mädchen in der Regel den Höhepunkt des pubertären Wachstumsschubs erreicht. Das weitere Wachstum geht langsamer voran. Die Beziehung zwischen Menarche einerseits und Brustentwicklung und Wachstum andererseits ist hilfreich bei der Beratung von Mädchen, die darüber besorgt sind, daß sie zu groß werden oder daß ihre Menarche zu spät einsetzt. Die normale Reihenfolge dieser Veränderungen ist in der folgenden Abbildung zusammengefaßt.

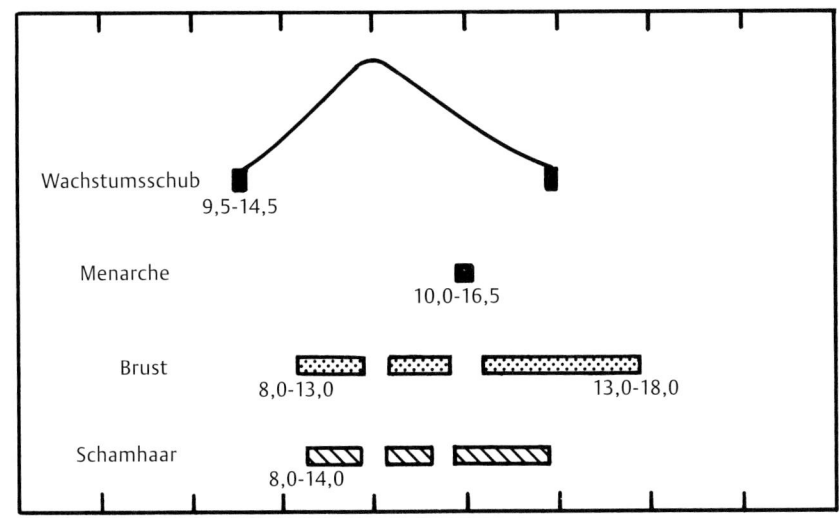

Alter in Jahren

Die Ziffern unter den Balken geben den Altersbereich an, in dem die Veränderungen eintreten. (Nach: Marshall WA, Tanner JM: Variations in the pattern of pubertal changes in boys. Arch Dis Child 45:22, 1970)

Die Angaben von Tanner basieren auf Untersuchungen bei weißen, englischen Mädchen. Nach amerikanischen Studien entwickeln schwarze Mädchen die sekundären Geschlechtsmerkmale früher als weiße Mädchen. Bei schwarzen Mädchen erscheinen auch die Achselhaare früher als bei weißen Mädchen, manchmal sogar vor dem Schamhaar. Diese Unterschiede, wie auch die relativ feine, spärliche Schambehaarung bei asiatischen Frauen, zeigen, daß bei der Beurteilung nach Gruppennormen mit Bedacht vorzugehen ist.

Bei ungefähr einem Zwölftel der Mädchen entwickeln sich die Brüste unterschiedlich schnell, was zu einer merklichen Asymmetrie führen kann. Diese Asymmetrie ist gewöhnlich vorübergehend, und wenn keine sehr großen Unterschiede vorliegen, kann man die Patientin beruhigen.

Erwachsenenalter. Die normale adulte Brust ist weich, kann sich aber auch granulär, nodulär oder knotig anfühlen. Diese unregelmäßige Struktur ist normal und kann als physiologisch nodulär bezeichnet werden. Das Phänomen tritt häufig beidseitig auf. Die Nodularität kann die gesamte Brust oder nur bestimmte Abschnitte betreffen. Sie kann sich prämenstruell verstärken – zu diesem Zeitpunkt vergrößert sich die Brust häufig und wird empfindlicher oder schmerzt sogar. Brustveränderungen während der Schwangerschaft sind auf S. 431 f beschrieben.

Brustentwicklung im Alter. Bei älteren Frauen wird die Brust kleiner, da das Drüsengewebe atrophiert und durch Fettgewebe ersetzt wird. Obwohl der Anteil des Fettgewebes proportional steigt, kann es insgesamt trotzdem weniger werden. Die Brust wird häufig schlaff und hängt tiefer am Thorax, wie auf S. 139 zu sehen ist. Die Milchgänge um die Brustwarze lassen sich besser als faserige Stränge tasten. Das Achselhaar nimmt ab.

Männliche Adoleszenz. Ungefähr 2 von 3 adoleszenten Jungen entwickeln eine *Gynäkomastie* – eine beidseitige Brustvergrößerung. Sie ist gewöhnlich nicht sehr ausgeprägt, eine offensichtliche Vergrößerung kann für die Betroffenen jedoch peinlich sein. Die pubertäre Gynäkomastie bildet sich gewöhnlich innerhalb von 1-2 Jahren wieder spontan zurück.

Lymphsystem

Die meisten Lymphgefäße der Brust münden in die Axillarregion. Von den axillaren Lymphknoten sind die zentralen Lymphknoten am häufigsten zu tasten. Sie liegen entlang der Thoraxwand, gewöhnlich hoch in der Axilla und in der Mitte zwischen der vorderen und hinteren Achselfalte. Die Gefäße dreier weiterer Lymphknotengruppen, die selten palpabel sind, führen die Lymphe in diese Lymphknoten:

1. Die pektoralen (anterioren) Lymphknoten, die entlang des unteren Rands des M. pectoralis major in der vorderen Achselfalte liegen. Sie erhalten Lymphe aus der vorderen Thoraxwand und einem Großteil der Brust.
2. Die subskapularen (posterioren) Lymphknoten liegen entlang des seitlichen Randes des Schulterblatts und sind tief in der hinteren Achselfalte zu tasten. Sie erhalten Lymphe aus der hinteren Thoraxwand und einem Teil des Arms.
3. Die lateralen Lymphknoten liegen entlang dem oberen Humerus und sind der Filter für die Lymphe aus dem Großteil des Arms.

Die Lymphe fließt von den zentralen axillaren Lymphknoten in die infraklavikularen und supraklavikularen Lymphknoten.

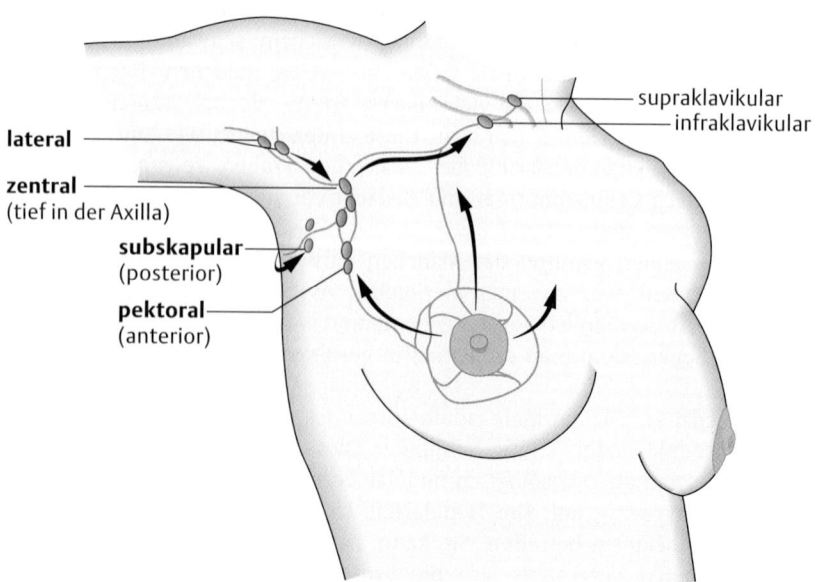

Die Pfeile geben die Fließrichtung der Lymphe an.

Nicht alle Lymphgefäße der Brust drainieren in die Axillae. Maligne Zellen eines Brustkrebses können direkt in die infraklavikularen Lymphknoten oder in tiefe Kanäle im Thorax metastasieren.

Untersuchungstechniken

Weibliche Brust

Allgemeine Vorgehensweise

Frauen und Mädchen sehen einer Brustuntersuchung häufig besorgt entgegen und haben Angst vor dem, was der Arzt entdecken könnte. Beruhigen Sie die Patientin und seien Sie bei Ihrer Untersuchung höflich und vorsichtig. Erklären Sie der Patientin, wie Sie ihre Brust untersuchen werden. Dies könnte auch ein guter Zeitpunkt für die Frage sein, ob sie Knoten oder andere Auffälligkeiten bemerkt hat und ob sie jeden Monat eine Selbstuntersuchung durchführt. Wenn die Patientin mit der Selbstuntersuchung nicht vertraut ist, sollten Sie ihr zeigen, wie sie ihre Brüste selbst untersuchen kann und ihr dabei helfen, die einzelnen Untersuchungsschritte zu wiederholen.

Eine umfassende Untersuchung erfordert die vollständige Entblößung der Brust, später in der Untersuchung können Sie jedoch eine Brust abdecken, während Sie die andere palpieren. Da die Brust vor der Menstruation meist anschwillt und knotiger wird, sollte sie eine oder zwei Wochen nach Einsetzen der Menstruation untersucht werden. Wenn Sie verdächtige Knoten in der prämenstruellen Phase feststellen, setzen Sie einen neuen Untersuchungstermin für einen späteren Zeitpunkt an.

Inspektion

Inspizieren Sie die Brust und die Brustwarzen, während die Patientin mit entblößtem Oberkörper vor Ihnen sitzt. Eine gründliche Untersuchung der Brust umfaßt eine sorgfältige Inspektion auf Hautveränderungen, Symmetrie, Konturen und Einziehungen in vier Haltungen: Arme seitlich herabhängend, Arme über dem Kopf, Hände in die Hüften gestemmt und Oberkörper nach vorne gebeugt.

Arme seitlich herabhängend. Achten Sie auf die unten aufgeführten klinischen Merkmale.

Inspizieren Sie die Brust. Achten Sie auf:

- Das Aussehen der Haut, einschließlich

  - Farbe

  - Verdickung der Haut und ungewöhnlich vergröberte Poren, die einen Lymphstau begleiten können.

- Die *Größe und Symmetrie der Brüste.* Ein kleiner Unterschied zwischen den Brüsten, einschließlich der Areolae, kommt häufig vor und ist gewöhnlich nicht krankhaft, wie in der folgenden Abbildung dargestellt.

- Die *Konturen der Brust.* Achten Sie auf Veränderungen wie Vorwölbungen, Einziehungen oder Abflachungen. Vergleichen Sie beide Brüste miteinander.

Risikofaktoren für Brustkrebs sind höheres Alter, vorheriges Karzinom in der anderen Brust, eine Mutter oder Schwester, die Brustkrebs hatte, frühe Menarche, späte oder keine Schwangerschaft, späte Menopause und Exposition mit ionisierender Strahlung.

Eine Rötung tritt infolge einer lokalen Entzündung oder eines entzündlichen Karzinoms auf.

Eine Verdickung und vergröberte Poren weisen auf Brustkrebs hin.

Die Abflachung einer normalerweise konvexen Brust (s. u.) weist auf Brustkrebs hin, s. Tab. 10.1 (S. 352).

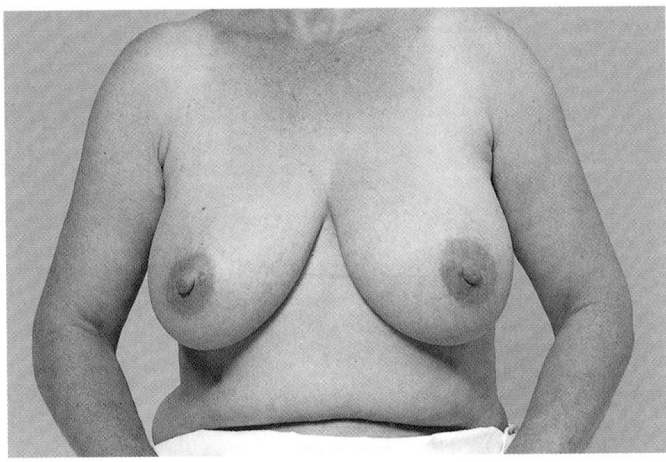

Arme seitlich

■ Inspizieren Sie die Brustwarzen. Achten Sie auf:

– Ihre Größe und Form. Gelegentlich kann eine Brustwarze eingezogen sein –
sie liegt dann unterhalb
der Areolaroberfläche und
ist manchmal von Falten
aus der Haut des Warzenhofs umgeben, wie in der
Abbildung gezeigt. Hohl-
oder Schlupfwarzen (Inversion der Brustwarze) stellen häufig eine physiologische Variante dar. Mit Ausnahme von möglichen
Schwierigkeiten beim Stillen eines Kindes besitzen
sie keine klinische Bedeutung.

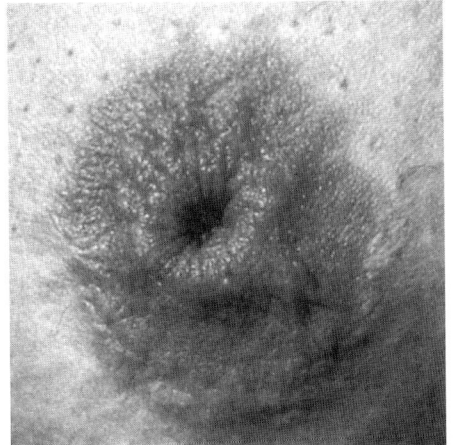

Hohlwarze

Eine neu auftretende und anhaltende
Abflachung oder Einsenkung der
Brustwarze weist auf eine eingezogene
Warze hin, die auch verbreitert und
verdickt sein kann. Sie kann ein Hinweis auf ein darunterliegendes Karzinom sein.

– Die Richtung, in die die Brustwarzen weisen (normalerweise nach außen
und häufig nach unten)

Unterschiedliche Richtungen der
Brustwarzen deuten auf ein darunterliegendes Karzinom hin.

– Hautausschläge oder Ulzerationen

Paget-Krankheit (S. 352).

– Absonderungen

Bestimmen Sie bei der Untersuchung eines adoleszenten Mädchens die Brustentwicklung anhand der Entwicklungsstadien nach Tanner, wie auf S. 336
beschrieben. Da sich ein adoleszentes Mädchen häufig Sorgen über seine Brust
macht, sagen Sie ihm, daß es sich normal entwickelt (falls dies der Fall ist),
und zeigen Sie ihm die normale Entwicklungsabfolge anhand von Abbildungen.
Die Entwicklung des Schamhaars wird in einer späteren Phase der Untersuchung
getrennt bewertet.

Arme über dem Kopf; Hände in die Hüften gestemmt. Um Dellen oder Einziehungen, die ansonsten übersehen werden könnten, sichtbar zu machen, bitten
Sie die Patientin, ihre Arme über den Kopf zu heben und anschließend ihre

Dellen oder Einziehungen der Brust in
einer dieser Positionen weisen auf
ein darunterliegendes Karzinom hin.

341

Wenn ein Karzinom oder seine Faserstränge in die Haut oder die Muskel-
faszien eingewachsen sind, kann die
Haut durch die Kontraktion des M.
pectoralis nach innen gezogen werden
und sichtbare Dellen oder Einziehungen verursachen.

Gelegentlich können diese Symptome
mit gutartigen Veränderungen wie
einer posttraumatischen Fettgewebs-
nekrose oder Plasmazellmastitis einhergehen. Sie sind jedoch immer mit
größter Sorgfalt zu beurteilen.

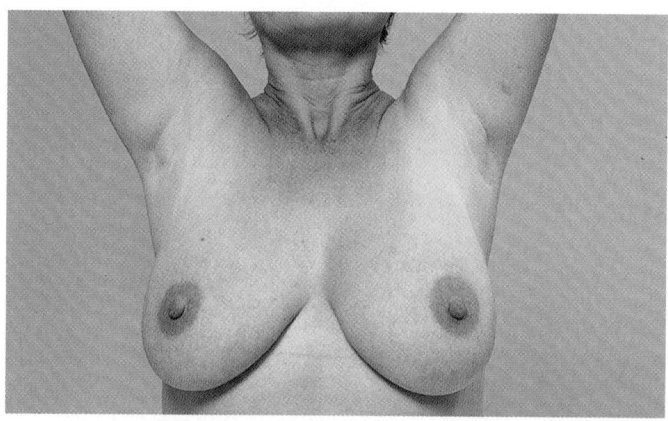

Arme über dem Kopf verschränkt

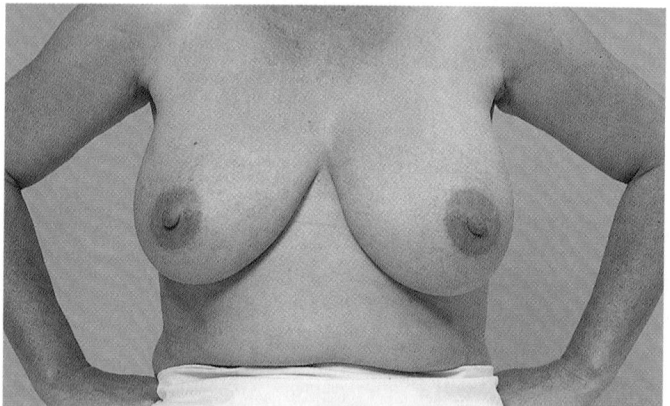

Hände in die Hüften gestemmt

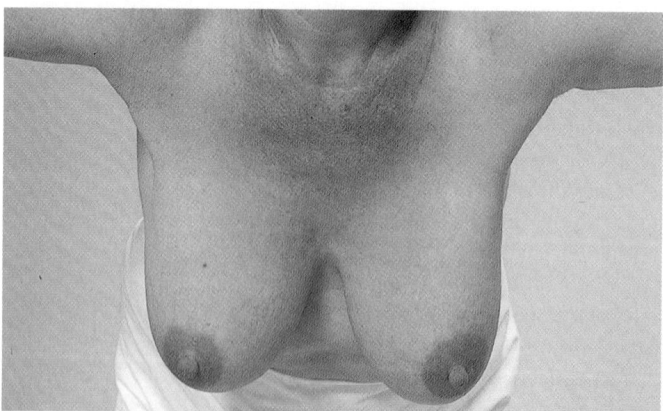

Nach vorne gelehnt

Hände in die Hüften zu stemmen, so daß sich die Mm. pectorales kontrahieren.
Untersuchen Sie die Brustkonturen sehr sorgfältig.

In dieser Position wird eine ansonsten
nicht sichtbare Asymmetrie der Brüste
oder Brustwarze sichtbar. Eine Einziehung von Brustwarze und Areola weist
auf ein darunterliegendes Karzinom
hin, s. Tab. 10.**1**, S. 352.

Oberkörper nach vorne gelehnt. Bei großer oder tiefhängender Brust kann eine
vierte Position hilfreich sein. Bitten Sie die Patientin, aufzustehen und sich auf
die Rückenlehne eines Stuhls oder auf Ihre Hände zu stützen und nach vorne
zu lehnen.

Palpation

Brust. Bitten Sie die Patientin, sich hinzulegen. Legen Sie, außer bei kleiner Brust, auf der zu untersuchenden Seite ein kleines Kissen unter die Schulter der Patientin. Bitten Sie die Patientin, ihren Arm hinter den Kopf zu legen. So liegt die Brust gleichmäßiger über dem Thorax, und Knoten können leichter gefunden werden.

Legen Sie Ihre Finger flach auf die Brust und drücken Sie das Brustgewebe in einer kreisenden Bewegung gegen die Thoraxwand. Um die tieferen Gewebeschichten einer großen Brust zu erreichen, müssen Sie fester drücken. Gehen Sie systematisch vor und untersuchen Sie die gesamte Brust, einschließlich der Peripherie, dem Processus lateralis und der Areola.

Wenn Sie sehr fest auf die Brust drücken, können Sie eine normale Rippe mit einem harten Brusttumor verwechseln.

Knoten im Processus lateralis der Brust werden manchmal mit vergrößerten axillaren Lymphknoten (und umgekehrt) verwechselt.

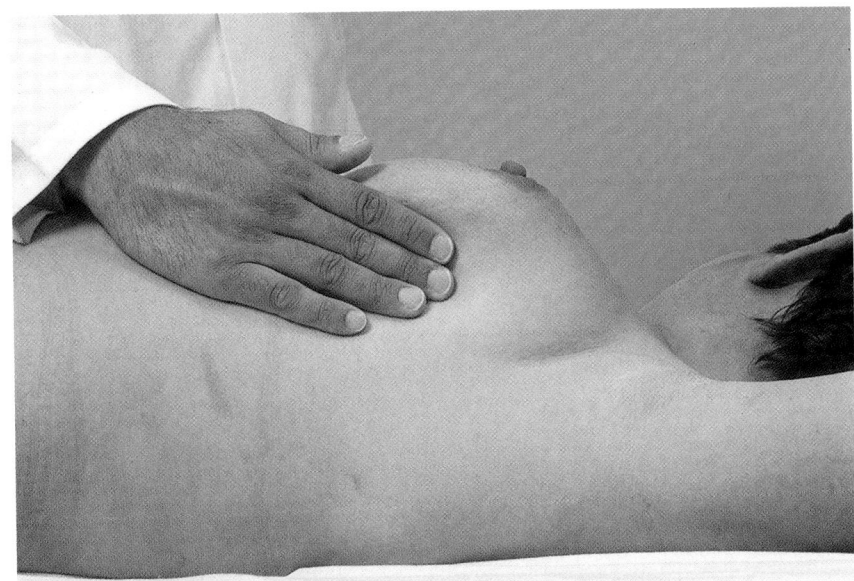

Palpieren Sie die gesamte Brust vom Schlüsselbein bis zur submammären Falte, von der Medianlinie bis zur posterioren Axillarlinie und bis in die Achselhöhlen, um den Processus lateralis zu tasten. Palpieren Sie dazu in konzentrischen Kreisen, entlang paralleler Linien oder nach der Zifferblattmethode. Achten Sie sorgfältig auf:

- Die *Konsistenz des Gewebes.* Die normale Konsistenz variiert erheblich, da sie zum Teil vom Verhältnis weiches Fettgewebe zu festerem Drüsengewebe abhängt. Eine physiologische Nodularität kann vorhanden sein und sich prämenstruell verstärken. Insbesondere bei großen Brüsten ist manchmal entlang dem unteren Brustrand ein fester, quer verlaufender Strang komprimierten Gewebes vorhanden. Dies ist ein normaler submammärer Strang und kein Tumor.
- *Empfindlichkeit* bei prämenstruellem Schweregefühl.

Druckschmerzhafte Stränge sind ein Hinweis auf eine *Plasmazellmastitis*, eine gutartige, aber manchmal schmerzhafte Erkrankung mit Erweiterung und Entzündung der Gänge. Raumforderungen können vorhanden sein.

S. Tab. 10.**2** (S. 353).

■ *Knoten.* Tasten Sie sorgfältig nach Knoten oder Tumoren, die sich in der Größe oder qualitativ vom restlichen Brustgewebe unterscheiden. Diese werden auch dominante Tumoren genannt und können auf eine pathologische Veränderung hinweisen, die eine Untersuchung durch Mammographie, Aspiration oder Biopsie erfordern kann. Beschreiben Sie die Merkmale vorhandener Knoten:

– Lokalisation nach Quadrant oder Zifferblattmethode, mit Angabe des Abstands von der Brustwarze (in cm).
– Größe (in cm)
– Form (z. B. rund oder scheibenförmig, regelmäßig oder unregelmäßig)
– Konsistenz (z. B. weich, fest oder hart)
– Abgrenzbarkeit (d. h. gut abgrenzbar oder nicht)

Harte, unregelmäßige, schlecht abgrenzbare Knoten, die mit der Haut oder darunterliegendem Gewebe verwachsen sind, weisen auf ein Karzinom hin.

Einziehungen weisen auf ein darunterliegendes Karzinom hin.

– Verschieblichkeit bezüglich der Haut, der Pektoralisfaszie und der Thoraxwand. Verschieben Sie die Brust vorsichtig zum Tumor hin und achten Sie auf Einziehungen.

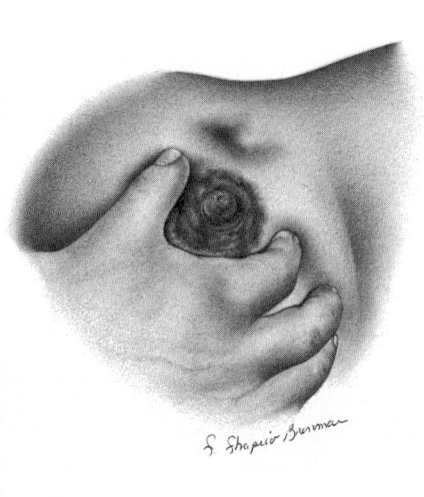

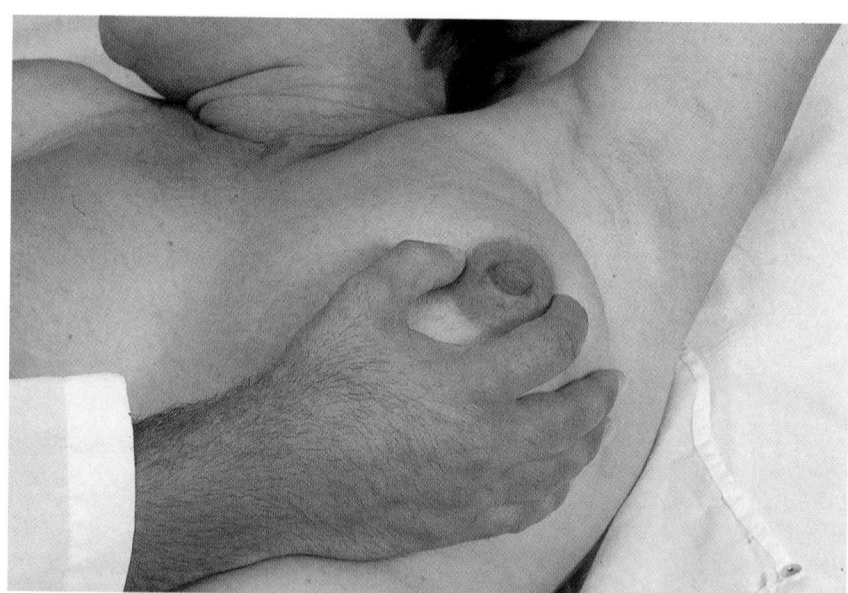

Läßt sich ein beweglicher Tumor nicht mehr verschieben, wenn die Patientin die Hand in die Hüfte stemmt, ist der Tumor mit der Pektoralisfaszie verwachsen. Ist er unbeweglich, wenn die Patientin entspannt ist, haftet er an den Rippen und Zwischenrippenmuskeln.

– Versuchen Sie dann, den Tumor selbst zu verschieben. Die Patientin sollte dabei ihren Arm herunterhängen lassen und anschließend die Hand in die Hüfte stemmen.

Zysten, entzündete Bereiche und manchmal auch Karzinome können druckschmerzhaft sein.

– Druckschmerzhaftigkeit

Eine Verdickung der Brustwarze und ein Elastizitätsverlust weisen auf ein darunterliegendes Karzinom hin.

Brustwarzen. Palpieren Sie die Brustwarzen und beurteilen Sie ihre Elastizität.

Männliche Brust

Die Untersuchung der männlichen Brust kann kurz sein, ist aber dennoch wichtig.

Untersuchen Sie die Brustwarze auf Knoten, Schwellungen oder Ulzerationen.

Palpieren Sie die Areola auf Knoten. Erscheint die Brust vergrößert, unterscheiden Sie zwischen der weichen Vergrößerung bei Adipositas und der festen, scheibenförmigen Vergrößerung bei vermehrtem Drüsengewebe (Gynäkomastie).

Gynäkomastie ist auf ein Ungleichgewicht zwischen Östrogenen und Androgenen zurückzuführen, manchmal aber auch medikamentenbedingt. Ein harter, unregelmäßiger, exzentrischer oder ulzerierender Knoten ist kein Anzeichen für Gynäkomastie, sondern weist auf Brustkrebs hin.

Axillae

Die Axillae können am liegenden Patienten untersucht werden, die sitzende Position ist jedoch vorzuziehen.

Inspektion

Untersuchen Sie die Haut beider Axillae und achten Sie auf:

- Hautausschläge

- Infektionen

- Ungewöhnliche Pigmentierung

Deodorant- oder andere Ausschläge.

Infektionen der Schweißdrüsen (*Hidradenitis suppurativa*).

Stark pigmentierte, samtartige Achselhaut weist auf eine *Acanthosis nigricans* hin. Eine Form dieser Erkrankung ist mit abdominalen Malignomen verbunden.

Palpation

Bitten Sie den Patienten zur Untersuchung der linken Axilla den linken Arm entspannt herabhängen zu lassen. Unterstützen Sie gegebenenfalls mit Ihrer linken Hand sein linkes Handgelenk oder seine linke Hand. Schieben Sie die Finger Ihrer rechten Hand so weit wie möglich in die Achselhöhle hinein. Weisen Sie den Patienten darauf hin, daß dies unangenehm sein kann. Ihre Finger sollten direkt hinter dem M. pectoralis liegen und zur Mitte des Schlüsselbeins weisen. Drücken Sie nun Ihre Finger in Richtung Thoraxwand und ziehen Sie sie nach unten. Versuchen Sie, die zentralen Lymphknoten gegen die Thoraxwand zu fühlen. Sie sind von allen axillaren Lymphknoten am häufigsten tastbar. Oft lassen sich ein oder mehrere weiche, kleine (< 1 cm), nicht schmerzhafte Knoten ertasten.

Vergrößerte axillare Lymphknoten sind am häufigsten auf eine Infektion der Hand oder des Arms, kürzlich erfolgte Impfungen oder Allergietests am Arm zurückzuführen. Sie können auch Teil einer generalisierten Lymphadenopathie sein. Untersuchen Sie die supratrochlearen Lymphknoten und andere Lymphknotengruppen.

Große (≥ 1 cm), feste oder harte, miteinander verbackene oder mit der Haut oder darunterliegendem Gewebe verwachsene Lymphknoten weisen auf eine maligne Infiltration hin.

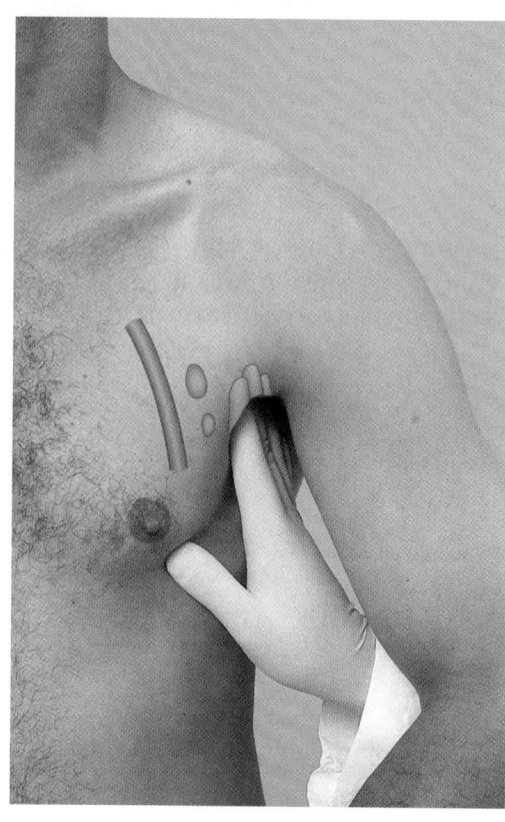

Untersuchen Sie die rechte Axilla mit Ihrer linken Hand.

Wenn sich die zentralen Lymphknoten vergrößert oder hart anfühlen, wenn sie druckschmerzhaft sind oder eine verdächtige Veränderung im Drainagebereich der axillaren Lymphknoten zu beobachten ist, tasten Sie nach den anderen Gruppen der axillaren Lymphknoten:

- Pektorale Lymphknoten: Nehmen Sie die vordere Achselfalte zwischen den Daumen und die Finger und palpieren Sie mit Ihren Fingern entlang der Innenseite des M. pectoralis.
- Laterale Lymphknoten: Palpieren Sie in der Achselhöhle von oben entlang dem oberen Humerus nach unten.
- Subskapulare Lymphknoten: Stellen Sie sich hinter den Patienten und palpieren Sie mit den Fingern im Muskel der hinteren Achselfalte.

Tasten Sie auch nach infraklavikularen Knoten und untersuchen Sie die supraklavikularen Lymphknoten erneut.

Spezielle Untersuchungstechniken

Eine milchige Absonderung, die nicht mit einer vorherigen Schwangerschaft und Laktation in Verbindung steht, wird als *nicht puerperale Galaktorrhö* bezeichnet. Die Hauptursachen sind im wesentlichen hormoneller und pharmakologischer Natur.

Beurteilung spontaner Absonderungen aus der Brustwarze. Berichtet die Patientin über spontane Absonderungen aus der Brustwarze, versuchen Sie den Ursprung festzustellen, indem Sie mit Ihrem Zeigefinger kreisförmig die Areola abdrücken. Achten Sie auf den Austritt von Absonderungen aus einer der Gangöffnungen auf der Brustwarzenoberfläche. Vermerken Sie Farbe, Konsistenz und Menge der Absonderung sowie die genaue Austrittslokalisation.

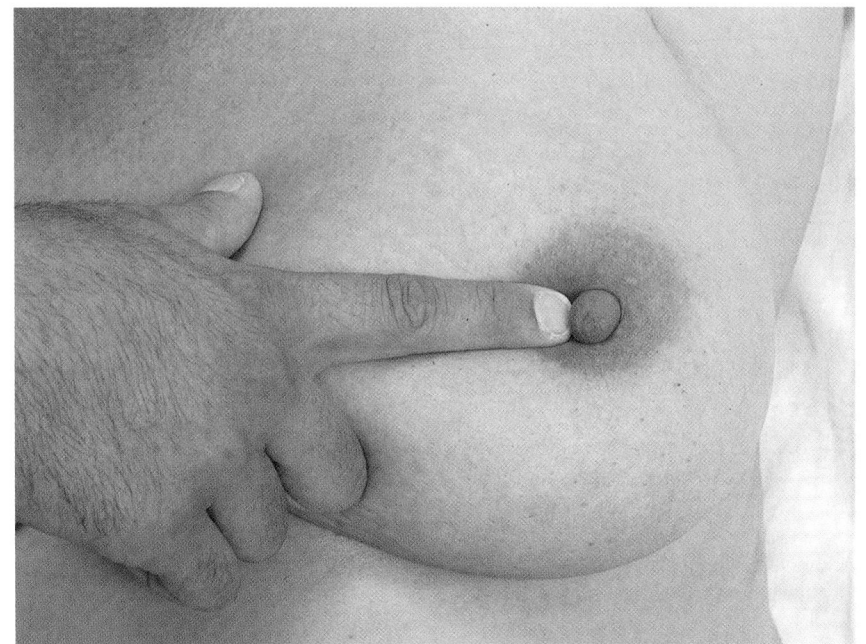

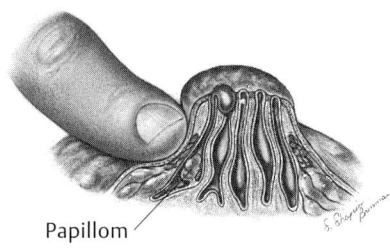

Papillom

Eine nicht milchige einseitige Absonderung weist auf eine lokale Brusterkrankung hin. Die ursächliche Veränderung ist gewöhnlich gutartig, kann aber insbesondere bei älteren Frauen auch bösartig sein. Ein gutartiges intraduktales Papillom ist hier in seiner gewöhnlichen subareolaren Lokalisation abgebildet. Achten Sie auf den Tropfen Blut, der aus der Gangöffnung austritt.

Untersuchung von Patientinnen nach einer Mastektomie. Bei Frauen nach einer Mastektomie muß die Untersuchung besonders sorgfältig durchgeführt werden. Inspizieren Sie die Narbe der Mastektomie und die Axilla genau auf Schwellungen oder ungewöhnliche knotige Bereiche. Achten Sie auf Farbveränderungen und Zeichen einer Entzündung. In der Axilla und am Oberarm kann durch eine Beeinträchtigung des Lymphabflusses nach der Operation ein Lymphödem auftreten. Palpieren Sie sanft entlang der Narbe, das Gewebe kann ungewöhnlich schmerzempfindlich sein. Untersuchen Sie mit zwei oder drei Fingern kreisförmig. Achten Sie besonders auf den oberen äußeren Quadranten und die Axilla sowie eine etwaige Vergrößerung der Lymphknoten.

Bei Frauen mit einer Brustvergrößerung oder -rekonstruktion müssen Brustgewebe und Schnittlinien besonders sorgfältig untersucht werden.

Selbstuntersuchung der Brust. Da Brustkrebs die am häufigsten diagnostizierte Krebsart bei Frauen ist, sind Praxis- oder Hospitalbesuche eine wichtige Zeit, um der Patientin die Selbstuntersuchung der Brust beizubringen und die Brüste genau zu untersuchen. Ein hoher Prozentsatz von Tumoren in der Brust wird von Frauen entdeckt, die ihre Brüste selbst untersuchen. Obwohl nicht gezeigt werden konnte, daß die Selbstuntersuchung der Brust die Mortalität an Brustkrebs verringert, ist die monatliche Selbstuntersuchung billig und kann ein stärkeres Gesundheitsbewußtsein sowie eine aktivere Selbstvorsorge fördern. Für die Früherkennung von Brustkrebs ist die Selbstuntersuchung am wirksamsten, wenn sie mit regelmäßigen Brustuntersuchungen durch einen erfahrenen Arzt und die Mammographie gekoppelt wird. Die Selbstuntersuchung der Brust erfolgt am besten kurz nach der Menstruation, wenn die hormonelle Stimulation des Brustgewebes gering ist. Knoten sind im allgemeinen palpabel, wenn sie eine Größe von 1 cm erreichen.

Anweisungen für die Selbstuntersuchung der Brust

Auf dem Rücken liegend

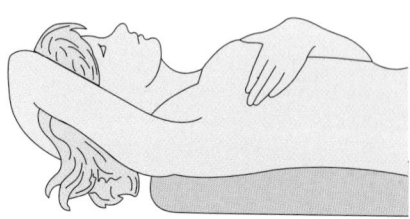

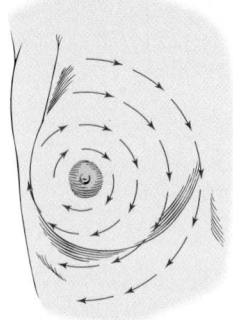

1. Legen Sie sich mit einem Kissen unter der rechten Schulter hin. Legen Sie Ihren rechten Arm hinter den Kopf.
2. Benutzen Sie die Spitzen der drei mittleren Finger Ihrer linken Hand, um nach Knoten in Ihrer rechten Brust zu tasten.
3. Drücken Sie fest genug, um zu spüren, wie sich Ihre Brust anfühlt. Ein fester Wulst in der unteren Rundung der Brüste ist normal. Wenn Sie sich nicht sicher sind, wie fest Sie drücken sollen, sprechen Sie mit Ihrem Arzt oder versuchen Sie es so zu machen wie Ihr Arzt.

4. Tasten Sie die Brust systematisch ab. Sie können sie im Kreis, auf und ab oder im Zickzack abtasten. Achten Sie aber darauf, daß Sie die Untersuchung immer gleich durchführen. Tasten Sie die gesamte Brust ab und behalten Sie in Erinnerung, wie sich Ihre Brust von Monat zu Monat anfühlt.
5. Wiederholen Sie die Untersuchung an der linken Brust mit den Fingerspitzen der rechten Hand.
6. Gehen Sie sofort zum Arzt, wenn Sie Veränderungen feststellen.

Im Stehen

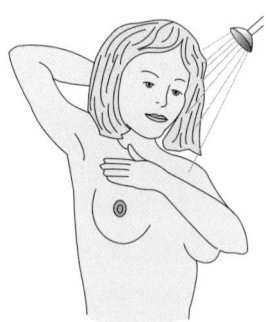

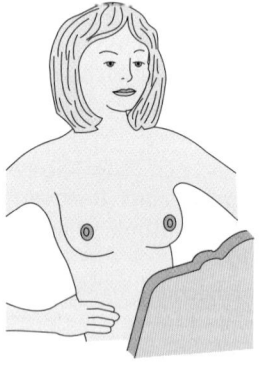

1. Wiederholen Sie die Untersuchung beider Brüste im Stehen und halten Sie dabei einen Arm hinter den Kopf. Im Stehen ist es leichter, den oberen, äußeren Teil der Brust (in Richtung Achselhöhle) zu untersuchen. Dort werden ungefähr die Hälfte aller Brustkrebsveränderungen entdeckt. Sie können die Selbstuntersuchung im Stehen beim Duschen durchführen. Ihre eingeseiften Hände gleiten leichter über die Haut, so daß Sie besser feststellen können, wie sich Ihre Brust anfühlt.

2. Um die Sicherheit der Untersuchung zu erhöhen, sollten Sie Ihre Brüste nach jeder monatlichen Selbstuntersuchung im Spiegel betrachten. Achten Sie darauf, ob sich das Aussehen der Brüste verändert hat, z. B. durch Einziehungen der Haut, Veränderungen der Brustwarzen, Rötung oder Schwellung.

Empfehlungen der American Cancer Society, 1997

Gesundheitsvorsorge und -beratung

Frauen können eine große Spanne von Veränderungen des Gewebes und der Sensibilität der Brust feststellen, die von einer zyklischen Schwellung und Nodularität bis zu einem deutlichem Knoten reichen können. Die Untersuchung der Brust bietet Arzt und Patientin eine Gelegenheit, über wichtige Belange der weiblichen Gesundheit zu sprechen – was zu tun ist, wenn ein Knoten oder Tumor entdeckt wird, Risikofaktoren für Brustkrebs und Vorsorgemaßnahmen wie die Selbstuntersuchung der Brust, die klinische Untersuchung der Brust durch einen erfahrenen Arzt und die Mammographie.

Tumoren in der Brust haben eine sehr variable Ätiologie: von Fibroadenomen und Zysten bei jüngeren Frauen über Abszesse oder Mastitis bis hin zu primärem Brustkrebs. Alle Tumoren der Brust müssen sorgfältig abgeklärt werden. Das Alter der Frau und die Merkmale des Tumors liefern erste Hinweise auf dessen Ursprung. Die Diagnose muß aber durch geeignete Maßnahmen bestätigt werden.

Palpable Veränderungen in der Brust		
Alter	Häufige Läsion	Merkmale
15–25	Fibroadenom	Gewöhnlich fein, rund, beweglich, nicht druckschmerzhaft
25–50	Zysten	Gewöhnlich weich bis fest, rund, beweglich, häufig druckschmerzhaft
	Fibrös-zystische Veränderungen	Nodulär, seilförmig
	Karzinom	Unregelmäßig, sternförmig, fest, nicht klar vom umgebenden Gewebe abzugrenzen
Über 50	Karzinom bis zum Ausschluß der Diagnose	Wie oben
Schwangerschaft und Laktation	Adenome, Zysten, Mastitis und Karzinom	Wie oben

Nach Schultz MZ, Ward BA, Reiss M: Kapitel 149. Breast Diseases. In Noble J, Greene HL, Levinson W, Modest GA, Young MJ (Hrsg.): Primary Care Medicine, 2. Aufl. St. Louis, Mosby, 1996.

Risikofaktoren für Brustkrebs. Das Risiko einer Frau in den Vereinigten Staaten, im Lauf ihres Lebens an Brustkrebs zu erkranken, beträgt 12 %, das Risiko, daran zu sterben, 3,5 %.* Obwohl 70 % der betroffenen Frauen keine bekannte Prädisposition haben, gibt es eindeutige, gut belegte Risikofaktoren. Arzt und Patientin sollten die Faktoren wie Alter, Familienanamnese, Zahl der Kinder und Zeitpunkt ihrer Geburt sowie eine frühere Anamnese gutartiger Brusterkrankungen kennen und bewerten.

Alter. Obwohl eine von neun Frauen schließlich Brustkrebs bekommen wird, muß man berücksichtigen, daß es sich hierbei um eine Schätzung des kumulativen Risikos handelt. Mehr als die Hälfte aller Brustkrebserkrankungen treten bei Frauen jenseits des 65. Lebensjahres auf. Für Frauen zwischen 35 und

* Harris JR, Morrow M, Bonadonna G: Cancer of the breast. In DeVita VT, Hellman S, Rosenberg SA (Hrsg.): Cancer Principles & Practice of Oncology, 5. Aufl. Philadelphia, Lippincott-Raven, 1997.

55 Jahren ohne bedeutende Risikofaktoren beträgt die Wahrscheinlichkeit, Brustkrebs zu bekommen, nur 2,5%.

Familienanamnese. Bei der Familienanamnese lassen sich zwei Formen unterscheiden: zum einen eine gewöhnliche positive Familienanamnese, zum anderen die bei genetischer Prädisposition. Verwandte ersten Grades, Mutter oder Schwester, mit Brustkrebs sind das Kriterium für eine „positive Familienanamnese". Innerhalb dieser Gruppe spielen der menopausale Status und das Ausmaß der Erkrankung eine Schlüsselrolle. Tritt die Erkrankung bei Verwandten ersten Grades vor der Menopause und beidseitig auf, besteht das höchste Risiko. Allerdings beträgt die Wahrscheinlichkeit von Brustkrebs für eine Patientin, deren Mutter und Schwester einen beidseitigen Brustkrebs hatten, nur 25%.

Die erbliche Erkrankung von Frauen mit Genmutationen, die für Brustkrebs empfindlich machen, ist nur für 5–10% der Erkrankungsfälle verantwortlich. Allerdings bringen diese Gene bei Frauen unter 50 Jahren ein Erkrankungsrisiko von 50% mit sich, das im Alter von 65 Jahren auf 80% steigt. Hinweise auf eine mögliche erbliche Erkrankung sind mehrere Verwandte (mütterlicher- oder väterlicherseits) mit Brustkrebs, eine Familienanamnese mit kombiniertem Mamma- und Ovarialkarzinom sowie eine Familienanamnese mit beidseitigem und/oder früh auftretendem Brustkrebs.

Menstruation und Schwangerschaft. Hier wird das relative Brustkrebsrisiko im Zusammenhang mit Menstruation, Schwangerschaft und gutartigen Brusterkrankungen zusammengefaßt. Späte Menarche, verzögerte Menopause, erste Geburt nach dem 35. Lebensjahr oder keine Schwangerschaft erhöhen das Brustkrebsrisiko um das Zwei- bis Dreifache.

Zusammenfassung der Risikofaktoren für Brustkrebs	
Risikofaktor	**Relatives Risiko in %**
Familienanamnese	
Verwandte 1. Grades mit Brustkrebs	1,2–3,0
Prämenopausal	3,1
Prämenopausal und beidseitig	8,5–9,0
Postmenopausal	1,5
Postmenopausal und beidseitig	4,0–5,4
Menstruation	
Alter bei der Menarche < 12	1,3
Alter bei der Menopause > 55	1,5–2,0
Schwangerschaft	
Erste Geburt im Alter von 25–29	1,5
Erste Geburt über 30	1,9
Erste Geburt über 35	2,0–3,0
Nullipara	3,0
Gutartige Brusterkrankungen	
Nicht proliferative Erkrankung	1,0
Proliferative Erkrankung	1,9
Proliferativ mit atypischer Hyperplasie	4,4
Lobuläres Carcinoma in situ	6,9–12,0

Nach Bilmoria MM, Morrow M: The woman at increased risk for breast cancer: evaluation and management strategies. Ca 45(5):263, 1995.

Brusterkrankungen. Bei gutartigen Brusterkrankungen mit Biopsiebefunden von atypischer Hyperplasie oder lobulärem Carcinoma in situ besteht ein deutlich erhöhtes relatives Risiko von 4,4 bzw. 6,9–12,0 %.

Screening auf Brustkrebs. Das Screening durch klinische Brustuntersuchungen und/oder Mammographie wird – abhängig vom Alter der Patientin – allgemein empfohlen. Bei Frauen ab 40 Jahren wird allgemein eine jährliche klinische Brustuntersuchung empfohlen. Bei Frauen mit erhöhtem Risiko kann diese Maßnahme auch schon früher von Nutzen sein. Die Richtlinien für die Mammographie unterliegen aufgrund immer wieder neuer Daten einem fortgesetzten Wandel. Für Frauen zwischen 50 und 69 Jahren wird die Durchführung einer Mammographie mit oder ohne klinische Brustuntersuchung alle ein bis zwei Jahre empfohlen. Bei Frauen zwischen 40 und 50 Jahren bleibt der Nutzen der Mammographie umstritten – das Brustgewebe ist im allgemeinen glandulärer, und die Mammographie scheint weniger empfindlich zu sein. Ärzte empfehlen häufig die erste Durchführung einer Mammographie im Alter von 40 Jahren. Bei Frauen ab 70 Jahren ist der Nutzen der Mammographie ebenfalls weniger klar, und die Durchführung der Untersuchung sollte individuell erwogen werden.

Tabelle 10.1 Sichtbare Anzeichen für Brustkrebs

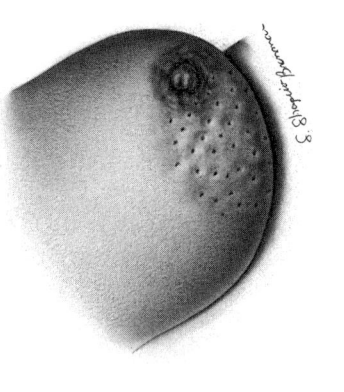

Hohlwarze

Einziehung

Krebs

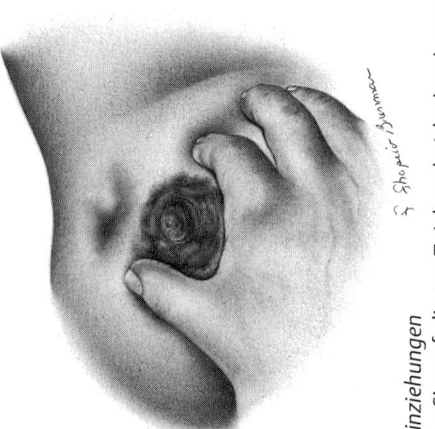

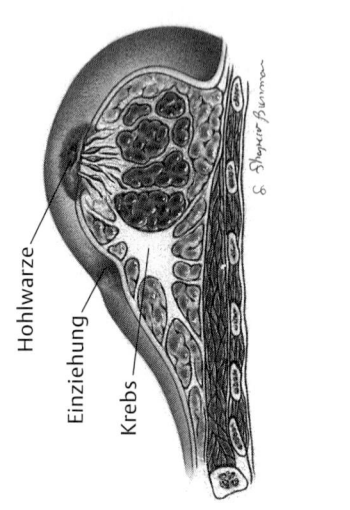

Retraktionszeichen

Ätiologie

Mit fortschreitendem Brustkrebs entsteht eine Fibrose (Narbengewebe). Die Verkürzung dieses fibrotischen Gewebes erzeugt die Retraktionszeichen, wie Hauteinziehungen, Konturveränderungen und Einziehung oder Verschiebung der Brustwarze. Weitere Ursachen sind Fettgewebsnekrosen und Plasmazellmastitis.

Hauteinziehungen

Achten Sie auf dieses Zeichen bei locker herunterhängenden Armen der Patientin, bei spezieller Lagerung und beim Verschieben oder Komprimieren der Brust.

Anomale Konturen

Achten Sie auf alle Abweichungen von der normalen Konvexität der Brust und vergleichen Sie eine Brust mit der anderen. Auch hier kann eine spezielle Lagerung hilfreich sein. Die Abbildung zeigt eine ausgeprägte Abflachung des unteren äußeren Quadranten der linken Brust.

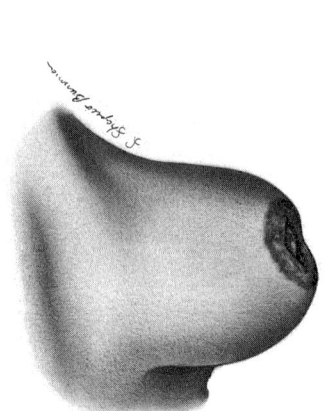
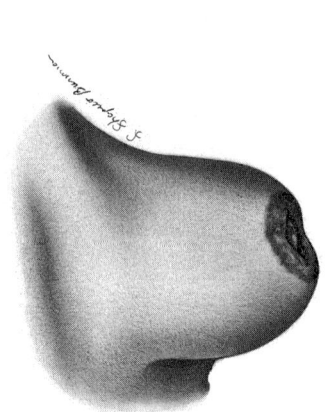

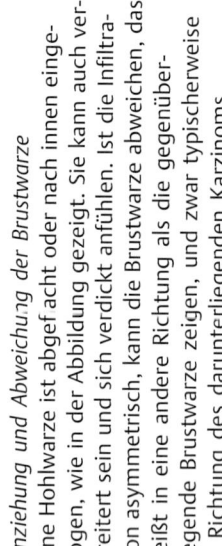

Dermatitis der Areola

Erosion der Brustwarze

Hautödem

Ein Hautödem entsteht durch Lymphstau. Es erscheint als verdickte Haut mit vergröberten Poren – der sog. *Apfelsinenhaut (Peau d'orange)*. Es findet sich häufig im unteren Teil der Brust oder an der Areola.

Einziehung und Abweichung der Brustwarze

Eine Hohlwarze ist abgef acht oder nach innen eingezogen, wie in der Abbildung gezeigt. Sie kann auch verbreitert sein und sich verdickt anfühlen. Ist die Infiltration asymmetrisch, kann die Brustwarze abweichen, das heißt in eine andere Richtung als die gegenüberliegende Brustwarze zeigen, und zwar typischerweise in Richtung des darunterliegenden Karzinoms.

Paget-Krankheit der Brustwarze

Hierbei handelt es sich um eine seltene Form des Brustkrebses, die gewöhnlich mit einer schuppigen, ekzemartigen Veränderung beginnt. Die Haut kann auch nässen, verkrusten oder erodieren. Ein Brusttumor kann vorhanden sein. Die Paget-Krankheit ist bei anhaltender Dermatitis der Brustwarze und Areola zu vermuten.

Tabelle 10.2 Differenzierung häufiger Knoten in der Brust

Die drei am häufigsten zu beobachtenden Knoten sind durch eine zystische Mastopathie, ein Fibroadenom (gutartiger Tumor) oder ein Mammakarzinom bedingt. Die klassischen klinischen Merkmale dieser drei Veränderungen, die unten aufgeführt sind, erlauben nicht immer eine endgültige Diagnosestellung. Zu Illustrationszwecken sind die Knoten vergrößert dargestellt. Ein Brustkrebs sollte idealerweise diagnostiziert werden, wenn die Knoten noch klein sind.

	Zystische Mastopathie	Fibroadenom	Krebs
Prädilektionsalter	30–60 Jahre, Rückbildung nach der Menopause, ausgenommen bei Östrogentherapie	Pubertät und frühes Erwachsenenalter, bis zum 55. Lebensjahr	30–90 Jahre, am häufigsten im mittleren und höheren Alter
Anzahl	Einzeln oder multipel	Gewöhnlich einzeln, kann auch multipel auftreten	Meist einzeln, können auch zusammen mit anderen Knoten auftreten
Form	Rund	Rund, scheibenförmig oder gelappt	Unregelmäßig oder sternförmig
Konsistenz	Weich bis fest, gewöhnlich elastisch	Manchmal weich, gewöhnlich aber fest	Fest oder hart
Abgrenzbarkeit	Gut abgrenzbar	Gut abgrenzbar	Nicht klar vom umgebenden Gewebe abgrenzbar
Verschieblichkeit	Verschieblich	Sehr gut verschieblich	Kann mit der Haut oder dem darunterliegenden Gewebe verwachsen sein
Druckschmerzhaftigkeit	Häufig druckschmerzhaft	Gewöhnlich nicht schmerzhaft	Gewöhnlich nicht druckschmerzhaft
Retraktionszeichen	Fehlen	Fehlen	Können vorhanden sein

353

Abdomen

Kapitel 11

Anatomie und Physiologie

Wiederholen Sie die Anatomie von Bauchwand und Becken anhand der unten dargestellten Orientierungspunkte. Die Mm. recti abdominis werden sichtbar, wenn der Patient im Liegen Kopf und Schultern anhebt.

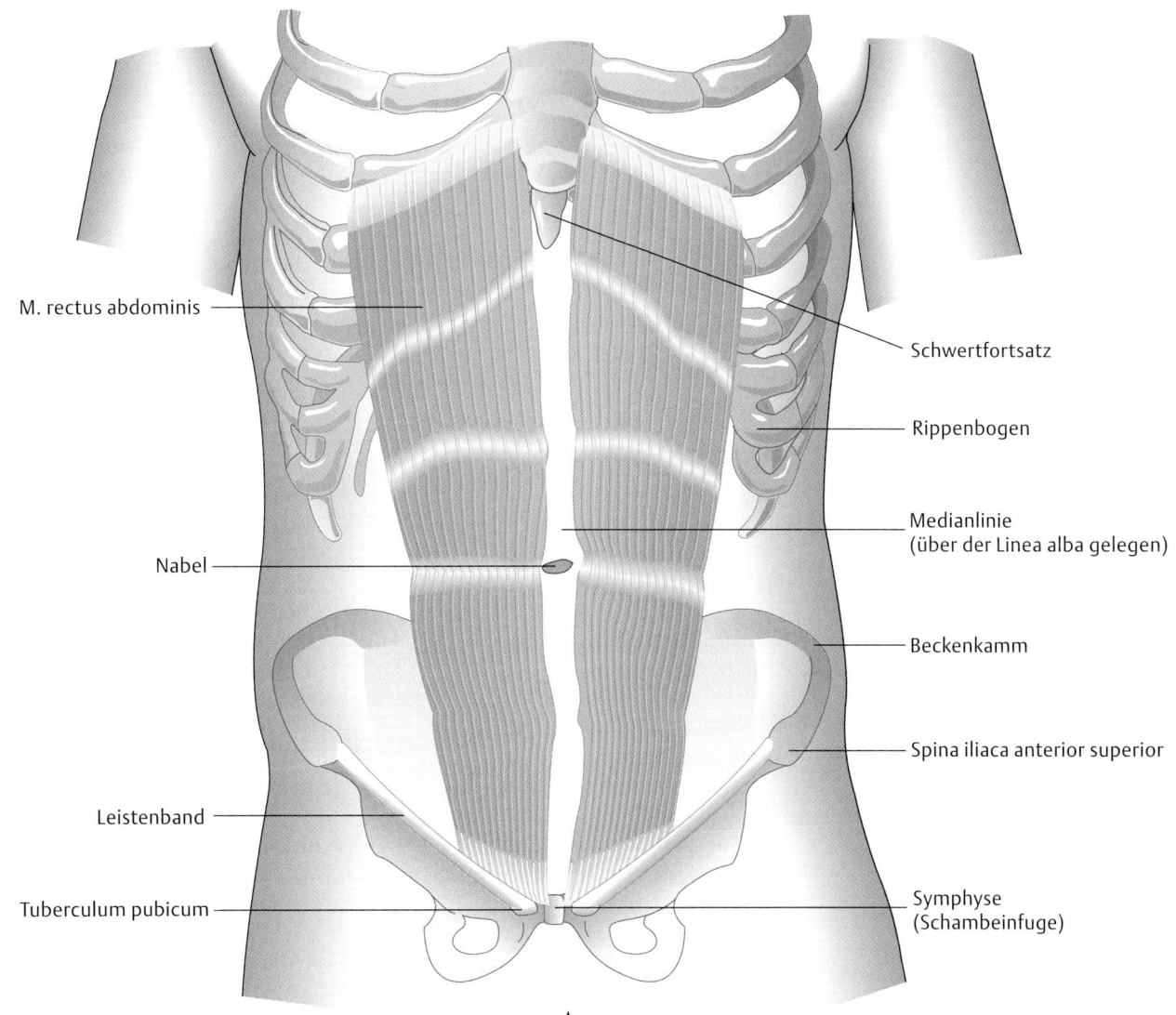

M. rectus abdominis

Schwertfortsatz

Rippenbogen

Medianlinie
(über der Linea alba gelegen)

Nabel

Beckenkamm

Spina iliaca anterior superior

Leistenband

Tuberculum pubicum

Symphyse
(Schambeinfuge)

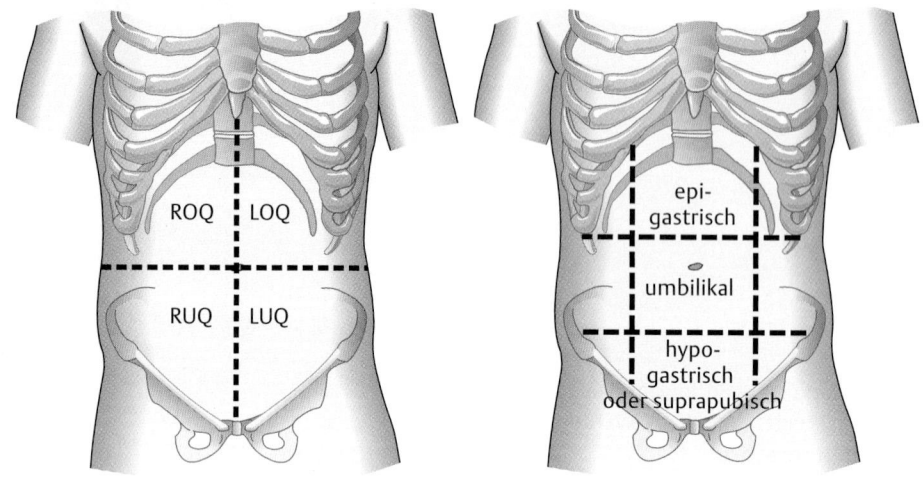

Zur Veranschaulichung wird das Abdomen häufig durch zwei gedachte Linien, die sich am Nabel kreuzen, in vier Quadranten unterteilt: den rechten oberen (ROQ), den rechten unteren (RUQ), den linken oberen (LOQ) und den linken unteren Quadranten (LUQ). Eine andere Unterteilung geht von neun Abschnitten aus. Die Begriffe für drei dieser Abschnitte werden häufig verwendet: epigastrisch, umbilikal und hypogastrisch bzw. suprapubisch.

Bei der Untersuchung des Abdomens können Sie bestimmte physiologische Strukturen ertasten. Das *Colon sigmoideum* ist häufig als fester, schmaler Strang im linken unteren Quadranten palpabel, während das Zökum und das Colon ascendens einen weicheren, dickeren Schlauch im rechten unteren Quadranten bilden. Teile des Colon transversum und descendens können ebenfalls palpabel sein. Keine dieser Strukturen sollte irrtümlich für einen Tumor gehalten werden. Obwohl sich Teile der normalen *Leber* häufig bis direkt unterhalb des rechten Rippenbogens erstrekken, ist sie wegen ihrer weichen Konsistenz durch die Bauchwand nur schwer zu fühlen. Der untere Rand der Leber läßt sich mit etwas Übung ertasten. Ebenfalls im rechten oberen Quadranten, aber gewöhnlich etwas tiefer, liegt der untere Pol der rechten Niere. Er kann palpabel sein, insbesondere bei dünnen Patienten bei entspann-

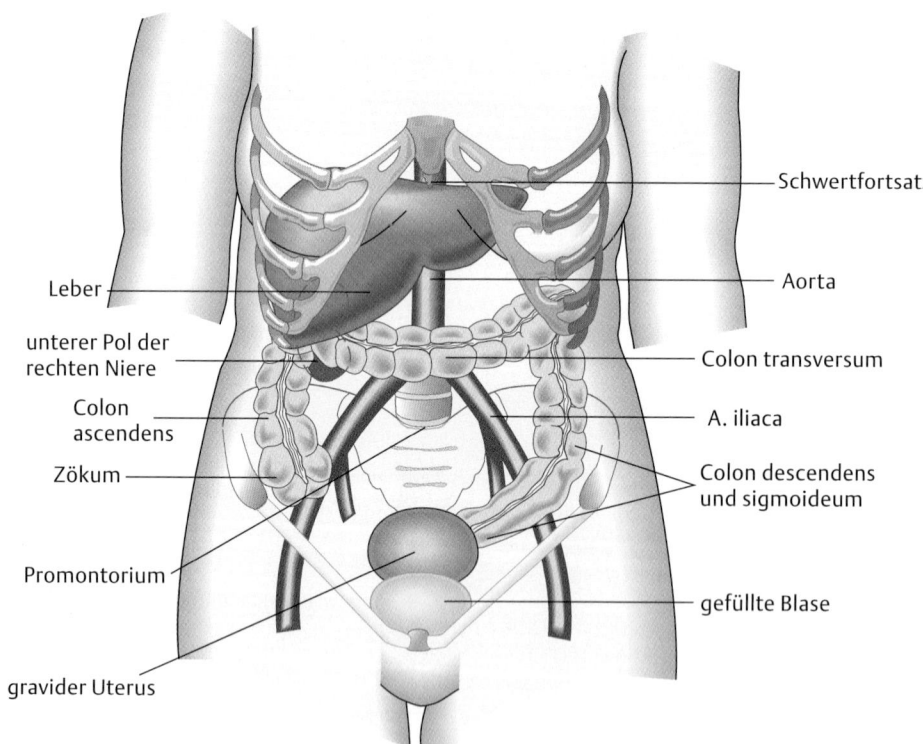

ter Bauchmuskulatur. Pulsationen der *Aorta abdominalis* sind oft im oberen Abdomen sichtbar und gewöhnlich palpabel, während die Pulsationen der *Aa. iliacae* manchmal in den unteren Quadranten spürbar sind.

Eine gefüllte Blase und ein gravider Uterus können über die Symphyse (Schambeinfuge) hinaus nach oben ragen. Bei tiefer Palpation können Sie bei schlanken Patienten im entspannten Zustand gelegentlich einige Zentimeter unterhalb des Nabels das *Promontorium* fühlen, die Vorderkante des ersten Sakralwirbels. Wenn Sie mit dieser physiologischen Struktur noch nicht so vertraut sind, halten Sie die steinharten Konturen des Promontoriums möglicherweise für einen Tumor. Ein weiterer steinharter „Klumpen", der Sie in die Irre führen kann und gelegentlich auch Patienten beunruhigt, die ihn das erste Mal spüren, ist der *Schwertfortsatz.*

Die Bauchhöhle erstreckt sich unter dem Brustkorb bis hinauf in die Zwerchfellkuppe. An diesem geschützten Platz, den man bei der Palpation nicht erreicht, befinden sich ein großer Teil der Leber und des *Magens* sowie die gesamte Milz. Die *Milz* liegt direkt am Zwerchfell in Höhe der 9., 10. und 11. Rippe und zum größten Teil hinter der linken mittleren Axillarlinie. Sie befindet sich seitlich hinter dem Magen und genau über der linken Niere. Die Spitze der normalen Milz ist bei einem kleinen Prozentsatz der Erwachsenen unterhalb des linken Rippenbogens palpabel.

Der größte Teil der *Gallenblase* liegt tief unter der Leber und ist klinisch nicht von ihr zu unterscheiden. Das *Duodenum* und das *Pankreas* sind tief im Oberbauch lokalisiert und normalerweise nicht zu ertasten.

Die *Nieren* liegen retroperitoneal und werden im oberen Bereich von den Rippen geschützt. Der Kostovertebralwinkel – der Winkel zwischen der Unterkante der 12. Rippe und den Querfortsätzen der oberen Lumbalwirbel – definiert das Gebiet, in dem man auf druckschmerzhafte Nierenlager untersucht.

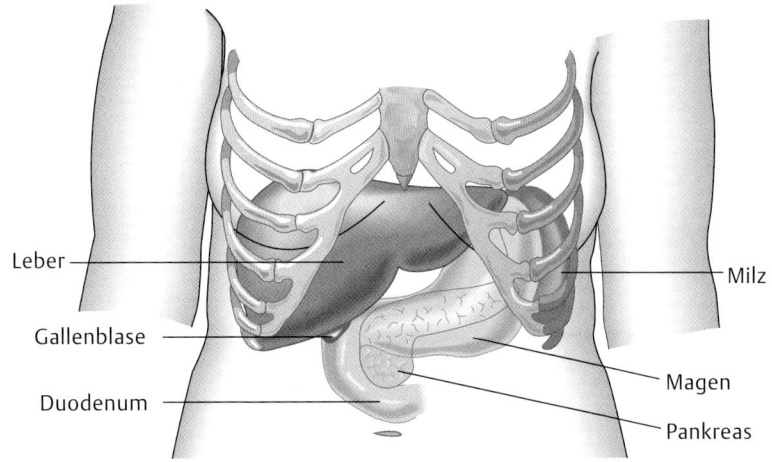

Leber — Milz — Gallenblase — Duodenum — Magen — Pankreas

Ansicht von vorn

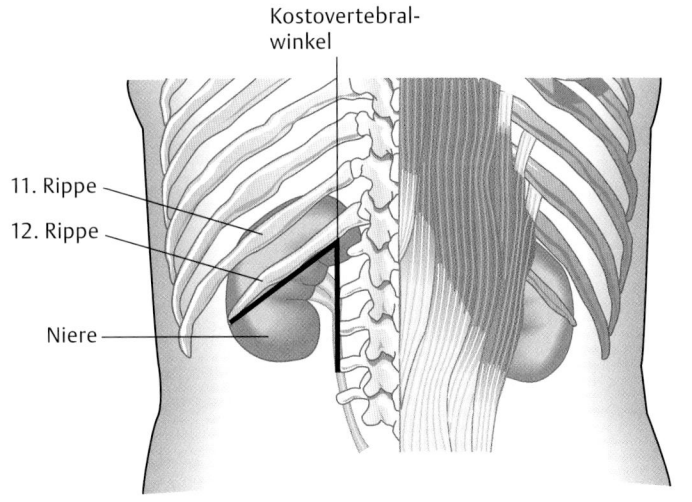

Kostovertebralwinkel — 11. Rippe — 12. Rippe — Niere

Ansicht von hinten

Altersabhängige Veränderungen

Im mittleren und höheren Alter besteht die Tendenz zu Fettansammlung im Unterbauch und um die Hüften, selbst wenn das Gesamtkörpergewicht gleich bleibt. Diese Fettablagerung führt zusammen mit der Erschlaffung der Bauchmuskulatur häufig zu einem Altersbauch. Manche Menschen bemerken diese Veränderung mit Sorge und führen sie auf eine Flüssigkeitsansammlung oder eine Krankheit zurück.

Hohes Alter kann das Erscheinungsbild von Erkrankungen des Bauchraums abschwächen. Schmerzen können weniger stark sein, Fieber ist häufig weniger ausgeprägt, und die Symptome einer Peritonitis (Bauchfellentzündung) wie Abwehrspannung der Bauchmuskulatur (S. 363) und Loslaßschmerz (Blumberg-Zeichen; S. 364) sind schwächer oder fehlen sogar ganz.

Untersuchungstechniken

Allgemeine Vorgehensweise

Für eine effektive Untersuchung des Abdomens benötigen Sie (1) ausreichende Beleuchtung und (2) einen entspannten Patienten. (3) Darüber hinaus muß der Patient den Bauch von oberhalb des Schwertfortsatzes bis zur Symphyse völlig freimachen. Die Leisten sollten sichtbar sein, während die Genitalien bedeckt bleiben. Der Patient kann sich leichter entspannen, wenn Sie folgende Punkte beachten:

▪ Die Blase sollte *nicht* gefüllt sein.

▪ Machen Sie es dem liegenden Patienten mit einem Kissen für den Kopf und vielleicht einem weiteren Kissen unter den Knien bequem. Überprüfen Sie, ob der Patient entspannt und flach auf der Untersuchungsliege liegt, indem Sie versuchen, Ihre Hand unter den unteren Teil des Rückens zu schieben.

▪ Der Patient sollte die Arme an den Seiten anlegen oder über der Brust kreuzen. Obwohl viele Patienten die Arme über den Kopf heben, sollte man diese Bewegung nicht zulassen, da sie die Bauchwand dehnt und anspannt und so die Palpation erschwert.

▪ Bitten Sie den Patienten vor der Palpation, Ihnen schmerzende oder druckschmerzhafte Gebiete zu zeigen, die Sie dann zum Schluß untersuchen.

▪ Beobachten Sie während der Untersuchung das Gesicht des Patienten, um festzustellen, ob sich darin evtl. Unbehagen ausdrückt.

▪ Ihre Hände und das Stethoskop sollten warm, Ihre Fingernägel kurz geschnitten sein. Sie können Ihre Hände anwärmen, indem Sie sie aneinander reiben oder unter warmes Wasser halten. Falls nötig, können Sie die Palpation durch die Kleidung des Patienten beginnen. Dieser Kontakt mit dem Körper des Patienten wärmt gewöhnlich Ihre Hände, und Sie können dann das Abdomen freimachen. Ängstliche Untersucher haben häufig kalte Hände. Dieses Problem nimmt mit der Zeit ab.

▪ Nähern Sie sich dem Patienten langsam und vermeiden Sie schnelle, unerwartete Bewegungen.

▪ Lenken Sie den Patienten, falls nötig, durch Fragen oder eine Unterhaltung ab.

▪ Bei sehr ängstlichen oder kitzeligen Patienten sollten Sie zu Beginn der Palpation die Hand des Patienten unter Ihre legen. Nach wenigen Augenblicken können Sie Ihre Hand darunter schieben und direkt palpieren.

Machen Sie es sich zur Gewohnheit, sich jedes Organ in dem Gebiet, das Sie untersuchen, visuell vorzustellen. Beginnen Sie die Untersuchung auf der rechten Seite des Patienten und gehen Sie dabei in der nachstehenden Reihenfolge vor: Inspektion, Auskultation, Perkussion und Palpation des Abdomens sowie Beurteilung von Leber, Milz, Nieren und Aorta.

Ein Hohlkreuz drückt das Abdomen nach vorne, so daß die Bauchmuskulatur gedehnt wird.

Abdomen

Inspektion

Stellen Sie sich rechts neben das Bett und beginnen Sie von hier aus mit der Inspektion des Abdomens. Um die Konturen des Abdomens und die Peristaltik zu betrachten, ist es nützlich, wenn Sie sich hinsetzen oder hinunterbeugen, so daß Sie das Abdomen tangential betrachten können.

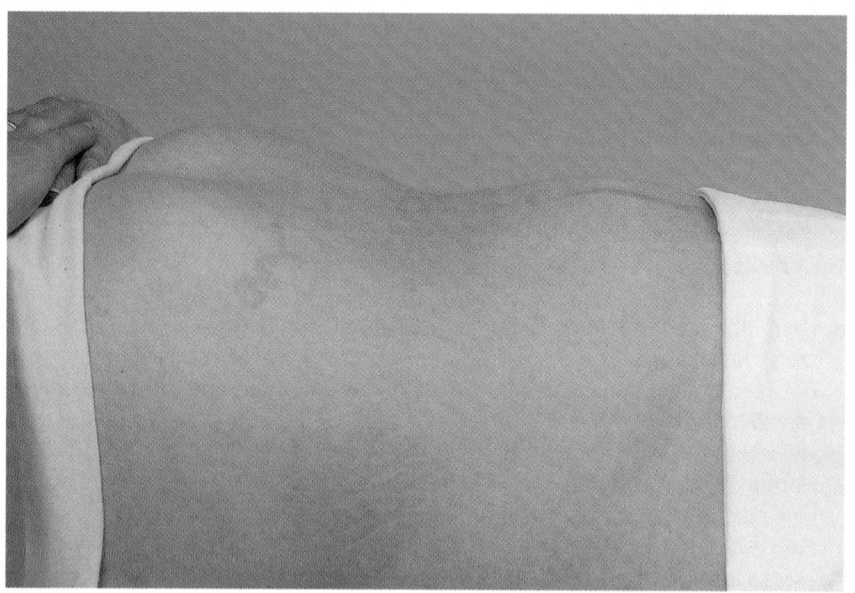

Inspizieren Sie:

- *Die Haut* einschließlich:

  - Narben. Beschreiben oder zeichnen Sie ihre Lage.
  - Striae. Striae distensae, z. B. nach einer Schwangerschaft, wie oben dargestellt, sind normal.
  - Dilatierte Venen. Einige kleine sichtbare Venen sind normal.
  - Exantheme und Läsionen.

- *Den Nabel* – seine Konturen und seine Position sowie etwaige Hinweise auf eine Entzündung oder Hernie.

- *Die Konturen des Abdomens.*

  - Ist es flach, rundlich, vorgewölbt oder kahnförmig (ausgesprochen konkav oder eingefallen)?
  - Wölben sich die Flanken nach außen oder bestehen lokale Vorwölbungen? Berücksichtigen Sie bei dieser Untersuchung auch die Inguinal- und Femoralregion.

Striae rubrae beim Cushing-Syndrom

Dilatierte Venen bei Leberzirrhose oder bei einer Verlegung der V. cava inferior

S. Tab. 11.1 (S. 380).

S. Tab. 11.2 (S. 381).

Ausladende Flanken bei Aszites; suprapubische Vorwölbung bei voller Blase oder gravidem Uterus; Hernien

– Ist das Abdomen symmetrisch?

                                       Asymmetrie aufgrund eines vergrößerten Organs oder eines Tumors

– Sind Organe oder Tumoren zu sehen? Suchen Sie nach einer vergrößerten Leber oder Milz, die unter dem Brustkorb hervorragen.

    Tumor im Unterbauch bei einem Ovarial- oder einem Uterustumor

■ *Peristaltik.* Beobachten Sie das Abdomen einige Minuten, wenn Sie einen Darmverschluß vermuten. Bei sehr schlanken Patienten kann die Peristaltik auch ohne pathologischen Befund zu sehen sein.

    Verstärkte peristaltische Kontraktionswellen bei Darmverschluß

■ *Pulsationen.* Häufig kann man im Epigastrium die normale Pulsation der Aorta erkennen.

    Verstärkte Pulsation bei einem Aortenaneurysma oder bei erhöhtem Pulsdruck

Auskultation

Die Auskultation des Abdomens ist bei der Beurteilung von Darmmotilität und abdominalen Beschwerden, bei der Suche nach einer Nierenarterienstenose als Ursache einer Hypertonie und bei der Exploration anderer Gefäßverschlüsse hilfreich. Sie sollten diese Technik üben, bis Ihnen alle physiologischen Varianten gründlich vertraut sind und Sie den klinischen Erfordernissen entsprechend auskultieren können.

Auskultieren Sie das Abdomen, bevor Sie es perkutieren und palpieren, weil diese beiden Maßnahmen die Frequenz der Darmgeräusche verändern können. Setzen Sie die Membran Ihres Stethoskops sanft auf dem Abdomen auf.

Achten Sie auf *Darmgeräusche*, ihre Frequenz und ihren Charakter. Normale Geräusche klingen glucksend und blubbernd. Ihre Frequenz beträgt schätzungsweise zwischen 5 und 34 pro Minute. Gelegentlich können Sie *Borborygmi* (lautes, anhaltendes Rumoren bei Hyperperistaltik), das vertraute „Magenknurren", hören. Da Darmgeräusche im Abdomen über weite Strecken übertragen werden, genügt es normalerweise, wenn man an einem Punkt, etwa im rechten unteren Quadranten, auskultiert.

    Darmgeräusche können bei Diarrhoe, Darmverschluß, paralytischem Ileus und Peritonitis verändert sein, s. Tab. 11.3 (S. 382).

Achten Sie bei Patienten mit hohem Blutdruck im Epigastrium und in beiden oberen Quadranten auf Strömungsgeräusche, die Herzgeräuschen ähneln. Auskultieren Sie auch im Kostovertebralwinkel, wenn sich der Patient im weiteren Verlauf der Untersuchung aufsetzt. Epigastrische, auf die Systole beschränkte Strömungsgeräusche, können auch bei Gesunden auftreten.

    Strömungsgeräusche mit systolischen und diastolischen Anteilen in einem dieser Bereiche sind ein deutlicher Hinweis auf eine Nierenarterienstenose als Ursache einer Hypertonie.

Hören Sie bei Verdacht auf eine arterielle Verschlußkrankheit in den Beinen auf Strömungsgeräusche über der Aorta, den Aa. iliacae und den Aa. femorales. Allerdings sind Strömungsgeräusche, die auf die Systole beschränkt sind, relativ häufig, und lassen nicht unbedingt auf eine Verschlußkrankheit schließen.

    Strömungsgeräusche mit systolischen und diastolischen Komponenten deuten auf den turbulenten Blutfluß bei einem partiellen Arterienverschluß hin, s. Tab. 11.3 (S. 382).

Die Auskultationspunkte für Strömungsgeräusche in diesen Gefäßen sind in der folgenden Abbildung dargestellt.

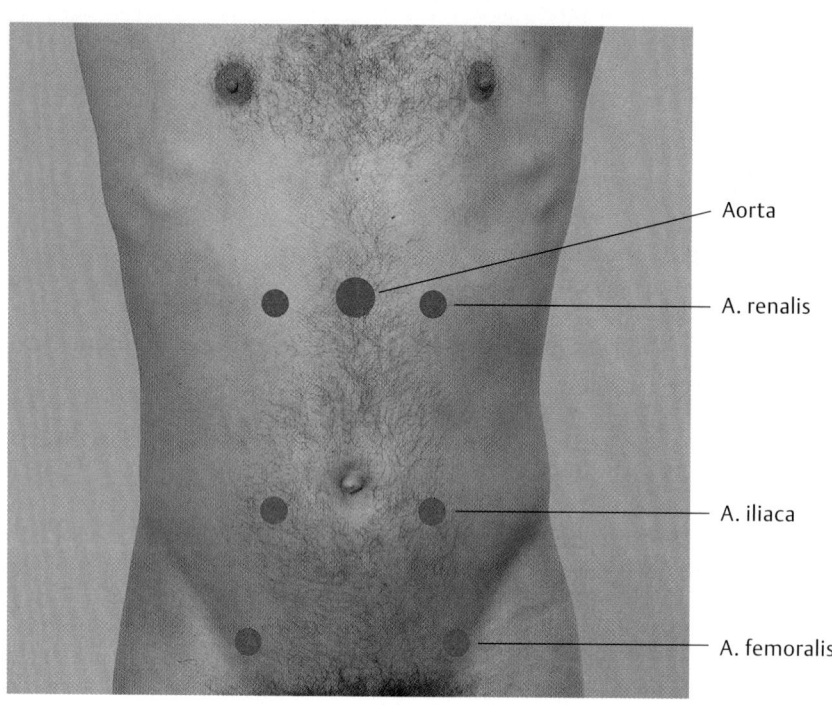

Aorta

A. renalis

A. iliaca

A. femoralis

S. Tab. 11.**3** (S. 382).

Wenn Sie einen Lebertumor, eine Gonokokkeninfektion im Bereich der Leber oder einen Milzinfarkt vermuten, sollten Sie Leber und Milz nach *Reibegeräuschen* abhören.

Perkussion

Die Perkussion hilft Ihnen bei der Einschätzung der Menge und Verteilung von Gas im Abdomen und bei der Erkennung möglicher Tumoren, die fest oder flüssigkeitsgefüllt sind. Die Anwendung der Perkussion zur Abschätzung der Größe von Leber und Milz wird in späteren Abschnitten beschrieben.

Ein aufgetriebenes Abdomen, das überall Tympanie zeigt, legt einen Darmverschluß nahe, s. Tab. 11.2 (S. 381).

Perkutieren Sie das Abdomen leicht in allen vier Quadranten, um die Verteilung von Tympanie und Dämpfung zu bestimmen. Gewöhnlich herrscht wegen des Gases im Magen-Darm-Trakt Tympanie vor, aber verstreute Gebiete mit Dämpfung aufgrund von Flüssigkeiten oder Fäzes sind ebenfalls typisch.

Gravider Uterus, Ovarialtumor, gefüllte Blase, vergrößerte Leber oder Milz

▪ Achten Sie auf umfangreiche Gebiete mit gedämpftem Klopfschall, die auf einen darunterliegenden Tumor oder ein vergrößertes Organ hinweisen. Diese Beobachtung wird Ihre Vorgehensweise bei der Palpation leiten.

Dämpfung in beiden Flanken ist eine Indikation für eine weitergehende Untersuchung auf Aszites (S. 374 f).

▪ Achten Sie bei einem aufgetriebenen Abdomen auf beiden Seiten auf den Übergang zwischen abdominaler Tympanie und der Dämpfung fester posteriorer Strukturen.

Bei Situs inversus viscerum (selten) ist die Lage der Organe spiegelverkehrt: Die Luftblase liegt rechts, die Leberdämpfung auf der linken Seite.

Perkutieren Sie kurz den unteren vorderen Brustkorb zwischen den Lungen oben und den Rippenbögen unten. Rechts werden Sie gewöhnlich die Leberdämpfung finden, links die Tympanie über der Luftblase des Magens und der linken Kolonflexur.

Palpation

Leichte Palpation. Das sanfte Abtasten des Abdomens ist besonders bei der Suche nach abdominaler Druckschmerzhaftigkeit und Muskelverspannungen sowie bei der Identifizierung bestimmter oberflächennaher Organe und Tumoren hilfreich. Es dient auch zur Beruhigung und Entspannung des Patienten.

Halten Sie Ihre Hand und Ihren Unterarm waagerecht. Die Finger sind zusammen und liegen flach auf der Bauchoberfläche. Palpieren Sie mit einer leichten, sanften, tastenden Bewegung. Wenn Sie Ihre Hand weiterbewegen, heben Sie sie nur wenig von der Haut ab. Tasten Sie mit ruhigen Bewegungen alle Quadranten ab.

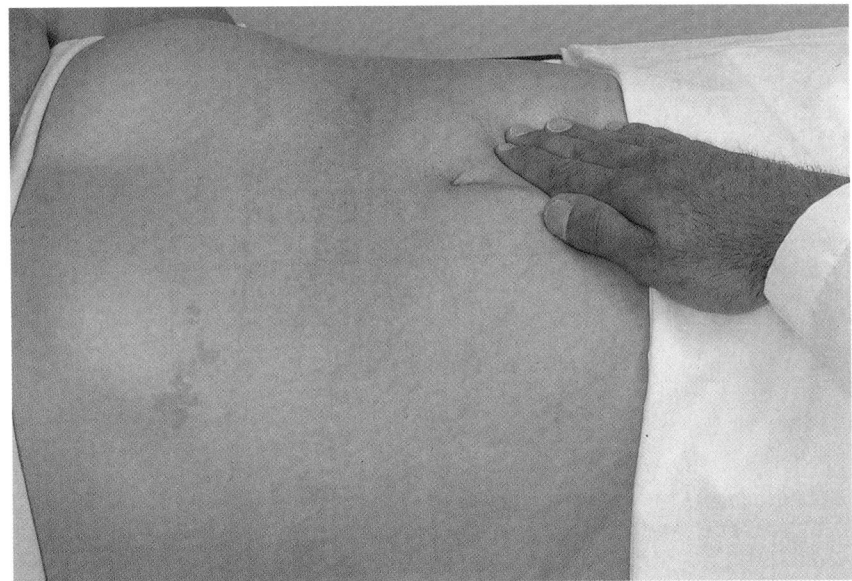

Identifizieren Sie oberflächlich gelegene Organe oder Tumoren und alle Bereiche, die druckschmerzhaft sind oder Ihrer Hand erhöhten Widerstand bieten. Falls Sie Abwehrspannung vorfinden, versuchen Sie, willkürliche Abwehr von unwillkürlichem Muskelspasmus zu unterscheiden, indem Sie folgendes tun:

- Wenden Sie alle Entspannungstechniken an, die Sie kennen (S. 359).

- Tasten Sie nach der Entspannung der Bauchmuskulatur, die normalerweise das Ausatmen begleitet.

- Bitten Sie den Patienten, durch den geöffneten Mund zu atmen.

Willkürliche Abwehrspannung läßt sich durch diese Maßnahmen gewöhnlich vermindern.

Unwillkürliche Abwehrspannung (Muskelspasmus der Bauchmuskulatur) hält typischerweise trotz dieser Maßnahmen an. Sie ist ein Hinweis auf eine Peritonitis.

Tiefe Palpation ist meist zur genauen Abgrenzung abdominaler Tumoren erforderlich. Benutzen Sie wieder die palmare Seite der Finger und palpieren Sie alle vier Quadranten. Identifizieren Sie etwaige Tumoren und notieren Sie ihre Größe, Lage, Form, Konsistenz, Druckschmerzhaftigkeit, Pulsationen und Beweglichkeit (z. B. bei der Atmung oder mit der untersuchenden Hand). Setzen Sie die Befunde von Palpation und Perkussion miteinander in Beziehung.

Abdominale Tumoren können mehreren Gruppen zugeordnet werden: physiologische (gravider Uterus), entzündliche (Divertikulitis des Kolons), vaskuläre (ein Aneurysma der Pars abdominalis der Aorta), neoplastische

(Dickdarmkarzinom) oder obstruktive (eine übermäßig gefüllte Blase oder eine erweiterte Darmschlinge).

Wenn die tiefe Palpation erschwert ist – etwa bei Fettleibigkeit –, legen Sie beide Hände übereinander. Üben Sie mit der oberen Hand Druck aus, während Sie sich mit der unteren Hand auf das Tasten konzentrieren.

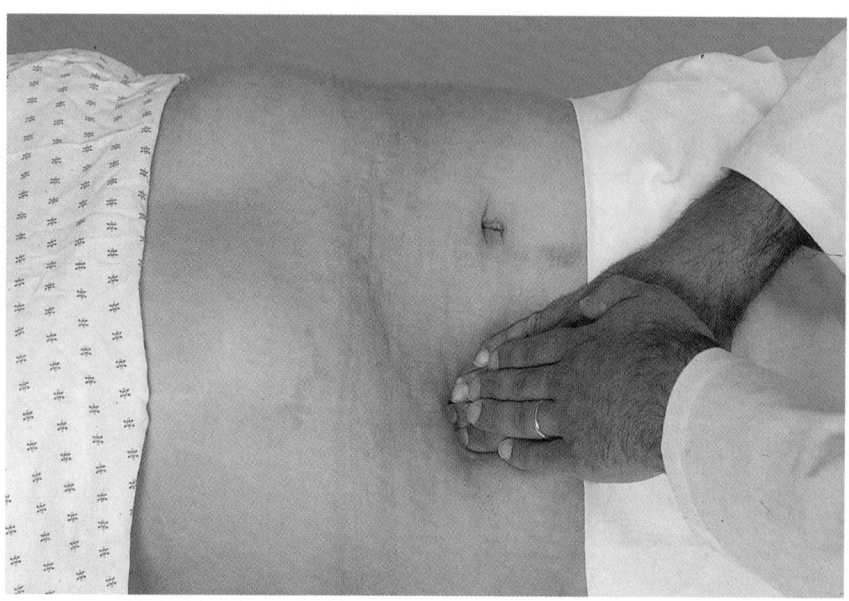

Beidhändige tiefe Palpation

Bauchschmerzen, die durch Husten oder leichte Perkussion ausgelöst werden, lassen eine Peritonitis vermuten, s. Tab. 11.4 (S. 383 f).

Untersuchung auf Peritonitis. Bauchschmerzen und abdominale Druckschmerzhaftigkeit sprechen für eine Entzündung des parietalen Bauchfells, insbesondere wenn sie mit Abwehrspannung verbunden sind. Lokalisieren Sie diese Symptome so genau wie möglich. Bitten Sie den Patienten – noch vor der Palpation – zu husten, und fragen Sie, wo das Husten Schmerzen verursacht hat. *Palpieren Sie nun leicht mit einem Finger*, um das schmerzhafte Gebiet genauer einzugrenzen. Schmerzen, die durch leichte Perkussion ausgelöst werden, erleichtern die Eingrenzung ebenfalls. Diese sanften Maßnahmen reichen oft aus, um die Ausdehnung einer Peritonitis zu bestimmen.

Loslaßschmerz ist ein Anzeichen für Peritonitis. Spürt der Patient anderswo Schmerzen als dort, wo Sie versucht haben, Loslaßschmerz auszulösen, könnte dieses Gebiet der eigentliche Ursprungsort der Beschwerden sein.

Falls nicht, *suchen Sie nach Loslaßschmerzen* (Blumberg-Zeichen). Drücken Sie die Bauchdecke mit Ihren Fingern fest und langsam ein und lassen Sie sie dann plötzlich los. Beobachten Sie, ob der Patient hierbei Schmerzen verspürt. Bitten Sie den Patienten, (1) zu vergleichen, ob das Hineinpressen oder das Loslassen schmerzhafter war, und (2) Ihnen genau zu zeigen, wo es weh getan hat. Schmerzen, die durch rasches Zurückziehen ausgelöst oder verstärkt werden, werden als Loslaßschmerz bezeichnet. Der Loslaßschmerz beruht auf der schnellen Bewegung des entzündeten Bauchfells.

Leber

Da der größte Teil der Leber vom Brustkorb geschützt wird, ist die Untersuchung schwierig. Größe und Form der Leber lassen sich allerdings durch Perkussion abschätzen, und Oberfläche, Konsistenz und Druckschmerzhaftigkeit können durch Palpation beurteilt werden.

Perkussion

Messen Sie die vertikale Ausdehnung der Leberdämpfung in der Medioklavikularlinie. Beginnen Sie unterhalb des Nabels (in einem tympanitischen Gebiet) und perkutieren Sie leicht in Richtung Leber. Bestimmen Sie die untere Grenze der Leberdämpfung in der Medioklavikularlinie.

Als nächstes identifizieren Sie die obere Grenze der Leberdämpfung in der Medioklavikularlinie. Perkutieren Sie leicht vom Lungenschall aus nach unten zur Leberdämpfung. Schieben Sie bei Frauen, falls nötig, die Brust sanft zur Seite, um sicherzustellen, daß Sie im sonoren Gebiet beginnen. Der Verlauf der Perkussion ist unten dargestellt.

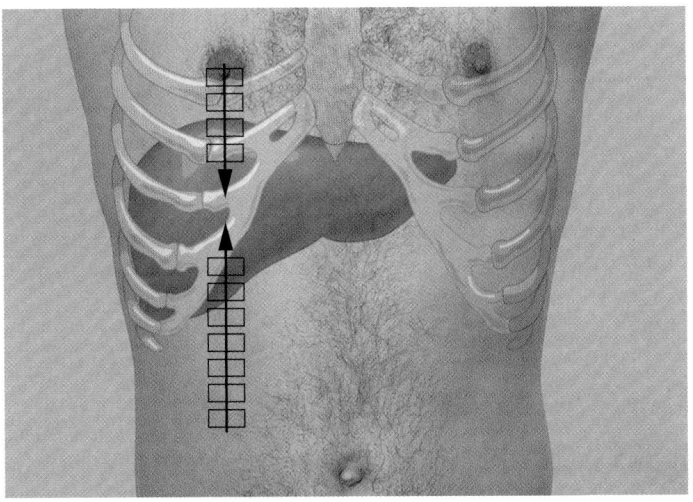

Perkussion der Leberdämpfung

Die Ausdehnung der Leberdämpfung ist erhöht, wenn die Leber vergrößert ist.

Die Ausdehnung der Leberdämpfung ist verringert, wenn die Leber klein ist. Sie kann auch verringert sein, wenn freie Luft unter dem Zwerchfell vorhanden ist, etwa wegen der Perforation eines Hohlorgans. Aufeinanderfolgende Untersuchungen können zeigen, wie die Ausdehnung der Dämpfung abnimmt, während eine Hepatitis oder eine dekompensierte Herzinsuffizienz abklingt oder – seltener – eine fulminante Hepatitis fortschreitet.

Die Leberdämpfung kann durch den Zwerchfelltiefstand bei chronisch-obstruktiver Lungenerkrankung nach unten verschoben werden. Die Ausdehnung bleibt allerdings normal.

Messen Sie nun den Abstand zwischen den beiden Punkten (in cm) und Sie erhalten die vertikale Ausdehnung der Leberdämpfung. Die normale Ausdehnung der Leberdämpfung zeigt die nächste Abbildung. Sie ist bei Männern im allgemeinen größer als bei Frauen und bei großen Menschen größer als bei kleinen. Falls die Leber vergrößert zu sein scheint, bestimmen Sie den Verlauf ihres unteren Rands, indem Sie in anderen Gebieten perkutieren.

Die Perkussion ist zwar die genaueste klinische Methode zur Abschätzung der vertikalen Ausdehnung der Leber, führt aber in der Regel zu einer Unterschätzung der Größe.

Die Dämpfung eines rechtsseitigen Pleuraergusses oder einer konsolidierten Lunge kann zu einer Überschätzung der Lebergröße führen, wenn sie an die Leberdämpfung grenzt.

Gas im Kolon kann Tympanie im rechten oberen Quadranten verursachen, die Leberdämpfung überdecken und zu einer Unterschätzung der Lebergröße führen.

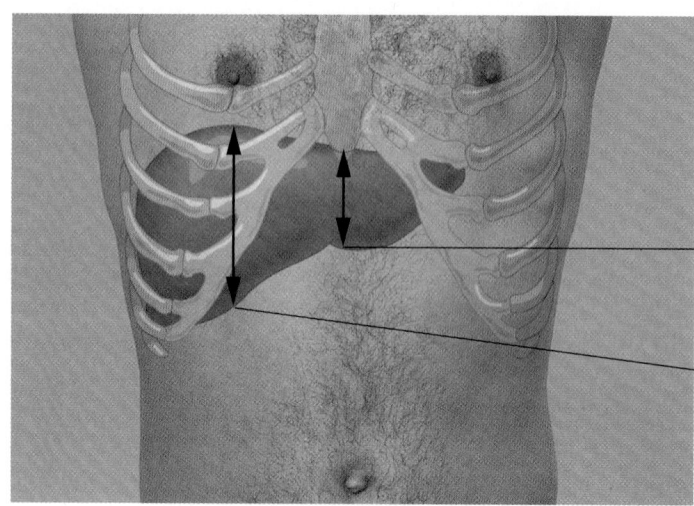

4–8 cm in der Medianlinie

6–12 cm in der rechten Medioklavikularlinie

Normalwerte der Leberdämpfung

Palpation

Plazieren Sie Ihre linke Hand am Rücken des Patienten parallel zur 11. und 12. Rippe und stützen Sie auch die unten angrenzenden Weichteile. Erinnern Sie den Patienten nötigenfalls daran, sich zu entspannen. Sie können die Leber mit der rechten Hand leichter fühlen, wenn Sie die linke Hand nach vorne drücken.

Legen Sie Ihre rechte Hand auf der rechten Seite des Abdomens neben den M. rectus abdominis. Ihre Fingerspitzen sollten ein gutes Stück unterhalb der unteren Grenze der Leberdämpfung liegen.

Einige Untersucher halten ihre Hand so, daß die Finger zum Kopf des Patienten zeigen, während andere eine leicht schräge Handhaltung bevorzugen, wie in den folgenden Abbildungen dargestellt. Drücken Sie in beiden Fällen leicht nach innen und oben. Bitten Sie dann den Patienten, tief einzuatmen.

Festigkeit oder Härte der Leber, ein stumpfer oder abgerundeter Rand und irreguläre Konturen lassen auf eine pathologische Veränderung der Leber schließen.

Versuchen Sie den Rand der Leber zu spüren, wenn er sich senkt und Ihre Fingerspitzen berührt. Wenn Sie ihn spüren, verringern Sie den Druck der palpierenden Hand ein wenig, so daß die Leber unter Ihren Fingerspitzen hindurchgleiten kann und Sie die vordere Oberfläche fühlen können. Achten Sie auf Druckschmerzhaftigkeit. Wenn der Leberrand überhaupt palpabel ist, ist er normalerweise weich, scharf begrenzt und regelmäßig, die Oberfläche ist ebenfalls weich. Auch eine normale Leber kann etwas berührungsempfindlich sein.

Beim Einatmen ist die Leber, wie hier
dargestellt, ungefähr 4 cm unterhalb
des rechten Rippenbogens in der
Medioklavikularlinie tastbar.

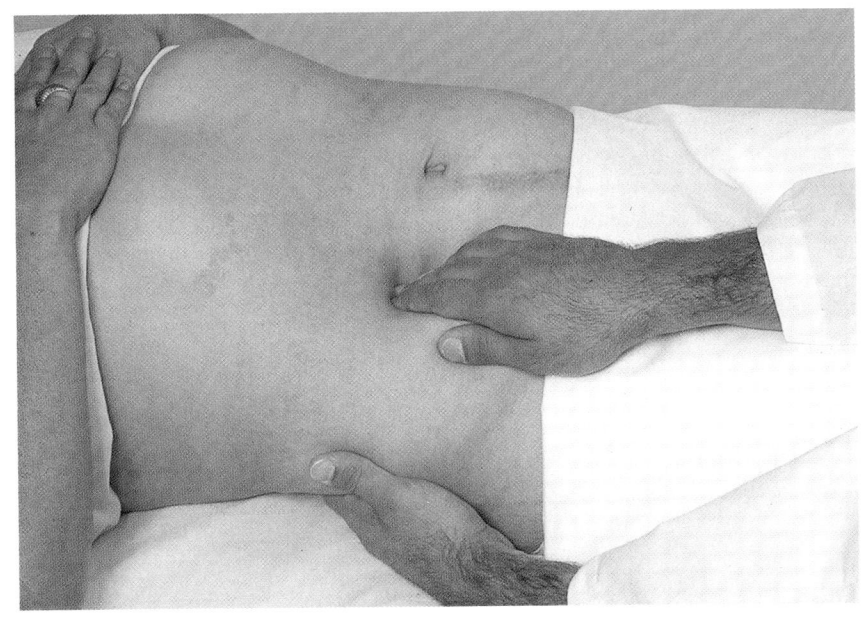
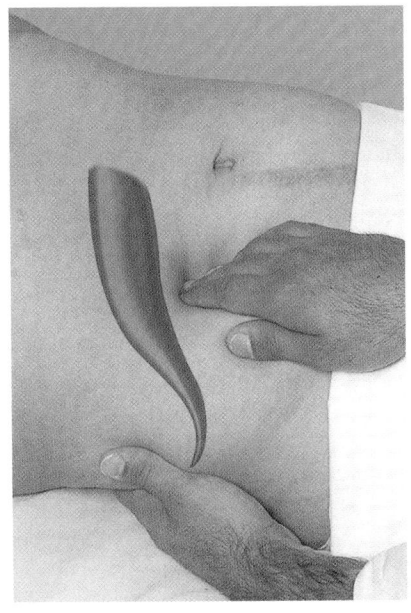

Der Rand einer vergrößerten Leber ist
nicht zu spüren, wenn man die Palpation, wie die Abbildung zeigt, zu weit
oben am Abdomen beginnt.

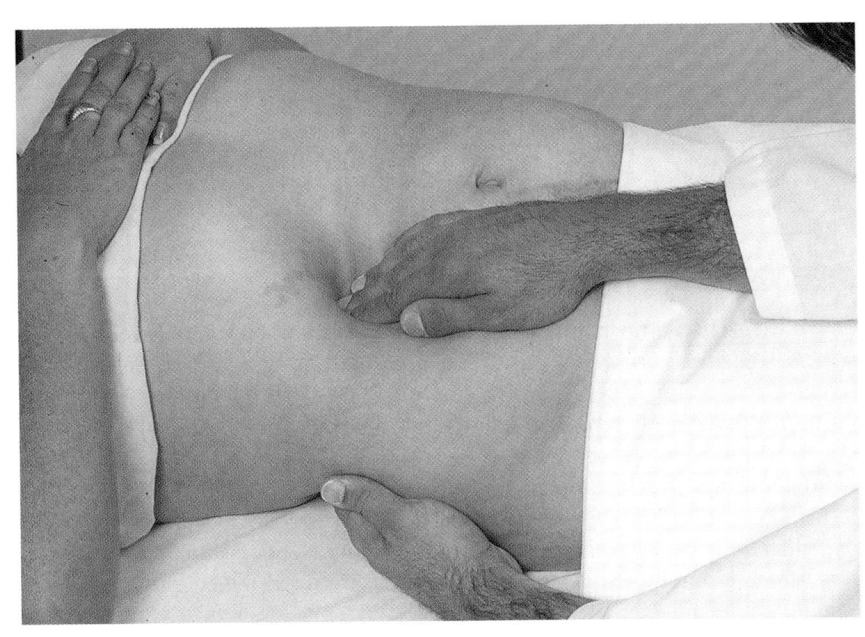
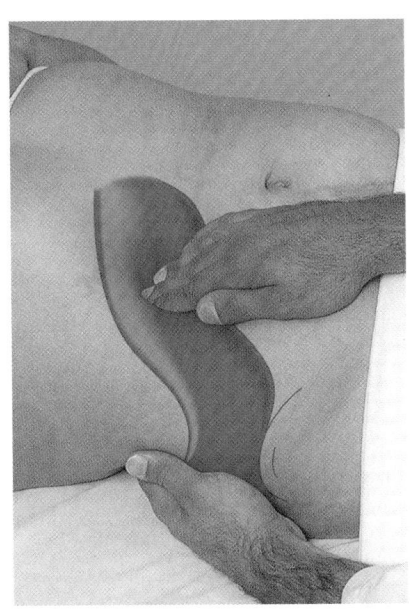

Siehe Tab. 11.5 (S. 385 f). Eine gestaute, überdehnte Gallenblase kann eine ovale Masse unter dem Leberrand bilden, der mit der Leber zu einer Einheit verschmilzt. Der Klopfschall ist dann gedämpft.

Versuchen Sie, dem Leberrand nach lateral und medial zu folgen. Eine Palpation durch den M. rectus abdominis hindurch ist allerdings besonders schwierig. Beschreiben oder zeichnen Sie den Leberrand und messen Sie seinen Abstand vom rechten Rippenbogen in der Medioklavikularlinie.

Um die Leber zu palpieren, müssen Sie den Druck entsprechend der Dicke und dem Widerstand der Bauchwand verändern. Wenn Sie die Leber nicht fühlen können, bewegen Sie Ihre Hand weiter auf den Rippenbogen zu und versuchen Sie es erneut.

Im Beispiel unten ist der Leberrand mit den Fingerbeeren beider Hände palpabel.

Eine andere Technik ist besonders bei adipösen Patienten nützlich. Stellen Sie sich rechts neben den Thorax des Patienten. Legen Sie beide Hände nebeneinander auf die rechte Seite des Abdomens unter die untere Grenze der Leberdämpfung. Drücken Sie mit Ihren Fingern nach innen und oben in Richtung des Rippenbogens. Bitten Sie den Patienten, tief einzuatmen.

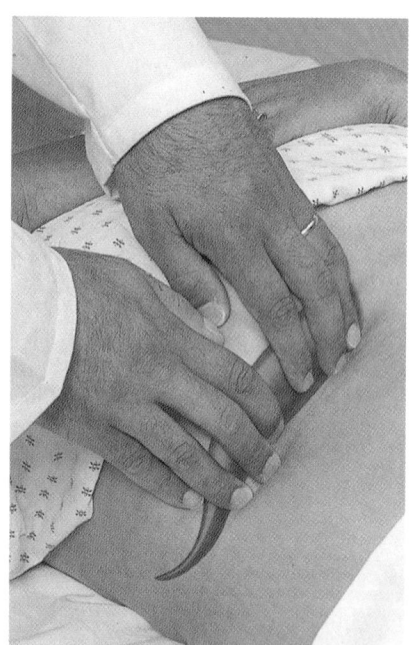
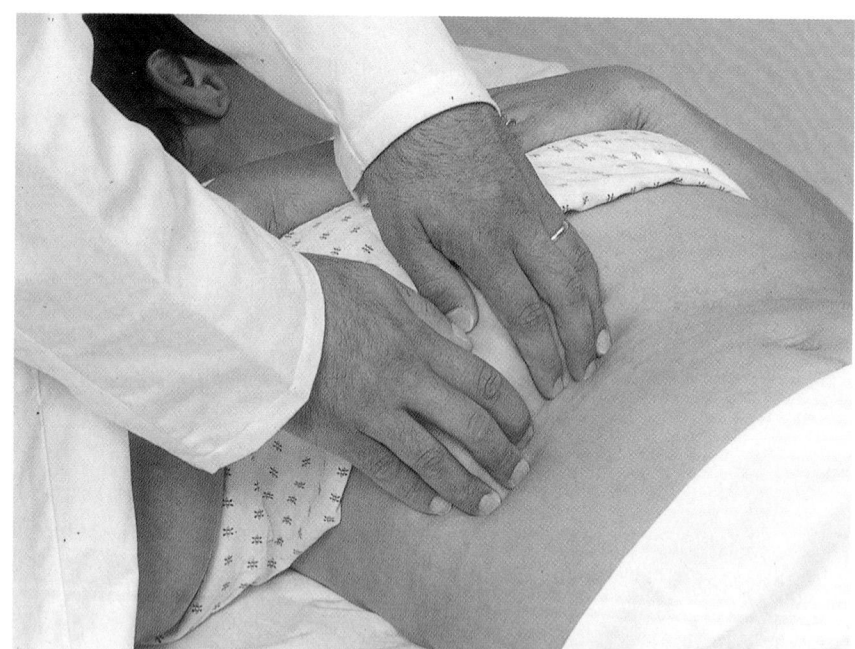

Einige Menschen atmen stärker mit dem Brustkorb als mit dem Zwerchfell. In solchen Fällen ist es sinnvoll, dem Patienten beizubringen, „mit dem Bauch zu atmen", so daß die Leber, die Milz und die Nieren bei der Inspiration in eine Position gebracht werden, in der sie palpabel sind.

Druckschmerzhaftigkeit über der Leber weist auf eine Entzündung wie bei Hepatitis oder eine Stauung wie bei Herzinsuffizienz hin.

Beurteilung der Druckschmerzhaftigkeit einer nicht palpablen Leber. Legen Sie Ihre linke Hand flach unten rechts auf den Brustkorb. Schlagen Sie dann mit der ulnaren Seite der rechten Faust leicht auf Ihre Hand. Bitten Sie den Patienten, seine Empfindung mit der zu vergleichen, die durch einen entsprechenden Schlag auf der linken Seite ausgelöst wird.

Milz

Eine Vergrößerung der Milz erfolgt nach vorn, unten und medial, so daß die Tympanie von Magen und Kolon häufig durch die Dämpfung eines festen Organs ersetzt wird. Die Milz ist dann unterhalb des Rippenbogens tastbar. Die Perkussion kann zwar den Verdacht auf eine Vergrößerung der Milz lenken, diese aber nicht beweisen. Die Palpation kann die Vergrößerung bestätigen, häufig wird eine Vergrößerung der Milz jedoch übersehen, da sie nicht bis unterhalb des Rippenbogens reicht.

Perkussion

Zwei Techniken können Ihnen beim Nachweis einer *Splenomegalie*, einer Vergrößerung der Milz, helfen:

▨ *Perkutieren Sie die linke vordere Thoraxwand* zwischen dem Lungenschall oben und dem Rippenbogen unten (ein Gebiet, das als *Traube-Raum* bezeichnet wird). Achten Sie auf die laterale Ausdehnung der Tympanie, während Sie entlang der Linien perkutieren, die in der folgenden Abbildung durch Pfeile gekennzeichnet sind.

Dämpfung (wie in der Abbildung dargestellt) erregt den Verdacht auf Splenomegalie.

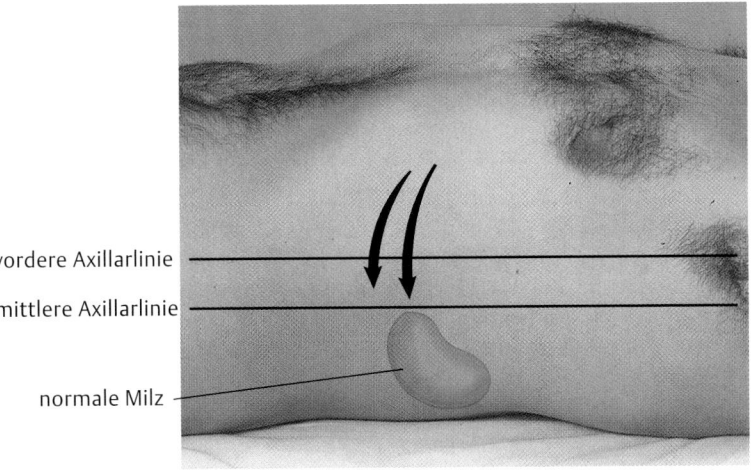

vordere Axillarlinie

mittlere Axillarlinie

normale Milz

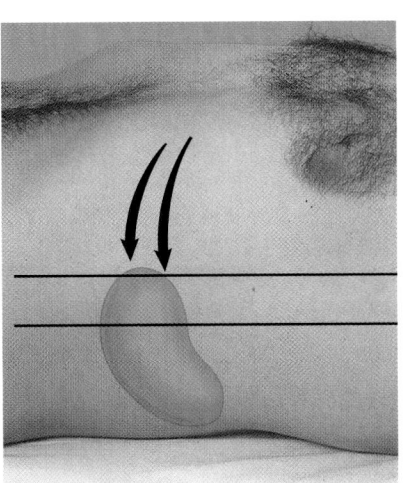

Der Befund ist variabel. Herrscht jedoch, besonders lateral, tympanitischer Klopfschall vor, können Sie eine Splenomegalie weitgehend ausschließen. Die Dämpfung einer normalen Milz verbirgt sich gewöhnlich in der Schalldämpfung anderer Rückenstrukturen.

Flüssigkeit oder Feststoffe in Magen oder Kolon können ebenfalls Dämpfung im Traube-Raum verursachen.

▨ *Prüfen Sie, ob ein positives Milzperkussionszeichen vorliegt.* Perkutieren Sie den untersten Zwischenraum auf der linken vorderen Axillarlinie, wie in der folgenden Abbildung dargestellt. Dieses Gebiet ist normalerweise tympanitisch. Bitten Sie nun den Patienten, tief einzuatmen, und perkutieren Sie erneut. Bei einer normal großen Milz bleibt der Klopfschall gewöhnlich tympanitisch.

Eine Veränderung des Klopfschalls von Tympanie zu Dämpfung bei Inspiration ist ein Hinweis auf eine Vergrößerung der Milz. Dies ist ein *positives Milzperkussionszeichen*.

Wenn einer oder beide Tests positiv sind, sollten Sie bei der Palpation der Milz besonders aufmerksam vorgehen.

Das Perkussionszeichen kann auch bei einer normal großen Milz positiv sein.

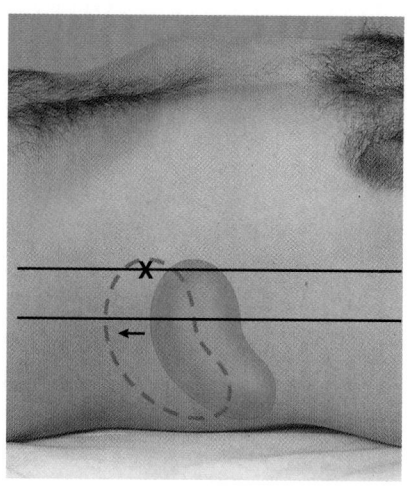

Positives Milzperkussionszeichen

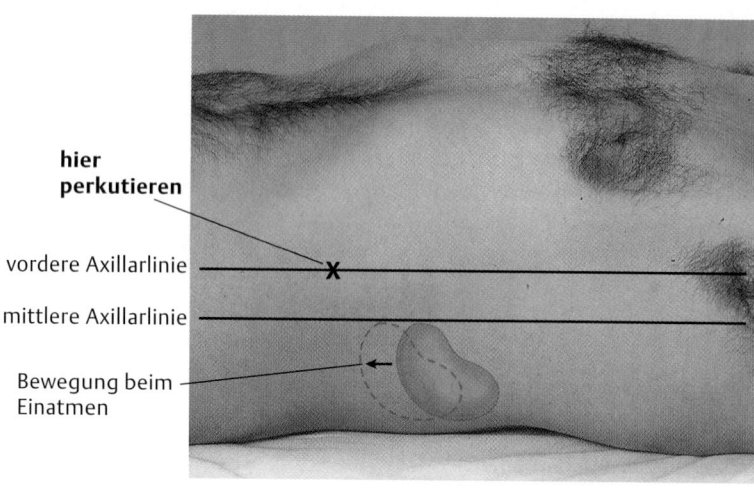

Negatives Milzperkussionszeichen

Palpation

Eine vergrößerte Milz kann übersehen werden, wenn der Untersucher den unteren Milzrand zu weit oben am Abdomen zu tasten versucht.

Ein palpabler Milzrand ist zwar nicht unbedingt pathologisch, kann aber eine Vergrößerung der Milz anzeigen. Der Milzrand in der Abbildung läßt sich tief unter dem Rippenbogen gerade noch tasten.

Greifen Sie mit der linken Hand über und um den Patienten, um den linken unteren Brustkorb und die angrenzenden Weichteile zu stützen und nach vorne zu drücken. Pressen Sie Ihre rechte Hand unterhalb des linken Rippenbogens nach innen gegen die Milz. Beginnen Sie mit der Palpation so weit unten, daß sich Ihre Hand unterhalb einer möglicherweise vergrößerten Milz befindet. (Wenn Ihre Hand nahe am Rippenbogen liegt, ist sie außerdem nicht mehr beweglich genug, um unter dem Brustkorb nach oben zu gelangen.) Bitten Sie den Patienten, tief einzuatmen. Versuchen Sie die Spitze oder den Rand der Milz zu spüren, wenn sich die Milz nach unten auf Ihre Fingerspitzen zubewegt. Achten Sie auf Druckschmerzhaftigkeit, bestimmen Sie die Konturen der Milz und messen Sie den Abstand zwischen dem tiefsten Punkt der Milz und dem linken Rippenbogen. Bei einem kleinen Prozentsatz der gesunden Erwachsenen ist die Spitze der Milz palpabel. Zu den Ursachen gehören ein tief gelegenes, flaches Zwerchfell wie bei chronisch-obstruktiver Lungenerkrankung und ein tiefes Absinken des Zwerchfells bei der Inspiration.

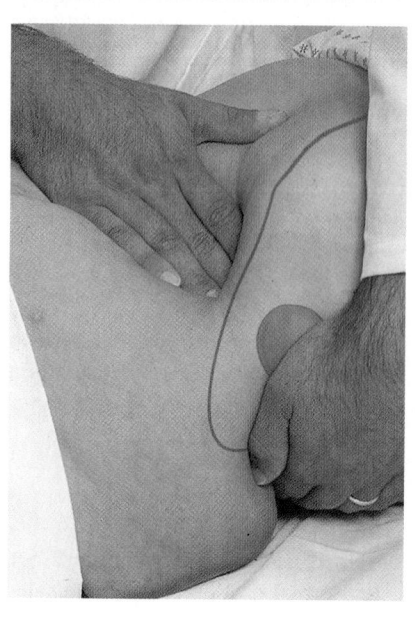

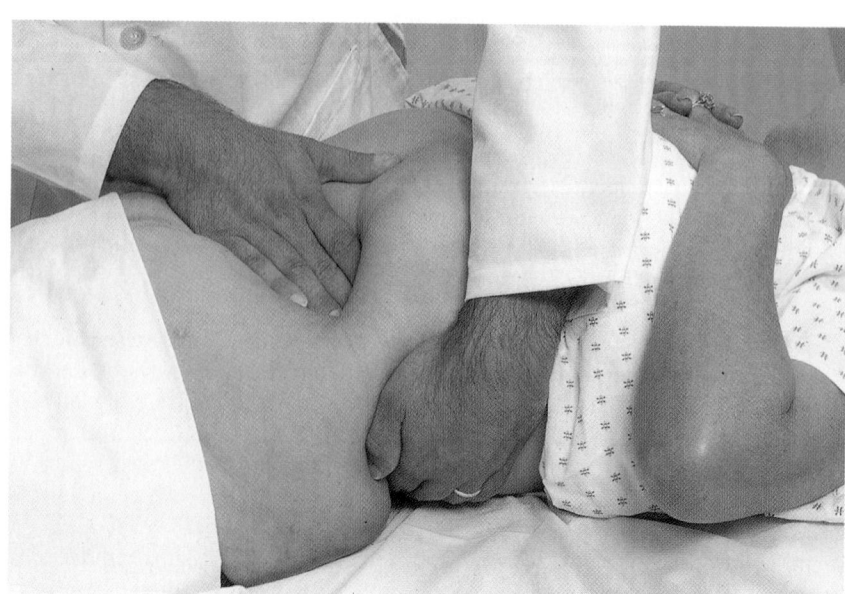

Wiederholen Sie die Palpation, während der Patient auf der rechten Seite liegt und die Beine an der Hüfte und im Knie leicht gebeugt hält. In dieser Lage kann die Milz durch die Schwerkraft nach vorn und rechts in eine tastbare Position gelangen.

Die vergrößerte Milz in der folgenden Abbildung läßt sich bei tiefer Inspiration ungefähr 2 cm unterhalb des linken Rippenbogens palpieren.

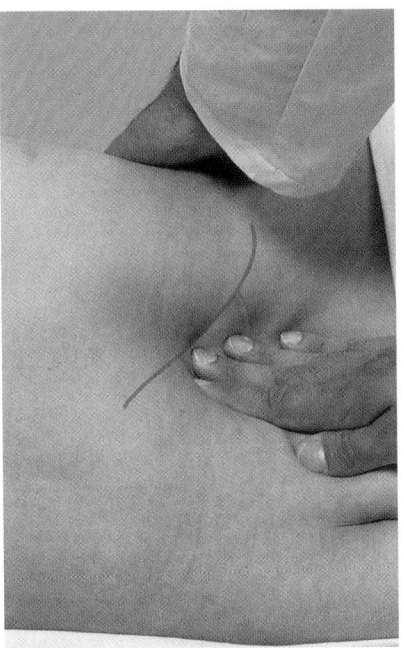

Die folgende Abbildung zeigt eine deutliche und massive Vergrößerung der Milz.

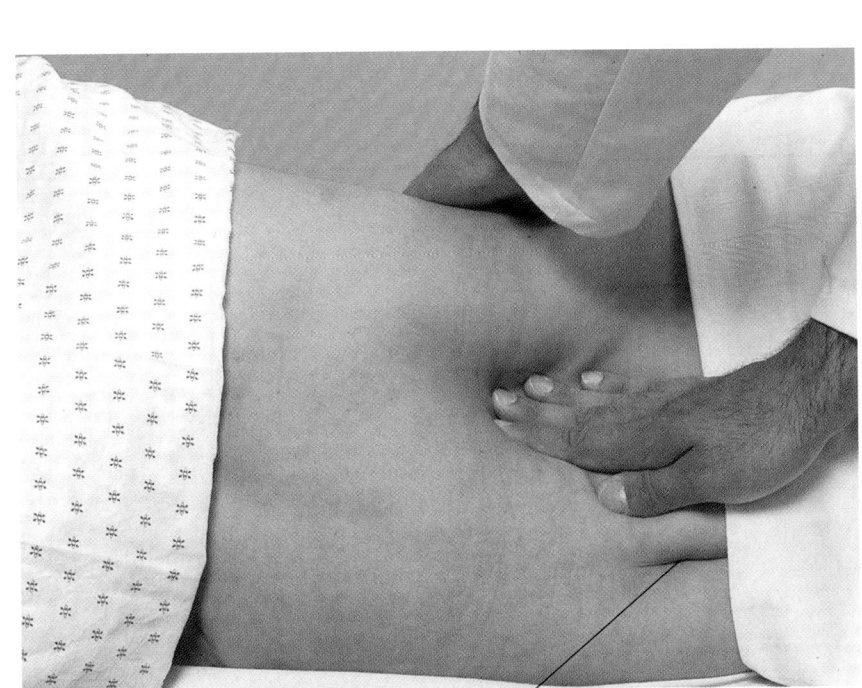

Nabel

**Palpation der Milz – Ansicht von vorn;
der Patient liegt auf der rechten Seite**

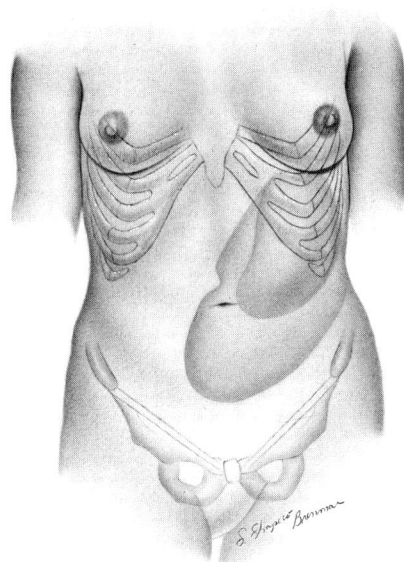

Bei der Beurteilung eines Tumors in der linken Flanke sprechen folgende Merkmale eher für eine vergrößerte

Milz als für eine vergrößerte linke Niere: Eine Einkerbung am medialen Rand, Ausdehnung über die Mittellinie, gedämpfter Klopfschall, und die Tatsache, daß Sie Ihre Finger an der medialen und der unteren Grenze tief eindrücken können, aber nicht zwischen Tumor und Rippenbogen. Eine eindeutige Unterscheidung ist aber gewöhnlich allein aufgrund klinischer Kriterien nicht möglich.

Nieren

Palpation der rechten Niere

Obwohl die Nieren normalerweise nicht tastbar sind, sollten Sie die Palpationstechniken erlernen und üben. Der Nachweis einer vergrößerten Niere kann sich als äußerst wichtig erweisen.

Legen Sie Ihre linke Hand unter dem Patienten etwas unterhalb der 12. Rippe und parallel zu ihr, so daß Ihre Fingerspitzen gerade den Kostovertebralwinkel erreichen. Heben Sie Ihre linke Hand und versuchen Sie, die Niere nach vorn zu verschieben. Legen Sie Ihre rechte Hand sanft in den rechten oberen Quadranten, lateral und parallel zum M. rectus abdominis. Bitten Sie den Patienten, tief einzuatmen. Bei maximaler Inspiration drücken Sie Ihre rechte Hand direkt unterhalb des Rippenbogens fest und tief in den rechten oberen Quadranten und versuchen, die Niere zwischen Ihren Händen „einzufangen". Bitten Sie den Patienten, auszuatmen und dann kurz nicht zu atmen. Verringern Sie langsam den Druck der rechten Hand und fühlen Sie, wie die Niere in ihre exspiratorische Lage zurückgleitet. Beschreiben Sie Größe, Form und evtl. Druckschmerzhaftigkeit der Niere, wenn diese tastbar ist.

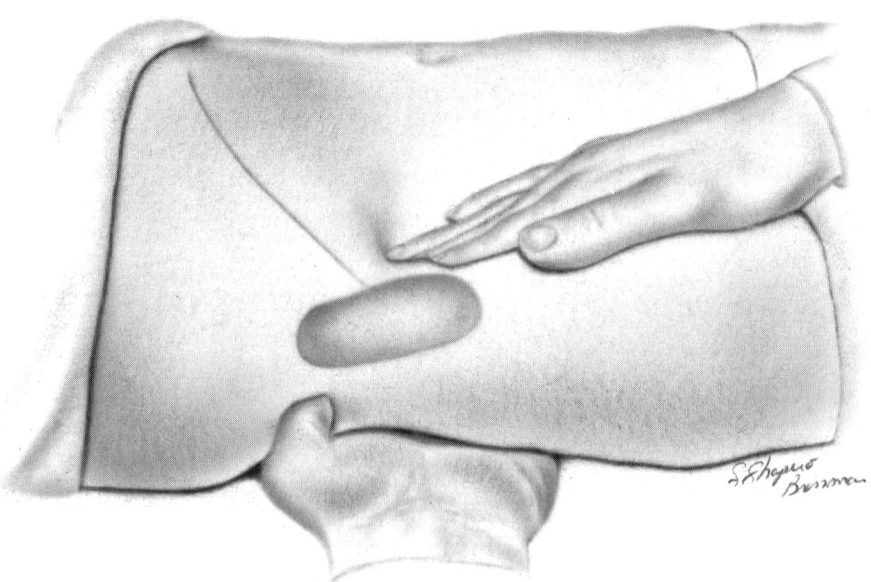

Die Ursachen einer Nierenvergrößerung umfassen Hydronephrose, Zysten und Tumoren. Eine beidseitige Vergrößerung läßt auf eine polyzystische Erkrankung schließen.

Eine normale Niere kann palpabel sein, besonders bei sehr schlanken Frauen in sehr entspannter Lage. Sie kann leicht druckschmerzhaft sein, muß es aber nicht. Der Patient bemerkt normalerweise das Festhalten und Loslassen. Gelegentlich liegt eine rechte Niere weiter anterior als üblich und muß dann von der Leber unterschieden werden. Der Leberrand ist aber gewöhnlich schärfer begrenzt und erstreckt sich weiter nach medial und lateral. Er kann nicht festgehalten werden. Der untere Pol der Niere ist rundlich.

Palpation der linken Niere

Bei der Beurteilung eines Tumors in der linken Flanke sprechen folgende Faktoren eher für eine vergrößerte Niere als für eine Vergrößerung der

Treten Sie auf die linke Seite des Patienten, um die linke Niere „einzufangen". Benutzen Sie Ihre rechte Hand, um von unten anzuheben, und Ihre linke, um tief im linken oberen Quadranten zu tasten. Gehen Sie wie oben beschrieben vor.

Sie können aber auch versuchen, die linke Niere mit einer Methode zu palpieren, die der Palpation der Milz ähnelt. Mit Ihrer linken Hand greifen Sie über den Patienten hinweg, um die linke Flanke anzuheben, während Sie mit der rechten Hand eine tiefe Palpation des linken oberen Quadranten durchführen. Bitten Sie den Patienten, tief einzuatmen und tasten Sie nach einem Tumor. Eine normal große linke Niere ist nur selten palpabel.

Beurteilung der Druckschmerzhaftigkeit der Nieren. Die Druckschmerzhaftigkeit kann bei der Palpation des Abdomens festgestellt werden, Sie sollten aber auch den Kostovertebralwinkel diesbezüglich untersuchen. Häufig genügt schon der Druck Ihrer Fingerspitzen, um an dieser Stelle Druckschmerzhaftigkeit zu demonstrieren. Falls nicht, führen Sie eine Perkussion mit Hilfe der Faust durch. Setzen Sie den Ballen der einen Hand auf den Kostovertebralwinkel und schlagen Sie mit der ulnaren Seite der Faust darauf. Schlagen Sie so fest zu, daß ein Gesunder einen wahrnehmbaren, aber schmerzlosen Ruck oder Stoß verspürt.

Milz: Normale Tympanie im linken oberen Quadranten und die Tatsache, daß Sie Ihre Finger zwischen den Tumor und den Rippenbogen drücken können, während Sie sie an der medialen und unteren Grenze nicht tief eindrücken können.

Schmerzen bei Druck oder Perkussion mit der Faust im Kostovertebralwinkel legen eine Niereninfektion nahe. Die Ursache kann aber auch im Bewegungsapparat liegen.

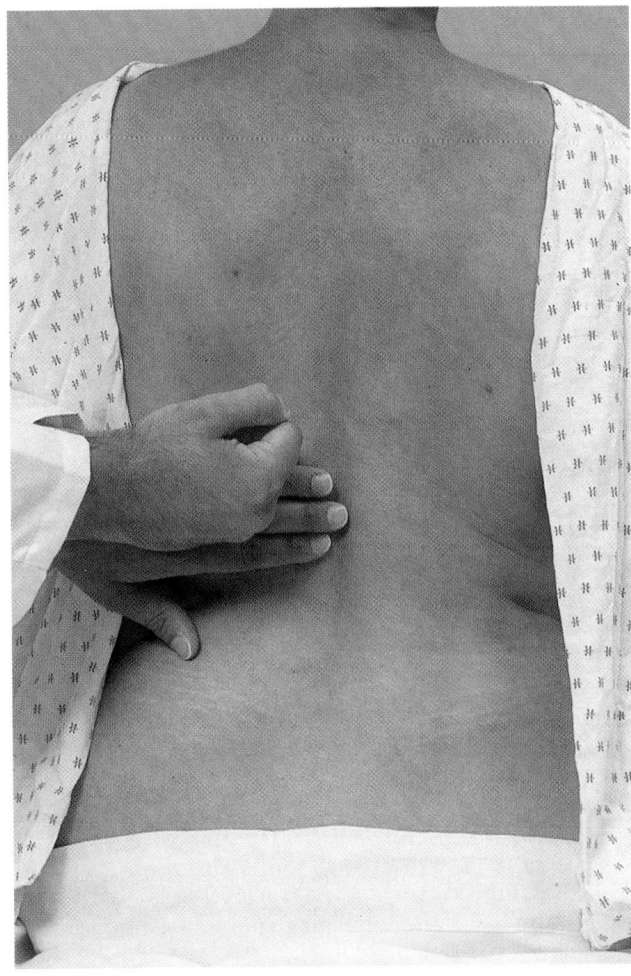

Um dem Patienten unnötige Anstrengung zu ersparen, sollten Sie diesen Test im Rahmen der Untersuchung des Rückens durchführen (S. 133).

Aorta

Bei einem älteren Patienten läßt ein pulsierender, periumbilikaler oder epigastrischer Tumor auf ein Aorten-aneurysma schließen.

Pressen Sie fest und tief leicht links der Medianlinie in den Oberbauch und iden-tifizieren Sie die Pulsationen der Aorta. Versuchen Sie bei über 50jährigen, den Durchmesser der Aorta zu bestimmen, indem Sie, wie die Abbildung zeigt, die Hände auf beiden Seiten der Aorta tief in den Oberbauch drücken. In dieser Altersgruppe ist der Durchmesser einer normalen Aorta nicht größer als 3,0 cm (durchschnittlich 2,5 cm). Diese Maße schließen die Dicke der Bauchwand nicht mit ein. Wie gut Sie die Pulsationen der Aorta fühlen können, hängt erheblich von der Dicke der Bauchwand und dem sagit-talen Durchmesser des Abdomens ab.

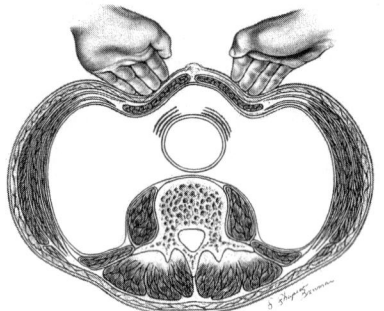 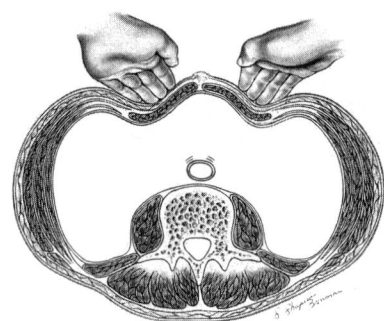

Ein Aortenaneurysma ist eine patho-logische Erweiterung der Aorta, die gewöhnlich auf Arteriosklerose beruht. Klinisch läßt sich eine gewundene Aorta abdominalis nur schwer von einem Aortenaneurysma unter-scheiden.

Obwohl ein Aneurysma normalerweise schmerzlos ist, können Schmerzen die am meisten gefürchtete und häufigste Komplikation ankündigen – die Ruptur der Aorta.

Eine sichtbare und tastbare Erwei-terung der Aorta erfordert eine sono-graphische Abklärung.

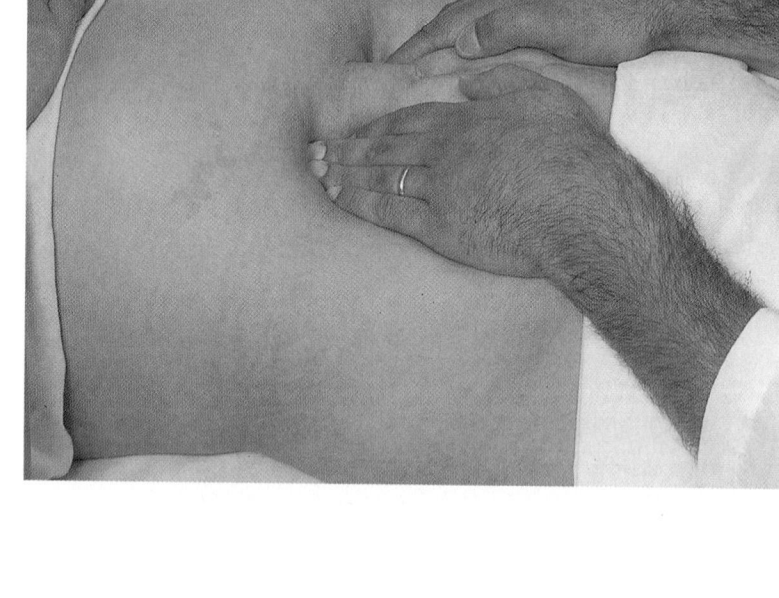

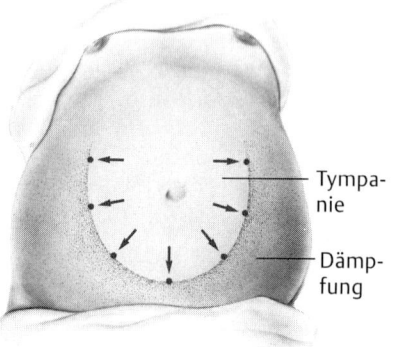

Tympa-nie

Dämp-fung

Spezielle Untersuchungstechniken

Verdacht auf Aszites. Ein sich vorwölbendes Abdomen mit ausladenden Flanken weist möglicherweise auf die Ansammlung von Aszitesflüssigkeit hin. Da Aszi-tesflüssigkeit charakteristischerweise der Schwerkraft folgt, während gasgefüllte Darmschlingen nach oben treiben, ergibt die Perkussion in unten liegenden Bereichen des Abdomens eine Dämpfung. Suchen Sie dieses Muster, indem Sie in mehreren Richtungen von dem zentralen tympanitischen Gebiet aus nach außen perkutieren. Kartieren Sie den Verlauf der Grenze zwischen Tympanie und Dämpfung.

Es gibt zwei weitere Techniken, um einen Aszites zu bestätigen, obwohl beide Zeichen irreführend sein können.

1. *Prüfung auf Lageabhängigkeit der Dämpfung.* Nachdem Sie die Grenze zwischen Tympanie und Dämpfung kartiert haben, bitten Sie den Patienten, sich auf die Seite zu legen. Perkutieren und markieren Sie die Grenze erneut. Wenn kein Aszites vorliegt, bleibt die Grenze zwischen Tympanie und Dämpfung gewöhnlich relativ unverändert.

Bei Aszites verlagert sich die Dämpfung auf die weiter unten liegende Seite, während die Tympanie nach oben wandert.

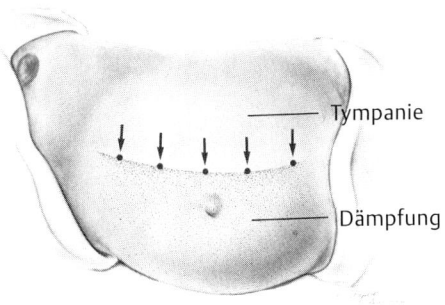

2. *Prüfung auf Wellenbildung.* Bitten Sie den Patienten oder einen Assistenten, das Abdomen in der Mittellinie mit den Handkanten fest nach unten zu drücken. Dieser Druck hilft dabei, die Übertragung einer Welle durch das Fettgewebe zu unterbinden. Während Sie fest auf eine Flanke klopfen, fühlen Sie auf der anderen Seite, ob ein Impuls durch die Flüssigkeit übertragen wird. Leider ist dieses Zeichen oft negativ, bis die Aszitesansammlung bereits offensichtlich ist, und manchmal ist es auch bei Menschen ohne Aszites positiv.

Ein leicht zu tastender Impuls läßt auf Aszites schließen.

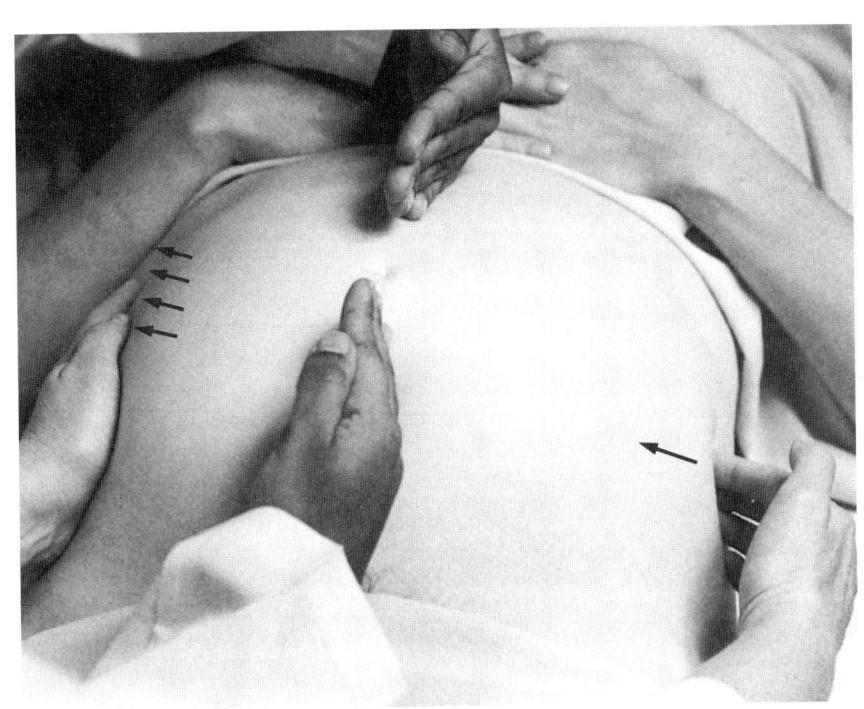

Palpation eines Organs oder Tumors in einem aszitischen Abdomen. Versuchen Sie ein *Ballottement* des Organs oder Tumors (hier am Beispiel einer vergrößerten Leber dargestellt). Strecken Sie die Finger einer Hand gerade und steif nebeneinander aus, berühren Sie die Bauchoberfläche und machen Sie eine kurze, stechende Bewegung direkt auf die erwartete Struktur zu. Diese rasche Bewegung verschiebt häufig die Flüssigkeit, so daß Ihre Fingerspitzen kurz die Oberfläche der Struktur durch die Bauchwand berühren können.

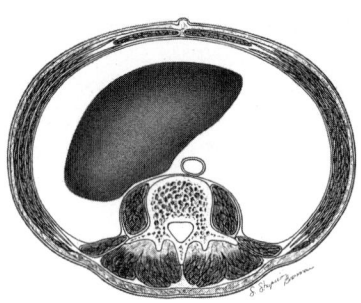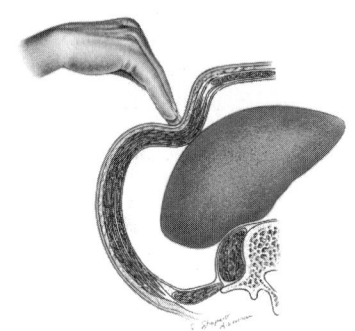

Bei Appendizitis beginnen die Schmerzen typischerweise in der Nähe des Nabels und verlagern sich dann in den rechten unteren Quadranten. Dort werden sie durch Husten verschlimmert. Von diesem Phänomen berichten ältere Menschen weniger häufig als jüngere.

Verdacht auf Appendizitis

▪ Bitten Sie den Patienten, Ihnen zu zeigen, wo die Schmerzen eingesetzt haben und wo sie jetzt lokalisiert sind. Bitten Sie den Patienten zu husten. Stellen Sie fest, ob und wo dies zu Schmerzen führt.

Eine irgendwo im rechten unteren Quadranten lokalisierte Druckschmerzhaftigkeit, selbst in der rechten Flanke, kann auf Appendizitis hinweisen.

▪ Suchen Sie sorgfältig nach Bereichen mit lokaler Druckschmerzhaftigkeit.

Eine anfänglich willkürliche Abwehrspannung kann durch eine unwillkürliche ersetzt werden.

▪ Prüfen Sie auf Abwehrspannung.

Eine rechtsseitige rektale Schmerzempfindlichkeit kann beispielsweise ebensogut durch entzündete Adnexe oder ein entzündetes Samenbläschen wie durch einen entzündeten Appendix verursacht werden.

▪ Führen Sie eine rektale Untersuchung, bei Frauen eine Beckenuntersuchung durch. Diese Maßnahmen erlauben Ihnen zwar nicht unbedingt die Unterscheidung zwischen einem normalen und einem entzündeten Blinddarm, aber Sie helfen Ihnen vielleicht bei der Identifizierung eines entzündeten Blinddarms, der an einer atypischen Stelle in der Beckenhöhle lokalisiert ist. Außerdem können diese Untersuchungen vielleicht Hinweise auf andere Ursachen der Bauchschmerzen liefern.

Gelegentlich sind einige weitere Techniken von Nutzen.

Loslaßschmerz deutet auf eine Peritonitis hin, etwa aufgrund einer Appendizitis.

▪ Prüfen Sie das druckschmerzhafte Gebiet auf Loslaßschmerz. (Sind andere Symptome eindeutig positiv, können Sie auf diesen Test verzichten und dem Patienten so unnötige Schmerzen ersparen.)

◾ Versuchen Sie, das Rovsing-Zeichen auszulösen, und prüfen Sie auf kontralateralen Loslaßschmerz: Pressen Sie tief und gleichmäßig im linken unteren Quadranten. Ziehen Sie dann rasch Ihre Finger zurück.

Schmerzen im *rechten* unteren Quadranten bei *linksseitigem* Druck lassen auf Appendizitis schließen (sog. positives Rovsing-Zeichen). Das gleiche gilt für Schmerzen im rechten unteren Quadranten beim schnellen Zurückziehen der Finger (kontralateraler Loslaßschmerz).

◾ Suchen Sie nach dem *Psoaszeichen*. Legen Sie Ihre Hand etwas oberhalb des rechten Knies auf den Oberschenkel des Patienten und bitten Sie ihn, sein rechtes Bein gegen den Widerstand Ihrer Hand zu heben. Alternativ dazu können Sie den Patienten bitten, sich auf die linke Seite zu legen. Strecken Sie dann das rechte Bein des Patienten am Hüftgelenk. Eine Beugung des Beins an der Hüfte führt zu einer Kontraktion des M. psoas, eine Streckung dehnt ihn.

Führt eine dieser Maßnahmen zu einer Verstärkung der Bauchschmerzen, ist das Psoaszeichen positiv. Dies legt eine Reizung des M. psoas durch einen entzündeten Appendix nahe.

◾ Versuchen Sie, das *Obturatorzeichen* auszulösen. Beugen Sie den rechten Oberschenkel des Patienten an der Hüfte bei gebeugtem Knie und drehen Sie das Bein am Hüftgelenk nach innen. Dieser Vorgang dehnt den M. obturatorius internus. (Die Einwärtsdrehung am Hüftgelenk ist auf S. 530 dargestellt.)

Schmerzen im rechten hypogastrischen Gebiet stellen ein positives Obturatorzeichen dar und lassen auf eine Reizung des M. obturatorius durch einen entzündeten Appendix schließen.

◾ Prüfen Sie auf *kutane Hyperästhesie*. Heben Sie an mehreren Punkten entlang der Bauchwand eine Hautfalte zwischen Daumen und Zeigefinger an, ohne zu „zwicken". Normalerweise sollte dies nicht schmerzhaft sein.

Lokalisierte Schmerzen im ganzen oder in einem Teil des rechten unteren Quadranten können eine Appendizitis begleiten.

Chronische Cholezystitis / Pancreaskopf-bzw Papillen-CA ~ palpable, schmerzlose, prall-elastische Gallenblase + Ikterus ⟩ COURVOISIER Zeichen

pathologisch —

Verdacht auf akute Cholezystitis. Wenn Schmerzen und Druckschmerzhaftigkeit im rechten oberen Quadranten auf akute Cholezystitis schließen lassen, prüfen Sie das *Murphy-Zeichen*. Drücken Sie Ihren linken Daumen oder die Finger der rechten Hand unter dem Rippenbogen an dem Punkt ein, an dem die laterale Grenze des M. rectus abdominis den Rippenbogen schneidet. Bei vergrößerter Leber können Sie auch Ihren Daumen oder die Finger an einem vergleichbaren, weiter unten gelegenen Punkt unter dem Leberrand eindrücken. Bitten Sie den Patienten, tief einzuatmen. Beobachten Sie die Atmung des Patienten und achten Sie auf den Grad der Druckschmerzhaftigkeit.

Eine einschießende Druckschmerzhaftigkeit mit einer abrupten Beendigung der Inspiration stellt ein positives Murphy-Zeichen bei akuter Cholezystitis dar. Die Druckschmerzhaftigkeit der Leber kann bei dieser Maßnahme ebenfalls zunehmen, aber sie ist gewöhnlich weniger gut lokalisiert.

Untersuchung auf Bauchhernien (Hernien in der Bauchwand außer Leistenhernien). Falls Sie einen Nabel- oder Narbenbruch vermuten, aber nicht sehen, bitten Sie den auf dem Rücken liegenden Patienten, Kopf und Schultern anzuheben.

Bei dieser Bewegung tritt die Wölbung einer Hernie gewöhnlich hervor.

Leisten- und Femoralhernien werden im nächsten Kapitel besprochen. Sie können zu gravierenden abdominalen Komplikationen führen und dürfen nicht übersehen werden.

Die Ursache eines Darmverschlusses oder einer Peritonitis bleibt unentdeckt, wenn eine strangulierte Femoralhernie übersehen wird.

Unterscheidung zwischen einem abdominalen Tumor und einem Tumor in der Bauchwand. Gelegentlich liegt ein Tumor in der Bauchwand und nicht in der Bauchhöhle. Bitten Sie den Patienten, entweder Kopf und Schultern zu heben oder die Bauchpresse zu betätigen, um die Bauchmuskulatur anzuspannen. Tasten Sie erneut nach dem Tumor.

Ein Tumor in der Bauchwand bleibt palpabel, während ein intraabdominaler Tumor durch die kontrahierten Muskeln verdeckt wird.

Gesundheitsvorsorge und -beratung

Die für das Abdomen relevante Gesundheitsvorsorge und -beratung umfaßt das Screening auf Alkoholismus, das Risiko infektiöser Hepatitis und das Risiko von Dickdarmkarzinomen. Soziale Muster und Verhaltensprobleme in der Anamnese sowie Befunde wie Lebervergrößerung oder Druckschmerzhaftigkeit machen den Arzt häufig auf möglichen Alkoholismus oder das Risiko einer infektiösen Hepatitis aufmerksam. Frühere Erkrankungen und die Familienanamnese sind wichtig, wenn das Risiko von Dickdarmkarzinomen beurteilt werden soll.

Alkohol- und Medikamentenmißbrauch beeinträchtigen die Volksgesundheit wahrscheinlich mehr als der Mißbrauch illegaler Drogen. Es gehört daher unbedingt zu den Aufgaben eines Arztes, sich ein Bild davon zu machen, wieviel Alkohol oder Medikamente ein Patient konsumiert. Der Arzt sollte sich auf die Erkennung, die Beratung und, bei erheblichen Beeinträchtigungen, auf Empfehlungen für eine Behandlung konzentrieren. Diese Maßnahmen müssen nicht zeitaufwendig sein. Stellen Sie die vier Fragen des CAGE-Fragebogens (S. 19), deren Wert in vielen Studien bestätigt wurde, um Jugendliche und Erwachsene einschließlich Schwangerer auf Alkoholabhängigkeit oder -mißbrauch zu prüfen. Es hat sich gezeigt, daß kurze Beratungsgespräche den Alkoholkonsum um bis zu 25 % senken können.* Konzentrieren Sie sich auf (1) die Aufklärung über die unerwünschten Wirkungen von Alkohol und ihre schädlichen Folgen für die Gesundheit und (2) Zielsetzungen für eine Verhaltensänderung und die weitere Betreuung. Empfehlen Sie je nach Schwere des Problems Selbsthilfegruppen, stationäre Entgiftung oder weitergehende Rehabilitationsmaßnahmen.

Schutzmaßnahmen gegen infektiöse Hepatitis umfassen die Aufklärung über die Übertragungswege der Viren und die Notwendigkeit einer Immunisierung. Die Übertragung von Hepatitis A erfolgt fäkal-oral, etwa durch kontaminiertes Wasser oder Lebensmittel. Die Inkubationszeit beträgt etwa 30 Tage. Empfehlenswert ist die Impfung gegen Hepatitis A bei Reisenden in Endemiegebiete, Personen, die mit Lebensmitteln umgehen, Soldaten, bestimmten Arbeitskräften im Gesundheitswesen und in Labors sowie Menschen, die mit Kindern arbeiten. Als Sofortschutz und für die Prophylaxe bei Kontakten im Haushalt und bei Reisenden sollten Sie die Gabe von Immunglobulinen in Betracht ziehen.

Hepatitis B stellt eine ernstere Bedrohung für die Gesundheit dar. So besteht das Risiko einer fulminanten Hepatitis oder einer chronischen Infektion mit anschließender Zirrhose und Leberzellkarzinom. Die Übertragung erfolgt über den Kontakt mit infizierten Körperflüssigkeiten wie Blut, Sperma, Speichel und Vaginalsekreten. Erwachsene zwischen 20 und 39 Jahren sind am häufigsten betroffen, insbesondere Drogenabhängige und Prostituierte. Bis zu einem Zehntel der infizierten Erwachsenen werden zu chronisch infizierten, asymptomatischen Überträgern. Bei Risikopatienten sind eine Verhaltensberatung sowie serologische Tests zu empfehlen. Da bei bis zu 30 % der Patienten keine erkennbaren Risikofaktoren bestehen, empfiehlt sich eine Impfung gegen Hepatitis B bei allen jungen, noch nicht geimpften Erwachsenen, Drogenabhängigen und ihren Sexualpartnern, bei Personen, bei denen das Risiko der Infektion mit Geschlechtskrankheiten besteht, bei Reisenden in Endemiegebiete, Empfängern von Blutprodukten wie bei Hämodialyse und Arbeitskräften im Gesundheitswesen, die häufig mit Blutprodukten zu tun haben. Viele dieser Gruppen sollten auch auf eine HIV-Infektion getestet werden.

---

* U.S. Preventive Services Task Force: *Guide to Clinical Preventive Services*, 2. Aufl. Baltimore, Williams and Wilkins, 1996, S. 572.

Außerdem sollten Patienten auf kolorektale Karzinome untersucht werden, die Krebsart, die hinsichtlich Prävalenz und Mortalität am zweithäufigsten vorkommt. Zu den Risikofaktoren gehören eine Familienanamnese mit Dickdarmpolypen, ein Dickdarmkarzinom oder -adenom bei einem Verwandten ersten Grades sowie eine Anamnese mit ulzerativer Kolitis, adenomatösen Polypen oder eine vorausgegangene Diagnose von Endometrium-, Ovarial- oder Mammakarzinomen. Die U.S. Preventive Services Task Force empfiehlt eine jährliche Untersuchung aller Personen über 50 Jahren mit dem Test auf okkultes Blut im Stuhl (TOBS), Proktorektosigmoidoskopie oder beidem, äußert aber auch einige Vorbehalte.* Der TOBS hat eine äußerst variable Sensitivität (26–92 %), aber eine gute Spezifizität (90–99 %). Er liefert viele falsch positive Ergebnisse, die auf die Ernährung, bestimmte Medikamente und gastrointestinale Erkrankungen wie Ulkuskrankheit, Divertikulose und Hämorrhoiden zurückzuführen sind. Der Nutzen der Proktorektosigmoidoskopie hängt von der Länge des Sigmoidoskops ab, und wie weit es eingeführt wird. Im folgenden sind die ungefähren Erkennungsquoten bei verschiedenen Eindringtiefen aufgeführt: 25–30 % bei 20 cm, 50–55 % bei 35 cm und 40-65 % bei 40-50 cm. Mit vollständiger Kolonoskopie oder der Doppelkontrastmethode werden 80-95 % der kolorektalen Karzinome entdeckt, aber diese Untersuchungen sind unangenehmer, und die Kolonoskopie ist teurer. Hinsichtlich der Vorbeugung gibt es vorläufige, aber widersprüchliche Hinweise darauf, daß eine ballaststoffreiche Ernährung das Risiko eines kolorektalen Karzinoms verringern kann.

* U.S. Preventive Services Task Force: *Guide to Clinical Preventive Services*, 2. Aufl. Baltimore, Williams and Wilkins, 1996, S. 89-103.

Tabelle 11.1 Lokale Vorwölbungen in der Bauchwand

Lokale Vorwölbungen in der Bauchwand umfassen Bauchhernien (Defekte in der Bauchwand, durch die Gewebe hervortritt) und subkutane Tumoren wie Lipome. Die häufigeren Bauchhernien werden in Nabel- und Narbenbrüche sowie epigastrische Hernien eingeteilt. Die Rektusdiastase ist eine anatomische Normvariante, die von der epigastrischen Hernie abzugrenzen ist. Hernien und Rektusdiastasen sind gewöhnlich deutlicher zu sehen, wenn der liegende Patient Kopf und Schultern anhebt.

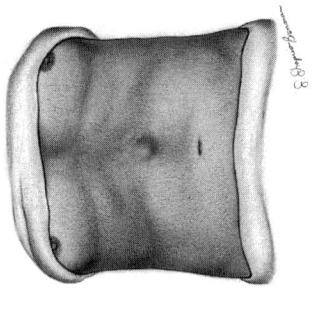

Säugling

Nabelbruch

Nabelbrüche treten durch einen defekten Nabelring nach außen. Sie sind am häufigsten bei Säuglingen, kommen aber auch bei Erwachsenen vor. Bei Säuglingen schließen sie sich gewöhnlich spontan innerhalb von ein bis zwei Jahren, bei Erwachsenen dagegen nicht.

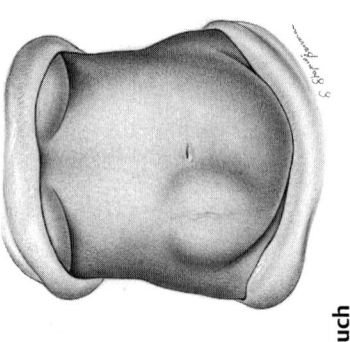

Narbenbruch

Ein Narbenbruch tritt durch eine Operationsnarbe hervor. Stellen Sie durch Palpation die Länge und Breite des Defekts in der Bauchwand fest. Bei einem kleinen Defekt, durch den eine große Hernie ausgetreten ist, ist das Risiko von Komplikationen höher als bei einem großen Defekt.

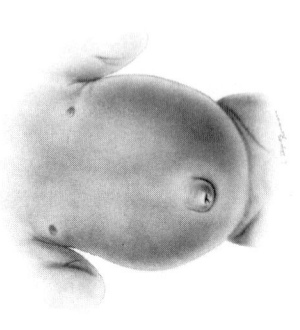

Vorwölbung

Rektusdiastase

Eine Rektusdiastase (Diastasis recti) entsteht durch ein Auseinanderweichen der beiden Mm. recti abdominis. Durch diese Spalte tritt der Bauchinhalt hervor und bildet eine Vorwölbung in der Mittellinie, wenn der liegende Patient Kopf und Schultern anhebt. Mehrere Schwangerschaften, Adipositas und chronische Lungenerkrankungen können für diesen Zustand prädisponieren. Er hat keine klinischen Konsequenzen.

Epigastrische Hernie

Eine epigastrische Hernie ist eine kleine Protrusion in der Mittellinie durch einen Defekt in der Linea alba irgendwo zwischen dem Schwertfortsatz und dem Nabel. Versuchen Sie diese Art von Hernie zu lokalisieren während der Patient in Rückenlage Kopf und Schultern anhebt (oder steht), und fahren Sie mit der Fingerspitze die Linea alba entlang abwärts, um sie zu tasten.

Lipome

Lipome sind häufige, gutartige Fettgeschwülste, die gewöhnlich im Unterhautbindegewebe fast des gesamten Körpers – einschließlich der Bauchwand – lokalisiert sind. Unabhängig von ihrer Größe sind sie normalerweise weich und häufig gelappt. Wenn Sie mit dem Finger auf den Rand eines Lipoms drücken, gleitet der Tumor typischerweise darunter hervor.

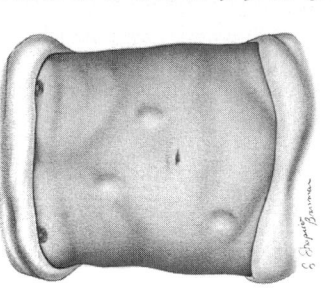

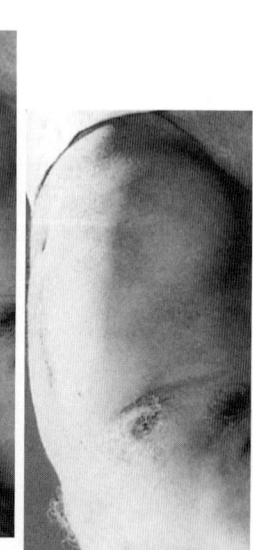
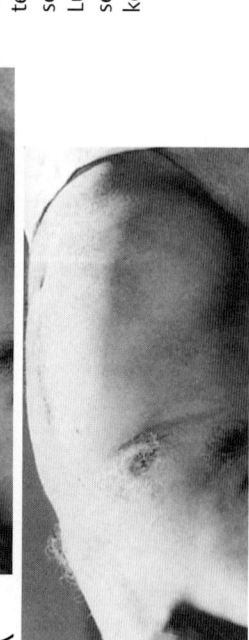

Tabelle 11.2 Vorgewölbtes Abdomen

Fett

Fett ist die häufigste Ursache für ein vorgewölbtes Abdomen und mit generalisierter Adipositas verbunden. Die Bauchwand ist verdickt. Fett im Mesenterium und im Omentum tragen zur Größe des Abdomens bei. Der Nabel kann eingesunken wirken. Der Klopfschall ist normal. Eine Fettschürze kann sich bis unter die Leistenbänder erstrecken. Heben Sie sie an, um nach einer Entzündung in der Hautfalte oder gar einer versteckten Hernie zu sehen.

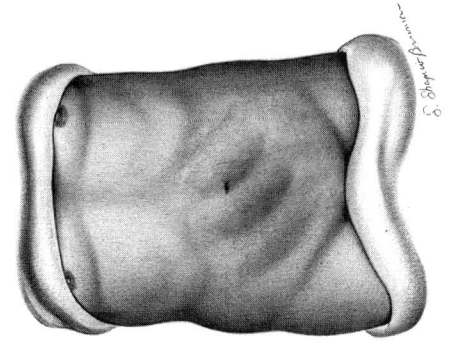

Gas

Die Aufblähung durch Gas kann lokalisiert, wie dargestellt, oder generalisiert sein. Der Klopfschall ist tympanitisch. Eine durch bestimmte Nahrungsmittel erhöhte Gasproduktion im Darm kann eine leichte Aufblähung verursachen. Ernstere Ursachen sind Darmverschluß und paralytischer Ileus. Achten Sie auf die Lokalisation der Aufblähung. Die Aufblähung ist bei einem Verschluß des Kolons stärker ausgeprägt als bei einem Verschluß des Dünndarms.

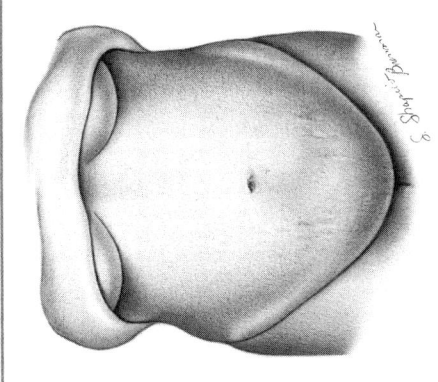

Schwangerschaft

Eine Schwangerschaft ist eine häufige Ursache für einen „Tumor" im Beckenbereich. Prüfen Sie, ob Sie das Herz des Fetus hören können (S. 441f).

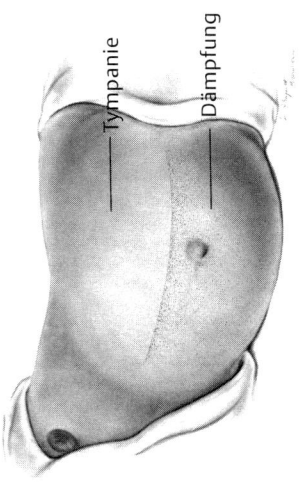

Tumor

Ein großer, fester Tumor, der gewöhnlich aus dem Becken nach oben ragt, bewirkt bei der Perkussion eine Dämpfung. Der luftgefüllte Darm wird in die Peripherie verschoben. Zu den Ursachen gehören Ovarialtumoren und Myome des Uterus. Gelegentlich kann eine stark überdehnte Blase für einen solchen Tumor gehalten werden.

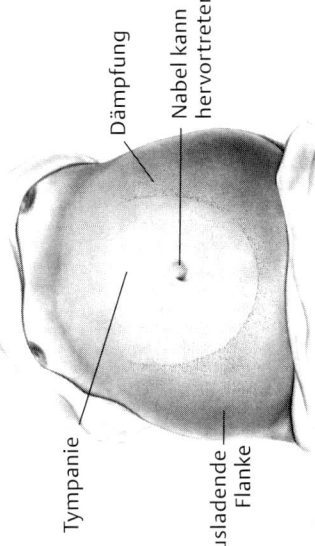

Aszites

Bei Aszites sammelt sich die Flüssigkeit am tiefsten Punkt des Abdomens, so daß sich die Flanken wölben und der Klopfschall über ihnen gedämpft ist. Drehen Sie den Patienten auf die Seite, um eine Verlagerung der Flüssigkeit nachzuweisen (Verschieblichkeit der Dämpfung). (Die Untersuchung auf Aszites wird auf S. 374f erörtert.)

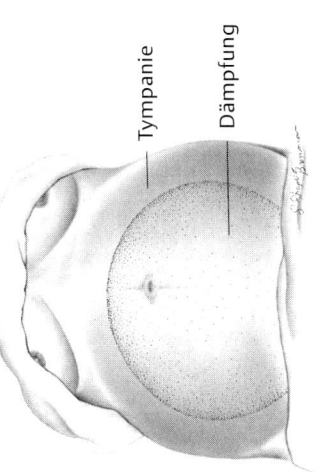

Tabelle 11.3 Geräusche im Abdomen

Darmgeräusche

Darmgeräusche können:

■ vermehrt auftreten, z. B. bei Diarrhoe oder im Frühstadium eines Darmverschlusses;

■ vermindert sein und schließlich ganz fehlen, etwa bei paralytischem Ileus und Peritonitis. Bevor Sie das Fehlen von Darmgeräuschen konstatieren, sollten Sie sich hinsetzen und am markierten Punkt mindestens zwei Minuten auskultieren.

Hochgestellte, klingende Geräusche lassen auf intestinale Flüssigkeit und Gas schließen, die in einem erweiterten Darm unter Druck stehen. Salvenartige, hochgestellte Darmgeräusche, die gleichzeitig mit einem Bauchkrampf auftreten, sind ein Hinweis auf einen Darmverschluß.

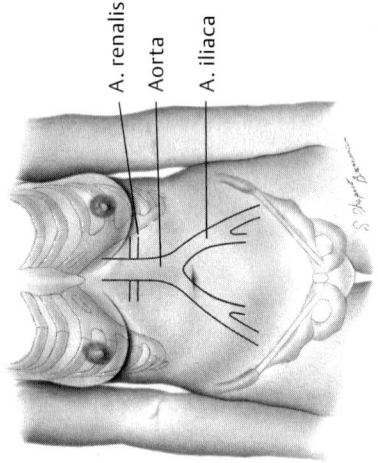

Strömungsgeräusche

Hepatische Strömungsgeräusche lassen auf ein Leberzellkarzinom oder auf alkoholbedingte Hepatitis schließen. *Arterielle Strömungsgeräusche* mit systolischen und diastolischen Komponenten legen einen partiellen Verschluß der Aorta oder der großen Arterien nahe. Ein partieller Verschluß der A. renalis kann eine arterielle Hypertonie verursachen bzw. erklären.

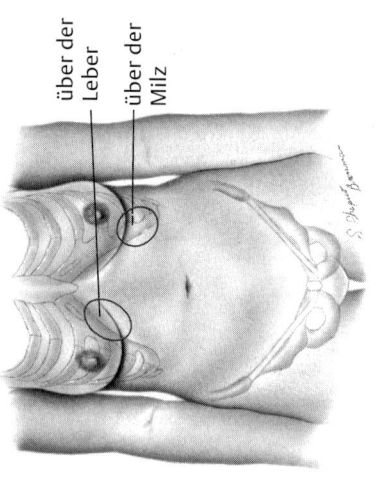

A. renalis
Aorta
A. iliaca

Nonnensausen

Nonnensausen (Rumor venosus) ist selten. Es ist ein leises, summendes Geräusch mit systolischen und diastolischen Anteilen. Es deutet auf eine erhöhte kollaterale Zirkulation zwischen der Pfortader und den Venen des Körperkreislaufs hin wie dies z.B. bei Leberzirrhose der Fall ist.

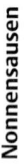

epigastrisch und umbilikal

Reibegeräusche

Reibegeräusche sind selten. Dabei handelt es sich um knirschende, atemabhängige Geräusche. Sie zeigen eine Entzündung der peritonealen Oberfläche eines Organs an, beispielsweise aufgrund eines Lebertumors, einer durch Chlamydien oder Gonokokken ausgelösten Perihepatitis, einer kürzlich vorgenommenen Leberbiopsie oder eines Milzinfarkts. Ein Reibegeräusch über der Leber, das von einem systolischen Strömungsgeräusch begleitet wird, sollte den Verdacht auf ein Leberzellkarzinom lenken.

über der Leber
über der Milz

382

Tabelle 11.4 Schmerzhaftes Abdomen

Viszerale Druckschmerzhaftigkeit

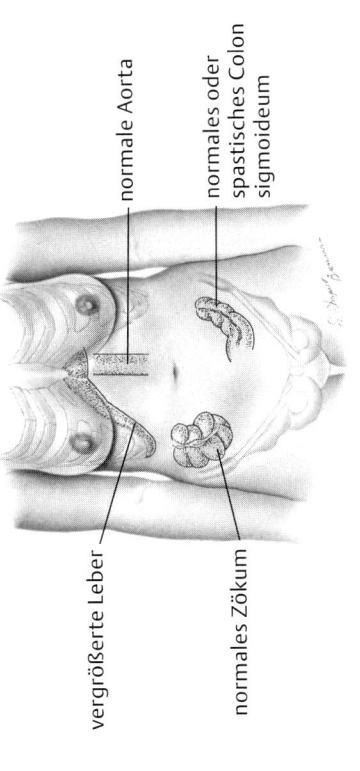

oberflächlich gelegenes druck- schmerzhaftes Gebiet

tiefgelegene druckschmerz- hafte Gebiete

Druckschmerzhaftigkeit des Abdomens kann von der Bauchwand ausgehen. Hebt der Patient Kopf und Schultern an, bleibt diese Druckschmerzhaftigkeit bestehen, während Druckschmerzhaftigkeit, die auf eine tieferliegende (von den ange- spannten Muskeln geschützte) Läsion zurückzuführen ist, abnimmt.

Druckschmerzhaftigkeit der Bauchwand

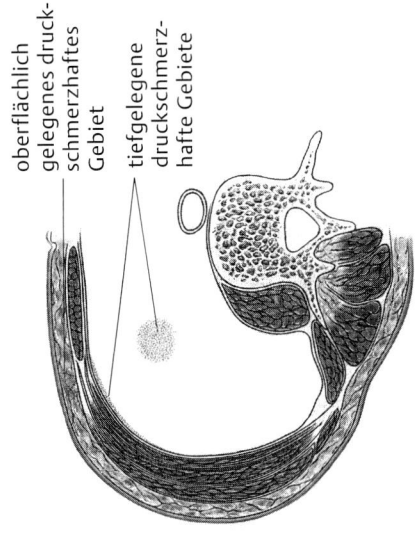

normale Aorta

normales oder spastisches Colon sigmoideum

vergrößerte Leber

normales Zökum

Die gezeigten Strukturen können bei tiefer Palpation schmerzhaft sein. Gewöhnlich ist der Schmerz dumpf, und es bestehen weder Abwehrspannung noch Loslaßschmerz. Sie sollten dem Patienten erklären, daß kein Grund zur Sorge besteht.

Druckschmerzhaftigkeit, die auf Erkrankungen in Brust und Becken beruht

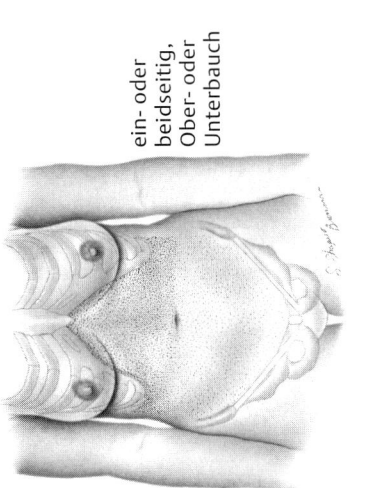

ein- oder beidseitig, Ober- oder Unterbauch

Akute Pleuritis

Bauchschmerzen und abdominale Druckschmerzhaftigkeit können auf einer akuten Rippenfellentzündung beruhen. Eine einseitige Pleuritis kann eine akute Cholezystitis oder Appendizitis vortäuschen. Loslaßschmerz und Abwehrspannung sind weniger häufig. Gewöhnlich findet man Symptome im Thorakalbereich.

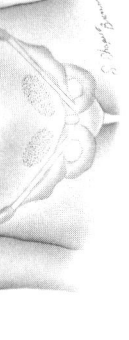

Akute Salpingitis

Die – häufig beidseitige – Druckschmerzhaftigkeit bei akuter Salpingitis (Entzündung der Eileiter) ist üblicherweise direkt oberhalb der Leistenbänder am stärksten. Loslaßschmerz und Abwehrspannung können vorhanden sein. Bei der vaginalen Untersuchung verursachen Bewegungen des Uterus Schmerzen.

(Fortsetzung auf der nächsten Seite) ▶

Tabelle 11.4 (Fortsetzung)

Druckschmerzhaftigkeit bei Entzündungen des Peritoneums

Druckschmerzhaftigkeit in Verbindung mit peritonealen Entzündungen ist gewöhnlich ausgeprägter als viszerale Druckschmerzhaftigkeit. Abwehrspannung und Loslaßschmerz sind häufig, aber nicht notwendigerweise vorhanden. Eine generalisierte Peritonitis verursacht eine hochgradige Druckschmerzhaftigkeit im gesamten Abdomen, und es kommt zu einer brettartigen Abwehrspannung. Zu den lokalen Ursachen für peritoneale Entzündungen gehören:

Akute Cholezystitis

Die Symptome sind im rechten oberen Quadranten am stärksten. Prüfen Sie, ob das Murphy-Zeichen vorhanden ist (S. 377).

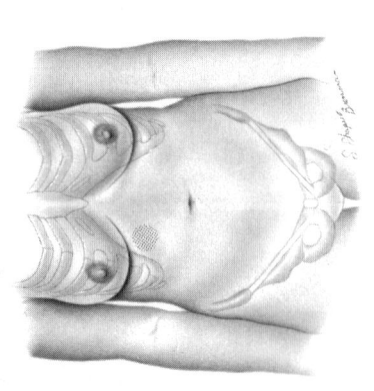

Akute Appendizitis

Symptome im rechten unteren Quadranten sind typisch für akute Appendizitis, können aber im Frühstadium fehlen. Das typische schmerzhafte Gebiet ist dargestellt. Untersuchen Sie andere Teile des rechten unteren Quadranten sowie die rechte Flanke.

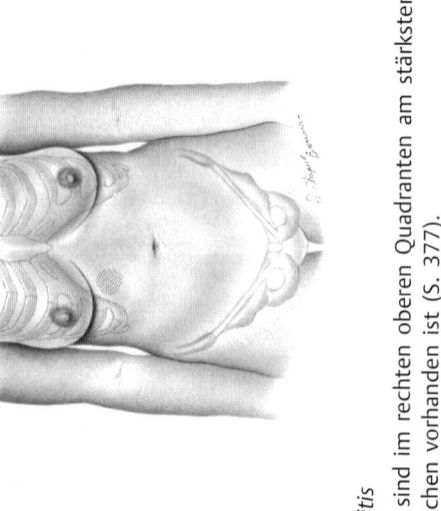

direkt unterhalb der Mitte einer Linie, die Nabel und Spina iliaca anterior superior verbindet

rechtsseitige rektale Druckschmerzhaftigkeit

Akute Pankreatitis

Bei einer akuten Pankreatitis finden sich gewöhnlich epigastrische Druckschmerzhaftigkeit und Loslaßschmerz; die Bauchwand kann dennoch weich sein.

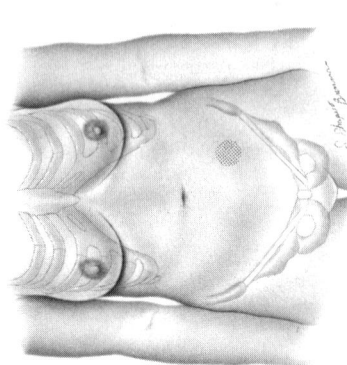

Akute Divertikulitis

Akute Divertikulitis betrifft am häufigsten das Colon sigmoideum und ähnelt dann einer linksseitigen Appendizitis.

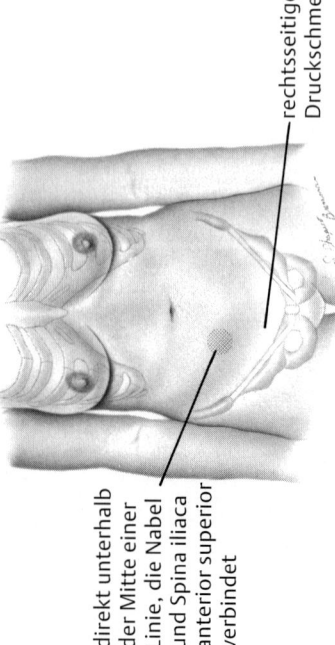

Tabelle 11.5 Scheinbare und tatsächliche Lebervergrößerung

Eine palpable Leber ist nicht unbedingt ein Hinweis auf Hepatomegalie (eine Vergrößerung der Leber), sondern beruht öfter auf einer Veränderung der Konsistenz – von einer normal weichen bis zu einer abnorm verhärteten Leber, etwa bei Leberzirrhose. Klinische Schätzungen der Lebergröße sollten sowohl auf den Ergebnissen der Perkussion als auch auf denen der Palpation beruhen, obwohl sie selbst dann noch lange nicht präzise sind.

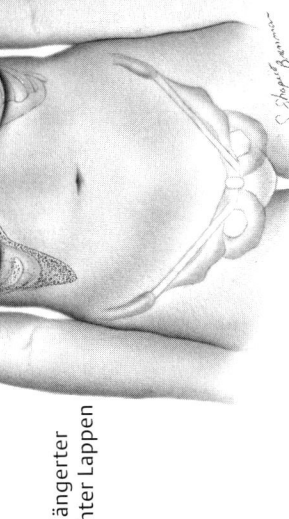

verlängerter rechter Lappen

Abwärtsverlagerung der Leber durch einen Zwerchfelltiefstand

Dies ist ein häufiger Befund (z. B. bei Emphysem), wenn das Zwerchfell tiefer als gewöhnlich liegt. Der Leberrand ist gelegentlich bereits deutlich unterhalb des Rippenbogens palpabel. Die Perkussion ergibt jedoch, daß auch der obere Rand tiefer liegt. Die vertikale Ausdehnung der Leber ist also normal.

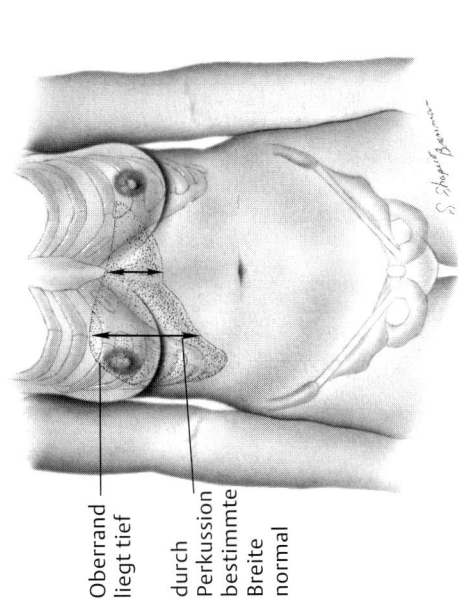

Oberrand liegt tief

durch Perkussion bestimmte Breite normal

Normvarianten der Leberform

Bei einigen Menschen, besonders bei schlanken, ist die Leber recht häufig länglicher als üblich, so daß der rechte Leberlappen, der sich in Richtung Beckenkamm erstreckt, gut zu tasten ist. Eine derartige Verlängerung, die manchmal als *Riedel-Lappen* bezeichnet wird, stellt eine Variation der Form und keine Zunahme des Lebervolumens oder der Lebergröße dar. Diese Variante demonstriert die grundsätzlichen Einschränkungen bei der Bestimmung der Lebergröße. Wir können lediglich die obere und untere Grenze eines dreidimensionalen Organs abschätzen, das darüber hinaus unterschiedlich geformt sein kann. Aus diesem Grund sind gewisse Abweichungen vom tatsächlichen Wert unvermeidlich.

(Fortsetzung auf der nächsten Seite) ▶

Tabelle 11.5 (Fortsetzung)

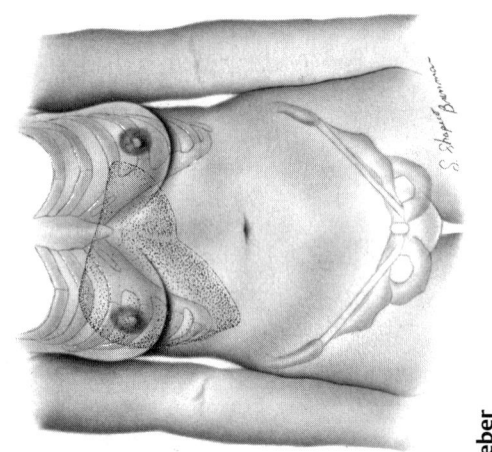

Die glatte, große, schmerzlose Leber

Leberzirrhose kann zu einer vergrößerten Leber mit einem harten, schmerzlosen Rand führen. Die Leber ist bei dieser Erkrankung allerdings nicht immer vergrößert, und bei vielen anderen Erkrankungen kommen ähnliche Befunde vor.

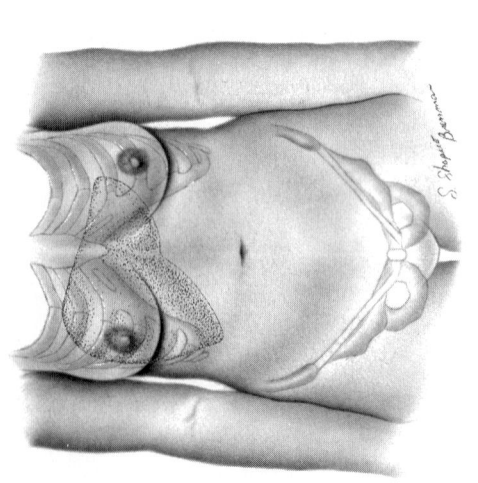

Die große, unregelmäßig geformte Leber

Eine vergrößerte Leber, die hart ist und deren Rand oder Oberfläche unregelmäßig ist, legt ein Malignom nahe. Es können ein oder mehrere Knoten vorliegen. Die Leber kann druckschmerzhaft sein oder nicht.

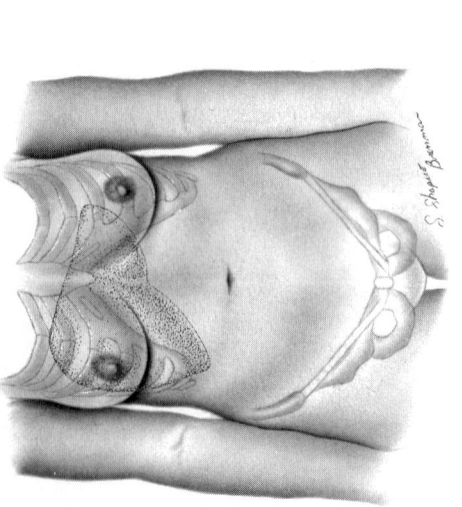

Die glatte, große, schmerzhafte Leber

Eine vergrößerte Leber mit einem glatten, druckschmerzhaften Rand läßt auf eine Entzündung wie bei Hepatitis oder eine venöse Stauung wie bei Rechtsherzinsuffizienz schließen.

Männliche Genitalien, Hernien

Kapitel 12

Anatomie und Physiologie

Die Anatomie der männlichen Genitalien ist in der folgenden Abbildung zur Wiederholung dargestellt.

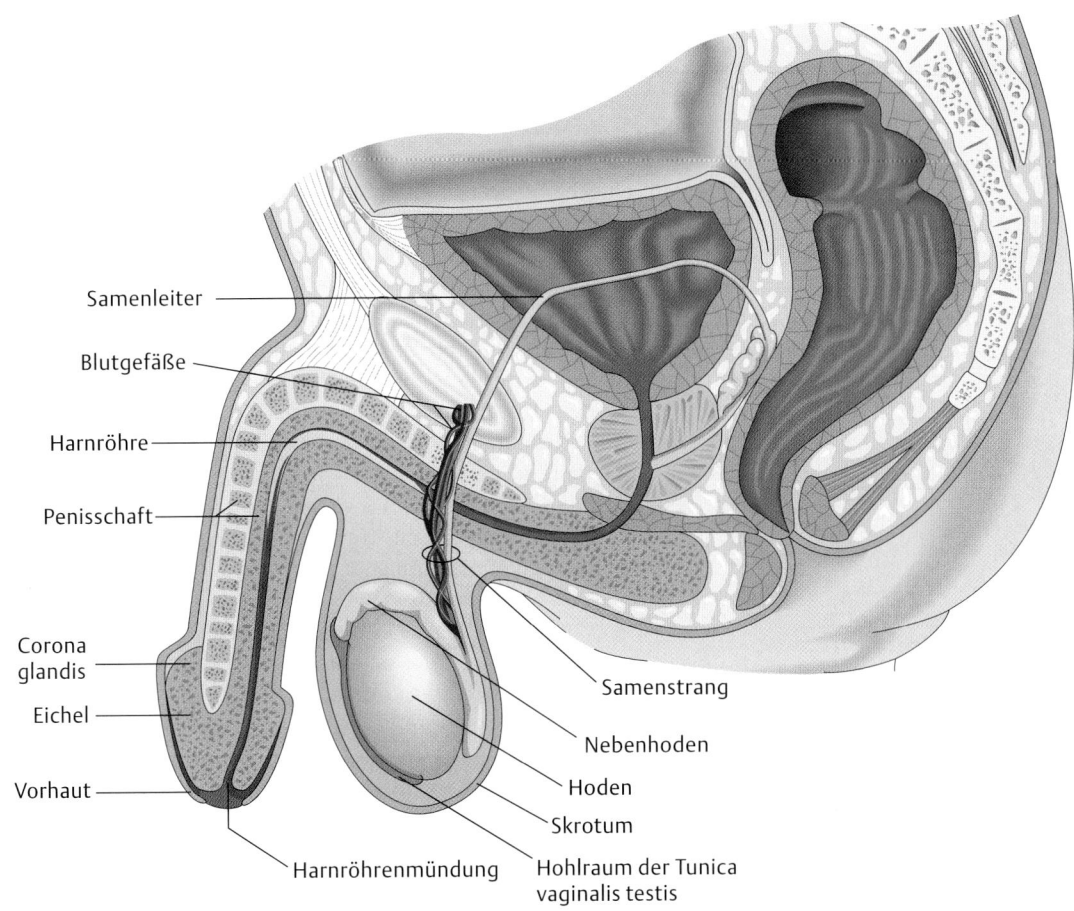

Samenleiter

Blutgefäße

Harnröhre

Penisschaft

Corona glandis

Eichel

Vorhaut

Harnröhrenmündung

Samenstrang

Nebenhoden

Hoden

Skrotum

Hohlraum der Tunica vaginalis testis

Der *Penisschaft* ist aus drei Säulen von gefäßreichem, erektilem Gewebe, den Schwellkörpern, aufgebaut, die durch fibröses Bindegewebe zusammengehalten werden. Am Ende des Penis befindet sich die kegelförmige *Eichel* oder *Glans* mit ihrer verbreiterten Basis, der *Corona glandis.* Bei unbeschnittenen Männern ist die Glans von einer losen, kapuzenartigen Hautfalte bedeckt, die als *Vorhaut* oder *Präputium* bezeichnet wird. Die Harnröhre liegt ventral im Penisschaft in einem der Schwellkörper. Veränderungen der Harnröhre sind unter Umständen hier spürbar. Die Öffnung der Harnröhre stellt sich als vertikaler Schlitz dar, der etwas ventral an der Spitze der Glans lokalisiert ist.

Das *Skrotum* ist eine lockere, runzelige Hauttasche, die in zwei Kompartimente unterteilt ist, von denen jedes einen *Hoden* (Testis) enthält. Die Hoden sind eiförmige, elastische Strukturen. Sie sind beim Erwachsenen zwischen 3,5 und 5,5 cm lang. Der Durchschnittswert beträgt 4,5 cm. Der linke Hoden liegt gewöhnlich etwas tiefer als der rechte. Auf der posterolateralen Oberfläche der Hoden befindet sich der weichere, kommaförmige *Nebenhoden.* Am stärksten tritt er entlang des oberen Randes des Hodens hervor. (Bei 6–7 % der Männer ist der Nebenhoden vorn lokalisiert.) Der Hoden ist außer auf der Rückseite von der *Tunica vaginalis testis* umgeben, einer serösen Membran, die einen potentiellen Hohlraum umschließt.

Die Hoden produzieren Spermien und Testosteron. Das Testosteron stimuliert in der Pubertät das Wachstum der männlichen Genitalien, der Prostata und der Samenbläschen. Außerdem stimuliert es die Entwicklung der sekundären männlichen Geschlechtsmerkmale (Bart, Körperbehaarung, Entwicklung des Bewegungsapparats und vergrößerter Kehlkopf mit männlicher Stimmlage).

Der *Samenleiter* (Vas deferens) ist ein kordelartiges Gebilde, das am Nebenhodenschwanz (Cauda epididymidis) beginnt und auf dem Weg in das Abdomen und das Becken den äußeren Leistenring durchzieht. Hinter der Blase vereint sich der Samenleiter mit dem Ausführungsgang des Samenbläschens und mündet innerhalb der Prostata in die Harnröhre. Die Spermien gelangen somit von den Hoden und Nebenhoden durch den Samenleiter in die Harnröhre. Sekrete aus den Samenleitern, den Samenbläschen und der Prostata bilden zusammen mit den Spermien die Samenflüssigkeit. Innerhalb des Skrotums ist jeder Samenleiter eng mit Blutgefäßen, Nerven und Muskelfasern verbunden. Diese Strukturen bilden den *Samenstrang.*

Lymphe. Die Lymphe aus der Oberfläche von Penis und Skrotum fließt in die Leistenlymphknoten. Wenn Sie eine entzündliche oder möglicherweise maligne Veränderung dieser Oberflächen feststellen, sollten Sie die Leistenlymphknoten besonders sorgfältig auf Vergrößerung oder Druckschmerzhaftigkeit untersuchen. Die Lymphe aus den Hoden fließt dagegen ins Abdomen. Dort sind vergrößerte Lymphknoten klinisch nicht nachweisbar. Auf S. 468 werden die Leistenlymphknoten näher besprochen.

Anatomie der Leistengegend. Da Hernien relativ häufig sind, ist es wichtig, die Anatomie der Leistengegend zu kennen. Die wichtigsten Orientierungspunkte sind die Spina iliaca anterior superior, das Tuberculum pubicum und das Leistenband, das zwischen den ersten beiden Punkten verläuft.

Der *Leistenkanal*, der über und ungefähr parallel zum Leistenband verläuft, bildet eine Röhre für den Samenleiter, in der er die Bauchmuskeln durchquert. Die äußere Öffnung dieser Röhre – der *äußere Leistenring* – ist eine dreieckige, schlitzförmige Struktur, die sich oberhalb und lateral vom Tuberculum pubicum palpabel befindet. Die innere Öffnung des Kanals – der *innere Leistenring* – liegt ungefähr 1 cm über der Mitte des Leistenbands. Weder der Leistenkanal noch der innere Leistenring sind durch die Bauchwand palpabel. Wenn sich Darmschlingen einen Weg durch schwache Bereiche des Leistenkanals bahnen, bilden sich Leistenhernien, wie die Abbildungen auf den Seiten 402 und 403 zeigen.

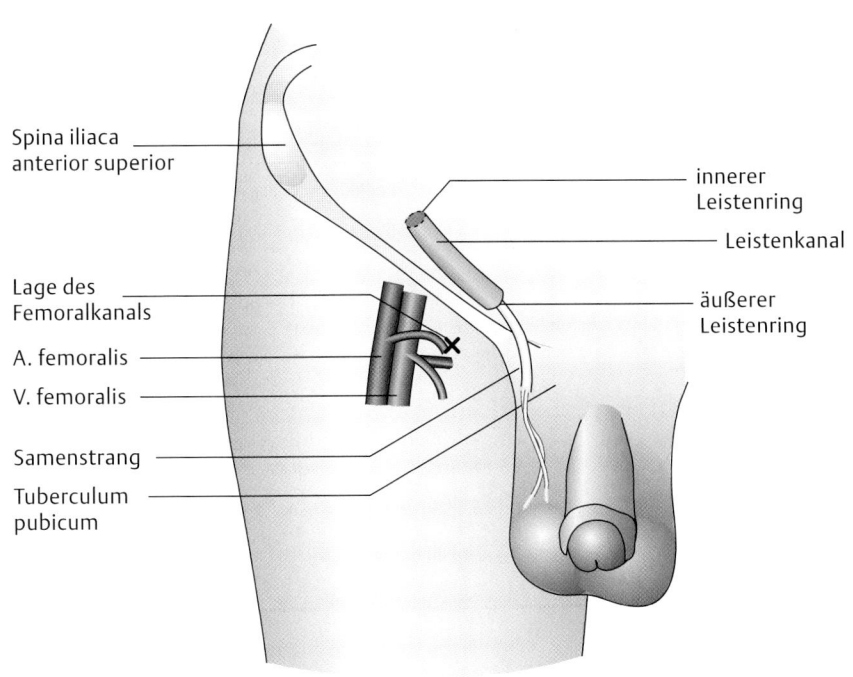

Ein anderer möglicher Entstehungsort von Hernien ist der *Femoralkanal*. Seine Lage können Sie abschätzen, indem Sie Ihren rechten Zeigefinger von unten auf die rechte A. femoralis legen. Ihr Mittelfinger liegt dann über der V. femoralis, Ihr Ringfinger über dem Femoralkanal. Hier befindet sich der Austrittspunkt von Femoralhernien.

Altersabhängige Veränderungen

Adoleszenz. Die Pubertät ist mit wichtigen anatomischen Veränderungen an den männlichen Genitalien verbunden, die bei der Beurteilung der sexuellen Entwicklung von Nutzen sind. Eine merkliche Vergrößerung der Hoden ist das erste verläßliche Zeichen. Sie beginnt gewöhnlich im Alter zwischen 9,5 und 13,5 Jahren. Als nächstes erscheinen die Schamhaare, und der Penis beginnt zu wachsen. Die vollständige Veränderung von der präadoleszenten zur erwachsenen Form dauert ungefähr drei Jahre. Die Entwicklung kann aber auch schon nach weniger als zwei oder erst nach fünf Jahren abgeschlossen sein.

Sie können die sexuelle Reife, die Tanner in fünf Stadien unterteilt hat (s. folgende Tabelle), anhand des Schamhaars und der Entwicklung von Penis, Hoden und Skrotum beurteilen.

Beurteilung der sexuellen Reife bei Jungen

Bei der Beurteilung der sexuellen Reife von Jungen sollten Sie die drei charakteristischen Bereiche getrennt untersuchen, da sie sich unterschiedlich schnell entwickeln können. Beurteilen Sie die Entwicklung von Schamhaar und Genitalien getrennt und notieren Sie die beiden Werte. Falls sich die Entwicklungsstadien von Penis und Hoden unterscheiden, bilden Sie für die Beurteilung der Genitalentwicklung den Durchschnitt aus beiden Werten.

	Schamhaar	Genitalien	
		Penis	*Hoden und Skrotum*
Stadium 1	Präadoleszent – kein Schamhaar außer der feinen Körperbehaarung (Vellushaar), ähnlich der am Abdomen	Präadoleszent – gleiche Größe und Proportionen wie in der Kindheit	Präadoleszent – gleiche Größe und Proportionen wie in der Kindheit
Stadium 2	Vereinzeltes Wachstum langer, leicht pigmentierter, flaumiger Haare, die glatt oder nur leicht kraus sind, hauptsächlich am Ansatz des Penis.	Leichte oder keine Vergrößerung	Hoden größer; Skrotum größer, leicht gerötet und mit veränderter Oberflächenstruktur
Stadium 3	Dunkleres, festeres, krauseres Haar breitet sich spärlich über der Schambeinfuge aus.	Vergrößert, insbesondere länger	Weiter vergrößert
Stadium 4	Festes, krauses Haar wie beim Erwachsenen; behaartes Gebiet ist größer als in Stadium 3, aber kleiner als bei Erwachsenen und reicht noch nicht auf die Oberschenkel.	Länger und dicker; die Eichel entwickelt sich.	Weiter vergrößert; die Haut des Skrotums ist dunkler.
Stadium 5	Die Behaarung entspricht in Quantität und Qualität der beim Erwachsenen; sie bedeckt nun auch die mediale Seite der Oberschenkel, breitet sich aber noch nicht über das Abdomen aus.	Größe und Form wie bei Erwachsenen	Größe und Form wie bei Erwachsenen

(Illustrationen mit freundlicher Genehmigung von W. A. Daniel, Jr., Division of Adolescent Medicine, University of Alabama, Birmingham)

Bei ungefähr 80 % der Männer breitet sich das Schamhaar in Form eines Dreiecks, dessen Spitze auf den Nabel zeigt, über den Bauch aus. Da diese Art der Ausbreitung, die als Stadium 6 bezeichnet wird, erst mit 25 Jahren oder später abgeschlossen ist, betrachtet man sie nicht als pubertäre Veränderung.

Im folgenden Diagramm ist der durchschnittliche Ablauf der Entwicklung dargestellt. Achten Sie auf die relativ großen Altersspannen für den Beginn und die Vollendung der pubertären Veränderungen. Bei manchen Jungen kann die Entwicklung der Genitalien bereits abgeschlossen sein, während sie bei anderen noch nicht begonnen hat. Häufig haben Jungen die ersten Ejakulationen mit Beginn des Stadium 3 und halten unwillkürliche nächtliche Ejakulationen für Urin oder Ausfluß, der durch Geschlechtskrankheiten verursacht wird. Es empfiehlt sich daher, dieses Thema anzusprechen und zu erklären.

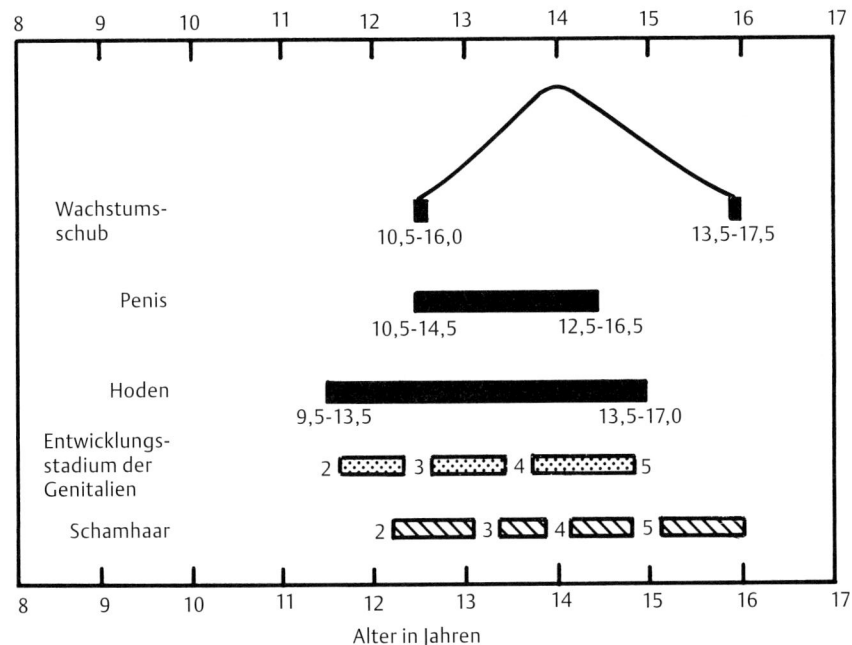

Die Zahlen unter den Balken geben die Altersspannen an, in denen bestimmte Veränderungen auftreten. (Nach Marshall WA, Tanner JM: Variations in the pattern of pubertal changes in boys. Arch Dis Child 45:22, 1970)

Alter. Bei älteren Patienten kann sich das Schamhaar verringern und grau werden. Die Größe des Penis nimmt ab, und die Hoden hängen im Skrotum weiter unten. Obwohl sich die Größe der Hoden bei langanhaltenden, auszehrenden Erkrankungen verringern kann, kommt es durch den Alterungsprozeß *per se* nicht notwendigerweise zu einer Verkleinerung.

Untersuchungstechniken

Allgemeine Vorgehensweise

Viele Medizinstudenten macht die Untersuchung der Genitalien eines Mannes nervös. „Wie wird der Patient reagieren?" „Wird er eine Erektion bekommen?" „Wird er sich von mir untersuchen lassen?" Es kann beruhigend wirken, wenn sie dem Patienten jeden Schritt der Untersuchung erklären, so daß er weiß, was ihn erwartet. Gelegentlich bekommt ein Patient eine Erektion. In diesem Fall sollten Sie ihm erklären, daß dies eine normale Reaktion ist, und, ohne die Fassung zu verlieren, weiter untersuchen. Falls sich der Patient nicht untersuchen lassen möchte, sollten Sie seinen Wunsch respektieren.

Die Untersuchung der Genitalien läßt sich sowohl am stehenden als auch am liegenden Patienten gut durchführen. Bei der Prüfung auf Hernien oder Varikozelen sollte der Patient allerdings stehen, während Sie auf einem Stuhl oder Hocker sitzen. Lassen Sie den Patienten sein Unterhemd anbehalten. Tragen Sie während der Untersuchung Handschuhe. Machen Sie die Genitalien und die Leistengegend frei.

Beurteilung der sexuellen Reife

Beurteilen Sie die sexuelle Reife, indem Sie Größe und Form von Penis und Hoden, Farbe und Textur der Haut des Skrotums und die Struktur und Verteilung der Schambehaarung inspizieren. Zur Bestimmung der Hodengröße ist eine Palpation erforderlich (S. 394).

Bei Heranwachsenden müssen Sie bei der Beurteilung der sexuellen Reife zwei getrennte Bewertungen entsprechend der Tanner-Stadien vornehmen. Wenn die Hoden eines Jungen größer als 2,5 cm sind oder sein Schamhaar Stadium 2 entspricht, können Sie ihm sagen, daß seine Sexualentwicklung begonnen hat. Sie können auch Diagramme nach Tanner verwenden, um Ihrem Patienten zu zeigen, wie er sich entwickelt, wie groß der Normalbereich in seinem Alter ist, und um evtl. auftretende Fragen zu beantworten.

Penis

Inspektion

Achten Sie bei der Inspektion des Penis auf folgende Punkte:

- Haut.

- Vorhaut (Präputium). Schieben Sie bei unbeschnittenen Patienten die Vorhaut zurück oder bitten Sie den Patienten, dies selbst zu tun. Dieser Schritt ist für die Entdeckung etwaiger Geschwüre oder Karzinome unerläßlich. Käsiges, weißliches Material, das Smegma, kann sich unter der Vorhaut ansammeln, hat aber keine klinische Bedeutung.

Tab. 12.1 (S. 399).

Phimose ist eine Verengung der Vorhaut, so daß sich diese nicht mehr über die Glans zurückziehen läßt. Bei **Paraphimose** ist die Vorhaut so stark verengt, daß sie sich nicht mehr nach vorne ziehen läßt, wenn sie über die Eichel zurückgezogen wurde. In der Folge kommt es zu einem Ödem.

- Eichel. Achten Sie auf Geschwüre, Narben, Knoten oder Anzeichen einer Entzündung.

Balanitis (Entzündung der Eichel); *Balanoposthitis* (Entzündung von Eichel und Vorhaut).

Prüfen Sie die Haut an der Basis des Penis auf Kratzwunden oder Entzündungen. Achten Sie auf Nissen oder Läuse an den Ansätzen der Schamhaare.

Kratzwunden im Schambereich oder an den Genitalien sind ein Hinweis auf Läuse (Filzläuse) oder Skabies.

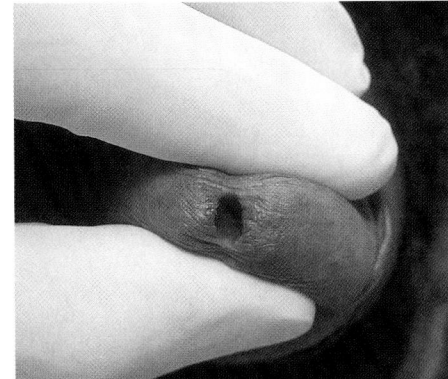

Achten Sie auf die Lokalisation der Harnröhrenmündung.

Hypospadie ist eine angeborene ventrale Verlagerung der Harnröhrenmündung auf die Unterseite des Penis (S. 399).

Pressen Sie die Eichel vorsichtig zwischen dem oben liegenden Zeigefinger und dem Daumen zusammen. Auf diese Weise sollte sich die Harnröhrenmündung öffnen, so daß Sie sie auf Ausfluß überprüfen können. Normalerweise ist kein Ausfluß vorhanden.

Der Ausfluß bei gonorrhoischer Urethritis ist gewöhnlich reichlich und gelb, während bei nicht gonorrhoischer Urethritis nur wenig weißer oder klarer Ausfluß vorhanden ist. Eine eindeutige Diagnose läßt sich aber erst nach einer Gram-Färbung und der Kultur des Erregers stellen.

Wenn der Patient berichtet, daß er Ausfluß hat, Sie aber keinen sehen können, bitten Sie den Patienten, den Penisschaft von der Basis in Richtung Eichel auszudrücken oder zu melken. Sie können dies auch selbst tun. Auf diese Weise kann etwas Ausfluß aus der Harnröhrenmündung austreten, der entsprechend untersucht wird. Halten Sie einen Objektträger und das Material für eine Kultur bereit.

Palpation

Palpieren Sie alle Veränderungen am Penis und achten Sie auf Druckschmerzhaftigkeit oder Verhärtungen. Palpieren Sie den Penisschaft zwischen Daumen sowie Zeige- und Mittelfinger, und achten Sie auf eine etwaige Verhärtung. Die Palpation des Penisschafts muß bei jungen, asymptomatischen Patienten nicht durchgeführt werden.

Eine Verhärtung entlang der ventralen Oberfläche des Penis läßt auf eine Harnröhrenstriktur oder möglicherweise ein Karzinom schließen. Ist ein solches verhärtetes Gebiet schmerzhaft, besteht die Möglichkeit einer Harnröhrenentzündung infolge einer Harnröhrenstriktur.

Wenn Sie die Vorhaut zurückgezogen haben, sollten Sie sie wieder nach vorn ziehen, bevor Sie mit der Untersuchung des Skrotums beginnen.

Skrotum

S. Tab. 12.**2** (S. 400 f).

Inspektion

Inspizieren Sie das Skrotum und achten Sie auf:

- Haut. Heben Sie das Skrotum an, so daß sie seine Unterseite sehen können.

Ausschläge, Epidermoidzysten, selten Hautkrebs.

Ist das Skrotum auf einer oder beiden Seiten schlecht ausgebildet, läßt dies auf einen *Kryptorchismus* (Maldescensus testis) schließen. Häufige Ursachen für skrotale Schwellungen sind indirekte Leistenhernien, Hydrozelen und ein skrotales Ödem. Bei akuter Epididymitis (Nebenhodenentzündung), akuter Orchitis (Hodenentzündung), Hodentorsion und bei einer strangulierten Leistenhernie kann es zu einer druckschmerzhaften, schmerzenden Schwellung des Skrotums kommen.

◾ Konturen des Skrotums. Achten Sie auf Schwellungen, Knoten oder Venen.

Palpation

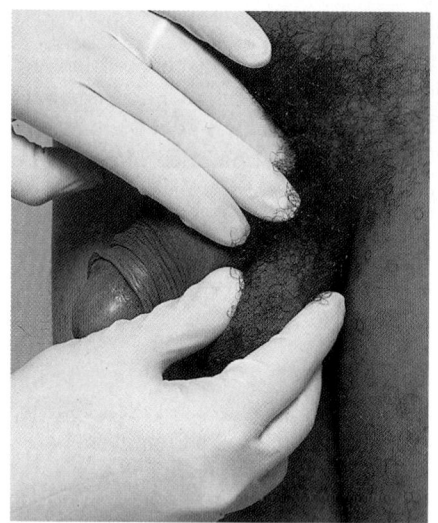

Jeder schmerzlose Knoten im Hoden muß als Hinweis auf einen Hodenkrebs angesehen werden, ein potentiell heilbarer Krebs, der am häufigsten im Alter zwischen 20 und 35 Jahren auftritt.

Palpieren Sie beide Hoden und Nebenhoden zwischen Daumen sowie Zeige- und Mittelfinger.

Achten Sie auf ihre Größe, Form, Konsistenz und Druckschmerzhaftigkeit. Tasten Sie nach Knoten. Druck auf den Hoden verursacht normalerweise tiefe viszerale Schmerzen.

In diesem Bereich, gewöhnlich auf der linken Seite, können viele gewundene Venen palpabel, manchmal sogar sichtbar sein. Sie deuten auf eine Varikozele (S. 400) hin.

Der Samenleiter kann sich bei einer chronischen Infektion verdickt oder perlschnurartig aufgetrieben anfühlen. Eine zystische Struktur im Samenstrang spricht für eine Hydrozele des Samenstrangs.

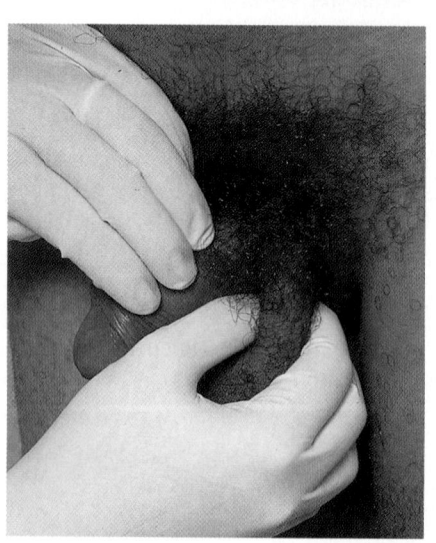

Palpieren Sie die beiden Samenstränge, einschließlich des Samenleiters, vom Nebenhoden bis zum äußeren Leistenring zwischen Daumen und Fingern.

Achten Sie auf Knoten oder Schwellungen.

Schwellungen wie Hydrozelen, die seröse Flüssigkeit enthalten, lassen das Licht rötlich durchscheinen. Bei Schwellungen, die wie normale Hoden, Tumoren oder die meisten Hernien Blut oder Gewebe enthalten, ist dies nicht der Fall.

Alle Schwellungen im Skrotum außer den Hoden sollten mit Hilfe der Diaphanoskopie untersucht werden. Nachdem Sie den Untersuchungsraum abgedunkelt haben, durchleuchten Sie die Schwellung von der Hinterseite des Skrotums aus mit dem Strahl einer starken Lampe. Achten Sie auf rötlich durchscheinendes Licht.

Hernien

Inspektion

Untersuchen Sie die Leistengegend und die Femoralregion sorgfältig auf Vorwölbungen. Bitten Sie den Patienten zu pressen, und fahren Sie mit der Beobachtung fort.

Eine Vorwölbung, die beim Pressen erscheint, legt eine Hernie nahe.

Palpation

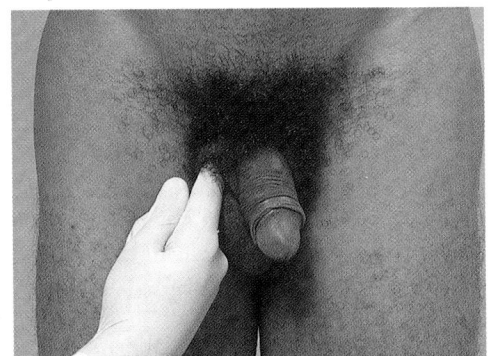

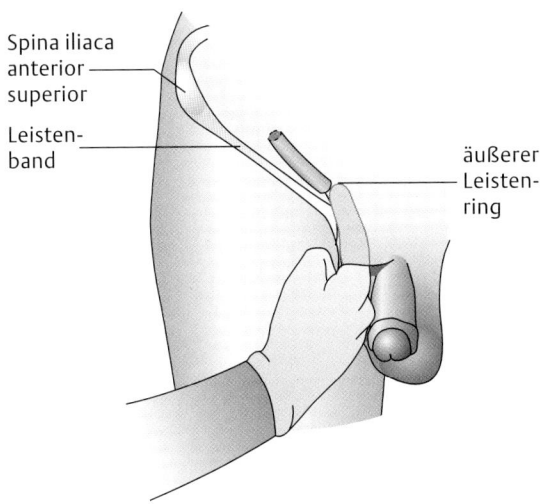

Spina iliaca
anterior
superior

Leisten-
band

äußerer
Leisten-
ring

Palpation auf Leistenhernien. Verwenden Sie die rechte Hand für die rechte Seite, die linke für die linke Seite des Patienten. Stülpen Sie die lose Haut des Skrotums mit dem Zeigefinger nach innen. Beginnen Sie so weit unten, daß Ihr Finger ausreichend beweglich ist, um bis zum inneren Leistenring zu gelangen, falls dies möglich ist. Folgen Sie dem Samenstrang nach oben bis über das Leistenband, und finden Sie die dreieckige, schlitzförmige Öffnung des äußeren Leistenrings. Dieser liegt etwas oberhalb und lateral vom Tuberculum pubicum. Ist der Leistenring ein wenig erweitert, paßt Ihr Finger vielleicht hinein. Folgen Sie, falls möglich, dem schrägen Verlauf des Leistenkanals vorsichtig nach lateral. Mit dem Finger am äußeren Leistenring oder innerhalb des Leistenkanals bitten Sie den Patienten zu pressen oder zu husten. Achten Sie darauf, ob eine tastbare Hernie Ihren Finger berührt.

Palpieren Sie auf eine Femoralhernie, indem Sie Ihren Finger auf der Vorderseite des Oberschenkels im Gebiet des Femoralkanals plazieren. Bitten Sie den Patien-

S. Tab. 12.3 (S. 402).

S. Tab. 12.4 (S. 403).

ten, erneut zu pressen oder zu husten. Achten Sie auf Schwellungen oder Druckschmerzhaftigkeit.

Beurteilung einer möglichen Skrotalhernie. Wenn Sie eine große Schwellung im Skrotum finden und vermuten, daß es sich um eine Hernie handelt, bitten Sie den Patienten, sich hinzulegen. Unter Umständen verschwindet die Schwellung von selbst in das Abdomen. Falls ja, handelt es sich um eine Hernie. Falls nicht:

Falls ja, besteht Verdacht auf eine Hydrozele.

- Können Sie Ihre Finger oberhalb der Schwellung in das Skrotum drücken?

Darmgeräusche sind über einer Hernie zu hören, nicht aber über einer Hydrozele.

- Auskultieren Sie die Schwellung mit einem Stethoskop auf Darmgeräusche.

Eine Hernie ist *inkarzeriert* (eingeklemmt), wenn sich ihr Inhalt nicht in die Bauchhöhle zurückschieben läßt. Eine *strangulierte* Hernie liegt vor, wenn die Blutversorgung des eingeklemmten Inhalts beeinträchtigt ist. Übelkeit, Erbrechen und Druckschmerzhaftigkeit lassen eine Strangulation vermuten, und Sie sollten einen chirurgischen Eingriff in Betracht ziehen.

Falls die Befunde auf eine Hernie schließen lassen, versuchen Sie sie durch leichten, anhaltenden Fingerdruck in die Bauchhöhle zurückzuschieben (Reposition). Versuchen Sie dies nicht, wenn die Schwellung druckschmerzhaft ist oder der Patient über Übelkeit und Erbrechen klagt.

Hier kann die Anamnese von Nutzen sein. Der Patient kann Ihnen normalerweise erzählen, wie sich die Schwellung beim Hinlegen verhält, und Ihnen vielleicht zeigen, wie er sie selbst reponiert. Denken Sie daran, ihn zu fragen.

Spezielle Untersuchungstechniken

Selbstuntersuchung der Hoden

Die Inzidenz von Hodenkrebs ist mit 4 Fällen auf 100 000 Männer gering. Er ist jedoch die häufigste Krebsart bei jungen Männern zwischen 20 und 35 Jahren. Obwohl die Selbstuntersuchung der Hoden nicht generell als Screeningtest für Hodenkarzinome empfohlen wird, ist es sinnvoll, dem Patienten die Selbstuntersuchung beizubringen, um das Gesundheitsbewußtsein und die eigenverantwortliche Gesundheitsvorsorge zu stärken. Bei früher Entdeckung ist die Prognose von Hodenkarzinomen ausgezeichnet. Zu den Risikofaktoren gehören Kryptorchismus, der ein hohes Risiko eines Hodenkarzinoms im ektopen (nicht abgestiegenen) Hoden bedingt, ein früheres Karzinom im kontralateralen Hoden, Mumpsorchitis, eine Leistenhernie sowie eine Hydrozele in der Kindheit.

Anweisungen für die Selbstuntersuchung der Hoden

1. Untersuchen Sie die Hoden einmal pro Monat.
2. Rollen Sie jeden Hoden zwischen Daumen und Zeigefinger. Achten Sie auf harte Knoten oder Ausbuchtungen.
3. Wenn Sie Veränderungen bemerken oder Schmerzen oder Knoten feststellen, wenden Sie sich sofort an Ihren Arzt, damit die notwendigen Maßnahmen ergriffen werden können.

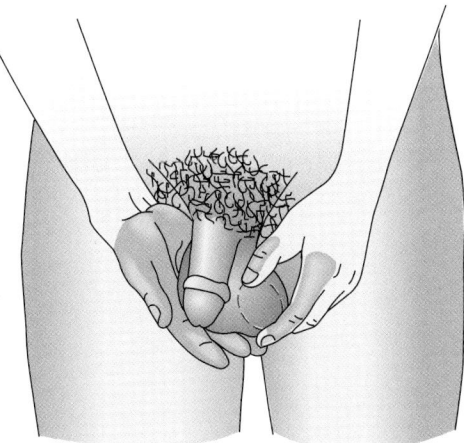

Ermutigen Sie männliche Patienten, ihre Hoden regelmäßig selbst zu untersuchen und bei etwaigen Tumoren sofort ärztliche Hilfe in Anspruch zu nehmen.

Gesundheitsvorsorge und -beratung

Die Gesundheitsvorsorge und -beratung sollte die Aufklärung der Patienten über sexuell übertragbare Erkrankungen (STD) und HIV (*Human Immunodeficiency Virus*), die Früherkennung von Infektionen sowie die Identifizierung und Behandlung infizierter Partner beinhalten. Das Besprechen von Risikofaktoren für sexuell übertragbare Erkrankungen und HIV ist besonders bei jugendlichen und jungen Patienten wichtig, also den Altersgruppen, die am stärksten betroffen sind. Einem Arzt darf die Erhebung der Sexualanamnese und die offene, aber taktvolle Frage nach Sexualpraktiken nicht unangenehm sein. Die Anamnese muß mindestens die sexuelle Orientierung des Patienten, die Zahl der Sexualpartner im vorangegangenen Monat und gegebenenfalls frühere sexuell übertragbare Erkrankungen (s. Kap. 1, S. 19) enthalten. Die Fragen sollten klar und vorurteilsfrei formuliert werden. Falls Risikofaktoren vorliegen, sind spezifischere Fragen nach Sexualpraktiken erforderlich. Sie sollten auch herausfinden, ob der Patient Alkohol oder Drogen, insbesondere intravenös injizierte, konsumiert. Raten Sie Risikopatienten, die Zahl ihrer Sexualpartner zu begrenzen, Kondome zu verwenden und regelmäßig medizinische Hilfe zur Behandlung von „STDs" und HIV in Anspruch zu nehmen. Es ist wichtig, daß Männer bei Läsionen im Genitalbereich oder Ausfluß aus dem Penis umgehend einen Arzt aufsuchen.

Die U.S. Preventive Services Task Force empfiehlt, die folgenden Gruppen über eine HIV-Infektion aufzuklären und auf HIV zu testen: alle Personen mit einem erhöhten Risiko für eine Infektion mit HIV und/oder STDs; Männer mit männlichen Sexualpartnern; Patienten, die von injizierten Drogen abhängig sind oder waren; frühere oder gegenwärtige Partner von Personen, die HIV-infiziert, bisexuell oder von injizierten Drogen abhängig sind; und Personen, die zwischen 1978 und 1985 Bluttransfusionen erhielten.

Außerdem sollten Sie Männer, insbesondere im Alter zwischen 20 und 35 Jahren, dazu auffordern, ihre Hoden regelmäßig selbst zu untersuchen.

Tabelle 12.1 Veränderungen des Penis

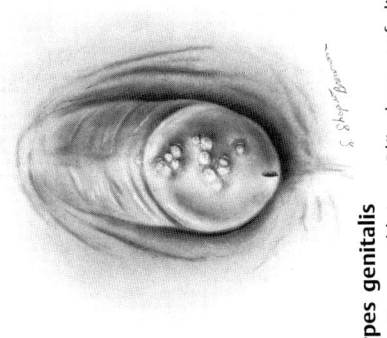

Hypospadie

Die Hypospadie ist eine angeborene Verlagerung der Harnröhrenmündung auf die Unterseite des Penis. Von der tatsächlichen Position der Harnröhrenmündung bis zu ihrer normalen Position an der Spitze der Glans erstreckt sich eine Rinne.

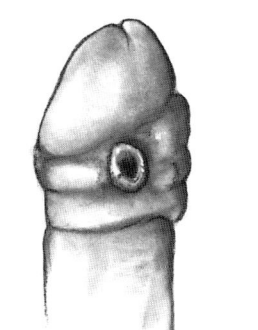

Syphilitischer Primäraffekt (Harter Schanker)

Ein syphilitischer Primäraffekt erscheint gewöhnlich als ovale oder runde, dunkelrote, schmerzlose Erosion oder als Geschwür mit einer verhärteten Basis. Typischerweise findet man gleichzeitig nicht druckschmerzhafte, vergrößerte Leistenlymphknoten. Es können mehrere Primäraffekte auftreten. Bei einer Sekundärinfektion können sie schmerzen und dann mit Herpesläsionen verwechselt werden. Primäraffekte sind infektiös.

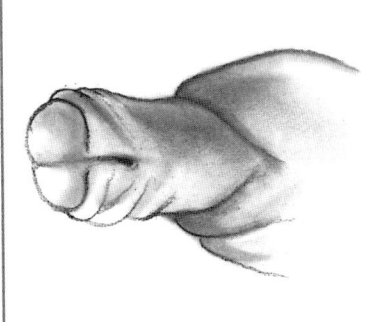

Feigwarzen (Condylomata acuminata)

Feigwarzen sind rasch wachsende Auswüchse, die nässen und häufig übel riechen. Sie sind Folge einer Infektion mit dem humanen Papillomavirus (HPV).

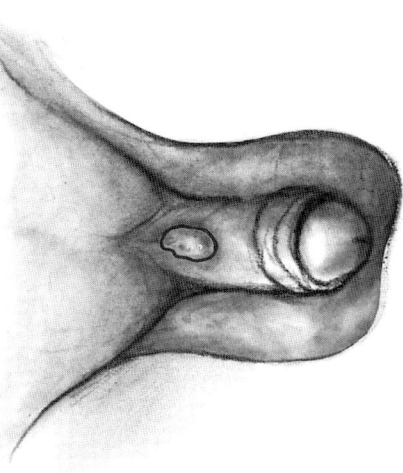

Herpes genitalis

Eine Gruppe kleiner Bläschen, auf die später flache, schmerzende, nicht verhärtete Ulzera auf rotem Untergrund folgen, läßt auf eine Herpes-simplex-Infektion schließen. Die Läsionen können überall am Penis auftreten. Gewöhnlich sind bei einem Rezidiv der Infektion weniger Läsionen vorhanden.

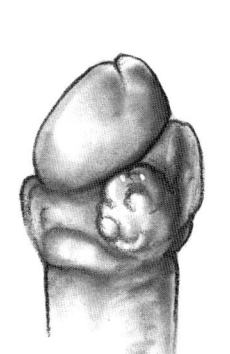
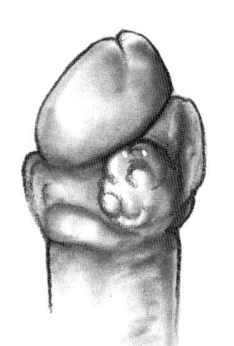

Peniskarzinom

Ein Karzinom kann sich als verhärteter Knoten oder Geschwür äußern, das gewöhnlich nicht druckschmerzhaft ist. Es betrifft fast ausschließlich Männer, die als Kinder nicht beschnitten wurden, und kann von der Vorhaut verdeckt werden. Jede persistierende wunde Stelle am Penis muß als verdächtig angesehen werden.

Induratio penis plastica (Peyronie-Krankheit)

Bei der Induratio penis plastica findet man tastbare, nicht druckschmerzhafte, harte Plaques direkt unter der Haut, gewöhnlich auf dem Dorsum des Penis. Der Patient klagt über gekrümmte, schmerzhafte Erektionen.

Tabelle 12.2 Veränderungen im Skrotum

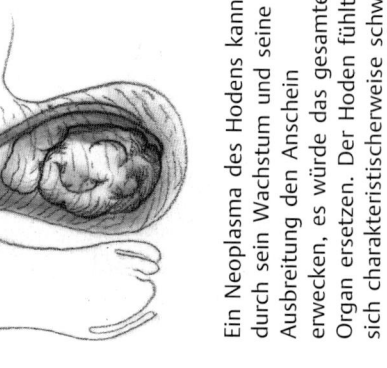

Spät-stadium

Früh-stadium

Finger kann nicht oberhalb der Schwellung eindringen

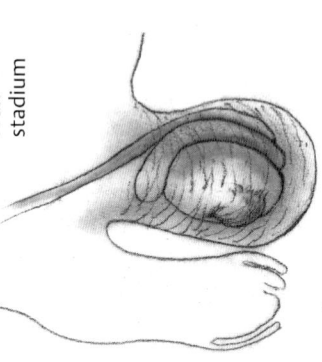

Finger kann oberhalb der Schwellung eindringen

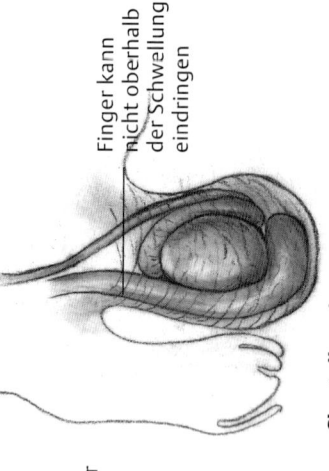

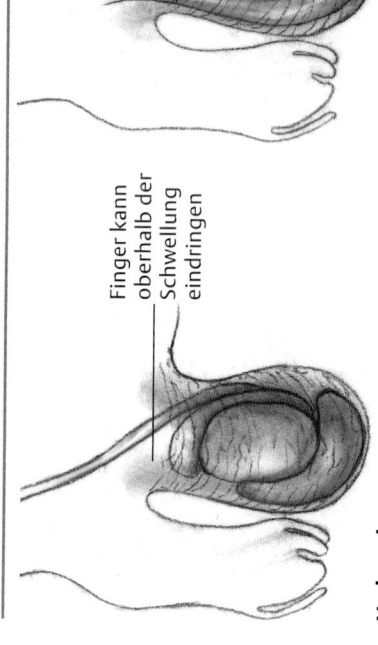

Hydrozele

Eine Hydrozele ist eine nicht druckschmerz-hafte, flüssigkeitsgefüllte Schwellung, die den Raum innerhalb der Tunica vaginalis testis einnimmt. Der Finger des Untersuchers kann oberhalb der Schwellung in das Skrotum eindringen. Die Schwellung ist bei der Diaphanoskopie lichtdurchlässig.

Skrotalhernie

Bei einer Hernie im Skrotum handelt es sich gewöhnlich um eine indirekte Leistenhernie. Da sie durch den äußeren Leistenring austritt, kann der Finger des Untersuchers nicht über der Schwellung in das Skrotum eindringen.

Hodentumor

Ein Hodentumor zeigt sich gewöhnlich als schmerzloser Knoten und ist bei der Diapha-noskopie nicht lichtdurchlässig. Bei Knoten im Hoden muß immer von einem möglichen Malignom ausgegangen werden.

Ein Neoplasma des Hodens kann durch sein Wachstum und seine Ausbreitung den Anschein erwecken, es würde das gesamte Organ ersetzen. Der Hoden fühlt sich charakteristischerweise schwe-rer an als normal.

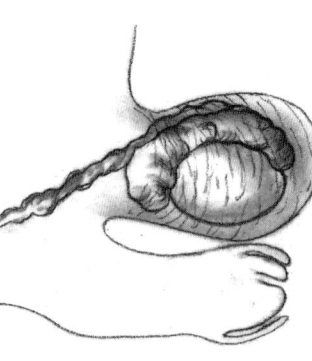

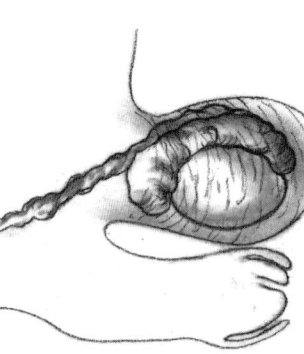

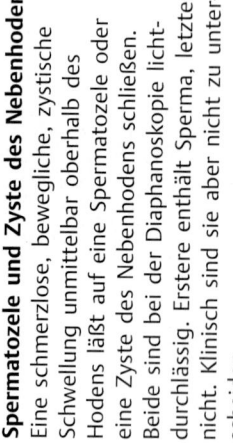

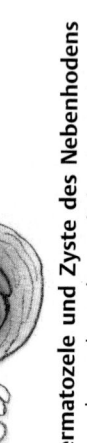

Spermatozele und Zyste des Nebenhodens

Eine schmerzlose, bewegliche, zystische Schwellung unmittelbar oberhalb des Hodens läßt auf eine Spermatozele oder eine Zyste des Nebenhodens schließen. Beide sind bei der Diaphanoskopie licht-durchlässig. Erstere enthält Sperma, letztere nicht. Klinisch sind sie aber nicht zu unter-scheiden.

Varikozele

Der Begriff Varikozele bezieht sich auf Varizen des Samenstrangs, die gewöhnlich auf der linken Seite zu finden sind. Eine Varikozele fühlt sich wie ein weicher „Beutel voller Regenwürmer" an, der vom Hoden abgrenzbar ist und langsam kollabiert, wenn das Skrotum beim liegenden Patienten angehoben wird. Diese Störung kann mit Sterilität einhergehen.

Epididymitis tuberculosa

Die chronische Entzündung bei Tuberkulose führt zu einer festen Vergrößerung des Neben-hodens, der manchmal druck-schmerzhaft ist, und zu einer Verdickung oder einer perl-schnurartigen Auftreibung des Samenleiters.

Epidermoidzysten

Hierbei handelt es sich um feste, gelbliche, nicht schmerzhafte Hautzysten mit einem Durch-messer von bis zu 1 cm. Sie sind häufig und kommen oft in Gruppen vor.

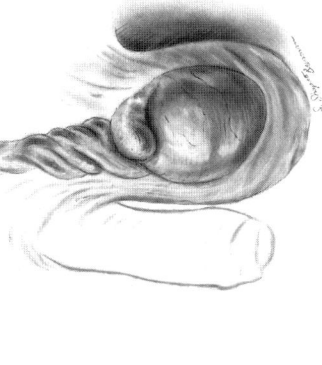

Akute Orchitis

Ein akut entzündeter Hoden schmerzt, ist druckschmerzhaft und geschwollen. Der Hoden ist unter
Umständen nur schwer vom Nebenhoden abzugrenzen. Das Skrotum kann gerötet sein. Achten
Sie auf Anzeichen eines postpubertären Mumps,
etwa eine Schwellung der Glandula parotidea, oder
andere, weniger häufige infektiöse Ursachen.

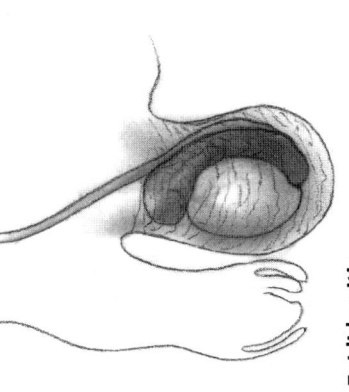

Akute Epididymitis

Ein akut entzündeter Nebenhoden ist druckschmerzhaft und geschwollen. Die Abgrenzung gegen den
Hoden ist manchmal schwierig. Das Skrotum kann
gerötet, und der Samenleiter ebenfalls entzündet sein.
Die Epididymitis tritt überwiegend bei Erwachsenen
auf. Eine gleichzeitig vorliegende Harnwegsinfektion
oder Prostatitis stützt diese Diagnose.

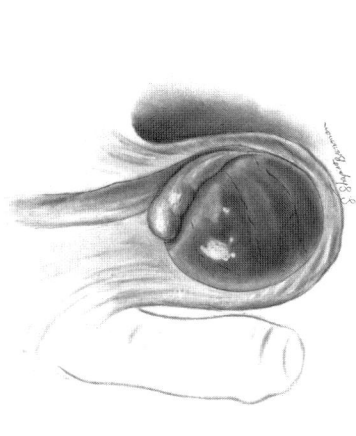

Kleine Hoden

Bei Erwachsenen gelten Hoden als klein, wenn sie
kürzer als 3,5 cm sind. Kleine, harte Hoden (gewöhnlich kleiner als 2 cm) lassen auf das *Klinefelter-
Syndrom* schließen. Kleine, weiche Hoden sind ein
Anzeichen für eine Atrophie, die verschiedene Ursachen haben kann (z. B. Zirrhose, myotonische Dystro-
phie, Gabe von Östrogenen und Hypophysenvorder-
lappeninsuffizienz). Die Atrophie kann auch infolge
einer Orchitis (z. B. bei Mumps) auftreten.

Hodentorsion

Eine Torsion oder Verdrehung des Hodens am
Samenstrang führt zu einem akut schmerzenden,
druckschmerzhaften und geschwollenen Organ, das
nach oben in das Skrotum zurückgezogen ist. Das
Skrotum rötet sich und wird ödematös. Es liegt keine
begleitende Harnwegsinfektion vor. Eine Torsion des
Samenstrangs, die am häufigsten bei Heranwachsenden auftritt, ist ein chirurgischer Notfall, da die
Blutzirkulation unterbunden ist.

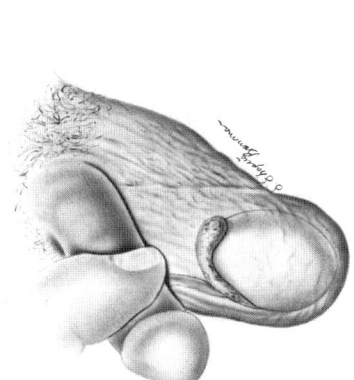

Kryptorchismus

Ein unterentwickeltes Skrotum, wie in der Abbildung
auf der linken Seite des Patienten gezeigt, läßt auf
einen Kryptorchismus schließen. In diesem Skrotum
ist kein linker Hoden oder Nebenhoden palpabel.
Sie können im Leistenkanal oder im Abdomen liegen.
Der Kryptorchismus führt zu einer Hodenatrophie auf
der (den) betroffenen Seite(n) und erhöht das Risiko
für Hodenkrebs erheblich.

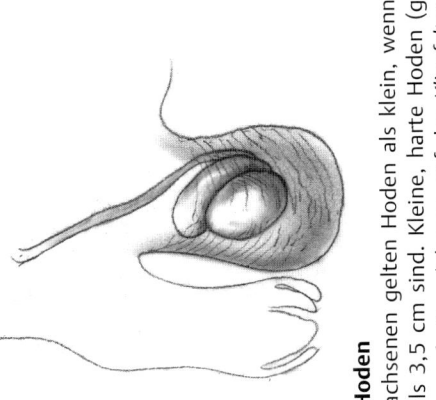

Skrotalödem

Die Haut des Skrotums kann durch ein Ödem straff
gespannt werden. Gewöhnlich ist ein Skrotalödem
mit einem generalisierten Ödem verbunden wie
bei dekompensierter Herzinsuffizienz oder nephro-
tischem Syndrom.

Tabelle 12.3 Verlauf und Austrittspunkte von Leistenhernien

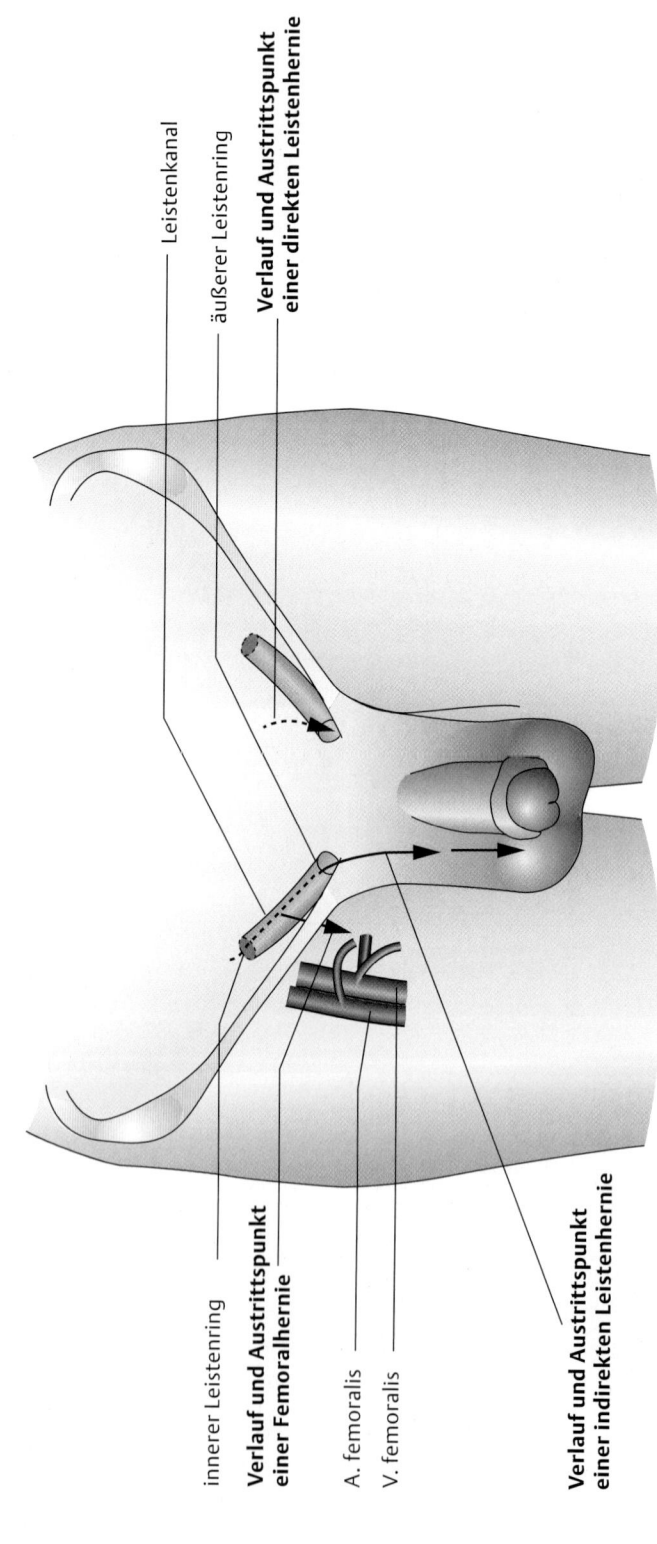

Leistenkanal

äußerer Leistenring

Verlauf und Austrittspunkt einer direkten Leistenhernie

innerer Leistenring

Verlauf und Austrittspunkt einer Femoralhernie

A. femoralis

V. femoralis

Verlauf und Austrittspunkt einer indirekten Leistenhernie

Tabelle 12.4 Unterscheidung von Hernien

Die klinische Unterscheidung dieser Hernien ist nicht immer möglich. Das Verständnis ihrer Merkmale steigert jedoch Ihre Beobachtungsgabe.

	Leistenhernien		Femoralhernien
	Indirekte	Direkte	
Häufigkeit	Häufigste Form, in jedem Alter, beide Geschlechter betroffen	Weniger häufig	Seltenste Form
Alter und Geschlecht	Häufig bei Kindern, gelegentlich bei Erwachsenen	Gewöhnlich bei Männern über 40 Jahren, selten bei Frauen	Häufiger bei Frauen als bei Männern
Ausgangspunkt	Über dem Leistenband, in der Nähe seines Mittelpunktes (dem inneren Leistenring)	Über dem Leistenband, nahe am Tuberculum pubicum (in der Nähe des äußeren Leistenrings)	Unter dem Leistenband; tritt weiter lateral aus als eine Leistenhernie und ist manchmal schwer von Lymphknoten zu unterscheiden.
Verlauf	Oft bis ins Skrotum	Selten bis ins Skrotum	Nie ins Skrotum
Befund mit dem Finger im Leistenkanal beim Pressen oder Husten	Die Hernie bewegt sich nach unten in den Leistenkanal und berührt die Fingerspitze.	Die Hernie wölbt sich vor und drückt den Finger von der Seite nach vorn.	Der Leistenkanal ist leer.

Weibliche Genitalien

Kapitel 13

Anatomie und Physiologie

Wiederholen Sie die Anatomie des äußeren weiblichen Genitale (Vulva): *Scham-hügel* (Mons pubis), ein behaartes Fettpolster über der Symphyse, *große Scham-lippen* (Labia major pudendi), abgerundete Falten aus Fettgewebe, *kleine Scham-lippen* (Labia minora pudendi), schmalere hellrote Falten, die sich nach anterior erstrecken und das *Präputium* bilden, und *Klitoris*. Das *Vestibulum vaginae* (Scheidenvorhof) ist eine bootsförmige Vertiefung zwischen den kleinen Scham-lippen. Im hinteren Teil befindet sich die Scheidenöffnung (*Introitus*), die bei virginellen Frauen vom *Hymen* (Jungfernhäutchen) überdeckt sein kann. Der Begriff *Damm* (Perineum) bezieht sich im klinischen Sprachgebrauch auf das Gewebe zwischen Introitus und Anus.

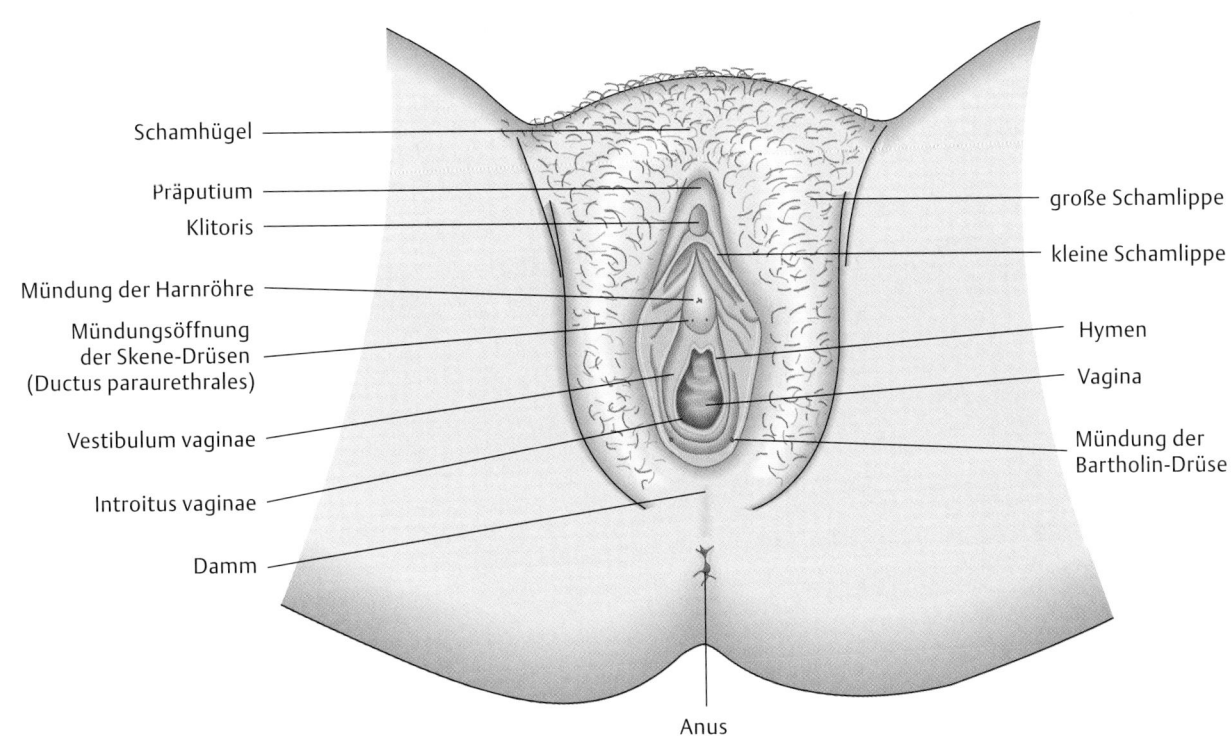

Die *Harnröhrenmündung* (Ostium urethrae externum) befindet sich zwischen Klitoris und Vagina im Vestibulum. Direkt dahinter liegen auf beiden Seiten die Mündungsöffnungen der *Skene-Drüsen* (Ductus paraurethrales).

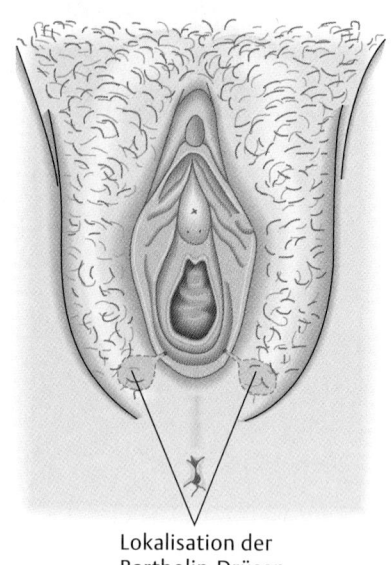

Lokalisation der
Bartholin-Drüsen

Die Ausführungsgänge der *Bartholin-Drüsen* liegen beiderseits posterior der Vaginaöffnung, sind jedoch meist nicht sichtbar. Die Bartholin-Drüsen selbst sitzen tiefer.

Die röhrenförmige *Vagina* erstreckt sich zwischen Harnröhre und Rektum nach oben und posterior. Sie endet im abgerundeten Scheidengewölbe (Fornix). Die Vaginalschleimhaut bildet Querfalten oder Rugae vaginales.

Der *Uterus* ist ein abgeflachtes birnenförmiges Organ von fibromuskulärer Struktur, das fast im rechten Winkel zur Vagina steht. Er besteht aus drei Teilen: dem Uteruskorpus (Corpus uteri), dem Isthmus und der Zervix (Gebärmutterhals). Der konvexe obere Teil des Korpus wird als *Fundus uteri* bezeichnet. Der untere Pol des Uterus (Zervix) ragt in die Scheide hinein und teilt das Scheidengewölbe in einen vorderen, einen hinteren und zwei seitliche Räume. Als Portio vaginalis cervicis (kurz: Portio) bezeichnet man das bei der Spekulum-Untersuchung sichtbare untere Ende der Zervix.

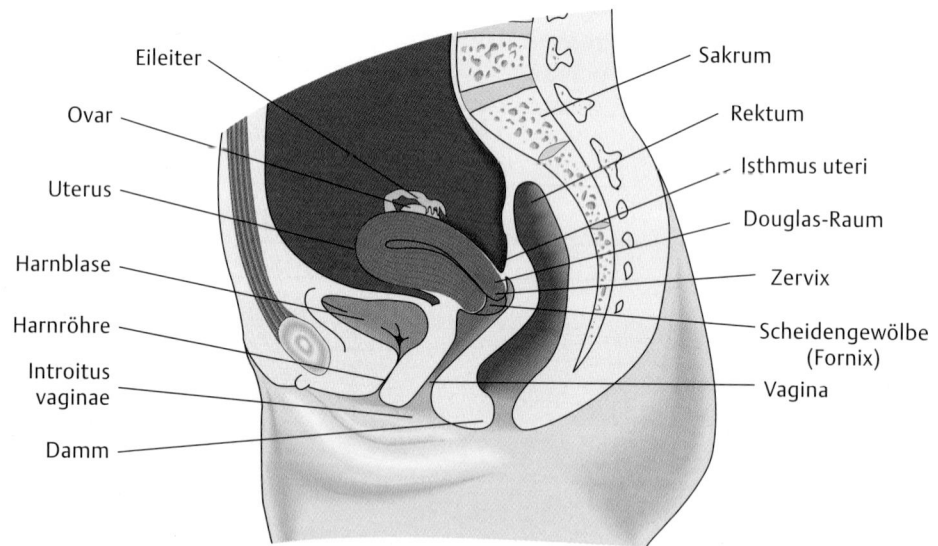

Querschnitt, Seitenansicht

Die vaginale Portiooberfläche, die *Ektozervix*, kann leicht mit einem Spekulum betrachtet werden. In ihrer Mitte befindet sich eine runde, ovale oder schlitzförmige Vertiefung, der *äußere Muttermund* (Ostium uteri), der die Öffnung des Zervikalkanals bildet. Die Ektozervix ist von zweierlei Epithel bedeckt: einem hellroten Plattenepithel, das an die Vaginalauskleidung grenzt, und einem tiefroten Zylinderepithel, das der Auskleidung des Zervikalkanals ähnelt. Das Zylinderepithel ist häufig um den Muttermund herum sichtbar. Die *Umwandlungs-* oder *Transformationszone* markiert den Übergang zwischen diesen beiden Epithelarten.

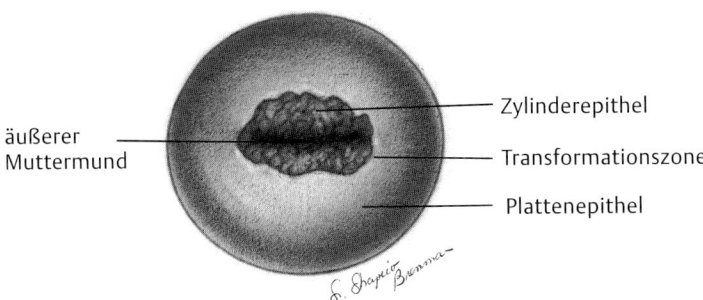

äußerer Muttermund — Zylinderepithel — Transformationszone — Plattenepithel

Die *Eileiter* (Tubae uterinae) mit ihren trichterförmigen Enden erstrecken sich von beiden Seiten des Uterus bis zum jeweiligen Ovar. Die beiden Ovarien sind mandelförmige Organe, deren Größe beträchtlich variiert, im Durchschnitt jedoch vom Erwachsenenalter bis zur Menopause 3,5 × 2 × 1,5 cm beträgt. Die Ovarien sind oft bei Frauen im gebärfähigen Alter bei der gynäkologischen Untersuchung tastbar, die Eileiter jedoch normalerweise nicht. Der Begriff *Adnexe* bezieht sich auf Ovarien, Eileiter und Ligamente.

Die Ovarien haben zwei Hauptfunktionen: die Produktion der Eizellen (Ova) und die Sekretion von Hormonen, also Östrogen, Progesteron und Testosteron. Eine erhöhte Hormonsekretion in der Pubertät stimuliert das Wachstum des Uterus und seiner Endometriumauskleidung, die Vagina vergrößert sich und das Epithel verdickt sich. Die Hormone stimulieren auch die Entwicklung der sekundären Geschlechtsmerkmale, einschließlich Brust und Schamhaar.

Das parietale Peritoneum erstreckt sich hinter dem Uterus nach unten und bildet den taschenförmigen *Douglas-Raum* (Excavatio retrouterina). Dieser Bereich ist der Rektaluntersuchung gerade noch zugänglich.

Die Beckenorgane werden durch eine mehrschichtige Gewebeschlinge aus Muskeln, Bändern und Faszien (den Beckenboden) gehalten, durch die Urethra, Vagina und Rektum verlaufen.

Lymphknoten. Die Lymphe der Vulva und des unteren Teils der Vagina fließt zu den Leistenlymphknoten ab. Die Lymphe der inneren Genitalien und des oberen Teils der Vagina fließt in die Becken- und Abdominallymphknoten ab, die nicht tastbar sind.

Altersabhängige Veränderungen

Adoleszenz. In der Pubertät entwickeln sich Vulva und inneres Genitale zu ihren endgültigen Proportionen. Die Beurteilung der Geschlechtsreife bei Mädchen entsprechend der Stadien nach Tanner hängt jedoch nicht von einer Untersuchung der inneren Geschlechtsorgane ab, sondern vom Wachstum der Schamhaare und der Entwicklung der Brust. Die Stadien der sexuellen Entwicklung nach Tanner für die Schambehaarung sind unten abgebildet. Die Stadien der Brustentwicklung sind auf S. 336 dargestellt.

Stadien der sexuellen Entwicklung bei Mädchen: Schamhaar

Stadium 1

Präadoleszent – keine Schambehaarung außer der feinen Körperbehaarung (Vellushaar) ähnlich der am Abdomen

Stadium 2

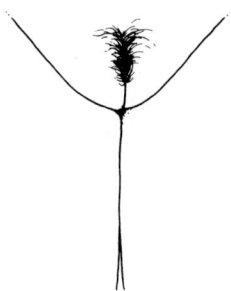

Stadium 3

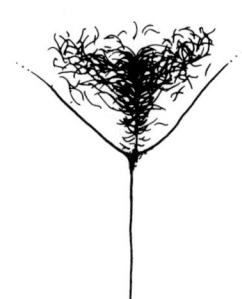

Vereinzeltes Wachstum langer, leicht pigmentierter, flaumiger Haare, die glatt oder nur leicht kraus sind, hauptsächlich entlang den Schamlippen

Dunkleres, gröberes und krauseres Haar breitet sich spärlich über der Symphyse aus.

Stadium 4

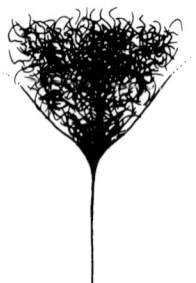

Stadium 5

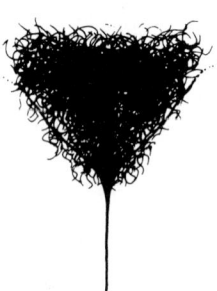

Kräftiges und krauses Haar wie bei Erwachsenen; behaartes Gebiet ist größer als in Stadium 3, aber kleiner als bei Erwachsenen und reicht noch nicht bis zu den Oberschenkeln.

Die Behaarung entspricht in Quantität und Qualität der bei Erwachsenen; sie greift nun auch auf die medialen Seiten der Oberschenkel über, breitet sich aber noch nicht über das Abdomen aus.

(Illustrationen mit freundlicher Genehmigung von W.A. Daniel, Jr., Division of Adolescent Medicine, University of Alabama, Birmingham)

Als erstes Anzeichen der Pubertät bei Mädchen erscheinen gewöhnlich die Brustknospen. In manchen Fällen tritt jedoch die Schambehaarung zuerst auf. Diese Veränderungen setzen im Durchschnitt im Alter von 11 Jahren ein, mit einer Spanne von 8–13 Jahren für die Brustknospen und von 8–14 Jahren für die Schambehaarung. Der Übergang vom präadoleszenten zum erwachsenen Erscheinungsbild dauert ungefähr 3 Jahre, mit einer Spanne von 1,5–6 Jahren. Nach den von Tanner in England durchgeführten Untersuchungen setzt die Menarche gewöhnlich im Brustentwicklungsstadium 3 oder 4, im Alter von 10–16,5 Jahren ein. Die Ergebnisse dieser Untersuchungen sind in der folgenden Abbildung zusammengefaßt.

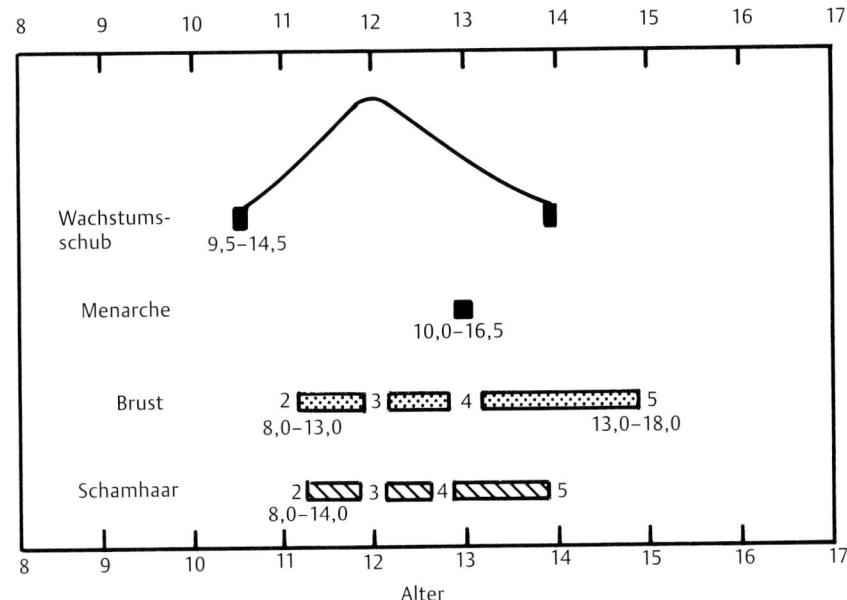

Die Zahlen unter den Balken geben den Altersbereich an, in dem die Veränderungen eintreten. (Nach: Marshall WA, Tanner JM: Variations in the pattern of pubertal changes in boys. Arch Dis Child 45:22, 1970)

Wie bei Jungen gibt es auch bei der sexuellen Entwicklung von Mädchen eine große Bandbreite des Normalen. Bei manchen Mädchen ist die Entwicklung der sekundären Geschlechtsmerkmale in einem bestimmten Alter schon abgeschlossen, während sie bei anderen im selben Alter noch nicht einmal begonnen hat.

Bei 10 oder mehr Prozent der Frauen weitet sich die Schambehaarung dreieckig auch auf das Abdomen in Richtung Nabel aus. Diese Ausbreitung kann als Stadium 6 bezeichnet werden. Da sie aber erst Mitte 20 oder später abgeschlossen ist, wird sie nicht als pubertäre Veränderung betrachtet.

Direkt vor der Menarche ist ein physiologischer Anstieg der vaginalen Sekretion zu beobachten – eine normale Veränderung, die manche Mädchen und Mütter beunruhigt. Mit Eintritt der Menstruation fällt die erhöhte Sekretion (*Leukorrhoe*) mit der Ovulation zusammen. Sie kann auch bei sexueller Erregung auftreten. Dieser normale Ausfluß ist vom infektiös bedingten Ausfluß zu unterscheiden.

Zunehmendes Alter. Im vierten Lebensjahrzehnt beginnen die Ovarien in ihrer Funktion nachzulassen; die Menstruation hört im Durchschnitt im Alter zwischen 45 und 55 auf, manchmal aber auch früher oder später. Das Schamhaar wird spärlicher und ergraut. Mit der Abnahme der Östrogenstimulation verkleinern sich Schamlippen und Klitoris. Die Vagina verengt und verkürzt sich, und die Schleimhaut wird dünn, blaß und trocken. Uterus und Ovarien verkleinern sich.

Untersuchungstechniken

Allgemeine Vorgehensweise

Die meisten Medizinstudenten sind ängstlich oder fühlen sich unwohl, wenn sie zum ersten Mal die Genitalien einer anderen Person untersuchen sollen. Gleichzeitig haben auch die Patientinnen Vorbehalte. Einige Frauen haben bei früheren gynäkologischen Untersuchungen schmerzhafte, unangenehme oder sogar erniedrigende Erfahrungen gemacht, andere unterziehen sich ihrer allerersten Untersuchung. Manche Patientinnen fürchten sich vor dem, was der Arzt finden könnte und dem Einfluß, den diese Befunde auf ihr Leben haben könnten.

Anhand der Reaktionen und des Verhaltens der Patientin können Sie auf ihre Gefühle und ihre Einstellung zur Sexualität schließen. Wenn die Patientin die Oberschenkel zusammenpreßt, sich zu entziehen versucht oder während der Untersuchung negative Gefühle äußert, können Sie dieses Problem wie bei der Anamneseerhebung ansprechen. „Ich habe bemerkt, daß Sie sich nicht richtig entspannen können. Haben Sie Angst, weil Sie hier sind, oder machen Sie sich wegen der Untersuchung Sorgen? Bedrückt Sie etwas?" Was zunächst ein Hindernis für Ihre Untersuchung zu sein scheint, kann der Schlüssel zum Verständnis der Sorgen der Patientin sein.

Eine Patientin, die nie zuvor gynäkologisch untersucht worden ist, hat häufig Angst davor, ist verlegen und unsicher, was sie erwartet. Versuchen Sie, die Untersuchung so durchzuführen, daß die Patientin etwas über ihren eigenen Körper und die Untersuchung selbst erfährt und sich so wohler dabei fühlt. Erläutern Sie, bevor sich die Patientin auszieht, die entsprechenden anatomischen Gegebenheiten anhand eines dreidimensionalen Modells. Zeigen Sie der Patientin das Spekulum und die anderen Instrumente und ermutigen Sie sie, diese in die Hand zu nehmen. Die Patientin kann dann während der Untersuchung Ihre Erläuterungen und Vorgehensweise besser verstehen. Achten Sie besonders darauf, daß Sie der Patientin bei der ersten Untersuchung nicht weh tun.

Zu den Indikationen einer gynäkologischen Untersuchung in der Adoleszenz gehören Menstruationsstörungen wie Amenorrhoe, verstärkte Blutung oder Dysmenorrhoe, ungeklärte Bauchschmerzen, Vaginalausfluß, Verschreibung von Antikontrazeptiva, bakteriologische und zytologische Untersuchungen bei einem sexuell aktiven Mädchen und der eigene Wunsch der Patientin nach einer Untersuchung.

Unabhängig vom Alter erfordert eine Vergewaltigung eine spezielle fachärztliche Untersuchung mit entsprechender Dokumentation.

Für eine erfolgreiche gynäkologische Untersuchung ist es von besonderer Bedeutung, daß die Patientin entspannt ist. Zeigen Sie Verständnis für ihre Gefühle. Darüber hinaus ist folgendes zu beachten:

- Bitten Sie die Patientin, vor der Untersuchung die Blase zu entleeren.
- Lagern Sie die Patientin richtig und decken Sie sie angemessen ab. Die Patientin kann bei leicht erhobenem Kopf und Schultern ihre Bauchmuskeln besser entspannen und den Untersucher besser beobachten. Wenn Sie ein Tuch verwenden, sollte es das Gebiet zwischen Nabel und Knien bedecken. Drücken Sie das Tuch in der Mitte hinunter, so daß die Patientin Sie direkt ansehen kann. Vielleicht möchte die Patientin einen Spiegel benutzen, um

während der Untersuchung ihre Genitalien sehen zu können. Bieten Sie ihr diese Gelegenheit, wenn möglich.

- Die Arme der Patientin sollten seitlich oder über der Brust gekreuzt, nicht jedoch über den Kopf gelegt werden, da diese Haltung die Bauchmuskeln anspannt.
- Erläutern Sie jeden Schritt der Untersuchung und sagen Sie der Patientin, was sie möglicherweise dabei spüren wird. Vermeiden Sie alle plötzlichen oder für die Patientin unerwarteten Bewegungen. Wenn Sie mit der Palpation beginnen oder ein Spekulum benutzen, kann es hilfreich sein, wenn Sie nicht sofort die Genitalien, sondern zuerst die Innenseite des Oberschenkels berühren.
- Ihre Hände und das Spekulum sollten angewärmt sein.
- Überwachen Sie Ihre Untersuchung, soweit wie möglich, indem Sie das Gesicht der Patientin beobachten.
- Und schließlich: Seien Sie so zartfühlend wie möglich.

Tragen Sie während der gesamten Untersuchung und auch danach bei der Handhabung der benutzten Instrumente immer Handschuhe.

Instrumente. Halten Sie eine gute Lichtquelle, ein Scheidenspekulum der passenden Größe, ein wasserlösliches Gleitmittel und Instrumente für den Pap.-Abstrich, das Anlegen einer Bakterienkultur oder für sonstige Tests griffbereit. Machen Sie sich mit den Instrumenten, Geräten und Verfahren an Ihrer Einrichtung vertraut, bevor Sie Abstriche oder Proben nehmen.

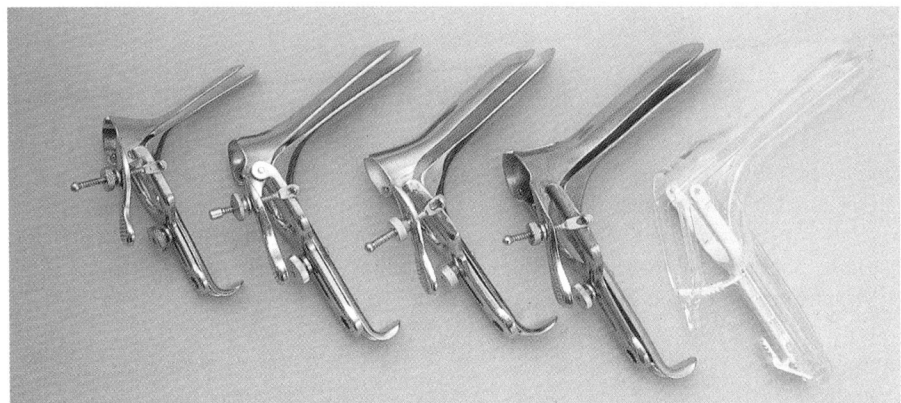

Scheidenspekula bestehen aus Metall oder Kunststoff und werden in zwei Grundtypen hergestellt. Graves-Spekula sind gewöhnlich für sexuell aktive Frauen am besten geeignet. Sie sind in den Ausführungen klein, mittel und groß erhältlich. Das schmale Pedersen-Spekulum ist am besten für Patientinnen mit einem relativ engen Introitus geeignet, wie virginelle oder ältere Frauen. Auch bei anderen Patientinnen kann sich das Pedersen-Spekulum als angenehmer erweisen.

Machen Sie sich vor dem Gebrauch eines Spekulums mit dem Öffnen und Schließen der Blätter, dem Arretieren der Blätter in geöffneter Position und dem Lösen der Blätter vertraut. Die Instruktionen in diesem Kapitel beziehen

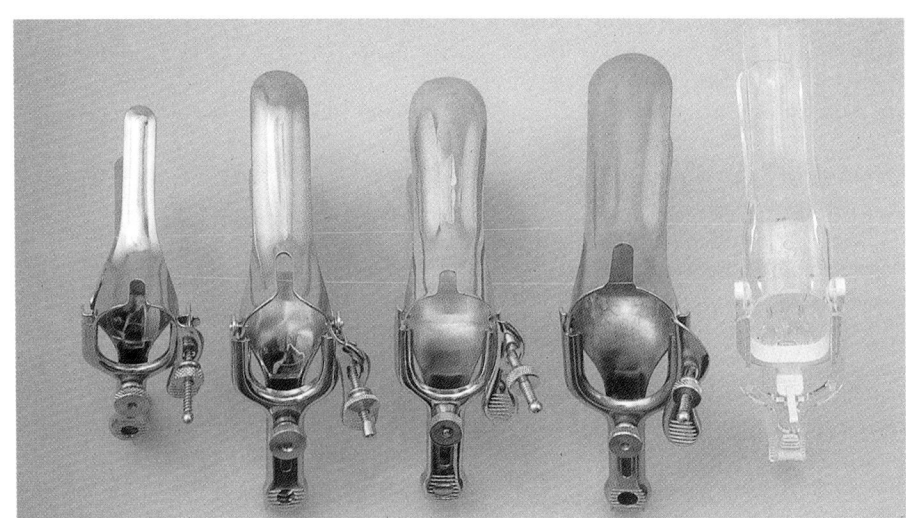

Scheidenspekula von links nach rechts: kleines Metall-Pedersen-Spekulum, mittleres Metall-Pedersen-Spekulum, mittleres Metall-Graves-Spekulum und großes Kunststoff-Pedersen-Spekulum.

411

sich zwar auf ein Metallspekulum, lassen sich aber ohne weiteres auf ein Kunststoffspekulum übertragen. Machen Sie sich auch mit einem Kunststoffspekulum vertraut.

Bei Kunststoffspekula ist gewöhnlich beim Verriegeln oder Lösen ein lautes „Klick" zu hören. Bereiten Sie die Patientin auf dieses Geräusch vor, um ihr einen unnötigen Schreck zu ersparen.

Männlichen Untersuchern wird gewöhnlich von einer Frau assistiert. Weibliche Untersucher ziehen es manchmal vor, alleine zu arbeiten, es sollte jedoch eine Assistentin dabei sein, wenn die Patientin körperlich behindert ist oder unter psychischen Störungen leidet.

Haltung. Helfen Sie der Patientin auf den gynäkologischen Stuhl (in die Steinschnittlage) und decken Sie sie angemessen ab. Helfen Sie ihr, zuerst ein Bein und dann das andere in die Beinstützen zu legen. Die Patientin möchte vielleicht ihre Schuhe anbehalten, statt barfüßig zu sein. Bitten Sie sie dann, so weit auf dem Untersuchungsstuhl nach vorne zu rutschen, daß ihr Gesäß etwas über den Rand ragt. Ihre Oberschenkel sollten gebeugt, abduziert und an den Hüften nach außen gedreht sein. Legen Sie ein Kissen unter den Kopf der Patientin.

Äußere Untersuchung

Eine verspätet einsetzende Pubertät ist häufig familiär bedingt oder durch eine chronische Krankheit verursacht. Sie kann auch auf Anomalien im Hypothalamus, in der vorderen Hypophyse oder den Ovarien zurückzuführen sein.

Beurteilung der sexuellen Entwicklung bei einer jugendlichen Patientin. Sie können das Schamhaar entweder bei der Abdominaluntersuchung oder der gynäkologischen Untersuchung beurteilen. Achten Sie dabei auf Aussehen und Verteilung und ordnen Sie es gemäß den auf S. 408 beschriebenen Tanner-Stadien ein.

Kratzwunden oder juckende, kleine, rote Makulae und Papeln deuten auf Pediculosis pubis (Filzlausbefall) hin. Suchen Sie nach Nissen oder Läusen am Ansatz der Schamhaare.

Inspektion des äußeren Genitale. Setzen Sie sich bequem hin und inspizieren Sie Schamhügel, Schamlippen und Damm. Spreizen Sie die Schamlippen und inspizieren Sie:

Vergrößerung der Klitoris bei Virilisierung

■ Kleine Schamlippen

■ Klitoris

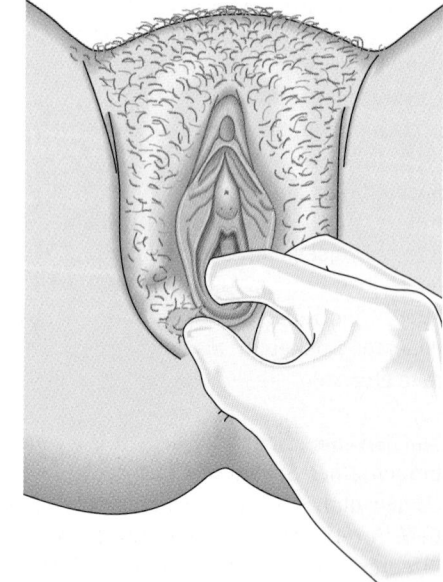

Harnröhrenpolyp (Harnröhrenkarunkel), Prolaps der Harnröhrenschleimhaut (S. 424)

■ Harnröhrenmündung

■ Vaginalöffnung oder Introitus

Syphilitischer Primäraffekt, Epidermoidzyste, s. Tab. 13.1 (S. 423).

Achten Sie auf Entzündungen, Ulzerationen, Ausfluß (Fluor), Schwellungen oder Knoten. Palpieren Sie evtl. Veränderungen.

Eine Bartholin-Drüse kann akut oder chronisch infiziert sein und erzeugt dann eine Schwellung, s. Tab. 13.2 (S. 424).

Wenn die Patientin über frühere Schwellungen der Schamlippen berichtet oder Anzeichen dafür vorliegen, untersuchen Sie die Bartholin-Drüsen. Führen Sie Ihren Zeige-

Palpation der Bartholin-Drüse

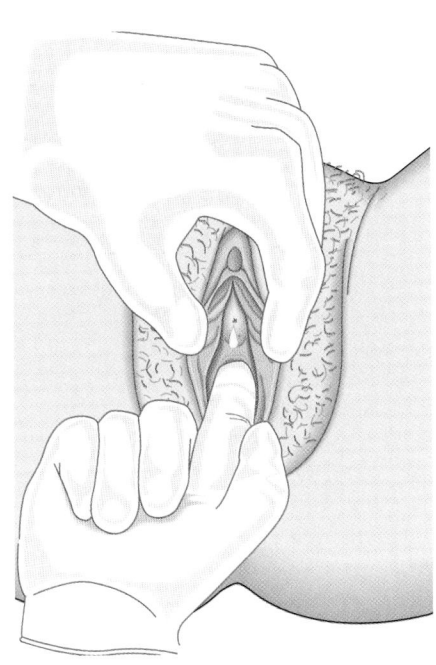

Ausstreichen der Harnröhre

finger in die Vagina bis nahe an das untere Ende des Introitus ein. Legen Sie Ihren Daumen von außen auf die untere große Schamlippe. Palpieren Sie nacheinander beide Seiten mit Finger und Daumen und achten Sie dabei auf Schwellungen oder Druckschmerzhaftigkeit. Achten Sie auf evtl. Ausfluß aus der Mündung der Drüse. Ist Ausfluß vorhanden, entnehmen Sie einen Abstrich für eine Kultur.

Bei Verdacht auf Urethritis oder Entzündung der Skene-Drüsen, führen Sie den Zeigefinger in die Vagina ein und streichen ("melken") die Harnröhre vorsichtig von innen nach außen aus. Achten Sie auf Ausfluß aus oder in der Nähe der Harnröhrenmündung. Bei Ausfluß entnehmen Sie einen Abstrich für eine Kultur.

Urethritis kann die Folge einer Infektion mit *Chlamydia trachomatis* oder *Neisseria gonorrhoeae* sein.

Innere Untersuchung

Lokalisation der Zervix. Führen Sie Ihren Finger in die Vagina ein und ertasten Sie die feste, runde Oberfläche der Zervix. Wenn Sie die Zervix manuell lokalisieren, können Sie den Winkel des Spekulums besser bestimmen. Mit diesem Verfahren können Sie auch die Größe des Introitus besser beurteilen und die Größe des Spekulums entsprechend wählen. Es kann sein, daß Sie Ihren Finger mit Wasser benetzen müssen, verwenden Sie aber kein anderes Gleitmittel.

Beurteilung der Stützfunktion der Scheidenwände. Spreizen Sie die Schamlippen mit Ihrem Mittel- und Ihrem Zeigefinger und bitten Sie die Patientin, zu pressen. Achten Sie auf Vorwölbungen der Scheidenwände.

Zu Zystozele und Rektozele, s. Tab. 13.2 (S. 424).

Einführen des Spekulums. Wählen Sie ein Spekulum der passenden Größe und Form und lassen Sie warmes Wasser darüberlaufen. (Andere Gleitmittel können zytologische Untersuchungen oder Bakterien- und Virenkulturen beeinflussen.) Sie können den Introitus der Vagina vergrößern, indem Sie mit zwei Fingern den unteren Rand herunterdrücken. Es kann auch hilfreich sein, mit einem Finger in der Vagina den Damm sanft nach unten zu drücken und die Patientin aufzufordern, den Beckenboden zu entspannen. Das Spekulum kann so leichter und für die Patientin angenehmer eingeführt werden. Führen Sie mit der anderen Hand (gewöhnlich der linken) das Spekulum über Ihre Finger etwas nach unten geneigt ein. Achten Sie darauf, daß Sie mit dem Spekulum weder Schamhaare noch Schamlippen einklemmen.

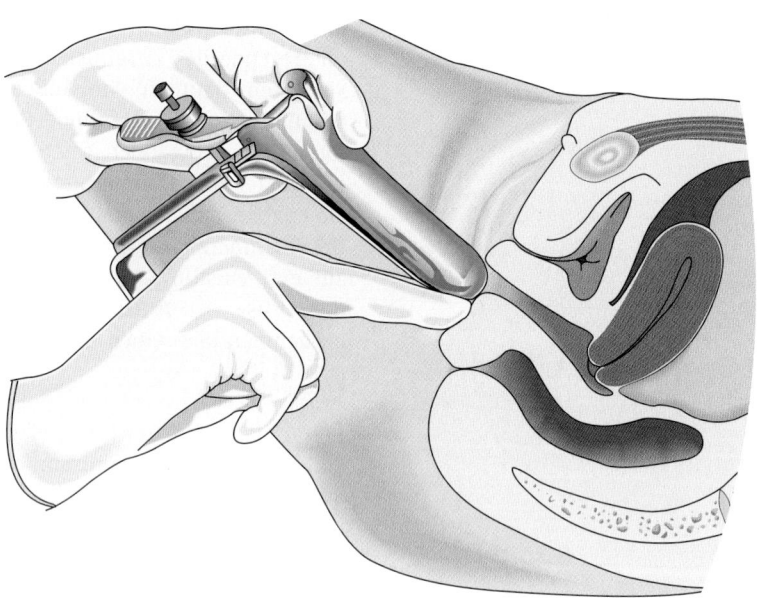

Der Schmerz, der durch Druck auf eine empfindliche Harnröhre verursacht wird, läßt sich mit zwei Methoden vermeiden. (1) Wenn Sie das Spekulum einführen, halten Sie es, wie unten links gezeigt, etwas gedreht und (2) schieben es dann an der hinteren Wand der Vagina entlang nach innen.

Wenn Sie das Spekulum in die Vagina eingeführt haben, nehmen Sie Ihre Finger aus dem Introitus. Sie können das Spekulum jetzt auch in die rechte Hand nehmen, um die Handhabung und nachfolgende Abstrichnahme zu erleichtern. Drehen Sie die vordere Öffnung des Spekulums in eine horizontale Position, halten Sie dabei den Druck nach unten aufrecht und führen Sie es vollständig ein.

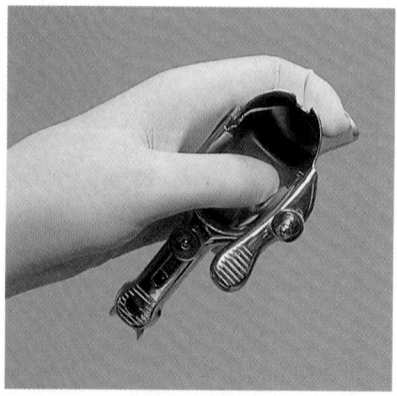

Einführwinkel

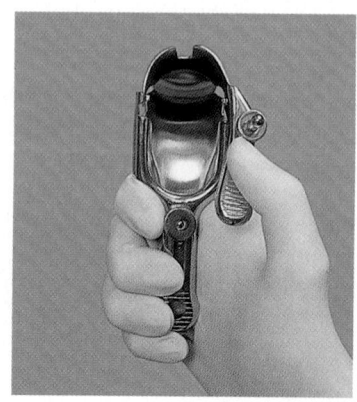

Winkel bei vollständiger Einführung

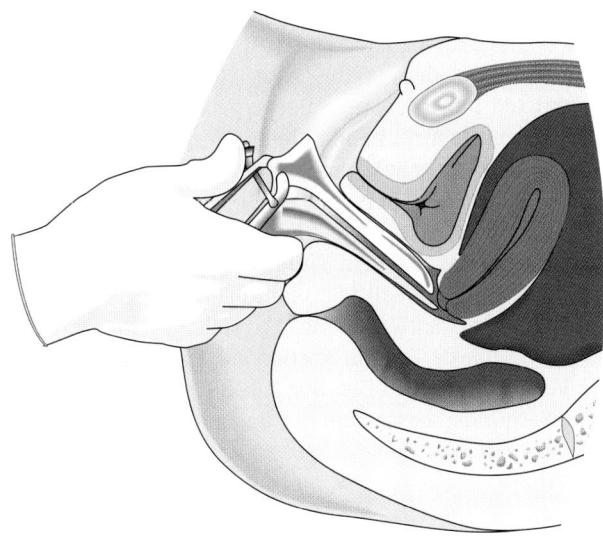

Inspektion der Zervix. Öffnen Sie das Spekulum, bis Sie die Zervix vollständig sehen können. Stellen Sie die Lichtquelle so ein, daß Sie gut sehen können. Bei Retroversion des Uterus zeigt die Zervix mehr nach vorne als in der Abbildung dargestellt. Wenn Sie Probleme haben, die Zervix zu finden, ziehen Sie das Spekulum etwas zurück und führen Sie es in einem anderen Winkel wieder ein. Ist Ihre Sicht durch Ausfluß beeinträchtigt, wischen Sie ihn vorsichtig mit einem großen Watteträger ab.

Retroversion des Uterus, s. S. 429.

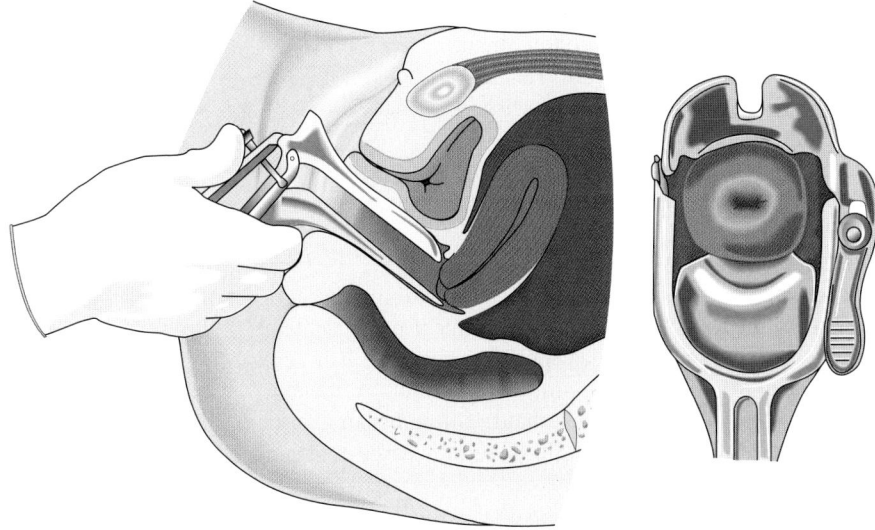

Inspizieren Sie Zervix und Muttermund. Achten Sie auf Farbe, Lage und Oberflächenbeschaffenheit der Zervix und auf alle evtl. Ulzerationen, Knoten, Tumoren, Blutungen oder Ausfluß.

Halten Sie das Spekulum geöffnet, indem Sie die Feststellschraube anziehen.

S. Tab. 13.3 (S. 425) und Tab. 13.4 (S. 426).

Probenentnahme zur zytologischen Untersuchung (Papanicolaou- oder kurz Pap.-Abstrich). Entnehmen Sie nacheinander einen Abstrich aus dem Zervikalkanal und eine ektozervikale Probe oder evtl. mit einer Bürstenbiopsie eine Kombination von beiden. Um ein zufriedenstellendes Ergebnis zu erzielen, sollte die Patientin zu diesem Zeitpunkt nicht menstruieren. Sie sollte 24–48 Stunden vorher weder Geschlechtsverkehr gehabt, noch eine Vaginalspülung durchgeführt oder Vaginalzäpfchen verwendet haben.

Ein gelblicher Zervixabstrich weist auf eine akute Zervizitis hin, die gewöhnlich von *Chlamydia trachomatis*, *Neisseria gonorrhoeae* oder Herpes simplex verursacht wird (S. 426).

Zervixabstrich. Feuchten Sie das Ende eines Wattestäbchens mit Kochsalzlösung an und führen Sie es in den Zervikalkanal ein. Rollen Sie es zwischen Daumen und Zeigefinger hin und her. Entfernen Sie das Stäbchen und bestreichen Sie damit vorsichtig einen Objektträger in kreisenden Bewegungen. (Festes Aufdrücken zerstört die Zellen.) Legen Sie den Objektträger entweder sofort in ein Äther-Alkohol-Fixativ oder besprühen Sie ihn mit einem speziellen Fixiermittel.

Probeentnahme von der Portiooberfläche. Legen Sie das längere Ende eines Spatels in den Muttermund. Drehen Sie ihn unter mäßigem Druck um 360°, so daß Zellmaterial aus der Umwandlungszone abgeschabt wird. Streichen Sie die Probe, wie oben beschrieben, auf einen zweiten Objektträger aus.

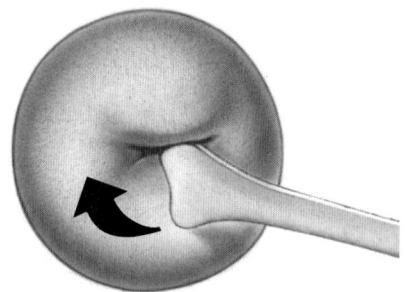

Bürstenbiopsie. Manche Ärzte empfehlen bei nicht schwangeren Frauen eine Kunststoffbürste mit einer besenähnlichen Spitze (*cyto-brush* nach Stormby), um eine Probe aus Platten- und Zylinderepithel zu entnehmen. Drehen Sie den vorderen Teil der Bürste im Zervikalkanal und streichen Sie dann jede Seite der Bürste auf dem Objektträger aus. Verwenden Sie sofort ein Fixiermittel wie oben beschrieben.

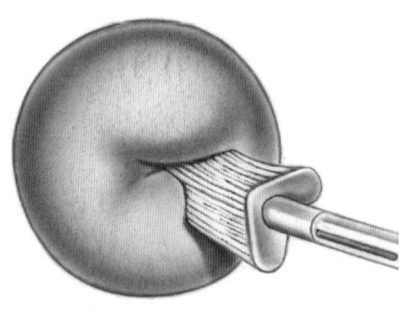

Siehe Tabelle 13.5 (S. 427).

Inspektion der Vagina. Ziehen Sie das Spekulum langsam heraus und achten Sie dabei auf die Vagina. Wenn die Zervix nicht mehr sichtbar ist, lösen Sie die Feststellschraube und halten das Spekulum mit dem Daumen geöffnet. Schließen Sie das Spekulum, sobald es den Introitus verläßt. Vermeiden Sie zu starkes Dehnen und Einklemmen der Schleimhaut. Untersuchen Sie beim Herausziehen die Vaginalschleimhaut. Achten Sie dabei auf Farbe und evtl. Entzündungen, Ausfluß, Ulzera und Tumoren.

Vaginalkarzinom

Stuhl im Rektum kann einem Rektovaginaltumor ähneln, läßt sich aber im Gegensatz zu diesem mit den Fingern eindrücken. Eine rektovaginale Untersuchung verschafft hier Klarheit.

Bimanuelle Tastuntersuchung. Cremen Sie Zeige- und Mittelfinger Ihrer behandschuhten Hand ein. Führen Sie Ihre Finger *im Stehen* in die Vagina ein und drücken Sie hauptsächlich auf die hintere Scheidenwand. Ihr Daumen sollte abduziert, Ring- und kleiner Finger gebeugt sein. Wenn Sie mit Ihren gebeugten Fingern nach innen auf den Damm drücken, entsteht kein oder kaum Druckschmerz, und Sie können Ihre palpierenden Finger in die richtige Lage bringen. Achten Sie auf Knoten oder druckschmerzhafte Stellen in der Scheidenwand, einschließlich des anterior gelegenen Bereichs von Harnröhre und Blase.

Palpieren Sie die Zervix und achten Sie auf Lage, Form, Konsistenz, Regelmäßigkeit, Beweglichkeit und Druckschmerzhaftigkeit. Die Zervix läßt sich normalerweise ohne Schmerzen etwas bewegen. Palpieren Sie das Scheidengewölbe.

Schmerzen beim Bewegen der Zervix (Portioschiebeschmerz) zusammen mit Druckschmerzhaftigkeit der Adnexe weisen auf eine akute Adnexitis hin.

Tasten Sie den Uterus. Legen Sie Ihre andere Hand auf das Abdomen ungefähr in die Mitte zwischen Nabel und Symphyse. Wenn Sie mit Ihrer „Becken-Hand" die Zervix und den Uterus anheben, drücken Sie mit Ihrer „Bauch-Hand" dagegen und versuchen, den Uterus zwischen beiden Händen zu fassen. Achten Sie auf seine Größe, Form, Konsistenz und Beweglichkeit und stellen Sie alle evtl. druckschmerzhaften Stellen oder Tumoren fest.

S. Tab. 13.**6** (S. 428 f).

Eine Vergrößerung des Uterus läßt auf eine Schwangerschaft, benigne oder maligne Tumoren schließen.

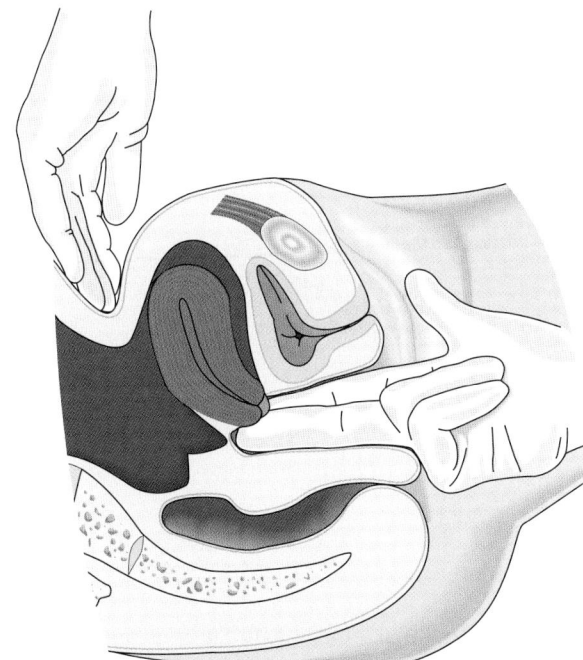

Schieben Sie nun die Finger Ihrer „Becken-Hand" in das vordere Scheidengewölbe und palpieren Sie den Uteruskorpus zwischen Ihren Händen. In dieser Position können Sie mit Ihren „Becken-Fingern" die Vorderwand des Uterus, und mit der „Bauch-Hand" einen Teil der Hinterwand tasten.

Knoten an den Uterusinnenwänden weisen auf Myome hin (S. 428).

Wenn Sie den Uterus mit beiden Techniken nicht tasten können, ist er möglicherweise nach hinten gekippt (retroflektiert). Schieben Sie Ihre „Becken-Finger" in den posterioren Fornix und tasten Sie den Uterus ab, der gegen Ihre Fingerspitzen drückt. Bei adipöser oder nur wenig entspannter Bauchwand läßt sich der Uterus auch dann nicht tasten, wenn er anterior liegt.

Retroversion und Retroflexion des Uterus s. S. 429.

Tasten Sie die Ovarien. Legen Sie Ihre „Bauch-Hand" auf den rechten unteren Quadranten und Ihre „Becken-Hand" in das rechte seitliche Scheidengewölbe. Drücken Sie mit Ihrer „Bauch-Hand" nach innen und versuchen Sie, die Adnexe in Richtung Ihrer „Becken-Hand" zu schieben. Versuchen Sie, den rechten Eileiter oder evtl. Raumforderungen in der Umgebung zu tasten. Schieben Sie die Adnexe, wenn möglich, durch leichte Bewegung Ihrer Hände zwischen Ihren

Drei bis fünf Jahre nach der Menopause sind die Ovarien gewöhnlich atrophiert und nicht mehr tastbar. Wenn Sie dennoch einen Eileiter tasten, ist eine Zyste oder ein Tumor als Ursache in Betracht zu ziehen.

Fingern hin und her und achten Sie dabei auf Größe, Form, Konsistenz, Beweglichkeit und Druckschmerzhaftigkeit. Wiederholen Sie dieses Verfahren auf der linken Seite.

Zu den palpablen Raumforderungen in den Adnexen gehören Eileiterzysten und Tumoren, geschwollene Eileiter bei akuter Adnexitis und Eileiterschwangerschaft. Ein Uterusmyom kann einen Tumor in den Adnexen vortäuschen, s. Tab. 13.7 (S. 430).

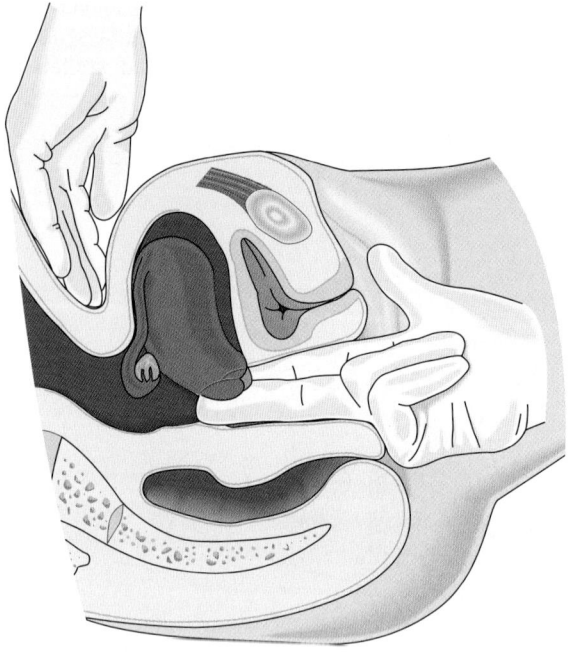

Normale Ovarien sind etwas druckschmerzhaft. Sie sind gewöhnlich bei schlanken Frauen in entspannter Lage gut zu palpieren, jedoch nur mit Schwierigkeiten oder gar nicht bei adipösen oder stark angespannten Patientinnen.

Die Kraft der Muskulatur kann infolge Alters, vaginaler Entbindungen oder neurologischer Defizite beeinträchtigt sein. Eine Schwäche der Beckenbodenmuskulatur kann mit Streßinkontinenz verbunden sein.

Beurteilung der Kraft der Beckenbodenmuskulatur. Ziehen Sie Ihre beiden Finger etwas hinter die Zervix zurück, spreizen Sie sie und berühren Sie die Seiten der Scheidenwände. Bitten Sie die Patientin, die Muskeln um Ihre Finger so stark und lange wie möglich anzuspannen. Wenn Ihre Finger dadurch gleichmäßig komprimiert und 3 Sekunden oder länger nach oben und innen gezogen werden, bedeutet dies volle Kraft der Muskulatur.

Rektovaginale Tastuntersuchung. Ziehen Sie Ihre Finger zurück. Cremen Sie gegebenenfalls Ihre Handschuhe erneut ein (s. Anmerkung zur Verwendung von Gleitmitteln auf S. 419). Führen Sie dann Ihren Zeigefinger erneut langsam in die Vagina und Ihren Mittelfinger in das Rektum ein. Bitten Sie die Patientin, dabei zu pressen, damit sich der M. sphincter ani (Afterschließmuskel) entspannt. Erklären Sie ihr, daß diese Untersuchung Stuhldrang auslösen kann, daß dabei aber kein Stuhl entleert wird. Wiederholen Sie diese Untersuchung und achten Sie dabei auf den Bereich hinter der Zervix, die evtl. nur mit dem rektalen Finger erreichbar ist. Eine rektovaginale Palpation ist besonders bei der Beurteilung eines nach hinten verlagerten Uterus hilfreich (s. Abbildung).

Fahren Sie mit der Rektaluntersuchung fort (s. Kapitel 15). Säubern Sie nach der Untersuchung das äußere Genitale und den Anus oder bieten Sie der Patientin Tücher an, damit sie dies selbst tun kann.

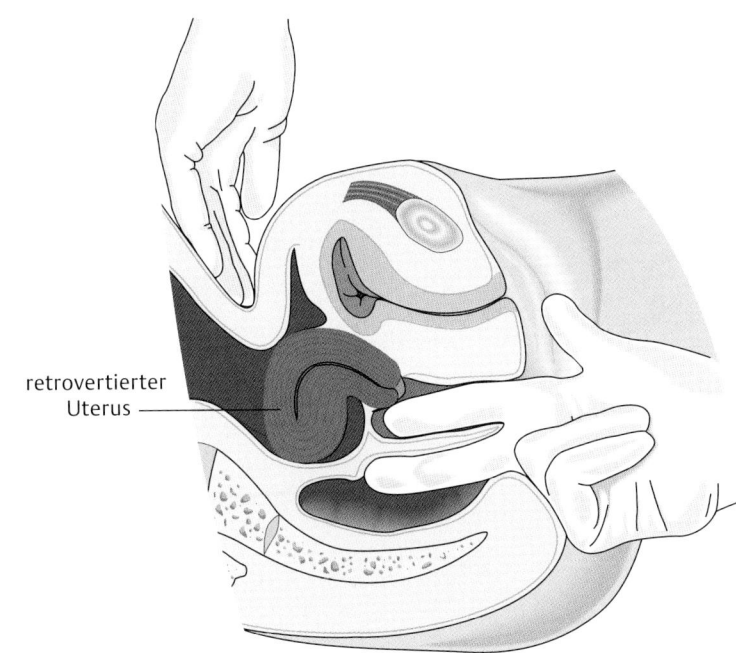

retrovertierter Uterus

Untersuchungstechnik bei engem Introitus. Bei vielen virginellen Frauen ist der Introitus weit genug, um mit einem einzelnen Finger zu untersuchen. Verwenden Sie in diesem Fall nur den Zeigefinger sowie ein kleines Pedersen-Spekulum. Ist der Introitus kleiner, können Sie eine zufriedenstellende bimanuelle Untersuchung durchführen, indem Sie einen Finger in das Rektum statt in die Vagina einführen.

Ähnliche Techniken können bei älteren Frauen angezeigt sein, bei denen der Introitus atrophiert und eng ist.

Eine Anmerkung zur Verwendung von Gleitmitteln. Wenn Sie bei einer Becken- oder Rektaluntersuchung eine große Tube Gleitmittel verwenden, können Sie das Gleitmittel versehentlich kontaminieren, wenn Sie die Tube nach Kontakt mit der Patientin mit Ihren behandschuhten Fingern anfassen. Lassen Sie stattdessen das Gleitmittel auf Ihren behandschuhten Finger tropfen, ohne daß der Handschuh dabei mit der Tube in Berührung kommt. Wenn Sie oder Ihre Assistentin die Tube versehentlich kontaminieren, werfen Sie diese weg. Das Problem kann vermieden werden, indem Sie kleine Einmaltuben für jeweils eine Patientin verwenden.

Ein nicht perforiertes Hymen kann die Menarche verzögern. Denken Sie an diese Möglichkeit, wenn die Menarche im Vergleich zur Entwicklung der Brüste und der Schambehaarung des Mädchens übermäßig verzögert erscheint.

419

Hernien

Die indirekte Leistenhernie ist die häufigste Hernie bei Frauen, die Femoralhernie die zweithäufigste.

Obwohl Leistenhernien bei Frauen und Männern vorkommen, sind sie bei Frauen doch seltener. Suchen Sie nach einer Hernie, wenn Symptome darauf hinweisen. Die Untersuchungstechniken (S. 395) ähneln den Techniken bei der Untersuchung von Männern; auch eine Frau sollte bei der Untersuchung aufstehen. Um eine indirekte Leistenhernie ertasten zu können, palpieren Sie jedoch in den großen Schamlippen und nach oben bis knapp lateral der Tubercula pubica.

Gesundheitsvorsorge und -beratung

Die Gesundheitsvorsorge bei Frauen sollte sich auf die Bedeutung der Früherkennung von Zervixkarzinomen mit Hilfe des Papanicolaou-Abstrichs, Möglichkeiten der Familienplanung und Risikofaktoren für die Infektion mit sexuell übertragbaren Erkrankungen und mit HIV (*Human Immunodeficiency Virus*) konzentrieren.

Die weitverbreitete Untersuchung mit Papanicolaou-Abstrich hat eine wesentliche Verringerung der Inzidenz von invasiven Zervixkarzinomen bewirkt. Eine sorgfältige Untersuchungstechnik, mit der die Entnahme von Zellen aus der Transformationszone sichergestellt wird, und die Auswahl eines anerkannten Labors zur Interpretation des Abstrichs erhöhen die Genauigkeit des Tests. Die Früherkennungsuntersuchungen sollten im Alter von 18 Jahren oder mit Beginn der sexuellen Aktivität beginnen. Die Empfehlungen hinsichtlich der Häufigkeit der Untersuchungen werden in den USA zur Zeit revidiert. Bislang wurde in der Regel eine jährliche Untersuchung bis zum Alter von 65 Jahren empfohlen. Dies scheint aber verglichen mit längeren Untersuchungsabständen die Erkennungsrate nicht zu verbessern. Eine Reihe von Berufsverbänden empfiehlt jährlich einen Papanicolaou-Abstrich für einen Zeitraum von drei Jahren. Sind die Ergebnisse dieser Tests normal, liegt es im Ermessen des Arztes, weniger häufig zu testen. Die U.S. Preventive Task Force empfiehlt Untersuchungen im Abstand von drei Jahren nach Beginn der sexuellen Aktivität. Häufigere Untersuchungen sind bei Risikopatientinnen angebracht – solche, die früh sexuell aktiv werden, viele Partner haben, mit HPV (*Human Papilloma Virus*) oder HIV infiziert sind oder nur begrenzten Zugang zu regelmäßiger ärztlicher Versorgung haben. Die obere Altersgrenze für die Untersuchung mit Papanicolaou-Abstrich ist nicht genau festgelegt. Bei Frauen über 65 Jahren ist eine Fortsetzung der Früherkennung angebracht, wenn kürzliche Testergebnisse anomal waren oder die Früherkennungsuntersuchungen in den letzten 10 Jahren nicht regelmäßig durchgeführt wurden. Frauen, die nie Geschlechtsverkehr hatten oder bei denen eine komplette Hysterektomie durchgeführt wurde (Entfernung der Gebärmutter), benötigen keine Früherkennungsuntersuchungen.

Es ist wichtig, Frauen – insbesondere Jugendliche – über den Zeitpunkt der Ovulation im Menstruationszyklus aufzuklären sowie über Planung und Verhütung einer Schwangerschaft. Umfrageergebnisse weisen darauf hin, daß mehr als die Hälfte der Schwangerschaften in den Vereinigten Staaten nicht geplant sind. Bei der etwa einen Million Schwangerschaften von Teenagern steigt dieser Anteil auf 80 %.* Ein Arzt sollte mit den zahlreichen Möglichkeiten der Familienplanung und ihrer Effektivität vertraut sein. Dazu gehören: natürliche Methoden (Verzicht auf Geschlechtsverkehr an den fruchtbaren Tagen des Zyklus, Coitus interruptus, Laktation), Barrieremethoden (Kondom, Scheidendiaphragma, Okklusivpessar), Kontrazeption mit Implantaten (Intrauterinpessare, subdermale Implantate), pharmakologische Maßnahmen (Spermizide, Pille, subdermale Implantation von Levonorgestrel, Injektion von Depo-Medroxyprogesteronacetat) und chirurgische Methoden (Tubensterilisation, Vasektomie). Der Arzt muß sich die Zeit nehmen, um die Interessen und Präferenzen des Paars zu verstehen, und diese respektieren. Die fortgesetzte Anwendung einer bevorzugten Methode ist einer wirksameren Methode überlegen, die wieder aufgegeben wird. Bei Jugendlichen erleichtert eine vertrauliche Umgebung die Diskussion

---

* U.S. Preventive Services Task Force: *Guide to Clinical Preventive Services.* 2. Aufl. Philadelphia, Williams and Wilkins, 1996, S. 739–740.

von Themen, die als sehr intim empfunden werden und daher manchmal nur schwer zu besprechen sind.

Wie bei Männern sollte der Arzt auch bei Frauen die Risikofaktoren für die Infektion mit sexuell übertragbaren Erkrankungen und HIV durch die Erhebung einer ausführlichen Sexualanamnese bestimmen und die Patientin über Infektionswege und Möglichkeiten zur Vermeidung sehr riskanter Praktiken aufklären (Kapitel 1, S. 19 f und Kapitel 12, S. 398). Bei Frauen mit Geschlechtskrankheiten ist das Risiko einer asymptomatischen Infektion und des Verlusts der Fruchtbarkeit höher. Lernen Sie, Infektionen der Genitalien und des Beckens bei Frauen durch genaue Untersuchungen und das Anlegen geeigneter Kulturen zu erkennen, und wenden Sie die Empfehlungen für die serologische Prüfung auf eine HIV-Infektion an (Kapitel 12, S. 398).

Für den Umgang mit älteren Frauen sollte der Arzt mit den psychischen und körperlichen Veränderungen in der Menopause vertraut sein – Stimmungsschwankungen und Veränderungen der Selbsteinschätzung, vasomotorische Veränderungen („Hitzewallungen"), beschleunigter Knochenabbau, Anstieg des Gesamt- und des LDL-Cholesterins sowie vulvovaginale Atrophie, die zu Symptomen wie vaginaler Trockenheit, Dysurie und manchmal Dyspareunie führt. Der Arzt muß über die Östrogen- und Progesteronsubstitutionstherapie Bescheid wissen und der Patientin helfen, den Nutzen und die Risiken der Behandlung abzuwägen. Dabei muß er die persönliche und die Familienanamnese von Herz-Kreislauf-Erkrankungen und Osteoporose (die Inzidenz dieser Erkrankungen nimmt durch Hormontherapie ab) sowie Mammakarzinomen und Endometriumkarzinomen (das Risiko nimmt durch Hormontherapie zu) berücksichtigen. Die Beratung der Patientin in bezug auf diese Entscheidungen kann sich über mehrere Konsultationen erstrecken.

Tabelle 13.1 Veränderungen der Vulva

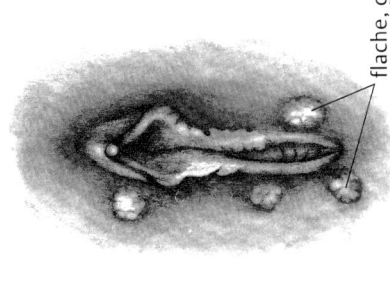

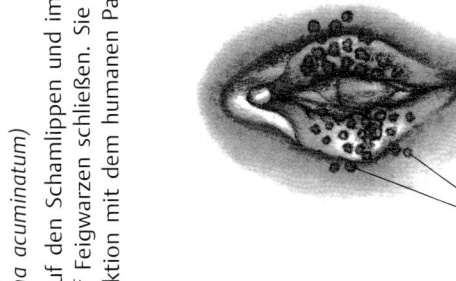

Epidermoidzyste
(Atherom)

Kleine, feste, runde zystische Knoten in den Schamlippen weisen auf eine Epidermoidzyste hin. Sie sind manchmal gelblich. Achten Sie auf den dunklen Punkt, der die blockierte Drüsenöffnung markiert.

zystischer Knoten in der Haut

Feigwarze
(Condyloma acuminatum)

Warzen auf den Schamlippen und im Vestibulum lassen auf Feigwarzen schließen. Sie sind Folge einer Infektion mit dem humanen Papillomavirus.

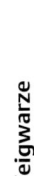

Warzen

Condyloma latum
(Sekundäre Syphilis)

Leicht erhabene, abgeflachte, runde oder ovale Papeln, die von grauem Exsudat bedeckt sind, weisen auf Condylomata lata hin. Hierbei handelt es sich um eine Manifestation der sekundären Syphilis, die ansteckend ist.

flache, graue Papeln

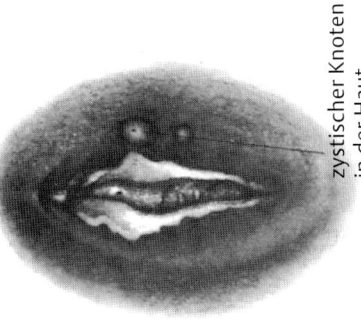

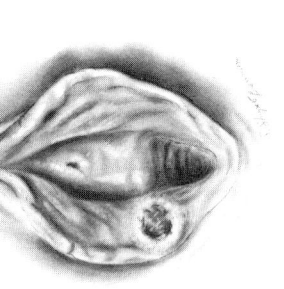

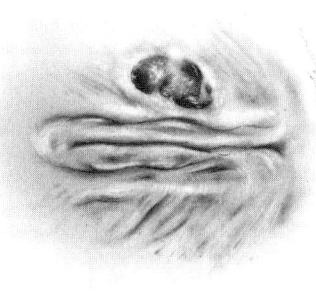

Syphilitischer Primäraffekt
(Harter Schanker)

Ein festes, schmerzloses Ulkus weist auf einen syphilitischen Primäraffekt hin. Da sich bei Frauen die meisten Primäraffekte an den inneren Genitalien entwickeln, bleiben sie häufig unentdeckt.

Herpes genitalis

Oberflächliche, kleine, schmerzhafte Ulzera auf rotem Grund weisen auf eine Herpes-Infektion hin. Die Erstinfektion kann, wie hier gezeigt, ausgeprägt sein. Rezidive sind normalerweise auf einen kleinen Bereich beschränkt.

oberflächliche Ulzera auf erythematösem Grund

Vulvakarzinom

Eine ulzerierte oder erhabene rote Veränderung der Vulva bei einer älteren Frau kann auf ein Vulvakarzinom hinweisen.

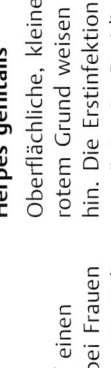

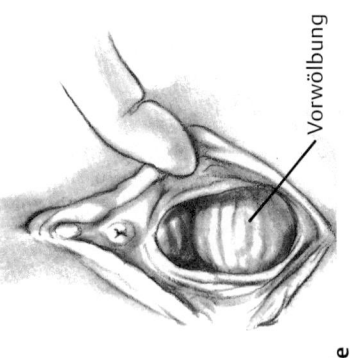

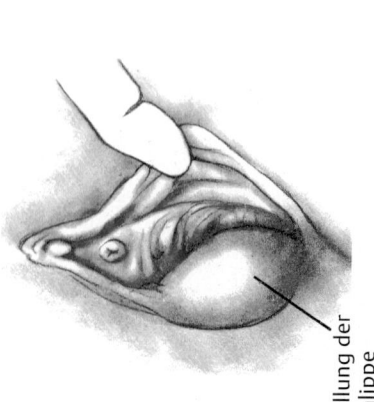

Urethrozele

Zystozele

Vorwölbung

Rektozele

Bei der Rektozele wölbt sich die Hinterwand der Vagina zusammen mit der dahinterliegenden Rektumwand vor. Die Ursache ist eine Lockerung des Halteapparats.

Zystozele

Eine Zystozele ist eine Vorwölbung der vorderen Vaginalwand sowie der darüberliegenden Blase. Sie ist auf eine Lockerung des Halteapparats zurückzuführen. Die oberen zwei Drittel der Vaginalwand sind betroffen.

Zystourethrozele

Wölbt sich die gesamte vordere Vaginalwand zusammen mit Blase und Harnröhre vor, liegt eine Zystourethrozele vor. Manchmal markiert eine Rinne die Grenze zwischen Urethrozele und Zystozele, dies ist jedoch nicht immer der Fall.

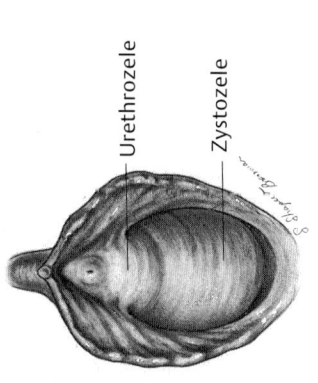

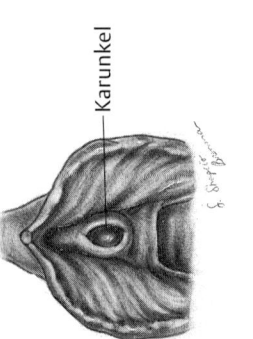

Karunkel

Prolaps der Harnröhrenschleimhaut

prolabierte Harnröhren- schleimhaut

Eine prolabierte Schleimhaut der Harnröhre bildet einen angeschwollenen roten Ring um die Harnröhrenmündung. Er tritt gewöhnlich vor der Menarche oder nach der Menopause auf. Finden Sie die Harnröhrenmündung in der Mitte der Schwellung, um diese Diagnose zu stellen.

Urethralpolyp

(Harnröhrenkarunkel)

Ein Urethralpolyp ist ein kleiner, roter, gutartiger Tumor im hinteren Teil de- Harnröhrenmündung. Er tritt hauptsächlich bei Frauen nach der Menopause auf und ist gewöhnlich asymptomatisch. Gelegentlich wird ein Harnröhrenkarzinom für ein Karunkel gehalten. Um dies zu überprüfen, palpieren Sie die Harnröhre durch die Vagina auf Verdickung, Knoten oder Druckschmerzhaftigkeit und untersuchen auf eine Lymphadenopathie der Leistenlymphknoten.

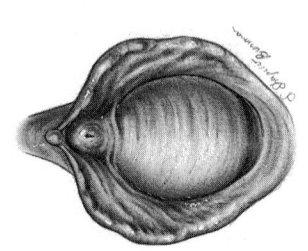

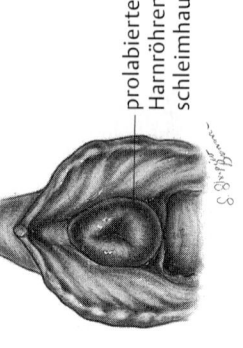

Schwellung der Schamlippe

Infektion der Bartholin-Drüsen

Zu den Ursachen einer Infektion der Bartholin-Drüsen gehören Gonokokken, *Chlamydia trachomatis* und andere Mikroorganismen. Ihre akute Form erscheint als praller, überwärmter, sehr druckschmerzhafter Abszeß. Achten Sie auf Eiteraustritt aus der Drüsenöffnung oder ein Erythem um die Drüsenöffnung herum. Bei der chronischen Form ist eine nicht druckschmerzhafte Zyste zu fühlen, die unterschiedlich groß sein kann.

Tabelle 13.3 **Veränderungen der Zervix**

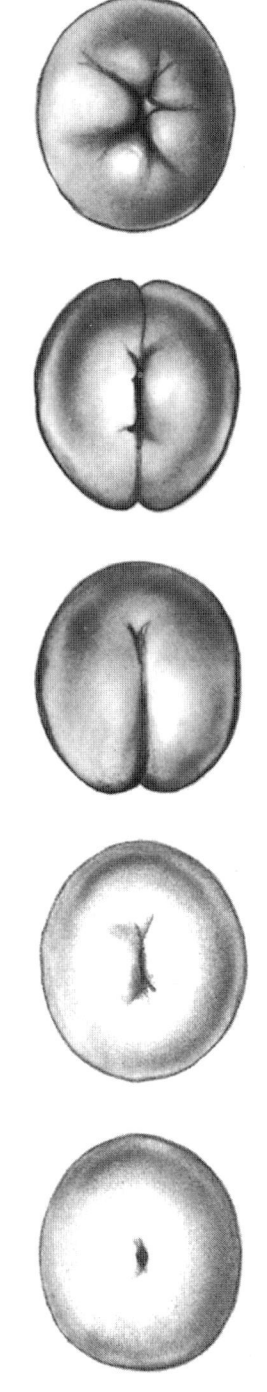

Formen des Muttermunds

Der normale Muttermund, der die Öffnung des Zervikalkanals darstellt, kann rund, oval oder schlitzförmig sein. Das Trauma einer oder mehrerer vaginaler Entbindungen kann zum Einreißen der Zervix (Zervixriß) führen. Von links nach rechts sind hier ein ovaler und ein schlitzförmiger Muttermund gezeigt, sowie einseitige, beidseitige und sternförmige Zervixrisse.

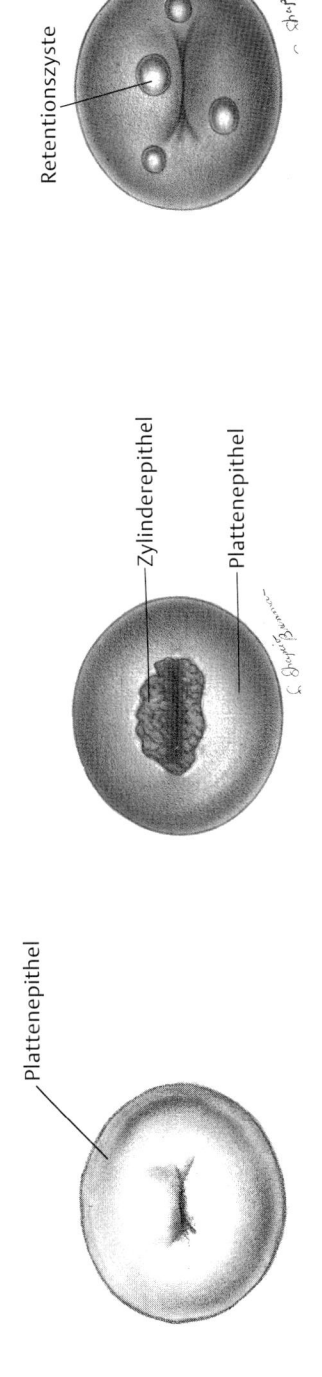

Veränderungen der Portiooberfläche

Die Portiooberfläche (Ektozervix) kann von zwei Arten von Epithel bedeckt sein: (1) hellrotem *Plattenepithel*, das dem Vaginalepithel ähnelt, und (2) tiefrotem, samtigem *Zylinderepithel*, das in die endozervikale Auskleidung übergeht. Diese beiden Arten treffen am Übergang zwischen Platten- und Zylinderepithel, der Umwandlungs- oder Transformationszone, aufeinander. Liegt dieser Übergang am oder im Muttermund, ist nur das Plattenepithel sichtbar. Oft ist um den Muttermund herum ein Ring aus Zylinderepithel zu sehen, der unterschiedlich groß sein kann – das Ergebnis eines normalen Prozesses, der die Entwicklung des Fetus, die Menarche und die erste Schwangerschaft begleitet.[a]

Durch einen anderen Prozeß, die sog. *Metaplasie*, wird das Zylinderepithel teilweise oder ganz wieder in Plattenepithel umgewandelt. Diese Veränderungen können die Sekretionen des Zylinderepithels blockieren und so zu Retentionszysten (*Ovula Nabothi*) führen. Sie manifestieren sich als ein oder mehrere transparente Knoten auf der Zervixoberfläche und haben keine pathologische Bedeutung.

[a] Die Terminologie ist im Fluß. Andere Bezeichnungen für das an der Ektozervix sichtbare Zylinderepithel sind Ektropion, Ektopie oder Eversion.

Tabelle 13.4 Anomalien der Zervix

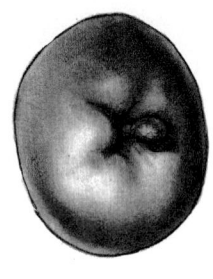

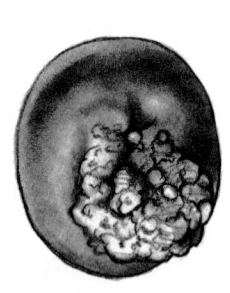

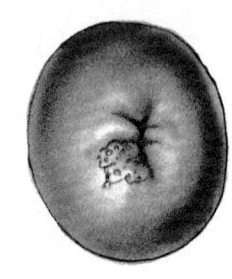

Zervixkarzinom

Ein Zervixkarzinom entsteht in einer metaplastischen Region. Im Frühstadium läßt es sich nicht von einer normalen Zervix unterscheiden. Im Spätstadium kann sich eine ausgedehnte, unregelmäßige, blumenkohlartige Wucherung entwickeln. Frühzeitiger, häufiger Geschlechtsverkehr, viele Sexualpartner und Infektionen mit dem humanen Papillomavirus erhöhen das Risiko eines Zervixkarzinoms.

Zervixpolyp

Ein Zervixpolyp entsteht gewöhnlich im Zervikalkanal und wird sichtbar, wenn er aus dem Muttermund hervortritt. Er ist hellrot, weich und relativ verletzlich. Ist nur die Spitze sichtbar, läßt er sich klinisch nicht von Polypen des Endometriums unterscheiden. Polypen sind gutartig, können aber bluten.

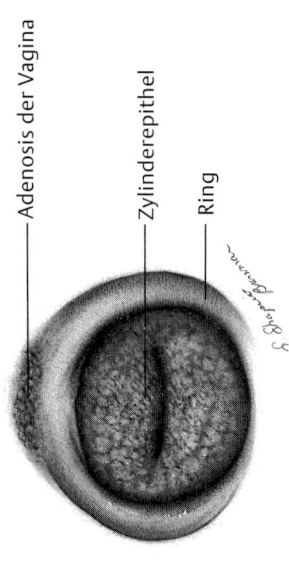

Adenosis der Vagina

Zylinderepithel

Ring

Mukopurulente Zervizitis

Mukopurulente Zervizitis erzeugt eitrigen gelblichen Ausfluß aus dem Muttermund, gewöhnlich infolge einer Infektion mit *Chlamydia trachomatis*, *Neisseria gonorrhoeae* oder Herpes. Diese Infektionen werden durch Geschlechtsverkehr übertragen und können ohne Beschwerden oder Symptome verlaufen.

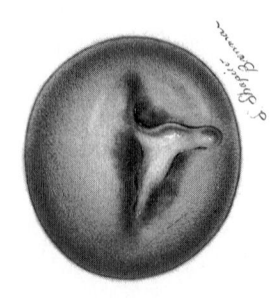

Exposition des Fetus mit Diäthylstilböstrol (DES)[a]

Bei Frauen, deren Mütter während der Schwangerschaft DES eingenommen haben, ist das Risiko für eine Reihe von Anomalien höher: (1) Zylinderepithel, das einen Großteil oder die gesamte Zervix bedeckt, (2) Adenosis der Vagina, das heißt eine Ausbreitung dieses Epithels bis zur Scheidenwand und (3) ein kreisförmiger Ring oder ein Gewebewulst unterschiedlicher Ausformung zwischen Zervix und Vagina. Weniger häufig ist ein ansonsten seltenes Karzinom der oberen Vagina.

[a] Der Gebrauch von DES nahm Ende der 60er Jahre ab und endete Anfang der 70er Jahre mit dem Verbot des Arzneimittels ganz.

Tabelle 13.5 Kolpitis (Vaginitis)

Der für Kolpitis charakteristische vaginale Ausfluß muß von physiologischem Ausfluß unterschieden werden. Letzterer ist durchsichtig oder weiß und kann weiße Klumpen aus Epithelzellen enthalten. Er ist nicht übelriechend. Ebenso ist zwischen vaginalem und zervikalem Ausfluß zu unterscheiden. Säubern Sie die Zervix mit einem großen Wattestäbchen. Findet sich im Muttermund kein zervikaler Ausfluß, ist ein vaginaler Ursprung zu vermuten und die unten angegebenen Ursachen sind in Betracht zu ziehen. Vergessen Sie bitte nicht, daß die Diagnose einer Zervizitis oder Kolpitis von einer sorgfältigen Probennahme und Auswertung der entsprechenden Laborkulturen abhängt.

	Trichomonaden-Kolpitis	Candida-Kolpitis	Aminkolpitis[a] (Bakterielle Vaginose)	Atrophische Kolpitis (Colpitis senilis)
Ursache	Trichomonas vaginalis, ein Protozoon. Häufig, aber nicht immer durch Geschlechtsverkehr übertragen.	Candida albicans, ein Hefepilz (ein normalerweise in der Vagina vorkommender Pilz). Viele prädisponierende Faktoren.	Unbekannt, möglicherweise anaerobe Bakterien. Können durch Geschlechtsverkehr übertragen werden.	Verminderte Östrogenproduktion nach Menopause
Ausfluß	Gelblich-grün oder grau, evtl. schaumig. Häufig aufgestaut im Scheidengewölbe, kann übelriechend sein.	Weiß und quarkartig. Kann dünnflüssig sein, gewöhnlich jedoch dickflüssig. Nicht so reichhaltig wie bei einer Trichomonas-Infektion, nicht übelriechend.	Grau oder weiß, dünnflüssig, homogen, übelriechend. Bedeckt die Scheidenwände. Gewöhnlich nicht reichhaltig, kann minimal sein.	Unterschiedliche Farbe, Konsistenz und Menge. Kann blutig tingiert sein, selten reichhaltig.
Begleit-symptome	Juckreiz (gewöhnlich nicht so ausgeprägt wie bei Candida-Infektionen), Dysurie (infolge Hautentzündungen oder evtl. Urethritis) und Dyspareunie.	Juckreiz, Schmerzen in der Vagina, Dysurie (infolge Hautentzündung) und Dyspareunie.	Unangenehmer fischähnlicher Geruch der Genitalien.	Juckreiz, Schmerzen oder Brennen der Vagina und Dyspareunie.
Vulva	Vestibulum und kleine Schamlippen können gerötet sein.	Vulva und umgebende Haut sind häufig entzündet und manchmal in unterschiedlichem Maße geschwollen.	Gewöhnlich normal	Atrophisch
Vaginal-schleimhaut	Kann diffus gerötet sein, mit kleinen roten granulären Flecken (Colpitis granularis) oder Petechien im hinteren Scheidengewölbe. In leichten Fällen sieht die Mukosa normal aus.	Häufig gerötet mit weißen, oft zähen Belägen. Die Schleimhaut kann beim Abschaben dieser Beläge bluten. In leichten Fällen sieht die Schleimhaut normal aus.	Gewöhnlich normal	Atrophisch, trocken, blaß. Kann diffus gerötet, petechial oder ekchymotisch sein. Blutet leicht. Kann Erosionen oder häutchenartige Adhäsionen aufweisen.
Labor-untersuchung	Nativpräparat auf Trichomonaden untersuchen.	Kaliumhydroxidpräparat auf verzweigende Candida-Hyphen suchen.	Nativpräparat auf Schlüsselzellen untersuchen (Epithelzellen mit Tüpfelung der Ränder). Nach Auftragen von Kaliumhydroxid auf Fischgeruch prüfen (Amintest).	

[a] Wurde früher als Gardnerella-Kolpitis bezeichnet.

Tabelle 13.6 Anomalien und Lageveränderungen des Uterus

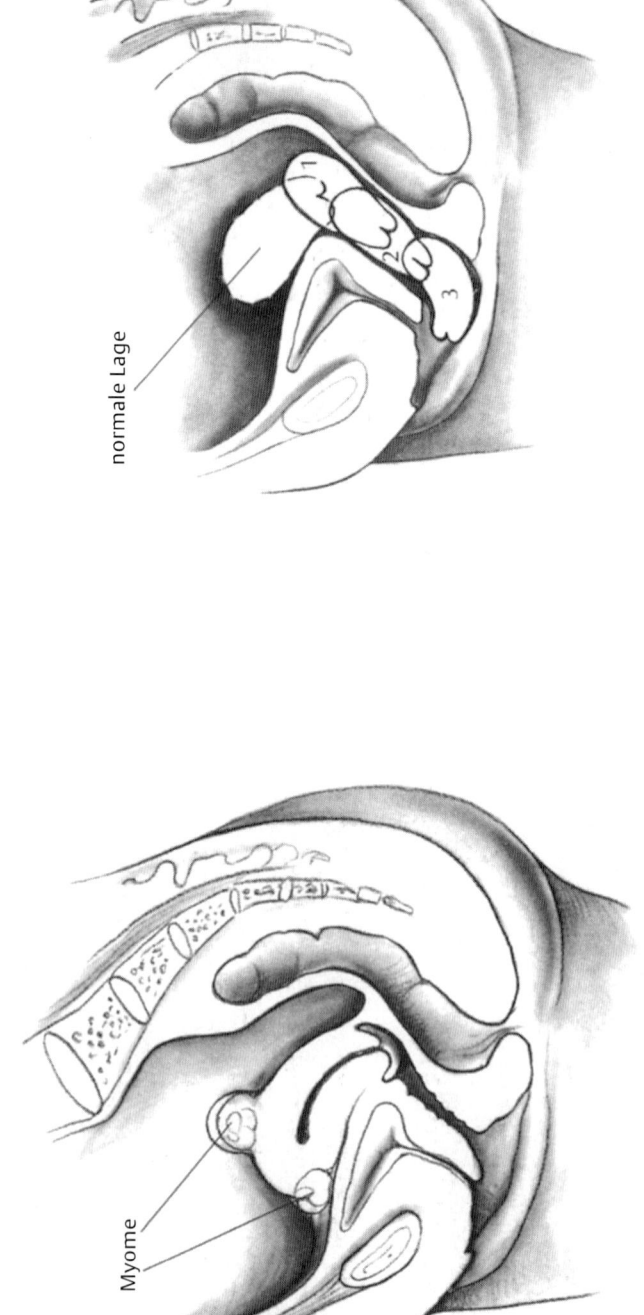

Myome

normale Lage

Uterusmyome (Fibroide)

Myome sind sehr häufig auftretende, gutartige Tumoren. Sie können einzeln oder multipel sein, in der Größe variieren und manchmal sehr große Ausmaße annehmen. Sie fühlen sich wie feste, unregelmäßige Knoten auf der Uterus-oberfläche an. Gelegentlich kann ein nach lateral wachsendes Myom mit einem Ovarialtumor verwechselt werden, ein Knoten, der posterior verläuft, kann mit einem retroflektierten Uterus verwechselt werden. Submuköse Myome wachsen in Richtung Endometrium und sind selbst nicht palpabel. Eine Vergrößerung des Uterus kann jedoch ein Hinweis auf Myome sein.

Uterusprolaps

Ein Uterusprolaps entsteht bei Lockerung der Haltestrukturen des Beckenbodens und ist häufig mit einer Zystozele oder Rektozele verbunden. Im fortgeschrittenen Stadium retrovertiert der Uterus und sinkt durch den Vaginalkanal nach außen. Bei einem Prolaps I. Grades (1) liegt die Zervix noch innerhalb der Vagina. Bei einem Prolaps II. Grades (2) liegt sie im Introitus, bei einem Prolaps III. Grades (3) liegen Zervix und Vagina außerhalb des Introitus.

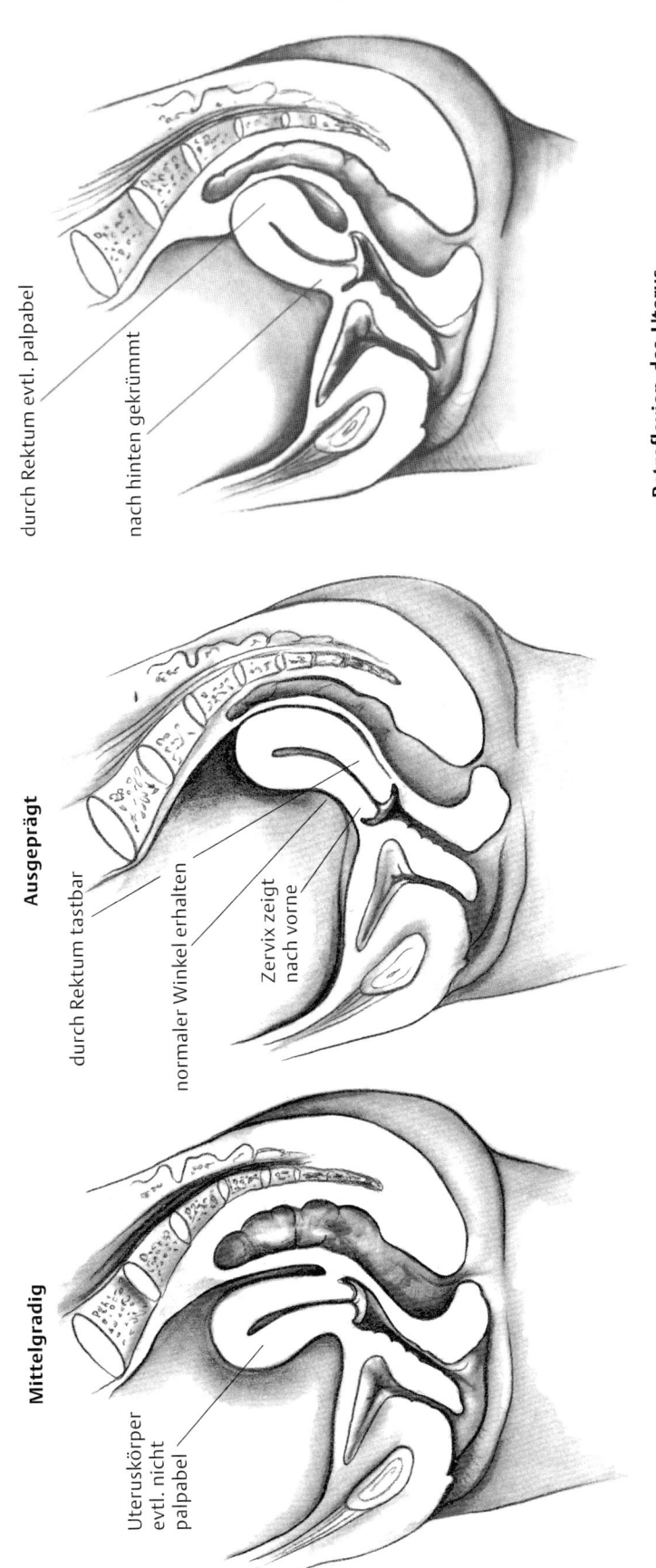

Mittelgradig

Uteruskörper
evtl. nicht
palpabel

Ausgeprägt

durch Rektum tastbar

normaler Winkel erhalten

Zervix zeigt
nach vorne

durch Rektum evtl. palpabel

nach hinten gekrümmt

Retroversion des Uterus

Retroversion des Uterus bezeichnet eine Rückwärtsneigung des gesamten Uterus, einschließlich Uteruskorpus und Zervix. Sie tritt bei ungefähr einem Fünftel der Frauen auf. Frühe Hinweise bei einer Zervixuntersuchung sind eine Zervix, die nach außen weist, und ein Uteruskorpus, der mit der „Bauch-Hand" nicht getastet werden kann. Bei mittelgradiger Retroversion (links) ist der Korpus möglicherweise mit keiner Hand zu tasten. Bei ausgeprägter Retroversion (rechts) kann der Korpus posterior entweder durch das hintere Scheidengewölbe oder durch das Rektum getastet werden. Ein retrovertierter Uterus ist gewöhnlich beweglich und asymptomatisch. Gelegentlich ist ein solcher Uterus fixiert und unbeweglich und wird von Erkrankungen wie Endometriose oder akuter Adnexitis in Position gehalten.

Retroflexion des Uterus

Retroflexion des Uterus bezeichnet ein Abknicken des Uteruskorpus gegenüber der Zervix nach hinten. Die Zervix behält ihre ursprüngliche Lage bei. Der Uteruskorpus ist häufig durch das hintere Scheidengewölbe oder durch das Rektum palpabel.

Retroversion und Retroflexion sind Normvarianten.

Tabelle 13.7 Schwellungen der Adnexe

Schwellungen der Adnexe beruhen am häufigsten auf Erkrankungen der Eileiter und Ovarien. Im folgenden werden drei Beispiele beschrieben, die oft schwer zu unterscheiden sind. Darüber hinaus kann eine Entzündung des Darms (etwa Divertikulitis), ein Kolonkarzinom oder ein gestieltes Uterusmyom mit einer Schwellung der Adnexe verwechselt werden.

Ovarialzysten und -tumoren

Ovarialzysten und -tumoren können auf einer oder beiden Seiten auftreten. In einer späteren Phase können sie aus dem Becken herauswachsen. Zysten sind normalerweise glatt und komprimierbar, Tumoren eher fest und häufig knotig. Einfache Zysten und Tumoren sind gewöhnlich nicht druckschmerzhaft. Kleine (Durchmesser unter 6 cm), verschiedliche zystische Raumforderungen bei jungen Frauen sind gewöhnlich gutartig und bilden sich nach der nächsten Menstruation häufig wieder zurück.

Rupturierte Eileiterschwangerschaft

Bei einer rupturierten Eileiterschwangerschaft kommt es zu Blutungen in die Peritonealhöhle und somit zu starken Bauchschmerzen und Druckschmerzhaftigkeit. Manchmal treten auch Abwehrspannung und Loslaßschmerz auf. Ein einseitiger Adnextumor kann tastbar sein, die Druckschmerzhaftigkeit verhindert jedoch häufig die Diagnose. Schwäche, Synkope, Schwindelgefühl, Übelkeit, Erbrechen, Tachykardie und Schock kommen vor und sind Symptome der Blutung. Möglicherweise werden Amenorrhoe oder andere Schwangerschaftssymptome in der Vorgeschichte beschrieben.

Akute Adnexitis

Eine akute Adnexitis ist häufig auf eine durch Geschlechtsverkehr übertragene Infektion der Eileiter (Salpingitis) oder der Eileiter und Ovarien (Salpingoophoritis) zurückzuführen. Sie wird durch *Neisseria gonorrhoeae*, *Chlamydia trachomatis* und andere Erreger verursacht. Eine akute Adnexitis ist mit sehr druckschmerzhaften, bilateralen Adnexschwellungen verbunden. Allerdings machen Schmerzen und Muskelkrämpfe es für gewöhnlich unmöglich, diese Schwellungen abzugrenzen. Das Verschieben der Zervix erzeugt Schmerzen (Portioschiebeschmerz). Ohne Behandlung können ein Tuboovarialabszeß oder Unfruchtbarkeit die Folge sein.

Eine Infektion der Eileiter und Ovarien kann nach einer Geburt oder einem gynäkologischen Eingriff auftreten.

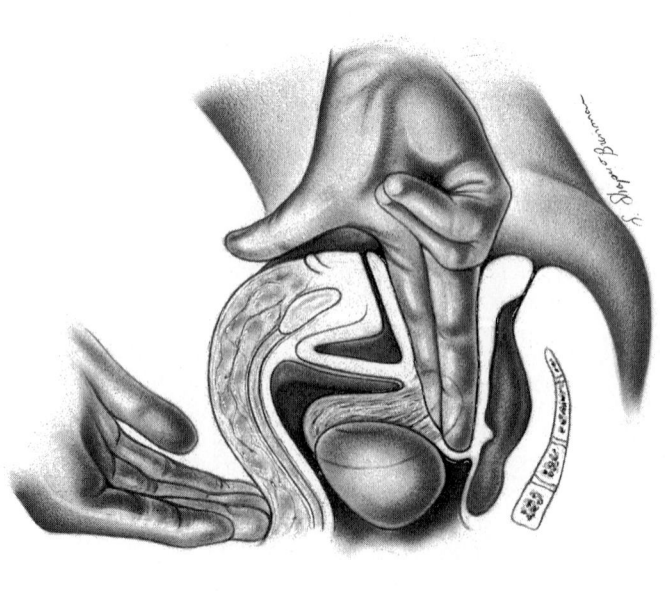

Die schwangere Frau

Joyce E. (Beebe) Thompson

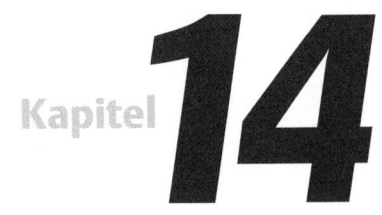

Dieses Kapitel konzentriert sich auf die Untersuchung gesunder, erwachsener Schwangerer. Diese ist im wesentlichen mit der nicht schwangerer Frauen zu vergleichen. Veränderungen in Anatomie und Physiologie während der Schwangerschaft führen jedoch zu Beschwerden und körperlichen Symptomen, die als Begleiterscheinungen der Schwangerschaft und nicht als krankhaft erkannt werden müssen. Das Kapitel beschreibt häufig auftretende Normvarianten und erörtert kurz leicht zu diagnostizierende Probleme oder Warnzeichen.

Das Kapitel konzentriert sich auf die Erstuntersuchung der schwangeren Frau einschließlich Anamneseerhebung und klinischer Untersuchung zur Diagnose oder Bestätigung einer Schwangerschaft. Diese Beurteilung sollte im Idealfall in der 6.–8. Schwangerschaftswoche stattfinden. Allerdings kommen einige Frauen erst viel später zu ihrer ersten Schwangerschaftsuntersuchung. In diesem Fall sind zusätzliche Techniken, wie die Leopold-Handgriffe zur Palpation des Abdomens, erforderlich. Da eine Schwangerschaft normalerweise 38–42 Wochen dauert und die Veränderungen der Fortpflanzungsorgane, die mit der Empfängnis beginnen, sich über diesen gesamten Zeitraum erstrecken, werden auch diese Veränderungen kurz beschrieben. Darüber hinaus enthält das Kapitel Empfehlungen für gesunde Ernährung und Gymnastik in der Schwangerschaft sowie Informationen über ein Screeningverfahren auf häusliche Gewalt.

Anatomie und Physiologie

Zur Vorbereitung der körperlichen Untersuchung einer schwangeren Frau wiederholen Sie bitte die Anatomie in den Kapiteln 10, Brust und Axillae, und 13, Weibliche Genitalien. Die anatomischen Veränderungen während der Schwangerschaft betreffen hauptsächlich Schilddrüse, Brust, Abdomen und Becken. Bei einigen Frauen können auch leichte Hautveränderungen wie Schwangerschaftspigmentierung (Chloasma gravidarum) und Schwangerschaftsstreifen zu beobachten sein.

Während der Schwangerschaft kommt es aufgrund einer Hyperplasie des Drüsengewebes und eines größeren Gefäßreichtums zur Vergrößerung der Schilddrüse. Aus denselben Gründen vergrößert sich auch die Brust und wird ab dem dritten Schwangerschaftsmonat, wenn das Brustdrüsengewebe hypertrophiert, knotig. Die Brustwarzen vergrößern sich, verfärben sich dunkel und richten sich stärker auf. Physiologischerweise kann bereits gegen Mitte und Ende der Schwangerschaft die dicke, gelbliche Vormilch aus der Brustwarze austreten, die als *Kolostrum* bezeichnet wird. Der Warzenhof wird dunkler und Montgomery-Drüsen werden um die Brustwarzen sichtbar. Das Venenmuster auf der Brust tritt mit fortschreitender Schwangerschaft immer deutlicher hervor.

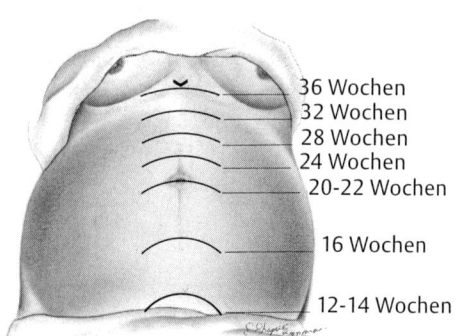

Erwarteter Stand des Fundus uteri in den einzelnen Schwangerschaftswochen

36 Wochen
32 Wochen
28 Wochen
24 Wochen
20-22 Wochen
16 Wochen
12-14 Wochen

Die auffälligste anatomische Veränderung des Abdomens ist seine Ausdehnung, hauptsächlich infolge des Wachstums von Uterus und Fetus. Eine frühe Ausdehnung infolge Flüssigkeitsretention und Entspannung der Bauchmuskeln kann eintreten, bevor der Uterus zu einem Abdominalorgan wird (12.–14. Schwangerschaftswoche). Das zu erwartende Wachstum des normalen Uterus und Fetus ist links dargestellt. Die folgenden Abbildungen zeigen das Profil des Abdomens einer stehenden Primigravida (erstmals schwangeren Patientin) für jedes Schwangerschaftsdrittel.

Wenn sich die Haut infolge des Uteruswachstums dehnt, können rötliche Striae (Schwangerschaftsstreifen) auftreten. Die *Linea nigra*, eine bräunlich-schwarz pigmentierte Linie entlang der Mittellinie des Abdomens, kann sichtbar werden. Mit fortschreitender Schwangerschaft nimmt der

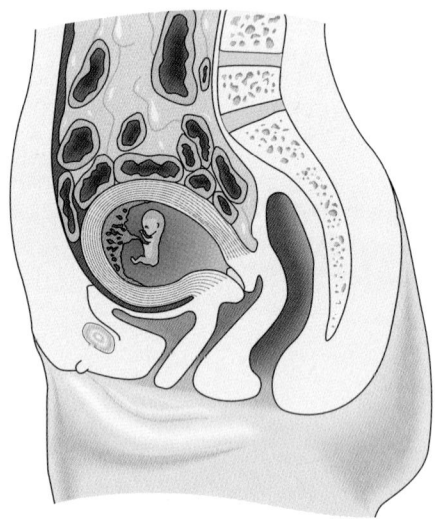

1. Trimenon

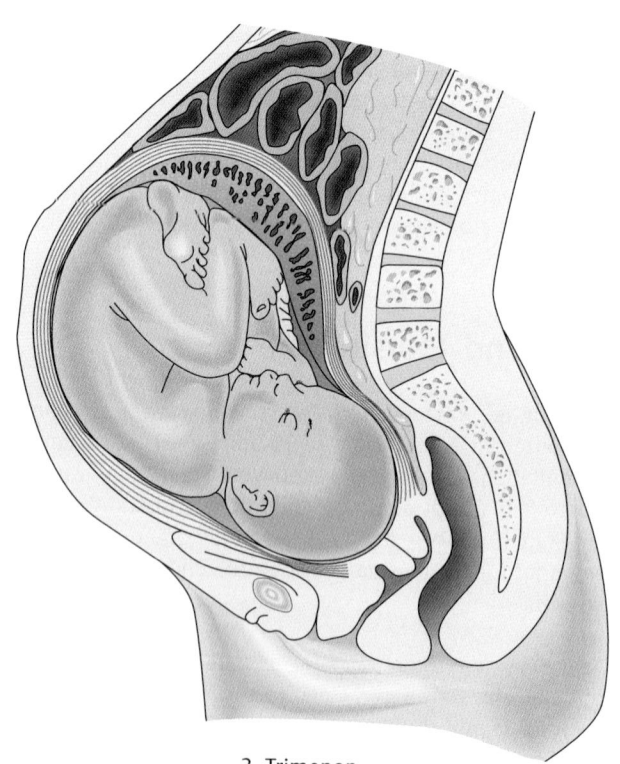

3. Trimenon

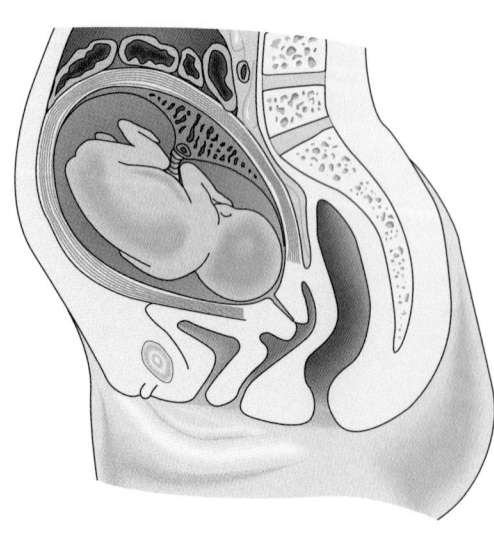

2. Trimenon

Veränderungen der Bauchkonturen bei einer Erstgebährenden

Muskeltonus ab, so daß es in den beiden letzten Schwangerschaftsdritteln zu einer Rektusdiastase (*Diastasis recti*, ein Auseinanderweichen der geraden Bauchmuskeln in der Mittellinie) kommen kann. Bei einer schweren Diastase (kann bei mehrgebärenden Frauen vorkommen), ist der Großteil der vorderen Uteruswand nur von einer Hautschicht, Faszien und Peritoneum bedeckt. Der Fetus ist durch diese Muskellücke leicht tastbar.

Während der Schwangerschaft kommt es zu zahlreichen anatomischen Veränderungen im Bereich des Beckens. Die Frühdiagnose einer Schwangerschaft beruht teilweise auf den Veränderungen von Vagina und Uterus. Wegen des größeren Gefäßreichtums in der gesamten Beckenregion nimmt die Vagina eine bläuliche oder violette Färbung an. Die Vaginalwände erscheinen dicker und stark gerunzelt, da sich die Schleimhaut verdickt, das Bindegewebe schlaffer wird und die glatte Muskulatur hypertrophiert. Die Vaginalsekretion ist dickflüssig, weiß und stark vermehrt. Der pH-Wert fällt in den sauren Bereich. Dies ist auf verstärkte Milchsäurebildung durch *Lactobacillus acidophilus* infolge einer höheren Glykogenkonzentration im Vaginalepithel zurückzuführen. Der veränderte pH-Wert schützt die schwangere Frau vor Vaginalinfektionen, die erhöhte Glykogenkonzentration kann aber auch *Candida*-(Hefepilz-)Infektionen in der Schwangerschaft begünstigen (s. Tab. 13.**5**).

Der Uterus ist eindeutig das von den Veränderungen am stärksten betroffene Organ. Schon früh in der Schwangerschaft verliert er die Festigkeit des nicht schwangeren Uterus. Die tastbare Auflockerung am Isthmus uteri (*Hegar-Zeichen*) ist ein diagnostisches Frühzeichen einer Schwangerschaft (s. Abb. rechts).

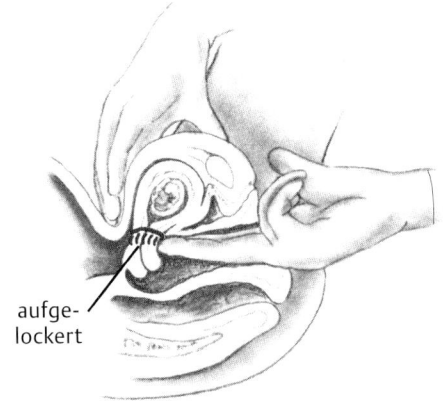

aufge-
lockert

Hegar-Zeichen

Innerhalb von 9 Monaten steigt das Gewicht des Uterus von ungefähr 60 g auf etwa 1 kg. Dies ist hauptsächlich auf die Hypertrophie der Myometriumzellen, die Ansammlung von fibrösem Bindegewebe, eine beträchtliche Zunahme des elastischen Bindegewebes sowie von Größe und Anzahl der Blut- und Lymphgefäße zurückzuführen. Die Größe des Uterus nimmt um das 500- bis 1000fache zu, so daß er am Ende der Schwangerschaft eine Aufnahmekapazität von ungefähr 10 Litern hat.

Mit dem Wachstum verändert der Uterus Form und Lage. Bis zur 12. Schwangerschaftswoche ist er ein Beckenorgan. Durch das Wachstum nimmt der antevertierte Uterus schnell den Raum ein, der normalerweise der Harnblase vorbehalten ist, so daß es aufgrund des Drucks zu einer häufigen Entleerung der Blase kommt. Ungeachtet seiner ursprünglichen Position (Anteversio, Retroversio oder Retroflexio uteri), richtet sich der Uterus am Ende der 12. Schwangerschaftswoche aus dem Becken auf und wird dann durch das Abdomen palpabel. Mit zunehmendem Wachstum verlagert er den Darminhalt nach lateral und oben. Außerdem werden die Stützbänder gedehnt, so daß es manchmal zu Schmerzen in den unteren Quadranten kommt. Das normalerweise birnenförmige Organ wird durch Wachstum und Lage des Fetus verformt. Mit zunehmendem Wachstum dreht sich der Uterus gewöhnlich nach rechts, so daß Rektum und Sigma auf der linken Seite des Beckens Platz finden.

Die Zervix fühlt sich ebenfalls anders an und sieht auch anders aus. Ausgeprägte Auflockerung und Zyanose erscheinen schon sehr früh nach der Empfängnis und setzen sich während der gesamten Schwangerschaft fort (*Chadwick-Zeichen*). Der Zervikalkanal ist mit zähem Schleim (*Schleimpfropf*) gefüllt, der den wachsenden Fetus vor Infektionen schützt. Häufig ist die Schleimhaut während einer Schwangerschaft um den Muttermund rot und samtartig.

Auch Ovarien und Eileiter verändern sich. Von diesen Veränderungen sind jedoch nur wenige klinisch feststellbar. In einem frühen Schwangerschaftsstadium kann das *Corpus luteum* (der Gelbkörper, der nach der Ovulation aus dem Follikel entsteht) so ausgeprägt sein, daß es am betroffenen Ovar als kleiner Knoten tastbar ist. Er verschwindet jedoch in der Mitte der Schwangerschaft wieder. Der Hauptgrund für eine sorgfältige Untersuchung der Eileiter liegt darin, daß eine Eileiterschwangerschaft ausgeschlossen werden muß (S. 430).

Die Tabelle auf S. 435 enthält eine kurze Zusammenfassung der physiologischen Veränderungen in der Schwangerschaft. Sie bewirken anatomische Veränderungen, die viele Symptome und klinische Befunde erklären. Ein Beispiel ist die Veränderung der weiblichen Brust im Frühstadium der Schwangerschaft. Hormonelle Einflüsse (Östrogen, Progesteron und Prolaktin) führen zu einer Gefäßerweiterung und zu Wachstum und Proliferation der Gänge und Drüsen. Diese Veränderungen führen ihrerseits zu Druckschmerzhaftigkeit, Spannung und Kribbeln in der Brust. Eine Brustuntersuchung wird dadurch erschwert und ist für die schwangere Frau bisweilen schmerzhaft. Gehen Sie bei der Palpation vorsichtig vor, um unnötige Schmerzen zu vermeiden. Versuchen Sie aber trotzdem zwischen den normalen nodulären Veränderungen in der Schwangerschaft und anderen Raumforderungen in der Brust zu unterscheiden.

Schwangerschaftsanamnese

Um Reihenfolge und Umfang der körperlichen Untersuchung festzulegen, sind genaue anamnestische Angaben erforderlich. Diese Untersuchung wird normalerweise durchgeführt, um eine vermutete Schwangerschaft zu bestätigen oder auszuschließen. Die Patientin ist ggf. sehr an Informationen und Symptomen interessiert, die mit der Schwangerschaft zusammenhängen. Der Untersucher sollte sich jedoch zuerst versichern, daß die Patientin generell gesund ist. Einzelheiten der medizinischen und psychosozialen Anamnese im Zusammenhang mit einer Schwangerschaft können Sie in Lehrbüchern der Geburtshilfe nachlesen, die im Literaturverzeichnis vermerkt sind.

Die Anamnese richtet sich besonders auf Risikofaktoren, von denen bekannt ist oder vermutet wird, daß sie der Gesundheit der Patientin oder des wachsenden Fetus schaden können. Zur soziodemographischen Anamnese gehören Alter und Einstellung der Patientin zu ihrer Schwangerschaft, einschließlich der Frage, ob sie das Kind behalten möchte, ferner ggf. Fragen zum Einkommen und zum sozialen Umfeld. Chronische Erkrankungen wie Hypertonie, Diabetes und Herzerkrankungen in der Eigen- oder Familienanamnese können ebenso von Bedeutung sein wie genetisch bedingte Krankheiten in der Familienanamnese. Die frühere geburtshilfliche Anamnese ist dann von besonderer Bedeutung, wenn die

Häufige Schwangerschaftsbeschwerden und ihre Bedeutung

Häufige Beschwerden	Zeitpunkt des Auftretens während der Schwangerschaft	Ursache und Auswirkungen auf den Körper der Schwangeren
Ausbleiben der Menstruationsblutung (*Amenorrhoe*)	Gesamte Schwangerschaft	Kontinuierlich hohe Spiegel von Östrogen, Progesteron und humanem Choriongonadotropin nach der Befruchtung der Eizelle ermöglichen den Aufbau des Uterusendometriums und unterstützen die sich entwickelnde Schwangerschaft; sie unterdrücken die Abstoßung der Schleimhaut in Form der Menstruation.
Übelkeit mit oder ohne Erbrechen	1. Trimenon	Zu den möglichen Ursachen gehören hormonelle Veränderungen in der Schwangerschaft, die zu einer verlangsamten Peristaltik im gesamten Magen-Darm-Trakt führen, Veränderungen von Geschmacks- und Geruchssinn, der wachsende Uterus oder psychische Faktoren. Im ersten Schwangerschaftsdrittel kann es zu einer geringen Gewichtsabnahme (1–2,5 kg) kommen.
Spannungsgefühl in der Brust, Kribbeln	1. Trimenon	Die Schwangerschaftshormone stimulieren das Wachstum des Brustdrüsengewebes. Die Vergrößerung der Brust im Lauf der Schwangerschaft kann aufgrund ihres erhöhten Gewichts zu Schmerzen im oberen Rücken führen. Die Brust ist auch stärker durchblutet, was den Druck auf das Gewebe erhöht.
Pollakisurie (nicht pathologisch)	1. und 3. Trimenon	Es kommt zu einem erhöhten Blutvolumen und erhöhter Filtrationsrate der Nieren mit erhöhter Urinproduktion. Da die Harnblase infolge des Drucks des wachsenden Uterus (1. Trimenon) oder durch das Herabtreten des Kopfes des Fetus (3. Trimenon) weniger Platz hat, muß die Patientin ihre Blase häufiger entleeren.
Müdigkeit	1. und 3. Trimenon	Rasche Änderung des Energiebedarfs; hormonelle Veränderungen (sedierende Wirkung von Progesteron); im 3. Trimenon tragen Gewichtszunahme, Veränderungen der Bewegungsabläufe sowie Schlafstörungen zur Müdigkeit bei.
Sodbrennen, Verstopfung	Gesamte Schwangerschaft	Durch die Entspannung des unteren Ösophagussphinkters gelangt der Mageninhalt auch in den unteren Ösophagus. Die durch die Schwangerschaftshormone verursachte verminderte Peristaltik verursacht Verstopfung. Eine Verstopfung kann zu Hämorrhoiden führen oder diese verschlimmern.
Ausfluß	Gesamte Schwangerschaft	Verstärkte Sekretion aus der Zervix und dem Vaginalepithel, die auf die Hormone und Vasokongestion in der Schwangerschaft zurückzuführen ist, führt zu einem asymptomatischen milchigweißen Vaginalausfluß.
Gewichtsabnahme	1. Trimenon	Leidet eine Patientin in der frühen Schwangerschaft unter Übelkeit und Erbrechen, ißt sie möglicherweise nicht richtig (s. o. unter Übelkeit).
Rückenschmerzen (nicht pathologisch)	Gesamte Schwangerschaft	Hormonell bedingte Lockerung von Gelenken und Bändern und die Abschwächung der Lordose, die erforderlich ist, um den wachsenden Uterus auszubalancieren, führen häufig zu Schmerzen im unteren Rückenbereich. Pathologische Ursachen müssen hier ausgeschlossen werden.
Ödeme	3. Trimenon	Es kommt zu einem Anstieg des venösen Drucks in den Beinen, einer Verlegung des Lymphabflusses und einem verringerten kolloidosmotischen Druck des Plasmas.

Patientin schon einmal eine schwere Komplikation bei einer Schwangerschaft oder einer Entbindung erlebt hat, oder wenn es zu einer Frühgeburt kam oder ein im Wachstum retardiertes Kind geboren wurde (Mangelgeburt). Diese Probleme treten bei nachfolgenden Schwangerschaften häufig erneut auf.

Ob die Patientin teratogene Medikamente einnimmt, toxischen Substanzen am Arbeitsplatz oder viel Streß ausgesetzt ist, sollte schon früh in der Schwangerschaft abgeklärt werden. Eine Prävention sollte idealerweise bereits vor der Empfängnis erfolgen. Faktoren, die bekanntermaßen negative Auswirkungen auf die Gesundheit der Schwangeren und des Kindes haben, sind Über- oder Unterernährung, Rauchen, Alkoholkonsum und Drogenmißbrauch. Wenn solche Risikofaktoren bekannt sind, kann bei der ersten Schwangerschaftsuntersuchung eine entsprechende Beratung durchgeführt werden.

Der untersuchende Arzt sollte darüber hinaus die Informationen erfragen, die er benötigt, um die *rechnerische Schwangerschaftswoche* (SSW) bestimmen zu können. Gerechnet wird entweder (1) ab dem ersten Tag der letzten Menstruation (*Menstruationsalter*) oder (2) ab dem Datum der Empfängnis, falls dieses bekannt ist (*Empfängnisalter*). Am häufigsten dient das Menstruationsalter als Ausgangspunkt, um die rechnerische Schwangerschaftswoche anzugeben. Der erste Tag der letzten Menstruation dient auch der Berechnung des *voraussichtlichen Entbindungstermins* oder des erwarteten Geburtsbeginns bei Frauen mit einem regelmäßigen Zyklus von 28–30 Tagen. Der voraussichtliche Entbindungstermin kann errechnet werden, indem man zum ersten Tag der letzten Menstruation 7 Tage addiert, 3 Monate davon subtrahiert und ein Jahr hinzuaddiert (*Naegele-Regel*). Die Frage nach dem Geburtstermin ist oft eine der ersten Fragen, die eine Schwangere bei ihrer ersten Untersuchung stellt.

Anhand der rechnerischen Schwangerschaftswoche zum Zeitpunkt der Untersuchung wissen Sie, welche Uterusgröße zu erwarten ist, falls die letzte Menstruation normal war, die Patientin sich richtig an den Termin erinnert und zu diesem Zeitpunkt wirklich eine Empfängnis stattgefunden hat. Die zu erwartende Uterusgröße sollten Sie vor der Untersuchung der Patientin ermitteln. Sie können dann die erwartete Größe nach rechnerischer Schwangerschaftswoche mit der Größe vergleichen, die Sie bei der bimanuellen Untersuchung (oder abdominal bei einer Schwangerschaft nach der 14. Woche) palpieren. Befindet sich der Uterus noch in der Beckenhöhle, wird die Uterusgröße nach der tastbaren Größe des Uterus angegeben. Liegt er über der Symphyse, wird die Uterusgröße nach Fundusstand gemessen. Bei einer Diskrepanz müssen Sie nach den Ursachen suchen. Eine präzise Berechnung der Schwangerschaftswoche sollte möglichst früh erfolgen. Sie trägt später in der Schwangerschaft dazu bei, die richtige Entscheidung zu treffen, wenn sich der Fetus nicht ausreichend entwickelt, Verdacht auf vorzeitige Wehen besteht oder die Schwangerschaft über die 42. Schwangerschaftswoche hinaus andauert. Wenn sich die Patientin nicht an ihre letzte Menstruation erinnert oder einen unregelmäßigen Menstruationszyklus hat, erfolgt die Berechnung der Schwangerschaftswoche durch Palpation (S. 432) und nachfolgende Überwachung der Wachstumskurve sowie anhand des Zeitpunkts der ersten Kindsbewegungen. Die Ultraschalluntersuchung ist ein verbreitetes Hilfsmittel bei der Berechnung in einem frühen Schwangerschaftsstadium.

Zu den weiteren Anamnesedaten, die vor der Untersuchung zu erheben sind, gehören die Symptome einer Schwangerschaft wie Spannungsgefühl in der Brust, Übelkeit oder Erbrechen, Pollakisurie, Veränderung der Stuhlgewohnheiten und Abgeschlagenheit (s. Tab. auf S. 435). Fragen Sie die Patientin auch, ob bei ihr schon einmal eine vollständige gynäkologische Untersuchung durchgeführt wurde. Falls nicht, erklären Sie ihr diese Untersuchung und bitten Sie sie um Unterstützung. Wenn Sie erklären, was und warum Sie etwas tun und was Sie feststellen, wird die Patientin sicher kooperieren. Die Patientin erfährt auf diese Weise etwas über ihren Körper, was bei einer Schwangerschaft vor sich geht und wie sie sich ihre Gesundheit erhalten kann.

Untersuchungstechniken

Allgemeine Vorgehensweise

Die allgemeine Vorgehensweise bei der Untersuchung einer Schwangeren entspricht im wesentlichen der bei anderen Patientinnen. Halten Sie die Instrumente bereit, sorgen Sie für Ruhe und eine angenehme Raumtemperatur und machen Sie sich die individuellen Bedürfnisse und Sorgen der Patientin bewußt. Die Patientin sollte ihren Oberkörper zunächst so weit entkleiden, daß Sie beide Brüste im Stehen untersuchen können. Lassen Sie die Patientin für die vaginale und die abdominale Untersuchung die Oberbekleidung dann wieder anziehen.

Lagerung. Die Lagerung ist bei der Untersuchung des Abdomens einer Schwangeren von großer Bedeutung, da viel Zeit und Aufmerksamkeit für die Palpation des Uterus und die Auskultation des Herzens des Fetus erforderlich sind. Die unten dargestellte, halb sitzende Lage mit gebeugten Knien ist am bequemsten und schützt vor den negativen Auswirkungen des Gewichts des schwangeren Uterus auf Bauchorgane und -gefäße.

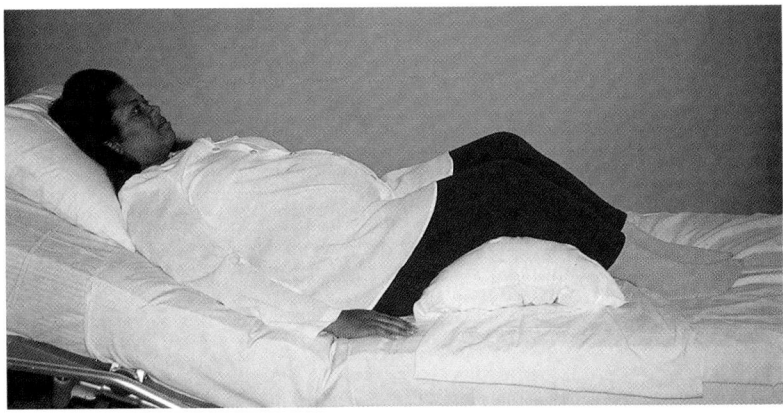

Diese Position ist bei der Untersuchung einer Patientin mit fortgeschrittener Schwangerschaft von besonderer Bedeutung. Längeres Liegen auf dem Rücken ist dann zu vermeiden, da der Uterus in diesem Stadium direkt auf der Wirbelsäule liegt und die Pars descendens der Aorta und die V. cava inferior komprimieren kann. Dies beeinträchtigt den Rückfluß des venösen Blutes aus den unteren Extremitäten und den Beckengefäßen. Eine Palpation des Abdomens sollte daher kurz und aussagekräftig sein.

Es wird empfohlen, daß sich die Patientin vor der Fortführung der gynäkologischen Untersuchung kurz wieder aufrecht hinsetzt. Dies ist auch eine gute Gelegenheit für die Patientin, falls nötig, die Blase zu entleeren. Achten Sie jedoch darauf, daß sich die Patientin an das Sitzen gewöhnt hat, bevor Sie sie aufstehen lassen. Die vaginale Untersuchung sollte ebenfalls relativ schnell durchgeführt werden. Alle anderen Untersuchungen können an der sitzenden oder liegenden Patientin in Linksseitenlage durchgeführt werden.

Hypotonie in Rückenlage (Vena-cava-Kompressionssyndrom) ist eine schwere Form dieser verminderten Blutzirkulation, bei der die Patientin, insbesondere beim Hinlegen, unter Schwindel und Kollapserscheinungen leiden kann.

Instrumente. Die Hände des Untersuchers sind die wichtigsten Instrumente für die Untersuchung einer Schwangeren. Sie sollten warm sein und bei der Palpation festen, aber zugleich sanften Druck ausüben. Soweit möglich, sollten die Finger zusammen und flach auf dem Abdomen- oder Beckengewebe liegen, so daß so wenig Unbehagen wie möglich verursacht wird. Alle Berührungen und Palpationen sollten mit weichen, kontinuierlichen Bewegungen in Kontakt mit der Haut erfolgen und nicht knetend oder abrupt. Die äußerst empfindlichen Fingerbeeren nehmen die meisten Informationen auf. Untersuchen Sie druckschmerzhafte Bereiche am Körper der Patientin erst ganz zum Schluß.

Das Scheidenspekulum wird zur Inspektion von Zervix und Vagina sowie zur Probenentnahme für zytologische und bakteriologische Untersuchungen verwendet. Da die Vaginalwände in der Schwangerschaft gelockert sind, nach medial fallen und somit Ihre Sicht blockieren können, ist evtl. ein größeres Spekulum erforderlich. Durch die Auflockerung von Perineum und Vulva ist die Spekulumuntersuchung mit nur minimalen Unannehmlichkeiten für die Patientin verbunden. Führen Sie das Spekulum wegen des größeren Gefäßreichtums der Vagina und der Zervix vorsichtig ein und öffnen Sie es auch genauso vorsichtig. Sie vermeiden so Verletzungen und Blutungen. (Eine Blutung wirkt sich nachteilig auf die Interpretation eines Pap-Abstrichs aus.)

Die Instrumente und Techniken für Zervikalabstriche sind in Kapitel 13 beschrieben.

Die Bürstenbiopsie (S. 416) wird bei Schwangeren nicht zur Gewinnung eines Pap.-Abstrichs empfohlen, da sie häufig Blutungen verursacht. Statt dessen sollte ein Ayre-Holzspatel und/oder ein Watteträger verwendet werden.

Allgemeine Inspektion. Achten Sie auf den Allgemeinzustand, den Ernährungszustand, die Bewegungsabläufe und den emotionalen Zustand der Patientin, während sie durch den Untersuchungsraum geht und sich auf die Untersuchungsliege oder den gynäkologischen Stuhl legt. Ein Gespräch über das Anliegen der Patientin in bezug auf die Untersuchung, die Reaktion auf die Schwangerschaft und den Allgemeinzustand der Patientin liefern dem Untersucher die erforderlichen Informationen und ermöglichen es der Patientin, sich zu entspannen.

Vitalzeichen und Gewicht

Erhöhter Blutdruck vor der 24. Schwangerschaftswoche ist ein Anzeichen für chronische Hypertonie. Nach der 24. Woche erfordern Diagnose und Behandlung einer *schwangerschaftsinduzierten Hypertonie* weitere Untersuchungen.

Messen Sie den Blutdruck. Eine Basismessung hilft, den normalen Blutdruck der Patientin zu bestimmen. Zu Beginn und in der Mitte der Schwangerschaft liegt der Blutdruck normalerweise unter den Werten einer nicht schwangeren Frau.

Eine Gewichtsabnahme von über 2,5 kg im ersten Schwangerschaftsdrittel kann auf übermäßiges Erbrechen (*Hyperemesis gravidarum*) zurückzuführen sein.

Wiegen Sie die Patientin. Häufig ist im ersten Schwangerschaftsdrittel eine Gewichtsabnahme aufgrund von Übelkeit und Erbrechen zu beobachten. Sie sollte aber 2,5 kg nicht überschreiten.

Kopf und Hals

Stellen Sie sich direkt vor die sitzende Patientin und untersuchen Sie Kopf und Hals. Im einzelnen sollten Sie auf folgendes achten:

■ *Gesicht. Schwangerschaftspigmentierung* (Chloasma gravidarum) ist physiologisch. Dabei handelt es sich um unregelmäßig geformte, gelblichbraune Flecken um die Augen oder auf dem Nasenrücken.

Ein Gesichtsödem nach der 24. Schwangerschaftswoche kann auf eine schwangerschaftsinduzierte Hypertonie hinweisen.

■ *Haare,* einschließlich Textur, Fettgehalt und Verteilung. Es können trockenes sowie fettiges Haar, in manchen Fällen auch generalisierter Haarausfall beobachtet werden.

Fleckförmiger Haarausfall ist nicht auf eine Schwangerschaft zurückzuführen.

■ *Augen.* Achten Sie auf die Farbe der Konjunktiva.

Schwangerschaftsanämie kann zu Blässe führen.

■ *Nase,* einschließlich der Schleimhäute und des Septums. Während der Schwangerschaft tritt häufig eine Schwellung der Nasenschleimhaut auf.

Nasenbluten ist in der Schwangerschaft häufiger. Achten Sie auf Anzeichen für die Einnahme von Kokain.

■ *Mund,* insbesondere Gaumen und Zähne.

Eine Zahnfleischhyperplasie (S. 239) in Kombination mit Zahnfleischbluten ist in der Schwangerschaft häufig.

■ *Schilddrüse.* Inspizieren und palpieren Sie die Schilddrüse. Eine symmetrische Vergrößerung ist normal.

Eine ausgeprägte oder asymmetrische Vergrößerung ist nicht auf die Schwangerschaft zurückzuführen.

Thorax und Lunge

Untersuchen Sie den Thorax auf das Atemmuster. Manche Frauen haben zwar gegen Ende der Schwangerschaft Probleme beim Atmen, normalerweise sind aber keine pathologischen Symptome vorhanden.

Herz

Tasten Sie den Herzspitzenstoß. Er kann bei fortgeschrittener Schwangerschaft etwas höher liegen als normal. Dies ist auf die Rechtsdrehung (Dextrorotation) des Herzens infolge des höher liegenden Zwerchfells zurückzuführen.

Auskultieren Sie das Herz. In der Schwangerschaft sind leise, hauchende Geräusche infolge des erhöhten Blutflusses häufig.

Diese Geräusche können auch eine Anämie begleiten.

Brust

Inspizieren Sie Brust und Brustwarzen auf Symmetrie und Farbe. Das Venenmuster kann ausgeprägt, die Brustwarzen und Areolae können dunkel und die Montgomery-Drüsen sichtbar sein.

Eine Hohlwarze ist zu untersuchen, falls die Patientin stillen möchte.

Palpieren Sie auf Raumforderungen. In der Schwangerschaft ist die Brust schmerzempfindlich und nodulär.

Eine pathologische Raumforderung ist unter Umständen schwer abzugrenzen.

439

Eine blutige oder purulente Absonderung ist nicht auf die Schwangerschaft zurückzuführen.

Drücken Sie jede Brustwarze zwischen Zeigefinger und Daumen zusammen. Dabei wird Kolostrum aus der Brustwarze gepreßt.

Abdomen

Die schwangere Patientin sollte sich halb aufrecht setzen und die Knie beugen (S. 437).

Narben können die Art früherer chirurgischer Eingriffe wie Kaiserschnitt bestätigen.

Achten Sie auf evtl. Narben und Striae, und *inspizieren* Sie Form und Kontur des Abdomens sowie den Fundusstand. Rötliche Striae und eine Linea nigra sind in der Schwangerschaft normal. Form und Kontur des Abdomens können Aufschluß über das Schwangerschaftsstadium geben (s. Abb. S. 432).

Palpieren Sie das Abdomen auf:

■ *Organe oder Raumforderungen.* Eine Umfangszunahme infolge der Schwangerschaft ist zu erwarten.

Wenn nach der 24. Woche keine Bewegungen zu fühlen sind, sollten Sie eine falsche Berechnung der Gestation, intrauterinen Fruchttod, Erkrankung des Fetus oder eine Scheinschwangerschaft in Betracht ziehen.

■ *Kindsbewegungen.* Der Untersucher kann sie in der Regel nach der 24. Schwangerschaftswoche (die Mutter nach der 18.–20. Woche) fühlen.

Vor der 37. Woche sind regelmäßige Uteruskontraktionen mit oder ohne Schmerzen und Blutungen pathologisch und weisen auf vorzeitige Wehen hin.

■ *Kontraktilität des Uterus.* Ab der 12. Schwangerschaftswoche kontrahiert sich der Uterus unregelmäßig, im letzten Trimenon häufig als Reaktion auf die Palpation. Das Abdomen stellt sich dem Untersucher dann angespannt oder fest dar, und die Körperteile des Fetus lassen sich nur schwer ertasten. Wenn Sie die Hand auf der Fundusregion des Uterus belassen, können Sie mit Ihren Fingern die Entspannung der Uterusmuskulatur fühlen.

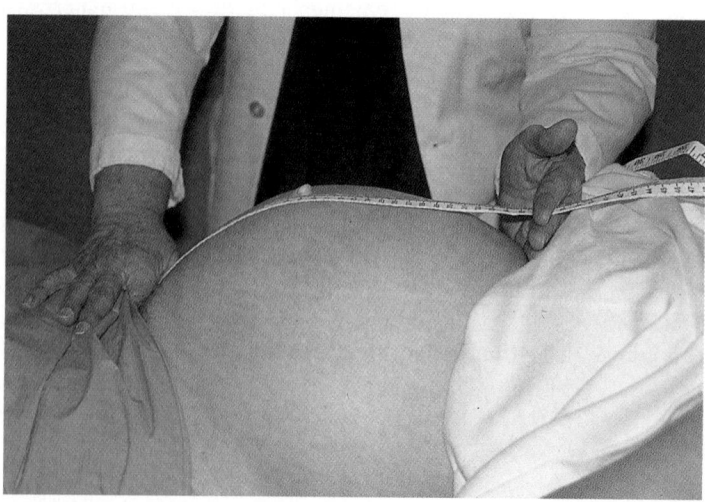

Liegt der Fundus mehr als 2 cm höher als erwartet, sind eine Mehrlingsschwangerschaft, ein großer Fetus, vermehrtes Fruchtwasser oder Uterus-

Messen Sie den Fundusstand nach der 20. Schwangerschaftswoche mit einem Maßband. Halten Sie das Maßband wie dargestellt und messen Sie entlang der Mittellinie vom oberen Teil der Symphyse bis zum oberen Teil des Fundus. Nach der 20. Woche sollten die Werte in Zentimetern ungefähr der jeweiligen

Schwangerschaftswoche entsprechen (zum Abschätzen der Größe des Kindes zwischen der 12. und 20. Woche s. S. 432).*

Auskultieren Sie das Herz des Fetus und vermerken Sie fetale Herzfrequenz (FHF), Lokalisation und Rhythmus. Verwenden Sie dazu entweder:

▪ Ein Ultraschall-Doppler-Gerät, mit dem die FHF nach der 12. Schwangerschaftswoche hörbar ist, oder

▪ ein geburtshilfliches Stethoskop, mit dem die Herzfrequenz nach der 18. Schwangerschaftswoche zu hören ist.

myome in Betracht zu ziehen. Liegt er um mehr als 2 cm unter dem erwarteten Stand, sollten Sie einen verhaltenen Abort, Querlage des Fetus, Wachstumsverzögerung oder eine Scheinschwangerschaft als Ursache in Betracht ziehen.

Ein nicht hörbares fetales Herz kann auf eine niedrigere Schwangerschaftswoche als errechnet, intrauterinen Fruchttod oder Scheinschwangerschaft hindeuten.

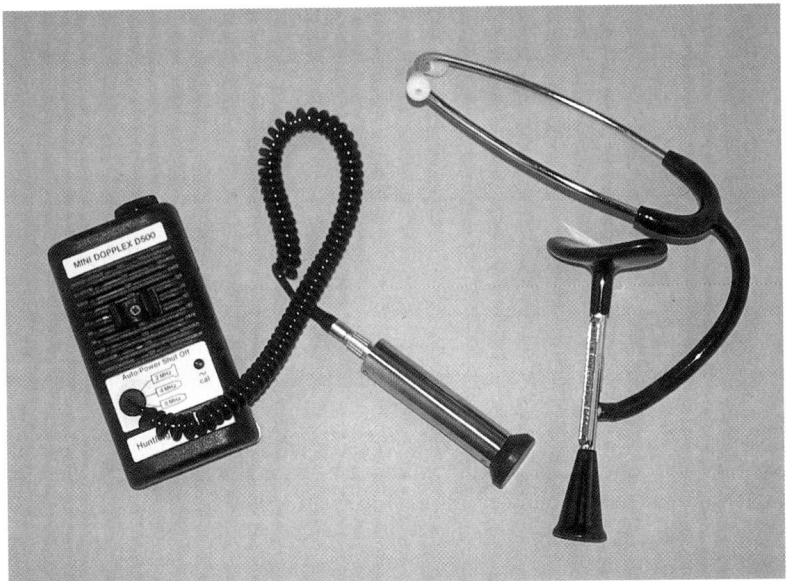

Ultraschall-Doppler-Gerät (links) und geburtshilfliches Stethoskop (rechts)

Die *Frequenz* liegt gewöhnlich bei ungefähr 160 Schlägen in der frühen Schwangerschaftsphase und verringert sich dann bis zur Entbindung auf ungefähr 120–140 Schläge. Nach der 32.–34. Schwangerschaftswoche sollte sich die FHF bei Kindsbewegungen erhöhen.

Die hörbare FHF ist von der 12.–18. Schwangerschaftswoche an auf der Mittellinie des unteren Abdomens *lokalisiert*. Nach der 28. Schwangerschaftswoche ist das fetale Herz am besten über dem Rücken oder Thorax des Fetus zu hören. Die Lokalisation der FHF hängt von der Kindslage ab. Palpieren Sie Kopf und Rücken des Fetus, um so zu erkennen, wo Sie auskultieren müssen (s. Leopold-Handgriffe, S. 444 f). Liegt das Kind mit dem Kopf nach unten und mit dem Rücken zur linken Seite der Patientin, ist die FHF am besten im linken unteren Quadranten zu hören. Liegt der Kopf des Fetus unter dem Schwertfortsatz (*Beckenendlage*) mit dem Rücken zur rechten Seite, ist die FHF im rechten oberen Quadranten zu hören.

Eine FHF, die nahe dem Entbindungstermin bei Kindsbewegungen absinkt, kann auf eine Mangeldurchblutung der Plazenta hinweisen.

Nach der 24. Woche weist die Auskultation von mehr als einer FHF (mit unterschiedlicher Frequenz) an unterschiedlichen Stellen auf eine Mehrlingsschwangerschaft hin.

---

* In Deutschland wird die Größe des Kindes im allgemeinen bei der Feststellung der Schwangerschaft durch eine Ultraschalluntersuchung genau bestimmt. Es folgen drei Ultraschallscreening-Untersuchungen in der 9.–12. SSW, der 19.–22. SSW und der 29.–32. SSW (Anm. d. Übers.).

Nicht vorhandene Oszillation gegen Ende der Schwangerschaft läßt auf eine Gefährdung des Fetus schließen.

Der *Herzrhythmus* ist im letzten Schwangerschaftsdrittel von Bedeutung. Zu erwarten ist eine Fluktuation von 10–15 Schlägen pro Minute über einen Zeitraum von 1–2 Minuten.

Genitalien, Anus und Rektum

Untersuchen Sie die *äußeren Genitalien* und achten Sie auf Verteilung der Behaarung, Farbe und mögliche Narben. Bei Frauen, die kurz vor der Geburt stehen, sind eine Relaxation des Introitus und eine merkliche Vergrößerung von Schamlippen und Klitoris normal. Bei multiparen Patientinnen können Narben infolge einer *Episiotomie* (Dammschnitt zur Erleichterung der Geburt) oder von Dammrissen vorhanden sein.

Manche Frauen leiden unter Schamlippenvarizen, die gewunden und schmerzhaft werden können.

Untersuchen Sie den *Anus* auf Varizen (*Hämorrhoiden*). Vermerken Sie gegebenenfalls deren Größe und Lokalisation.

Varizen vergrößern sich in den späten Schwangerschaftsstadien. Sie können schmerzhaft werden und bluten.

Palpieren Sie die *Bartholin- und Skene-Drüsen.* Ausfluß und Druckschmerzhaftigkeit sollten nicht auftreten.

Prüfen Sie auf *Zystozelen oder Rektozelen.*

Beide können aufgrund der Muskelentspannung in der Schwangerschaft ausgeprägt sein.

Vaginalinfektionen sind in der Schwangerschaft häufiger, zur Diagnose sind evtl. Proben erforderlich.

Spekulumuntersuchung. Nehmen Sie *Pap.-Abstriche* und, falls indiziert, weitere Proben aus Vagina oder Zervix. Die Zervix kann bei Berührung wegen der schwangerschaftsbedingten Vasokongestion stärker zu Blutungen neigen.

Eine rosafarbene Vagina deutet darauf hin, daß keine Schwangerschaft vorliegt. Reizung und Jucken der Vagina mit Ausfluß läßt auf eine Infektion schließen.

Beurteilen Sie die *Vaginalwände* bezüglich Farbe, Ausfluß, Querfalten (Rugae vaginales) und Relaxation. Eine bläuliche oder violette Farbe, tiefe Querfalten und ein vermehrter milchigweißer Ausfluß (*Leukorrhoe*) sind normal.

Eine rosafarbene Zervix weist darauf hin, daß keine Schwangerschaft vorliegt.

Beurteilen Sie die *Zervix* bezüglich Farbe, Form und abgeheilten Zervixrissen. Die Zervix einer Frau, die schon entbunden hat, kann aufgrund von Einrissen unregelmäßig aussehen (S. 425).

Bimanuelle Untersuchung. Führen Sie zwei mit Gleitmittel bestrichene Finger mit der palmaren Seite nach unten in den Introitus ein und drücken Sie leicht nach unten auf den Damm. Schieben Sie die Finger in das hintere Scheidengewölbe. Drücken Sie weiter nach unten und drehen Sie die Fingerbeeren nach oben. Achten Sie darauf, daß Sie die empfindliche Harnröhre nicht berühren. Dank der schwangerschaftsbedingten Auflockerung läßt sich die bimanuelle Untersuchung gewöhnlich leichter durchführen. Die Gewebe sind weich, und die Vaginalwände schließen sich gewöhnlich so eng um die untersuchenden Finger, daß Sie das Gefühl haben, in eine „Schüssel mit Brei" hineinzugreifen. Wegen ihrer weicheren Beschaffenheit kann es zunächst schwierig sein, die Zervix zu erkennen.

Führen Sie Ihren Finger vorsichtig in den Muttermund ein und streichen Sie an der *Portiooberfläche* entlang. Bei einer nulliparen Frau sollte der Muttermund geschlossen sein, während bei einer multiparen Frau eine Fingerspitze durch den äußeren Muttermund eingeführt werden kann. Der innere Muttermund – die enge Passage zwischen Endozervikalkanal und Uterushöhle – sollte in beiden Fällen geschlossen sein. Die Portiooberfläche einer multiparen Frau kann sich aufgrund der abgeheilten, durch frühere Geburten verursachten Zervixrisse unregelmäßig anfühlen.

Eine verkürzte (verstrichene) Zervix vor der 32. Schwangerschaftswoche kann auf vorzeitige Wehen hindeuten.

Schätzen Sie die *Länge der Zervix*, indem Sie die laterale Oberfläche der Portio von ihrer Spitze bis zum lateralen Fornix palpieren. Vor der 34.–36. Schwangerschaftswoche sollte die Portio ihre normale Länge von ungefähr 1,5–2 cm beibehalten.

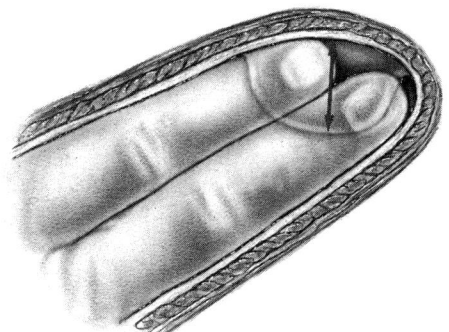 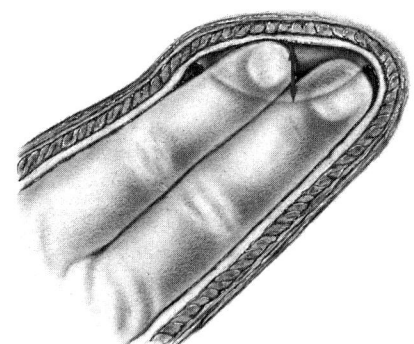

Palpieren Sie den *Uterus* auf Größe, Form, Konsistenz und Lage. Diese Faktoren hängen von der jeweiligen Schwangerschaftswoche ab. Eine frühe Auflockerung des Isthmus uteri (Hegar-Zeichen) ist für eine Schwangerschaft charakteristisch. Bis zur 8. Schwangerschaftswoche gleicht der Uterus einer umgedrehten Birne mit leichter Verbreiterung am Fundus. In der 10.–12. Schwangerschaftswoche wird der Uterus rund. Anteflexion oder Retroflexion verschwinden ungefähr mit der 12. Schwangerschaftswoche und der Fundus hat nun einen Durchmesser von ungefähr 8 cm.

Legen Sie die eingeführten Finger mit der Fingerbeere nach oben auf beide Seiten der Zervix und heben Sie den Uterus vorsichtig der auf dem Bauch liegenden Hand entgegen. Nehmen Sie den Fundus zwischen beide Hände und schätzen Sie vorsichtig die Größe des Uterus ab.

Ein unregelmäßig geformter Uterus weist auf Uterusmyome oder einen Uterus bicornis (zwei durch ein Septum getrennte Uterushöhlen) hin.

Palpieren Sie die *linken und rechten Adnexe*. Das Corpus luteum (Gelbkörper) kann sich in den ersten Wochen nach der Empfängnis im entsprechenden Ovar wie ein kleiner Knoten anfühlen. In den späten Schwangerschaftsstadien sind Tumoren in den Adnexen nur noch schwer tastbar.

In einem frühen Schwangerschaftsstadium ist eine Eileiterschwangerschaft (*ektopische* Schwangerschaft, Extrauteringravidität) auszuschließen, s. Tab. 13.7 (S. 430).

Achten Sie auf die *Kraft der Beckenbodenmuskulatur*, wenn Sie Ihre Finger herausziehen.

Eine *rektovaginale Untersuchung* kann durchgeführt werden, wenn Sie die Uterusgröße oder die Integrität des rektovaginalen Septums prüfen müssen. Bei einem retrovertierten oder retroflektierten Uterus liegt eine Schwangerschaft von unter 10 Wochen vollständig im hinteren Beckenbereich. Die Größe läßt sich dann nur durch diese Untersuchung feststellen.

Extremitäten

Eine allgemeine Inspektion kann an der sitzenden oder auf der linken Seite liegenden Patientin vorgenommen werden.

Inspizieren Sie die Beine auf *Varizen*.

Varizen können in der Schwangerschaft erstmals auftreten oder sich verschlimmern.

Ein mit schwangerschaftsinduzierter Hypertonie verbundenes pathologisches Ödem erreicht prätibial häufig einen Wert von 3+ oder darüber. Es betrifft auch Hände und Gesicht.

Nach der 24. Woche können Reflexe über 2+ auf eine schwangerschaftsinduzierte Hypertonie hinweisen.

Interpretation: Häufige Abweichungen sind die Beckenendlage (der Steiß des Kindes liegt am Eingang des mütterlichen Beckens) und die Tatsache, daß der vorangehende Kindsteil zum Entbindungstermin nicht nach unten ins mütterliche Becken eingetreten ist. Beide Umstände schließen eine vaginale Entbindung nicht notwendigerweise aus. Die schwerwiegendsten Befunde sind eine Querlage kurz vor dem Entbindungstermin und verlangsamtes Kindswachstum, das eine *intrauterine Wachstumsretardierung* darstellen kann.

Am häufigsten liegt der Steiß des Fetus im oberen Teil. Er fühlt sich fest, aber unregelmäßig an und weniger rund als der Kopf. Der Kopf des Kindes fühlt sich fest, rund und glatt an.

Prüfen Sie Hände und Beine auf *Ödeme*. Palpieren Sie auf Ödeme vor dem Schienbein, am Fußgelenk und am Fuß. Ödeme werden auf einer Skala von 0–4+ eingeordnet. Bei fortgeschrittener Schwangerschaft, hohen Außentemperaturen und bei Frauen, die viel stehen, sind physiologische Ödeme häufiger.

Prüfen Sie die *Patellar- und Achillessehnenreflexe*.

Spezielle Untersuchungstechniken

Leopold-Handgriffe.[*] Diese Handgriffe stellen ab der 28. Schwangerschaftswoche eine wichtige Hilfe neben der Palpation dar. Sie können dabei feststellen, wo das Kind in bezug auf den Rücken der Patienten liegt (Längs- oder Querlage), ob das Kind mit dem Kopf oder dem Steiß zum Beckeneingang liegt (vorangehender, führender oder vorliegender Teil), wo sich der Rücken des Kindes befindet, wie weit sich der vorangehende Kindsteil in das mütterliche Becken abgesenkt hat und wie hoch das geschätzte Gewicht des Kindes ist. Diese Informationen sind erforderlich, um die Angemessenheit des fetalen Wachstums und die Wahrscheinlichkeit einer erfolgreichen vaginalen Entbindung einschätzen zu können.

Erster Leopold-Handgriff (*Fundusstand*). Stellen Sie sich vor die Patientin. Palpieren Sie, wie in der folgenden Abbildung dargestellt, vorsichtig mit den Fingerspitzen, um festzustellen, welcher Teil des Fetus im oberen Teil des Fundus liegt.

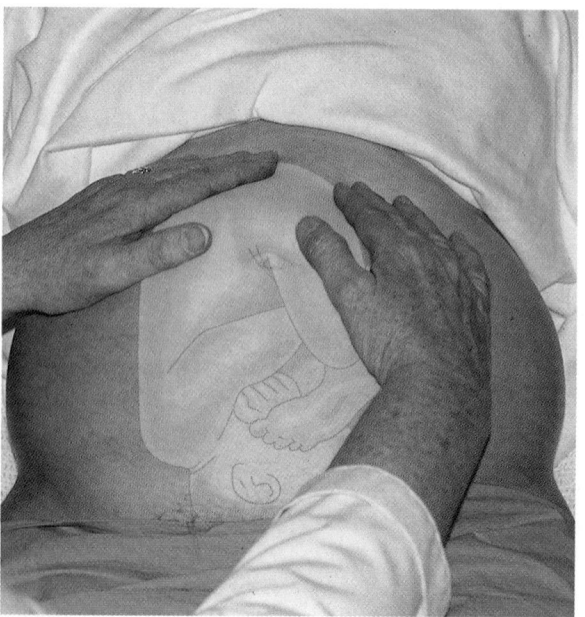

---

[*] In den Vereinigten Staaten werden die modifizierten Leopold-Handgriffe angewandt, die sich von den hier beschriebenen klassischen Handgriffen u. a. dadurch unterscheiden, daß dritter und vierter Handgriff vertauscht sind.

Zweiter Leopold-Handgriff (*Stellung des kindlichen Rückens*). Legen Sie jeweils eine Hand seitlich des Uterus auf und versuchen Sie dabei, den Körper des Fetus zwischen Ihren Händen zu ertasten. Halten Sie mit einer Hand den Uterus in Position und palpieren Sie mit der anderen Hand den Fetus. Sie stellen so fest, auf welcher Seite der Rücken des Kindes liegt.*

Die Hand auf dem kindlichen Rücken ertastet in der 32. Schwangerschaftswoche eine glatte, feste Oberfläche von ungefähr einer Handlänge (oder länger). Die Hand an den kindlichen Armen und Beinen (kleine Teile) ertastet unregelmäßige Höcker und vielleicht auch Tritte, wenn das Kind wach und aktiv ist.

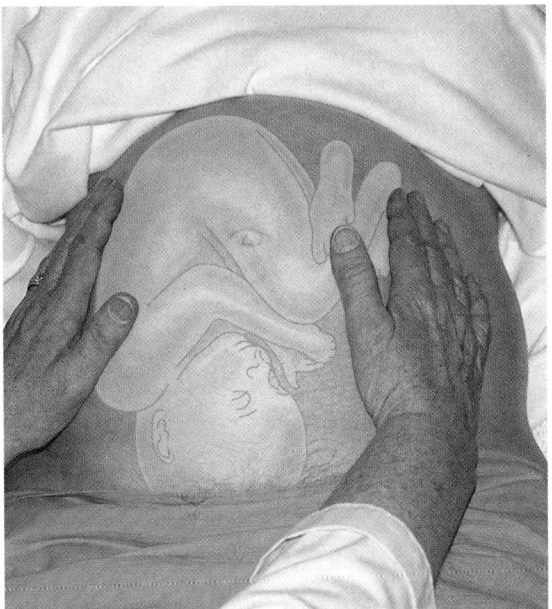

Dritter Leopold-Handgriff (*Unterscheidung von Kopf- und Beckenendlage*). Fassen Sie mit Ihrer dominanten Hand den Kindsteil im unteren Uterinsegment und mit Ihrer nicht dominanten Hand den Teil im Fundus uteri. Mit diesem Handgriff können Sie zwischen Kopf und Gesäß unterscheiden. Versuchen Sie, den vorangehenden Teil zu ballottieren, d. h. schnell hin und her zu bewegen.

Am häufigsten findet sich der Kopf im unteren Uterinsegment und das Gesäß des Kindes im Fundus. Liegt der Kopf über dem Beckeneingang, läßt er sich etwas unabhängig vom restlichen Körper bewegen (ballottieren).

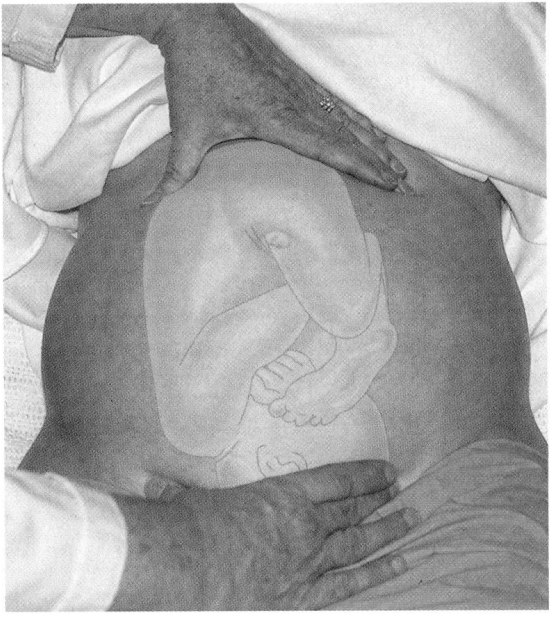

* In Deutschland sind die Begriffe „Lage" und „Stellung" sehr gebräuchlich. Bei der 1. Lage (Stellung) findet sich der Rücken des Kindes auf der linken Seite, bei der 2. Lage (Stellung) auf der rechten Seite (Anm. d. Übers.).

Liegt der Fetus mit dem Kopf voran, ertasten Ihre Finger auf beiden Seiten eine glatte, feste, abgerundete Fläche.

Bewegen sich die Hände voneinander weg, tritt der vorangehende Teil wie gezeigt in den Beckeneingang ein.

Bleiben die Hände zusammen und können Sie das Gewebe über der Harnblase etwas eindrücken, ohne den Fetus zu berühren, liegt der vorangehende Teil oberhalb Ihrer Hände.

Vierter Leopold-Handgriff (*Beziehung des vorangehenden Teils zum Beckeneingang*). Drehen Sie sich in Richtung der Füße der Patientin. Legen Sie die Hände, wie unten dargestellt, flach auf und palpieren Sie zuerst den Bereich direkt über der Symphyse. Beobachten Sie, ob sich die Hände beim Druck nach unten auseinanderbewegen oder zusammen bleiben. Sobald die Schwangere nicht mehr gegenspannt, können Sie auch mit kurzen, ruckenden Bewegungen nach unten drücken, um besser an den eingetretenen vorangehenden Teil heranzukommen („Einrucken"). Dies verrät Ihnen, ob der vorangehende Kindsteil (Kopf oder Steiß) in den Beckeneingang eintritt.

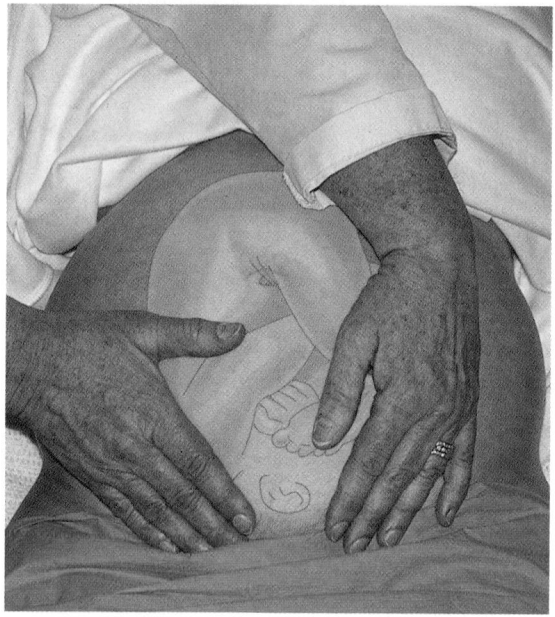

Der Kopf des Kindes fühlt sich glatt, fest und rund an; das Gesäß fest, aber unregelmäßig.

Ist der vorangehende Kindsteil nach unten getreten, palpieren Sie seine Struktur und Festigkeit. Ist er nicht tiefergetreten, schieben Sie Ihre Hände etwas nach oben und palpieren Sie dann den vorangehenden Teil zwischen Ihren Händen.

Abschluß der Untersuchung

Wenn die Untersuchung beendet und die Patientin wieder angekleidet ist, gehen Sie die Befunde mit ihr durch. Wenn die Diagnose der Schwangerschaft noch weiter abgesichert werden muß, erläutern Sie der Patientin, wie dies vor sich geht. Unterstützen Sie die Patientin in ihrem Wunsch nach medizinischer Betreuung während der Schwangerschaft. Vermerken Sie alle Befunde im Mutterpaß.

Gesundheitsvorsorge und -beratung

Die Beratung hinsichtlich Ernährung und Geburtsvorbereitung ist für die Gesundheit von Mutter und Kind wichtig.* Beurteilen Sie den Ernährungszustand der schwangeren Frau bei der ersten Untersuchung. Dabei sollten Sie nach Ernährungsgewohnheiten fragen, Größe und Gewicht der Patientin feststellen sowie Hämoglobin und Hämatokrit bestimmen. Fragen Sie die Schwangere auch nach ihrer Einstellung zum Essen und zur Gewichtszunahme sowie nach der Einnahme von Mineral- und Vitaminpräparaten. Entwickeln Sie einen Ernährungsplan, der die kulturellen Präferenzen der Frau berücksichtigt. Stellen Sie sicher, daß eine ausgewogene Erhöhung der Protein- und Kalorienzufuhr erfolgt, da die Proteine als Energiespender und nicht für das Wachstum verwendet werden, wenn nicht genügend Kalorien aufgenommen werden. Frauen mit geringem Einkommen sollten bei der Beschaffung zusätzlicher Nahrungsmittel unterstützt werden. Überprüfen Sie bei jedem Besuch die Gewichtszunahme und die Ernährungsziele bei Risikopatientinnen.

Die ideale Gewichtszunahme während der Schwangerschaft folgt einem Muster: sehr geringe Gewichtszunahme im ersten Drittel, rasche Zunahme im zweiten Drittel und eine leichte Verlangsamung der Gewichtszunahme im letzten Drittel. Die Schwangere sollte bei jedem Besuch gewogen werden. Tragen Sie die Ergebnisse in einem Diagramm ein, das Sie mit der Patientin kontrollieren und besprechen können.

Empfohlene gesamte Gewichtszunahme für Schwangere	
Gewichtsklasse vor der Schwangerschaft	**Empfohlene Gewichtszunahme in kg**
Gering (BMI < 19,8)	12,5–18,0
Normal (BMI 19,8–26,0)	11,5–16,0
Hoch (BMI > 26,0–29,0)	7,0–11,5
Adipös (BMI > 29,0)	≥ 7,0

Die Angaben beziehen sich auf Frauen, die ein Kind erwarten. Bei Mehrlingsschwangerschaften liegt die empfohlene Gewichtszunahme zwischen 16 und 20 kg. Junge Heranwachsende (weniger als zwei Jahre nach der Menarche) und Afroamerikanerinnen sollten eine Gewichtszunahme am oberen Ende des angegebenen Bereichs, kleine Frauen (< 157 cm) eine Gewichtszunahme am unteren Ende des angegebenen Bereichs anstreben.

Institute of Medicine (1992), S. 44
BMI = body mass index = Körpermasseindex; errechnet aus: $\dfrac{\text{Gewicht in kg}}{\text{Körpergröße in m}^2}$

---

* Die Schwangerenberatung in den USA differiert von der bei uns üblichen. In diesem Zusammenhang sei nur darauf hingewiesen, daß die Beratung der Schwangeren in Deutschland folgende Punkte umfaßt:
- Ernährung, Medikamente, Genußmittel
- Tätigkeiten/Beruf, Sport, Reisen
- Risikoberatung (z. B. nicht rauchen)
- Geburtsvorbereitung/Schwangerschaftsgymnastik
- Krebsfrüherkennungsuntersuchung

Auf Besonderheiten wie genetische Beratung oder Amniozentese kann hier nicht näher eingegangen werden (Anm. d. Übers.).

Sport nimmt im Leben vieler Frauen einen wichtigen Platz ein. Die Richtlinien sind widersprüchlich, aber die Empfehlungen des American College of Obstetrics and Gynecology (1994) legen nahe, daß – sofern weder geburtshilfliche noch internistische Komplikationen auftreten – die meisten Frauen während und nach der Schwangerschaft mäßig Sport treiben können, um ihre kardiorespiratorische und muskuläre Fitness zu erhalten. Frauen, die schon vor der Schwangerschaft regelmäßig Sport getrieben haben, können sich auch weiter leicht bis mäßig sportlich betätigen – vorzugsweise für kurze Zeit drei Mal pro Woche. Frauen, die erst während der Schwangerschaft beginnen, Sport zu treiben, sollten vorsichtiger sein und speziell für Schwangere entwickelte Programme in Betracht ziehen. Im 2. und 3. Trimenon sollten Schwangere keine Übungen in Rückenlage mehr durchführen, bei denen die V. cava inferior komprimiert werden kann, so daß sich der Blutfluß zur Plazenta verringert. Die Schwangere sollte aufhören, wenn sie sich müde oder unwohl fühlt und Überhitzung und Dehydration vermeiden. Da sich der Körperschwerpunkt im letzten Schwangerschaftsdrittel verlagert, ist von Übungen abzuraten, bei denen die Schwangere das Gleichgewicht verlieren könnte.

In der Schwangerschaft besteht für manche Frauen ein erhöhtes Risiko, von ihrem Partner mißhandelt zu werden, wodurch das Risiko einer Fehlgeburt und eines geringen Geburtsgewichts steigt. Mißhandlungen in der Schwangerschaft sind häufiger als alle anderen vorgeburtlichen Komplikationen.[*] Da Gewaltopfer ihre Erfahrungen eher dem Arzt als der Familie, dem Seelsorger oder Freunden anvertrauen, halten viele Experten ein generelles Screening für ethisch geboten. Bei begründetem Verdacht sollten Sie die Schwangere mindestens drei Mal im Laufe der Schwangerschaft nach Gewalt im häuslichen Umfeld fragen. Häufig wird sich die Patientin anfangs zu sehr schämen, um zuzugeben, daß sie mißhandelt wird. Bei zukünftigen Besuchen wird sie Ihnen aber zunehmend vertrauen und ihre Situation dann auch eher schildern. Auch das Verhalten während des Patientengesprächs oder die häufige Absage von Arztterminen in letzter Minute, damit Hämatome nicht entdeckt werden, können Hinweise auf körperliche Gewalt geben.

[*] Center for Disease Control and Prevention. MMWR: 43, 132, 1994.

Anus, Rektum und Prostata

Kapitel **15**

Anatomie und Physiologie

Der Magen-Darm-Trakt endet in einem kurzen Abschnitt, dem Analkanal. Sein äußerer Rand ist bei der äußeren Inspektion nur undeutlich abzugrenzen, aber die feuchte, unbehaarte Haut des Analkanals läßt sich gewöhnlich recht gut von der perianalen Haut unterscheiden. Der Analkanal ist normalerweise geschlossen. Diese Aufgabe erfüllen der willkürlich innervierte äußere Schließmuskel (M. sphincter ani externus) und der unwillkürlich innervierte innere Schließmuskel (M. sphincter ani internus), der eine Verstärkung der Muskelschicht der Rektumwand darstellt.

Bei der rektalen Untersuchung ist zu beachten, daß der Analkanal in etwa entlang einer Linie zwischen Anus und Nabel verläuft. Anders als beim darüberliegenden Rektum ist die Innervation des Analkanals mit somatosensorischen Nervenfasern sehr stark, so daß ein Finger oder Instrumente, die in der falschen Richtung eingeführt werden, Schmerzen verursachen.

Der Analkanal wird durch eine gezackte Linie, die den Übergang von Haut zu Schleimhaut markiert, gegen das darüberliegende Rektum abgegrenzt. Dieser anorektale Übergang (der auch als Linea anocutanea bezeichnet wird) bildet auch die Grenze zwischen der somatischen und viszeralen Nervenversorgung. Er ist bei der proktoskopischen Untersuchung gut zu sehen, aber nicht tastbar.

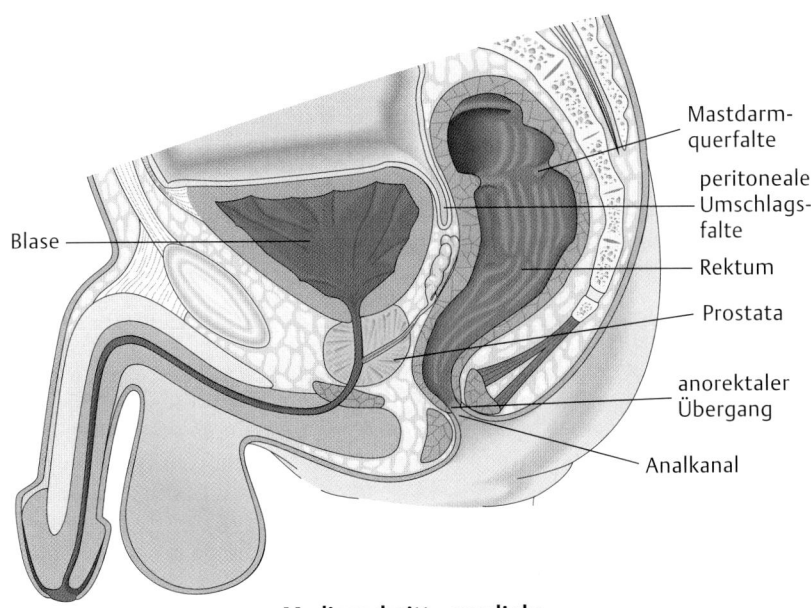

Blase

Mastdarm-querfalte

peritoneale Umschlags-falte

Rektum

Prostata

anorektaler Übergang

Analkanal

Medianschnitt – von links

Über dem anorektalen Übergang erweitert sich das Rektum und folgt einer Biegung nach hinten in die von Steißbein und Kreuzbein gebildete Höhlung. Bei männlichen Patienten ist vorn die Prostata als rundliche, herzförmige, etwa 2,5 cm lange Struktur palpabel. Zwischen ihren beiden Seitenlappen verläuft ein flacher medianer Sulkus. Die Samenbläschen, die wie Hasenohren geformt sind und über der Prostata liegen, sind normalerweise nicht palpabel.

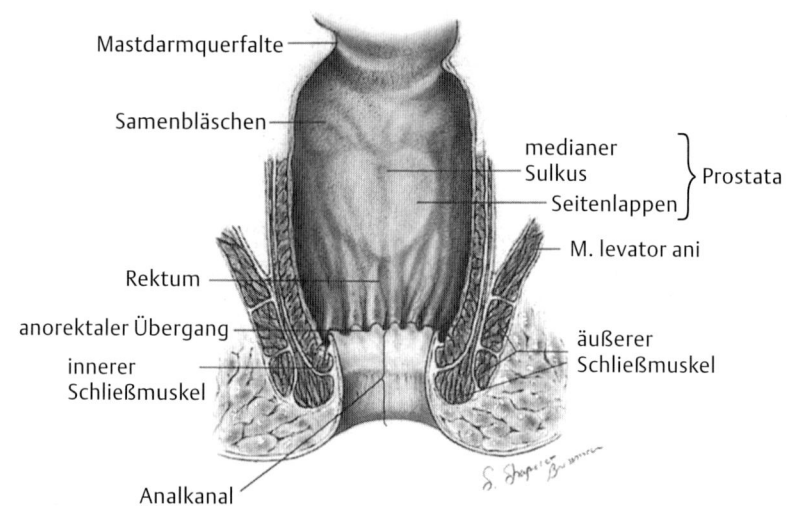

Transversalschnitt durch Anus und Rektum – Blick auf die Vorderwand

Durch die Vorderwand des Rektums läßt sich bei Frauen gewöhnlich die Zervix ertasten.

Die Rektumwand besitzt drei ins Darmlumen gerichtete Querfalten, die als *Plicae transversales recti* bezeichnet werden. Die mittlere dieser Falten, die Kohlrausch-Falte, ist manchmal tastbar, gewöhnlich auf der rechten Seite des Patienten.

Der größte Teil des Rektums, der digital untersucht werden kann, wird nicht vom Peritoneum bedeckt. Durch die Vorderseite des Rektums jedoch können Sie das Peritoneum mit Ihrer Fingerspitze ertasten (Douglas-Raum) und so die Druckschmerzhaftigkeit bei einer peritonealen Entzündung oder die Knoten peritonealer Metastasen erkennen.

Altersabhängige Veränderungen

Die Prostata ist im Kindesalter klein, aber zwischen Pubertät und ca. 20. Lebensjahr vergrößert sie sich etwa um das Fünffache. Ungefähr ab der fünften Dekade kommt es häufig zu einer weiteren Vergrößerung, wenn die Drüse hyperplastisch wird (S. 459).

Untersuchungstechniken

Für die meisten Patienten ist die rektale Untersuchung wahrscheinlich der unangenehmste Teil der gesamten körperlichen Untersuchung. Sie kann dem Patienten Schmerzen bereiten oder ist ihm schlichtweg peinlich. Wenn sie geschickt durchgeführt wird, ist die rektale Untersuchung jedoch in den meisten Fällen nicht wirklich schmerzhaft. Bei Heranwachsenden, die keine entsprechenden Beschwerden haben, können Sie von einer rektale Untersuchung absehen. Bei Erwachsenen sollte sie aber durchgeführt werden. Bei Personen mittleren und höheren Alters kann eine unterlassene rektale Untersuchung dazu führen, daß ein asymptomatisches Karzinom nicht entdeckt wird. Eine erfolgreiche Untersuchung erfordert eingehende Erläuterungen zum Hergang der bevorstehenden Untersuchung, sanftes Vorgehen, langsame Bewegungen des Fingers, Ruhe und eine Erläuterung dessen, was der Patient oder die Patientin vielleicht gerade spürt.

Untersuchung bei Männern

Bei der Untersuchung von Anus und Rektum kann der Patient verschiedene Lagen einnehmen. Meistens ist die Seitenlage zufriedenstellend, da sie eine gute Sicht auf das perianale und sakrokokzygeale Gebiet ermöglicht. Diese Lage wird unten beschrieben. In der Steinschnittlage können Sie ein weit oben im Rektum gelegenes Karzinom erreichen. Sie erlaubt Ihnen auch eine beidhändige Untersuchung, so daß Sie die Grenzen einer Tumormasse im Becken bestimmen können. Einige Kliniker ziehen es vor, daß sich der Patient bei der Untersuchung im Stehen nach vorn beugt und seinen Oberkörper auf der Untersuchungsliege aufstützt.

Bitten Sie den Patienten, sich auf die linke Seite zu legen, so daß sich die Gesäßbacken nahe an der Ihnen zugewandten Kante der Untersuchungsliege befinden. Der Patient liegt stabiler und die Sicht ist besser, wenn die Beine, insbesondere das obere, leicht angezogen sind. Decken Sie den Patienten angemessen ab und sorgen Sie für eine optimale Beleuchtung. Ziehen Sie Handschuhe an und spreizen Sie die Gesäßbacken.

In keiner der beschriebenen Lagen kann Ihr untersuchender Finger die volle Länge des Rektums erreichen. Bei Verdacht auf ein rektosigmoidales Karzinom ist deshalb eine Inspektion mit Hilfe der Proktorektosigmoidoskopie erforderlich.

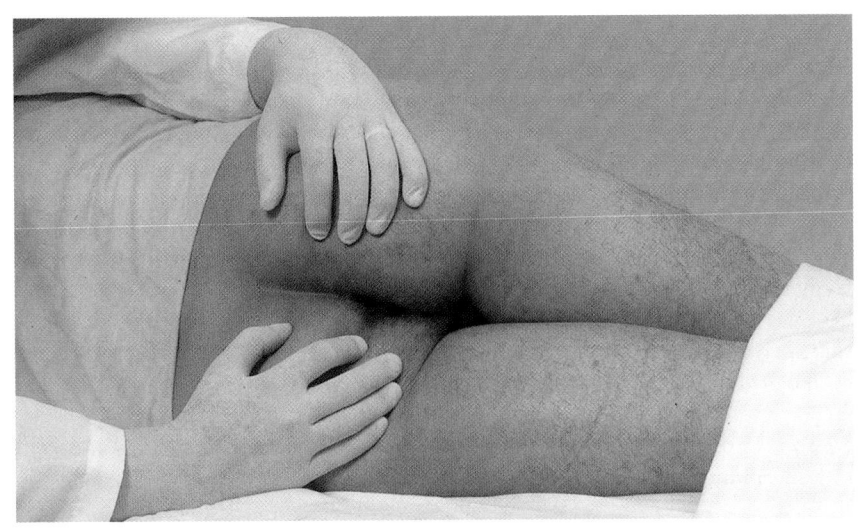

Anale und perianale Läsionen schließen Hämorrhoiden, Condylomata acuminata (Feigwarzen), Herpes, harten Schanker und Karzinome ein. Ein periproktitischer Abszeß führt zu einer schmerzenden, berührungsempfindlichen und geröteten Vorwölbung. Afterjucken (Pruritus ani) führt zu einer geschwollenen, verdickten, rissigen Haut mit Kratzspuren.

Am Rand des Anus findet man häufig weiche, nicht reponierbare Hautfalten (Mariskenn). Obwohl sie manchmal auf einen früheren chirurgischen Eingriff oder auf zuvor thrombosierte Hämorrhoiden zurückzuführen sind, ist ihre Ursache häufig nicht klar.

S. Tab. 15.**1** (S. 458).

Inspizieren Sie das sakrokokzygeale und perianale Gebiet auf Knoten, Geschwüre, Entzündung, Ausschläge oder Kratzspuren. Bei Erwachsenen ist die perianale Haut normalerweise stärker pigmentiert und etwas gröber als die Haut der Gesäßbacken. Palpieren Sie verdächtige Bereiche und achten Sie auf Knoten und Druckschmerzhaftigkeit.

Untersuchen Sie Anus und Rektum. Geben Sie Gleitmittel auf Ihren behandschuhten Zeigefinger, erklären Sie dem Patienten, was Sie tun werden, und sagen Sie ihm, daß er bei der Untersuchung das Gefühl haben könnte, Stuhlgang zu haben, daß dies aber nicht der Fall sein wird. Bitten Sie den Patienten zu pressen. Inspizieren Sie den Anus und achten Sie auf etwaige Läsionen.

Während der Patient preßt, legen Sie die Spitze Ihres eingecremten und behandschuhten Zeigefingers auf den Anus. Wenn sich der Schließmuskel entspannt, führen Sie Ihre Fingerspitze sanft in Richtung auf den Nabel in den Analkanal ein.

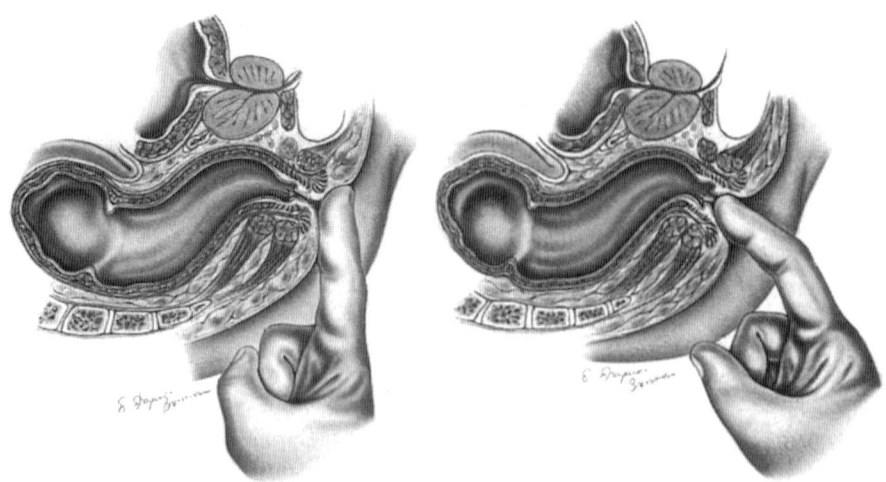

**Medianschnitte – von der rechten Seite des Patienten aus gesehen.
Der Patient liegt auf der linken Seite**

Wenn Sie spüren, daß sich der Schließmuskel anspannt, warten Sie kurz und beruhigen den Patienten. Wenn sich der Schließmuskel kurz darauf wieder entspannt, fahren Sie fort. Gelegentlich verhindert eine ausgeprägte Berührungsempfindlichkeit eine Untersuchung des Anus. Erzwingen Sie nichts. Legen Sie statt dessen Ihre Finger auf beide Seiten des Anus, ziehen Sie die Öffnung sanft auseinander und bitten Sie den Patienten zu pressen. Suchen Sie nach einer Läsion, etwa einer Analfissur, die die Berührungsempfindlichkeit erklären könnte.

Falls Sie fortfahren können, ohne dem Patienten unnötige Schmerzen zu bereiten, achten Sie auf folgendes:

Starke Anspannung des Schließmuskels bei Angst, Entzündung oder Vernarbung; Erschlaffung bei einigen neurologischen Erkrankungen.

▪ Tonus des Afterschließmuskels. Normalerweise schmiegen sich die Muskeln des Sphincter ani eng um Ihren Finger.

▪ Evtl. vorhandene Druckschmerzhaftigkeit

■ Verhärtungen

Verhärtungen können auf Entzündung, Vernarbung oder einem Malignom beruhen.

■ Unregelmäßigkeiten oder Knoten

Führen Sie den Finger soweit wie möglich in das Rektum ein. Drehen Sie die Hand im Uhrzeigersinn, um einen möglichst großen Teil der rektalen Oberfläche auf der rechten Seite des Patienten zu palpieren. Drehen Sie sie dann gegen den Uhrzeigersinn, um die Hinterseite des Rektums und die Oberfläche auf der linken Seite des Patienten zu palpieren.

Achten Sie auf Knoten, Unregelmäßigkeiten oder Verhärtungen. Um eine evtl. höher liegende Läsion zu erreichen, heben Sie Ihren Finger von der rektalen Oberfläche ab, bitten Sie den Patienten zu pressen und palpieren Sie erneut.

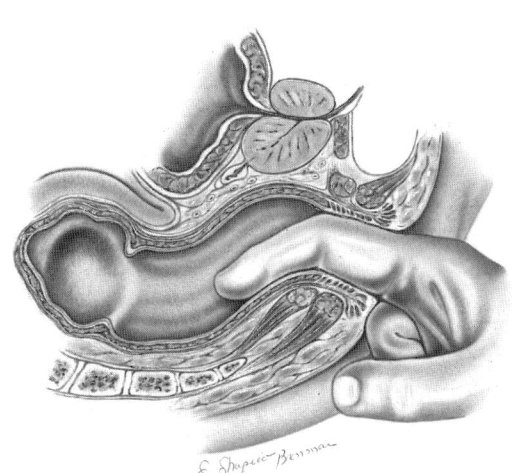

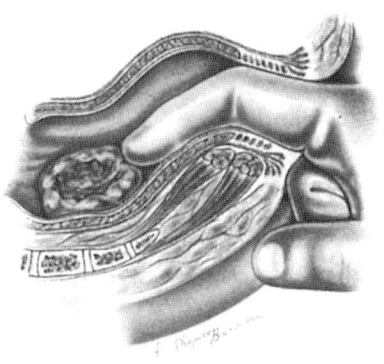

Hier ist die unregelmäßige Begrenzung eines rektalen Karzinoms dargestellt.

Drehen Sie Ihre Hand dann weiter gegen den Uhrzeigersinn, so daß Ihr Finger *die Hinterseite der Prostata untersuchen* kann. Sie können dieses Gebiet leichter palpieren, wenn Sie Ihren Körper ein wenig vom Patienten wegdrehen. Sagen Sie dem Patienten, daß Sie seine Prostata abtasten werden und daß er vielleicht Harndrang verspüren, aber kein Wasser lassen wird.

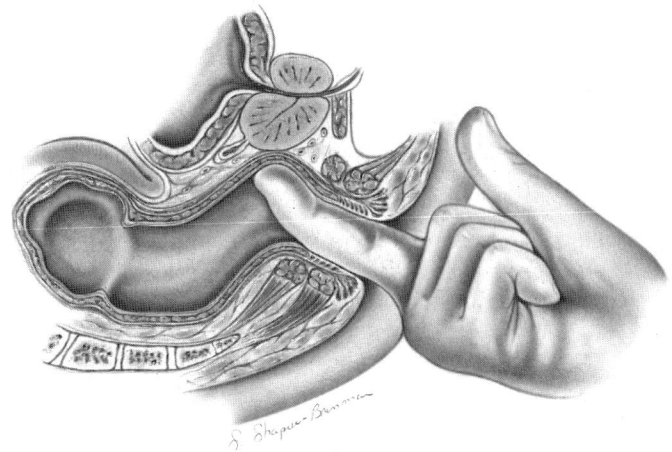

S. Tab. 15.2 (S. 459).

Fahren Sie mit Ihrem Finger sorgfältig über die Prostata und identifizieren Sie ihre Seitenlappen und den dazwischenliegenden medianen Sulkus. Achten Sie auf Größe, Form und Konsistenz der Prostata sowie auf etwaige Knoten oder Druckschmerzhaftigkeit. Die normale Prostata ist elastisch wie Ihre Handfläche und nicht druckschmerzhaft.

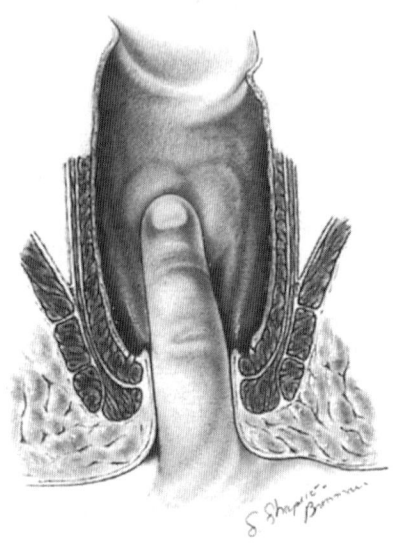

Palpation der Prostata – von unten gesehen

Eine rektale „Stufe" tritt bei peritonealen Metastasen (S. 458), Druckschmerzhaftigkeit bei Bauchfellentzündung auf.

Wenn möglich, *strecken Sie Ihren Finger bis über die Prostata hinaus* in das Gebiet der Samenbläschen und der Peritonealhöhle (Douglas-Raum). Achten Sie auf Knoten oder Druckschmerzhaftigkeit.

Ziehen Sie Ihren Finger sanft zurück und säubern Sie den Anus des Patienten oder geben Sie ihm ein Papiertuch, damit er dies selbst tun kann. Beachten Sie die Farbe der Fäzes, die unter Umständen an Ihrem Handschuh haften, und prüfen Sie, ob okkultes Blut vorhanden ist.

Untersuchung bei Frauen

Das Rektum wird gewöhnlich nach den weiblichen Genitalien untersucht, während die Patientin die Steinschnittlage einnimmt. Wenn nur die Untersuchung des Rektums indiziert ist, stellt die Seitenlage eine gute Alternative dar. Sie ermöglicht einen viel besseren Überblick über die perianale und sakrokokzygeale Region.

Die Technik ist im Grunde ähnlich wie bei Männern. Gewöhnlich spürt man durch die Vorderwand des Rektums die Zervix. Gelegentlich ist ein retrovertierter Uterus tastbar. Diese beiden Strukturen dürfen ebensowenig wie ein Tampon in der Vagina mit einem Tumor verwechselt werden.

Gesundheitsvorsorge und -beratung

Zur Krebsvorsorge zählen ab dem 45. Lebensjahr bei Männern Vorsorgeuntersuchungen auf Prostatakarzinome sowie bei Männern und Frauen Vorsorgeuntersuchungen zum Nachweis von kolorektalen Karzinomen und adenomatösen Dickdarmpolypen.

Prostatakarzinome sind in den USA die zweithäufigste krebsbedingte Todesursache bei Männern. Männer über 50 Jahre, afroamerikanische Männer und Männer mit Prostatakarzinomen in der Familienanamnese haben ein erhöhtes Risiko, an Prostatakrebs zu erkranken. Die Prognose ist am günstigsten, wenn das Karzinom auf die Prostata begrenzt ist und verschlechtert sich bei extrakapsulärer oder metastatischer Ausbreitung. Autopsieergebnisse haben gezeigt, daß viele Männer über 50 Jahren, aber auch jüngere, Ansammlungen karzinomatöser Prostatazellen haben, die nie zu einer Erkrankung geführt haben. Da viele dieser Tumoren in einem Ruhezustand sind, kann eine Früherkennung zu vermehrten unnötigen Untersuchungen und Behandlungen führen, ohne Einfluß auf die Lebensdauer zu haben. Die Entscheidung zur Vorsorgeuntersuchung wird noch dadurch kompliziert, daß die zur Zeit verfügbaren Screeningtests nicht sehr genau sind. Dies beunruhigt den Patienten und führt zu zusätzlichen nicht invasiven und invasiven Untersuchungen.

Die beiden wichtigsten Screeningtests auf Prostatakarzinome sind die digitale rektale Untersuchung (DRU) und der Prostata-spezifische Antigentest (PSA). Jede dieser Methoden hat Nachteile, die genau mit dem Patienten besprochen werden sollten.[*] Mit der DRU erreicht man nur die hintere und seitliche Oberfläche der Prostata, so daß 25–35 % der Tumoren in anderen Bereichen übersehen werden. Die Sensitivität der DRU für Prostatakarzinome ist gering und reicht von 20–68 %. Da die DRU darüber hinaus einen hohen Anteil falsch positiver Ergebnisse liefert, werden häufig weitere Untersuchungen mit Hilfe von transrektalem Ultraschall oder sogar Biopsien durchgeführt. Viele Berufsverbände empfehlen eine jährliche DRU ab einem Alter zwischen 40 und 50 Jahren bis zum 70. Lebensjahr. Dagegen rät die U.S. Preventive Health Services Task Force neuerdings von einem routinemäßigen Screening mit Hilfe der DRU ab, bis deutlichere Hinweise auf eine erhöhte Überlebensdauer aufgrund von Früherkennung und auf eine Abnahme der unerwünschten Wirkungen der Untersuchungen und der Behandlung vorliegen (das Risiko einer Impotenz beträgt nach einer Prostatektomie 20 %, und 5 % der Patienten leiden danach unter Harninkontinenz). Statt dessen rät die Task Force den Ärzten, alle Männer, die nach Vorsorgeuntersuchungen fragen, über die Nützlichkeit der Untersuchungen und „den Nutzen und die Gefahren von Früherkennung und Behandlung" aufzuklären.

Der Nutzen des Prostata-spezifischen Antigentests ist ebenso unsicher. Zum einen kann der PSA auch bei gutartigen Zuständen wie Hyperplasie und Prostatitis erhöhte Werte liefern, zum anderen ist der Anteil der Prostatakarzinome, die durch diesen Text bei asymptomatischen Männern erkannt wird, mit 28–35 % gering. Mehrere Gruppen empfehlen eine jährliche kombinierte Vorsorgeuntersuchung mit PSA und DRU bei Männern über 50 Jahren sowie bei Afroamerikanern und Männern mit einer positiven Familienanamnese über 40 Jahren. Andere Gruppen, einschließlich der U.S. Preventive Task Force, empfehlen ein

---

[*] U.S. Preventive Services Task Force. *Guide to Clinical Preventive Services.* 2. Aufl. Baltimore, Williams and Wilkins, S. 119–134

routinemäßiges Screening mit PSA nicht, bevor sein Nutzen nicht klarer bestätigt wurde.

Für das Screening auf kolorektale Karzinome stehen zur Zeit drei Tests zur Verfügung: die digitale rektale Untersuchung (DRU), der Test auf okkultes Blut im Stuhl (Haemoccult-Test) und die Proktorektosigmoidoskopie. Die DRU und der Haemoccult-Test unterliegen erheblichen Einschränkungen. Die DRU ermöglicht dem Arzt nur die Untersuchung von 7–8 cm des Rektums (das gewöhnlich 11 cm lang ist). In diesem Bereich treten nur etwa 10% der kolorektalen Karzinome auf. Mit dem Haemoccult-Test werden nur 2–11% der kolorektalen Karzinome und 20–30% der Adenome bei Personen über 50 Jahren erkannt. Er führt zudem zu einer großen Zahl falsch positiver Befunde. Befürworter der DRU und des Haemoccult-Tests führen sie gewöhnlich bei Patienten über 40–50 Jahren jährlich durch. Die Proktorektosigmoidoskopie ermöglicht eine gute Kontrolle des distalen Drittels des Kolons. Sie sollte bei Patienten über 50 Jahren alle drei bis fünf Jahre durchgeführt werden. Patienten über 40 Jahren mit familiärer Polyposis, entzündlichen Darmerkrankungen oder mit einer Familienanamnese von Dickdarmkarzinomen bei einem Verwandten ersten Grades sollte man alle drei bis fünf Jahre eine Koloskopie oder eine Untersuchung mit der Doppelkontrastmethode empfehlen.

Tabelle 15.1 Veränderungen von Anus, umgebender Haut und Rektum

Pilonidalzyste und -sinus

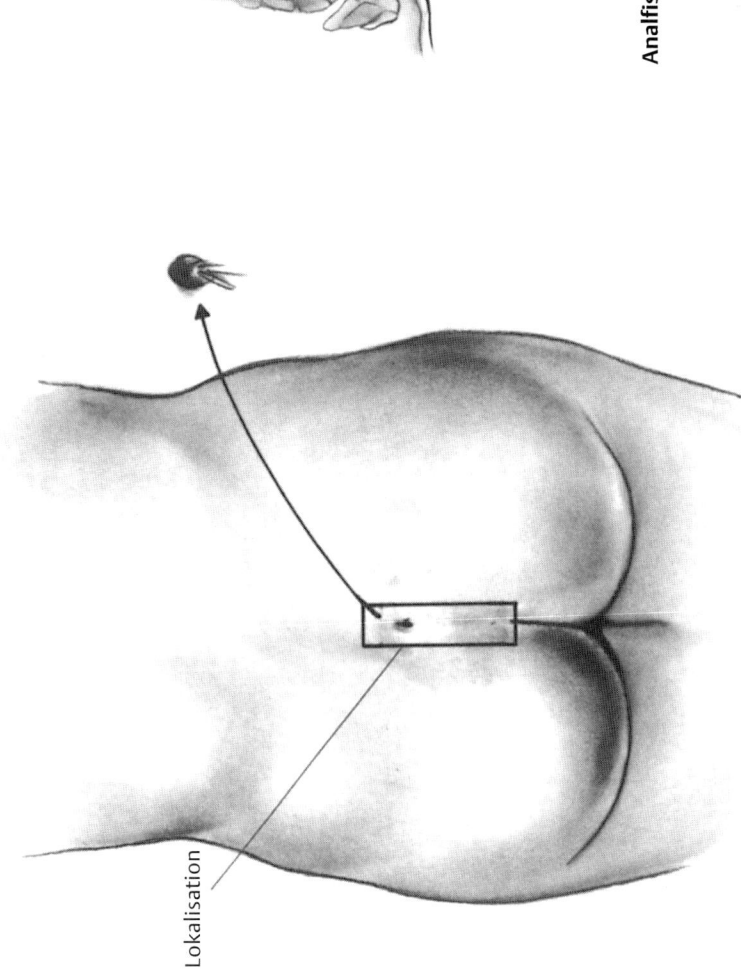

Lokalisation

Eine Pilonidalzyste ist eine relativ häufige, wahrscheinlich angeborene Anomalie, in der Medianlinie über dem Steißbein oder dem unteren Teil des Kreuzbeins. Klinisch ist sie durch die Öffnung eines Fistelgangs zu erkennen. Aus dieser Öffnung kann ein kleines Büschel Haare herausragen. Die Öffnung ist manchmal von einem geröteten Hof umgeben. Obwohl Pilonidalzysten bis auf einen möglichen leichten Ausfluß im allgemeinen symptomlos sind, kann das Bild durch Abszeßbildung und sekundäre Fistelgänge kompliziert werden.

Anorektale Fistel

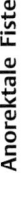

Öffnung

Fistel

Eine anorektale Fistel ist ein entzündeter Gang, dessen eine Öffnung im Anus oder Rektum liegt, während die andere auf der Hautoberfläche (wie hier dargestellt) oder in ein anderes Hohlorgan mündet. Einer solchen Fistel geht gewöhnlich ein Abszeß voraus. Suchen Sie auf der gesamten Haut um den Anus herum nach einer Fistelöffnung oder -öffnungen.

Analfissur

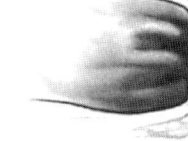

Fissur

Mariske

Eine Analfissur ist eine äußerst schmerzhafte, ovale Ulzeration des Analkanals, die am häufigsten in der hinteren Medianlinie und weniger häufig in der vorderen Medianlinie zu finden ist. Ihre Längsachse verläuft longitudinal. Bei der Inspektion ist evtl. eine geschwollene Mariske etwas unterhalb der Fissur zu sehen. Durch leichtes Spreizen der Ränder des Anus können Sie das untere Ende der Fissur finden. Der Schließmuskel ist spastisch und die Untersuchung schmerzhaft: Unter Umständen ist eine Lokalanästhesie erforderlich.

(Fortsetzung auf der nächsten Seite) ▶

Tabelle 15.1 (Fortsetzung)

Äußere Hämorrhoiden
(Thrombosiert)

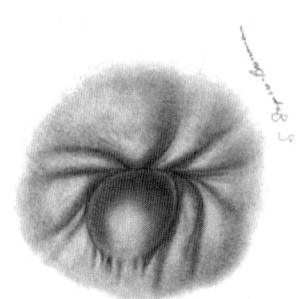

Äußere Hämorrhoiden sind erweiterte Vv. rectales, die unterhalb des anorektalen Übergangs entspringen und mit Haut bedeckt sind. Sie verursachen nur selten Beschwerden, falls es nicht zu einer Thrombose kommt. Diese Analvenenthrombose führt zu akuten lokalen Schmerzen, die bei der Defäkation und im Sitzen stärker werden. Am Rand des Anus ist eine druckschmerzhafte, geschwollene, bläuliche, eiförmige Masse zu sehen.

Rektumpolypen

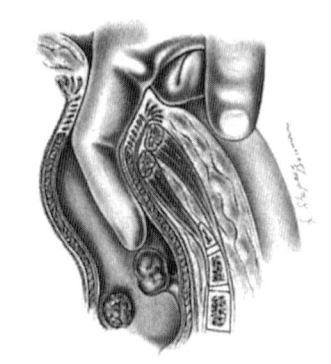

Rektumpolypen sind ziemlich häufig. Ihre Größe und Anzahl ist variabel. Sie können gestielt sein oder direkt auf der Schleimhaut sitzen. Sie sind weich und manchmal nur schwer oder überhaupt nicht zu ertasten, auch wenn sie in Reichweite des untersuchenden Fingers sind. Um eine Diagnose stellen zu können, ist gewöhnlich eine Rektoskopie nötig, während für die Unterscheidung zwischen gutartigen und malignen Veränderungen eine Biopsie erforderlich ist.

Innere Hämorrhoiden
(Prolabiert)

vorn

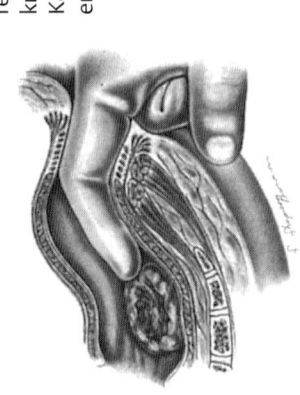

hinten

Innere Hämorrhoiden sind eine Vergrößerung der normalen vaskulären Polster, die sich oberhalb des anorektalen Übergangs befinden. Hier sind sie normalerweise nicht tastbar. Gelegentlich, insbesondere während der Defäkation, können innere Hämorrhoiden hellrote Blutungen verursachen. Sie können auch durch den Analkanal prolabieren und erscheinen als rötliche, feuchte, hervorquellende Knötchen, die typischerweise an einer oder mehreren der gezeigten Stellen lokalisiert sind.

Rektumkarzinom

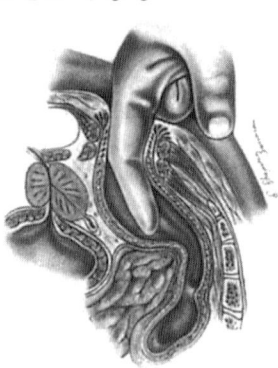

Bei Erwachsenen sind symptomlose Rektumkarzinome eine wichtige Indikation für eine rektale Untersuchung. Hier ist der feste, knotige, wallartige Rand eines ulzerierten Karzinoms dargestellt. Wie bereits oben erwähnt, können auch Polypen maligne sein.

Anal- und Rektumprolaps

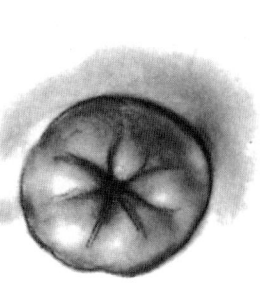

Beim Pressen für die Defäkation kann die anale oder rektale Mukosa durch den Anus prolabieren. Dieser Prolaps kann auch die Muskelschicht des Rektums betreffen. Das prolabierte, rote Gewebe ähnelt einer Rosette. Ein Prolaps, der nur die Schleimhaut betrifft, ist relativ klein (Analprolaps). Wie die Abbildung zeigt, bilden sich radiäre Falten. Bei Beteiligung der gesamten Rektumwand (Rektumprolaps) ist der Prolaps größer und von konzentrischen kreisförmigen Falten bedeckt.

Rektale „Stufe" verschiedenster Primärtumoren

Im Gebiet der peritonealen Umschlagsfalte an der Vorderseite des Rektums können sich peritoneale Fernmetastasen ansiedeln. Bei der rektalen Untersuchung ist dann mit der Fingerspitze gerade noch eine feste bis harte „Stufe" palpabel. Bei Frauen befindet sich diese entsprechend im Douglas-Raum hinter der Zervix und dem Uterus.

Tabelle 15.2 Veränderungen der Prostata

Normale Prostata

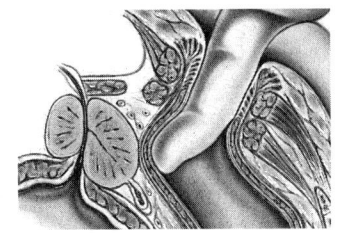

Bei der Palpation durch die Vorderwand des Rektums präsentiert sich die normale Prostata als rundliche, herzförmige Struktur von ungefähr 2,5 cm Länge („walnußgroß"). Der mediane Sulkus ist zwischen den beiden Seitenlappen erhalten. Nur die posteriore Oberfläche der Prostata ist palpabel. Veränderungen auf der Vorderseite, einschließlich solcher, die die Harnröhre blockieren können, lassen sich durch eine körperliche Untersuchung nicht feststellen.

Benigne Prostatahyperplasie

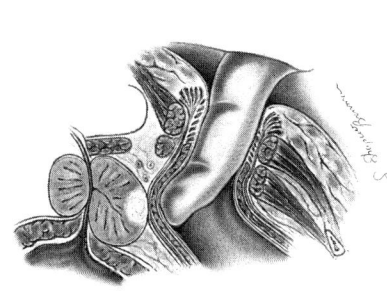

Ab der fünften Dekade steigt die Prävalenz der benignen Prostatahyperplasie („Prostataadenom"). Die betroffene Drüse fühlt sich normalerweise symmetrisch vergrößert, weich und fest, aber etwas elastisch an (etwa so wie der Daumenballen). Sie scheint weiter in das Lumen des Rektums hineinzuragen. Der mediane Sulkus ist unter Umständen verstrichen. Diese Diagnose wird durch den palpatorischen Befund einer normal großen Prostata aber nicht ausgeschlossen. Eine Prostatahyperplasie kann zu einer Behinderung des Harnabflusses führen und Beschwerden verursachen, ohne palpabel zu sein.

Prostatakarzinom

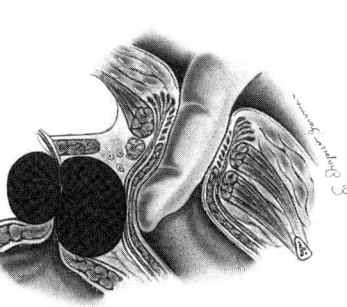

Eine Verhärtung in der Drüse läßt auf ein Prostatakarzinom schließen. Manchmal ist ein harter Knoten palpabel, der die Kontur der Prostata verändert. Wenn das Karzinom weiter wächst, fühlt es sich unregelmäßig an; es kann sich über die Prostata hinaus ausdehnen. Der mediane Sulkus kann verstrichen sein.

Verhärtungen in der Prostata sind nicht immer maligne. Sie können auch auf Prostatasteinen, chronischer Entzündung und anderen Erkrankungen beruhen.

Prostatitis

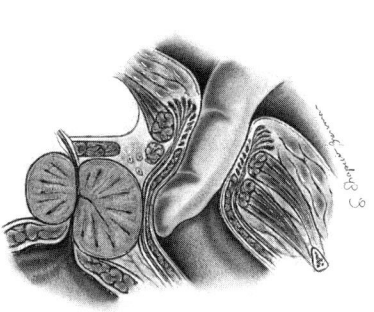

Akute Prostatitis (hier dargestellt) ist eine akute, fiebrige Erkrankung, die durch eine bakterielle Infektion ausgelöst wird. Die Prostata ist sehr druckschmerzhaft, geschwollen, fest und überwärmt. Untersuchen Sie sie vorsichtig.

Chronische Prostatitis führt nicht zu typischen klinischen Befunden und muß deshalb mit Hilfe anderer Methoden beurteilt werden.

Kapitel 16

Peripheres Gefäßsystem

Anatomie und Physiologie

Dieses Kapitel beschäftigt sich mit der Blutversorgung von Armen und Beinen. Dazu gehören Arterien und Venen sowie das Kapillarbett, das beide verbindet. Darüber hinaus wird das lymphatische System mit seinen Lymphknoten behandelt.

Arterien

Die arteriellen Pulse sind palpabel, wenn die entsprechenden Arterien nahe der Körperoberfläche liegen. An den Armen gibt es zwei, manchmal drei solcher Stellen. Pulsationen der *A. brachialis* sind an und oberhalb der Ellenbogenbeuge, direkt medial der Bizepssehne und des M. biceps zu tasten. Die A. brachialis zweigt sich in die A. radialis und die A. ulnaris auf. Pulsationen der *A. radialis* sind an der lateralen Beugeseite des Handgelenks tastbar. Medial können die Pulsationen der *A. ulnaris* tastbar sein, sie werden jedoch häufig durch darüberliegendes Gewebe überdeckt.

Die A. radialis und die A. ulnaris sind durch zwei Gefäßbögen in der Hand miteinander verbunden. Die Durchblutung der Hand und der Finger ist somit doppelt gegen einen möglichen Arterienverschluß geschützt.

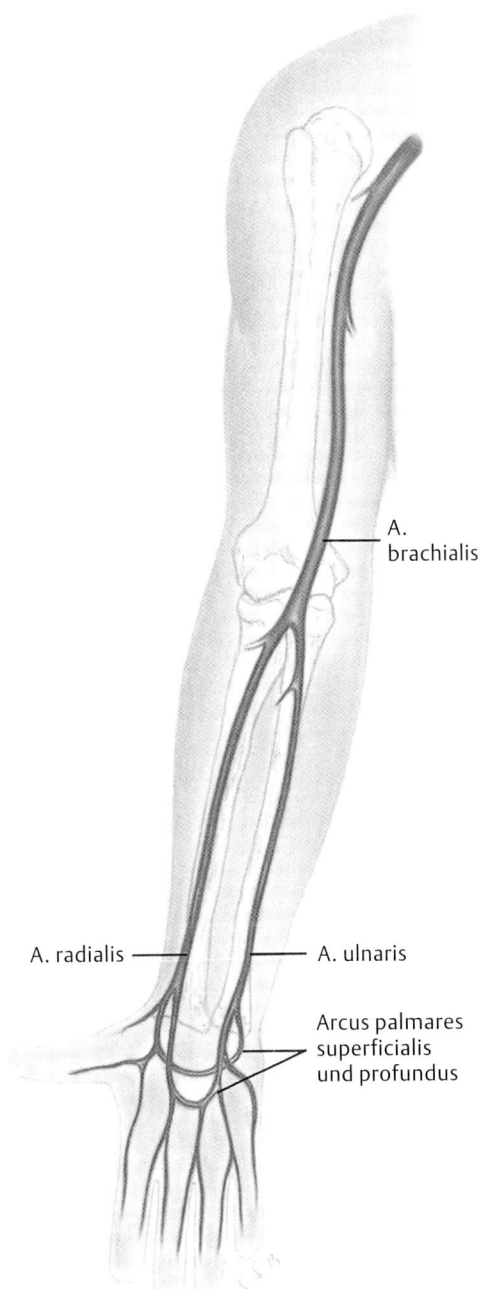

A. brachialis

A. radialis

A. ulnaris

Arcus palmares superficialis und profundus

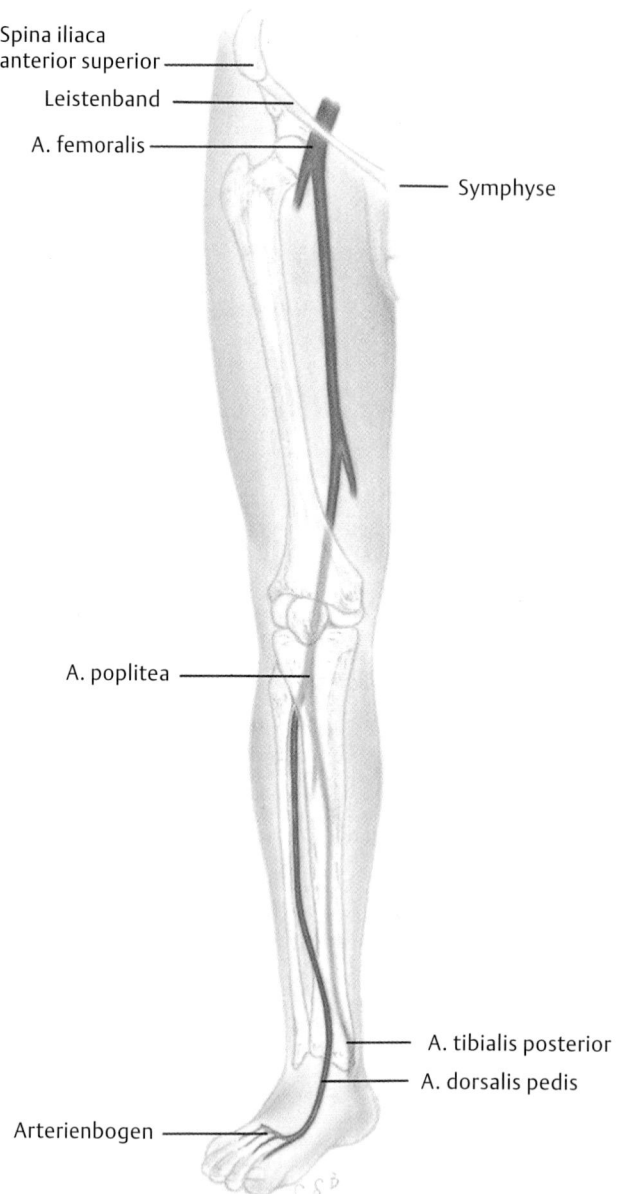

Spina iliaca anterior superior

Leistenband

A. femoralis

Symphyse

A. poplitea

A. tibialis posterior

A. dorsalis pedis

Arterienbogen

An den Beinen können arterielle Pulse gewöhnlich an vier Stellen getastet werden. Die *A. femoralis* ist unterhalb des Leistenbands in der Mitte zwischen der Spina iliaca anterior superior und der Symphyse palpabel. Die A. femoralis verläuft tief im Oberschenkel nach unten, zieht medial hinter dem Femur weiter und wird zur *A. poplitea*. Pulsationen der A. poplitea können in den Weichteilen der Kniekehle getastet werden. Unterhalb des Knies teilt sich die A. poplitea in zwei Äste, die beide weiter zum Fuß verlaufen. Der anteriore Ast wird dort zur *A. dorsalis pedis*. Ihre Pulsationen sind auf dem Fußrücken direkt lateral der Extensorsehne der großen Zehe palpabel. Der posteriore Ast, die *A. tibialis posterior*, kann hinter dem Innenknöchel (Malleolus medialis) des Sprunggelenks getastet werden.

Ebenso wie die Hand ist auch der Fuß durch einen Verbindungsbogen zwischen den beiden Hauptarterienästen vor mangelnder Durchblutung geschützt.

Venen

Das Blut aus den Venen von Armen, oberem Rumpf, Kopf und Hals fließt über die V. cava superior in den rechten Vorhof. Die Venen aus den Beinen und dem unteren Rumpf münden in der V. cava inferior. Da die Beinvenen sehr anfällig für Erkrankungen sind, soll ihnen besondere Aufmerksamkeit gewidmet werden.

Die *tiefen Venen* der Beine transportieren ungefähr 90 % des venösen Rückstroms aus den unteren Extremitäten. Sie werden vom umgebenden Gewebe gut gestützt.

Dagegen liegen die *oberflächlichen Venen* subkutan und werden relativ schlecht gestützt. Zu den oberflächlichen Venen gehören (1) die *V. saphena magna*, die auf dem Fußrücken ihren Ursprung hat, dicht vor dem Innenknöchel zur medialen Seite des Beins verläuft und dort unterhalb des Leistenbands in das tiefe Venensystem (die V. femoralis) mündet, und (2) die *V. saphena parva*, die von der Außenseite des Fußes ausgeht, dorsal am Unterschenkel nach oben zieht und in der Kniekehle im tiefen System mündet. Anastomosen verbinden die beiden Vv. saphenae oberflächlich und sind bei Dilatation sichtbar. Daneben verbinden *Perforansvenen* (Vv. communicantes oder perforantes) das Saphena-System mit dem tiefen Venensystem.

Tiefe und oberflächliche Venen sowie Perforansvenen besitzen Klappen, die sich nur in eine Richtung öffnen. Das venöse Blut kann so aus dem oberflächlichen in das tiefe System und zum Herzen fließen, aber nicht in die entgegengesetzte Richtung. Der venöse Blutfluß wird durch die Muskelaktivität gefördert. Kontrahieren sich z.B. die Wadenmuskeln beim Gehen, wird das Blut entgegen der Schwerkraft nach oben gedrückt („Muskelpumpe"), wobei funktionsfähige Klappen einen Rückfluß verhindern.

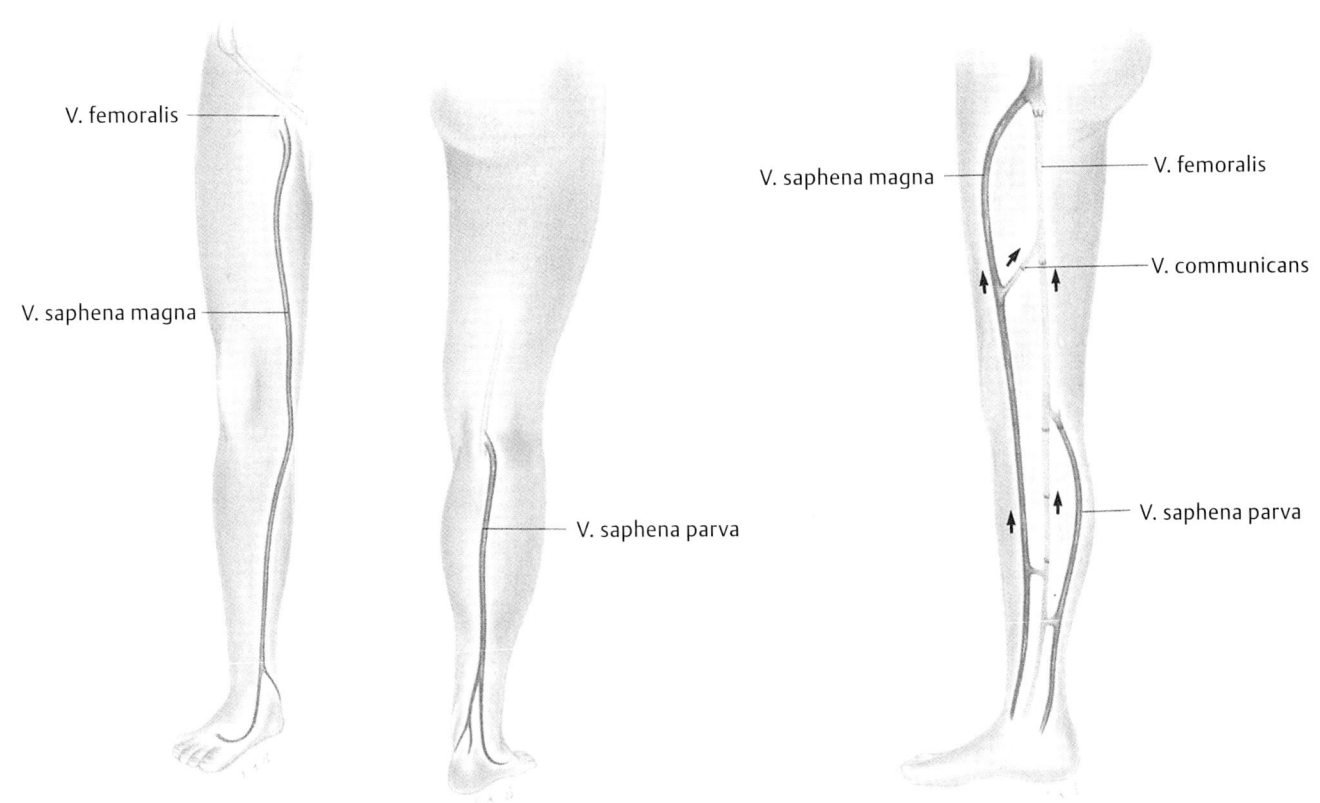

Lymphatisches System und Lymphknoten

Das lymphatische System besteht aus einem großen Gefäßnetz, in das sich Flüssigkeit (Lymphe) aus den Körpergeweben entleert. Die Lymphe wird dann wieder dem venösen System zugeführt. Das lymphatische System beginnt peripher mit blind endenden Lymphkapillaren, setzt sich zentral in dünne Gefäße fort und wird durch Lymphstämme zusammengeführt, die letztendlich in die großen Venen am unteren Hals münden. Die durch diese Gefäße transportierte Lymphe wird in den dazwischenliegenden Lymphknoten gefiltert.

Lymphknoten sind runde, ovale oder bohnenförmige Strukturen, deren Größe je nach Lokalisation variiert. Einige Lymphknoten, wie z. B. die präaurikularen sind normalerweise, falls überhaupt palpabel, sehr klein. Die Leistenlymphknoten sind dagegen relativ groß und erreichen beim Erwachsenen häufig einen Durchmesser von 1 cm, gelegentlich sogar 2 cm.

Neben seiner Funktion als Gefäßnetz hat das lymphatische System auch eine entscheidende Funktion im Immunsystem des menschlichen Körpers. Zellen in den Lymphknoten schließen Zelltrümmer und Bakterien ein und produzieren Antikörper.

Nur die oberflächlichen Lymphknoten sind einer körperlichen Untersuchung zugänglich. Zu diesen gehören die Halslymphknoten (Nodi lymphatici cervicales, S. 180), die Achsellymphknoten (Nodi lymphatici axillares, S. 338) und die Lymphknoten in den Armen und Beinen.

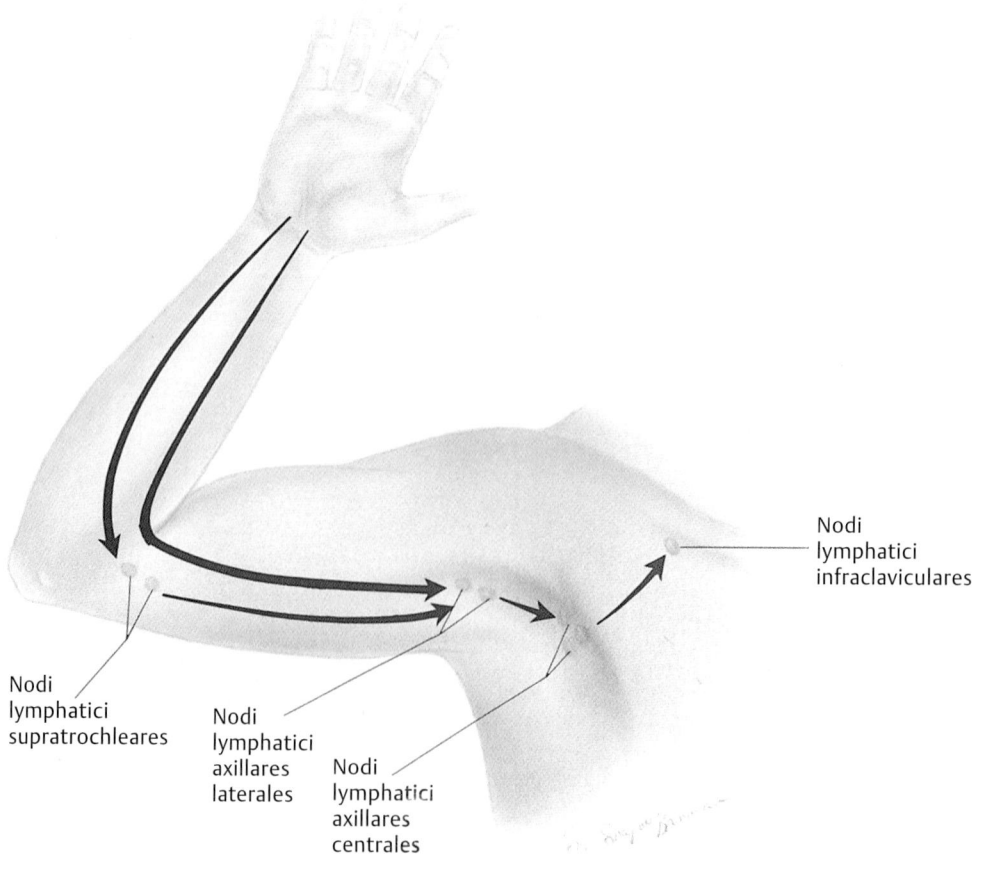

Nodi lymphatici infraclaviculares

Nodi lymphatici supratrochleares

Nodi lymphatici axillares laterales

Nodi lymphatici axillares centrales

Denken Sie daran, daß die Achsellymphknoten den Großteil des Arms drainieren. Lymphe von der Ulnarseite des Unterarms und der Hand, dem kleinen und dem Ringfinger und der ulnaren Oberfläche des Mittelfingers gelangt jedoch zuerst in die Nodi lymphatici supratrochleares. Diese liegen an der medialen Seite des Arms ungefähr 3 cm über dem Ellenbogen. Die Lymphe aus dem restlichen Arm gelangt zum überwiegenden Teil in die Achsellymphknoten. Ein kleiner Teil fließt direkt in die Nodi lymphatici infraclaviculares ab.

Die Lymphgefäße der unteren Extremität bestehen in Entsprechung zum venösen System aus einem tiefen und einem oberflächlichen System. Nur die oberflächlichen Lymphknoten sind tastbar. Die *Leistenlymphknoten* (Nodi lymphatici inguinales) teilen sich in zwei Gruppen. Die *Nodi lymphatici inguinales superficiales* (Schrägzug) liegen in einer Kette oben im vorderen Oberschenkel hinter dem Leistenband. Sie nehmen die Lymphe aus den oberflächlichen Anteilen des unteren Abdomens und des Gesäßes, der äußeren Genitalien (nicht der Hoden) sowie aus dem Analkanal, dem Damm und der unteren Vagina auf.

Die *Nodi lymphatici inguinales profundi* (Längszug) liegen nahe dem oberen Teil der V. saphena und drainieren die Lymphe aus dem entsprechenden Gebiet im Bein. Dagegen münden die Lymphgefäße aus dem Teil des Beins, der von der V. saphena parva drainiert wird (Ferse und Außenseite des Fußes), in Höhe der Kniekehle in das tiefe Lymphsystem. Bei Läsionen in diesem Bereich sind daher die Leistenlymphknoten nicht vergrößert.

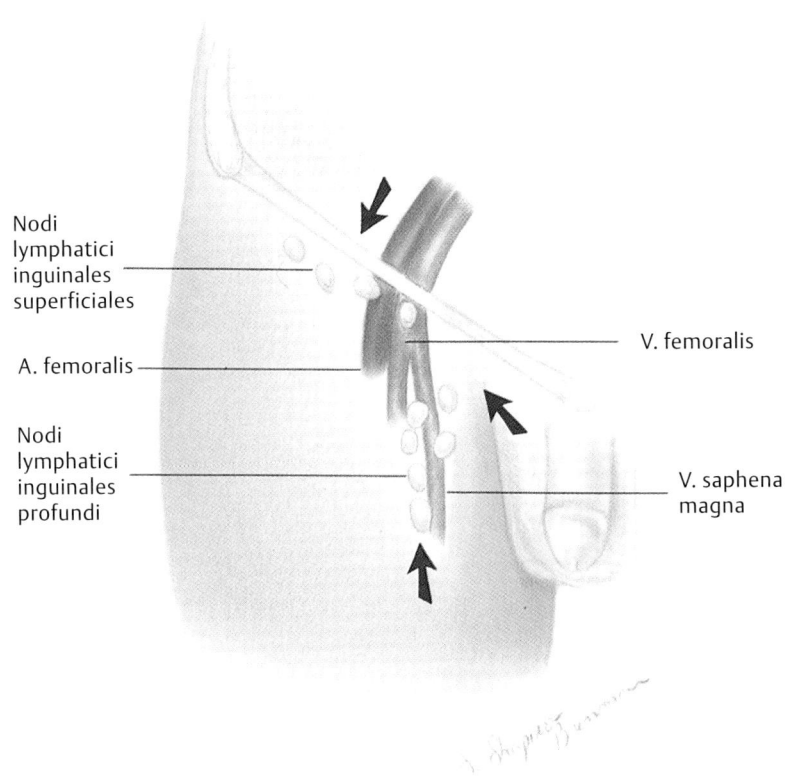

Nodi lymphatici inguinales superficiales

A. femoralis

Nodi lymphatici inguinales profundi

V. femoralis

V. saphena magna

Flüssigkeitsaustausch und Kapillarbett

Das Blut zirkuliert über das Kapillarbett von den Arterien zu den Venen. Hier diffundieren Flüssigkeiten durch die Kapillarmembran und halten so ein dynamisches Gleichgewicht zwischen dem Gefäßsystem und den Interstitien aufrecht. Der Blutdruck (hydrostatischer Druck) im Kapillarbett, insbesondere in den arteriolennahen Kapillarabschnitten, preßt Flüssigkeit in das Gewebe. Dieser Vorgang wird durch die relativ schwache osmotische Anziehungskraft der Proteine im Gewebe gefördert (interstitieller kolloidosmotischer Druck). Dem Flüssigkeitsaustritt aus den Kapillaren wirkt der hydrostatische Druck des Gewebes entgegen.

Während das Blut durch das Kapillarbett ins venöse System fließt, fällt der hydrostatische Druck infolge des Flüssigkeitsaustritts unter den kolloidosmotischen Druck der Plasmaproteine. Dadurch tritt die Flüssigkeit aus dem Gewebe wieder in das Gefäßsystem über. Am Anfangsteil der Kapillaren ist der Flüssigkeitsstrom gewebewärts (Auswärtsfiltration) gerichtet, am venösen Ende und in den postkapillären Venolen lumenwärts (Einwärtsfiltration). Lymphkapillaren, die bei der Erhaltung dieses Gleichgewichts ebenfalls eine wichtige Rolle spielen, nehmen überschüssige Flüssigkeit, einschließlich Proteinen, aus dem Interstitium auf.

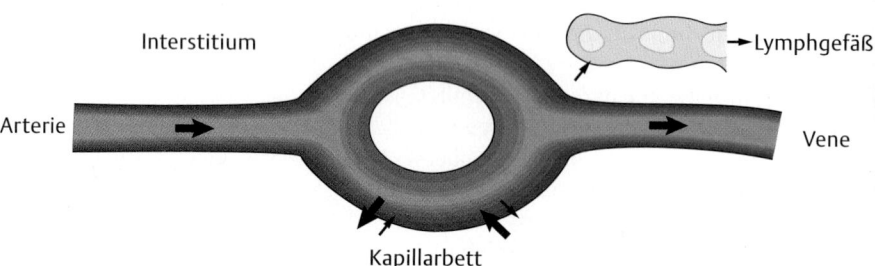

Eine Funktionsstörung des Lymphsystems sowie eine Störung der hydrostatischen oder osmotischen Drücke können dieses Gleichgewicht beeinträchtigen. Die häufigste klinische Folge ist eine Zunahme der interstitiellen Flüssigkeit, das Ödem (s. Tab. 16.**3**, S. 480 f).

Altersabhängige Veränderungen

Kinder und Heranwachsende haben im Verhältnis zu ihrer Körpergröße größere Lymphknoten als Erwachsene (S. 621).

Das *Altern* an sich bringt relativ wenige klinisch bedeutsame Veränderungen des peripheren Gefäßsystems mit sich. Ältere Menschen leiden zwar häufiger unter Arterien- und Venenerkrankungen, insbesondere Atherosklerose, diese können aber wahrscheinlich nicht als Bestandteil des Alterungsprozesses angesehen werden. Mit zunehmendem Alter werden die Arterien länger und gewunden, die Arterienwände werden starrer. Diese Veränderungen entwickeln sich jedoch mit oder ohne Atherosklerose und sind daher diagnostisch unspezifisch. Der Verlust der Arterienpulsationen ist jedoch nicht Bestandteil des normalen Alterungsprozesses und erfordert eine sorgfältige Beurteilung. Die Haut kann mit zunehmendem Alter dünner und trocken werden, die Nägel wachsen langsamer und die Behaarung der Beine wird oft spärlicher. Da diese Veränderungen häufig auftreten, sind sie für eine arterielle Verschlußkrankheit nicht spezifisch, auch wenn sie zu den klassischen Begleitsymptomen gehören.

Untersuchungstechniken

Die Beurteilung des peripheren Gefäßsystems beruht hauptsächlich auf der Inspektion von Armen und Beinen, der Palpation der Pulse und der Suche nach Ödemen. Kapitel 4 beschreibt, wie Sie diese Techniken in die Untersuchung der Extremitäten integrieren können. Bei Verdacht auf pathologische Veränderungen können zusätzliche Techniken nützlich sein.

Arme

Inspizieren Sie beide Arme von den Fingerspitzen bis zu den Schultern. Beurteilen Sie

- Größe, Symmetrie und evtl. Schwellungen

- Das venöse Muster

- Farbe von Haut und Nagelbett und Beschaffenheit der Haut

Lymphödeme an Armen und Händen können die Folge einer Ausräumung der Achsellymphknoten und einer Strahlentherapie sein.

Hervortretende Venen an einem ödematösen Arm lassen auf eine venöse Stauung schließen.

Palpieren Sie den *Radialispuls* mit Ihren Fingerbeeren an der lateralen Beugeseite des Handgelenks. Der Puls ist leichter zu fühlen, wenn Sie das Handgelenk des Patienten etwas beugen. Vergleichen Sie die Pulse an beiden Armen.

Pulse hier und an anderen Stellen können als verstärkt, normal, abgeschwächt oder fehlend beschrieben werden. Eine stark erweiterte Arterie wird als *aneurysmatisch* bezeichnet.

Wenn Sie vermuten, daß eine arterielle Durchblutungsstörung vorliegt, fühlen Sie den *Brachialispuls*. Beugen Sie den Ellenbogen des Patienten etwas und palpieren Sie mit dem Daumen Ihrer anderen Hand die Arterie direkt medial der Bizepssehne in der Ellenbeugengrube. Die A. brachialis kann auch höher am Arm in der Rinne zwischen dem M. biceps und dem M. triceps getastet werden.

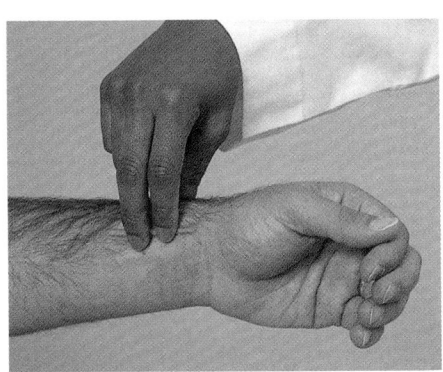

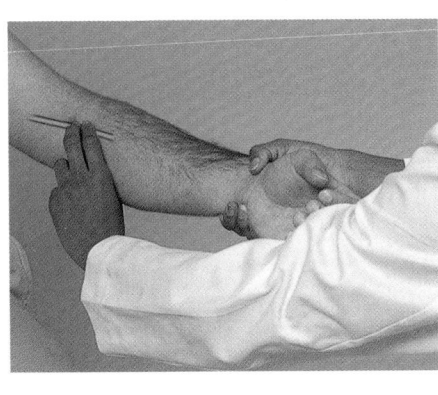

Beim Raynaud-Syndrom sind die Handgelenkspulse gewöhnlich normal, Krämpfe der weiter distal liegenden Arterien verursachen jedoch episodische, scharf abgegrenzte Blässe an den Fingern, wie unten zu sehen.

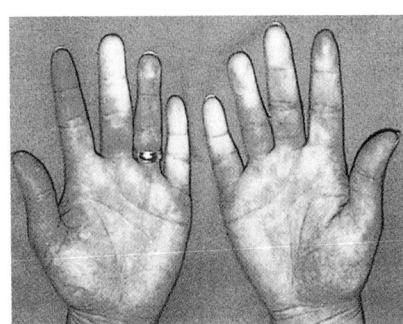

(Bildnachweis: Marks R: Skin Disease in Old Age. Philadelphia, JB Lippincott, 1987)

Ein vergrößerter supratrochlearer Lymphknoten kann die Folge einer Läsion in seinem Drainagegebiet oder das Begleitsymptom einer generalisierten Lymphadenopathie sein.

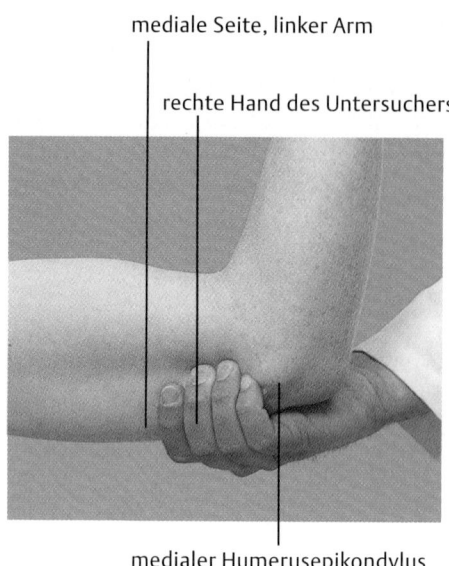

mediale Seite, linker Arm

rechte Hand des Untersuchers

medialer Humerusepikondylus

Palpieren Sie auf einen oder mehrere *supratrochleare Lymphknoten*. Beugen Sie den Ellenbogen des Patienten ungefähr im rechten Winkel und stützen Sie den Unterarm mit Ihrer Hand ab. Greifen Sie dann hinter den Arm und tasten Sie in der Rinne zwischen M. biceps und M. triceps, ungefähr 3 cm über dem Epicondylus medialis. Wenn ein Lymphknoten tastbar ist, prüfen Sie seine Größe, Konsistenz und Druckschmerzhaftigkeit.

Bei den meisten Gesunden sind die supratrochlearen Lymphknoten nur schwer oder gar nicht zu tasten.

Beine

Der Patient sollte sich hinlegen. Decken Sie ihn so ab, daß die äußeren Genitalien bedeckt und die Beine vollständig entblößt sind. Eine effiziente Untersuchung ist mit Strümpfen oder Socken unmöglich!

S. Tab. 16.1 (S. 478).

S. Tab. 16.2 (S. 479).

Lymphadenopathie bezeichnet eine Vergrößerung der Lymphknoten mit oder ohne Druckschmerzhaftigkeit. Versuchen Sie zwischen lokaler und generalisierter Lymphadenopathie zu unterscheiden, indem Sie entweder (1) eine ursächliche Läsion im Drainagegebiet finden oder (2) vergrößerte Lymphknoten in mindestens zwei anderen nicht benachbarten Lymphknotenregionen.

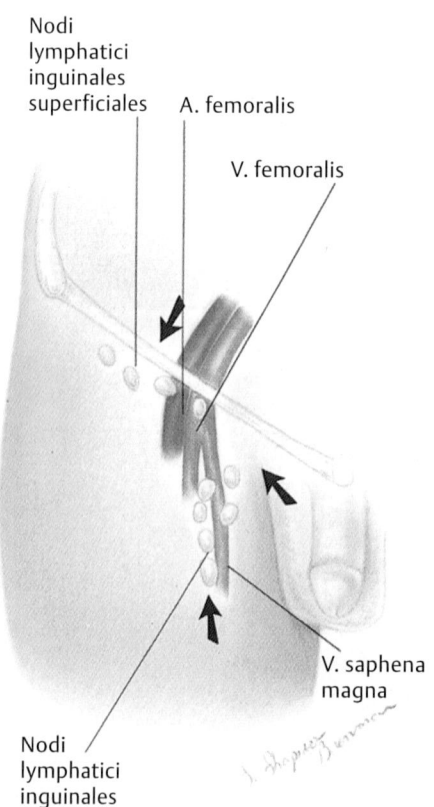

Nodi lymphatici inguinales superficiales

A. femoralis

V. femoralis

Nodi lymphatici inguinales profundi

V. saphena magna

Inspizieren Sie beide Beine von Leiste und Gesäß bis zu den Füßen. Achten Sie dabei auf:

■ Größe, Symmetrie und evtl. Schwellungen
■ Das venöse Muster und alle evtl. Venenvergrößerungen
■ Evtl. Pigmentierungen, Ausschläge, Narben oder Ulzerationen
■ Farbe und Beschaffenheit der Haut, Farbe des Nagelbetts und Verteilung des Haars auf Unterschenkeln, Füßen und Zehen.

Palpieren Sie die Leistenlymphknoten (Nodi lymphatici inguinales superficiales *und* profundi). Achten Sie auf Größe, Konsistenz, Abgrenzung und Druckschmerzhaftigkeit der Lymphknoten. Nicht druckschmerzhafte, abgegrenzte Leistenlymphknoten von bis zu 1 cm oder sogar 2 cm Durchmesser sind häufig bei Gesunden tastbar.

Palpieren Sie die Pulse, um die arterielle Blutzirkulation zu beurteilen.

▣ *Femoralispuls*. Palpieren Sie tief unter dem Leistenband und ungefähr in der Mitte zwischen Spina iliaca anterior superior und Symphyse. Wie bei der tiefen Abdominalpalpation kann diese Untersuchung, insbesondere bei adipösen Patienten, durch beidhändiges Tasten mit übereinandergelegten Händen erleichtert werden.

Ein abgeschwächter oder fehlender Puls ist ein Hinweis auf einen partiellen oder vollständigen proximalen Arterienverschluß. Ein abgeschwächter oder fehlender Femoralispuls weist z.B. auf eine Erkrankung der Aorta oder A. iliaca hin.
Typischerweise sind alle Pulse distal des Verschlusses betroffen. Ein chronischer arterieller Verschluß verursacht die Claudicatio intermittens (S. 96 f), lageabhängige Veränderungen der Hautfarbe (S. 476) und trophische Hautveränderungen (S. 478). Die häufigste Ursache ist die Arteriosclerosis obliterans, bei der fetthaltige (atheromatöse) Plaques den arteriellen Blutfluß behindern.

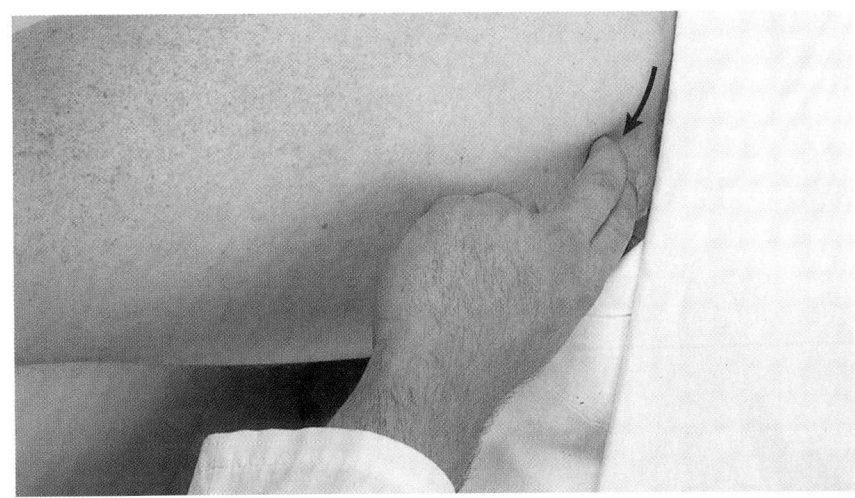

▣ *Puls der A. poplitea*. Das Knie des Patienten sollte gebeugt, das Bein entspannt sein. Legen Sie die Fingerspitzen beider Hände so auf, daß sie sich in der Mitte der Kniekehle treffen, und drücken Sie sie tief in die Kniekehle hinein. Der Puls der A. poplitea ist oft schwerer zu finden als andere Pulse. Er liegt tiefer und fühlt sich diffuser an.

Ein verstärkter, verbreiterter Femoralispuls weist auf ein Femoralisaneurysma, eine pathologische Erweiterung der Arterie, hin.

Ein verstärkter, verbreiterter Puls der A. poplitea weist auf ein Aneurysma der A. poplitea hin. Aneurysmen der A. poplitea oder der A. femoralis treten äußerst selten auf. Sie sind gewöhnlich auf Arteriosklerose zurückzuführen und kommen am häufigsten bei Männern über 50 Jahren vor.

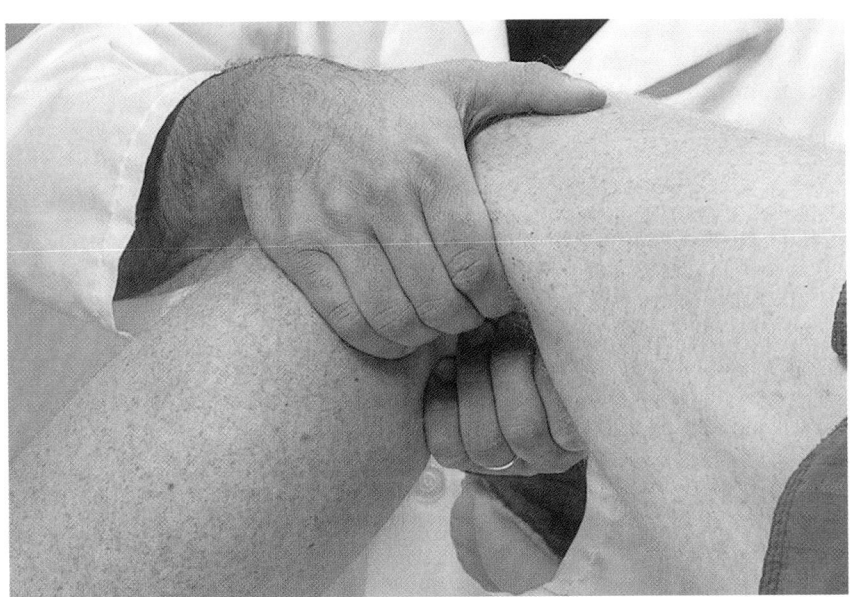

Die Arteriosclerosis obliterans gehört zu den häufigsten Ursachen für eine Verlegung des arteriellen Blutflusses im Oberschenkel. Der Femoralispuls ist in diesem Fall normal, der Kniekehlenpuls ist abgeschwächt, oder er fehlt ganz.

Wenn Sie den Puls in der Kniekehle auf diese Weise nicht finden können, versuchen Sie ihn zu tasten, wenn der Patient auf dem Bauch liegt. Beugen Sie das Knie des Patienten bis auf ungefähr 90°, stützen Sie den entspannten Unterschenkel mit Ihrer Schulter oder Ihrem Oberarm ab und pressen Sie ihre beiden Daumen tief in die Kniekehle.

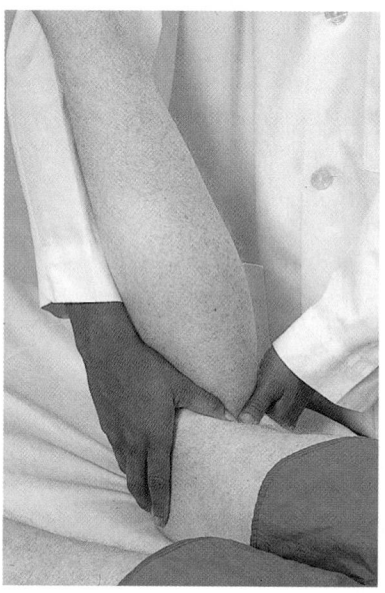 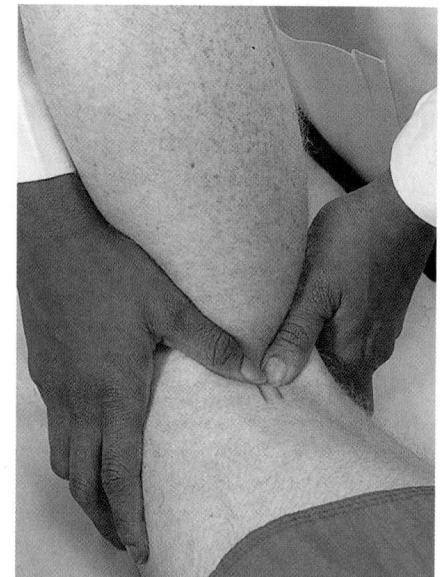

Die A. dorsalis pedis kann kongenital fehlen oder sich höher im Sprunggelenk verzweigen. Suchen Sie etwas weiter lateral nach einem Puls.

Verminderte oder fehlende Fußpulse (in warmer Umgebung) in Verbindung mit normalen Pulsen der A. femoralis und der A. poplitea weisen auf eine Verschlußkrankheit im unteren Teil der A. poplitea oder in ihren Ästen hin – ein Phänomen, das häufig bei Diabetes mellitus zu beobachten ist.

◾ *Puls der A. dorsalis pedis.* Palpieren Sie den Fußrücken (nicht das Sprunggelenk) direkt lateral der Extensorsehne der großen Zehe. Wenn Sie keinen Puls fühlen können, untersuchen Sie den Fußrücken etwas weiter lateral.

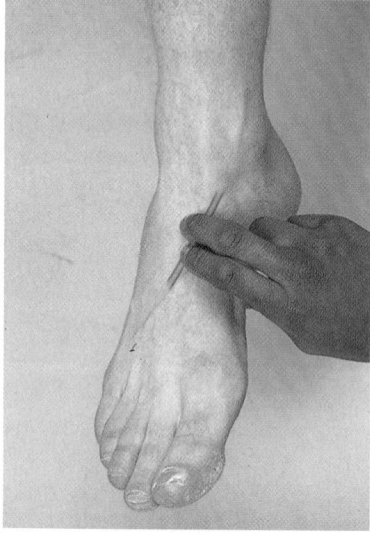

Ein akuter Arterienverschluß, wie bei Embolie oder Thrombose, verursacht Schmerzen und Taubheit oder Kribbeln. Die Extremität distal des Verschlusses wird kalt, blaß und pulslos. Es handelt sich um einen Notfall, der sofort behandelt werden muß. Ist die kollaterale Durchblutung gut, kann es nur zu Taubheit und Kälte kommen.

◾ *Puls der A. tibialis posterior.* Legen Sie Ihre Finger hinter und leicht unter den Innenknöchel. (Bei einem adipösen oder ödematösen Sprunggelenk ist dieser Puls evtl. schwer tastbar.)

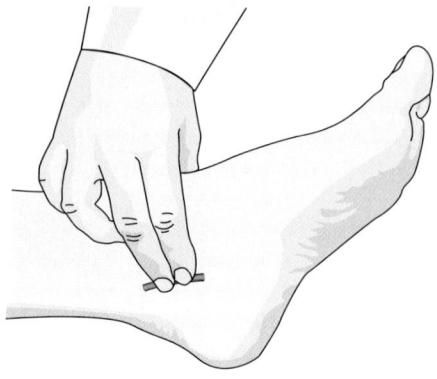

Tips zum Palpieren schwieriger Pulse: (1) Körperhaltung und untersuchende Hand sollten entspannt sein; eine unbequeme Haltung vermindert das Tastempfinden. (2) Legen Sie Ihre Hand richtig auf, verbleiben Sie an dieser Stelle und variieren Sie den Druck Ihrer Finger, um auch schwache Pulse erfassen zu können. Wenn Sie keinen Erfolg haben, untersuchen Sie den gesamten Bereich genauer. (3) Verwechseln Sie den Puls des Patienten nicht mit den Pulsationen Ihrer eigenen Fingerspitzen. Wenn Sie unsicher sind, bestimmen Sie Ihre eigene Herzfrequenz und vergleichen Sie sie mit der des Patienten. Die Frequenzen unterscheiden sich gewöhnlich. Nehmen Sie Ihren Karotispuls zum Vergleich.

Beurteilen Sie die Temperatur an Füßen und Beinen mit Ihren Fingerrücken. Vergleichen Sie rechte und linke Seite miteinander. Beidseitige Kälte ist häufig auf eine kalte Umgebung oder Angst zurückzuführen.

Kälte, insbesondere wenn sie einseitig oder zusammen mit anderen Symptomen auftritt, ist ein Hinweis auf arterielle Durchblutungsstörungen.

Achten Sie auf evtl. Ödeme. Vergleichen Sie die Füße und die Beine miteinander. Achten Sie auf die relative Größe und das Hervortreten von Venen, Sehnen und Knochen.

Ödeme verursachen Schwellungen, die Venen, Sehnen und Knochenvorsprünge verdecken können.

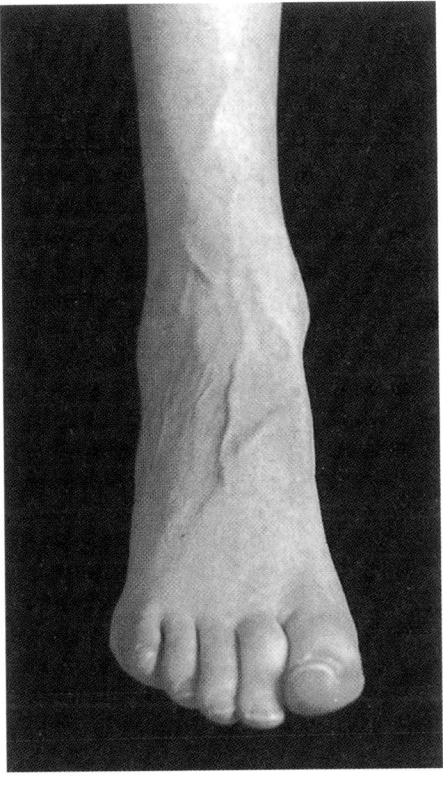

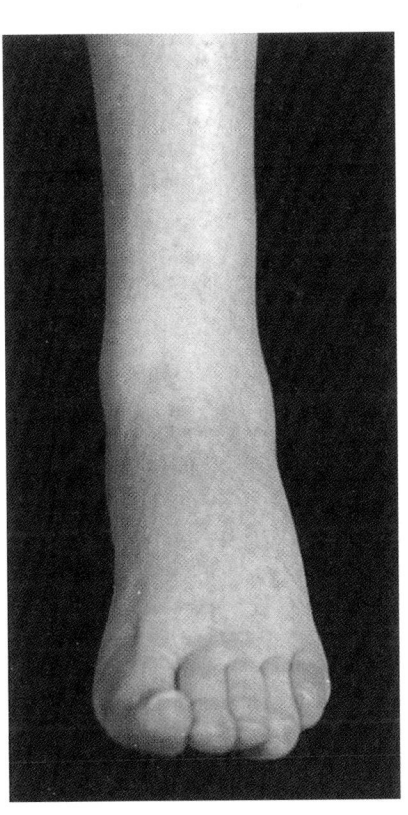

Prüfen Sie, ob sich die Ödeme an den Beinen eindrücken lassen. Drücken Sie mit Ihrem Daumen fest, aber sanft mindestens fünf Sekunden lang (1) auf den Fußrücken (S. 472), (2) hinter die Innenknöchel und (3) auf das Schienbein. Achten Sie auf die *Bildung von Dellen* – Vertiefungen, die durch den Daumendruck verursacht werden. Normalerweise kommt es nicht zur Dellenbildung. Der Schweregrad des Ödems wird nach einer 4-Punkte-Skala, von leicht bis sehr ausgeprägt, klassifiziert.

S. Tab. 16.3 (S. 480 f).

S. Tab. 16.4 (S. 482).

Unten ist ein eindrückbares Ödem
(Grad 3+) zu sehen.

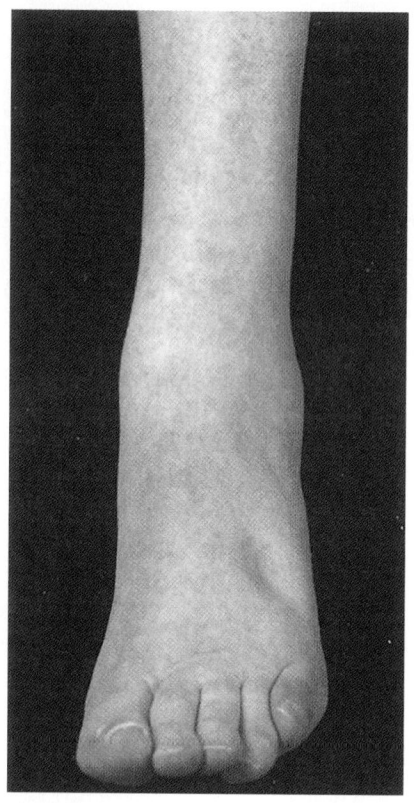
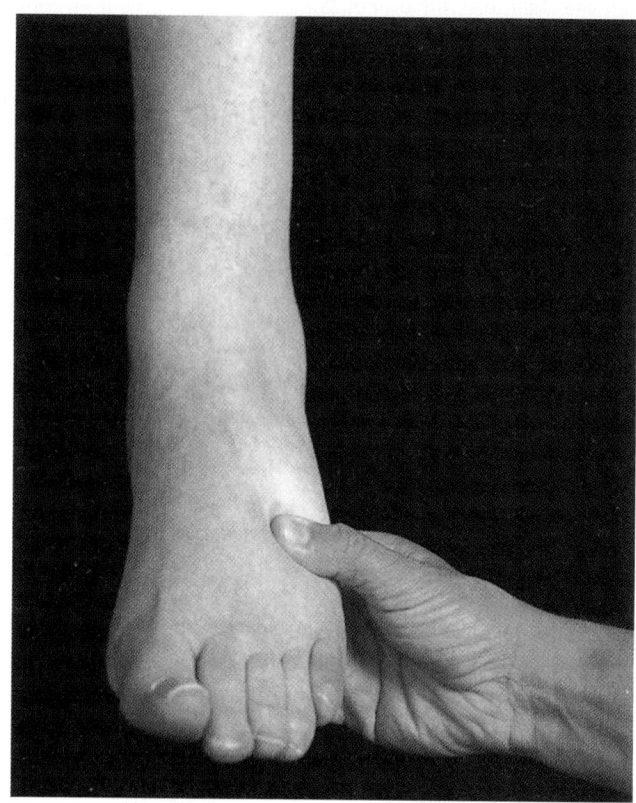

Unterschiedliche Umfänge der Beine
können auch auf eine Erkrankung wie
Muskelatrophie zurückzuführen sein.

Bei tiefer Venenthrombose weist das
Ausmaß des Ödems auf die Lokalisation des Verschlusses hin: in der
Wade, wenn der Unterschenkel oder
das Sprunggelenk geschwollen sind, in
den iliofemoralen Venen, wenn das
gesamte Bein geschwollen ist.

Gestaute Venen weisen auf eine
venöse Ursache des Ödems hin.

Ein schmerzendes, blasses, geschwol-
lenes Bein weist in Verbindung mit
einer druckschmerzhaften V. femoralis
auf eine tiefe iliofemorale Thrombose

Ein Ödem können Sie anhand einer *Umfangsmessung der Beine* feststellen und
so auch seinen Verlauf verfolgen. Messen Sie mit einem Maßband (1) den
Vorfuß, (2) den kleinstmöglichen Umfang über dem Sprunggelenk, (3) den
größten Umfang an der Wade und (4) den mittleren Oberschenkel über
der Patella bei gestrecktem Knie. Vergleichen Sie beide Seiten miteinander.
Ein Unterschied von über 1 cm direkt über dem Sprunggelenk oder von 2 cm
an der Wade ist bei gesunden Personen nicht normal und weist auf ein Ödem
hin.

Wenn Sie ein Ödem diagnostiziert haben, suchen Sie im peripheren Gefäßsystem nach möglichen Ursachen. Dazu gehören (1) tiefe Venenthrombose in
jüngster Vergangenheit, (2) chronische venöse Insuffizienz infolge vorheriger
tiefer Venenthrombose oder Insuffizienz der Venenklappen und (3) Lymphödeme. Prüfen Sie das Ausmaß der Schwellung. Wie weit reicht sie das Bein
hinauf?

Ist die Schwellung ein- oder beidseitig? Treten die Venen ungewöhnlich stark
hervor?

Prüfen Sie die Venen auf Druckschmerzhaftigkeit, die mit einer tiefen Venenthrombose einhergehen kann. Palpieren Sie die Leiste direkt medial des Femoralispulses auf Druckschmerzhaftigkeit der V. femoralis. Palpieren Sie dann die
Wade, wobei das Knie gebeugt und das Bein entspannt sein sollte. Drücken

Sie mit Ihren Fingerspitzen sanft die Wadenmuskulatur gegen die Tibia und achten Sie auf Druckschmerzhaftigkeit oder strangartige Verdickungen. Eine tiefe Venenthrombose muß sich jedoch nicht unbedingt klinisch manifestieren. Häufig ergibt sich die Diagnose aus einem starken klinischen Verdacht und anderen Untersuchungen.

hin. Druckschmerzhaftigkeit und strangartige Verdickungen tief in der Wade sind Hinweise auf eine tiefe Thrombose in diesem Bereich. Druckschmerzhaftigkeit der Wade kann jedoch auch ohne Thrombose vorkommen.

Beurteilen Sie die Farbe der Haut.

- Ist sie lokal gerötet? Falls ja, prüfen Sie die Temperatur an dieser Stelle und palpieren Sie vorsichtig auf den festen Strang einer thrombosierten Vene in diesem Bereich. Am häufigsten ist die Wade betroffen.

Lokale Schwellung, Rötung, Überwärmung und eine subkutane strangartige Verdickung weisen auf oberflächliche Thrombophlebitis hin.

- Sind nahe den Sprunggelenken bräunliche Bereiche festzustellen?

- Achten Sie auf Ulzerationen in der Haut. Wo befinden sie sich?

Eine bräunliche Färbung (Pigmentpurpura oder Dermite jaune d'ocre) oder Ulzerationen direkt über dem Sprunggelenk lassen auf eine chronische venöse Insuffizienz schließen.

- Tasten Sie die Dicke der Haut.

Verdickte (indurierte) Haut tritt bei Lymphödem und fortgeschrittener venöser Insuffizienz auf.

Bitten Sie den Patienten, aufzustehen und *inspizieren Sie das Saphena-System auf Varizen.* Wenn der Patient steht, können sich alle Varizen mit Blut füllen und dadurch sichtbar werden. Wenn der Patient liegt, können Sie diese leicht übersehen. Palpieren Sie auf Varizen und achten Sie auf Anzeichen einer Thrombophlebitis.

Varizen sind erweitert und gewunden. Ihre Wände können sich etwas verdickt anfühlen. In der folgenden Abbildung sind viele variköse Venen zu sehen.

Spezielle Untersuchungstechniken

Perkussionstest. Verlauf und Verbindungen von Varizen lassen sich feststellen, indem man überprüft, ob entlang der blutgefüllten Venen Druckwellen weitergeleitet werden. Bitten Sie den Patienten, sich hinzustellen. Palpieren Sie mit der einen Hand eine Varize und perkutieren Sie mit der anderen Hand etwas weiter unten fest auf die Vene. Tasten Sie, ob eine Druckwelle zu den Fingern Ihrer oben liegenden Hand übertragen wird. Eine tastbare Druckwelle zeigt an, daß die beiden Teile der Vene miteinander verbunden sind.

Eine Druckwelle kann auch nach unten weitergeleitet werden, allerdings nicht so leicht.

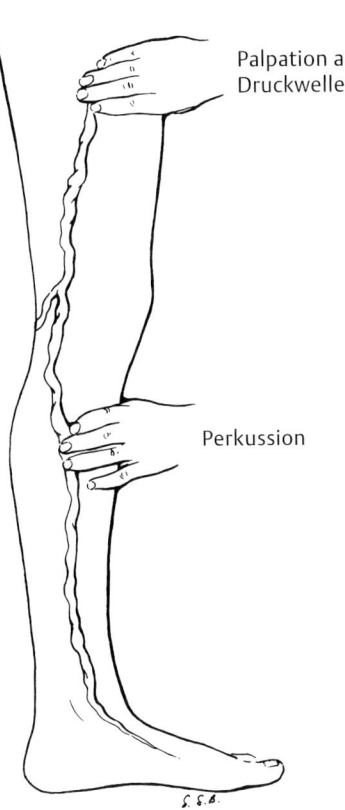

Palpation auf Druckwelle

Perkussion

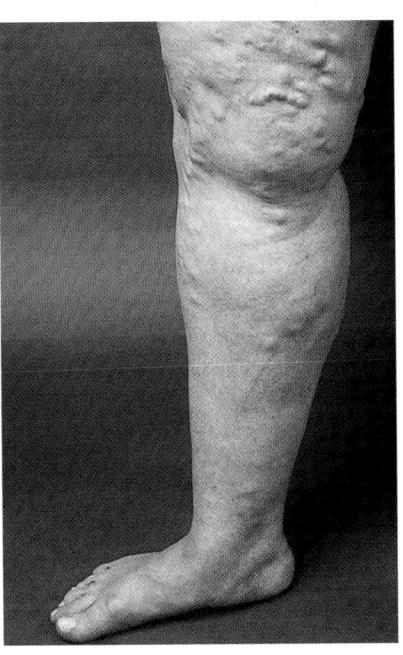

Beurteilung der Funktionsfähigkeit der Venenklappen. Mit dem *Trendelenburg-Test* (*retrograde Füllung*) können Sie die Funktionsfähigkeit der Klappen in den Perforansvenen und dem Saphena-System beurteilen. Beginnen Sie am liegenden Patienten. Heben Sie ein Bein ungefähr auf 90° an, um das venöse Blut zu entleeren.

Eine schnelle Füllung der oberflächlichen Venen bei Kompression der V. saphena weist auf insuffiziente Klappen in den Perforansvenen hin. Das Blut fließt schnell in retrograder Richtung aus dem tiefen Venensystem in das Saphena-System.

Komprimieren Sie die V. saphena magna am oberen Oberschenkel manuell oder mit einem Stauschlauch so stark, daß Sie die Vene, nicht jedoch die tieferen Gefäße blockieren. Bitten Sie den Patienten, aufzustehen. Halten Sie die Vene geschlossen und beobachten Sie die Venenfüllung im Bein. Normalerweise füllt sich die V. saphena von unten. Es dauert ungefähr 35 Sekunden, bis das Blut durch das Kapillarbett in das venöse System geflossen ist.

Eine plötzliche zusätzliche Füllung oberflächlicher Venen nach dem Lösen der Stauung deutet auf insuffiziente Klappen in der V. saphena hin.

Nachdem der Patient 20 Sekunden lang gestanden hat, lösen Sie die Stauung und suchen nach evtl. plötzlicher zusätzlicher Venenfüllung. Normalerweise ist keine vorhanden: Funktionstüchtige Klappen in der V. saphena blockieren den retrograden Blutstrom. Die Venen füllen sich weiterhin langsam.

Ergeben beide Schritte anomale Werte, ist der Test positiv-positiv.

Ergeben beide Untersuchungsschritte normale Werte, wird die Reaktion als negativ-negativ bezeichnet. Negativ-positive und positiv-negative Reaktionen können ebenfalls auftreten.

Beurteilung eines bettlägerigen Patienten. Bettlägerige Patienten, insbesondere wenn sie geschwächt oder älter sind oder unter neurologischen Störungen leiden, sind besonders anfällig für Hautläsionen und Ulzerationen. *Dekubitalgeschwüre* (Wundliegen) entstehen, wenn eine anhaltende Kompression verhindert, daß arterioläres und kapilläres Blut zur Haut fließt. Geschwüre können auch aufgrund von Scherkräften entstehen, die von den Bewegungen des Körpers erzeugt werden. Wenn ein Patient z. B. aus einer halb sitzenden Position im Bett nach unten rutscht oder aus einer liegenden Position nach oben gezogen statt gehoben wird, können diese Bewegungen die Weichteile des Gesäßes verschieben und die dort lokalisierten Arterien und Arteriolen abdrücken. Reibung und Feuchtigkeit erhöhen dieses Risiko noch.

Lokale Rötung der Haut ist ein Anzeichen für eine drohende Nekrose, auch wenn sich manche tiefe Dekubitalgeschwüre ohne vorausgehende Rötung entwickeln. Ulzerationen können ebenfalls auftreten.

Untersuchen Sie jeden dafür anfälligen Patienten, indem Sie sorgfältig die Haut über dem Sakrum, dem Gesäß, den Trochanteres majores, den Knien und den Fersen inspizieren. Drehen Sie den Patienten auf die Seite, um Sakrum und Gesäß untersuchen zu können.

Orthostatische Ödeme können sich bei bettlägerigen Patienten am Rücken statt in den Beinen manifestieren.

Untersuchen Sie den Patienten auch in der Seitenlage auf *Sakralödeme*. Drücken Sie mindestens 5 Sekunden lang fest auf den Sakralbereich und achten Sie auf evtl. Dellenbildung. Wenn Sie eine Dellenbildung feststellen, prüfen Sie zusätzliche Bereiche weiter oben am Rücken.

Beurteilung der arteriellen Versorgung der Hand. Wenn Sie eine Arterieninsuffizienz im Arm oder in der Hand vermuten, versuchen Sie, die *Ulnarpulse* sowie die Radialis- und Brachialispulse zu tasten. Palpieren Sie tief in der medialen Beugefläche des Handgelenks. Eine partielle Flexion des Handgelenks des Patienten kann dabei hilfreich sein. Der Puls einer normalen A. ulnaris ist evtl. trotzdem nicht tastbar.

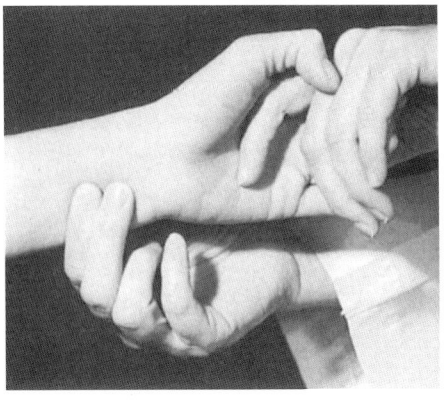

Eine arterielle Durchblutungsstörung tritt in den Armen seltener als in den Beinen auf. Die Thromboangiitis obliterans (*Buerger-Krankheit*) oder ein akuter Arterienverschluß (wie bei einer Embolie) können die Ursache sein und abgeschwächte oder fehlende Pulse am Handgelenk erzeugen.

Durch den *Allen-Test* erhalten Sie weitere Informationen. Dieser Test dient auch der Überprüfung der Durchgängigkeit der A. ulnaris vor der Punktion der A. radialis zur Entnahme von Blutproben. Der Patient sollte dabei die Hände mit den Handflächen nach oben in den Schoß legen.

Bitten Sie den Patienten, mit einer Hand eine Faust zu machen, komprimieren Sie dann die A. radialis und die A. ulnaris fest zwischen Daumen und übrigen Fingern. Bitten Sie den Patienten dann, die Faust zu öffnen und eine entspannte, leicht gebeugte Handhaltung einzunehmen. Die Handfläche ist abgeblaßt.

Wird die Hand vollständig gestreckt, kann dies ein Abblassen und ein falsch positives Testergebnis verusachen.

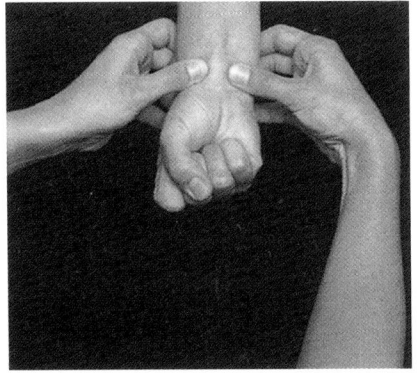
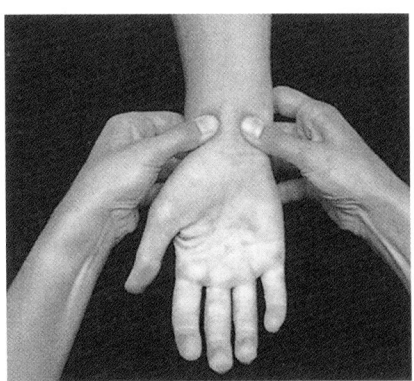

Lösen Sie den Druck über der A. ulnaris. Wenn die A. ulnaris durchgängig ist, werden die Handflächen innerhalb von 3–5 Sekunden wieder durchblutet.

Persistierende Blässe weist auf einen Verschluß der A. ulnaris oder ihrer distalen Äste hin.

Sie können die Durchgängigkeit der A. radialis testen, indem Sie den Druck auf die A. radialis lösen, während Sie die A. ulnaris weiterhin komprimieren.

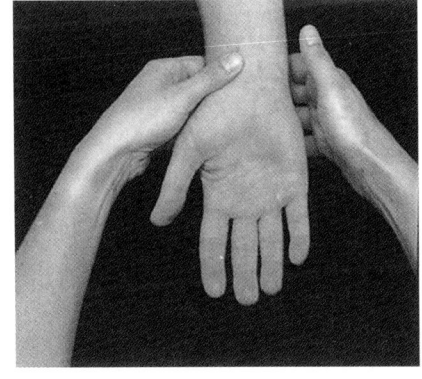
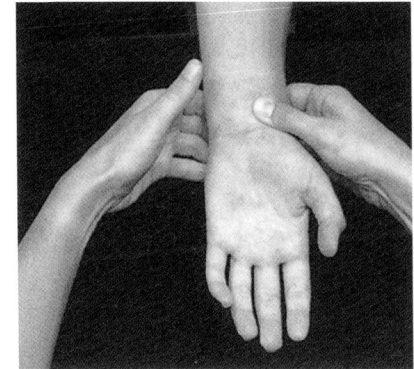

Eine ausgeprägte Blässe beim Anheben weist auf eine arterielle Verschlußkrankheit hin.

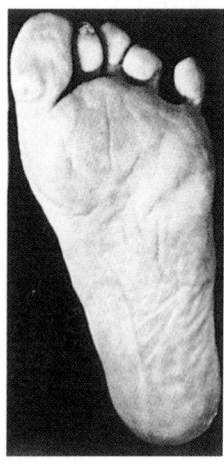 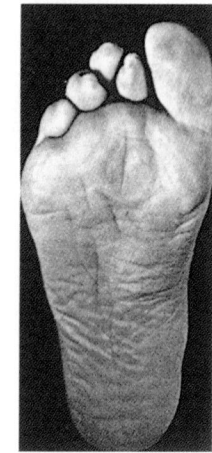

Ratschow-Lagerungsprobe bei chronisch arterieller Verschlußkrankheit. Weisen Schmerzen oder verminderte Pulse auf eine arterielle Verschlußkrankheit (eine unzureichende arterielle Durchblutung) hin, suchen Sie nach lageabhängigen Veränderungen der Hautfarbe. Heben Sie beide Beine ungefähr 60° bis zur maximalen Abblassung der Füße an – dies geschieht gewöhnlich innerhalb einer Minute. Bei hellhäutigen Patienten ist das Persistieren der normalen Farbe, wie an diesem rechten Fuß zu sehen, oder eine leichte Blässe normal.

Der Fuß in der Abbildung unten ist immer noch blaß, und die Venen beginnen gerade wieder, sich zu füllen – dies sind typische Anzeichen einer arteriellen Verschlußkrankheit.

Bitten Sie dann den Patienten, sich aufzusetzen und die Beine herunterhängen zu lassen. Vergleichen Sie die Füße miteinander und stellen Sie fest, wie lange es dauert,

- bis die Haut wieder ihre normale Fleischfarbe hat; normalerweise dauert das 10 Sekunden oder weniger,
- bis Fuß- und Sprunggelenkvenen wieder durchblutet werden; normalerweise dauert das ca. 15 Sekunden.

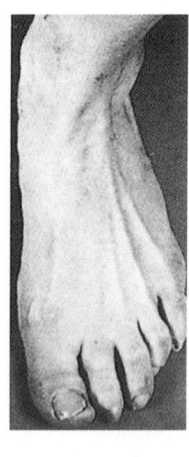 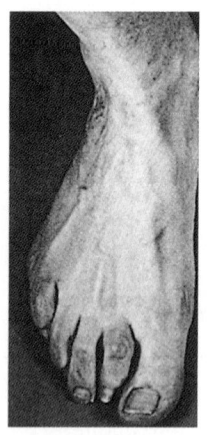

Der rechte Fuß hat eine normale Farbe und die Venen im Fuß haben sich gefüllt. Diese normalen Reaktionen weisen auf ausreichende Durchblutung hin.

Persistierender Rubor an unteren Körperpartien weist auf eine arterielle Verschlußkrankheit hin (S. 478). Bei insuffizienten Venen sind Rubor tiefgelegener Körperteile und der Zeitpunkt der Rückkehr der Farbe und der venösen Füllung keine zuverlässigen Zeichen für eine arterielle Verschlußkrankheit.

Achten Sie auf ungewöhnlichen *Rubor* (dunkle Rötung der Haut) am herabhängenden Fuß. Rubor kann erst nach einer Minute oder später auftreten.

Normale Reaktionen, die mit verminderten Arterienpulsen einhergehen, sind ein Zeichen dafür, daß sich um einen arteriellen Verschluß eine effiziente kollaterale Durchblutung gebildet hat.

Farbveränderungen sind bei dunkelhäutigeren Patienten schlechter zu erkennen. Inspizieren Sie die Fußsohlen auf diese Veränderungen und bei tangentialer Beleuchtung, um die Venen sichtbar zu machen.

(Aufnahmen der Füße: Kappert A, Winsor T: Diagnosis of Peripheral Vascular Diseases. Philadelphia, FA Davis, 1972)

Gesundheitsvorsorge und -beratung

Gesundheitsfördernde Verhaltensweisen (Sport treiben, sich gesund ernähren, den Blutdruck kontrollieren, nicht rauchen) senken das Risiko einer peripheren Gefäßerkrankung am wirksamsten. Empfehlungen für routinemäßige Screeningtests der Allgemeinbevölkerung beschränken sich auf die Palpation der peripheren Pulse und die Inspektion von Beinen und Füßen. Obwohl periphere Gefäßerkrankungen bei über 50jährigen recht häufig sind, haben nur 1–2 % der Bevölkerung die entsprechenden Beschwerden: Schmerzen, Abgeschlagenheit oder Schwäche der Beinmuskulatur beim Gehen, Abbklingen der Beschwerden in Ruhe. Symptome treten mit höherer Wahrscheinlichkeit bei Rauchern und besonders bei Diabetikern auf, bei denen mehr als die Hälfte aller Amputationen durchgeführt wird. Ärzte sollten Raucher dazu bewegen, das Rauchen aufzugeben, und sie dabei unterstützen (S. 268). Diabetiker sollten eine optimale Glucosekontrolle anstreben und Maßnahmen für eine gute Fußpflege ergreifen: tägliche Inspektion der Füße auf Hautschäden und Ulzerationen, gut passende Schuhe und regelmäßige Besuche bei einem Fußpfleger.

Tabelle 16.1 Chronische arterielle und venöse Insuffizienz

Chronische arterielle Verschlußkrankheit *(fortgeschritten)*	Chronische venöse Insuffizienz *(fortgeschritten)*

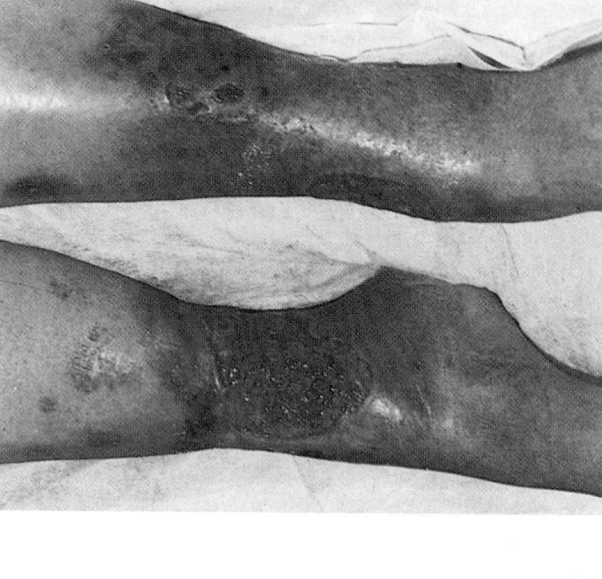

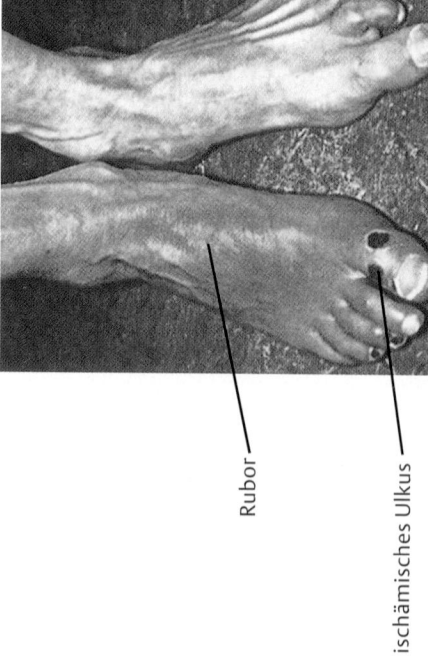

Rubor

ischämisches Ulkus

	Chronische arterielle Verschlußkrankheit	Chronische venöse Insuffizienz
Schmerzen	Claudicatio intermittens, fortschreitend bis auch Ruheschmerzen auftreten	Keine bis starke Schmerzen beim Herabhängenlassen
Pulse	Abgeschwächt oder fehlend	Normal, kann evtl. durch Ödem schwer tastbar sein
Farbe	Blaß, insbesondere beim Anheben; dunkelrot bei herabhängendem Fuß	Normal oder zyanotisch beim Herabhängen. Petechien und braune Pigmentierung erscheinen bei chronischer Erkrankung
Temperatur	Kalt	Normal
Ödem	Fehlend oder geringgradig; kann sich entwickeln, wenn der Patient versucht, den Ruheschmerz durch Herabhängenlassen des Beines zu lindern	Vorhanden, häufig ausgeprägt
Hautveränderungen	Trophische Veränderungen: dünne, glänzende, atrophische Haut; Haarausfall an Fuß und Zehen; Nägel verdickt und gefurcht	Häufig braune Pigmentierung um den Knöchel, Stauungsdermatitis und evtl. Verdickung der Haut sowie Umfangsabnahme des Beins bei Vernarbung
Ulzerationen	Falls vorhanden, an Zehen oder verletzten Stellen am Fuß	Entwickelt sich unter Umständen an den Knöcheln, insbesondere medial
Gangrän	Entstehung möglich	Entwickelt sich nicht

(Bildnachweis: *Arterielle Verschlußkrankheit* – Kappert A, Winsor T: Diagnosis of Peripheral Vascular Disease. Philadelphia, FA Davis, 1972; *Venöse Insuffizienz* – Marks R: Skin Disease in Old Age. Philadelphia, JB Lippincott, 1987)

Tabelle 16.2 Häufige Geschwüre an Füßen und Sprunggelenken

	Arterielle Verschlußkrankheit	Chronische venöse Insuffizienz	Neuropathisches Ulkus (Mal perforans)
Lokalisation	Zehen, Füße oder evtl. verletzte Regionen (z. B. Schienbein)	Am Innen- oder manchmal am Außenknöchel	Druckstellen in Bereichen mit Sensibilitätsstörungen, wie bei diabetischer Polyneuropathie
Haut um das Ulkus	Kein Kallus oder Pigmentüberschuß, kann atrophisch sein	Pigmentiert, manchmal fibrotisch	Kallusbildung
Schmerz	Häufig stark, außer bei Überdeckung durch Neuropathie	Nicht stark	Fehlt (das Ulkus kann daher unbemerkt bleiben)
Gleichzeitige Gangrän	Kann vorhanden sein	Fehlt	Fehlt bei unkompliziertem neuropathischem Ulkus
Begleitsymptome	Abgeschwächte Pulse, trophische Störungen, Blässe des Fußes beim Anheben, ausgeprägter Rubor beim Herabhängenlassen	Ödem, Pigmentierung, Stauungsdermatitis und evtl. Zyanose am Fuß beim Herabhängenlassen	Sensibilitätsstörungen, fehlender Achillessehnenreflex

(Bildnachweis: Marks R: Skin Disease in Old Age. Philadelphia, JB Lippincott, 1987)

479

Tabelle 16.3 Ätiologie und klinische Bilder des Ödems

Die Ursachen des Ödems lassen sich grob in zwei Gruppen einteilen: (1) *systemische Ursachen*, wie dekompensierte Herzinsuffizienz, Hypalbuminämie und übermäßige Natrium- und Wasserretention in den Nieren, und (2) *lokale Ursachen*, wie venöse Stauung, Lymphstau und – beim sog. orthostatischen Ödem – längeres
Sitzen oder Stehen. Eine erhöhte Permeabilität der Kapillaren kann entweder lokal oder generalisiert auftreten.

	Ätiologie des Ödems	Verteilung des Ödems	Mögliche Begleiterscheinungen
Rechtsherzinsuffizienz 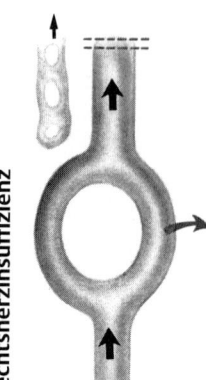	Die verminderte Fähigkeit des Herzens, venöses Blut vorwärts zu pumpen, erhöht den hydrostatischen Druck in den Venen und Kapillaren und führt zu Stauungen und Flüssigkeitsverlust in das Gewebe.	Das Ödem tritt zuerst in den untersten Bereichen des Körpers auf, in denen der hydrostatische Druck am höchsten ist (d.h. in Füßen und Beinen). Bei einem bettlägerigen Patienten liegt der Rücken am niedrigsten und wird ödematös.	Erhöhter Jugularvenendruck, vergrößerte und häufig druckschmerzhafte Leber, vergrößertes Herz, S_3.
Hypalbuminämie 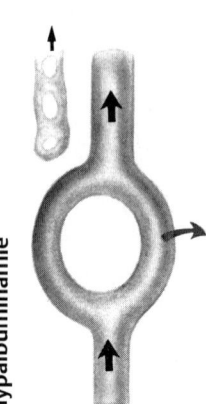	Ein verminderter kolloidosmotischer Druck im Plasma ermöglicht den übermäßigen Austritt von Flüssigkeit in das Interstitium, die dort verbleibt. Zu den Ursachen gehören Zirrhose, nephrotisches Syndrom und schwere Mangelernährung.	Das Ödem kann zuerst im losen Subkutangewebe der Augenlider auftreten, insbesondere, wenn sich der Patient nachts hinlegt. Es kann sich aber auch zuerst an den Füßen und Beinen zeigen. Bei einer Zirrhose ist der Aszites häufig als erstes sichtbar. Bei fortgeschrittener Zirrhose kann ein generalisiertes Ödem auftreten.	Der Serumalbuminspiegel ist niedrig. Anzeichen einer chronischen Lebererkrankung wie Aszites, Spider-Nävi und Ikterus. Die Symptome des nephrotischen Syndroms variieren mit der Ursache.
Übermäßige Natrium- und Wasserretention in der Niere 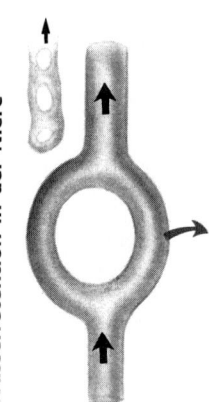	Die Nieren können ein Ödem verursachen, wenn sie übermäßig Natrium und Wasser zurückhalten, von dem ein Teil dann ins Interstitium gelangt. Medikamente wie Kortikosteroide, Östrogene und manche Antihypertensiva können hierfür verantwortlich sein.	Das Ödem beginnt gewöhnlich in den untersten Regionen und breitet sich dann evtl. aus.	Gewöhnlich keine.

	Mechanismus	Ausbreitung	Klinische Befunde
Venöse Stauung infolge eines Verschlusses oder Insuffizienz 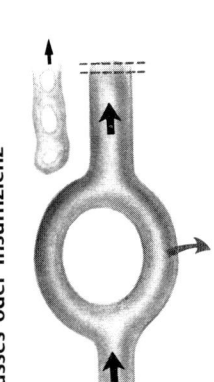	Eine Thrombophlebitis kann die venöse Drainage behindern. Die Venenklappen können durch eine Thrombophlebitis beschädigt oder infolge Varizen insuffizient werden. Seltener werden die Venen von außen durch einen Tumor oder eine Fibrose komprimiert. In jedem Fall steigt der hydrostatische Druck in den Venen und Kapillaren und führt zu einem übermäßigen Flüssigkeitsverlust in das Gewebe.	Das Ödem ist auf den Verschlußbereich, häufig ein Bein, seltener beide Beine oder einen Arm begrenzt. Eine blokkierte V. cava superior kann ein Ödem im gesamten Oberkörper verursachen.	Lokale Schwellung und erhöhter Gewebeturgor. Sind große Venen wie die V. cava superior oder die Vv. iliacae und femorales beteiligt, kann ein ausgeprägteres Muster erweiterter Venen sichtbar sein. Eine Phlebitis ist manchmal von Druckschmerzhaftigkeit begleitet. Anzeichen venöser Insuffizienz s. S. 479.
Lymphatische Stauung (Lymphödem) 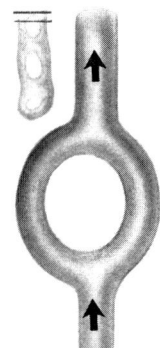	Lymphgefäße können kongenital abnorm oder durch einen Tumor, eine Fibrose oder Entzündung verschlossen sein.	Lokal, häufig unter Beteiligung eines oder beider Beine. Ein Lymphödem am Arm kann Folge einer Ausräumung der Achsellymphknoten und einer Strahlentherapie sein.	Indurierte Haut im betroffenen Bereich. Außer im Frühstadium läßt sich ein Lymphödem normalerweise nicht eindrücken.
Orthostatisches Ödem 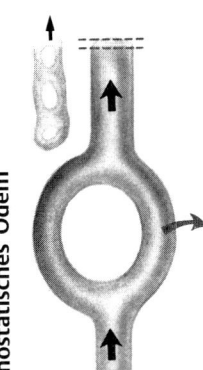	Langes Sitzen oder Stehen ohne ausreichende Muskelaktivität zur Förderung des venösen Flusses („Muskelpumpe") erhöht den Druck in den Venen und Kapillaren und so den Übertritt von Flüssigkeit in das Interstitium.	Die am tiefsten liegenden Bereiche (z. B. die Beine).	Keine. Erheben Sie eine umfassende Anamnese, dazu gehört auch die Frage nach langen Reisen. Patienten, die nach langer Bettlägerigkeit aufstehen, sind anfänglich besonders anfällig für ein orthostatisches Ödem.
Erhöhte Kapillarpermeabilität 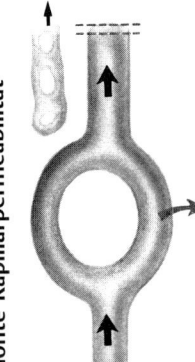	Bei erhöhter Kapillarpermeabilität gelangen Proteine in das Interstitium. Der interstitielle kolloidosmotische Druck steigt und zieht übermäßig Flüssigkeit mit. Zu den Ursachen gehören u. a. Verbrennungen, Schlangenbisse und Allergien.	Gewöhnlich lokal, von der Ursache abhängig; kann generalisieren.	Unterschiedlich.

Tabelle 16.4 Periphere Ursachen eines Ödems (Beispiele)

	Orthostatisches Ödem	Lymphödem	Lipödem	Chronische venöse Insuffizienz[a]
Ursachen	Ödem infolge langen Sitzens oder Stehens	Lymphstau	Fettablagerungen an Beinen (kein echtes Ödem)	Chronischer Verschluß oder Klappeninsuffizienz der tiefen Venen
Merkmale des Ödems	Weich, eindrückbar	Im Frühstadium weich, verhärtet sich später, läßt sich dann nicht mehr eindrücken	Minimal, falls überhaupt vorhanden	Weich, eindrückbar; kann sich später verhärten
Hautverdickung	Fehlt	Deutlich vorhanden	Fehlt	Kann vorhanden sein, insbesondere nahe dem Sprunggelenk
Ulzeration	Fehlt	Selten	Fehlt	Häufig
Pigmentierung	Fehlt	Fehlt	Fehlt	Häufig
Ödem am Fuß	Vorhanden	Vorhanden, schließt Zehen ein	Fehlt	Häufig vorhanden
Beidseitiges Ödem	Immer	Häufig	Immer	Gelegentlich

[a] Das hier beschriebene fortgeschrittene Stadium bezieht sich auf eine *tiefe venöse Insuffizienz*, auch postthrombotisches Syndrom genannt. Die *oberflächliche venöse Insuffizienz* schreitet selten bis zu diesem Stadium fort; sie manifestiert sich häufig als geringgradiges beidseitiges Ödem, das sich über Nacht zurückbildet.

Kapitel 17

Bewegungsapparat

Anatomie und Physiologie

Das vorliegende Kapitel verschafft Ihnen einen Überblick über Aufbau und Funktion der wichtigsten Gelenke und der sie verbindenden Knochen, Muskeln und Weichteile sowie Bänder, Sehnen und Schleimbeutel. Die Kenntnis der wichtigen knöchernen Orientierungspunkte und Weichteilstrukturen der Gelenke ist entscheidend für die systematische Beurteilung der Funktion des Bewegungsapparats. Setzen Sie den Inhalt dieses Abschnitts über Anatomie und Physiologie in die Praxis um, indem Sie die wichtigen anatomischen Merkmale der Gelenke an sich selbst oder einem Kommilitonen kennenlernen. Der Abschnitt „Übersicht" soll Sie über die Charakteristika der Gelenke informieren. Wenden Sie sich dann dem Abschnitt Untersuchungstechniken zu, um für jedes Gelenk die grundlegenden Schritte der Untersuchung zu lernen – Inspektion; Palpation zur Identifizierung der knöchernen Orientierungspunkte und der Weichteilstrukturen; Beurteilung des Bewegungsumfangs (die Richtungen der Gelenkbewegungen); und Verfahren zur Prüfung der Gelenkfunktion.

Die ersten beiden Teile dieses Kapitels sind „von Kopf bis Fuß" aufgebaut. Sie beginnen mit dem Kiefergelenk und den oberen Extremitäten und schreiten dann über Wirbelsäule und Hüftgelenke zu den Gelenken der unteren Extremitäten fort.

Aufbau und Funktion von Gelenken

Um die Gelenkfunktionen zu verstehen, sollten Sie zuerst die verschiedenen Arten von Gelenken und die Art ihrer Artikulation (Verbindung) sowie die Rolle der Schleimbeutel bei der Erleichterung der Gelenkbewegungen wiederholen.

Arten von Knochenverbindungen. Es gibt drei Haupttypen der Artikulation von Gelenken – synovial, knorpelig und fibrös –, die unterschiedliche Grade von Gelenkbewegungen erlauben.

Art der Knochenverbindung	Beweglichkeit	Beispiel
Echtes Gelenk	Frei beweglich	Knie, Schulter
Knorpelig	Wenig beweglich	Wirbelkörper der Wirbelsäule
Fibrös	Unbeweglich	Schädelnähte

In Synovialgelenken oder echten Gelenken berühren sich die Knochen nicht; diese Gelenke sind *frei beweglich.* Die Knochen sind von Gelenkknorpel bedeckt und durch eine Gelenkhöhle voneinander getrennt, die, wie unten dargestellt, die Gelenkbewegungen abfedert. Die *Membrana synovialis* oder *Synovialis* kleidet die Gelenkhöhle aus, in die sie eine kleine Menge visköser Gelenkschmiere abgibt – die *Synovia.* Die Membran ist an den Rändern des Gelenkknorpels befestigt. Sie ist ausgebuchtet oder gefaltet und ermöglicht so die Bewegung des Gelenks. Die Synovialis ist von einer fibrösen Gelenkkapsel umgeben, die ihrerseits durch Bänder verstärkt wird, die sich von Knochen zu Knochen ziehen.

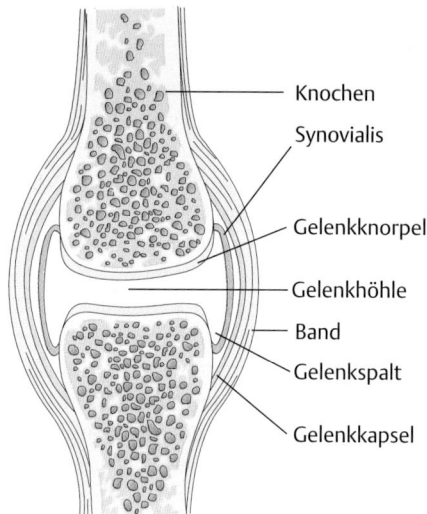

Knochen
Synovialis
Gelenkknorpel
Gelenkhöhle
Band
Gelenkspalt
Gelenkkapsel

Synovialgelenk

Knorpelige Knochenverbindungen wie die zwischen Wirbeln sind *wenig beweglich.* Die Oberfläche der Knochen ist hier von einer faserknorpeligen Gelenkzwischenscheibe getrennt. In der Mitte jeder Zwischenscheibe befindet sich der *Nucleus pulposus,* ein fibrös-gallertartiger Kern, der ein Polster oder einen Puffer zwischen den Knochenoberflächen bildet.

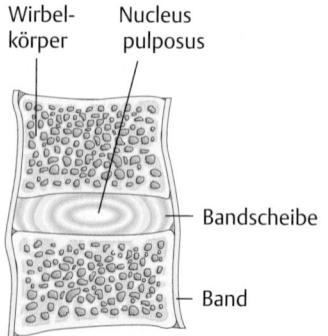

Wirbel-
körper
Nucleus
pulposus
Bandscheibe
Band

Knorpelige Knochenverbindung

In fibrösen Knochenverbindungen wie den Schädelnähten werden die Knochen durch dazwischen liegende Lagen aus Bindegewebe oder Knorpel zusammengehalten. Die Knochen stehen fast in direktem Kontakt, so daß keine wahrnehmbare Bewegung möglich ist.

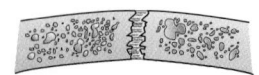

Fibröse Knochenverbindung

Wenn Sie sich mit den Untersuchungstechniken im Hinblick auf den Bewegungsapparat vertraut machen, sollten Sie den Zusammenhang zwischen der Anatomie einer Knochenverbindung und ihrem Bewegungsspektrum im Hinterkopf haben. Viele der Knochenverbindungen, die wir untersuchen, sind echte (bewegliche) Gelenke. Die Form der artikulierenden Oberflächen von echten Gelenken bestimmt die Art der Bewegung im Gelenk. *Kugelgelenke* bestehen aus einem Gelenkkopf und einer Gelenkpfanne – einer rundlichen, konvexen Oberfläche, die mit einer schalenförmigen Vertiefung artikuliert. Dies ermöglicht ein großes Spektrum an Rotationsbewegungen wie bei Schulter oder Hüfte. *Scharniergelenke* sind eben, planar oder leicht gekrümmt und erlauben nur eine Gleitbewegung in einer Ebene wie bei der Flexion und Extension der Finger. Bei *Eigelenken* (Ellipsoidgelenken) wie dem Knie sind die artikulierenden Oberflächen konvex oder konkav und werden als Kondylen bezeichnet.

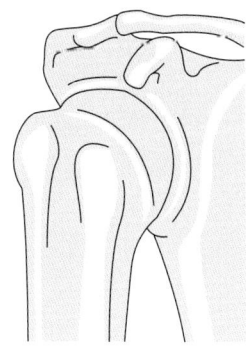

Kugelgelenk

Echte Gelenke			
Gelenktyp	**Artikulationsform**	**Bewegung**	**Beispiel**
Kugelgelenk	Konvexe Oberfläche in konkaver Vertiefung	Weitgreifende Flexion, Extension, Abduktion, Adduktion, Rotation, Zirkumduktion	Schulter, Hüfte
Scharniergelenk	Eben, planar	Bewegung in einer Ebene; Flexion, Extension	Interphalangealgelenke von Hand und Fuß; Ellenbogen
Eigelenk	Konvex oder konkav	Bewegung der beiden artikulierenden Oberflächen nicht trennbar	Knie; Kiefergelenk

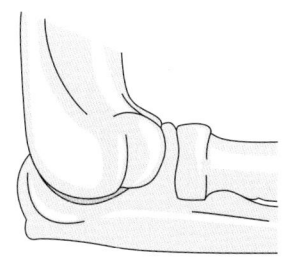

Scharniergelenk

Schleimbeutel. Die Bewegung der Gelenke wird von mehr oder weniger scheibenförmigen Schleimbeuteln oder Bursae erleichtert, die es benachbarten Muskeln oder Muskeln und Sehnen während einer Bewegung erlauben, übereinander zu gleiten. Sie liegen zwischen der Haut und der konvexen Fläche eines Knochens oder Gelenks (z. B. die Bursa praepatellaris des Knies, S. 502) oder in Bereichen, in denen Sehnen oder Muskeln an Knochen, Bändern bzw. anderen Sehnen oder Muskeln reiben (wie die Bursa subacromialis der Schulter, S. 490).

Die Kenntnis der zugrundeliegenden Anatomie und Bewegung von Gelenken wird Ihnen bei der Untersuchung von verletzten Gelenken helfen. Das Wissen über Weichteilstrukturen, Bänder, Sehnen und Schleimbeutel wird Ihnen die Beurteilung der Veränderungen bei Arthritis erleichtern.

Kiefergelenk

Übersicht, knöcherne Strukturen und Gelenke. Das Kiefergelenk (Articulatio temporomandibularis), das sich pro Tag bis zu 2000 Mal öffnet und schließt, ist das aktivste Gelenk des Körpers. Es wird von der Fossa mandibularis und dem Tuberculum articulare des Schläfenbeins und dem Unterkieferköpfchen (Processus condylaris mandibulae) gebildet. Es liegt auf halber Strecke zwischen dem äußeren Gehörgang und dem Jochbogen.

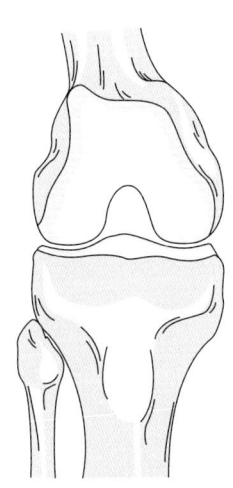

Eigelenk

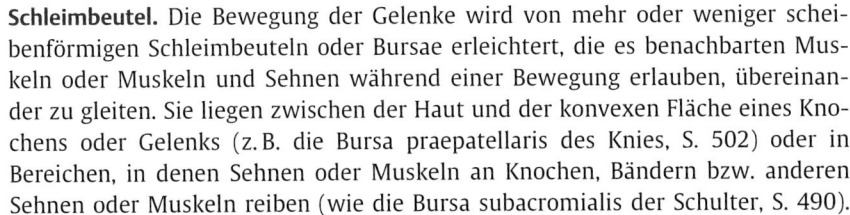

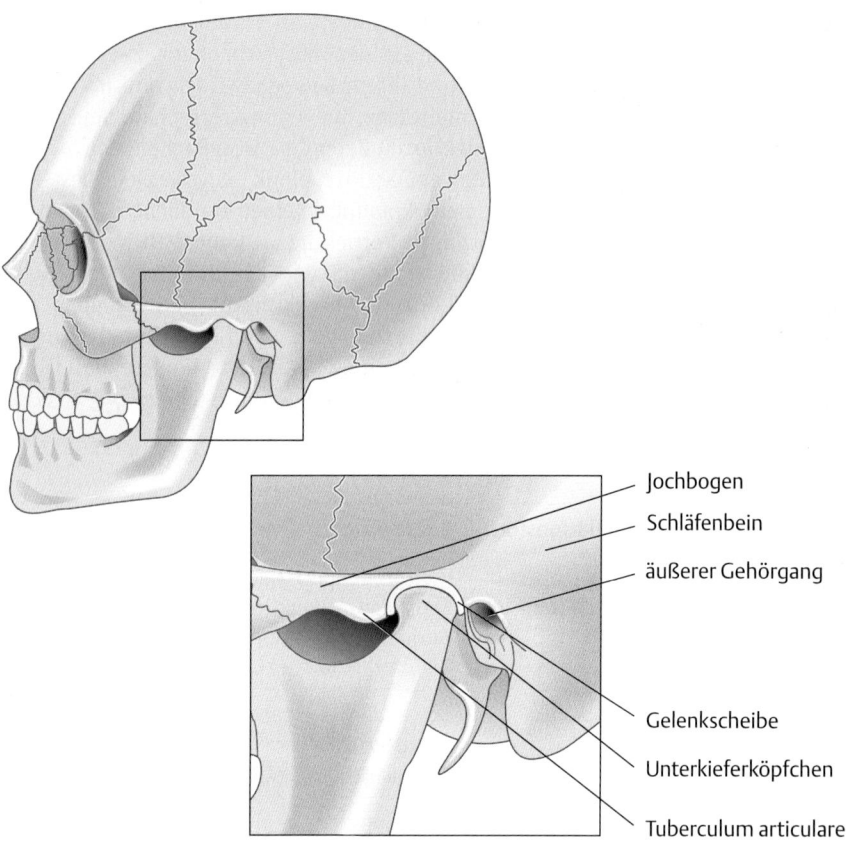

Jochbogen
Schläfenbein
äußerer Gehörgang
Gelenkscheibe
Unterkieferköpfchen
Tuberculum articulare

Eine faserknorpelige Scheibe federt die Wirkung des Unterkieferköpfchens auf die Synovialis und die Kapsel der artikulierenden Oberflächen des Schläfenbeins ab. Es handelt sich um ein Eigelenk.

Muskelgruppen und weitere Strukturen. Die wichtigsten Muskeln für die Öffnung des Mundes sind die *Mm. pterygoidei laterales*. Für das Schließen des Mundes sind die vom N. trigeminus (V) innervierten Muskeln (S. 559) verantwortlich: der *M. masseter*, der *M. temporalis* und die *Mm. pterygoidei mediales*.

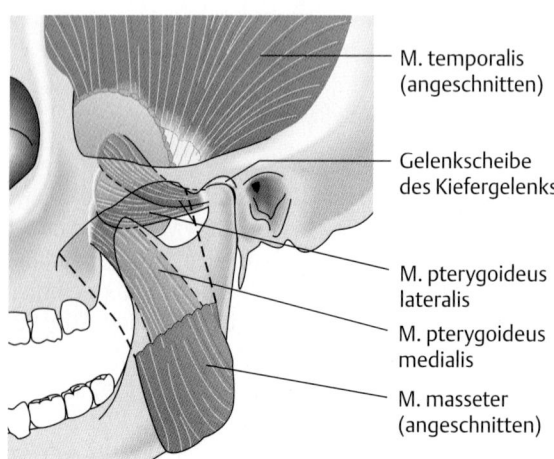

M. temporalis
(angeschnitten)

Gelenkscheibe
des Kiefergelenks

M. pterygoideus
lateralis

M. pterygoideus
medialis

M. masseter
(angeschnitten)

Schulter

Übersicht. Das Schultergelenk (Articulatio humeri) ist durch einen großen Bewegungsumfang in alle Richtungen gekennzeichnet. Der Humerus hängt praktisch frei am Schulterblatt und wird von der Gelenkkapsel und einem Geflecht von Muskeln, Sehnen und Bändern in der flachen Gelenkpfanne des Schulterblatts festgehalten.

Die Beweglichkeit der Schulter beruht auf einem komplexen Zusammenspiel von drei Gelenken, drei großen Knochen und drei Hauptmuskelgruppen, die gemeinsam häufig als *Schultergürtel* bezeichnet werden. Das Schlüsselbein (Clavicula) und das Akromion stabilisieren den Schultergürtel, so daß der Humerus nach außen und vom Körper weg schwingen kann, wodurch die Schulter ihren bemerkenswerten Bewegungsumfang erhält.

Knöcherne Strukturen. Die knöchernen Strukturen der Schulter umfassen den Humerus, das Schlüsselbein und das Schulterblatt (Scapula). Das Schulterblatt ist nur über das mediale Schlüsselbeingelenk (Sternoklavikulargelenk) und ansetzende Muskeln am Rumpfskelett verankert. Dies wird auch als *skapulothorakale Artikulation* bezeichnet.

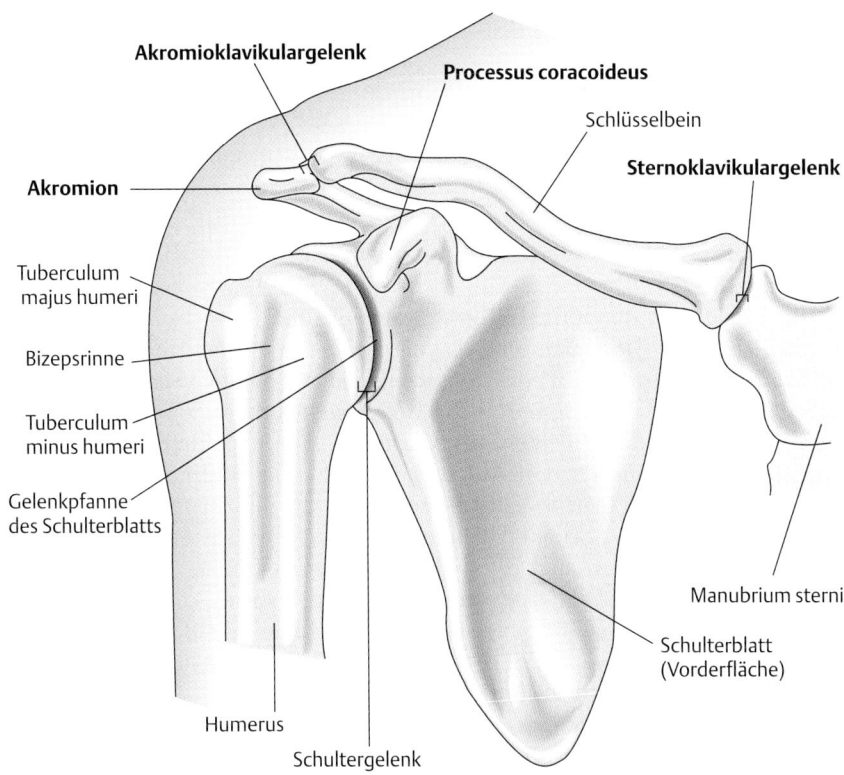

Identifizieren Sie das Manubrium sterni, das mediale Schlüsselbeingelenk (Sternoklavikulargelenk) und das Schlüsselbein. Fahren Sie mit Ihren Fingern am Schlüsselbein entlang nach lateral. Folgen Sie nun von hinten der Schulterblattgräte (Spina scapulae) lateral nach oben, bis sie in die äußerste Spitze des Schul-

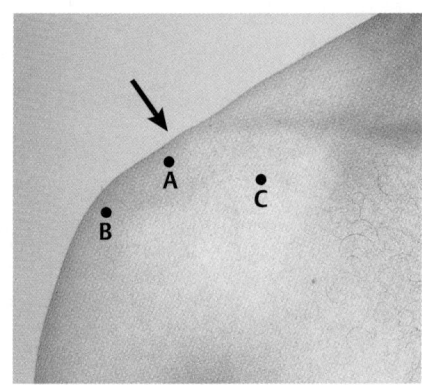

terblatts, das *Akromion,* ausläuft. Seine Oberfläche ist rauh und leicht konvex. Identifizieren Sie die vordere Spitze des Akromions (A) und markieren Sie sie mit einem Stift. Legen Sie Ihren Zeigefinger direkt hinter die Spitze des Akromions und drücken Sie nach medial, um den leicht erhabenen Kamm zu finden, der das distale Ende des Schlüsselbeins markiert. Diese Verbindung ist das Akromioklavikulargelenk (s. Pfeil). Bewegen Sie Ihren Finger nach lateral und etwas weiter nach unten zum nächsten Knochenvorsprung, dem *Tuberculum majus humeri* (B). Markieren Sie diese Stelle mit einem Stift. Fahren Sie nun mit Ihrem Finger einige Zentimeter nach medial, bis Sie einen großen Knochenvorsprung, den *Processus coracoideus* (Rabenschnabelfortsatz) des Schulterblatts (C), tasten. Markieren Sie auch diese Stelle. Diese drei Punkte – die Spitze des Akromions, das Tuberculum majus humeri und der Processus coracoideus – dienen Ihnen als Anhaltspunkte zur Orientierung im Schulterbereich.

Gelenke. Im Schulterbereich gibt es drei verschiedene Gelenke.

▪ Das *Schultergelenk* (Articulatio humeri). In diesem Gelenk artikuliert der Humeruskopf mit der flachen Gelenkpfanne des Schulterblatts. Dieses Gelenk liegt tief und ist normalerweise nicht palpabel. Es ist ein klassisches Kugelgelenk und ermöglicht die große Beweglichkeit des Arms – Flexion, Extension, Abduktion (Bewegung vom Rumpf weg), Adduktion (Bewegung zum Rumpf hin), Rotation und Zirkumduktion.

▪ Das *mediale Schlüsselbeingelenk* (Sternoklavikulargelenk). Das konvexe mediale Ende des Schlüsselbeins artikuliert mit der konkaven Ausbuchtung im oberen Bereich des Brustbeins.

▪ Das *Akromioklavikulargelenk.* Das laterale Ende des Schlüsselbeins artikuliert mit dem Akromion, der Spitze des Schulterblatts.

Muskelgruppen. Drei Muskelgruppen setzen an der Schulter an:

▪ Die *skapulohumerale Gruppe.* Diese Gruppe erstreckt sich vom Schulterblatt zum Humerus. Sie umfaßt den M. deltoideus, den M. teres major und Muskeln, die direkt am Humerus ansetzen und als *Rotatorenmanschette* oder „SITS-Muskeln" (Mm. **s**upraspinatus, **i**nfraspinatus, **t**eres minor und **s**ubscapularis) bezeichnet werden. Die Faserkapsel des Schultergelenks wird durch die Sehnen der SITS-Muskeln verstärkt. Der M. supraspinatus, der über dem Schultergelenk verläuft, sowie der M. infraspinatus und der M. teres minor, die das Schultergelenk posterior kreuzen, setzen alle am Tuberculum majus humeri an. Der M. subscapularis (hier nicht dargestellt), entspringt an der Vorderfläche des Schulterblatts (Facies costalis scapulae), kreuzt das Gelenk anterior und setzt am Tuberculum minus an. Die skapulohumerale Gruppe dreht die Schulter nach lateral (die Rotatorenmanschette) und senkt und dreht den Humeruskopf.

▪ Die *axioskapulare Gruppe.* Diese Gruppe verbindet den Rumpf mit dem Schulterblatt und umfaßt die Mm. trapezius, rhomboidei, serratus anterior und levator scapulae. Diese Muskeln drehen und fixieren das Schulterblatt und ziehen die Schulter zurück.

▪ Die *axiohumerale Gruppe.* Diese Gruppe verbindet den Rumpf mit dem Humerus. Zu ihr gehören der M. pectoralis major, der M. pectoralis minor und der M. latissimus dorsi. Diese Muskeln bewirken eine Einwärtsdrehung der Schulter.

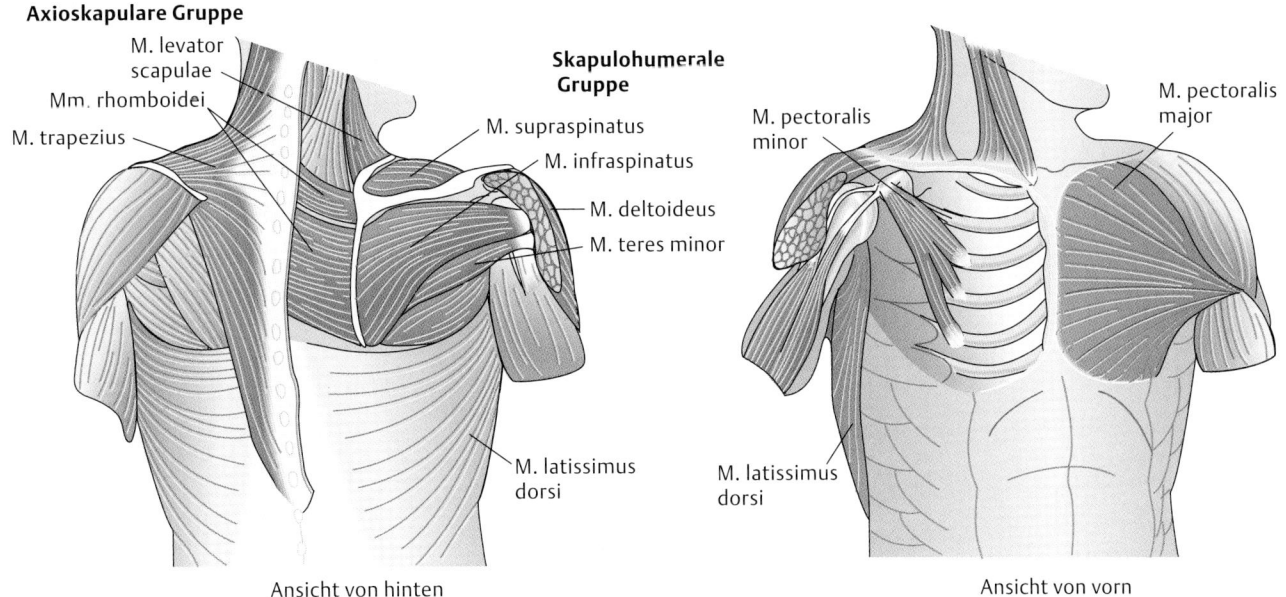

Axioskapulare Gruppe

M. levator
scapulae

Mm. rhomboidei

M. trapezius

**Skapulohumerale
Gruppe**

M. supraspinatus

M. infraspinatus

M. deltoideus

M. teres minor

M. latissimus
dorsi

Ansicht von hinten

M. pectoralis
minor

M. pectoralis
major

M. latissimus
dorsi

Ansicht von vorn

Axioskapulare Gruppe (zieht die Schulter zurück)
Skapulohumerale Gruppe (dreht die Schulter nach lateral;
umfaßt Rotatorenmanschette)

Axiohumerale Gruppe (dreht Schulter nach innen)

Die Mm. biceps und triceps, die das Schulterblatt mit den Knochen des Unterarms verbinden, sind ebenfalls an der Schulterbewegung beteiligt, insbesondere
an der Abduktion.

Weitere Strukturen. Für die Bewegung der Schulter sind auch die *Gelenkkapsel*
und die *Bursae* wichtig. Das Schultergelenk ist von einer fibrösen Gelenkkapsel
umgeben, die aus den Sehnenansätzen der Rotatorenmanschette und anderer
kapsulärer Muskeln gebildet wird. Die Lockerheit der Kapsel erlaubt es den
Schulterknochen, sich zu trennen, und trägt zum großen Bewegungsumfang
des Schultergelenks bei. Die Kapsel ist von einer Synovialis mit zwei Ausbuchtungen – der Bursa subscapularis und der Sehnenscheide der Sehne des langen
Bizepskopfes – ausgekleidet.

Drehen Sie zur Lokalisation der Bizepssehne den Arm nach außen und lokalisieren Sie den Sehnenstrang, der genau medial zum Tuberculum majus humeri
verläuft. Rollen Sie ihn unter Ihren Fingern. Dies ist die *Sehne des langen Bizepskopfes*. Sie verläuft in der Bizepsrinne zwischen dem Tuberculum majus und
dem Tuberculum minus.

Die wichtigste Bursa der Schulter ist die Bursa subacromialis, die zwischen dem
Akromion und dem Humeruskopf und über der Sehne des M. supraspinatus
liegt. Normalerweise läßt sich weder die Sehne des M. supraspinatus noch die
Bursa subacromialis tasten. Wenn aber die Oberflächen der Bursa entzündet
sind (Bursitis subacromialis) können genau unterhalb der Spitze des Akromions
Druckschmerzhaftigkeit und Schmerzen bei Abduktion und Rotation auftreten,
und die Bewegung verläuft nicht mehr flüssig.

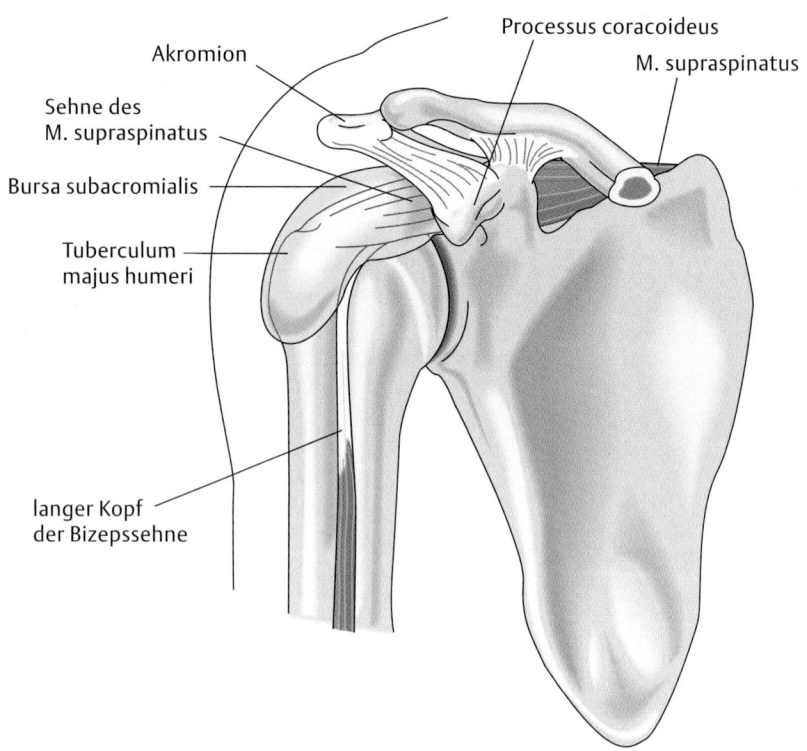

Ellenbogen

Übersicht, knöcherne Strukturen und Gelenke. Der Ellenbogen ist an der Positionierung der Hand im Raum beteiligt und stabilisiert die Hebelwirkung des Unterarms. Das Ellenbogengelenk wird vom Humerus und den beiden Knochen des Unterarms, Radius und Ulna, gebildet. Identifizieren Sie den medialen und den lateralen Epikondylus des Humerus und das Olekranon der Ulna.

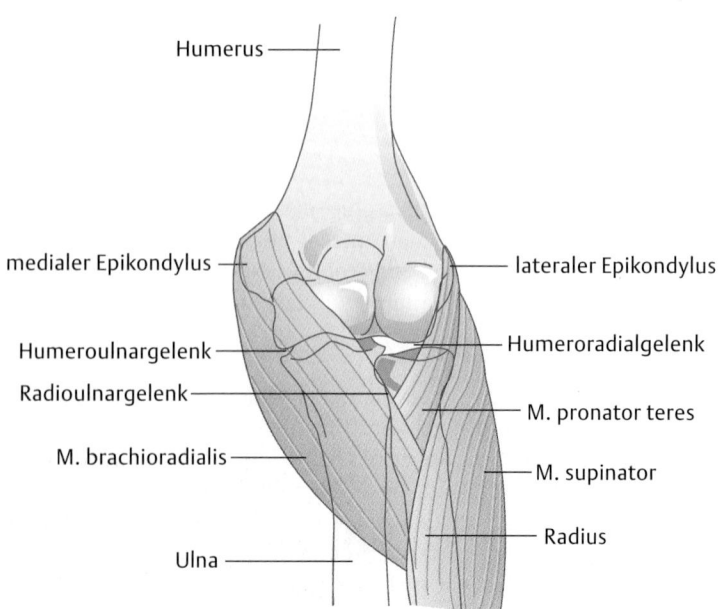

Linker Ellenbogen – Ansicht von vorn

Diese Knochen bilden drei Artikulationen: das Humeroulnargelenk (Articulatio humeroulnaris), das Humeroradialgelenk (Articulatio humeroradialis) und das proximale Radioulnargelenk (Articulatio radioulnaris proximalis). Alle drei haben eine große gemeinsame Gelenkhöhle mit ausgedehnter Synovialis.

Muskelgruppen und weitere Strukturen. Zu den Muskeln, die das Ellenbogengelenk überspannen, gehören die Mm. biceps und brachioradialis (Flexion), der M. triceps (Extension), der M. pronator teres (Pronation) und der M. supinator (Supination).

Beachten Sie die Lage der Bursa subcutanea olecrani zwischen dem Olekranon und der Haut. Dieser Schleimbeutel ist normalerweise nicht palpabel, schwillt aber bei einer Entzündung an und wird druckschmerzhaft. Der N. ulnaris verläuft posterior zwischen dem medialen Epikondylus und dem Olekranon. Der N. medianus liegt etwas medial von der A. brachialis.

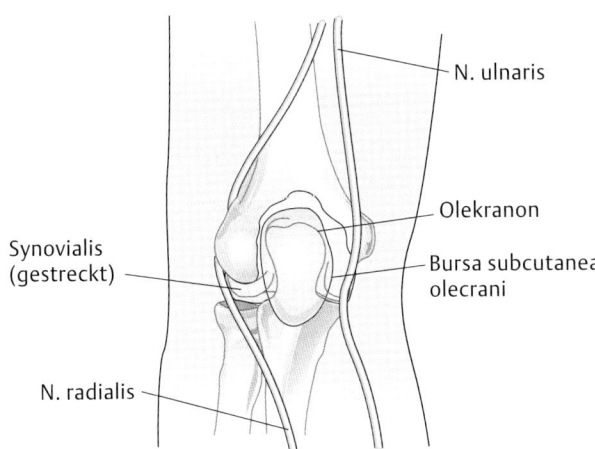

Linker Ellenbogen – Ansicht von hinten

Handgelenk und Hand

Überblick. Handgelenk und Hand bilden eine komplexe Einheit aus kleinen, äußerst aktiven Gelenken, die im Wachzustand fast kontinuierlich eingesetzt werden. Der Schutz durch darüberliegende Weichteile ist nur gering, so daß sich die Anfälligkeit für Verletzungen und Behinderungen erhöht.

Knöcherne Strukturen. Das Handgelenk umfaßt den distalen Teil von Radius und Ulna und acht kleine Handwurzelknochen. Identifizieren Sie am Handgelenk die Spitzen des Radius und der Ulna.

Die Handwurzelknochen liegen distal vom Handgelenk in der Hand. Identifizieren Sie die Handwurzelknochen, die fünf Mittelhandknochen und die Grund-, Mittel- und Endphalangen. (Der Daumen hat keine Mittelphalanx.)

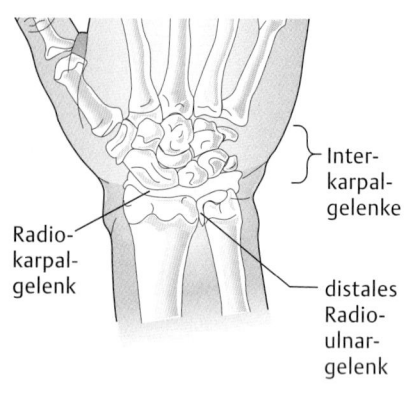

Radio-
karpal-
gelenk

Inter-
karpal-
gelenke

distales
Radio-
ulnar-
gelenk

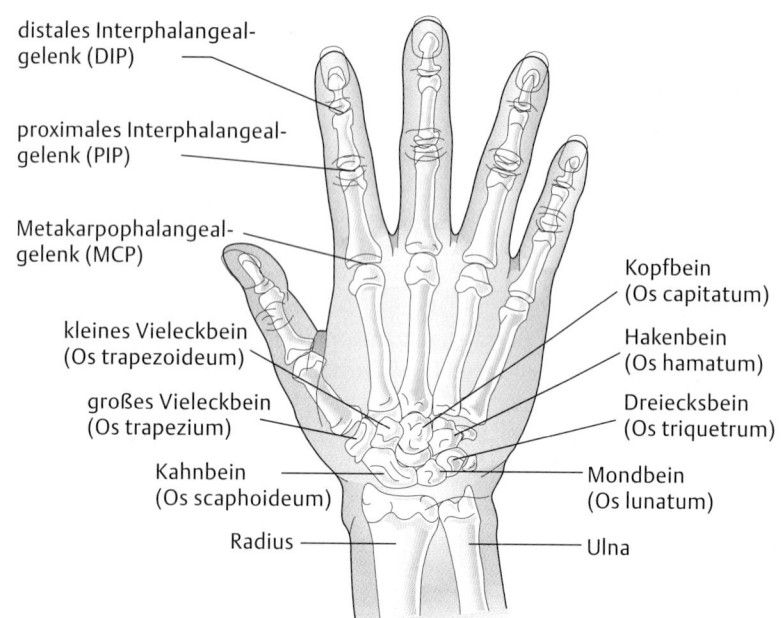

distales Interphalangeal-
gelenk (DIP)

proximales Interphalangealgelenk (PIP)

Metakarpophalangeal-
gelenk (MCP)

kleines Vieleckbein
(Os trapezoideum)

großes Vieleckbein
(Os trapezium)

Kahnbein
(Os scaphoideum)

Radius

Kopfbein
(Os capitatum)

Hakenbein
(Os hamatum)

Dreiecksbein
(Os triquetrum)

Mondbein
(Os lunatum)

Ulna

Gelenke. Die vielen Gelenke von Handgelenk und Hand verleihen den Händen eine ungewöhnliche Beweglichkeit.

▪ Gelenke im Handgelenk. Sie umfassen das Radiokarpalgelenk (proximales Handgelenk), das distale Radioulnargelenk und die Interkarpalgelenke. Die Gelenkkapsel, die Gelenkzwischenscheibe und die Synovialis des Handgelenks verbinden den Radius mit der Ulna und den proximalen Handwurzel knochen. Palpieren Sie am Handgelenksrücken die Furche des Radiokarpalgelenks.

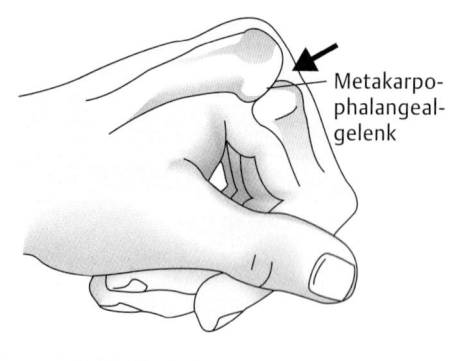

Metakarpo-
phalangeal-
gelenk

▪ Gelenke der Hand. Hierzu gehören die Metakarpophalangealgelenke (Fingergrundgelenke oder MCPs), die proximalen Interphalangealgelenke (Fingermittelgelenke oder PIPs) und die distalen Interphalangealgelenke (Fingerendgelenke oder DIPs). Suchen Sie die Furche, die das Metakarpophalangealgelenk des einzelnen Fingers markiert, indem Sie die Hand beugen. Sie liegt distal des Fingerknöchels und kann am besten beiderseits der Extensorsehne getastet werden.

Muskelgruppen. Die Flexion des Handgelenks geht von den beiden Mm. flexores carpi aus, die an der radialen und ulnaren Oberfläche ansetzen. Die Extension des Handgelenks wird von zwei radialen und einem ulnaren Muskel bewirkt. Supination und Pronation beruhen auf einer Muskelkontraktion im Unterarm.

Flexion, Extension und Abduktion des Daumens werden von drei Muskeln verursacht, die den Daumenballen bilden. Die Muskeln für die Extension verlaufen am radialen Rand der Basis des Daumens entlang. Die Bewegungen der Finger beruhen auf der Wirkung der Flexor- und Extensorsehnen von Muskeln im Unterarm und im Handgelenk.

Die kleinen Handmuskeln, die an den Mittelhandknochen ansetzen, sind an der Flexion (Mm. lumbricales), der Abduktion (Mm. interossei dorsales) und Adduktion (Mm. interossei palmares) der Finger beteiligt.

Weitere Strukturen. Weichteilstrukturen, insbesondere Sehnen und Sehnenscheiden, sind in Handgelenk und Hand von besonderer Bedeutung. Sechs Extensorsehnen und zwei Flexorsehnen ziehen über Handgelenk und Hand zu ihren Ansatzpunkten an den Fingern. Diese Sehnen verlaufen großteils in tunnelähnlichen Sehnenscheiden, die gewöhnlich nur palpabel sind, wenn sie geschwollen oder entzündet sind.

Machen Sie sich mit den Strukturen im *Karpaltunnel* vertraut, einem engen Kanal unter der palmaren Oberfläche des Handgelenks und der proximalen Hand. Der Kanal enthält die Sehnenscheide und Flexorsehnen der Unterarmmuskeln und den *N. medianus*.

Sehnen und Sehnenscheide werden von einem quer verlaufenden Band, dem *Retinaculum flexorum*, an ihrem Platz gehalten. Der N. medianus liegt zwischen der Sehnenscheide und dem Retinaculum flexorum. Er ist für die Sensibilität der Handfläche, des größten Teils der palmaren Oberfläche des Daumens, des Zeige- und Mittelfingers sowie der Hälfte des Ringfingers verantwortlich. Er innerviert auch die Muskeln für Flexion, Abduktion und Opposition des Daumens.

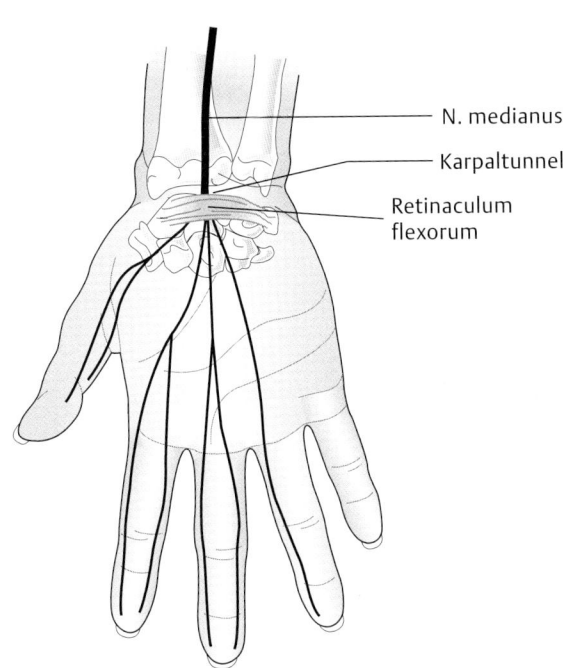

N. medianus

Karpaltunnel

Retinaculum flexorum

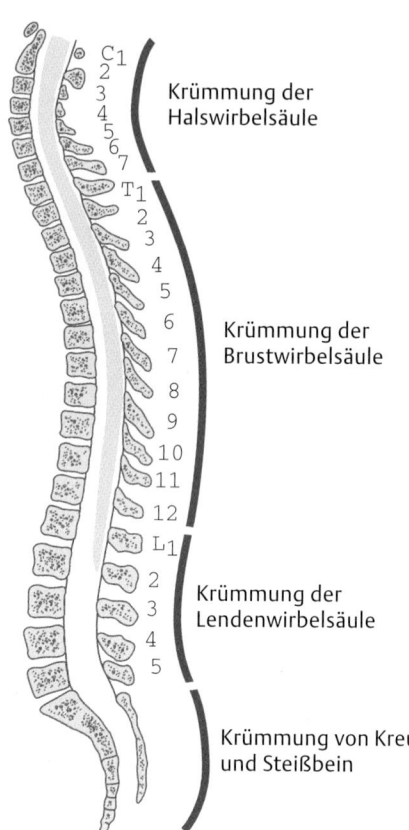

Krümmung der
Halswirbelsäule

Krümmung der
Brustwirbelsäule

Krümmung der
Lendenwirbelsäule

Krümmung von Kreuz-
und Steißbein

Wirbelsäule

Übersicht. Die Wirbelsäule ist die zentrale Stützstruktur von Rumpf und Rücken. Beachten Sie die konkave Krümmung (Lordose) von Hals- und Lendenwirbelsäule sowie die konvexe Krümmung (Kyphose) von Brustwirbelsäule, Kreuz- und Steißbein. Diese Krümmungen helfen bei der Verteilung des Gewichts des Oberkörpers auf Becken und untere Extremitäten und federn die Erschütterungen beim Gehen oder Laufen ab.

Die komplexe Mechanik des Rückens beruht auf der koordinierten Wirkung:

- der Wirbel und Bandscheiben;

- eines untereinander verbundenen Systems aus Bändern, das aus Längsbändern an den Vorder- und Rückseiten der Wirbel, Bändern zwischen den Dornfortsätzen sowie Bändern zwischen den Wirbelplatten zweier benachbarter Wirbel besteht;

- großer oberflächlicher Muskeln, tiefer liegender Binnenmuskeln und Muskeln der Bauchwand.

Betrachten Sie den Patienten von hinten und identifizieren Sie folgende Orientierungspunkte: (1) die Dornfortsätze (die an den Wirbeln C7 und Th1 ungewöhnlich weit hervorstehen), die beim Vorbeugen stärker sichtbar werden, (2) die paravertebralen Muskeln auf beiden Seiten der Mittellinie, (3) die Schulterblätter, (4) die Darmbeinkämme (Cristae iliacae) und (5) die Spinae iliacae posteriores superiores (hintere obere Darmbeinstacheln), die gewöhnlich durch Hautgrübchen gekennzeichnet sind. Eine Linie, die zwischen den Darmbeinkämmen gezogen wird, kreuzt den Dornfortsatz L4.

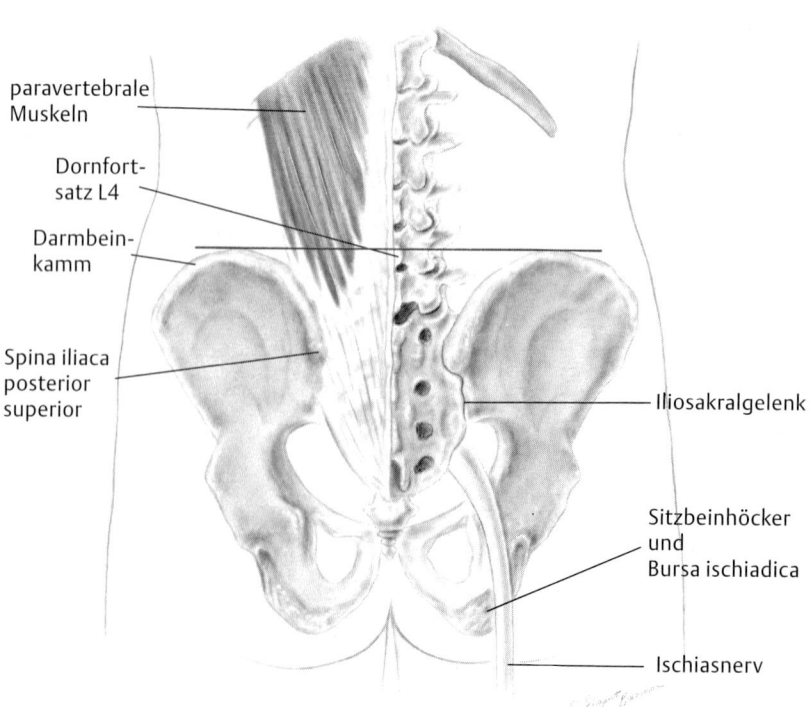

paravertebrale
Muskeln

Dornfort-
satz L4

Darmbein-
kamm

Spina iliaca
posterior
superior

Iliosakralgelenk

Sitzbeinhöcker
und
Bursa ischiadica

Ischiasnerv

Knöcherne Strukturen. Die Wirbelsäule besteht aus 24 Wirbeln, die über dem Kreuz- und Steißbein „gestapelt" sind. Ein typischer Wirbel besitzt Stellen für die Artikulation, die Gewichtsübertragung und Ansatzstellen von Muskeln sowie Foramina für die spinalen Nervenwurzeln und die peripheren Nerven. Der anterior liegende Wirbelkörper hilft dabei, das Gewicht des Stammes zu tragen. Der posterior liegende Wirbelbogen schließt das Rückenmark ein. Wiederholen Sie die Lage der vertebralen Knochenvorsprünge und Foramina und achten Sie besonders auf:

◼ Den *Dornfortsatz*, der in der Mittellinie nach hinten ragt, und die Querfortsätze an der Verbindung von Bogenfuß und Wirbelplatte. An diesen Fortsätzen setzen Muskeln an.

◼ Die *Gelenkfortsätze* – zwei auf jeder Seite des Wirbels, von denen einer nach oben und einer nach unten gerichtet ist, – an der Verbindung von Bogenfuß und Wirbelplatte. (Sie werden auch als *kleine Gelenkflächen* bezeichnet.)

◼ Das Wirbelloch (Foramen vertebrale), das das Rückenmark umschließt; das *Zwischenwirbelloch* (Foramen intervertebrale), das durch Artikulation des unteren und oberen Gelenkfortsatzes benachbarter Wirbel gebildet wird und einen Kanal für die spinalen Nervenwurzeln bildet; und – bei den Halswirbeln – das *Foramen transversarium* für die A. vertebralis.

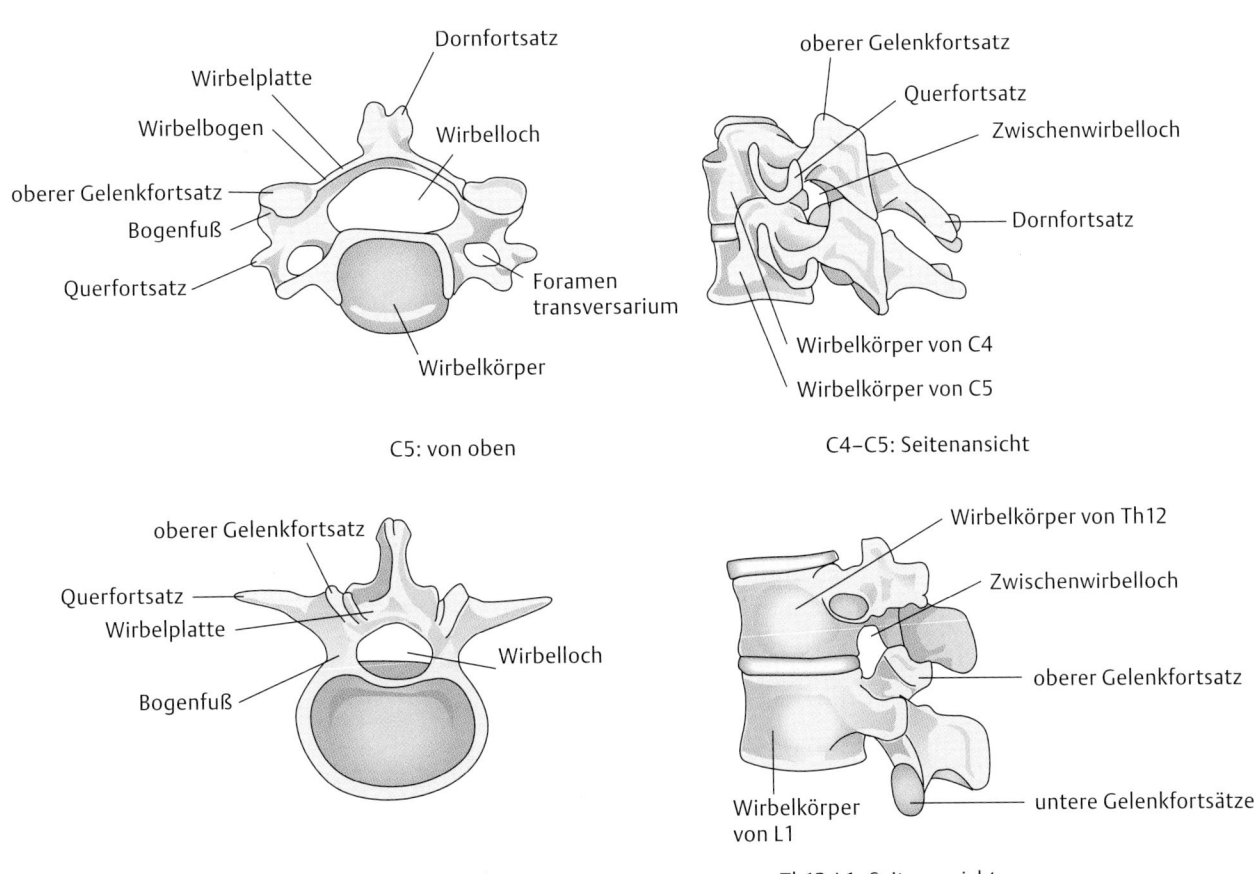

Repräsentative Hals- und Lendenwirbel

Die Nähe von Rückenmark und Nervenwurzeln zu den umgebenden knöchernen Strukturen macht sie besonders anfällig für Verletzungen und degenerative Veränderungen.

Gelenke. Die Wirbelsäule besitzt knorpelige, wenig bewegliche Gelenke zwischen den Wirbelkörpern und den Gelenkfortsätzen. Zwischen den Wirbelkörpern befinden sich die *Bandscheiben*, die aus einem weichen, gallertartigen zentralen Kern, dem *Nucleus pulposus*, bestehen, der vom harten, faserknorpeligen Gewebe des *Annulus fibrosus* umschlossen wird. Die Bandscheiben wirken als Puffer für Bewegungen zwischen den Wirbeln und erlauben es der Wirbelsäule, sich zu krümmen, zu beugen und zu strecken. Die Flexibilität der Wirbelsäule wird hauptsächlich vom relativen Winkel der Gelenkfortsätze zum Wirbelkörper bestimmt und variiert je nach Wirbelsäulenbereich. Beachten Sie, daß die Wirbelsäule am Lumbosakralgelenk scharf nach hinten abknickt und unbeweglich wird. Die mechanische Belastung an diesem Knick trägt zum Risiko einer Subluxation (unvollständigen Verrenkung) zwischen L5 und S1 bei.

Muskelgruppen. Der M. trapezius und der M. latissimus dorsi bilden die große äußere Muskelschicht, die auf beiden Seiten an der Wirbelsäule ansetzt. Sie liegen über zwei tiefer gelegenen Muskelschichten – einer Schicht, die am Kopf, dem Nacken und den Dornfortsätzen ansetzt (M. splenius capitis, M. splenius cervicis und M. erector spinae), und einer Schicht kleinerer Binnenmuskeln zwischen den Wirbeln. Muskeln, die wie der M. psoas und die Bauchwand an der Vorderseite der Wirbel ansetzen, unterstützen die Flexion. Die Muskeln, die den Nacken und den unteren Teil der Wirbelsäule bewegen, sind in der Tabelle zusammengefaßt.

Bewegung	Hauptmuskelgruppe
Halswirbelsäule (Nacken)	
Flexion	M. sternocleidomastoideus, Mm. scaleni und paravertebrale Muskeln
Extension	M. splenius, M. trapezius, kleine Binnenmuskeln des Nackens
Rotation	M. sternocleidomastoideus, kleine Binnenmuskeln des Nackens
Seitwärtsneigung	Mm. scaleni und kleine Binnenmuskeln des Nackens
Lendenwirbelsäule	
Flexion	M. psoas major, M. psoas minor, M. quadratus lumborum; Bauchmuskeln wie die Mm. obliqui externus und internus abdominis und der M. rectus abdominis, die an der Vorderseite der Wirbel ansetzen
Extension	Binnenmuskeln des Rückens, M. erector spinae
Rotation	Bauchmuskeln, Binnenmuskeln des Rückens
Seitwärtsneigung	Bauchmuskeln, Binnenmuskeln des Rückens

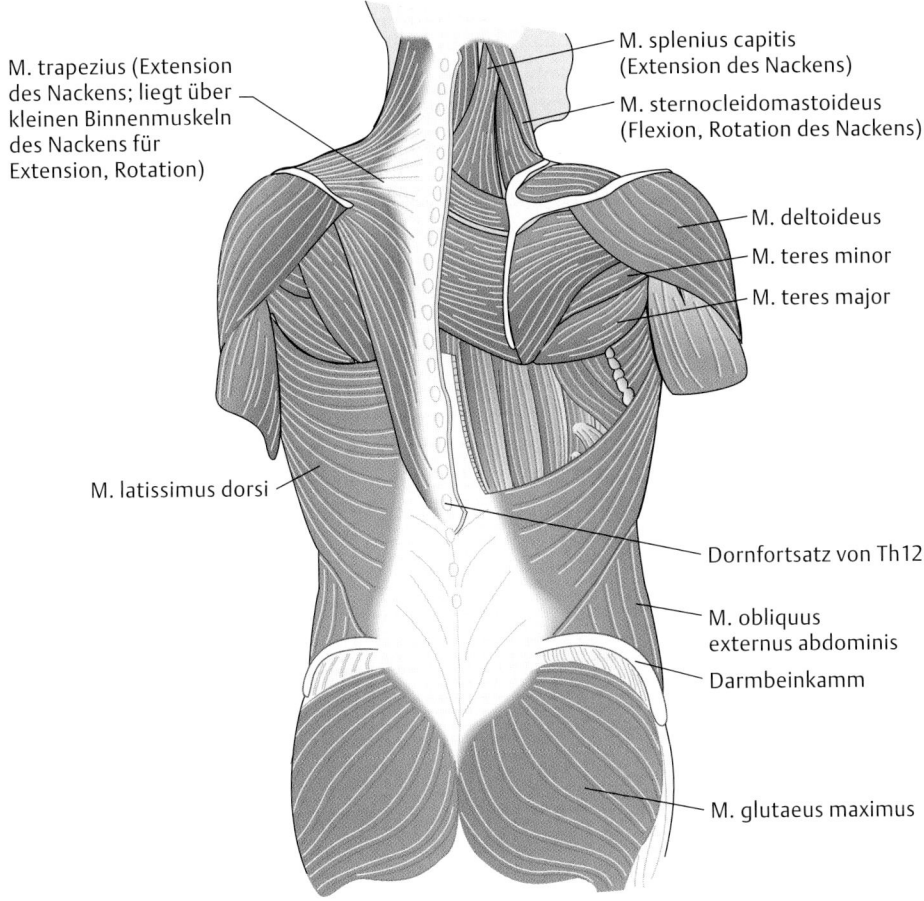

M. trapezius (Extension
des Nackens; liegt über
kleinen Binnenmuskeln
des Nackens für
Extension, Rotation)

M. splenius capitis
(Extension des Nackens)

M. sternocleidomastoideus
(Flexion, Rotation des Nackens)

M. deltoideus

M. teres minor

M. teres major

M. latissimus dorsi

Dornfortsatz von Th12

M. obliquus
externus abdominis

Darmbeinkamm

M. glutaeus maximus

Hüftgelenk

Übersicht. Das Hüftgelenk ist tief im Becken eingebettet. Stärke, Stabilität und
Bewegungsumfang des Hüftgelenks sind bemerkenswert. Die Stabilität des
Hüftgelenks, die so wichtig für das Tragen des Körpergewichts ist, beruht auf
der tiefen Verankerung des Femurkopfes im *Acetabulum*, seiner starken fibrösen
Gelenkkapsel und den starken Muskeln, die das Gelenk überspannen. Sie setzen
unterhalb des Femurkopfes an und liefern die Hebelkraft für die Bewegung des
Femurs.

Knöcherne Strukturen und Gelenke. Das Hüftgelenk liegt unterhalb des mittleren Drittels des Leistenbands (Ligamentum inguinale), aber tiefer. Es ist ein Kugelgelenk. Achten Sie darauf, wie der abgerundete Femurkopf mit der schalenförmigen Ausbuchtung des Acetabulums artikuliert. Wegen der darüberliegenden Muskeln und der tiefen Lage ist es nur schwer zu tasten. Wiederholen Sie die Anatomie der Beckenknochen – *Acetabulum*, *Darmbein* und *Sitzbein* – sowie die untere Verbindung an der Schambeinfuge und die hintere Verbindung mit dem Kreuzbein.

Identifizieren Sie auf der *Vorderseite* der Hüfte die *Darmbeinkämme* (Cristae iliacae) am oberen Rand des Beckens in Höhe von L4. Folgen Sie der nach unten führenden vorderen Krümmung und lokalisieren Sie das *Tuberculum iliacum*, das den breitesten Punkt der Darmbeinkämme markiert, und fahren Sie weiter nach unten zur Spina iliaca anterior superior (vorderer oberer Darmbeinstachel). Plazieren Sie die Daumen auf den Spinae iliacae anteriores superiores und bewegen Sie die Finger von den Tubercula iliaca nach unten zum *Trochanter majus* des Femurs. Bewegen Sie die Daumen dann nach medial und schräg zur *Schambeinfuge*, die auf gleicher Höhe liegt wie der Trochanter major.

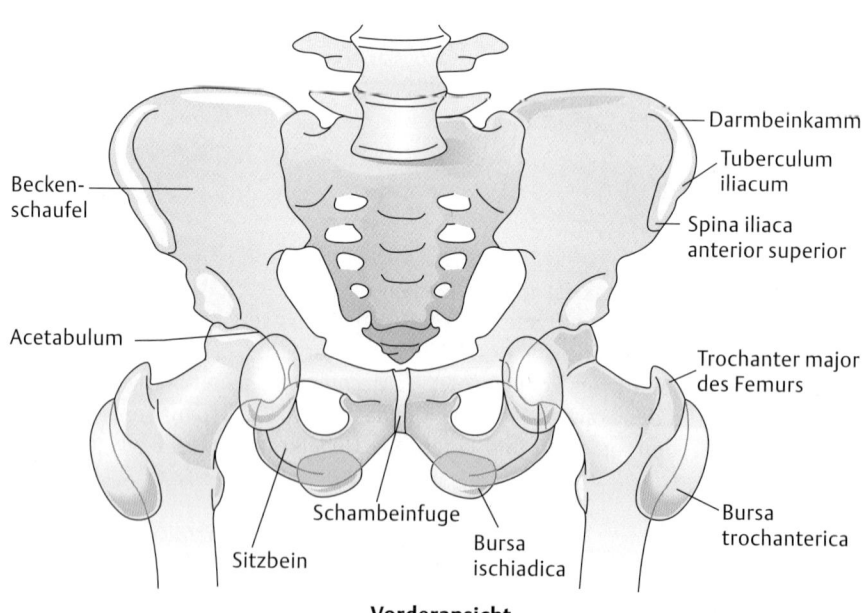

Vorderansicht

Von hinten ist die *Spina iliaca posterior superior* (hinterer oberer Darmbeinstachel) direkt unter den auf der Haut sichtbaren Grübchen etwas oberhalb
des Gesäßes zu lokalisieren. Eine imaginäre Linie entlang der Darmbeinkämme
verläuft über den Dornfortsatz von L4. Legen Sie Daumen und Zeigefinger der
linken Hand auf die Spina iliaca posterior superior. Lokalisieren Sie mit Ihrem
Finger auf Höhe der Gesäßfalte den lateral gelegenen Trochanter major und
plazieren Sie die Daumen medial auf dem *Sitzbeinhöcker* (Tuber ischiadicum).
Das *Iliosakralgelenk* ist nicht palpabel. Beachten Sie, daß eine imaginäre Verbin-
dungslinie zwischen den Spinae iliacae posteriores superiores das Gelenk bei S2
kreuzt.

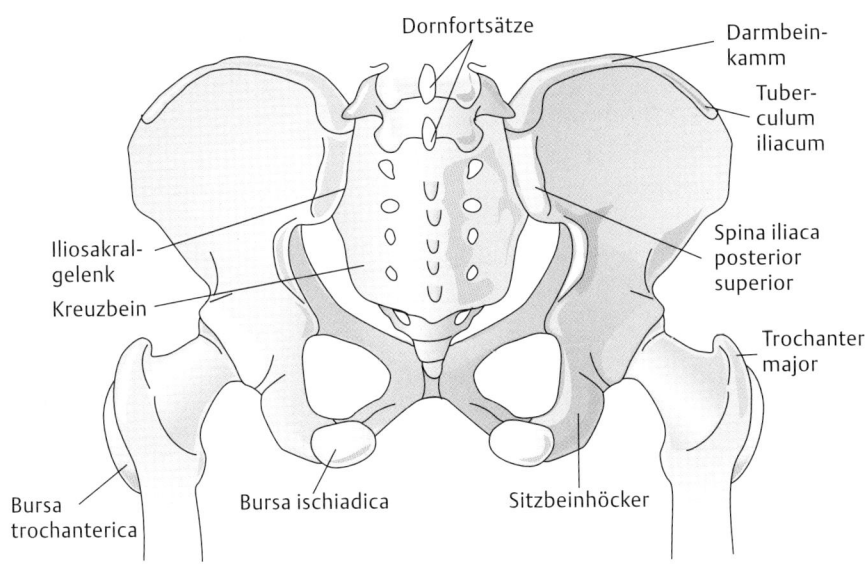

Rückansicht

Muskelgruppen. Vier starke Muskelgruppen bewegen das Hüftgelenk. Um sich
diese Gruppen einzuprägen, sollten Sie sich vorstellen, wo Muskeln Gelenke
kreuzen müssen, um einen Knochen wie das Femur in eine bestimmte Richtung
bewegen zu können. Die *Flexorengruppe* liegt anterior und beugt das Hüftgelenk.
Der wichtigste Beuger des Hüftgelenks ist der *M. iliopsoas*, der sich von oberhalb
des Darmbeinkamms zum Trochanter minor erstreckt. Die *Extensorengruppe*
liegt hinten und streckt das Hüftgelenk. Der *M. gluteaus maximus* ist der Haupt-
extensor des Hüftgelenks. Er bildet ein Band, das von seinem Ursprung am
medialen Becken entlang zu seiner Ansatzstelle unterhalb des Trochanters
kreuzt.

Die *Adduktorengruppe* liegt medial und zieht den Oberschenkel zum Körper hin.
Die Muskeln dieser Gruppe gehen von den Ästen des Schambeins und des Sitz-
beins aus und setzen an der posteromedialen Seite des Femurs an. Die *Abduktorengruppe* liegt lateral. Sie erstreckt sich vom Schambeinkamm zum Femurkopf
und bewegt den Oberschenkel vom Körper weg. Diese Gruppe umfaßt die *Mm.
glutaei medius* und *minimus*. Diese Muskeln stabilisieren das Becken beim

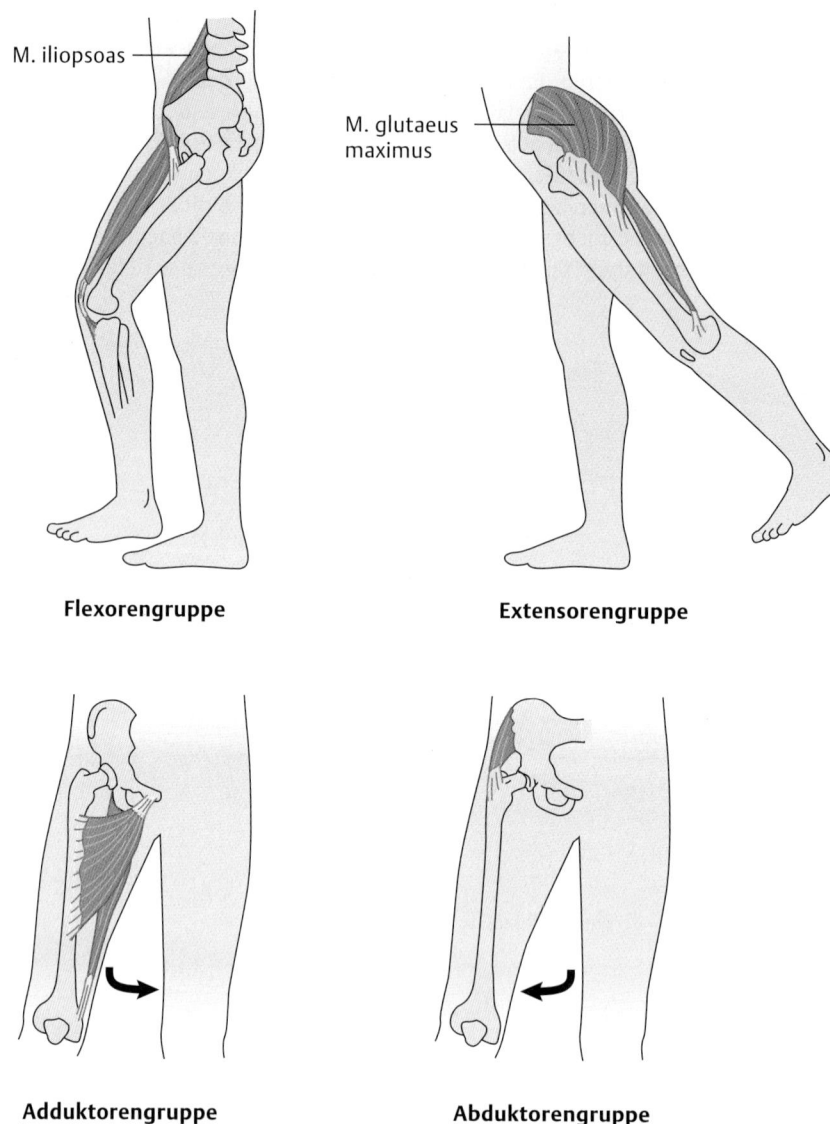

M. iliopsoas

M. glutaeus
maximus

Flexorengruppe   **Extensorengruppe**

Adduktorengruppe   **Abduktorengruppe**

Gehen, indem sie verhindern, daß es auf die Seite kippt, auf der das Bein angehoben wird.

Weitere Strukturen. Eine kräftige, dichte Gelenkkapsel, die vom Acetabulum bis
zum Schenkelhals (Collum femoris) reicht, umschließt und verstärkt das Hüftgelenk. Sie wird von drei darüber liegenden Bändern stabilisiert und ist mit
Synovialis ausgekleidet. Am Hüftgelenk gibt es drei Schleimbeutel. Vor dem
Gelenk befindet sich die *Bursa iliopectinea*, die über der Gelenkkapsel und dem
M. psoas liegt. Suchen Sie den Knochenvorsprung lateral vom Hüftgelenk –
den *Trochanter majus* des Femurs. Die *Bursa trochanterica* liegt auf der posterolateralen Fläche. Die *Bursa ischiadica*, die nicht immer vorhanden ist, liegt unter
dem *Sitzbeinhöcker* (Tuber ischiadicum), auf dem der Mensch sitzt. Er liegt in der
Nähe des N. ischiadicus, wie in der Abbildung auf S. 494 gezeigt.

Knie

Übersicht. Das Kniegelenk ist das größte Gelenk des Körpers. In ihm artikulieren drei Knochen: das Femur, die Tibia und die Patella (oder Kniescheibe) mit drei Gelenkflächen, zwei zwischen Femur und Tibia und eine zwischen Femur und Patella. Beachten Sie, wie die beiden abgerundeten Kondylen des Femurs auf dem relativ ebenen Tibiaplateau ruhen. Das Kniegelenk ist nicht von sich aus stabil, so daß Bänder nötig sind, um die Knochen zusammenzuhalten. Dieses Merkmal macht das Knie – zusammen mit der Hebelwirkung des Femurs auf die Tibia und der fehlenden Polsterung durch Fettgewebe – sehr anfällig für Verletzungen.

Knöcherne Strukturen. Orientierungspunkte am und um das Knie helfen Ihnen, sich an diesem komplexen Gelenk zurechtzufinden. Fahren Sie mit Ihren Fingern auf der Innenseite des Oberschenkels nach unten. Folgen Sie dabei einer Linie, die dem Saum eines Hosenbeins entspricht. Ihre Finger werden gegen einen jähen Knochenvorsprung stoßen, das *Tuberculum adductorium*. Etwas darunter befindet sich der *mediale Epikondylus*. Der *laterale Epikondylus* liegt auf ähnlicher Höhe auf der anderen Seite.

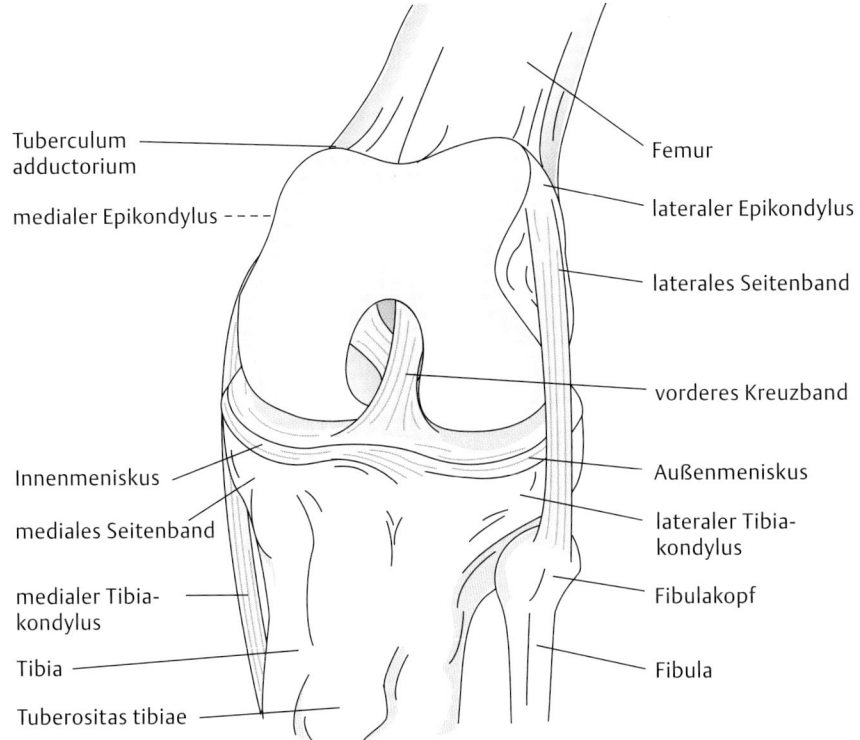

501

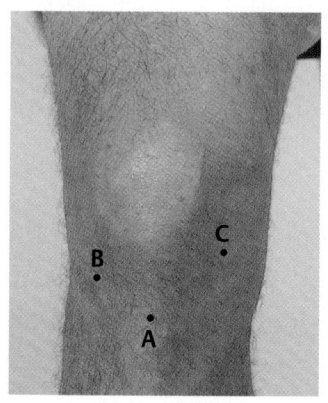

Identifizieren Sie die flache mediale Fläche der Tibia – das Schienbein. Folgen Sie dem anterioren Rand nach oben bis zur *Tuberositas tibiae* (A). Markieren Sie diesen Punkt mit einem Stift. Folgen Sie nun dem medialen Rand der Tibia aufwärts, bis diese in einen knöchernen Vorsprung übergeht – den *medialen Kondylus* der Tibia (B). Dieser Punkt liegt etwas über der Tuberositas tibiae. An vergleichbarer Stelle auf der anderen Seite des Knies findet sich ein ähnlicher Vorsprung – der *laterale Kondylus* (C). Markieren Sie beide Kondylen mit einem Stift. Diese drei Punkte bilden ein gleichschenkliges Dreieck. Auf der Außenseite des Knies befindet sich etwas unterhalb des lateralen Tibiakondylus der Fibulakopf.

Die *Patella* ruht auf der vorderen Gelenkfläche des Femurs in der Mitte zwischen den beiden Epikondylen. Sie liegt in der Endsehne des M. quadriceps. Diese Sehne zieht als *Patellarsehne* unterhalb des Kniegelenks weiter und setzt an der Tuberositas tibiae an.

Gelenke. Die konvexen Oberflächen von medialem und lateralem Femurkondylus bilden durch Artikulation mit den entsprechenden konkaven Tibiakondylen zwei der Kniegelenke. Die dritte Gelenkfläche ist das Patellofemoralgelenk. Die Patella bewegt sich bei Flexion und Extension des Knies in einer Rinne auf der Vorderseite des distalen Femurs hin und her.

Bei einem ungefähr im rechten Winkel gebeugten Knie können Sie Ihre Daumen – einen auf jeder Seite der Patellarsehne – in den Gelenkspalt zwischen Femur und Tibia drücken. Die Patella liegt direkt oberhalb dieser Gelenklinie. Wenn Sie mit Ihren Daumen nach unten drücken, können Sie den Rand des Tibiaplateaus, die obere Fläche der Tibia, fühlen. Folgen Sie diesem Rand zuerst medial, dann lateral, bis Sie auf den Übergang zwischen Femur und Tibia treffen. Indem Sie Ihre Daumen nach oben und zur Mittellinie hin zur Patellaspitze verschieben, können Sie so der Gelenkfläche des Femurs folgen und die Ränder des Gelenks identifizieren.

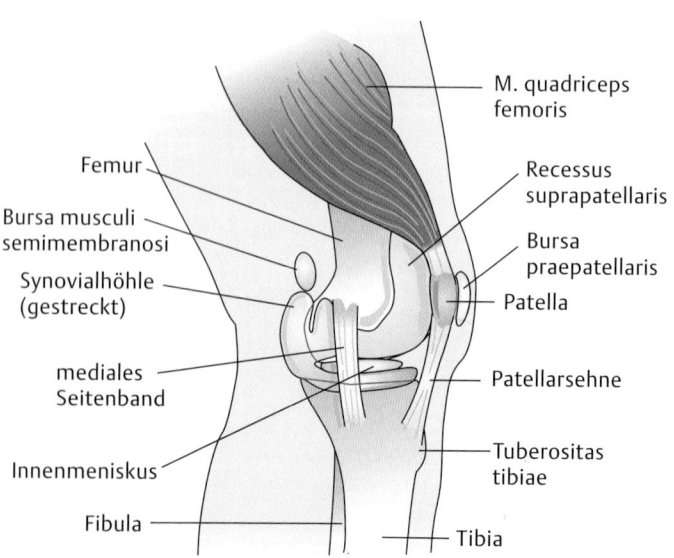

Ansicht von medial – linkes Knie

Muskelgruppen. Das Kniegelenk wird von kräftigen Muskeln bewegt und gestützt. Der *M. quadriceps* streckt das Bein und bedeckt die vordere, mediale und laterale Seite des Oberschenkels. Die *ischiokrurale Muskulatur* liegt auf der Hinterseite des Oberschenkels und beugt das Kniegelenk.

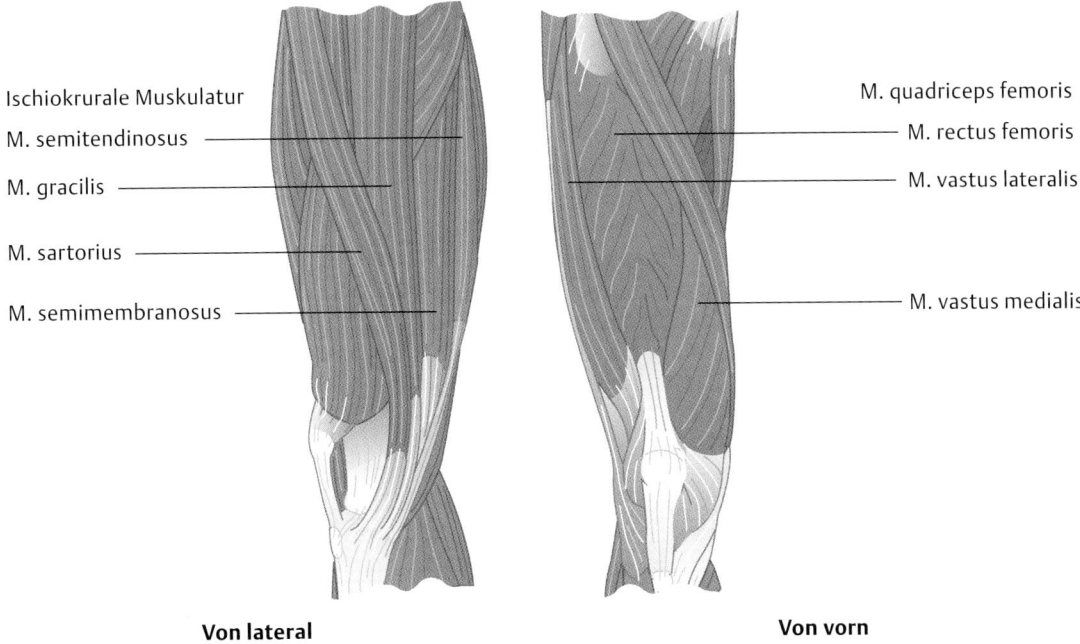

Ischiokrurale Muskulatur

M. semitendinosus

M. gracilis

M. sartorius

M. semimembranosus

M. quadriceps femoris

M. rectus femoris

M. vastus lateralis

M. vastus medialis

Von lateral   **Von vorn**

Weitere Strukturen. Zwei wichtige Bänderpaare, die Seitenbänder (Ligamenta collateralia tibiale und fibulare) und die Kreuzbänder (Ligamenta cruciata anterior und posterior), stabilisieren das Kniegelenk.

Das *mediale Seitenband* ist nur schwer zu tasten. Es ist ein breites, flaches Band, das den medialen Femurkondylus und -epikondylus mit dem medialen Tibiakondylus verbindet. Zur Lokalisation der anatomischen Lage des medialen Seitenbands bewegen Sie Ihre Finger entlang der Gelenklinie nach medial und hinten. Palpieren Sie dann am Band entlang von seinem Ursprung bis zu seinem Ansatz. Das *laterale Seitenband* verbindet den lateralen Epikondylus des Femurs mit dem Fibulakopf. Um das *laterale Seitenband* tasten zu können, schlagen Sie ein Bein so über, daß das Sprunggelenk auf dem anderen Knie ruht und tasten Sie den festen Strang, der vom lateralen Epikondylus des Femurs zum Fibulakopf verläuft. Das mediale und das laterale Seitenband verleihen dem Knie mediale und laterale Stabilität.

Das *vordere Kreuzband* zieht vom lateralen Femurkondylus schräg zur medialen Tibia und verhindert, daß die Tibia auf dem Femur nach vorn rutscht. Das *hintere Kreuzband* kreuzt von der lateralen Tibia und dem äußeren Meniskus zum medialen Femurkondylus und verhindert, daß die Tibia auf dem Femur nach hinten rutscht. Da diese Bänder im Innern des Kniegelenks liegen, sind sie nicht tastbar. Dennoch sind sie für die anteroposteriore Stabilität sehr wichtig.

Innerer und äußerer Meniskus wirken als Polster zwischen Femur und Tibia. Diese halbmondförmigen Faserknorpelscheiben verleihen dem ansonsten flachen Tibiaplateau eine schalenförmige Oberfläche. Palpieren Sie den inneren

Meniskus, indem Sie auf die mediale Vertiefung der Weichteile entlang dem oberen Rand des Tibiaplateaus drücken. Bei leicht gebeugtem Kniegelenk können Sie den äußeren Meniskus entlang der lateralen Gelenklinie tasten.

Betrachten Sie die Vertiefungen, die gewöhnlich auf beiden Seiten der Patella und auch über ihr zu sehen sind. In diesem Gebiet liegt die Gelenkhöhle des Knies, die größte Gelenkhöhle des Körpers. Diese Höhle umfaßt auch einen Hohlraum, der von der Patella etwa 6 cm nach oben und tief in den M. quadriceps verläuft – der *Recessus suprapatellaris*. Die Gelenkhöhle bedeckt die vordere, mediale und laterale Seite des Knies. Hinten erstreckt sie sich über die Kondylen von Femur und Tibia. Die Synovialis ist normalerweise nicht palpabel, diese Bereiche können jedoch bei einer Gelenkentzündung anschwellen und druckschmerzhaft werden.

Nahe dem Knie liegen mehrere Schleimbeutel (Bursae). Die *Bursa praepatellaris* liegt zwischen der Patella und der darüberliegenden Haut. Die *Bursa anserina* liegt 2,5–5 cm unterhalb des Kniegelenks auf der medialen Oberfläche und ist wegen darüberliegender Sehnen nicht tastbar. Identifizieren Sie jetzt die große *Bursa musculi semimembranosi*, die mit der Gelenkhöhle kommuniziert und ebenfalls auf der Hinter- und Innenseite des Knies liegt.

Sprunggelenk und Fuß

Übersicht. Das gesamte Körpergewicht wird über das Sprunggelenk auf den Fuß übertragen. Sprunggelenk und Fuß müssen den Körper im Gleichgewicht halten und die beim Gehen auftretenden Stöße abfangen. Trotz dicker Polsterung an Zehen, Sohle und Ferse kommt es an Sprunggelenk und Fuß häufig zu Verstauchungen und Knochenverletzungen.

Knöcherne Strukturen und Gelenke. Das Sprunggelenk ist ein Scharniergelenk, das von der *Tibia*, der *Fibula* und dem *Talus* (Sprungbein) gebildet wird. Tibia und Fibula wirken als Stütze, die das Gelenk stabilisiert und dabei den Talus wie eine umgedrehte Tasse umgibt.

Die wichtigsten Gelenke am Sprunggelenk sind das *obere Sprunggelenk* (Tibiotalargelenk) zwischen Tibia und Talus und das *untere Sprunggelenk* (Subtalar- und Talokalkanealgelenk).

Beachten Sie die wichtigsten Orientierungspunkte am Sprunggelenk: den *Innenknöchel* (Malleolus medialis), den knöchernen Vorsprung am distalen Ende des Schienbeins (Tibia), und den *Außenknöchel* (Malleolus lateralis), das distale Ende des Wadenbeins (Fibula). Unter dem Talus liegt das nach hinten ragende Fersenbein (Calcaneus).

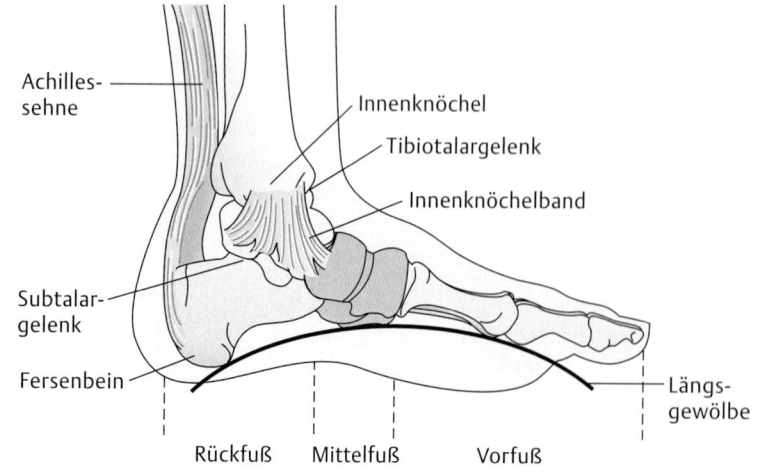

Achillessehne
Innenknöchel
Tibiotalargelenk
Innenknöchelband
Subtalargelenk
Fersenbein
Längsgewölbe
Rückfuß   Mittelfuß   Vorfuß

Ansicht von medial

Das Längsgewölbe des Fußes ist eine gedachte Linie, die sich vom Calcaneus des Rückfußes über die Tarsalia (Fußwurzelknochen) des Mittelfußes zu den Metatarsalköpfchen des Vorfußes erstreckt. Die *Metatarsalköpfchen* lassen sich im Fußballen tasten. Identifizieren Sie im Vorfuß die *Metatarsophalangealgelenke* (Zehengrundgelenke), die proximal von der die Zehen verbindenden Haut liegen, und die *proximalen* und *distalen Interphalangealgelenke* (Mittel- und Endgelenke) der Zehen.

Muskelgruppen und weitere Strukturen. Die Bewegung im Sprunggelenk beschränkt sich auf Dorsal- und Plantarflexion. Die *Plantarflexion* wird vom M. gastrocnemius, M. tibialis posterior und den Zehenbeugern (M. flexor digitorum longus) bewirkt. Ihre Sehnen verlaufen hinter den Knöcheln. Die *Dorsalflexoren* umfassen den M. tibialis anterior und die Extensoren der Zehen (M. extensor digitorum longus). Sie liegen deutlich hervortretend auf der Vorderseite (dem Dorsum) des Sprunggelenks vor den Knöcheln.

Von jedem Knöchel erstrecken sich Bänder auf den Fuß. Auf der Innenseite strahlt das dreieckige *Innenknöchelband* (Ligamentum mediale oder deltoideum) von der unteren Oberfläche des Innenknöchels zum Talus und den proximalen Tarsalia aus. Es schützt vor Belastungen durch Auswärtsdrehung des Sprunggelenks. Die drei Bänder auf der Außenseite sind weniger stabil, so daß das Verletzungsrisiko hier höher ist: das *Ligamentum talofibulare anterius* – hier ist das Verletzungsrisiko bei Einwärtsdrehung des Sprunggelenk am höchsten –, das *Ligamentum calcaneofibulare* und das *Ligamentum talofibulare posterius*. Die starke Achillessehne setzt hinten am Fersenbein an.

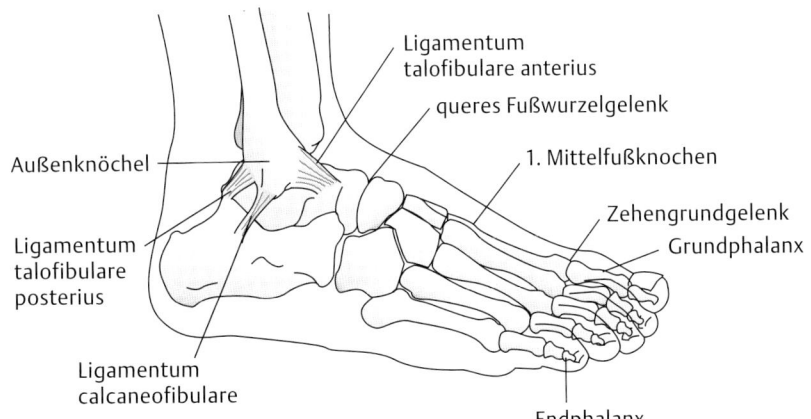

Ansicht von lateral

Altersabhängige Veränderungen

Adoleszenz. Der Bewegungsapparat verändert sich in der Adoleszenz im Hinblick auf Größe, Proportionen und Muskelkraft. Im Alter von ungefähr 12,5–15 Jahren ist bei Jungen ein Wachstumsschub zu verzeichnen. Dabei nimmt die Größe durchschnittlich um 20 cm und das Gewicht um über 20 kg zu. Der Wachstumsschub bei Mädchen tritt im Durchschnitt ungefähr zwei Jahre früher ein und ist weniger ausgeprägt. Die Körperproportionen ändern sich in einer relativ übereinstimmenden Reihenfolge: Die Beine werden länger, die Hüften, der Brustkorb und die Schultern breiter; schließlich streckt sich der Rumpf, und der Brustkorb vertieft sich. Bei Jungen verbreitern sich die Schultern stärker, während bei Mädchen die Hüften infolge einer Vergrößerung der Beckenknochen breiter werden. Muskelgröße und -kraft nehmen zu, insbesondere bei Jungen. Diese Veränderungen sind in den Abbildungen auf S. 138 dargestellt.

Die Entwicklung des Bewegungsapparats variiert ebenso wie die sexuelle Reifung stark. Jungen und Mädchen, die sich im Vergleich zu Gleichaltrigen später entwickeln, sind relativ gesehen im Nachteil, auch wenn ihre Entwicklung vollkommen normal verläuft. Pubertäre Größenveränderungen, Entwicklung des Bewegungsapparats und sexuelle Reifung hängen miteinander zusammen und bieten so eine bessere Basis für die Beratung von Jugendlichen als das chronologische Alter allein.

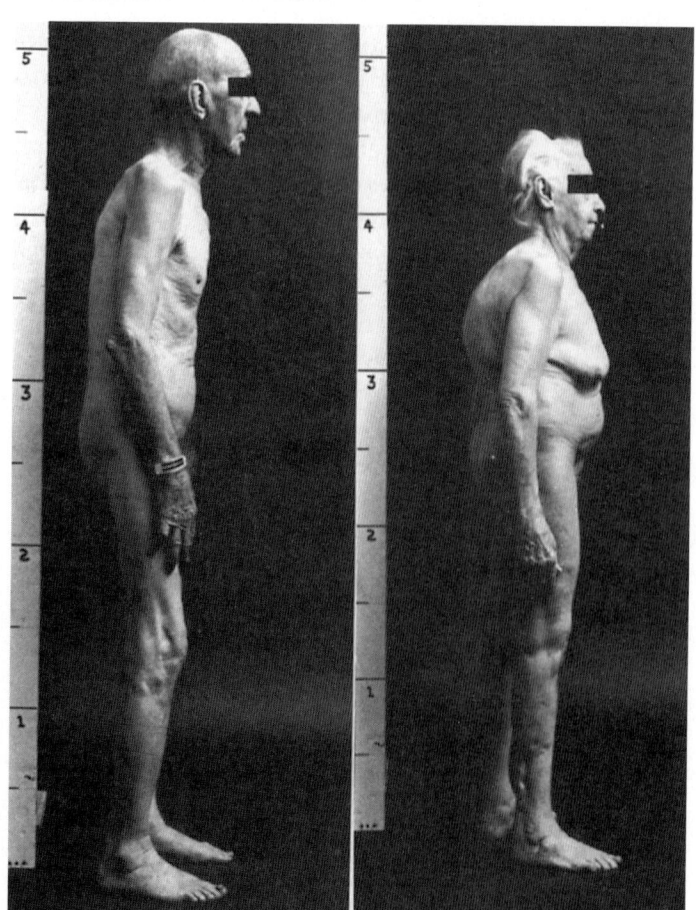

Größenangaben in Fuß

Alter. Der Bewegungsapparat verändert sich auch noch beim Erwachsenen. Bald nach Abschluß der Reifung nimmt bei Erwachsenen die Größe erst unmerklich und dann im hohen Alter merklich ab. Die stärkste Größenabnahme tritt am Rumpf auf, wenn die Bandscheiben dünner werden und die Wirbelkörper schrumpfen oder bei Osteoporose sogar abgebaut werden. Eine Flexion der Knie und Hüften kann ebenfalls zu einer kleineren Statur beitragen. Die Gliedmaßen älterer Menschen wirken daher im Vergleich zu den Proportionen des Rumpfes länger.

Die Veränderungen an Bandscheiben und Wirbelkörpern tragen ebenfalls zu einer Alterskyphose bei, und der Thoraxdurchmesser vertieft sich dadurch, insbesondere bei Frauen.

Mit zunehmendem Alter verliert die Skelettmuskulatur an Masse und Kraft, und die Bänder haben immer weniger Zugkraft. Der Bewegungsumfang verringert sich, manchmal infolge einer Arthrose.

Untersuchungstechniken

Allgemeine Vorgehensweise

Achten Sie bei der Untersuchung des Bewegungsapparats vor allem auf dessen Funktion und Aufbau. Während der Anamneseerhebung sollten Sie schon beurteilt haben, inwieweit der Patient normalen Alltagsaktivitäten nachgehen kann. Behalten Sie dies auch während der körperlichen Untersuchung im Hinterkopf.

Allgemeines Erscheinungsbild, Körperproportionen und Bewegungsspielraum des Patienten haben Sie bereits zu Beginn der Konsultation beurteilt. Während der Untersuchung des Bewegungsapparats, sollten Sie sich die zugrundeliegende Anatomie vergegenwärtigen und sich an wesentliche Punkte der Anamnese erinnern – z.B. bei Vorliegen eines Traumas an den Verletzungsmechanismus oder, bei Arthritis, an den zeitlichen Verlauf der Symptome und Funktionseinschränkungen.

Die Untersuchung sollte systematisch erfolgen. Sie sollte Inspektion, Palpation knöcherner Orientierungspunkte sowie zugehöriger Gelenk- und Weichteilstrukturen, die Beurteilung des Bewegungsumfangs und spezielle Techniken zur Prüfung einzelner Bewegungen umfassen. Diese Schritte werden für jedes der wichtigen Gelenke beschrieben. Denken Sie daran, daß die anatomische Form eines Gelenks seinen Bewegungsumfang bestimmt. Er ist bei Kugelgelenken am größten.

Orientieren Sie sich bei der Untersuchung an folgenden Anhaltspunkten:

- Während der Inspektion ist es besonders wichtig, auf die *Symmetrie der Gelenkbeteiligung* zu achten. Liegt eine symmetrische Veränderung der Gelenke auf beiden Seiten vor oder betrifft die Veränderung nur ein oder zwei Gelenke?

  Ist nur ein Gelenk beteiligt, vergrößert dies die Wahrscheinlichkeit einer bakteriellen Arthritis. Bei primär chronischer Polyarthritis sind typischerweise mehrere Gelenke in symmetrischer Verteilung betroffen.

  Achten Sie auch auf *Gelenkdeformitäten* oder *Fehlstellung der Knochen*.

  Dupuytren-Kontraktur (S. 549), O-Beine, X-Beine (S. 691)

- Beurteilen Sie mit Hilfe von Inspektion und Palpation die *umgebenden Gewebe*. Achten Sie dabei auf Hautveränderungen, subkutane Knoten und Muskelatrophie. Achten Sie auf etwaigen *Krepitus* (Krepitation oder Reibegeräusch), ein hörbares und/oder tastbares Knirschen bei der Bewegung von Sehnen oder Bändern über Knochen. Krepitus kann in normalen Gelenken auftreten, ist aber signifikanter, wenn er von anderen Beschwerden oder Symptomen begleitet ist.

  Subkutane Knoten bei primär chronischer Polyarthritis oder rheumatischem Fieber; Ergüsse bei Verletzungen; Krepitus über entzündeten Gelenken bei Fibrose, Arthrose oder entzündeten Sehnenscheiden

- Die Prüfung des Bewegungsumfangs und spezieller Bewegungen kann *Einschränkungen des Bewegungsumfangs* ergeben oder eine erhöhte Beweglichkeit und Instabilität von Gelenken aufgrund einer übermäßigen Beweglichkeit von Bändern, die als *Bandinsuffizienz* bezeichnet wird.

  Eingeschränkte Beweglichkeit bei Arthritis, Entzündung des Gewebes um ein Gelenk, Fibrosierung im oder um das Gelenk oder bei knöcherner Versteifung (*Ankylose*). Bandinsuffizienz des vorderen Kreuzbands bei Knieverletzungen

Muskelschwäche und -atrophie bei primär chronischer Polyarthritis

■ Schließlich kann die Prüfung der *Muskelkraft* bei der Beurteilung der Gelenkfunktion hilfreich sein (diese Techniken werden in Kapitel 18 beschrieben).

Achten Sie besonders aufmerksam auf *Anzeichen einer Entzündung und Arthritis*.

Palpable sulzige oder teigige Verdickungen der Synovialis sind ein Hinweis auf Synovitis, die häufig von einem Gelenkerguß begleitet wird. Tastbare Gelenkflüssigkeit bei Gelenkerguß, Druckschmerzhaftigkeit über den Sehnenscheiden bei Tendinitis.

■ *Schwellung.* Eine tastbare Schwellung kann (1) die Synovialis betreffen, die sich dann sulzig oder teigig anfühlt, (2) durch eine Ansammlung überschüssiger Synovia in der Gelenkhöhle verursacht werden (Gelenkerguß) oder (3) von Weichteilstrukturen wie Bursae, Sehnen und Sehnenscheiden ausgehen.

Arthritis, Tendinitis, Bursitis, Osteomyelitis

■ *Überwärmung.* Vergleichen Sie mit Ihren Fingerrücken die Temperatur des betroffenen Gelenks mit der des entsprechenden, nicht beteiligten Gelenks auf der anderen Seite. Sind beide Gelenke betroffen, vergleichen Sie sie mit der Temperatur nahegelegener Gewebe.

Druckschmerzhaftigkeit und Überwärmung über einer verdickten Synovialis sind ein Anzeichen für Arthritis oder Infektion.

■ *Druckschmerzhaftigkeit.* Versuchen Sie festzustellen, welche spezifische anatomische Struktur druckschmerzhaft ist.

Eine Rötung der Haut über einem druckschmerzhaften Gelenk weist auf septische Arthritis oder Gichtarthritis oder möglicherweise primär chronische Polyarthritis hin.

■ *Rötung.* Eine Rötung der darüberliegenden Haut ist das seltenste Symptom einer Entzündung in der Umgebung von Gelenken.

Bewegen Sie schmerzende Gelenke vorsichtig. Patienten können diese Bewegungen unter Umständen besser selbst durchführen. Lassen Sie sich von ihnen zeigen, wie sie damit zurechtkommen. Liegt eine Gelenkverletzung vor, sollten Sie eine Röntgenaufnahme in Betracht ziehen, bevor Sie versuchen, das Gelenk zu bewegen.

Wie ausführlich Sie den Bewegungsapparat untersuchen, kann stark variieren. Dieser Abschnitt stellt Untersuchungsmethoden vor, die sich sowohl für eine umfassende als auch für eine gezielte Beurteilung eignen. Für Patienten mit ausgedehnten oder gravierenden Gelenkbeschwerden benötigen Sie mehr Zeit. Eine kürzere Untersuchung für Patienten ohne Symptome am Bewegungsapparat ist in Kapitel 4 erläutert.

Kiefergelenk

Schwellung, Druckschmerzhaftigkeit und eingeschränkter Bewegungsumfang weisen auf Arthritis hin.

Inspektion und Palpation. Inspizieren Sie das Gelenk auf Schwellung oder Rötung. Eine Schwellung kann sich als rundliche Wölbung ungefähr 2,5 cm vor dem äußeren Gehörgang zeigen.

Legen Sie die Spitzen Ihrer Zeigefinger vor den Tragus der Ohren
und bitten Sie den Patienten, den
Mund zu öffnen. Ihre Fingerspitzen sollten in den Gelenkspalt
gleiten, sobald sich der Mund öffnet. Beurteilen Sie Umfang und
Reibungslosigkeit der Bewegung.
Achten Sie auf evtl. Schwellungen
und Druckschmerzhaftigkeit. Bei
gesunden Patienten kann ein Einschnappen oder „Krachen" fühl-
oder hörbar sein.

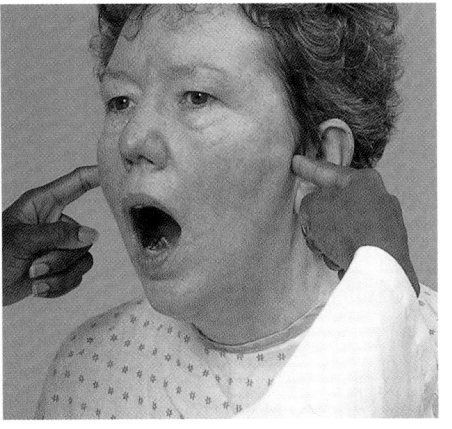

Eine Luxation des Kiefergelenks kann
bei Verletzungen auftreten.

Schwellung, Druckschmerzhaftigkeit
und eingeschränkter Bewegungsumfang weisen auf Arthritis hin.

Tastbare Krepitation oder „Krachen"
kann bei schlechter Okklusion, Menis-
kusverletzung oder Synovialisschwel-
lung nach Verletzungen auftreten.

Bewegungsumfang und Bewegungen. Das Kiefergelenk kann im oberen bzw.
unteren Teil Gleit- und Scharnierbewegungen durchführen. Die Mahlbewegun-
gen beim Kauen bestehen hauptsächlich aus Gleitbewegungen in den oberen
Kompartimenten.

Der Bewegungsumfang umfaßt drei Richtungen: Bitten Sie den Patienten, Ihnen
das Öffnen und Schließen, Protrusion und Retraktion sowie Seitwärtsbewegun-
gen zu zeigen. Normalerweise können bei weit geöffnetem Mund drei Finger
zwischen den Schneidezähnen eingeführt werden. Bei normaler Protrusion des
Unterkiefers können die unteren Zähne vor die des Oberkiefers gestreckt
werden.

Schulter

Inspektion. Betrachten Sie die Schultern und den Schultergürtel von vorne und
die Schulterblätter und die zugehörigen Muskeln von hinten. Achten Sie auf
Schwellungen, Deformitäten, Muskelatrophie oder Faszikulationen (ein feines
Zittern der Muskeln).

Inspizieren Sie die Konturen der Schultern und die knöchernen Orientierungspunkte von Schlüsselbein, Akromion, Processus coracoideus und Tuberculum
majus humeri.

Fehlende Bewegungen können eine
Paralyse anzeigen (Erb-Lähmung).
Muskelatrophie weist auf Verletzungen
der zervikalen Nerven hin.

Skoliose kann die Anhebung einer
Schulter bewirken. Bei einer Schultergelenkluxation nach vorn erscheint die
abgerundete Seitenansicht der Schulter abgeflacht.

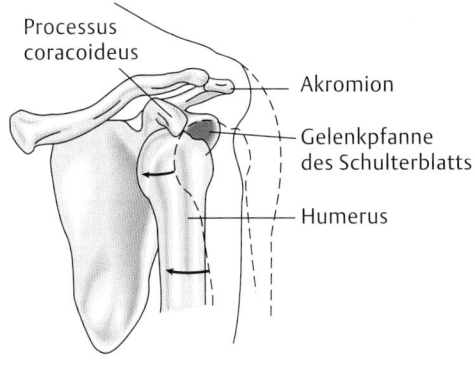

Schultergelenkluxation nach vorn

Bei einer Schultergelenkluxation nach hinten (relativ selten) ist die Vorderseite der Schulter abgeflacht und der Humeruskopf ragt weiter heraus.

Damit sich eine Erweiterung der Gelenkkapsel bemerkbar macht, ist eine beträchtliche Menge an Synovialis erforderlich.

S. Tab. 17.1 (S. 544 f).

Suchen Sie nach Ergüssen, die vorn eine Schwellung der Gelenkkapsel oder eine Wölbung der Bursa subacromialis unter dem M. deltoideus verursachen. Inspizieren Sie die ganze obere Extremität auf Verfärbungen, Hautveränderungen oder abnorme Ausrichtung.

Palpation. Wenn der Patient bei der Anamneseerhebung Schulterschmerzen angibt, bitten Sie ihn, Ihnen das schmerzende Gebiet zu zeigen. Die Lokalisation der Schmerzen kann Hinweise auf ihren Ursprung liefern:

▪ Oberseite der Schulter, strahlen in Richtung Nacken aus → Akromioklavikulargelenk

▪ Außenseite der Schulter, strahlen in Richtung des Ansatzes des M. deltoideus aus → Rotatorenmanschette

▪ Vorderseite der Schulter → Bizepssehne

Identifizieren Sie nun die knöchernen Orientierungspunkte der Schulter und palpieren Sie dann das schmerzende Gebiet. Lokalisieren Sie das *Akromion* und tasten Sie nach medial, um das distale Ende des Schlüsselbeins am *Akromioklavikulargelenk* zu lokalisieren. Palpieren Sie nach lateral und ein bißchen nach unten zum Tuberculum majus humeri und drücken Sie dann nach medial, um den *Processus coracoideus* des Schulterblatts zu finden. Palpieren Sie als nächstes das schmerzhafte Gebiet und identifizieren Sie die betroffenen Strukturen.

Unfähigkeit, diese Bewegungen durchzuführen, kann auf Schwäche oder Weichteilveränderungen aufgrund von Bursitis, Kapselentzündung, Abrisse oder Dehnungen der Rotatorenmanschette oder Tendinitis beruhen.

Bewegungsumfang und Bewegungen. Die sechs Bewegungen des Schultergürtels sind Flexion, Extension, Abduktion, Adduktion sowie Einwärts- und Auswärtsdrehung.

Achten Sie darauf, ob die Bewegungen des Patienten glatt und flüssig sind, während Sie vor ihm stehen und ihn bitten (1) die Arme mit nach unten gerichteten Handflächen auf Schulterhöhe (90°) anzuheben (zu abduzieren; dies prüft die reine glenohumerale Bewegung); (2) die Arme mit einander zugewandten Handflächen vertikal über den Kopf zu heben (prüft bis zu einem Winkel von 60° die skapulothorakale Bewegung und die kombinierte glenohumerale und skapulothorakale Bewegung während der Adduktion über die restlichen 30°); (3) beide Hände mit nach außen gerichteten Ellenbogen hinter den Nacken zu legen (prüft Auswärtsdrehung und Abduktion); und (4) beide Hände hinten auf das Kreuz zu legen (prüft Einwärtsdrehung und Adduktion). (Wenn Sie Ihre Hand bei diesen Bewegungen auf die Schulter legen, können Sie eine etwaige Krepitation feststellen.)

Die Untersuchung der Schulter erfordert häufig die selektive Beurteilung von Akromioklavikulargelenk, Bursae subacromialis und subdeltoidea, Rotatorenmanschette, Bizepsrinne und -sehne sowie von Gelenkkapsel und Synovialis des Schultergelenks. Die entsprechenden Untersuchungstechniken werden auf den folgenden Seiten beschrieben.

Struktur	Untersuchungstechniken
Akromio-klavikular-gelenk	Palpieren und vergleichen Sie beide Gelenke bezüglich Schwellungen oder Druckschmerzhaftigkeit. Adduzieren Sie den Arm des Patienten über die Brust (sog. „Crossover-Test").
Bursae subacromialis und subdeltoidea	Strecken Sie die Schulter passiv, indem Sie den Ellenbogen nach hinten anheben. Dadurch wird die Bursa vor dem Akromion zugänglich. Palpieren Sie sorgfältig über den Bursae subacromialis und subdeltoidea.
Rotatoren-manschette	Palpieren Sie die drei „SITS"-Muskeln (s. u.), die am Tuberculum majus humeri ansetzen, während der Patient seine Arme seitlich herabhängen läßt. (Der vierte Muskel, der M. subscapularis, liegt anterior und ist nicht tastbar.) ■ M. **s**upraspinatus – direkt unter dem Akromion ■ M. **i**nfraspinatus – posterior vom M. supraspinatus ■ M. **t**eres minor – posterior und unterhalb des M. supraspinatus

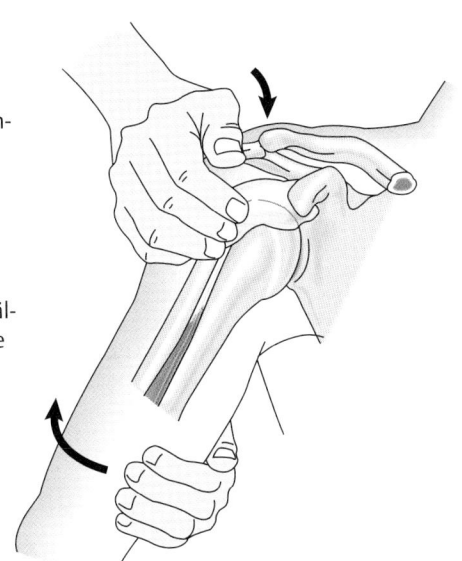

Lokalisierte Druckschmerzhaftigkeit oder Schmerzen bei der Adduktion lassen auf eine Entzündung oder Arthritis des Akromioklavikulargelenks schließen, s. Tab. 17.1 (S. 544 f).

Lokalisierte Druckschmerzhaftigkeit kann durch Bursitis der Bursae subacromialis oder subdeltoidea, degenerative Veränderungen oder Kalkablagerungen in der Rotatorenmanschette verursacht werden.

Eine Schwellung läßt auf einen Riß der Bursa mit Verbindung zur Gelenkhöhle schließen.

Druckschmerzhaftigkeit über den Ansätzen der „SITS"-Muskeln (s. o.) und Unfähigkeit, den Arm über Schulterhöhe anzuheben, treten bei Zerrungen, Abrissen und Sehnenrupturen der Rotatorenmanschette, am häufigsten des M. supraspinatus, auf, s. Tab. 17.1 (S. 544 f).

Struktur	Untersuchungstechniken
	Strecken Sie die Schulter passiv, indem Sie den Ellenbogen nach hinten anheben. Dadurch bewegt sich auch die Rotatorenmanschette unter dem Akromion hervor. Palpieren Sie die abgerundeten Ansätze der „SITS"-Muskeln in der Nähe des Tuberculum majus humeri. 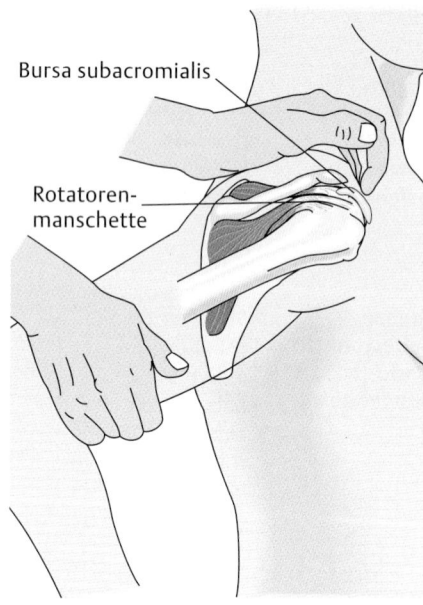

Wenn der Patient seinen Arm nicht vollständig abduziert auf Schulterhöhe halten kann, ist das „Drop-arm"-Zeichen positiv. Dies weist auf einen Riß in der Rotatorenmanschette hin.

Prüfen Sie das „Drop-arm-Zeichen". Bitten Sie den Patienten, seinen Arm vollständig auf Schulterhöhe (oder auf 90°) zu abduzieren und langsam nach unten zu bewegen. (Beachten Sie, daß eine Abduktion über die Schulterhöhe hinaus, also von 90°–120°, die Wirkung des M. deltoideus zeigt.)

Struktur	Untersuchungstechniken
Bizepsrinne und -sehne	Drehen Sie den Arm und den Unterarm nach außen und lokalisieren Sie das distale Ende des M. biceps in der Nähe des Ellenbogens. Folgen Sie dem Muskel und seiner Sehne nach proximal in die Bizepsrinne entlang der Vorderseite des Humerus. Bei der Prüfung der Sehne auf Druckschmerzhaftigkeit kann es hilfreich sein, die Sehne unter Ihren Fingerspitzen hin und her zu rollen.

Siehe auch Bizepstendinitis in Tab. **17.1** (S. 544 f).

**Palpation von
Bizepsrinne und -sehne**

Druckschmerzhaftigkeit oder Schmerzen bei Bewegung gegen Widerstand kommt bei Entzündung der Bizepssehnenscheide, Tendinitis oder einer Ruptur der Bizepssehne vor.

Halten Sie schließlich den Ellenbogen des Patienten bei rechtwinklig gebeugtem Unterarm gegen seinen Körper. Bitten Sie den Patienten, den Unterarm gegen Widerstand zu supinieren.

Druckschmerzhaftigkeit und Erguß lassen auf eine Synovitis des Schultergelenks schließen. Wenn die Ränder der Gelenkkapsel und der Synovialis tastbar sind, liegt ein mäßiger bis großer Gelenkerguß vor. Sehr leichte Formen von Synovitis des Schultergelenks lassen sich nicht durch Palpation feststellen.

Struktur	Untersuchungstechniken
Gelenkkapsel, Synovialis und Schultergelenk	Die faserige Gelenkkapsel und die breiten, flachen Sehnen der Rotatorenmanschette sind so eng miteinander verbunden, daß sie gleichzeitig untersucht werden müssen. Schwellungen der Kapsel und der Synovialis sind häufig am besten festzustellen, indem man die Schulter von oben betrachtet. Palpieren Sie die Kapsel und die Synovialis unter dem vorderen und hinteren Akromion.

Mit den folgenden Bewegungen können Sie einzelne Muskeln des Schultergürtels testen und Schmerzen lokalisieren. Beachten Sie, daß eine mediale Rotation gegen Widerstand auch die Funktion der Mm. pectoralis major, teres major und latissimus dorsi prüft.

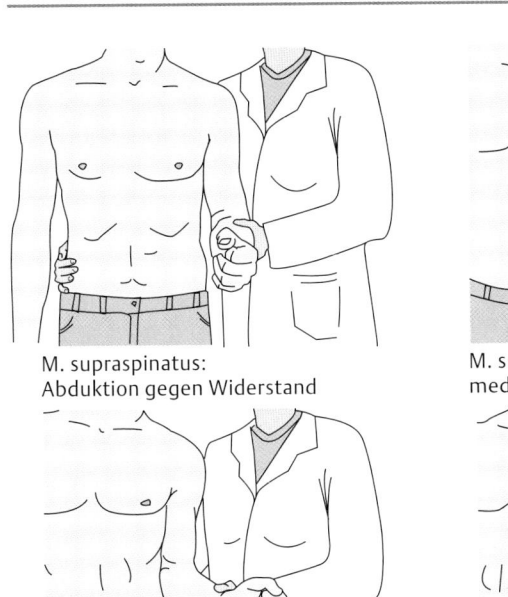

M. supraspinatus:
Abduktion gegen Widerstand

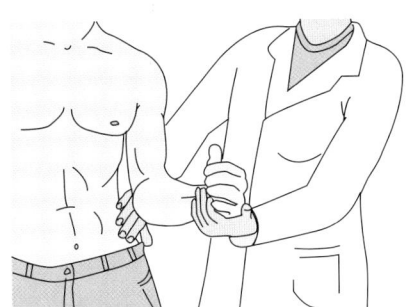

M. subscapularis:
mediale Rotation gegen Widerstand

Mm. infraspinatus, teres minor:
laterale Rotation gegen Widerstand

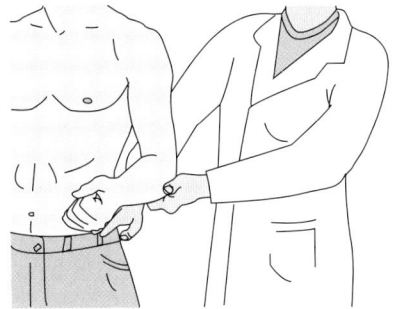

Thorakohumerale Gruppe:
Adduktion gegen Widerstand

Ellenbogen

Inspektion und Palpation. Stützen Sie den Unterarm des Patienten mit Ihrer gegenüberliegenden Hand, so daß der Ellenbogen ungefähr um 70° gebeugt ist. Identifizieren Sie den medialen und den lateralen Epikondylus und das Olekranon der Ulna. Inspizieren Sie die Konturen des Ellenbogens einschließlich der Extensoroberfläche der Ulna und des Olekranons. Achten Sie auf etwaige Knoten oder Schwellungen.

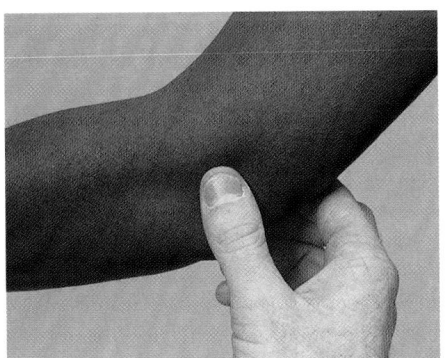

S. Tab. 17.2 (S. 546).

Eine Schwellung über dem Olekranon tritt bei Bursitis olecrani auf; Entzündung oder Synovia bei Arthritis.

Druckschmerzhaftigkeit bei *Epicondylitis humeri radialis* **(Tennisellenbogen) und bei** *Epicondylitis humeri ulnaris* **(Werfer- oder Golfspielerellenbogen)**

Palpieren Sie das Olekranon und drücken Sie auf die Epikondylen, um Druckschmerzhaftigkeit festzustellen.

Das Olekranon ist bei *hinterer Ellenbogenluxation* **und bei** *suprakondylären Frakturen* **nach hinten verschoben.**

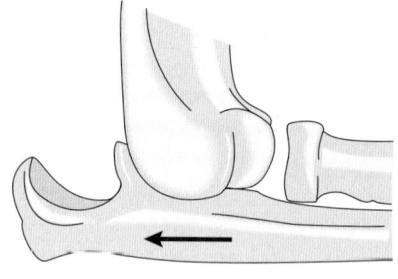

A   hintere Ellenbogenluxation

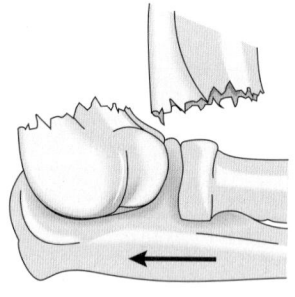

B   suprakondyläre Fraktur

Palpieren Sie die Rinnen zwischen den Epikondylen und dem Olekranon. Achten Sie dabei auf etwaige Druckschmerzhaftigkeit, Schwellungen oder Verdickungen. Die Synovialis läßt sich zwischen dem Olekranon und den Epikondylen am besten untersuchen. (Normalerweise sind weder die Synovialis noch die Bursa tastbar.) Der empfindliche N. ulnaris läßt sich hinten zwischen Olekranon und medialem Epikondylus tasten.

Bewegungsumfang und Bewegungen. Die Bewegungen umfassen Flexion und Extension im Ellenbogengelenk sowie Pronation und Supination des Unterarms. Zur Prüfung von Flexion und Extension bitten Sie den Patienten, den Ellenbogen zu beugen und zu strecken.

Der Patient sollte dann die Arme an den Seiten und die Ellenbogen gebeugt halten (um Schulterbewegungen zu minimieren) und die Handflächen nach oben (Supination) und unten (Pronation) drehen.

Handgelenk und Hand

Inspektion. Beobachten Sie die Position der Hände des Patienten bei Bewegungen, um festzustellen, ob die Bewegungen glatt und natürlich sind. In Ruhe sollten die Finger leicht gebeugt und fast parallel ausgerichtet sein.

Allzu vorsichtige Bewegungen lassen auf eine Verletzung schließen. Schlechte Ausrichtung der Finger tritt bei einer Schädigung der Flexorsehnen auf.

Diffuse Schwellung bei Arthritis oder Infektion; lokalisierte Schwellung oder Ganglien bei zystischer Vergrößerung, s. Tab. 17.3 (S. 547 ff).

Inspizieren Sie die palmare und dorsale Oberfläche von Handgelenk und Hand sorgfältig auf Schwellungen über den Gelenken.

Achten Sie auf Deformitäten des Handgelenks, der Hand oder der Fingerknochen sowie auf eine Winkelbildung aufgrund radialer oder ulnarer Deviation.

Kommt vor bei Arthrose, Heberden-Knoten an den Fingerendgelenken (DIPs) und Bouchard-Knoten an den Fingermittelgelenken (PIPs).

Bei primär chronischer Polyarthritis symmetrische Deformitäten der Fingermittelgelenke (PIPs), der Fingergrundgelenke (MCPs) und der Handgelenke mit ulnarer Deviation.

Betrachten Sie die Konturen der Handfläche, insbesondere den Daumen- und Kleinfingerballen.

Atrophie des Daumenballens kommt bei Karpaltunnelsyndrom vor (Kompression des N. medianus), Atrophie des Kleinfingerballens bei Kompression des N. ulnaris.

Achten Sie auf Verdickungen der Flexorsehnen oder Beugekontrakturen der Finger.

Beugekontrakturen des Ring-, Mittel- oder kleinen Fingers oder *Dupuytren-Kontrakturen*, beruhen auf Verdickungen der Palmaraponeurose (S. 549).

Palpation. Palpieren Sie am Handgelenk den distalen Teil von Radius und Ulna auf der lateralen und medialen Seite. Palpieren Sie die Rinne jedes einzelnen Handgelenks. Dabei befinden sich Ihre Daumen auf dem Rücken des Handgelenks, Ihre Finger palpieren von unten. Achten Sie auf Schwellungen, Teigigkeit oder Druckschmerzhaftigkeit.

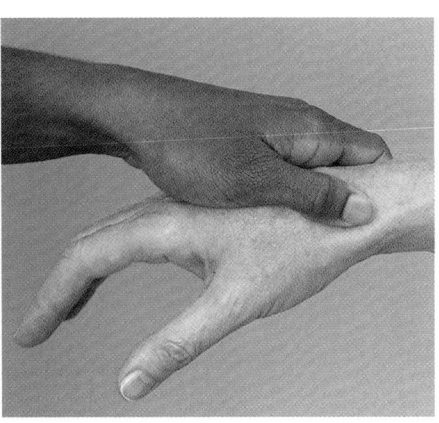

Druckschmerzhaftigkeit über dem Processus styloideus der Ulna bei Colles-Fraktur. Druckschmerzhaftigkeit oder knöcherne Stufen lenken den Verdacht auf eine Fraktur.

Beidseitig auftretende, mehrere Wochen anhaltende Schwellungen und/oder Druckschmerzhaftigkeit lassen auf primär chronische Polyarthritis schließen.

Eine Gonokokkeninfektion kann das Handgelenk (Arthritis) oder die Sehnenscheiden am Handgelenk (Gonokokkentendovaginitis) betreffen.

Palpieren Sie die *Tabatière* (Fovea radialis), eine Vertiefung distal vom Processus styloideus des Radius, die von den Abduktor- und Extensormuskeln des Daumens gebildet wird. Die Tabatière zeigt sich deutlicher, wenn der Daumen nach lateral von der Hand weggestreckt wird.

Druckschmerzhaftigkeit über der Tabatière läßt auf eine Kahnbeinfraktur schließen.

Palpieren Sie die acht Handwurzelknochen, die distal vom Handgelenk liegen, anschließend die fünf Mittelhandknochen sowie die Grund-, Mittel- und Endphalangen.

Palpieren Sie alle anderen Bereiche, an denen Sie Veränderungen vermuten.

Synovitis der MCPs ist bei diesem Druck schmerzhaft – daran sollten Sie beim Händeschütteln denken.

Die MCPs sind bei primär chronischer Polyarthritis häufig teigig oder druckschmerzhaft (bei Arthrose sind sie dagegen nur selten betroffen).

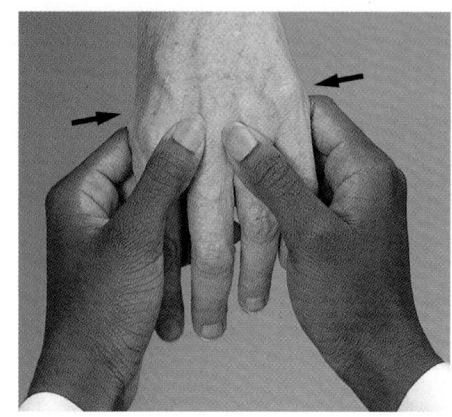

Komprimieren Sie die Metakarpophalangealgelenke (MCPs), indem Sie die Hand von beiden Seiten zwischen Daumen und Fingern drücken. Sie können auch Ihren Daumen benutzen, um jedes MCP genau distal auf beiden Seiten des Fingerknöchels zu palpieren, während Ihr Zeigefinger das Metakarpalköpfchen in der Handfläche abtastet. Achten Sie auf Schwellungen, Teigigkeit oder Druckschmerzhaftigkeit.

Veränderungen der PIPs bei primär chronischer Polyarthritis; Bouchard-Knoten bei Arthrose

Untersuchen Sie jetzt die Finger. Palpieren Sie die mediale und laterale Seite jedes proximalen Interphalangealgelenks (PIP) zwischen Daumen und Zeigefinger. Achten Sie wie zuvor auf Schwellungen, Teigigkeit, Knochenvergrößerungen oder Druckschmerzhaftigkeit.

Harte dorsolaterale Knoten der DIPs oder *Heberden-Knoten* bei Arthrose

Untersuchen Sie die distalen Interphalangealgelenke (DIPs) auf die gleiche Weise.

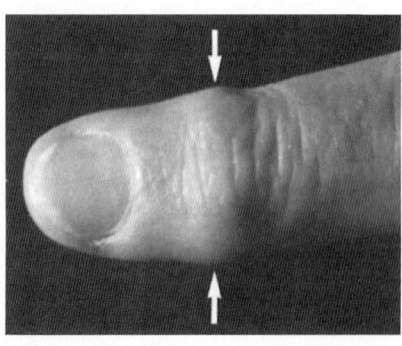

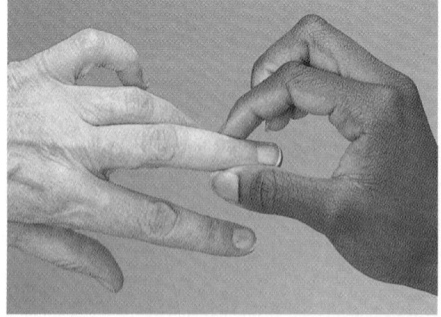

Druckschmerzhaftigkeit und Schwellung bei *Sehnenscheidenentzündung* (Tendovaginitis). *Tendovaginitis stenosans* (Quervain-Krankheit) über den Extensor- und Abduktorsehnen des Daumens an der Stelle, an der sie den Processus styloideus des Radius kreuzen.

In geschwollenen oder entzündeten Bereichen sollten Sie die Sehnen palpieren, die an Daumen und Fingern ansetzen.

Bewegungsumfang und Bewegungen. Beurteilen Sie nun den Bewegungsumfang von Handgelenken, Fingern und Daumen. Prüfen Sie am Handgelenk Flexion, Extension sowie ulnare und radiale Abduktion.

- *Flexion.* Der Unterarm des Patienten wird auf einem Tisch stabilisiert und supiniert. Legen Sie Ihre Fingerspitzen auf die Handfläche des Patienten. Bitten Sie den Patienten, sein Handgelenk gegen die Schwerkraft und anschließend gegen zunehmenden Widerstand zu beugen.

- *Extension.* Legen Sie Ihre Hand auf die dorsalen Mittelhandknochen des Patienten, dessen Unterarm proniert ist. Bitten Sie den Patienten, das Handgelenk gegen die Schwerkraft und anschließend gegen zunehmenden Widerstand zu strecken.

- *Ulnare und radiale Abduktion.* Bitten Sie den Patienten, die Handflächen nach unten zu halten und die Handgelenke nach lateral und medial zu bewegen.

Prüfen Sie Flexion, Extension, Abduktion und Adduktion der Finger:

- *Flexion und Extension.* Bitten Sie den Patienten, jede Hand fest zur Faust zu ballen und den Daumen dabei über die Fingerknöchel zu legen. Die Finger sollten sich flüssig und leicht schließen und öffnen. An den Grundgelenken können sich die Finger über die Neutralnullstellung hinaus strecken. Prüfen Sie auch

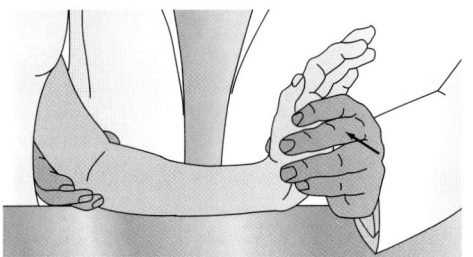

Flexion

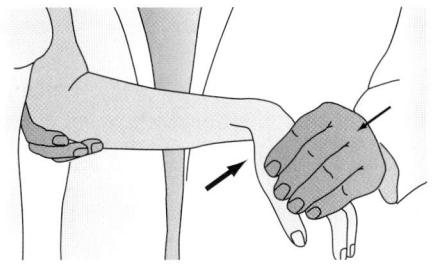

Extension

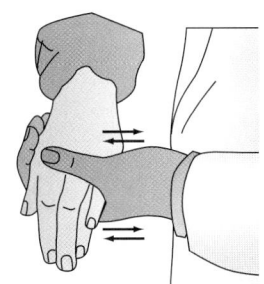

Ulnare und radiale Abduktion

Zu den Krankheiten, die den Bewegungsumfang beeinträchtigen, gehören Arthritis, Sehnenscheidenentzündung und Dupuytren-Kontrakturen, s. Tab. 17.**3** (S. 547 ff).

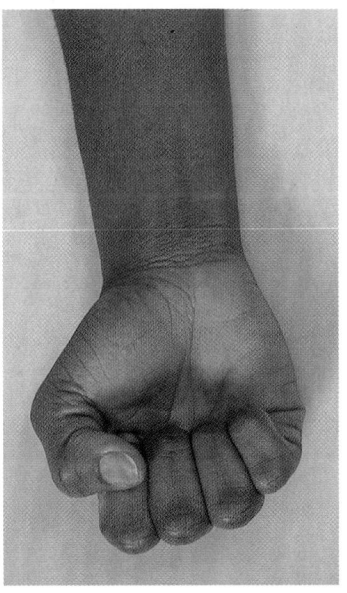

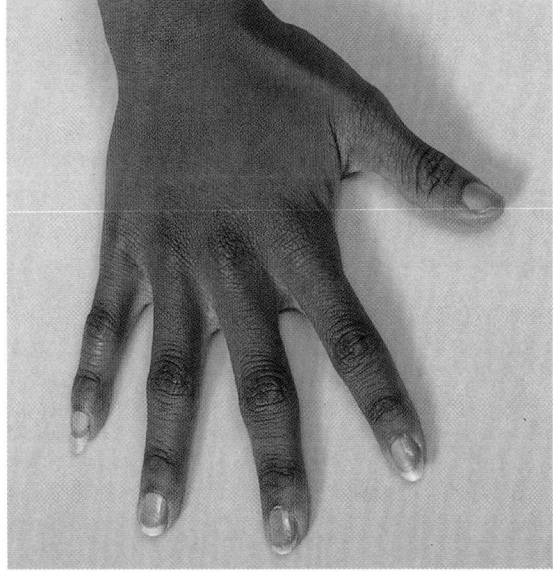

die Flexion und Extension an den proximalen und distalen Interphalangeal-gelenken.

▪ *Abduktion und Adduktion.* Bitten Sie den Patienten, die Finger zu spreizen (Abduktion) und wieder parallel nebeneinander zu legen (Adduktion). Prüfen Sie, ob die Bewegungen flüssig und koordiniert sind.

Beim Daumen beurteilen Sie Flexion, Extension, Abduktion, Adduktion und Opposition. Bitten Sie den Patienten, den Daumen über die Handfläche zu bewegen und die Basis des kleinen Fingers zu berühren (*Flexion*). Anschließend soll er den Daumen wieder über die Handfläche zurück bewegen und von den Fingern wegstrecken (*Extension*).

Bitten Sie den Patienten als nächstes, Finger und Daumen in die Neutralposition zu bringen und die Handfläche nach oben zu richten. Dann soll der Daumen von der Handfläche nach vorn (*Abduktion*) und wieder zurück (*Adduktion*) bewegt werden. Zur Prüfung der *Opposition* (Bewegungen des Daumens über die Handfläche) bitten Sie den Patienten, mit dem Daumen die Spitzen der übrigen Finger zu berühren.

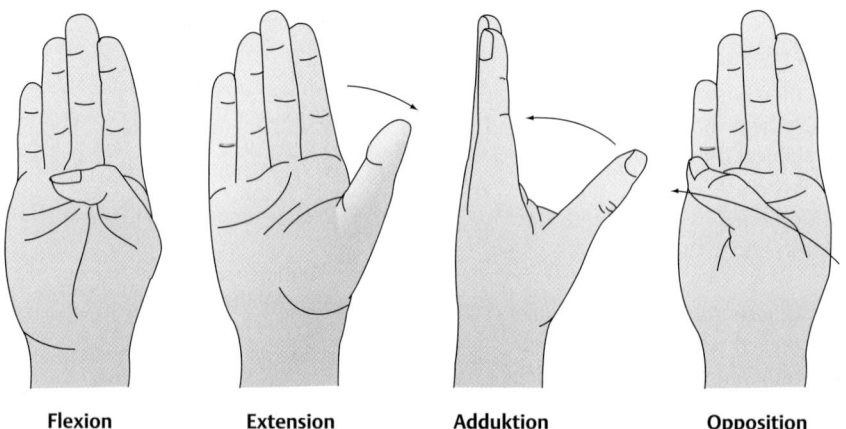

Flexion   Extension   Adduktion   Opposition

Prüfen Sie die Sensibilität der Finger nur an den lateralen und medialen Oberflächen, um Veränderungen der Fingernerven feststellen zu können. Testen Sie die Funktion der Nn. medianus, ulnaris und radialis, indem Sie die Sensibilität folgendermaßen prüfen:

▪ Beere des Zeigefingers → N. medianus

▪ Beere des kleinen Fingers → N. ulnaris

▪ Dorsale Haut zwischen Daumen und Zeigefinger → N. radialis

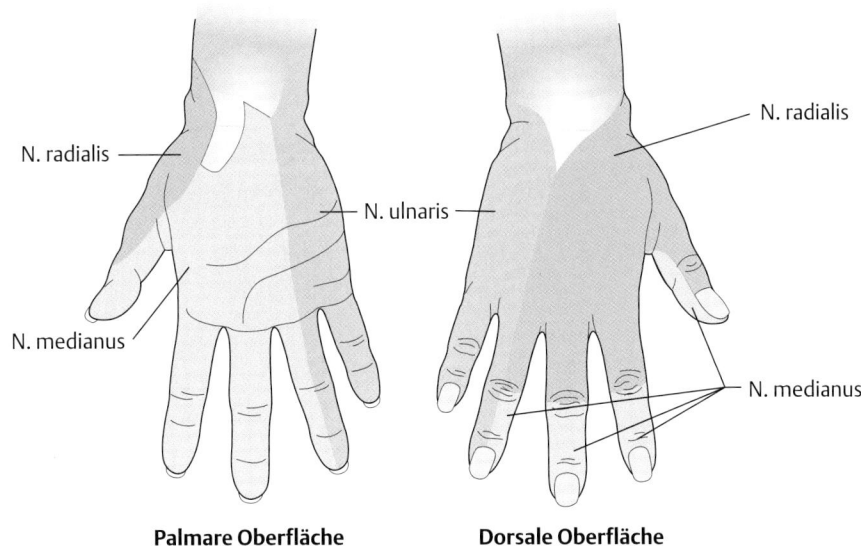

Palmare Oberfläche   **Dorsale Oberfläche**

Wirbelsäule

Inspektion. Achten Sie auf die Haltung des Patienten, einschließlich der von Hals und Rumpf, bereits, wenn er den Raum betritt.

Beurteilen Sie, ob der Patient den Kopf gerade hält, ob die Bewegungen des Halses flüssig und koordiniert sind und ob sein Gang flüssig ist.

Bitten Sie den Patienten, den Rücken ganz freizumachen. Wenn möglich, sollte der Patient aufrecht und in seiner natürlichen Haltung stehen (Füße zusammen und Arme an den Seiten herabhängend). Der Kopf sollte in der Mittellinie in der gleichen Ebene wie das Kreuzbein sein, Schultern und Becken sollten waagerecht sein.

Inspizieren Sie den Patienten von der Seite. Achten Sie auf etwaige Kurvaturen der Wirbelsäule.

Nackensteife weist auf Arthritis, Muskelzerrungen oder eine andere pathologische Veränderung hin, die abgeklärt werden sollte.

Eine Seitwärtsneigung des Kopfes läßt auf *Torticollis* aufgrund einer Kontraktion des M. sternocleidomastoideus schließen.

S. Tab. **17.4** (S. 550 f).

Inspektion der Wirbelsäule	
Blick auf den Patienten	**Schwerpunkt der Inspektion**

Erhöhte Brustkyphose tritt im Alter auf. Bei Kindern sollte eine korrigierbare strukturelle Deformität weiter überwacht werden s. Tab. **17.4** (S. 550 f).

Von der Seite	Zervikale, thorakale und lumbale Krümmung

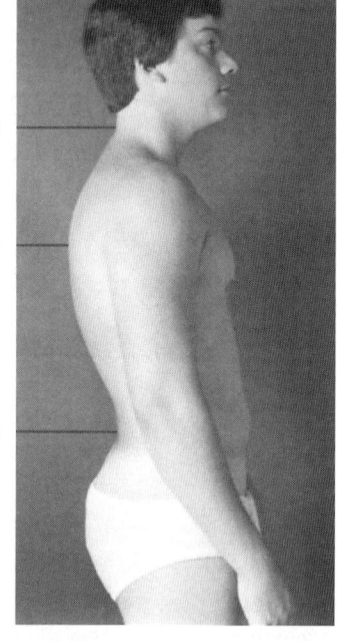

Halslordose

Brustkyphose

Lendenlordose

Bei Skoliose ist eine laterale und rotatorische Kurvatur der Wirbelsäule nötig, um den Kopf in die Mittellinie zurückzubringen. Skoliose zeigt sich häufig in der Adoleszenz, bevor Symptome auftreten.

Von hinten	Senkrechte Wirbelsäule (eine gedachte vertikale Linie sollte von C7 durch die Gesäßspalte verlaufen)

Ungleiche Schulterhöhen treten bei *Sprengel-Deformität* (angeborener Schulterblatthochstand aufgrund der Befestigung eines zusätzlichen Knochens oder Bandes zwischen dem oberen Schulterblatt und C7); bei *Scapula alata* (wegen Ausfalls der Innervation des M. serratus anterior durch den N. thoracicus longus); und bei kontralateraler Schwäche des M. trapezius auf.

Ungleiche Höhe der Darmbeinkämme (Beckenschiefstand) läßt auf ungleiche Länge der Beine schließen und kann verschwinden, wenn das kürzere Bein unterlegt wird. Skoliose und Hüftabduktion oder -adduktion können ebenfalls einen Beckenschiefstand verursachen. Ein „Abkippen" des Rumpfes auf eine Seite tritt bei lumbalem Bandscheibenprolaps auf.

Ausrichtung der Schultern, der Darmbeinkämme und der Hautfalten unter den Gesäßbacken (Gesäßfalten)

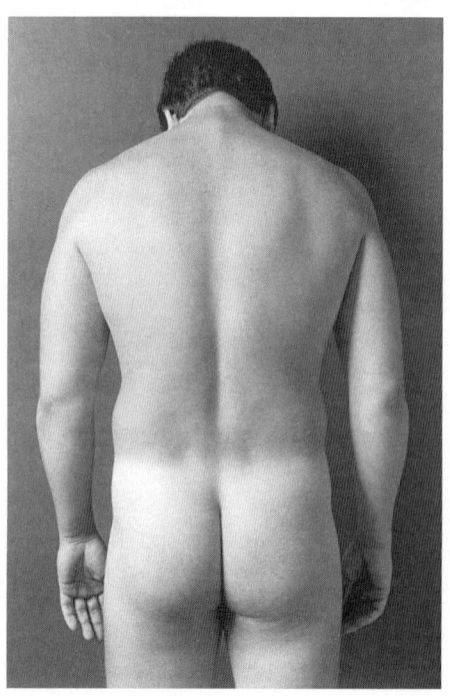

Muttermale, Feuermale, behaarte Stellen und Lipome liegen häufig über Knochendefekten wie Spina bifida.

Café-au-lait-Flecken (verfärbte Hautstellen), Stielwarzen und fibröse Tumoren bei *Neurofibromatose*

Hautveränderungen, Stielwarzen oder Tumoren

Palpation. Palpieren Sie im Sitzen oder Stehen die Dornfortsätze aller Wirbel mit dem Daumen.

Druckschmerzhaftigkeit läßt auf eine Fraktur oder Dislokation schließen, wenn ein Trauma vorausgegangen ist, oder auf eine zugrundeliegende Infektion oder Arthritis.

Palpieren Sie am Nacken auch die Zwischenwirbelgelenke, die zwischen den Halswirbeln etwa 2,5 cm lateral der Dornfortsätze von C2–C7 liegen. Diese Gelenke liegen tief unter dem M. trapezius und sind unter Umständen nicht tastbar, wenn die Nackenmuskulatur nicht entspannt ist.

Druckschmerzhaftigkeit tritt bei Arthritis auf, insbesondere an den Zwischenwirbelgelenken zwischen C5 und C6.

Prüfen Sie im unteren Lumbalbereich sorgfältig auf Verschiebungen der Wirbel, um festzustellen, ob ein Dornfortsatz verglichen mit dem darüberliegenden ungewöhnlich weit hervorsteht (oder eingerückt) ist. Identifizieren Sie etwaige Druckschmerzhaftigkeit.

Verschiebungen bei *Spondylolisthesis* (Abgleiten eines Wirbels nach vorn), wodurch es zu einer Kompression des Rückenmarks kommen kann. Druckschmerzhaftigkeit der Wirbel lenkt den Verdacht auf eine Fraktur oder Infektion.

Palpieren Sie über dem Iliosakralgelenk, das häufig anhand des Hautgrübchens über der Spina iliaca posterior superior zu erkennen ist.

Druckschmerzhaftigkeit über dem Iliosakralgelenk ist ein deutlicher Hinweis auf eine häufige Ursache von Kreuzschmerzen. Spondylitis ankylosans (Morbus Bechterew) kann iliosakrale Druckschmerzhaftigkeit verursachen.

Sie können die Wirbelsäule perkutieren, indem Sie sie mit der ulnaren Seite Ihrer Faust (nicht zu fest) abklopfen.

Schmerzen bei der Perkussion können auf Osteoporose, Infektionen oder Malignomen beruhen.

Inspizieren und palpieren Sie die paravertebralen Muskeln auf Druckschmerzhaftigkeit und Verspannungen. Verspannte Muskeln fühlen sich hart und knotig an und können sichtbar hervortreten.

Verspannungen treten bei entzündlichen Prozessen der Muskeln, bei anhaltender Kontraktion infolge abnormer Körperhaltung und bei Angst auf.

Palpieren Sie am auf der Seite liegenden Patienten bei gebeugter Hüfte den N. ischiadicus, den größten Nerv des Körpers, der aus Anteilen der Wurzeln L4, L5, S1, S2 und S3 besteht. Der Nerv liegt nach seinem Austritt aus dem Becken durch das Foramen ischiadicum majus in der Mitte zwischen dem Trochanter major und dem Sitzbeinhöcker.

Druckschmerzhaftigkeit des N. ischiadicus läßt auf einen Bandscheibenprolaps oder einen Tumor schließen, der auf die am Aufbau des Nervs beteiligten Wurzeln einwirkt.

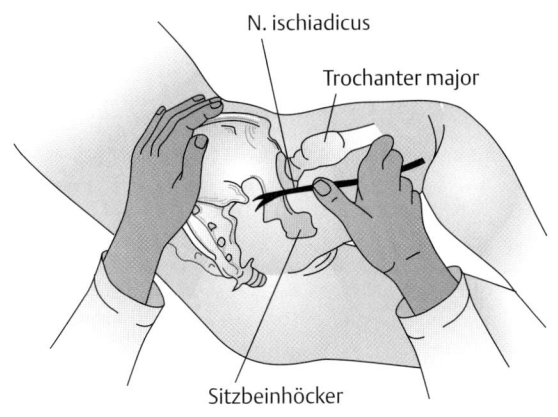

N. ischiadicus

Trochanter major

Sitzbeinhöcker

Ein Bandscheibenvorfall, der am häufigsten zwischen L5 und S1 oder zwischen L4 und L5 auftritt, kann zu Druckschmerzhaftigkeit der Dornfortsätze, der Zwischenwirbelgelenke, der paravertebralen Muskeln, der Incisura ischiadica und des N. ischiadicus führen.

Primär chronische Polyarthritis kann ebenfalls zu Druckschmerzhaftigkeit der Zwischenwirbelgelenke führen.

Denken Sie daran, daß Druckschmerzhaftigkeit im Kostovertebralwinkel auch auf eine Niereninfektion hindeuten kann und nicht auf einer Störung im Bewegungsapparat beruhen muß.

S. Tab. 2.**15** (S. 100).

Einschränkungen des Bewegungsumfangs spiegeln Steifigkeit aufgrund von Arthritis, Schmerzen infolge von Verletzungen oder Muskelverspannungen wie bei Torticollis wider.

Bei Schmerzen oder Taubheitsgefühl in Nacken, Schulter oder Arm muß unbedingt geprüft werden, ob eine Kompression des Halsmarks oder der Nervenwurzeln vorliegt, s. Tab. 2.**16** (S. 101).

Palpieren Sie alle Bereiche auf Druckschmerzhaftigkeit, bei denen die Beschwerden des Patienten dies nahelegen. Denken Sie daran, daß Kreuzschmerzen eine sorgfältige Untersuchung auf eine Rückenmarkskompression erforderlich machen, der gravierendsten Ursache von Schmerzen, weil das Risiko einer Lähmung der betroffenen Extremität besteht.

Bewegungsumfang und Bewegungen. Der Hals ist der beweglichste Abschnitt der Wirbelsäule. Seine sieben Wirbel tragen bemerkenswerterweise das Gewicht des 4,5–6,8 kg schweren Kopfes. Flexion und Extension erfolgen hauptsächlich zwischen dem Schädel und C1 (dem Atlas), die Rotation zwischen C1 und C2 (dem Axis) und die Seitwärtsneigung an C2–C7.

Bitten Sie den Patienten, die folgenden Bewegungen durchzuführen und achten Sie darauf, ob die Bewegungen flüssig und koordiniert erfolgen:

- *Flexion.* Die Brust mit dem Kinn berühren.

- *Extension.* Zur Decke schauen.

- *Rotation.* Den Kopf auf beide Seiten drehen und direkt über die Schulter zurück schauen.

- *Seitwärtsneigung.* Den Kopf neigen und mit dem Ohr die Schulter berühren.

Druckschmerzhaftigkeit, Sensibilitätsausfall oder Bewegungseinschränkung erfordern eine sorgfältige neurologische Untersuchung des Halses und der oberen Extremitäten.

Beurteilen Sie nun den Bewegungsumfang der Wirbelsäule.

■ *Flexion.* Bitten Sie den Patienten, sich nach vorn zu beugen, und die Zehen zu berühren (Flexion). Achten Sie auf die Flüssigkeit und die Symmetrie der Bewegung, den Bewegungsumfang und die Krümmung im Lumbalbereich. Mit fortschreitender Flexion sollte sich die Lendenlordose abflachen.

Deformität des Thorax beim Nach-vorn-Beugen bei Skoliose, s. Tab. 17.**4** (S. 550 f).

Ein Fortbestehen der Lendenlordose läßt auf Muskelverspannungen oder Spondylitis ankylosans schließen.

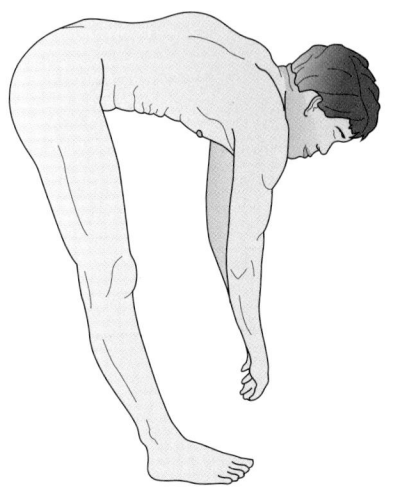

Sie können das Ausmaß der Flexion der Wirbelsäule am stehenden, nach vorn gebeugten Patienten messen. Markieren Sie die Wirbelsäule am Lumbosakralgelenk sowie 10 cm über und 5 cm unter diesem Punkt. Normalerweise kommt es zu einer Vergrößerung des Abstands zwischen den beiden oberen Markierungen von 4 cm. (Der Abstand zwischen den beiden unteren Markierungen sollte sich nicht ändern.)

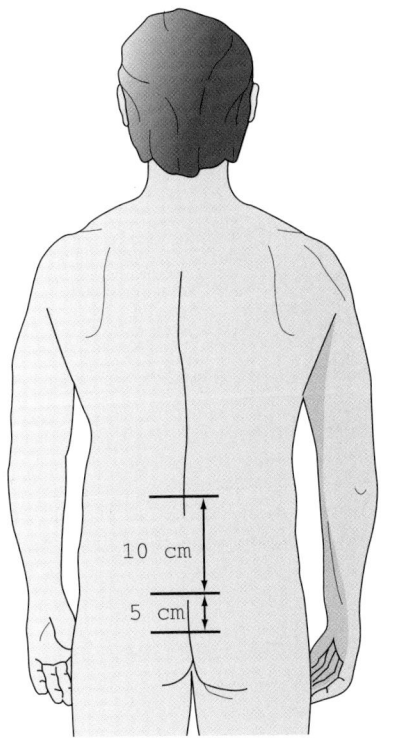

10 cm

5 cm

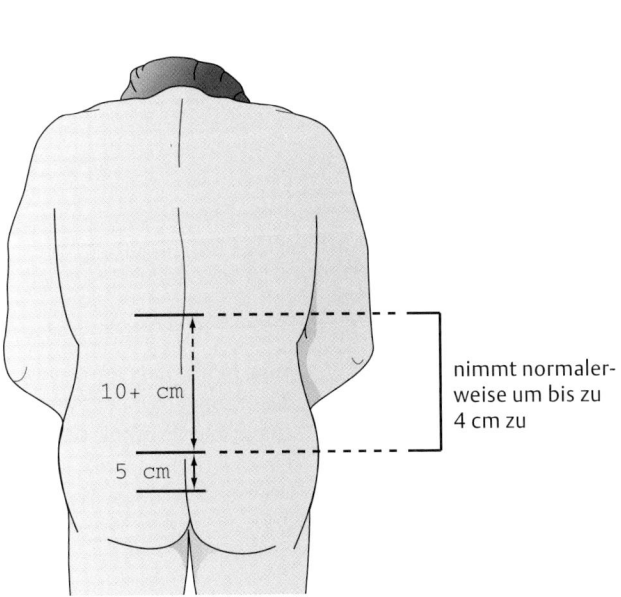

10+ cm

5 cm

nimmt normalerweise um bis zu 4 cm zu

Eine verringerte Beweglichkeit der Wirbelsäule tritt unter anderem bei Arthrose und Spondylitis ankylosans auf.

■ *Extension.* Legen Sie Ihre Hand so auf die Spina iliaca posterior superior, daß Ihre Finger auf die Mittellinie zeigen, und bitten Sie den Patienten, sich so weit wie möglich nach hinten zu beugen.

■ *Rotation.* Stabilisieren Sie das Becken, indem Sie eine Hand auf die Hüfte des Patienten und die andere auf die gegenüberliegende Schulter legen. Drehen Sie dann den Rumpf, indem Sie die Schulter und die Hüfte nach hinten ziehen. Wiederholen Sie dies auf der anderen Seite.

■ *Seitwärtsneigung.* Stabilisieren Sie den Patienten wieder, indem Sie Ihre Hand auf seine Hüfte legen. Bitten Sie den Patienten, sich so weit wie möglich auf beide Seiten zu lehnen.

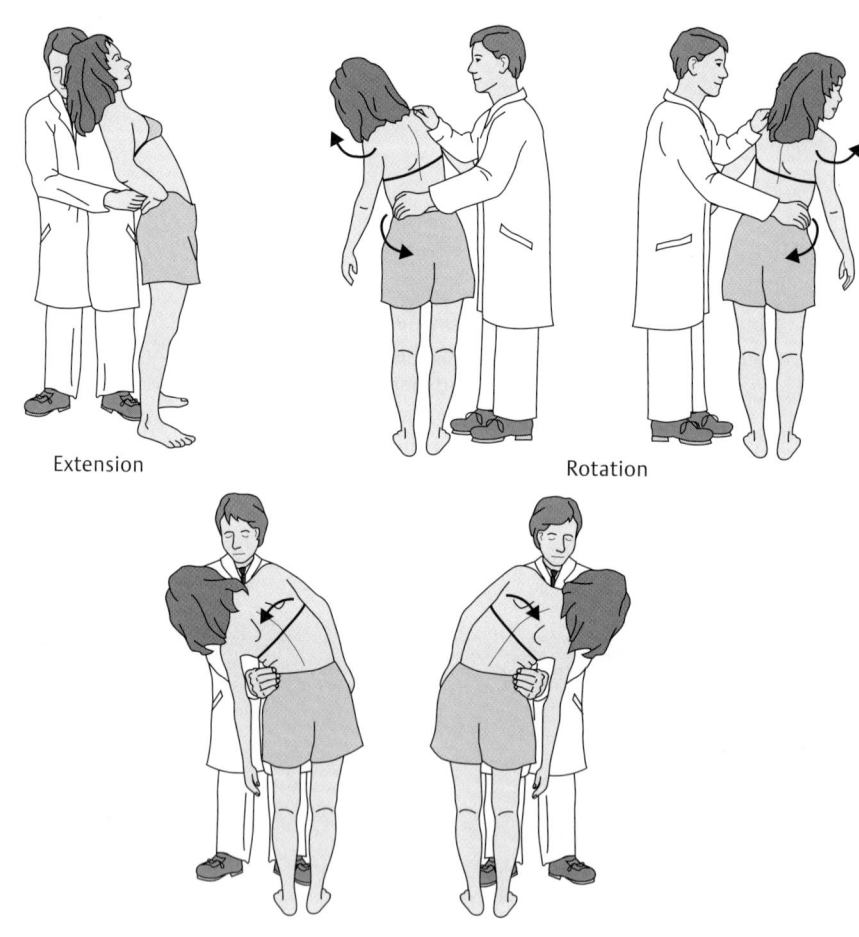

Extension

Rotation

Seitwärtsneigung

Ziehen Sie eine Kompression des Rückenmarks oder der Nervenwurzeln als Ursache in Betracht. Beachten Sie, daß Arthritis oder eine Infektion des Hüftgelenks, des Rektums oder des Beckens Beschwerden in der Lendenwirbelsäule verursachen können, s. Tab. 2.15 (S. 100).

Wie beim Hals erfordern Schmerzen oder Druckschmerzhaftigkeit bei diesen Bewegungen, insbesondere, wenn sie ins Bein ausstrahlen, eine sorgfältige neurologische Prüfung der unteren Extremitäten.

Hüftgelenk

Inspektion. Die Inspektion der Hüftgelenke beginnt damit, den Gangs des Patienten beim Betreten des Raums genau zu beobachten. Achten Sie auf die beiden Phasen des Gangs:

▪ *Stützen* – wenn der Fuß auf dem Boden steht und das Körpergewicht trägt (60 % eines Bewegungszyklus beim Gehen)

Die meisten Probleme treten während der gewichtstragenden Stützphase auf.

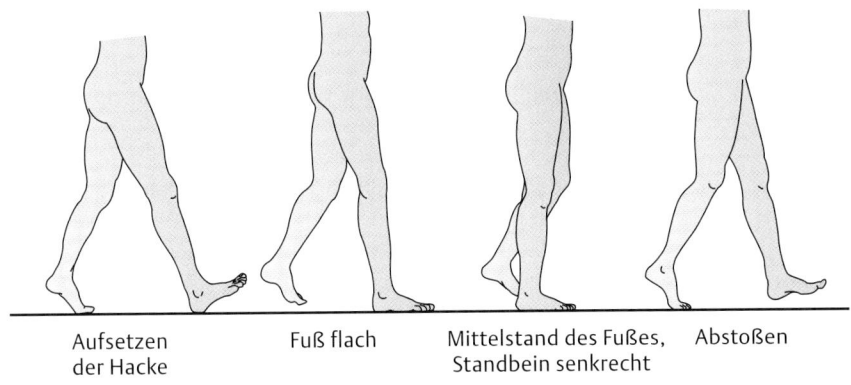

| Aufsetzen der Hacke | Fuß flach | Mittelstand des Fußes, Standbein senkrecht | Abstoßen |

Stützphase des Gangs

▪ *Schwingen* – wenn sich der Fuß nach vorn bewegt und kein Gewicht trägt (40 % des Bewegungszyklus)

Beobachten Sie beim Gehen die Schrittweite, die Verlagerung des Beckens und die Flexion des Knies. Normalerweise beträgt die Schrittweite von Hacke zu Hacke 5–10 cm. Der normale Gang ist durch einen flüssigen, kontinuierlichen Rhythmus charakterisiert, der zum Teil durch die Kontraktion der Abduktoren der gewichtstragenden Extremität (des Stützbeins) zustande kommt. Die Kontraktion der Abduktoren stabilisiert das Becken und hilft, das Gleichgewicht zu halten, indem die gegenüberliegende Hüfte angehoben wird. Das Knie sollte in der ganzen Stützphase gebeugt sein, außer wenn die Hacke aufgesetzt wird, um Bewegungen im Sprunggelenk entgegenzuwirken.

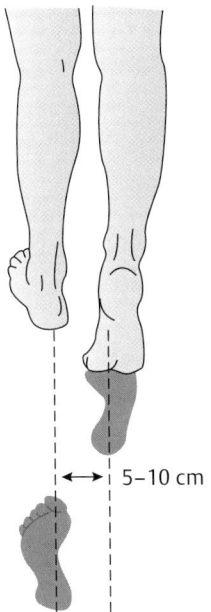

5–10 cm

Eine große Schrittweite läßt auf eine zerebellare Erkrankung oder auf Fußprobleme schließen.

Hüftgelenksluxation, Arthritis oder Schwäche der Abduktoren können bewirken, daß das Becken zur gegenüberliegenden Seite abkippt, so daß ein watschelnder Gang entsteht.

Bei fehlender Flexion des Knies wird der Gang stockend.

Ein Verlust der Lordose kann auf Verspannungen der paravertebralen Muskeln hinweisen; übermäßige Lordose läßt auf eine Flexionsdeformität der Hüfte schließen.

Veränderungen der Beinlänge treten bei Abduktions- oder Adduktionsdeformitäten und Skoliose auf. Eine Verkürzung des Beins und Auswärtsdrehung deuten auf eine hüftgelenksnahe Femurfraktur hin.

Achten Sie darauf, ob im Lendenbereich der Wirbelsäule eine leichte Lordose besteht und bestimmen Sie am liegenden Patienten, ob die Beine gleich lang sind. (Die Messung der Beinlänge wird im Abschnitt „Spezielle Untersuchungstechniken" auf S. 540 beschrieben.)

Inspizieren Sie die Vorder- und Hinterseite der Hüfte auf Muskelatrophie oder Blutergüsse.

Palpation. Wiederholen Sie die oberflächlichen Orientierungspunkte an der Hüfte. Lokalisieren Sie den Darmbeinkamm, das Tuberculum iliacum und die Spina iliaca anterior superior auf der Vorderseite sowie auf der Rückseite die Spina iliaca posterior superior, den Trochanter major, den Sitzbeinhöcker und den N. ischiadicus.

Schwellungen entlang dem Leistenband lassen auf eine Leistenhernie, manchmal auch auf ein Aneurysma schließen.

Vergrößerte Lymphknoten deuten auf Infektionen in der unteren Extremität oder im Becken hin.

Druckschmerzhaftigkeit kann auf einer Synovitis des Hüftgelenks, einer Bursitis oder möglicherweise einem Psoasabszeß beruhen.

Bitten Sie den liegenden Patienten, die Ferse des zu untersuchenden Beins auf das Knie des anderen Beins zu stellen. Palpieren Sie dann entlang des *Leistenbands*, das sich von der Spina iliaca anterior superior bis zum Tuberculum pubicum erstreckt. Der N. femoralis, die A. femoralis und die V. femoralis kreuzen das darüberliegende Leistenband; medial liegen Lymphknoten. Bei Schmerzen an der Hüfte, palpieren Sie die *Bursa iliopectinea*, die unter dem Leistenband, aber in einer tieferen Ebene liegt.

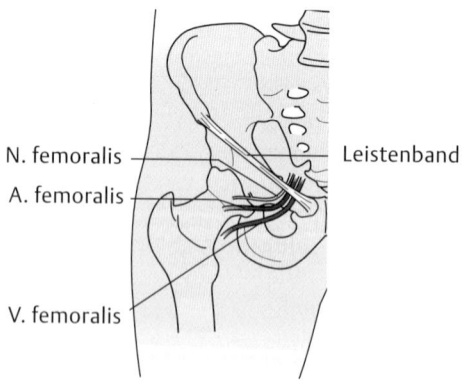

N. femoralis — — Leistenband
A. femoralis
V. femoralis

Eine Schwellung mit Druckschmerzhaftigkeit läßt auf eine *Bursitis der Bursa trochanterica* schließen. Druckschmerzhaftigkeit ohne Schwellung auf der posterolateralen Seite des Trochanter major deutet auf eine lokalisierte Tendinitis oder Muskelverspannungen infolge übertragener Hüftgelenksschmerzen hin. Druckschmerzhaftigkeit und Schwellung bei Bursitis der Bursa ischiadica musculi glutaei maximi. Wegen des benachbarten N. ischiadicus können Schmerzen, die durch die Bursitis verursacht werden, ein Ischiassyndrom vortäuschen.

Bitten Sie den Patienten, sich auf die Seite zu legen und die Hüfte nach innen zu drehen. Palpieren Sie die *Bursa trochanterica*, die über dem Trochanter major liegt. Normalerweise ist die *Bursa ischiadica musculi glutaei maximi* über dem Sitzbeinhöcker nicht tastbar, wenn sie nicht entzündet ist.

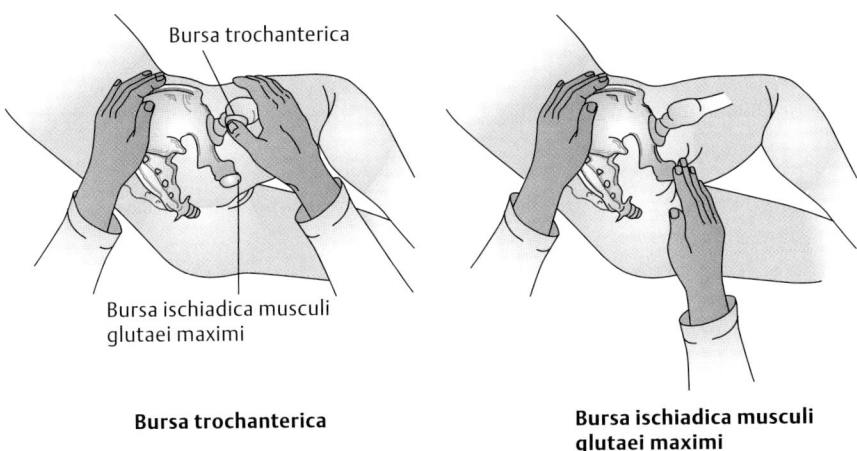

Bursa trochanterica

Bursa ischiadica musculi glutaei maximi

Bursa trochanterica

Bursa ischiadica musculi glutaei maximi

Bewegungsumfang und Bewegungen. Die Bewegungsmöglichkeiten des Hüftgelenks umfassen Flexion, Extension, Abduktion, Adduktion und Rotation. Beachten Sie, daß das Hüftgelenk stärker gebeugt werden kann, wenn das Kniegelenk ebenfalls gebeugt ist. Die Rotation im Hüftgelenk bei gebeugtem Kniegelenk kann anfänglich verwirrend sein. Wenn der Fuß nach lateral schwingt, dreht sich das Femur nach innen (s. u.). Die Bewegung des Femurs im Hüftgelenk verursacht diese Bewegungen.

Flexion. Legen Sie Ihre Hand beim liegenden Patienten unter die Lendenwirbelsäule. Bitten Sie den Patienten, die Knie nacheinander zur Brust hochzuziehen und sie mit dem Arm fest gegen den Bauch zu ziehen. Achten Sie darauf, wann der Rücken Ihre Hand berührt. Dies zeigt die normale Abflachung der Lendenlordose an. Jede weitere Flexion muß dann vom Hüftgelenk selbst ausgehen.

Bei einer Flexionsdeformität der Hüfte erlaubt das betroffene Hüftgelenk bei Flexion des anderen Hüftgelenks (so, daß der Oberschenkel die Brust berührt) keine vollständige Extension des Beins, so daß der Oberschenkel auf der betroffenen Seite scheinbar gebeugt wird.

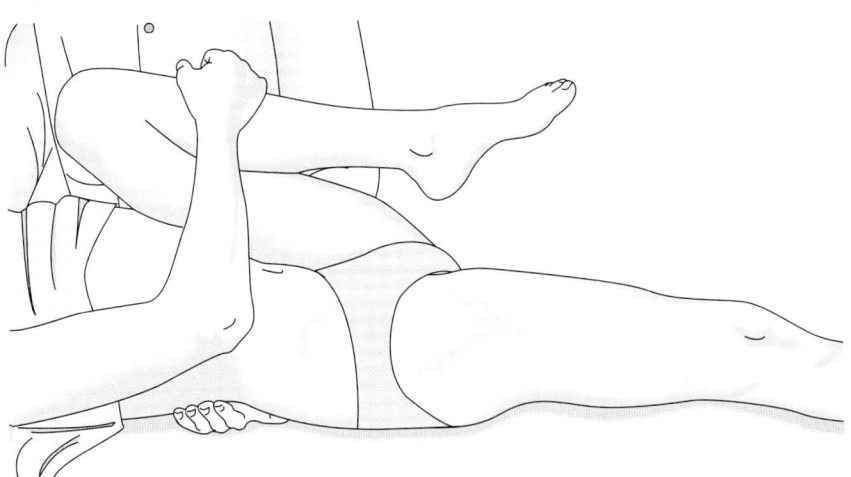

Flexion des Hüftgelenks und Abflachung der Lendenlordose

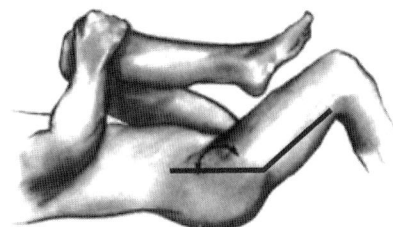

527

Eine Flexionsdeformität kann durch eine Zunahme anstelle einer Abflachung der Lendenlordose und eine anteriore Drehung des Beckens maskiert werden.

Achten Sie auf das Ausmaß der Flexion in Hüft- und Kniegelenk, während der Oberschenkel gegen den Bauch gehalten wird. Normalerweise kann der vordere Teil des Oberschenkels die Thoraxwand fast berühren. Achten Sie darauf, ob der andere Oberschenkel dabei völlig gestreckt auf der Untersuchungsliege bleibt.

Extension. Bitten Sie den auf dem Bauch liegenden Patienten, den Oberschenkel nach hinten (oder oben) zu strecken.

Eine eingeschränkte Abduktion ist bei Hüfterkrankungen aufgrund einer Arthrose häufig.

Abduktion. Stabilisieren Sie das Becken, indem Sie mit einer Hand auf die gegenüberliegende Spina iliaca anterior superior drücken. Fassen Sie mit der anderen Hand das Sprunggelenk und abduzieren Sie das gestreckte Bein, bis Sie spüren, daß sich die Spina iliaca anterior superior bewegt. Diese Bewegung zeigt die Grenze der Hüftabduktion an.

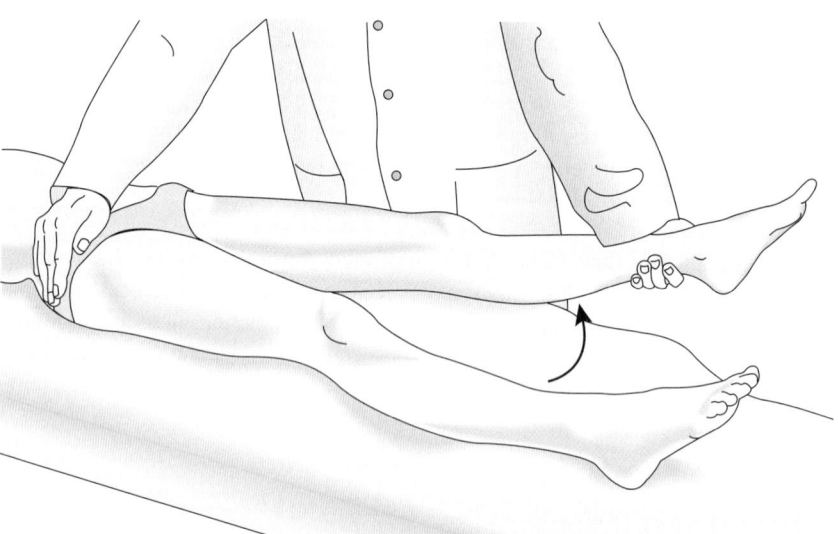

Sie können sich auch ans Fußende der Untersuchungsliege stellen, beide Sprunggelenke ergreifen und sie so weit wie möglich spreizen, so daß beide gestreckten Beine im Hüftgelenk abduziert werden. Diese Methode ermöglicht einen einfachen Vergleich beider Seiten, wenn die Bewegung eingeschränkt ist, ist aber bei vollem Bewegungsumfang unbrauchbar.

Adduktion. Stabilisieren Sie beim liegenden Patienten das Becken, fassen Sie ein Sprunggelenk und bewegen Sie das Bein medial über das andere Bein hinweg.

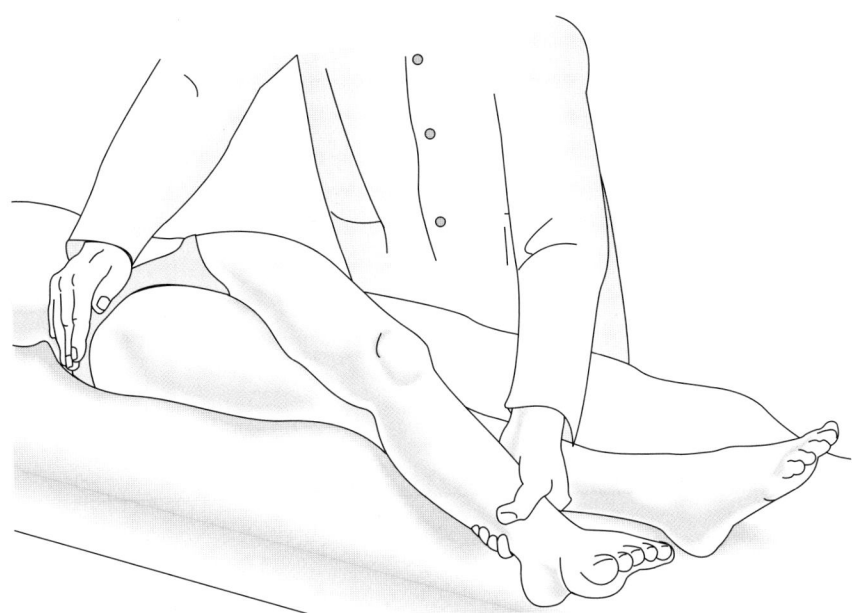

Eine Einschränkung der Einwärtsdrehung ist ein besonders empfindlicher Indikator für Hüftgelenkserkrankungen wie Arthritis. Die Auswärtsdrehung ist ebenfalls häufig eingeschränkt.

Rotation. Beugen Sie das Bein im Hüft- und Kniegelenk um jeweils 90°. Stabilisieren Sie den Oberschenkel mit einer Hand und ergreifen Sie mit der anderen das Sprunggelenk. Bewegen Sie nun den Unterschenkel nach medial für die Auswärtsdrehung und nach lateral für die Einwärtsdrehung.

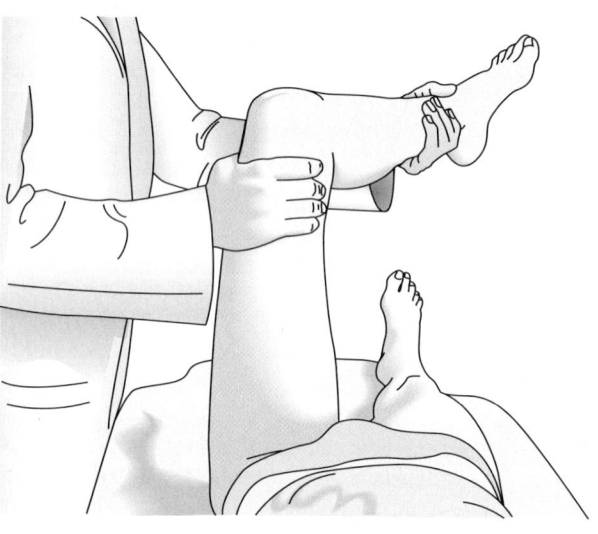

Kniegelenk

Stolpert der Patient oder drückt er das Kniegelenk beim Aufsetzen der Hacke in eine gestreckte Position, ist dies ein Hinweis auf eine Schwäche des M. quadriceps.

Inspektion. Achten Sie darauf, ob der Gang des Patienten flüssig und rhythmisch ist, wenn er den Raum betritt. Das Kniegelenk sollte beim Aufsetzen der Hacke gestreckt, in allen anderen Phasen des Schwingens und Stützens gebeugt sein.

O-Beine (Genu varum), X-Beine (Genu valgum) oder Beugekontraktur (keine völlige Extension möglich).

Prüfen Sie die Ausrichtung und Konturen der Knie. Achten Sie auf eine evtl. Atrophie des M. quadriceps.

Schwellungen über der Patella lassen auf *Bursitis der Bursa praepatellaris* schließen. Eine Schwellung über der Tuberositas tibiae weist auf eine *Bursitis der Bursa infrapatellaris* oder, falls sie weiter medial liegt, auf eine *Bursitis der Bursa anserina* hin.

Achten Sie darauf, ob die normalen Vertiefungen um die Patella evtl. fehlen (ein Zeichen für Schwellung im Knie und des Recessus suprapatellaris). Achten Sie auch auf andere Schwellungen im oder um das Knie.

Palpation. Bitten Sie den Patienten, sich auf die Kante der Untersuchungsliege zu setzen und die Knie zu beugen. In dieser Position sind die knöchernen Orientierungspunkte besser zu sehen, und Muskeln, Sehnen und Bänder sind entspannter, und damit leichter zu palpieren.

Wiederholen Sie zuerst die knöchernen Orientierungspunkte am Kniegelenk. Legen Sie Ihre Daumen von vorn auf die Weichteilvertiefungen auf beiden Seiten der *Patellarsehne*. Bewegen Sie Ihren Daumen auf der Innenseite nach oben und dann nach unten und identifizieren Sie den *medialen Femurkondylus* und den oberen Rand des *medialen Tibiaplateaus*. Folgen Sie der Patellarsehne nach distal zur *Tuberositas tibiae*. Das *Tuberculum adductorium* liegt hinter dem *medialen Femurkondylus*.

Identifizieren Sie lateral von der Patellarsehne den *lateralen Femurkondylus* und das *laterale Tibiaplateau*. Der mediale und der laterale *Femurepikondylus* liegen bei gebeugtem Knie lateral von den Kondylen. Lokalisieren Sie die *Patella*.

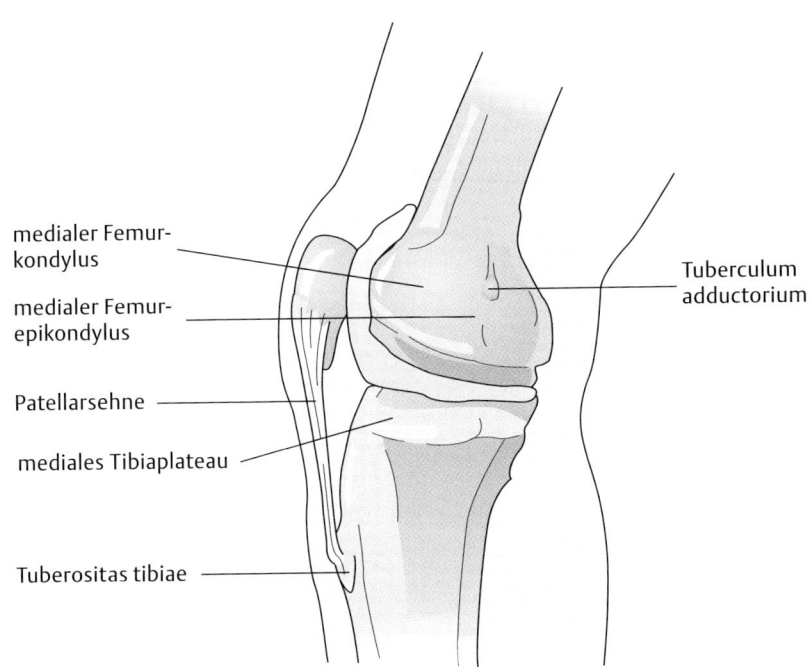

medialer Femur-
kondylus

medialer Femur-
epikondylus

Patellarsehne

mediales Tibiaplateau

Tuberositas tibiae

Tuberculum
adductorium

Palpieren Sie Bänder, Menisken und Bursae des Kniegelenks und achten Sie dabei besonders auf etwaige druckschmerzhafte Bereiche. Schmerzen sind eine häufige Beschwerde bei Erkrankungen des Kniegelenks, und die Lokalisation der Struktur, die die Schmerzen hervorruft, ist für eine genaue Beurteilung wichtig.

Palpieren Sie die Patellarsehne im *patellofemoralen Kompartiment* und bitten Sie den Patienten, das Bein zu strecken, um sicherzustellen, daß die Sehne intakt ist.

Druckschmerzhaftigkeit über der Sehne oder Unfähigkeit, das Bein zu strecken, lassen auf einen partiellen oder vollständigen Abriß der Patellarsehne schließen.

Schmerzen und Krepitation deuten auf eine Aufrauhung der Unterseite der Patella hin, die mit dem Femur artikuliert. Ähnliche Schmerzen können beim Treppensteigen oder beim Aufstehen von einem Stuhl auftreten.

Schmerzen bei der Bewegung der Patella während der Kontraktion des M. quadriceps lassen auf das *Büdinger-Ludloff-Läwen-Syndrom* (Chondromalacia patellae) schließen, eine Degeneration der Patella.

Druckschmerzhaftigkeit des medialen Seitenbands nach einer Verletzung weckt den Verdacht auf einen Riß dieses Bands. (Das laterale Seitenband ist weniger verletzungsanfällig.)

Druckschmerzhaftigkeit infolge von verletzungsbedingten Rissen ist beim inneren Meniskus häufiger als beim äußeren.

Knöcherne Wülste entlang der Gelenkränder können bei Arthrose tastbar sein.

Eine Schwellung über und neben der Patella weist auf eine Verdickung der Synovialis oder auf einen Erguß im Kniegelenk hin.

Bitten Sie den Patienten, sich auf den Rücken zu legen und das Bein zu strecken. Drücken Sie die Patella auf das darunterliegende Femur. Bitten Sie den Patienten, den M. quadriceps anzuspannen, während sich die Patella in der Rinne auf der Vorderseite des Femurs nach distal bewegt. Achten Sie auf eine glatte, gleitende Bewegung (patellofemoraler Krepitustest).

Beurteilen Sie nun die *medialen und lateralen Kompartimente des Tibiofemoralgelenks*. Beugen Sie das Kniegelenk des Patienten um ungefähr 90°. Der Fuß des Patienten sollte auf der Untersuchungsliege ruhen. Palpieren Sie das *mediale Seitenband* zwischen dem medialen Femurkondylus und -epikondylus und der Tibia; palpieren Sie anschließend das strangartige *laterale Seitenband* zwischen dem lateralen Femurepikondylus und dem Fibulakopf.

Palpieren Sie den *inneren und äußeren Meniskus* entlang der medialen und lateralen Gelenklinien. Der innere Meniskus läßt sich leichter tasten, wenn die Tibia nach innen gedreht ist. Achten Sie auf mögliche Schwellungen und Druckschmerzhaftigkeit.

Achten Sie auf etwaige knöcherne Wülste entlang der Gelenkränder.

Versuchen Sie evtl. Verdickungen oder Schwellungen im Recessus suprapatellaris und entlang den Seiten der Patella zu tasten. Beginnen Sie ungefähr 10 cm oberhalb des oberen Patellarands (weit über der Bursa) und palpieren Sie die Weichteile zwischen Ihrem Daumen und den übrigen Fingern. Bewegen Sie Ihre Hand langsam nach distal und versuchen Sie, die Bursa zu identifizieren.

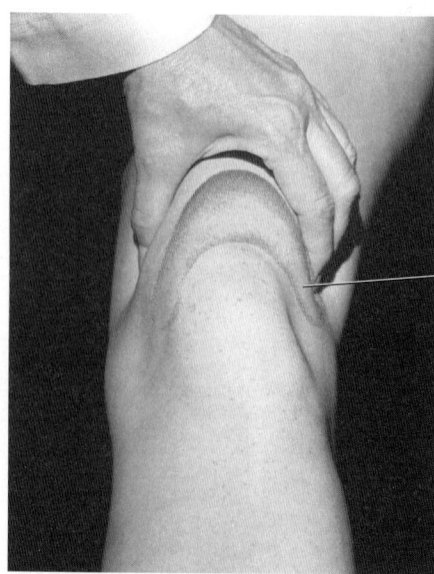

Recessus suprapatellaris

Führen Sie Ihre Palpation an den Seiten der Patella fort. Achten Sie auf Druck-schmerzhaftigkeit oder Überwärmung im Vergleich zum umgebenden Gewebe.

Überprüfen Sie drei weitere Bursae auf Teigigkeit oder Schwellungen. Palpieren Sie die Bursa praepatellaris und über der Bursa anserina auf der posteromedialen Seite des Kniegelenks zwischen dem medialen Seitenband und den Sehnen, die am medialen Tibiaplateau ansetzen. Überprüfen Sie auf der Rückseite bei gestrecktem Bein die mediale Seite der Kniekehle.

Verdickung, Teigigkeit oder Überwärmung in diesen Bereichen weisen auf Synovitis oder nicht druckschmerzhafte Ergüsse bei Arthrose hin.

Bursitis der Bursa praepatellaris infolge übermäßigen Kniens. Bursitis der Bursa anserina vom Laufen oder infolge von X-Beinen (Genu valgum), Fibromyalgien, Arthrose. Poplitea- oder Baker-Zyste infolge Aufblähung der Bursa musculi semimembranosi.

Drei weitere Tests werden Ihnen bei der Entdeckung von Flüssigkeitsansammlungen im Kniegelenk helfen.

▪ Prüfung auf *Vorwölbungen* (*bei kleineren Ergüssen*). Legen Sie Ihre linke Hand über das gestreckte Kniegelenk und üben Sie Druck auf den Recessus suprapatellaris aus, so daß Sie die Flüssigkeit nach unten verschieben oder „melken". Streichen Sie auf der Innenseite des Knies fest nach unten, so daß die Flüssigkeit in den lateralen Bereich gedrückt wird. Klopfen Sie mit der rechten Hand direkt hinter dem lateralen Rand der Patella auf das Knie.

Eine Flüssigkeitswelle oder eine Vorwölbung auf der Innenseite zwischen Patella und Femur bestätigt einen Erguß.

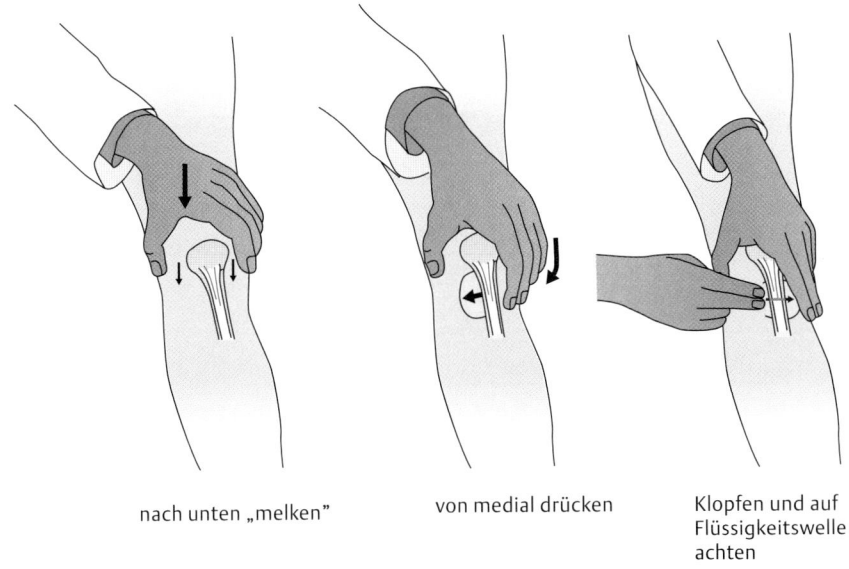

nach unten „melken"   von medial drücken   Klopfen und auf Flüssigkeitswelle achten

▪ *Flüssigkeitsverdrängungstest* (*bei größeren Ergüssen*). Legen Sie Daumen und Zeigefinger Ihrer rechten Hand auf je eine Seite der Patella. Drücken Sie mit der linken Hand den Recessus suprapatellaris gegen das Femur. Palpieren Sie mit Ihrem rechten Daumen und Finger auf Flüssigkeit, die in die Räume neben der Patella tritt.

Enthält das Kniegelenk einen großen Erguß, bewegt sich die Flüssigkeit durch suprapatellare Kompression in die Räume neben der Patella. Ist diese Flüssigkeitswelle tastbar, ist der Flüssigkeitsverdrängungstest positiv. Eine Flüssigkeitswelle, die in den Recessus suprapatellaris zurückkehrt, bestätigt einen Erguß.

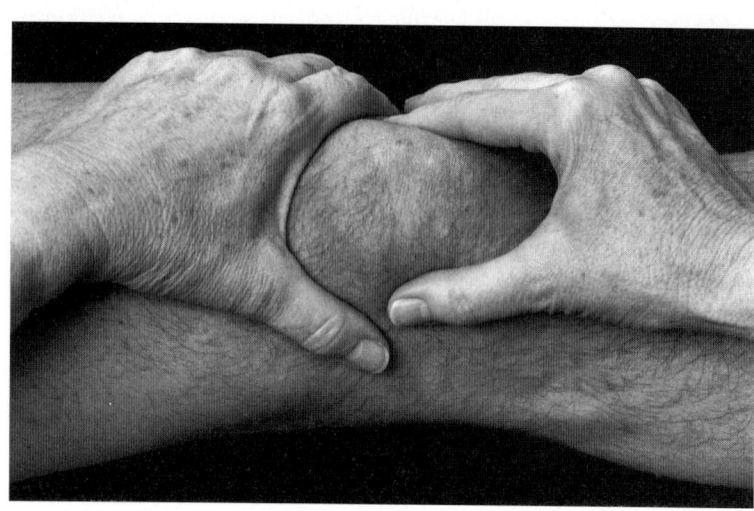

Tastbare Flüssigkeit, die in den Recessus zurückkehrt, bestätigt, daß ein großer Erguß im Knie vorhanden ist.

Bei einem Erguß kann bei der Kompression auch ein palpabler Klick auftreten, der aber mehr falsch positive Befunde ergibt.

■ *Patellatanzen.* Eine weitere Möglichkeit zum Nachweis großer Ergüsse besteht darin, den Recessus suprapatellaris zu komprimieren, und die Patella zu ballottieren, indem man sie kurz fest gegen das Femur drückt. Achten Sie auf Flüssigkeit, die in den Recessus suprapatellaris zurückkehrt.

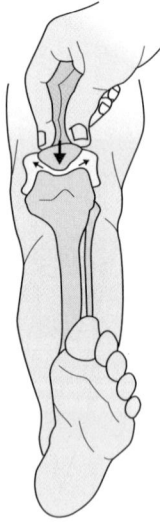

Bewegungsumfang und Bewegungen. Die wichtigsten Bewegungen des Knies sind Flexion, Extension, Einwärts- und Auswärtsdrehung. Bitten Sie den Patienten, das Knie im Sitzen zu beugen und zu strecken. Zur Prüfung der Einwärts- und Auswärtsdrehung bitten Sie den Patienten, den Fuß nach medial und lateral zu drehen. Flexion und Extension des Kniegelenks können auch geprüft werden, indem man den Patienten bittet, in die Hocke zu gehen und wieder aufzustehen.

Sie werden häufig die Stabilität der Bänder und die Integrität der Menisken prüfen müssen, insbesondere wenn eine Anamnese mit Verletzungen oder tastbare Druckschmerzhaftigkeit vorliegen. Untersuchen Sie immer beide Knie und vergleichen Sie die Befunde.

Struktur		Maßnahme	
mediales Seitenband	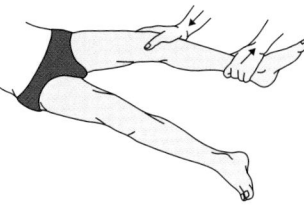	*Abduktionsbelastungstest.* Bewegen Sie den Oberschenkel des auf dem Rücken liegenden Patienten ungefähr 30° nach lateral zur Seite der Untersuchungsliege. Halten Sie eine Hand gegen die Außenseite des Knies, um das Femur zu stabilisieren und fassen Sie mit der anderen Hand die Innenseite des Sprunggelenks. Drücken Sie nach medial gegen das Knie und ziehen Sie das Sprunggelenk nach lateral, um das Kniegelenk auf der Innenseite zu öffnen (*Valgusbelastung*).	Schmerzen oder eine Lücke in der medialen Gelenklinie weisen auf eine Erschlaffung der Bänder und einen partiellen Abriß des medialen Seitenbands hin. Die meisten Verletzungen betreffen die Innenseite.
laterales Seitenband	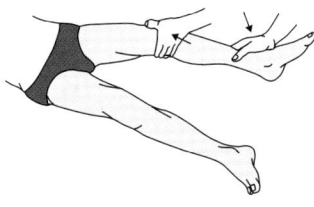	*Adduktionsbelastungstest.* Verändern Sie nun bei gleichbleibender Lage des Beins Ihre Position so, daß Sie eine Hand auf die Innenseite des Knies, die andere um die Außenseite des Sprunggelenks legen können. Drücken Sie das Knie nach außen und das Sprunggelenk nach innen, um das Kniegelenk auf der Außenseite zu öffnen (*Varusbelastung*).	Schmerzen oder eine Lücke in der lateralen Gelenklinie weisen auf eine Erschlaffung der Bänder und einen partiellen Abriß des lateralen Seitenbands hin.
vorderes Kreuzband	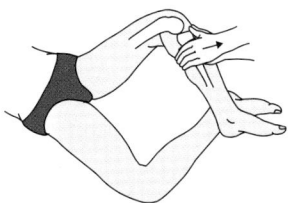	*Vorderes Schubladenphänomen.* Während der Patient auf dem Rücken liegt, Hüft- und Kniegelenke beugt und die Füße flach auf der Untersuchungsliege ausstreckt, umfassen Ihre Hände das Kniegelenk. Die Daumen berühren die laterale und mediale Gelenklinie und die Finger die Ansätze der ischiokruralen Muskeln. Ziehen Sie die Tibia unter dem Femur hervor (wie eine Schublade). Vergleichen Sie das Ausmaß der Vorwärtsbewegung mit dem beim anderen Knie.	Eine Vorwärtsbewegung um wenige Grad ist normal, wenn sie auf der Gegenseite gleich ist. Eine Vorwärtsbewegung, bei der sich die Konturen der oberen Tibia abzeichnen, ist ein *positives vorderes Schubladenphänomen* und läßt auf einen Riß des vorderen Kreuzbands schließen.
	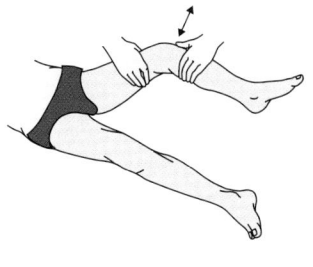	*Lachman-Test.* Beugen Sie das Kniegelenk um 15° und drehen Sie das Bein nach außen. Fassen Sie das distale Femur mit einer Hand und die obere Tibia mit der anderen. Legen Sie den Daumen der Hand an der Tibia auf die Gelenklinie und bewegen Sie gleichzeitig die Tibia nach vorn und das Femur nach hinten. Schätzen Sie das Ausmaß der Auslenkung nach vorn.	Eine signifikante Auslenkung nach vorn läßt auf einen Abriß des vorderen Kreuzbands schließen.

Isolierte Abrisse des hinteren Kreuz-bands sind selten.

Struktur		Maßnahme
hinteres Kreuzband	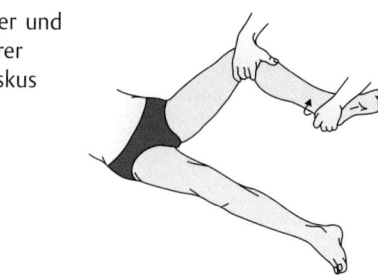	*Hinteres Schubladenphänomen.* Lagern Sie den Patienten und plazieren Sie Ihre Hände so, wie beim vorderen Schubladenphänomen beschrieben. Drücken Sie die Tibia nach hinten und beobachten Sie das Ausmaß der Rückwärtsbewegung am Femur.
innerer und äußerer Meniskus		*McMurray-Test.* Wenn Sie während Flexion und Extension des Kniegelenks ein Klicken an der Gelenklinie spüren oder hören, oder falls Sie Druckschmerzhaftigkeit entlang der Gelenklinie bemerken, sollten Sie den Meniskus auf einen hinteren Abriß untersuchen.
		Fassen Sie die Ferse des auf dem Rücken liegenden Patienten und beugen Sie das Kniegelenk. Legen Sie ihre andere Hand so um das Kniegelenk, daß Daumen und Finger entlang der medialen und lateralen Gelenklinie liegen. Drehen Sie den Unterschenkel an der Ferse nach innen und außen. Drücken Sie dann auf die Außenseite, um auf die mediale Seite des Gelenks eine Valgusbelastung auszuüben. Drehen Sie den Unterschenkel gleichzeitig nach außen und strecken Sie ihn langsam.

Ein Klicken oder Krachen entlang dem medialen Gelenk bei Valgusbelastung, Auswärtsdrehung und Extension des Beins läßt auf einen wahrscheinlichen Riß des hinteren Teils des inneren Meniskus schließen.

Sprunggelenk und Fuß

Inspektion. Inspizieren Sie die Oberflächen der Sprunggelenke und Füße und achten Sie auf etwaige Deformitäten, Knoten oder Schwellungen sowie auf Kallus und Hühneraugen.

S. Tab. 17.5 (S. 552 f).

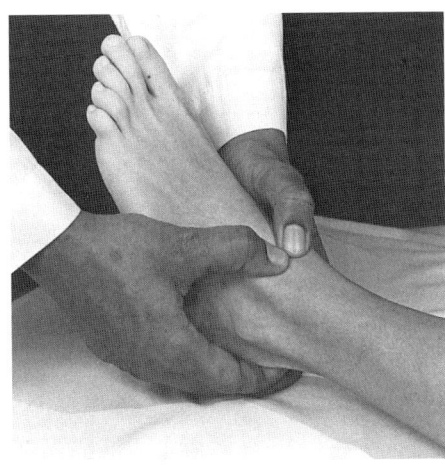

Palpation. Palpieren Sie mit den Daumen die Innenseite der *Sprunggelenke* und achten Sie auf mögliche Teigigkeit, Schwellungen oder Druckschmerzhaftigkeit.

Lokalisierte Druckschmerzhaftigkeit bei Arthritis, Verletzungen der Bänder oder Infektionen des Sprunggelenks.

Tasten Sie die *Achillessehne* auf Knötchen und Druckschmerzhaftigkeit ab.

Rheumaknötchen; Druckschmerzhaftigkeit bei Tendinitis, bei Achillobursitis oder einem partiellen Abriß infolge einer Verletzung

Palpieren Sie die Ferse, insbesondere das hintere und untere Fersenbein, und die Plantaraponeurose auf Druckschmerzhaftigkeit.

Am Fersenbein können Knochensporne vorkommen; Schmerzen über der Plantaraponeurose lassen auf eine *plantare Faszienentzündung* schließen.

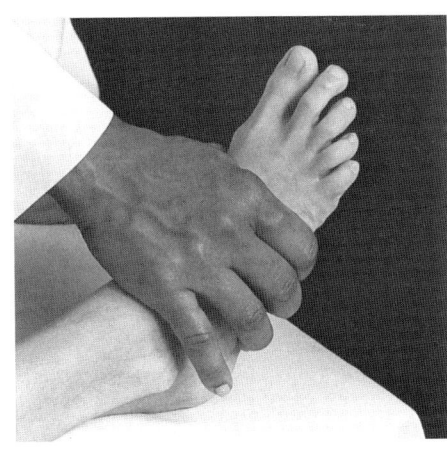

Palpieren Sie die *Zehengrundgelenke* auf Druckschmerzhaftigkeit. Komprimieren Sie den Vorfuß zwischen Daumen und Fingern. Üben Sie den Druck etwas proximal der Metatarsalköpfchen des 1.–5. Mittelfußknochens aus.

Druckschmerzhaftigkeit bei Kompression ist ein frühes Zeichen für eine primär chronische Polyarthritis. Eine akute Entzündung des Großzehengrundgelenks ist ein Hinweis auf Gicht.

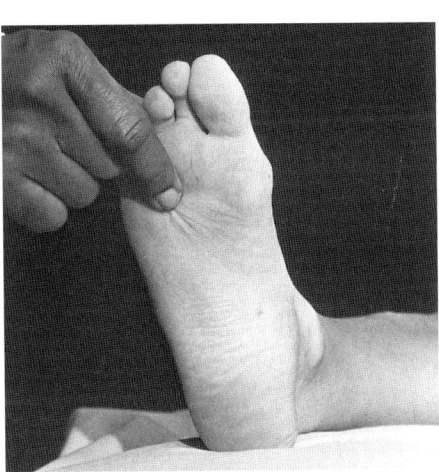

Palpieren Sie die fünf Metatarsalköpfchen und die Rinnen zwischen ihnen fest mit Daumen und Zeigefinger. Legen Sie Ihren Daumen auf den Fußrücken und Ihren Zeigefinger auf die Fußsohle.

Metatarsalgie (Schmerzen und Druckschmerzhaftigkeit) bei Verletzungen, Arthritis, Gefäßerkrankungen

Bewegungsumfang und Bewegungen. Die Bewegungen am Sprunggelenk umfassen Flexion und Extension am oberen Sprunggelenk (Tibiotalargelenk) sowie Inversion und Eversion des Fußes am unteren Sprunggelenk (Subtalar- und Talokalkanealgelenk).

Schmerzen während dieser Bewegungen von Sprunggelenk und Fuß helfen bei der Lokalisierung einer möglichen Arthritis.

Bei einem arthritischen Gelenk tritt häufig Bewegungsschmerz in jeder Richtung auf. Dagegen erzeugt eine Bänderdehnung maximale Schmerzen bei Dehnung des Bands. Bei einer einfachen Sprunggelenkszerrung verursachen z. B. Inversion und Plantarflexion des Fußes Schmerzen, während Eversion und Dorsalflexion relativ schmerzfrei sind.

- *Oberes Sprunggelenk (Tibiotalargelenk).* Beugen Sie den Fuß am Sprunggelenk aufwärts (Dorsalflexion) und abwärts (Plantarflexion).

- *Unteres Sprunggelenk (Subtalar- und Talokalkanealgelenk)* Stabilisieren Sie das Sprunggelenk mit einer Hand, fassen Sie die Ferse mit der anderen und drehen Sie den Fuß nach innen und außen.

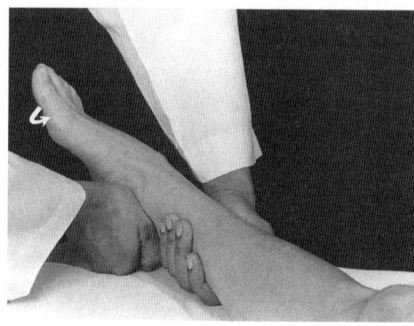 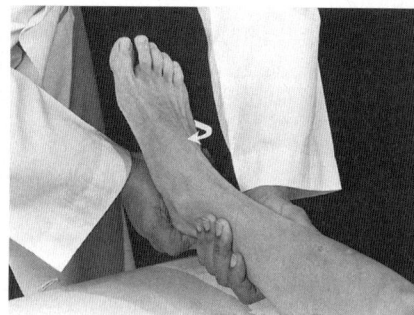

| Inversion | Eversion |

- *Queres Fußwurzelgelenk* (Articulatio tarsi transversa oder Chopart-Gelenklinie). Halten Sie die Ferse fest und invertieren und evertieren Sie den Vorfuß.

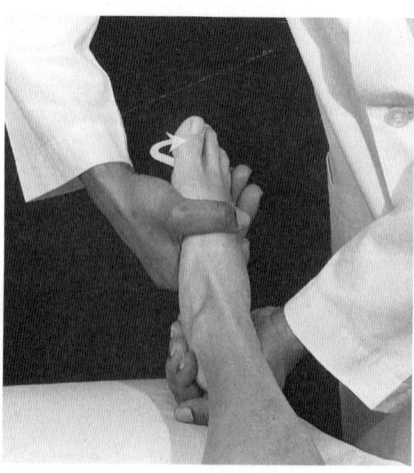 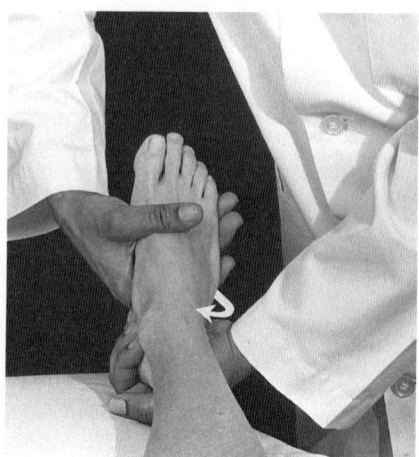

| Inversion | Eversion |

- *Zehengrundgelenke.* Beugen Sie die Zehen.

Spezielle Untersuchungstechniken

Karpaltunnelsyndrom. Schmerz und Taubheitsgefühl in der Hand, insbesondere nachts, weisen auf eine Kompression des N. medianus im Handwurzelkanal (Karpaltunnel) hin. Dieser liegt zwischen den Handwurzelknochen dorsal und einem Strang oberflächlicherer Faszien ventral. Zwei klinische Tests werden angewendet:

Handgelenksbeugetest nach Phalen. Halten Sie die Handgelenke des Patienten 60 Sekunden lang maximal gebeugt. Sie können den Patienten auch bitten, die Rückseiten beider Hände in einem rechten Winkel gegeneinander zu pressen. Dabei wird der N. medianus komprimiert.

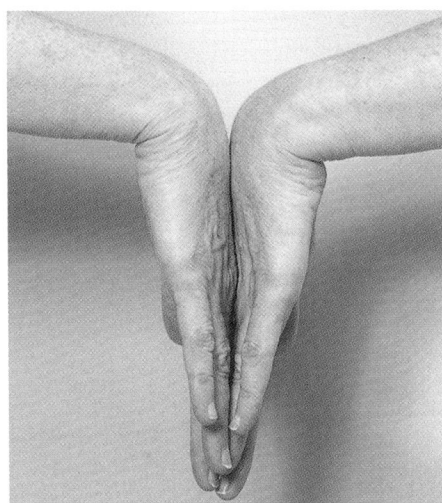

Entwickeln sich im Versorgungsgebiet des N. medianus (z. B. an der Flexorseite des Daumens, dem Zeige-, Mittel- und der ulnaren Hälfte des Ringfingers) Taubheitsgefühl und Kribbeln, weist dies auf ein Karpaltunnelsyndrom hin.

Hoffmann-Tinel-Zeichen. Perkutieren Sie mit Ihren Fingern oder einem Reflexhammer leicht den Verlauf des N. medianus im Karpaltunnel an der mit dem Pfeil bezeichneten Stelle.

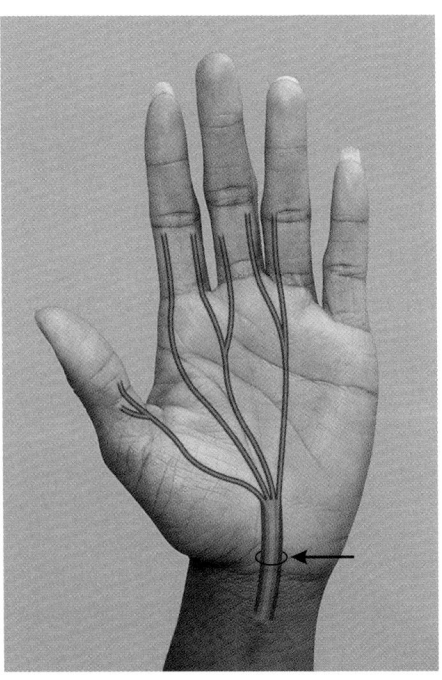

Kribbeln oder elektrisierende Schmerzen im Versorgungsgebiet des N. medianus stellen einen positiven Test dar und weisen auf ein Karpaltunnelsyndrom hin.

Kreuzschmerzen, die in das Bein ausstrahlen. Klagt der Patient über Kreuzschmerzen, die in das Bein ausstrahlen, untersuchen Sie diese durch den Lasègue-Versuch (linkes und rechtes Bein abwechselnd). Der Patient sollte dabei auf dem Rücken liegen. Heben Sie das entspannte und gestreckte Bein des Patienten soweit an, bis der Schmerz einsetzt. Extendieren Sie dann den Fuß nach dorsal.

Heftiger Schmerz, der vom Rücken in einer L5- oder S1-Verteilung in das Bein ausstrahlt, weist auf Zug oder Druck auf die Nervenwurzel(n) hin, die häufig durch einen Prolaps einer Lendenbandscheibe verursacht werden. Die Dorsalflexion des Fußes verstärkt den Schmerz. Verstärkter Schmerz im betroffenen Bein bei Anheben des anderen Beins weist auf radikulären Schmerz hin und stellt ein positives *gekreuztes Lasègue-Zeichen* **dar.**

Vermerken Sie den Grad der Anhebung, bei dem der Schmerz auftritt, die Qualität und Verteilung des Schmerzes und die Auswirkungen der Dorsalflexion. Anspannung und leichte Beschwerden in der Kniesehne sind bei diesen Bewegungen häufig und nicht als radikulärer Schmerz zu betrachten.

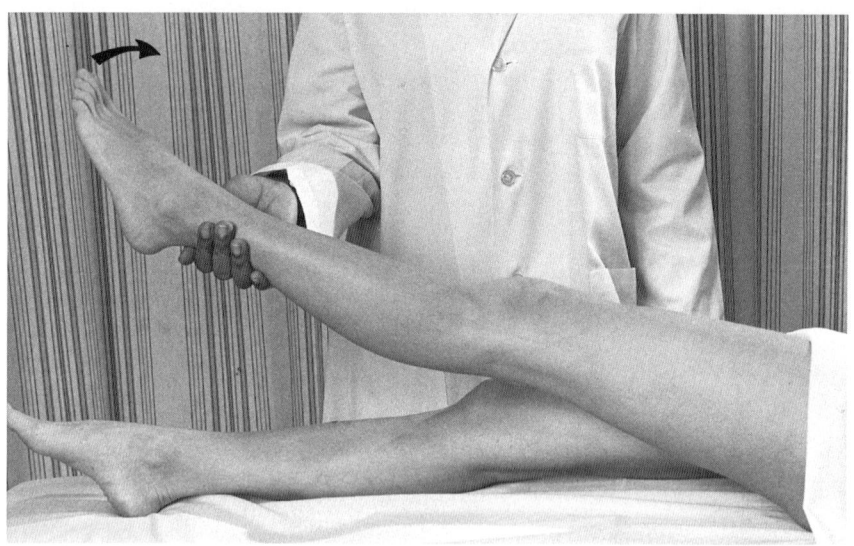

S. Tab. 2.15 (S. 100).

Führen Sie am Patienten eine neurologische Untersuchung durch und achten Sie besonders auf die motorischen und sensiblen Funktionen sowie die Reflexe des Lumbal- und Sakralmarks. Sie werden im nächsten Kapitel beschrieben.

Eine ungleiche Beinlänge kann eine Skoliose erklären.

Messung der Beinlänge. Wenn Sie den Verdacht haben, daß die Beine des Patienten unterschiedlich lang sind, messen Sie sie. Bitten Sie den Patienten, sich entspannt hinzulegen und die Beine nebeneinander auszustrecken. Messen Sie mit einem Maßband den Abstand zwischen der Spina iliaca anterior superior und dem Innenknöchel. Das Maßband sollte auf der Innenseite am Knie vorbeiführen.

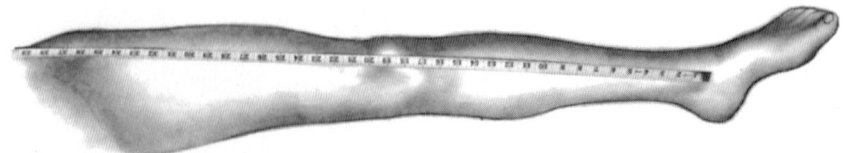

Beschreibung der Bewegungseinschränkungen eines Gelenks. Eine Messung des Bewegungsumfangs ist selten erforderlich. Sie kann in Winkelgraden angegeben werden. Für diese Messungen gibt es Taschengoniometer. In den beiden Beispielen unten geben die roten Linien den Bewegungsumfang des Patienten an, die schwarzen Linien den normalen Bewegungsumfang.

Die Abweichungen können auf verschiedene Weise festgehalten werden. Die Zahlen in Klammern zeigen, wie das Meßergebnis entsprechend abgekürzt dargestellt werden kann.

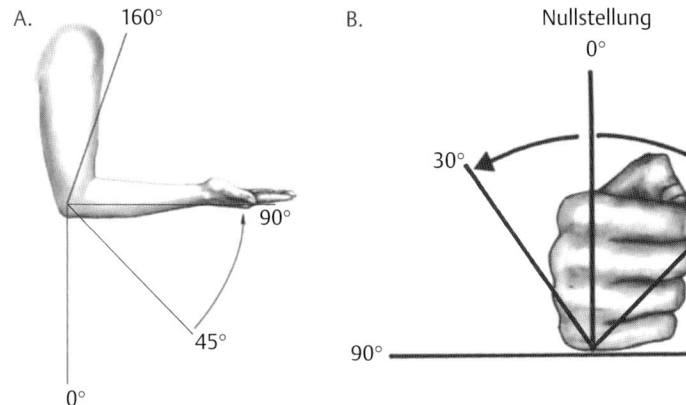

A. Der Ellenbogen kann von 45° bis 90° flektiert werden (45° → 90°),
   – oder –
   der Ellenbogen weist eine Flexionsdeformität von 45° auf und kann weiter bis 90° gebeugt werden (45° → 90°).

B. Supination des Ellenbogens = 30° (0° → 30°)
   Pronation des Ellenbogens = 45° (0° → 45°)

Gesundheitsvorsorge und -beratung

Für die Erhaltung der Unversehrtheit des Bewegungsapparats spielen viele Faktoren des alltäglichen Lebens eine Rolle: ausgewogene Ernährung, regelmäßige körperliche Betätigung, angemessenes Gewicht. Wie in diesem Kapitel dargestellt, ist jedes Gelenk für ganz bestimmte Verletzungen und Abnutzungserscheinungen anfällig. Vorsicht beim Heben von Lasten, Vermeidung von Stürzen, Sicherheitsmaßnahmen im Haushalt und – bei manchen älteren Frauen – eine Hormonsubstitutionstherapie helfen, Muskeln und Gelenke zu schützen und ihre Funktionsfähigkeit zu erhalten.

Eine gesunde Lebensweise hat direkte positive Auswirkungen auf das Skelett. Gute Ernährung liefert Calcium, das für die Mineralisation und Dichte der Knochen benötigt wird. Sportliche Betätigung scheint die Knochenmasse zu erhalten und möglicherweise zu erhöhen und trägt darüber hinaus zu einer positiveren Lebenseinstellung und einem besseren Umgang mit Streß bei. Ein Körpergewicht, das der Körpergröße und dem Körperbau angemessen ist, verringert eine übermäßige mechanische Belastung von gewichtstragenden Gelenken wie Hüft- und Kniegelenken. (Ausführliches zu diesem Thema s. S. 318 f.)

Einer der anfälligsten Teile des Skeletts ist der untere Bereich des Rückens, insbesondere L5-S1. Dort knicken die sakralen Wirbel scharf nach hinten ab. Mehr als 80 % der Bevölkerung leiden mindestens einmal im Leben unter Kreuzschmerzen. Gewöhnlich sind die Beschwerden nur von kurzer Dauer, aber bei etwa 30–60 % kommt es zu Rezidiven, wenn der Beginn der Beschwerden arbeitsbedingt war. Übungen zur Stärkung des Rückens, insbesondere bei Flexion und Extension, werden häufig empfohlen (obwohl Studien keine konsistente Senkung krankheitsbedingter Fehltage zeigen konnten). Alternativ dazu scheinen allgemeine Fitneßübungen gleichermaßen effektiv zu sein. Eine Beratung hinsichtlich des richtigen Anhebens von Lasten, richtiger Körperhaltung und der Biomechanik von Verletzungen ist bei Patienten angebracht, die wie Krankenschwestern, Arbeiter an Schwermaschinen und Bauarbeiter wiederholt Lasten heben müssen.

In den westlichen Industrienationen haben Stürze einen großen Anteil an der Morbidität und Mortalität älterer Menschen. Sie sind die Hauptursache nicht tödlicher Verletzungen und für einen dramatischen Anstieg der Sterblichkeitsrate bei über 65jährigen verantwortlich. Zahlen aus den Vereinigten Staaten zeigen einen Anstieg von ca. 5/100 000 bei der Allgemeinbevölkerung auf ca. 10/100 000 im Alter zwischen 65 und 74 Jahren und auf ca. 147/100 000 bei den über 85jährigen.* Ungefähr 5 % der Stürze führen zu Frakturen, gewöhnlich des Handgelenks, der Hüfte, des Beckens oder des Femurs. Die Risikofaktoren sind kognitiver und physiologischer Natur und umfassen unsicheren Gang, nicht ausbalancierte Körperhaltung, verringerte Muskelkraft, kognitive Ausfälle wie bei Demenz, Defizite des Sehvermögens und der Propriozeption sowie Osteoporose. Unzureichende Beleuchtung, Treppen, gefährlich hohe Sitzgelegenheiten, rutschige oder unebene Oberflächen und schlecht sitzende Schuhe sind umweltbedingte Gefahren, die sich häufig beheben lassen. Ärzte sollten mit den Patienten und ihren Familien zusammenarbeiten, um derartige Risiken, wenn möglich, auszuschalten. Medikationen, die das Gleichgewicht beeinträchtigen, insbesondere Benzodiazepine, Vasodilatatoren und Diuretika, sollten genau geprüft werden. Eine Beurteilung der häuslichen Umgebung hat sich

---

* U.S. Preventive Services Task Force: *Guide to Clinical Preventive Services*, 2. Aufl. Baltimore, Williams and Wilkins, 1996, S. 659–685.

bei der Verringerung umweltbedingter Gefahren als ebenso nützlich erwiesen wie Trainingsprogramme, die das Gleichgewicht und die Kraft der Patienten verbessern.

Schließlich ist es wichtig, Frauen nach der Menopause über Hormonsubstitutionstherapien und Osteoporose aufzuklären. Osteoporose wird als Knochendichte von mehr als 2,5 Standardabweichung von der normalen Knochenmasse junger Frauen definiert.* Die Knochendichte spiegelt die Wechselwirkung zwischen Knochenmasse (am höchsten im zweiten Lebensjahrzehnt), neuer Knochenbildung und Knochenabbau wider. Ein Abfall der Knochendichte um 10% (entspricht einer Standardabweichung) ist mit einem 20%en Anstieg des Frakturrisikos verbunden. Die meisten Frakturen bei Patientinnen über 45 Jahren lassen sich auf postmenopausale Osteoporose zurückführen. Die Abnahme der Knochenmasse beginnt im dritten Lebensjahrzehnt und beschleunigt sich dann in der frühen Menopause, insbesondere in der Substantia spongiosa der Wirbel. Das höchste Risiko besteht bei weißen Frauen mit schlankem Körperbau oder einer früheren Anamnese mit beidseitiger Eierstockentfernung (Ovarektomie) vor der Menopause. Eine Reihe von Wirkstoffen hemmt den Knochenabbau – Calcium, Vitamin D, Calcitonin, Bisphosphonate und Östrogen –, hinsichtlich der Behandlungsmethoden besteht jedoch noch kein Konsens. Die Kriterien für die Identifizierung der Frauen, bei denen das höchste Risiko für Knochenabbau und ein bis zwei Jahrzehnte später auftretende Frakturen besteht, sind noch unklar. Auch die Richtlinien für die Anpassung der Medikamentendosierung an die vorhandene Knochendichte ist noch festzulegen. Eine Östrogentherapie scheint die Resorption der Substantia spongiosa der Wirbel zu verhindern und ist am hilfreichsten, wenn sie nahe an der Menopause begonnen wird. Der lebenslange Einsatz wird empfohlen, da der Knochenabbau nach Beendigung der Therapie wieder einsetzt. Obwohl eine Hormonsubstitution gegen Osteoporose und Herz-Kreislauf-Erkrankungen schützt, muß der Einsatz von Östrogen bei jeder Patientin sorgfältig gegen das Risiko von Mammakarzinomen, Endometriumkarzinomen (das Risiko wird durch Progesteron gesenkt) und Thrombosen abgewogen werden. Kognitive, umweltbedingte und andere physiologische Risikofaktoren für Stürze und Frakturen sollten ebenfalls angesprochen werden.

---

* U.S. Preventive Services Task Force: *Guide to Clinical Preventive Services*, 2. Aufl. Baltimore, Williams and Wilkins, 1996, S. 509–516.

Tabelle 17.1 Schulterschmerzen

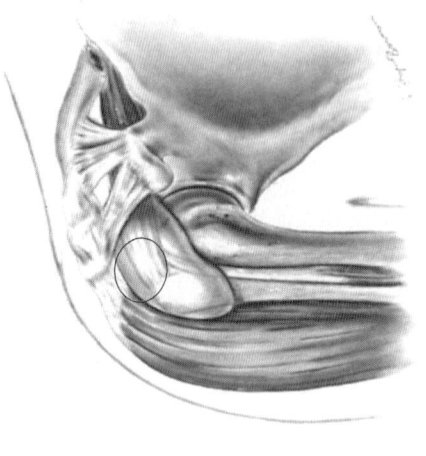

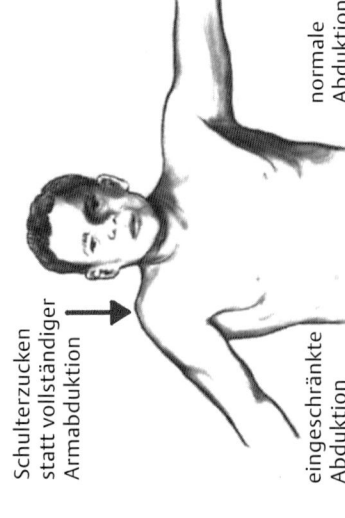

Schulterzucken statt vollständiger Armabduktion

normale Abduktion

eingeschränkte Abduktion

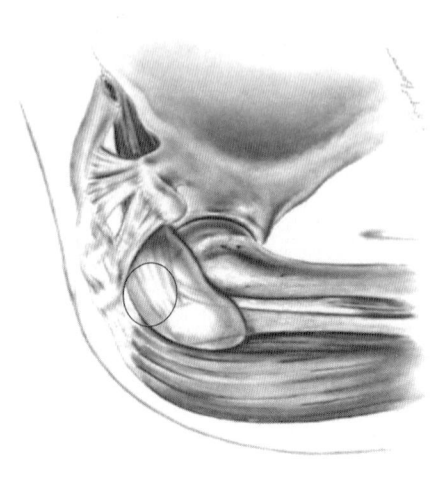

Tendinitis der Rotatorenmanschette (Impingement-Syndrom)

Beim Anheben des Arms, kann die Rotatorenmanschette gegen die untere Fläche des Akromions und das Lig. coracoacromialis stoßen. Wiederholtes „Zusammenstoßen" dieser Art, wie beim Werfen oder Schwimmen, kann Ödeme und Blutungen verursachen. Diesen folgen Entzündung und Fibrose, häufig unter Beteiligung der Sehne des M. supraspinatus. Akute, rezidivierende oder chronische Schmerzen sind mögliche Folgen und werden häufig durch Aktivität verschlimmert. Ein kurzer stechender Schmerz kann auftreten, wenn der Arm über den Kopf gehoben wird. Ist die Sehne des M. supraspinatus beteiligt, liegt die stärkste Druckschmerzhaftigkeit direkt unterhalb der Akromionspitze. Die Patienten sind meist jung (vom Jugendalter bis zu 40 Jahren) und häufig, jedoch nicht unbedingt, sportlich aktiv.

Ruptur der Rotatorenmanschette

Wiederholtes Anstoßen (oder andere Faktoren) können die Rotatorenmanschette schwächen und letztendlich, gewöhnlich nach dem 40. Lebensjahr, zu einer teilweisen oder kompletten Ruptur führen. Verletzungen z. B. Stürze können eine Ruptur beschleunigen. Zu den Manifestationen gehören Muskelschwäche, Atrophie der Mm. supraspinatus und infraspinatus, Schmerz und Druckschmerzhaftigkeit. Bei einer kompletten Ruptur der Sehne des M. supraspinatus (s. Abb.) ist die aktive Abduktion des Schultergelenks stark beeinträchtigt. Versuche, den Arm zu abduzieren, führen statt dessen zum charakteristischen Schulterzucken.

Tendinosis calcarea

Tendinosis calcarea bezeichnet einen degenerativen Prozeß in der Sehne, der mit der Ablagerung von Calciumsalzen verbunden ist. Wie bei der Tendinitis der Rotatorenmanschette ist gewöhnlich die Sehne des M. supraspinatus beteiligt. Akute, stark beeinträchtigende Anfälle von Schulterschmerzen können auftreten, gewöhnlich bei Patienten über 30 Jahren und häufiger bei Frauen. Der Arm wird eng am Körper gehalten und alle Bewegungen sind infolge des Schmerzes stark eingeschränkt. Die Druckschmerzhaftigkeit ist unterhalb der Akromionspitze am stärksten. Manchmal ist die Bursa subacromialis, die über der Sehne des M. supraspinatus liegt, an der Entzündung beteiligt. Chronischer, weniger starker Schmerz kann ebenfalls auftreten.

544

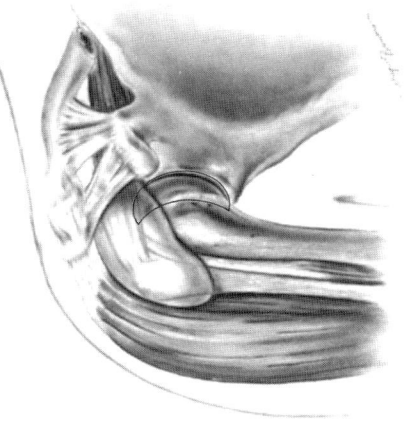

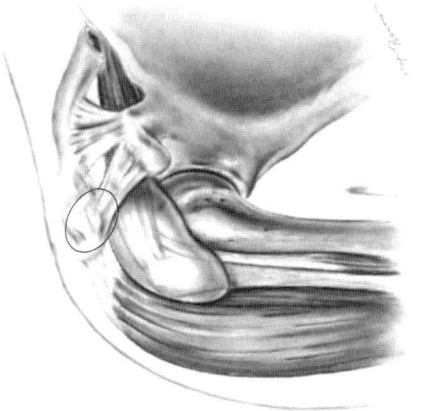

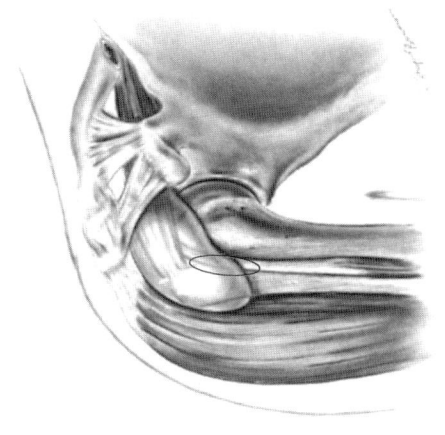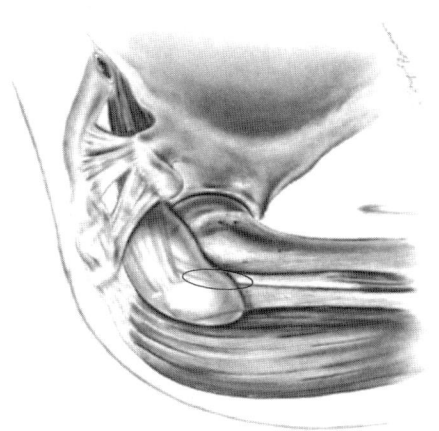

Bizepstendinitis

Eine Entzündung des langen Kopfes der Bizepssehne und ihrer Sehnenscheiden verursacht Schmerzen in der vorderen Schulter, die einer Tendinitis der Rotatorenmanschette ähneln und auch mit ihr gemeinsam vorkommen können. Diese Sehne kann ebenso wie die Manschette durch Impingement geschädigt werden. Die Druckschmerzhaftigkeit ist in der Bizepsrinne am stärksten. Wenn Sie den Arm nach außen drehen und abduzieren, können Sie diesen Bereich besser von der subakromialen Schmerzempfindlichkeit bei Tendinitis des M. supraspinatus unterscheiden. Bitten Sie den Patienten, die Arme an den Körper anzulegen, die Ellenbogen dabei um 90° zu beugen und den Unterarm gegen Ihren Druck auswärts zu drehen. Verstärkt dies die Schmerzen in der Bizepsrinne, ist die Diagnose bestätigt.

Akromioklavikulararthrose

Akromioklavikulararthrose ist keine häufige Ursache von Schulterschmerz. Sie ist gewöhnlich auf eine direkte Verletzung des Schultergürtels mit nachfolgenden degenerativen Veränderungen zurückzuführen. Das äußere Schlüsselbeingelenk ist druckschmerzhaft. Die Bewegung des Schultergelenks ist bei Akromioklavikulararthrose zwar nicht schmerzhaft, wie bei vielen anderen schmerzhaften Erkrankungen der Schulter, jedoch ist das Bewegen der Schulterblätter wie beim Schulterzucken von Schmerz begleitet.

Schrumpfende Gelenkkapsel („frozen shoulder")

Schrumpfende Gelenkkapsel bezeichnet eine Fibrose der Schultergelenkkapsel ungeklärter Ursache. Sie äußert sich in diffusem, dumpfem, stechendem Schmerz in der Schulter und fortschreitender Bewegungseinschränkung, in der Regel ohne lokalisierten Druckschmerz. Die Erkrankung ist gewöhnlich einseitig und tritt zwischen dem 50. und 70. Lebensjahr auf. Häufig geht eine schmerzhafte degenerative Veränderung der Schulter oder evtl. auch eine andere Erkrankung (wie Myokardinfarkt) voraus, die die Schulterbewegungen eingeschränkt hat. Der Verlauf ist chronisch. Die Krankheit dauert Monate bis Jahre, geht jedoch häufig, zumindest teilweise, spontan zurück.

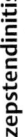

Tabelle 17.2 Geschwollene oder druckschmerzhafte Ellenbogen

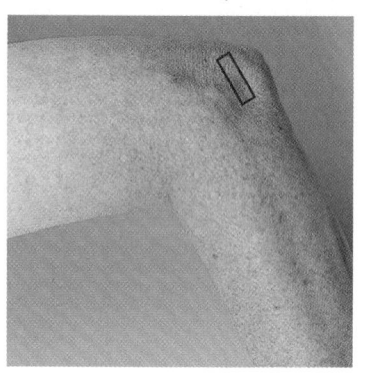

Olekranon-
bursitis

Olekranonbursitis

Eine Schwellung und Entzündung der Bursa subcutanea olecranii kann auf eine Verletzung zurückzuführen oder mit primär chronischer Polyarthritis oder Gicht-arthritis verbunden sein. Die Schwellung liegt über dem Olekranon.

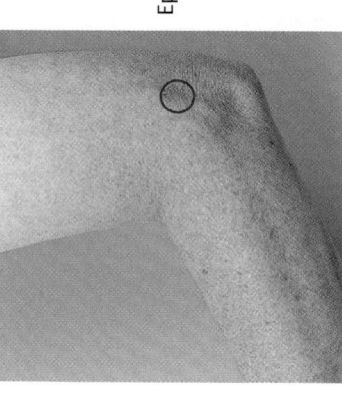

Arthritis

Rheumaknötchen

Subkutane Knoten können sich bei Patienten mit primär chronischer Polyarthritis oder akutem rheumatischem Fieber an Druckpunkten entlang der Extensorseite der Ulna entwickeln. Sie sind hart, nicht druckschmerzhaft und nicht mit der darüberliegenden Haut verwachsen, evtl. aber mit dem darunterliegenden Periost. Sie können sich zwar im Bereich der Olekranonbursa entwickeln, treten aber häufig weiter distal auf.

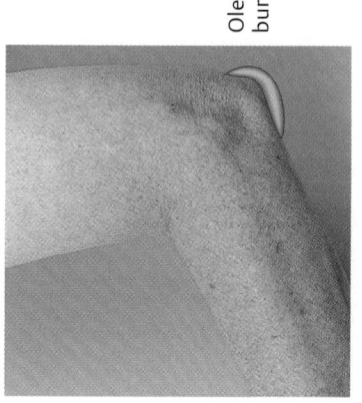

Rheuma-
knötchen

Arthritis des Ellenbogens

Eine Entzündung der Synovialis oder Flüssigkeit in der Gelenkhöhle ist am besten in den Rinnen zwischen dem Olekranon und den Epikondylen auf beiden Seiten zu tasten. Palpieren Sie auf teigige, weiche oder fluktuierende Schwellungen und auf Druckschmerzhaftigkeit.

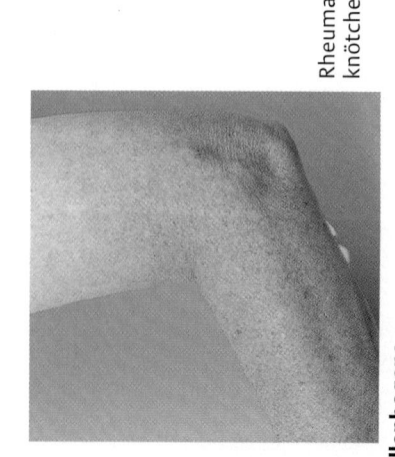

Epikondylitis

Epikondylitis

Laterale Epikondylitis (Tennisellenbogen) ist die Folge wiederholter Extension des Handgelenks oder Pronation-Supination des Unterarms. Schmerzen und Druck-schmerzhaftigkeit entwickeln sich am lateralen Epikondylus und evtl. an den benachbarten Extensoren. Versucht der Patient, das Handgelenk gegen Wider-stand zu strecken, verstärkt sich der Schmerz.

Epicondylitis humeri ulnaris (Werfer- oder Golfspielerellenbogen) ist die Folge wiederholter Flexion des Handgelenks, wie z.B. beim Werfen eines Balls. Die Druckschmerzhaftigkeit ist am medialen Epikondylus am stärksten. Bei einer Handgelenksflexion gegen Widerstand wird der Schmerz stärker.

Tabelle 17.3 Schwellungen und Deformitäten der Hand

Arthrose (degenerative Gelenkerkrankung)

Knoten an der dorsolateralen Seite der Fingerendgelenke (*Heberden-Knoten*) sind auf die knöchernen Verdickungen bei Arthrose zurückzuführen. Diese Knoten sind gewöhnlich hart und schmerzlos, treten bei Personen mittleren oder höheren Alters auf und werden häufig, aber nicht immer, von arthrotischen Veränderungen anderer Gelenke begleitet. Flexions- und Abduktionsdeformitäten können sich entwickeln. Ähnliche Knoten an den Mittelgelenken (*Bouchard-Knoten*) sind seltener. Die Fingergrundgelenke sind nicht betroffen.

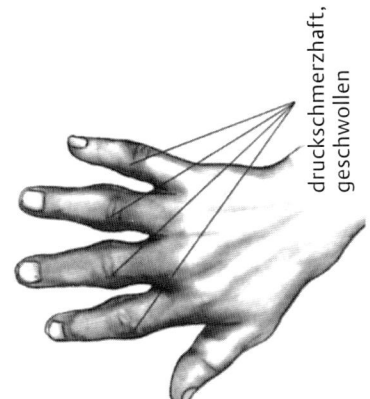

Radialabduktion der Endphalanx

Heberden-Knoten

Bouchard-Knoten

Fingergrundgelenke nicht beteiligt

Akute primär chronische Polyarthritis

Druckschmerzhafte, schmerzende, steife Gelenke sind charakteristisch für primär chronische Polyarthritis. Eine symmetrische Beteiligung in beiden Körperhälften ist typisch. Fingermittelgelenk, Grundgelenk und Handgelenk sind häufig betroffen, die Fingerendgelenke sehr selten. Patienten mit akuter Erkrankung weisen häufig spindelförmige Schwellungen der Fingermittelgelenke auf.

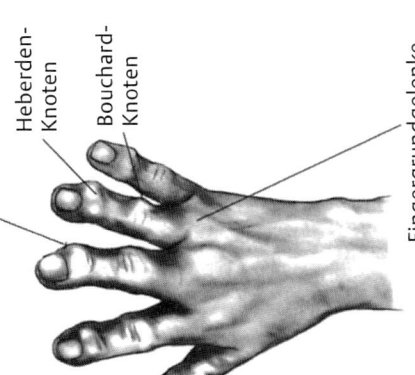

druckschmerzhaft, geschwollen

Chronische Polyarthritis

Mit Fortschreiten und Verschlimmerung des arthritischen Prozesses kommt es zu chronischer Schwellung und Verdickung der Fingergrund- und -mittelgelenke. Der Bewegungsumfang ist eingeschränkt und die Finger können zur Ulnarseite hin abduzieren. Die Mm. interossei atrophieren. Manchmal weisen die Finger *Schwanenhalsdeformitäten* (d. h. Hyperextension der Fingermittelgelenke mit fixierter Flexion der Fingerendgelenke) auf. Seltener ist eine *Knopflochdeformität* (d. h. persistierende Flexion des Fingermittelgelenks mit Hyperextension des Fingerendgelenks). Rheumaknötchen können im akuten wie im chronischen Stadium vorhanden sein.

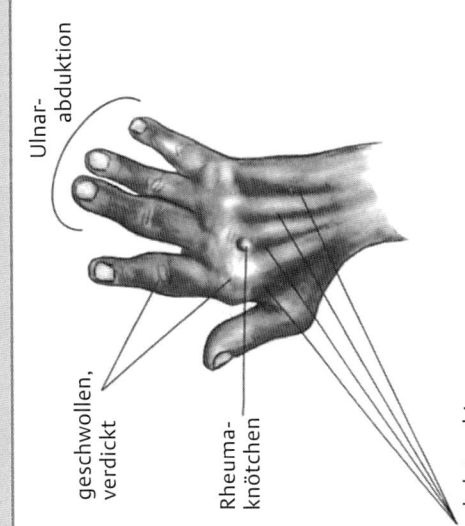

Knopflochdeformität

Schwanenhalsdeformität

Ulnarabduktion

geschwollen, verdickt

Rheumaknötchen

Muskelatrophie

(Fortsetzung auf der nächsten Seite) ▶

Tabelle 17.3 (Fortsetzung)

Chronische Gicht mit Tophusbildung

Die Deformitäten, die sich bei langjähriger chronischer Gicht mit Tophusbildung entwickeln, können manchmal denen einer primär chronischen Polyarthritis oder Arthrose ähneln. Die Gelenke sind gewöhnlich nicht so symmetrisch betroffen wie bei primär chronischer Polyarthritis. Akute Entzündung kann vorhanden sein. Knotige Schwellungen um die Gelenke ulzerieren manchmal und sondern ein weißliches, kalkartiges Urat ab.

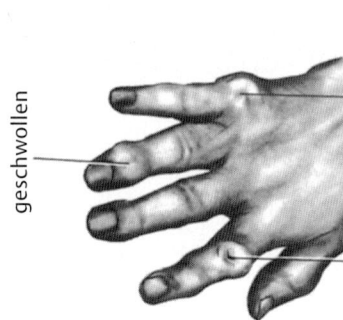

geschwollen

knotige Schwellung

drainierender Tophus

Ganglion

Ganglien sind zystische, runde, gewöhnlich schmerzfreie Schwellungen entlang der Sehnenscheiden oder Gelenkkapseln. Der Rücken des Handgelenks ist häufig davon betroffen. Durch Flexion des Handgelenks treten Ganglien an dieser Stelle deutlicher hervor, bei Extension sind sie eher verborgen. Ganglien können sich auch an anderen Stellen auf der Hand, dem Handgelenk, dem Sprunggelenk und dem Fuß entwickeln.

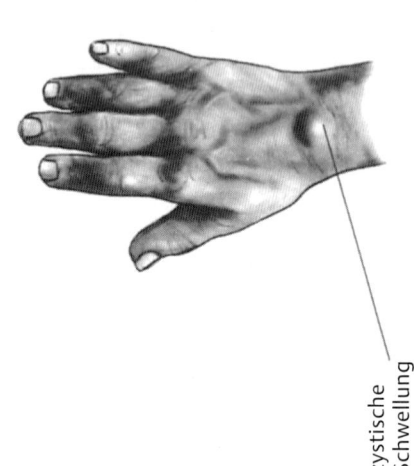

zystische
Schwellung

Tendovaginitis mit und ohne Beteiligung der Thenarscheide

Akute Tendovaginitis

Eine Infektion der Beugersehnenscheiden (akute Tendovaginitis) kann die Folge einer lokalen Verletzung, sogar eines Bagatelltraumas sein. Im Gegensatz zu Arthritis entwickeln sich Druckschmerzhaftigkeit und Schwellung nicht im Gelenk, sondern am Verlauf der Sehnenscheide, vom Fingerendglied bis zur Höhe des Fingergrundgelenks. Der Finger ist leicht gebeugt. Versuche, ihn zu strecken, sind sehr schmerzhaft.

Schmerz bei Extension

Schwellung und Druckschmerzhaftigkeit entlang der Sehnenscheide

Finger in leichter Flexion

Akute Tendovaginitis unter Beteiligung der Thenarscheide

Schreitet die Infektion fort, kann sie über die Grenzen der Sehnenscheide hinausgehen und auf die benachbarten Faszienräume in der Handfläche übergreifen (Hohlhandphlegmone). Die Abbildung zeigt die Infektion von Zeigefinger und Thenarscheide. Frühe Diagnose und Behandlung sind wichtig.

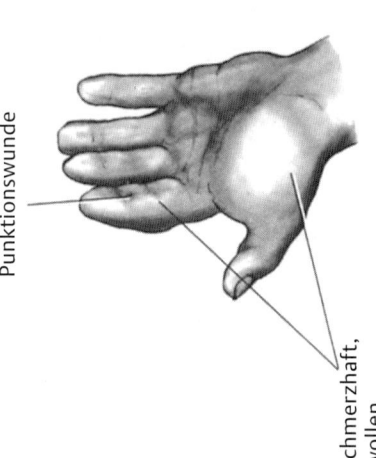

Punktionswunde

druckschmerzhaft,
geschwollen

Panaritium

Punktionswunde

Eine Verletzung an der Fingerspitze kann zu einer Infektion der geschlossenen Faszienräume der Fingerbeere führen. Starke Schmerzen, lokalisierte Druckschmerzhaftigkeit, Schwellung und starke Rötung sind charakteristisch. Eine frühe Diagnose und Behandlung sind wichtig.

geschwollen, druckschmerzhaft, dunkelrot

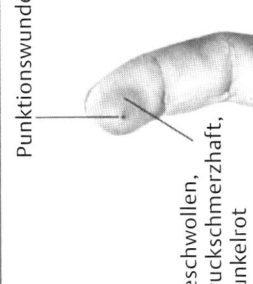

Dupuytren-Kontraktur

Beugekontraktur

Das erste Anzeichen einer Dupuytren-Kontraktur ist eine verdickte Plaque über der Beugesehne des Ringfingers und möglicherweise des kleinen Fingers in Höhe der distalen Querfurche. Später zieht sich die Haut an diesen Stellen zusammen und ein verdickter fibrotischer Strang entwickelt sich zwischen Handfläche und Finger. Eine Beugekontraktur der Finger kann sich allmählich entwickeln.

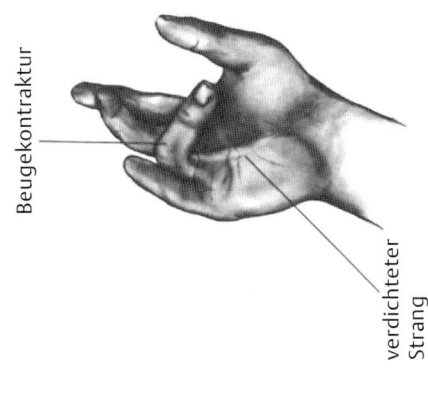

verdichteter Strang

Schnellender Finger (Trigger-Finger)

Ein schnellender Finger wird durch einen schmerzlosen Knoten in einer Beugesehne der Handfläche nahe dem Köpfchen des Mittelhandknochens verursacht. Der Knoten ist zu groß, um in die Sehnenscheide einzudringen, wenn der Patient versucht, die Finger aus einer gebeugten Position zu strecken. Bei zusätzlichem Krafteinsatz oder Mithelfen streckt sich der Finger mit einem tastbaren und hörbaren Schnappen. Dies ist darauf zurückzuführen, daß der Knoten durch den engen Bereich hindurchspringt. Dieses Schnappen kann auch bei Flexion vorhanden sein. Sehen und hören Sie zu, wenn der Patient die Finger beugt und streckt. Tasten Sie nach dem Knoten und achten Sie auf das Schnappgeräusch.

Daumenballenatrophie

Eine Muskelatrophie am Daumenballen weist auf eine Schädigung des N. medianus oder seiner Äste hin. Druck auf den Nerv am Handgelenk ist eine häufige Ursache (*Karpaltunnelsyndrom*). Die Atrophie des Kleinfingerballens weist auf eine Schädigung des N. ulnaris hin.

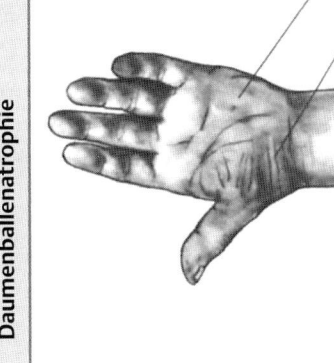

normaler Kleinfingerballen

abgeflachter Daumenballen

Tabelle 17.4 Kurvaturen der Wirbelsäule

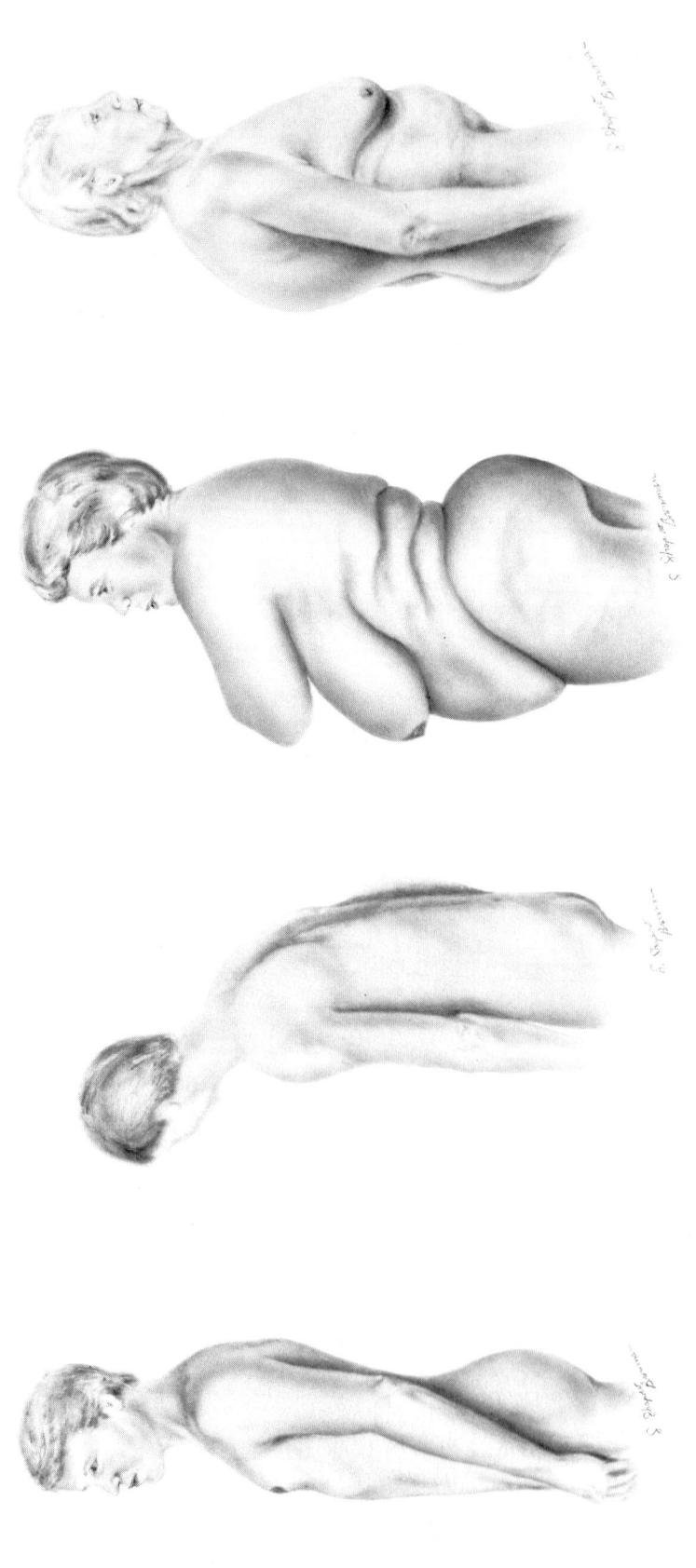

Normale Kurvaturen der Wirbelsäule

Die normale Wirbelsäule ist leicht gekrümmt – mit Hals- bzw. Lendenlordose und Brustkyphose.

Abflachung der Lendenlordose

Wenn Sie eine Abflachung der Lendenlordose beobachten, untersuchen Sie auf Muskelverspannungen im Lendenbereich und auf Bewegungseinschränkungen der Wirbelsäule. Diese beiden Anzeichen sprechen für die Möglichkeit eines Bandscheibenprolapses oder, insbesondere bei Männern, für Spondylitis ankylosans (Morbus Bechterew).

Lendenhyperlordose

Hyperlordose – eine Verstärkung der normalen Lendenlordose – dient dem Ausgleich des sich vorwölbenden Abdomens bei einer Schwangerschaft oder ausgeprägter Adipositas (wie hier dargestellt). Die Lordose kann auch eine Kyphosierung und Flexionsdeformitäten der Hüfte kompensieren. Manchmal ist eine tiefe mediane Furche zwischen den paravertebralen Muskeln im Lendenbereich zu sehen.

Hyperkyphose

Hyperkyphose – eine Verstärkung der Thoraxkyphose – tritt häufig im Alter und insbesondere bei Frauen auf („Witwenbuckel"). Bei Jugendlichen ist die Scheuermann-Krankheit in Betracht zu ziehen.

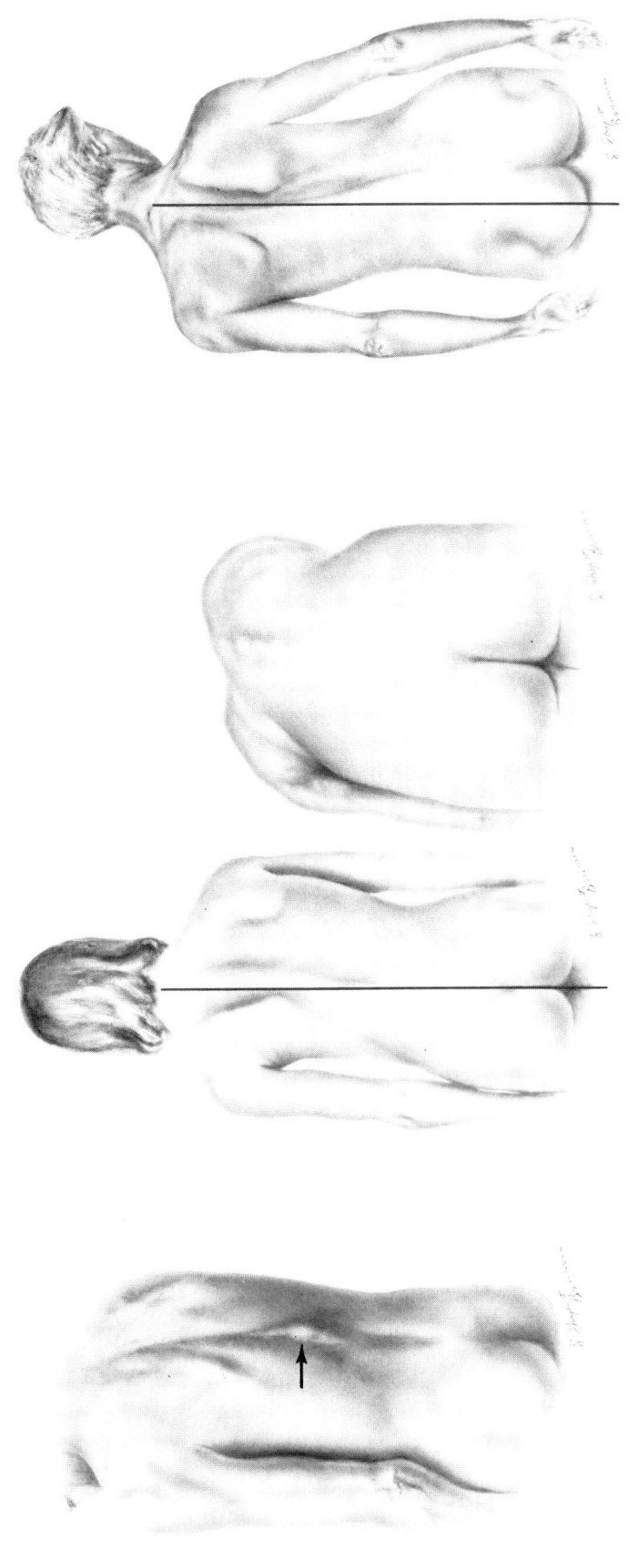

Gibbus oder Pott-Buckel

Gibbus ist eine spitzwinklige Deformität eines kollabierten Wirbelkörpers. Zu den Ursachen gehören metastasierende Karzinome und Wirbelsäulentuberkulose.

Skoliose

Skoliose – eine seitliche Verbiegung der Wirbelsäule – ist hier mit einer nach rechts konvexen Krümmung im Brustbereich gezeigt. Der Körper hat die Krümmung ausgeglichen und eine gerade Linie verläuft von Th1 nach unten durch den Gesäßspalt. Skoliose kann strukturell oder funktionell sein.

Strukturelle Skoliose ist typischerweise mit einer Rotation der Wirbelkörper gegeneinander verbunden. Der Thorax ist entsprechend deformiert. Diese Deformität läßt sich am besten am nach vorne gebeugten Patienten beobachten. Auf der konvexen Seite der thorakalen Krümmung ragen die Rippen nach hinten heraus und liegen weit auseinander (Rippenbuckel). Auf der anderen Seite sind sie nach vorne verschoben und liegen eng beieinander.

Funktionelle Skoliose gleicht andere Anomalien aus, wie z. B. unterschiedliche Beinlängen. Sie weist weder Rotation der Wirbelkörper noch Throraxdeformitäten auf. Die Skoliose verschwindet bei Flexion nach vorne wieder.

Nicht kompensierte Skoliose

Nicht kompensierte Skoliose bezeichnet ein Abkippen der Wirbelsäule zur Seite, das nicht vollständig durch eine Wirbelsäulenkrümmung in die gegenüberliegende Richtung ausgeglichen wird. Fällt eine senkrechte Linie vom Dornfortsatz Th1 auf eine Seite der Gesäßfurche, ist eine nicht kompensierte Skoliose vorhanden. Zu den Ursachen gehören Bandscheibenprolaps und schmerzhafte Verspannungen der paravertebralen Muskeln.

Tabelle 17.5 Anomalien der Füße und Zehen

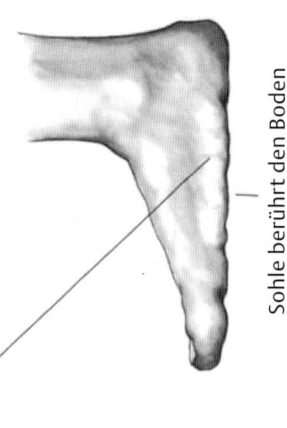

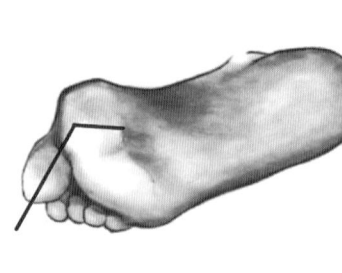

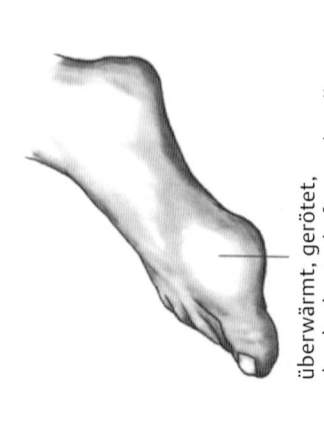

medialer Rand wird konvex

Sohle berührt den Boden

überwärmt, gerötet, druckschmerzhaft, geschwollen

Akute Gichtarthritis

Das Großzehengrundgelenk kann zuerst von einer akuten Gichtarthritis betroffen sein. Diese ist durch eine sehr schmerzhafte und druckschmerzhafte, heiße, dunkelrote Schwellung charakterisiert, die sich über den Gelenkrand hinaus erstreckt. Sie wird häufig mit einem Erysipel verwechselt. Akute Gicht kann auch den Fußrücken betreffen.

Hallux valgus (Ballengroßzehe)

Bei einem Hallux valgus ist die große Zehe im Vergleich zum ersten Mittelfußknochen, der selbst medial abduziert ist, abnorm abduziert. Das Köpfchen des ersten Mittelfußknochens kann sich auf der medialen Seite vergrößern, am Druckpunkt kann sich ein Schleimbeutel bilden. Dieser Schleimbeutel kann sich entzünden.

Plattfuß

Anzeichen eines Plattfußes sind evtl. nur am stehenden Patienten festzustellen; sie können chronisch werden. Das Fußlängsgewölbe flacht sich ab, so daß sich die Sohle dem Boden nähert oder ihn berührt. Die normale Konkavität auf der medialen Seite des Fußes wird konvex. Die Medialseite des Fußes kann vom Innenknöchel bis zur medialen Fußsohle druckschmerzhaft sein. Anterior der Fußknöchel kann eine Schwellung auftreten. Inspizieren Sie die Schuhe auf übermäßige Abnutzung an der Innenseite der Sohlen und Fersen.

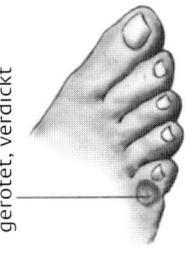

gerötet, verdickt

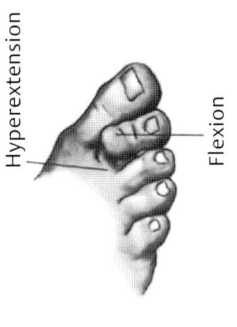

Hyperextension

Flexion

Hammerzehe

Die Hammerzehe betrifft meist die zweite Zehe und ist durch eine Hyperextension am Zehengrundgelenk mit Flexion am Zehenmittelgelenk charakterisiert. Häufig entwickelt sich ein Hühnerauge an der Druckstelle über dem Zehenmittelgelenk.

Hühnerauge

Ein Hühnerauge ist eine schmerzhafte konische Verdickung der Haut infolge wiederholten Drucks auf die normal dicke Haut. Die Spitze des Konus zeigt nach innen und erzeugt Schmerz. Hühneraugen treten charakteristischerweise über Knochenvorsprüngen (z. B. der 5. Zehe) auf. Liegen Sie in feuchten Bereichen (z. B. an Druckstellen zwischen der 4. und der 5. Zehe), werden sie als weiches Hühnerauge bezeichnet.

Neuropathisches Ulkus (Mal perforans)

Ist die Schmerzempfindung vermindert oder fehlt sie (wie bei diabetischer Neuropathie), können sich an den Druckstellen am Fuß neuropathische Ulzera entwickeln. Sie sind häufig tief, infiziert und langsam fortschreitend, schmerzen aber nicht. Eine Diagnose wird durch Kallusbildung über dem Ulkus erleichtert. Wie auch das Ulkus selbst, entsteht der Kallus infolge chronischen Drucks.

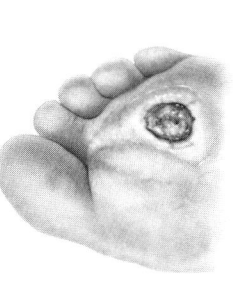

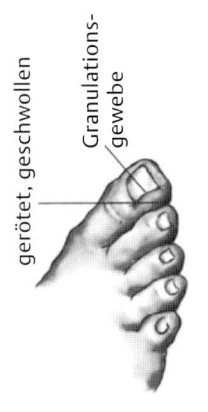

gerötet, geschwollen

Granulationsgewebe

Eingewachsener Zehennagel

Der scharfe Rand eines Zehennagels kann in den seitlichen Nagelfalz einwachsen und ihn verletzen. Dies führt zu einer Entzündung und Infektion. Ein druckschmerzhafter, geröteter, überhängender Nagelfalz, manchmal mit Granulationsgewebe und eitriger Absonderung, ist die Folge. Die große Zehe ist davon am häufigsten betroffen.

Kallus

Ähnlich einem Hühnerauge bezeichnet ein Kallus (Schwiele) einen Bereich stark verdickter Haut, der sich an Druckstellen entwickelt. Im Gegensatz zu einem Hühnerauge ist bei einem Kallus jedoch Haut betroffen, die auch normalerweise dick ist (wie die Fußsohle) und gewöhnlich schmerzfrei ist. Ist ein Kallus schmerzhaft, ist eine darunterliegende Dornwarze zu vermuten.

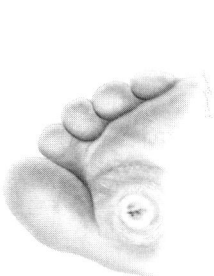

Dornwarze

Eine Dornwarze ist eine gewöhnliche Warze (Verruca vulgaris), die in der verdickten Haut der Fußsohle lokalisiert ist. Sie kann einem Kallus ähneln oder sogar von diesem überlagert werden. Achten Sie auf die charakteristischen kleinen dunklen Flecke, die der Warze ein gepunktetes Aussehen verleihen. Die normalen Hautlinien enden am Warzenrand.

Kapitel 18

Nervensystem

Anatomie und Physiologie

Dieser Abschnitt behandelt kurz Strukturen, Funktionen und Begriffe, die für die neurologische Untersuchung wichtig sind. Nach einer kurzen Beschreibung von Gehirn, Rückenmark, Hirnnerven und peripheren Nerven sowie Reflexen folgt eine zusammenfassende Darstellung wichtiger sensibler und motorischer Bahnen.

Beachten Sie bitte bei der Wiederholung dieses Stoffs, daß das *zentrale Nervensystem* aus Gehirn und Rückenmark besteht. Das *periphere Nervensystem* besteht aus 12 Hirnnervenpaaren sowie den Spinalnerven und den peripheren Nerven. Die meisten peripheren Nerven enthalten sowohl motorische als auch sensible Fasern.

Zentrales Nervensystem

Gehirn. Das Gehirn besitzt vier Hauptregionen: Großhirn, Zwischenhirn, Hirnstamm und Kleinhirn. Die Großhirnhemisphären enthalten den größten Teil des Hirngewebes. Jede Hemisphäre ist in Frontal-, Parietal-, Temporal- und Okzipitallappen unterteilt.

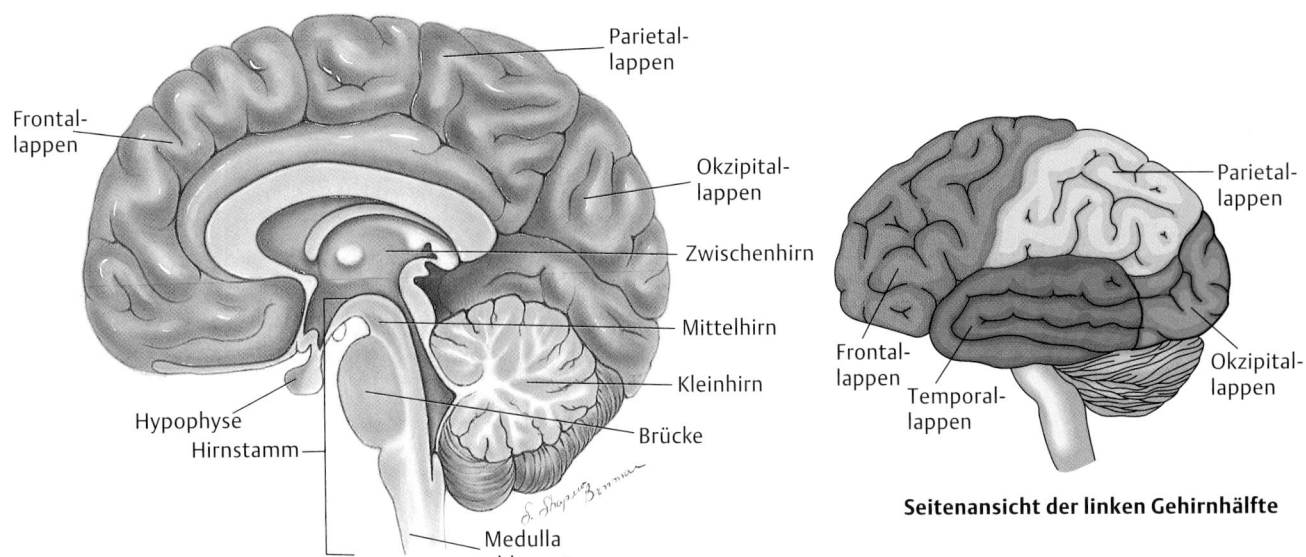

Rechte Gehirnhälfte, mediale Ansicht

Seitenansicht der linken Gehirnhälfte

Das Gehirn ist ein riesiges Geflecht aus untereinander verbundenen *Neuronen* (Nervenzellen). Sie bestehen aus den Zellkörpern und ihren Axonen – einzelnen, langen Fasern, die Impulse zu anderen Teilen des Nervensystems weiterleiten.

Das Hirngewebe wird in graue und weiße Substanz unterteilt. Die *graue Substanz* besteht aus Ansammlungen neuronaler Zellkörper. Sie bildet die Oberflächenschicht der Großhirnhemisphären, die sog. Großhirnrinde (den zerebralen Kortex). Die *weiße Substanz* ist aus neuronalen Axonen aufgebaut, die mit Myelin ummantelt sind. Die Myelinscheiden, die für die weiße Farbe verantwortlich sind, ermöglichen eine schnellere Übertragung der Nervenimpulse.

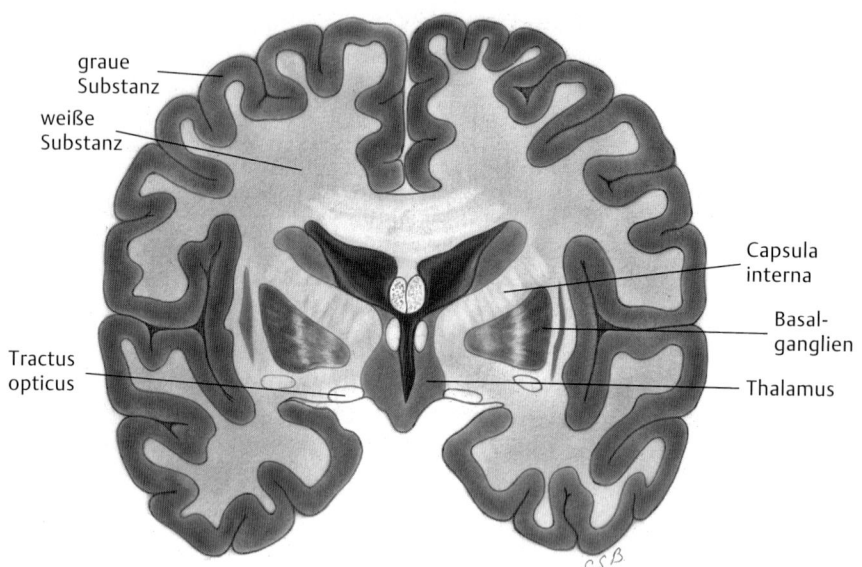

Querschnitt durch das Gehirn

Tief im Innern des Gehirns liegen zusätzliche Ansammlungen von grauer Substanz. Dazu gehören die *Basalganglien*, die Bewegungen beeinflussen, sowie Thalamus und Hypothalamus (Strukturen im Zwischenhirn). Der *Thalamus* verarbeitet sensible Impulse und leitet sie an die Großhirnrinde weiter. Der Hypothalamus hält die Homöostase aufrecht und beeinflußt das endokrine System. Er reguliert Temperatur, Herzfrequenz und Blutdruck und bestimmt emotionale Verhaltensweisen wie Zorn und sexuelle Aktivität. Hormone, die vom Hypothalamus ausgeschüttet werden, wirken direkt auf die Hypophyse.

Beachten Sie im Gegensatz dazu die *Capsula interna*, eine weiße Substanz, in der myelinisierte Nervenfasern aus allen Teilen der Großhirnrinde zusammenlaufen und in den Hirnstamm ziehen. Der *Hirnstamm*, der die oberen Teile des Gehirns mit dem Rückenmark verbindet, besteht aus drei Abschnitten: Mittelhirn, Brücke und Medulla oblongata.

Das Bewußtsein hängt vom Zusammenspiel der intakten Großhirnhemisphären mit dem *aufsteigenden retikulären aktivierenden System* (ARAS) ab, einer wichtigen Struktur im Zwischenhirn.

Das *Kleinhirn*, das an der Unterseite des Gehirns liegt, koordiniert alle Bewegungen und hilft, den Körper aufrecht im Raum zu halten.

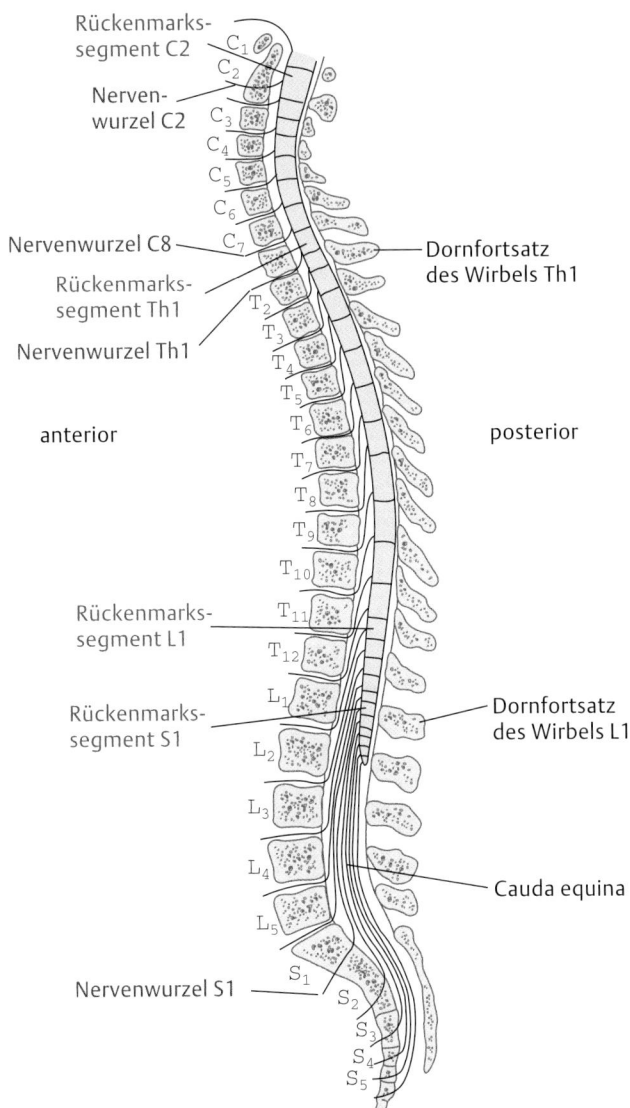

Rückenmarkssegment C2
Nervenwurzel C2
C₁
C₂
C₃
C₄
C₅
C₆
Nervenwurzel C8
C₇
Rückenmarkssegment Th1
Nervenwurzel Th1
T₂
T₃
T₄
T₅
anterior
T₆
T₇
T₈
T₉
T₁₀
Rückenmarkssegment L1
T₁₁
T₁₂
Rückenmarkssegment S1
L₁
L₂
L₃
L₄
L₅
Nervenwurzel S1
S₁
S₂
S₃
S₄
S₅
Dornfortsatz des Wirbels Th1
posterior
Dornfortsatz des Wirbels L1
Cauda equina

Seitenansicht des Rückenmarks

Rückenmark. Das *Rückenmark* ist eine zylindrische Masse aus Nervengewebe, die von der knöchernen Wirbelsäule umschlossen wird. Es erstreckt sich von der Medulla oblongata bis zum ersten oder zweiten Lendenwirbel. Es enthält wichtige motorische und sensible Nervenbahnen, die über Vorder- und Hinterwurzeln in das Rückenmark ein- und aus ihm austreten. Das Rückenmark vermittelt auch die Reflexaktivität der Sehnenreflexe (spinale Reflexe). (Sehnenreflexe sowie motorische und sensible Bahnen werden auf den S. 560–565 ausführlicher behandelt.)

Das Rückenmark wird in fünf Bereiche unterteilt: Hals- (C1-8), Brust- (Th1-12), Lenden- (L1-5), Sakral- (S1-5) und Kokzygealsegmente.

Beachten Sie, daß das Rückenmark nicht so lang ist wie der Spinalkanal. Der Ursprung der Nervenwurzeln liegt deshalb oberhalb der entsprechenden Wirbel. Die lumbalen und sakralen Wurzeln haben den längsten intraspinalen Weg zu ihren Austrittspunkten. Sie fächern sich in Höhe der Wirbelkörper L1-2 wie ein Pferdeschwanz auf, wovon sich der Name *Cauda equina* ableitet. (Um eine Verletzung des Rückenmarks zu vermeiden, werden die meisten Lumbalpunktionen im Zwischenraum zwischen den Wirbelkörpern L3-4 durchgeführt.)

Peripheres Nervensystem

Hirnnerven. Aus dem Inneren des Schädels (Kranium) treten zwölf paarige Nerven, die Hirnnerven hervor. Die Hirnnerven II–XII entspringen im Zwischenhirn und im Hirnstamm, wie in der folgenden Abbildung dargestellt. (Die Hirnnerven I und II sind eigentlich Faserstränge, deren Ursprung im Gehirn liegt.) Einige Hirnnerven sind auf allgemeine motorische oder sensible Funktionen beschränkt, während andere spezialisiert sind und Geruchssinn, Sehvermögen und Hörsinn vermitteln (I, II, VIII).

Die Funktionen der Hirnnerven (N.) mit der größten Bedeutung für die klinische Untersuchung sind im folgenden zusammengefaßt.

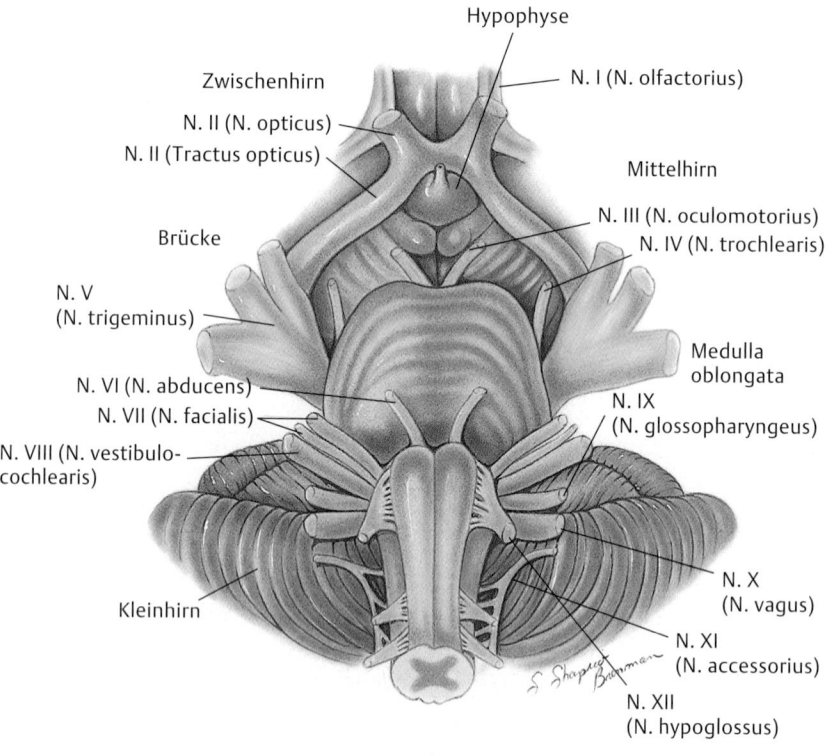

Hirnbasis

Nr.	Hirnnerv	Funktion
I	N. olfactorius	Geruchssinn
II	N. opticus	Sehvermögen
III	N. oculomotorius	Pupillenverengung, Öffnung des Auges und Bewegungen der meisten äußeren Augenmuskeln
IV	N. trochlearis	Abwärts- und Einwärtsbewegung des Auges
VI	N. abducens	Laterale Bewegung des Auges
V	N. trigeminus	*Motorisch* – Mm. temporalis und masseter (Kieferschluß), außerdem Seitwärtsbewegung des Kiefers
V	N. trigeminus	*Sensibel* – Gesicht. Der Nerv hat drei Hauptäste: (1) N. ophthalmicus, (2) N. maxillaris und (3) N. mandibularis.

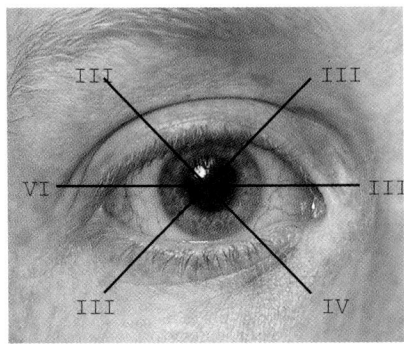

Rechtes Auge (NN. III, IV, VI)

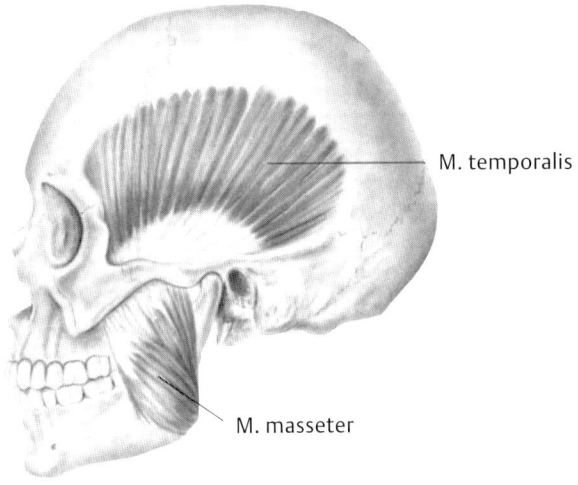

N. V – motorische Versorgung

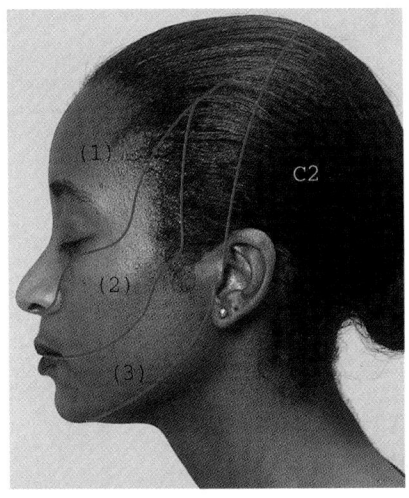

N. V – sensibles Versorgungsgebiet

VII	N. facialis	*Motorisch* – Gesichtsbewegungen einschließlich Mimik und des Schließens von Auge und Mund *Sensibel* – Geschmack salziger, süßer, saurer und bitterer Substanzen auf den vorderen zwei Dritteln der Zunge
VIII	N. vestibulocochlearis	Hörsinn (N. cochlearis) und Gleichgewicht (N. vestibularis)
IX	N. glossopharyngeus	*Motorisch* – Pharynx *Sensibel* – hintere Bereiche von Trommelfell und Gehörgang, Pharynx und hinteres Zungendrittel einschließlich Geschmack (salzig, süß, sauer, bitter)
X	N. vagus	*Motorisch* – Gaumen, Pharynx und Kehlkopf *Sensibel* – Pharynx und Kehlkopf
XI	N. accessorius	*Motorisch* – M. sternocleidomastoideus und oberer Teil des M. trapezius
XII	N. hypoglossus	*Motorisch* – Zunge

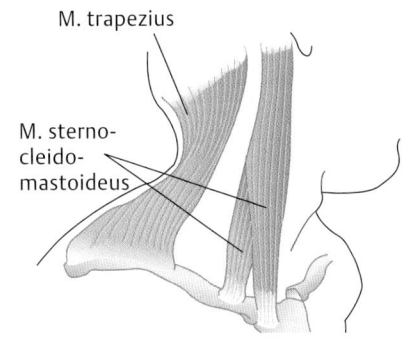

N. XI – motorische Versorgung

Periphere Nerven. Außer den Hirnnerven umfaßt das periphere Nervensystem auch spinale und periphere Nerven, die Impulse zum und vom Rückenmark weiterleiten. Mit dem Rückenmark sind 31 paarige Spinalnerven verbunden: 8 zervikale, 12 thorakale, 5 lumbale, 5 sakrale und 1 kokzygeales Nervenpaar. Jeder Nerv hat eine Vorderwurzel, die motorische Fasern enthält, und eine Hinterwurzel, die aus sensiblen Fasern besteht. Die Vorder- und Hinterwurzeln verschmelzen zu einem kurzen (< 5 mm) Spinalnerv. Spinale Nervenfasern vermischen sich mit ähnlichen Fasern, die von benachbarten Segmenten stammen, und bilden so *periphere Nerven*. Die meisten peripheren Nerven enthalten sowohl *sensible* (afferente) als auch *motorische* (efferente) Fasern.

Ebenso wie das Gehirn, ist auch das Rückenmark aus grauer und weißer Substanz aufgebaut. Kerne aus grauer Substanz (Ansammlungen von Zellkörpern von Neuronen) sind von Bahnen aus Nervenfasern umgeben, die das Gehirn mit dem peripheren Nervensystem verbinden. Beachten Sie, daß die graue Substanz schmetterlingsförmig aussieht und Vorder- und Hinterhörner besitzt.

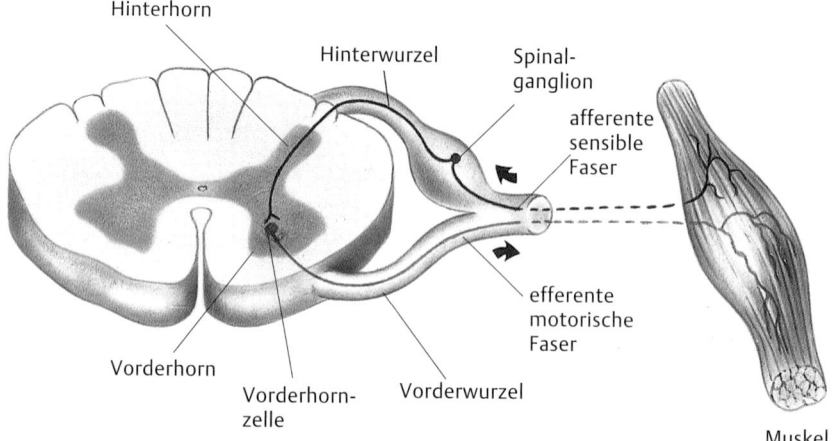

Querschnitt durch das Rückenmark

Spinale Reflexe: Sehnenreflexe

Die Sehnenreflexe (Muskeldehnungsreflexe) werden durch das zentrale und das periphere Nervensystem vermittelt. Ein *Reflex* ist eine unwillkürliche, stereotype Reaktion, an der nicht mehr als zwei Neuronen, ein afferentes (sensibles) und ein efferentes (motorisches) Neuron, die über eine einzige Synapse verschaltet sind, beteiligt sein müssen. Die Sehnenreflexe der Arme und Beine sind solche monosynaptischen Reflexe. Sie stellen die einfachste Einheit der sensiblen und motorischen Funktion dar. (Bei anderen, polysynaptischen Reflexen sind Interneuronen zwischen sensibles und motorisches Neuron geschaltet.)

Um einen Sehnenreflex auszulösen, klopft man kurz und kräftig auf die Sehne eines teilweise gestreckten Muskels. Um eine Reaktion auszulösen, müssen alle Komponenten des Reflexbogens intakt sein: sensible Nervenfasern, Synapse im Rückenmark, motorische Nervenfasern, motorische Endplatte und Muskelfasern. Durch Klopfen auf die Sehne werden spezielle sensible Fasern im teilweise gestreckten Muskel aktiviert. Dadurch wird ein sensibler Impuls ausgelöst, der über einen peripheren Nerv ins Rückenmark gelangt. Die stimulierte sensible Faser ist über eine Synapse direkt mit einer Vorderhornzelle verschaltet, die denselben Muskel innerviert. Wenn der Impuls die motorische Endplatte überquert, kontrahiert der Muskel plötzlich, und der Reflexbogen ist geschlossen.

Da an jedem Sehnenreflex bestimmte Rückenmarkssegmente und ihre sensiblen und motorischen Fasern beteiligt sind, kann ein pathologischer Reflex bei der Lokalisation einer Schädigung helfen. Sie sollten die jeweiligen Segmente der Sehnenreflexe kennen. Sie können sie sich einfach anhand der vom Achilles- zum Trizepssehnenreflex ansteigenden numerischen Reihenfolge merken: S1 – L2, 3, 4 – C5, 6, 7 (die „Hauptsegmente" sind unterstrichen).

Achillessehnenreflex	Sakral 1 (überwiegend)
Patellarsehnenreflex	Lumbal 2, 3, 4
Bizepssehnenreflex	Zervikal 5, 6
Radiusperiostreflex	Zervikal 5, 6
Trizepssehnenreflex	Zervikal 6, 7

Reflexe können nicht nur durch eine Stimulation von Muskeln, sondern auch durch eine Stimulation der Haut ausgelöst werden. Streicht man z.B. über die Haut des Abdomens, bewirkt dies eine lokalisierte Muskelzuckung. Diese oberflächlichen (kutanen) Reflexe und die entsprechenden Rückenmarkssegmente umfassen:

Bauchhautreflexe – obere	Thorakal 8, 9, 10
– untere	Thorakal 10, 11, 12
Plantarreflexe	Lumbal 5, Sakral 1

Motorische Bahnen

Motorische Bahnen umfassen erste Motoneurone, Synapsen im Hirnstamm oder Rückenmark und zweite Motoneurone. Die Zellkörper der Neuronen oder ersten *Motoneuronen* liegen im motorischen Areal der Großhirnrinde und in verschiedenen Kernen im Hirnstamm. Ihre Axone bilden Synapsen mit motorischen Kernen im Hirnstamm (bei Hirnnerven) und im Rückenmark (bei peripheren Nerven). Die Zellkörper der zweiten *Motoneuronen* liegen im Rückenmark und werden als Vorderhornzellen bezeichnet. Ihre Axone übermitteln Impulse durch die Vorderwurzeln und Spinalnerven in periphere Nerven. Sie enden an der motorischen Endplatte.

Drei verschiedene motorische Systeme beeinflussen die Aktivität der Vorderhornzellen: Efferenzen der Pyramidenbahn, der extrapyramidalen Bahnen und des zerebellaren Systems. Im Hirnstamm entspringen noch zusätzliche Bahnen, die den Muskeltonus der Flexoren und Extensoren bei Gelenkbewegungen sowie die Körperhaltung mitbestimmen (besonders eindrucksvoll bei Patienten im Koma zu beobachten, s. Tab. 18.**9**, S. 620).

■ *Pyramidenbahn.* Die Pyramidenbahn vermittelt willkürliche Bewegungen und ermöglicht komplexe bzw. feinmotorische Bewegungen, indem sie bestimmte Muskelfunktionen stimuliert und andere hemmt. Sie überträgt auch Impulse, die den *Muskeltonus* verringern (die leichte Anspannung, die in normalen Muskeln auch in entspanntem Zustand aufrechterhalten bleibt). Die Pyramidenbahn geht vom Motokortex des Gehirns aus. Ihre motorischen Fasern ziehen in die untere Medulla oblongata, wo sie eine anatomische Struktur bilden, die einer Pyramide ähnelt. Dort kreuzen die meisten dieser Fasern auf die gegenüberliegende (kontralaterale) Seite der Medulla oblongata, ziehen weiter nach unten und bilden Synapsen mit Vorderhornzellen oder Interneuronen (Bahnen aus dem Motokortex, die mit den zweiten Motoneuronen der Hirnnerven Synapsen bilden, werden als *kortikobulbär* bezeichnet.)

■ *Extrapyramidales System.* Dieses überaus komplexe System umfaßt motorische Bahnen zwischen der Großhirnrinde, den Basalganglien, dem Hirnstamm und dem Rückenmark. Es hilft bei der Aufrechterhaltung des Muskeltonus und der Koordination von Körperbewegungen, insbesondere von weitgehend automatischen Bewegungen wie dem Gehen.

■ *Das zerebellare System.* Das Kleinhirn erhält sowohl sensiblen als auch motorischen Input und koordiniert die motorische Aktivität, hält das Gleichgewicht und hilft bei der Kontrolle der Körperhaltung.

Alle diese höheren motorischen Bahnen beeinflussen Bewegungen nur durch die zweiten Motoneuronen – die manchmal als „gemeinsame Endstrecke" bezeichnet werden. Jede Bewegung, ob sie nun willkürlich in der Großhirnrinde, „automatisch" in den Basalganglien oder reflektorisch durch die sensiblen Rezeptoren eingeleitet wird, muß letztlich über die Vorderhornzellen in eine motorische Äußerung umgesetzt werden. Eine Läsion in irgendeinem dieser Gebiete beeinträchtigt deshalb die Bewegung oder die Reflexaktivität.

Bei einer *Schädigung oder Zerstörung der Pyramidenbahn* sind die entsprechenden Funktionen unterhalb des Verletzungsgebietes beeinträchtigt oder fallen ganz aus.

Werden die *ersten Motoneuronen* vor der Kreuzung ihrer Bahnen in der Medulla oblongata geschädigt, entwickelt sich eine motorische Beeinträchtigung auf der gegenüberliegenden (kontralateralen) Körperseite. Bei einer Schädigung unterhalb der Kreuzung kommt es zu einem motorischen Defizit auf derselben (ipsilateralen) Seite.

Die betroffene Extremität wird schwach oder ist gelähmt und komplexe bzw. feinmotorische Bewegungen sind – verglichen mit grobmotorischen – besonders stark beeinträchtigt. Der Muskeltonus ist erhöht, die Sehnenreflexe sind gesteigert.

Eine *Schädigung des zweiten Motoneurons* bewirkt eine ipsilaterale Parese bzw. Plegie. In diesem Fall sind aber der Muskeltonus und die Reflexe abgeschwächt oder sie fehlen ganz.

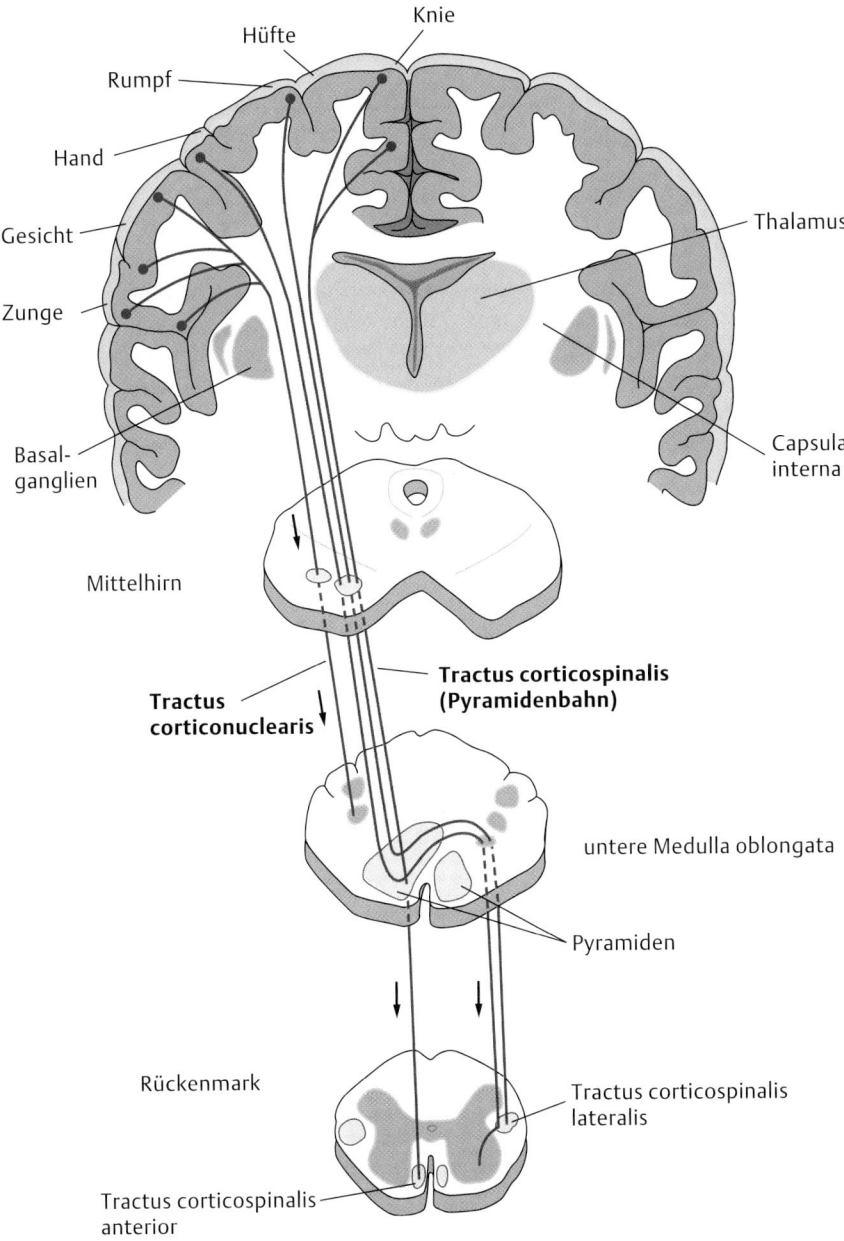

Hüfte

Knie

Rumpf

Hand

Gesicht

Zunge

Basal-
ganglien

Thalamus

Capsula
interna

Mittelhirn

**Tractus
corticonuclearis**

**Tractus corticospinalis
(Pyramidenbahn)**

untere Medulla oblongata

Pyramiden

Rückenmark

Tractus corticospinalis
lateralis

Tractus corticospinalis
anterior

Motorische Bahnen: Tractus corticonuclearis und corticospinalis

Weder eine extrapyramidale noch eine zerebellare Erkrankung führt zu einer Lähmung, beide Erkrankungen können jedoch zu starken Einschränkunen führen. Eine Schädigung des extrapyramidalen Systems (insbesondere der Basalganglien) führt zu Veränderungen des Muskeltonus (meistens zu einer Erhöhung), Haltungs- und Gangstörungen, verlangsamten oder fehlenden spontanen und automatischen Bewegungen (*Bradykinesie*) und zu verschiedenen unwillkürlichen Bewegungen. Zerebellare Schäden beeinträchtigen Koordination, Gang und Gleichgewicht und vermindern den Muskeltonus.

Sensible Bahnen

Sensible Impulse sind nicht nur, wie bereits beschrieben, an der Reflexaktivität beteiligt, sondern bilden auch die Grundlage bewußter Wahrnehmungen und regulieren die Körperhaltung im Raum. Außerdem sind sie an der Regulation autonomer Funktionen wie Blutdruck, Herzfrequenz und Atmung beteiligt.

Ein komplexes System sensorischer Rezeptoren übermittelt Impulse von Haut, Schleimhaut, Muskeln, Sehnen und Eingeweiden. Sensible Fasern, die Empfindungen wie Schmerz, Temperatur, Lage und Berührung registrieren, ziehen durch die peripheren Nerven und die Hinterwurzeln ins Rückenmark. Sobald die sensiblen Signale das Rückenmark erreicht haben, gelangen sie über den Tractus spinothalamicus oder die Hinterstränge, in die sensiblen Rindengebiete.

Ein bis zwei Segmente nach ihrem Eintritt in das Rückenmark ziehen die Fasern für *Schmerz-* und *Temperaturempfindung* in das Hinterhorn des Rückenmarks. Dort bilden sie Synapsen mit sekundären sensiblen Neuronen. Fasern für die *ungenau lokalisierte Berührungsempfindung* – die nur leichte Berührungen registrieren, die sich aber nicht genau lokalisieren lassen – ziehen ebenfalls ins Hinterhorn und bilden Synapsen mit sekundären Neuronen. Die sekundären Neuronen kreuzen dann auf die andere Seite und steigen im Tractus spinothalamicus zum Thalamus auf.

Fasern für die Lagewahrnehmung und die *Vibrationsempfindung* ziehen direkt in die Hinterstränge des Rückenmarks und steigen zusammen mit Fasern für die *genau lokalisierte Berührungsempfindung* (die auch nahe beeinander liegende Reize unterscheiden kann) bis in die Medulla oblongata auf. Diese Fasern bilden in der Medulla oblongata Synapsen mit sekundären sensiblen Neuronen. Fasern, die von diesen sekundären Neuronen ausgehen, kreuzen in Höhe der Medulla oblongata auf die gegenüberliegende Seite und ziehen weiter zum Thalamus.

In Höhe des *Thalamus* wird die allgemeine Qualität der Empfindung wahrgenommen (z.B. Schmerz, Kälte, angenehm und unangenehm), es werden aber keine feinen Unterschiede registriert. Für die vollständige Wahrnehmung leitet eine dritte Gruppe sensibler Neuronen Impulse von Synapsen im Thalamus zum *sensiblen Kortex* des Gehirns. Hier werden die Reize lokalisiert und differenziert.

Läsionen an unterschiedlichen Punkten der sensiblen Bahnen führen zu unterschiedlichen Arten von Sensibilitätsausfällen. Die Muster der Sensibilitätsausfälle helfen Ihnen, zusammen mit den damit einhergehenden motorischen Befunden, die wahrscheinliche Lokalisation der ursächlichen Läsionen zu bestimmen. Eine Läsion im sensiblen Kortex kann beispielsweise die Wahrnehmung von Schmerz, Berührung oder Lage unbeeinträchtigt lassen, aber die genaue Berührungsempfindung (Diskrimination) herabsetzen. Ein Patient mit einer solchen Schädigung kann Größe, Form oder Textur eines Objekts nicht mit dem Tastsinn wahrnehmen und daher nicht identifizieren. Ein Ausfall der Lagewahrnehmung und der Vibrationsempfindung bei Erhaltung anderer sensi-

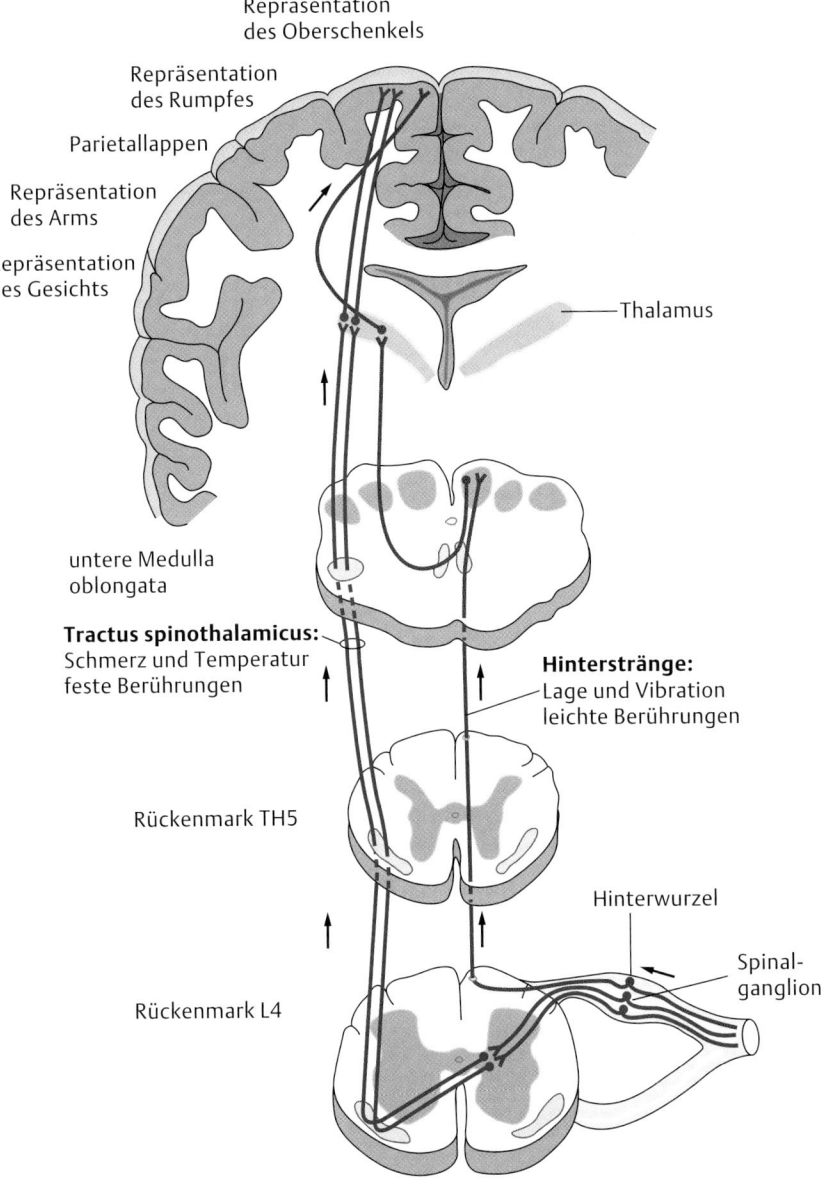

Repräsentation
des Oberschenkels

Repräsentation
des Rumpfes

Parietallappen

Repräsentation
des Arms

Repräsentation
des Gesichts

Thalamus

untere Medulla
oblongata

Tractus spinothalamicus:
Schmerz und Temperatur
feste Berührungen

Hinterstränge:
Lage und Vibration
leichte Berührungen

Rückenmark TH5

Hinterwurzel

Spinal-
ganglion

Rückenmark L4

Sensible Bahnen: Tractus spinothalamicus und Hinterstränge

bler Modalitäten weist auf eine Erkrankung der Hinterstränge hin, während ein kompletter Sensibilitätsverlust von der Taille abwärts zusammen mit Lähmung und gesteigerten Reflexen in den Beinen eine Durchtrennung der Rückenmarksbahnen anzeigt (s. Tab. 18.5, S. 613 ff). Ungenau und genau lokalisierte Berührungsempfindung bleiben oft trotz einer partiellen Schädigung des Rückenmarks erhalten, weil Impulse von einer Körperseite auf beiden Seiten des Rückenmarks weitergeleitet werden.

Die Kenntnis der *Dermatome* hilft ebenfalls bei der Lokalisation neurologischer Läsionen. Ein Dermatom ist das Hautareal, das von der sensiblen Hinterwurzel eines einzelnen Spinalnervs versorgt wird. Die nächsten beiden Abbildungen illustrieren die Verteilung der Dermatome, die allerdings sehr viel variabler ist als die Abbildungen vermuten lassen. Zudem überlappen Dermatome. Die sensiblen Nerven von beiden Seiten reichen an der Mittellinie ein wenig bis auf die kontralaterale Seite. Unten links sind die Versorgungsgebiete einiger wichtiger peripherer Nerven dargstellt.

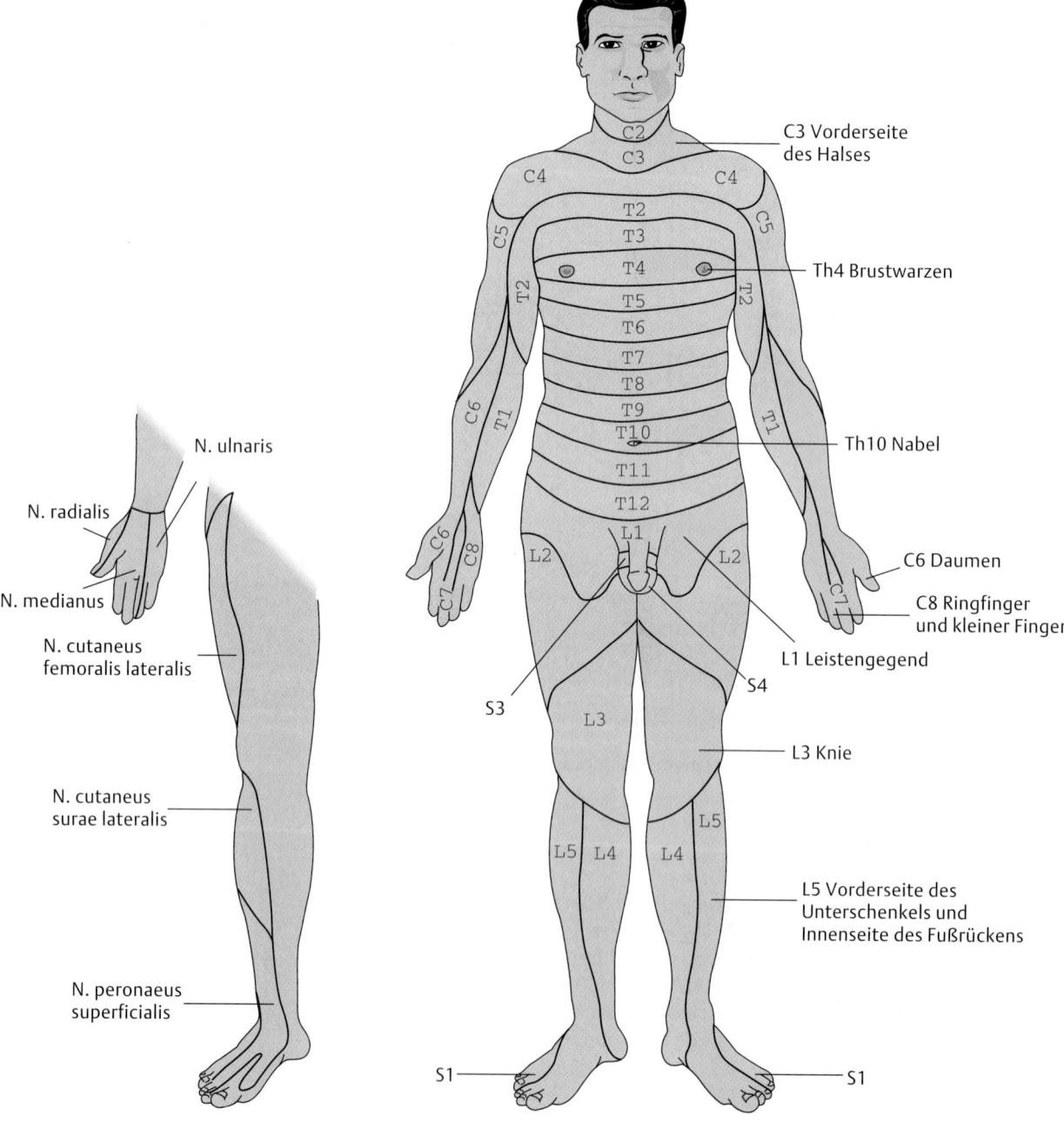

Versorgungsgebiete peripher Nerven

Dermatome, die von den Hinterwurzeln innerviert werden

Versuchen Sie nicht, alle Dermatome auswendig zu lernen. Es ist allerdings von Nutzen, wenn Sie sich die Lage einiger Dermatome einprägen, z B. die Lage der in den Abbildungen jeweils auf der rechten Seite farbig unterlegten Dermatome.

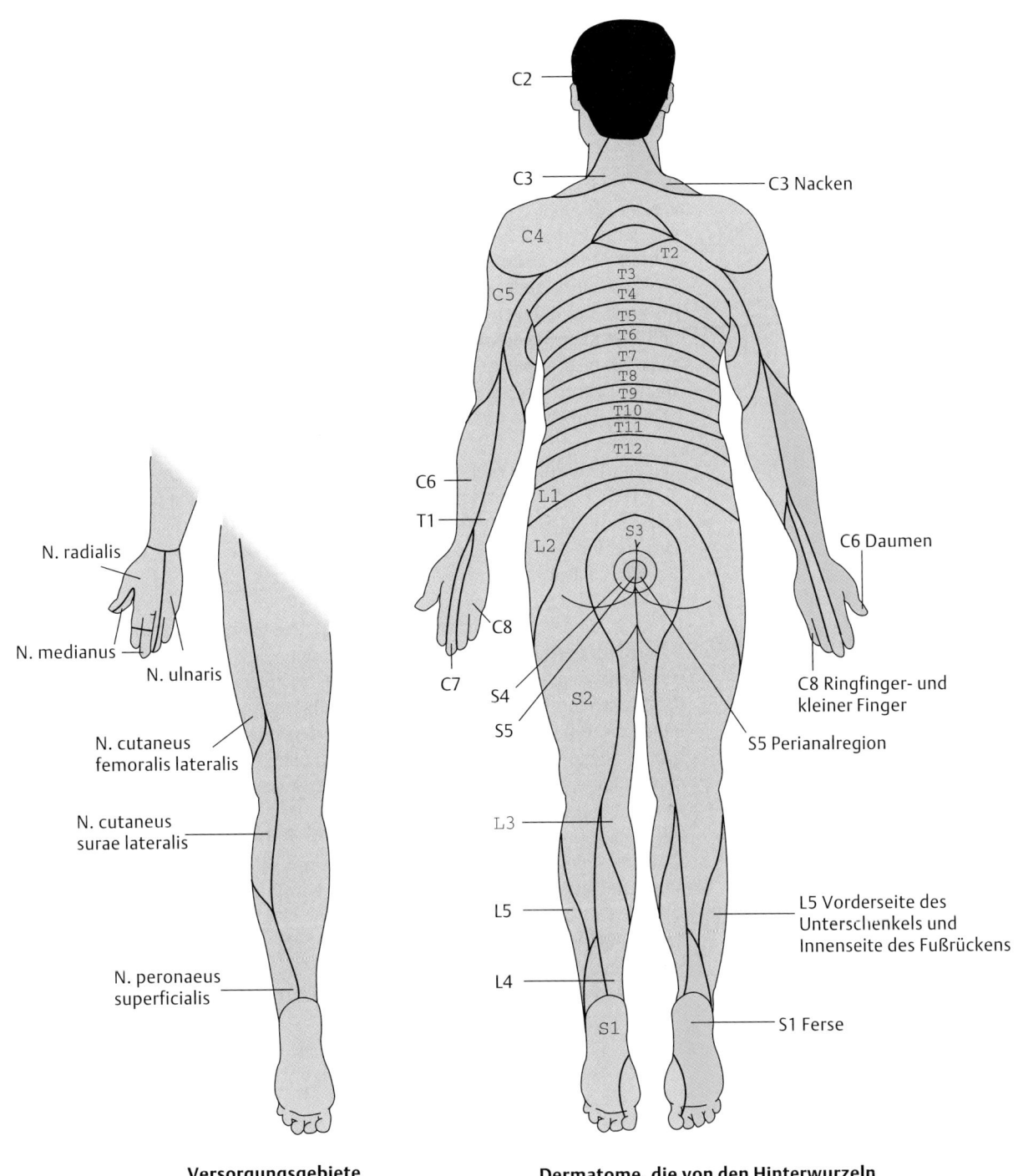

N. radialis

N. medianus

N. ulnaris

N. cutaneus femoralis lateralis

N. cutaneus surae lateralis

N. peronaeus superficialis

C2

C3 — C3 Nacken

C4

C5

T2
T3
T4
T5
T6
T7
T8
T9
T10
T11
T12

C6

T1

L1

L2

S3

C6 Daumen

C8

C7

S4

S5

S2

L3

L5

L4

S1

C8 Ringfinger- und kleiner Finger

S5 Perianalregion

L5 Vorderseite des Unterschenkels und Innenseite des Fußrückens

S1 Ferse

Versorgungsgebiete peripherer Nerven

Dermatome, die von den Hinterwurzeln innerviert werden

Altersabhängige Veränderungen

Altern. Bei der Beurteilung des Nervensystems eines älteren Menschen ist es manchmal schwierig, normale Alterungsprozesses von altersbedingten oder anderen Krankheiten zu unterscheiden. Einige Befunde, die Sie bei jüngeren Menschen als pathologisch ansehen würden, treten bei alten Menschen so häufig auf, daß Sie sie ausschließlich auf das Alter zurückführen können. Veränderungen des Gehörs, des Sehvermögens, der Bewegungen der äußeren Augenmuskeln sowie der Pupillengröße, -form und -reaktivität wurden in Kapitel 7 beschrieben (S. 181 ff).

Veränderungen im motorischen System sind häufig. Ältere Menschen reagieren und bewegen sich langsamer und sind auch weniger behende als jüngere. Zudem nimmt die Masse der Skelettmuskulatur ab. Die Hände alter Menschen sehen oft dünn und knochig aus, weil die kleinen Handmuskeln atrophiert sind. Suchen Sie nach einer derartigen Muskelatrophie auf den Handrücken, wo die Atrophie der Mm. interossei dorsales Vertiefungen oder Rillen hinterlassen kann. Wie auf S. 575 gezeigt, ist diese Veränderung häufig am deutlichsten zwischen dem Daumen und der Hand zu sehen (1. und 2. Mittelhandknochen). Sie kann aber auch zwischen anderen Mittelhandknochen sichtbar sein. Eine Atrophie der kleinen Muskeln kann auch zu einer Abflachung des Daumen- und des Kleinfingerballens auf der Handfläche führen. Die Muskelkraft nimmt zwar ab, bleibt aber dennoch relativ gut erhalten. Auch die Arm- und Beinmuskulatur kann Atrophien aufweisen. Dadurch erscheinen die benachbarten Gelenke manchmal übermäßig groß.

Gelegentlich entwickelt ein alter Mensch einen gutartigen essentiellen Tremor (S. 610). Kopf, Kiefer, Lippen oder Hände können mit einer Geschwindigkeit und Amplitude zittern, die auf das Parkinson-Syndrom (S. 610) schließen läßt. Der Tremor ist allerdings gewöhnlich etwas schneller und es liegt kein Rigor der Muskulatur vor.

Im Alter können sich auch Reflexe ändern. Der Würgereflex ist manchmal abgeschwächt oder fehlt ganz. Die Achillessehnenreflexe können symmetrisch abgeschwächt sein oder fehlen, selbst wenn man eine Reflexbahnung vornimmt. Patellarsehnenreflexe sind weniger häufig in ähnlicher Weise betroffen. Die Bauchhautreflexe können schwächer werden oder verschwinden, und die Fußsohlenreflexe sind – z. T. aufgrund von Knochen- und Muskelveränderungen in den Füßen – weniger deutlich und schwerer zu interpretieren.

Die Vibrationsempfindung ist an Füßen und Sprunggelenken häufig abgeschwächt oder ausgefallen (nicht aber an den Händen und über den Schienbeinen). Die Lagewahrnehmung ist weniger häufig eingeschränkt oder ausgefallen.

Wenn Veränderungen wie die eben beschriebenen mit anderen neurologischen Symptomen verbunden sind oder Atrophie und Reflexveränderungen asymmetrisch verteilt sind, sollten Sie nach einer weitergehenden Erklärung außer dem Alter des Patienten suchen.

Untersuchungstechniken

Allgemeine Vorgehensweise

Zwei wichtige Fragen bestimmen die neurologische Untersuchung: Sind rechts- und linksseitige Befunde symmetrisch? Und – bei asymmetrischen oder anderweitig pathologischen Befunden – liegt die ursächliche Läsion im zentralen oder im peripheren Nervensystem?

Der Ablauf einer neurologischen Untersuchung ist sehr variabel. Es ist wichtig, die erforderlichen Techniken für eine gründliche Untersuchung zu beherrschen und sich bei der Beurteilung neurologischer Symptome und Erkrankungen sicher zu fühlen. Mit zunehmender Erfahrung werden Sie feststellen, daß Ihre Untersuchung bei gesunden Personen relativ kurz ausfällt. In diesem Abschnitt werden Sie die Techniken erlernen, die Sie für eine praktikable und umfassende Untersuchung der neurologischen Funktion benötigen. Vergessen Sie aber nicht, daß Neurologen in speziellen Situationen auch viele andere Untersuchungstechniken anwenden.

Aus Gründen der Effizienz sollten Sie bestimmte Punkte der neurologischen Beurteilung mit anderen Abschnitten Ihrer Untersuchung verbinden. Prüfen Sie beispielsweise den psychischen Zustand und die Sprache des Patienten schon bei der Anamneseerhebung, auch wenn Sie während der neurologischen Untersuchung eingehendere Tests durchführen möchten. Beurteilen Sie einen Teil der Hirnnerven, während Sie Kopf und Hals untersuchen, und achten Sie auf neurologische Veränderungen an Armen und Beinen, während Sie das periphere Gefäßsystem und den Bewegungsapparat überprüfen. Kapitel 4 liefert Anhaltspunkte für eine derartige integrierte Vorgehensweise. Wenn Sie über Ihre Befunde nachdenken oder sie beschreiben, sollten Sie aber das Nervensystem als Einheit sehen.

Denken Sie in fünf Kategorien: (1) Psyche und Sprache (Kapitel 3), (2) Hirnnerven, (3) motorisches System, (4) sensibles System und (5) Reflexe. Pathologische Befunde sollten Sie zentralen oder peripheren Erkrankungen zuordnen.

Hirnnerven

Übersicht. Die Untersuchung der Hirnnerven kann wie folgt zusammengefaßt werden:

I	Geruchssinn
II	Visus, Gesichtsfelder und Augenhintergrund
II, III	Pupillenreaktionen
III, IV, VI	Augenbewegungen
V	Kornealreflex, Sensibilität des Gesichts und Kieferbewegungen
VII	Gesichtsbewegungen
VIII	Hörvermögen
IX, X	Schlucken und Anhebung des Gaumens, Würgreflex
V, VII, X, XII	Stimme und Sprache
XI	Bewegungen von Schultern und Nacken
XII	Symmetrie und Lage der Zunge

Ein Ausfall der Geruchswahrnehmung hat viele Ursachen, u. a. Erkrankungen der Nase, Kopfverletzungen, Rauchen sowie den Genuß von Kokain. Er kann auch angeboren sein.

Optikusatrophie, Stauungspapillen.

Diese Befunde lassen auf ein visuelles *Auslöschphänomen* schließen, eine diskrete Störung, die nur nachweisbar ist, wenn beide Augen gleichzeitig geprüft werden. Die ursächliche Läsion liegt vermutlich im Parietallappen.

S. Tab. 7.7 (S. 217).

S. Tab. 7.8 (S. 218).

S. Tab. 18.1 (S. 606 f).

Ptose bei Okulomotoriuslähmung, Horner-Syndrom und Myasthenia gravis.

Eine einseitig schwache oder fehlende Kontraktion der Mm. temporales und masseteres läßt auf eine Läsion des N. trigeminus schließen. Eine beidseitige Schwäche kann auf einer peripheren oder zentralen Läsion beruhen. Bei zahnlosen Patienten ist dieser Test unter Umständen schwer zu interpretieren.

N. I (olfactorius). Prüfen Sie die *Geruchswahrnehmung*, indem Sie dem Patienten bekannte, aber reizfreie Gerüche präsentieren. Stellen Sie zuerst sicher, daß die Nase auf beiden Seiten frei ist, indem Sie ein Nasenloch zudrücken und den Patienten bitten, durch das andere Luft zu holen. Der Patient sollte dann die Augen schließen. Verschließen Sie ein Nasenloch und testen Sie die Geruchswahrnehmung auf dem anderen mit Substanzen wie Nelkenöl, Kaffee, Seife oder Vanille. Fragen Sie, ob der Patient etwas riecht, und wenn ja, was. Prüfen Sie die andere Seite. Normalerweise sollte der Patient Gerüche auf beiden Seiten wahrnehmen und in der Regel auch identifizieren können.

N. II (opticus). Prüfen Sie den *Visus* (S. 184 f).

Inspizieren Sie beidseits den *Augenhintergrund* mit dem Ophthalmoskop und achten Sie besonders auf die Sehnervenpapillen (S. 191 ff).

Prüfen Sie die Gesichtsfelder mit der Konfrontationsmethode (S. 185 f). Gelegentlich weist die Gesichtsfeldprüfung – z.B. bei einem Schlaganfallpatienten – auf einen Gesichtsfelddefekt hin, etwa eine homonyme Hemianopsie, den Sie nicht feststellen können, wenn Sie die Augen einzeln testen. Das Ergebnis der Gesichtsfeldprüfung ist aber dennoch signifikant.

Nn. II und III (opticus und oculomotorius). Prüfen Sie Größe und Form der Pupillen und vergleichen Sie beide Seiten miteinander. Prüfen Sie die *Lichtreaktion der Pupillen* (direkte und indirekte). Wenn diese gestört ist, untersuchen Sie auch die *Naheinstellungsreaktion* (S. 188 f).

Nn. III, IV und VI (oculomotorius, trochlearis und abducens). Prüfen Sie die *Augenbewegungen* in den sechs Hauptblickrichtungen und achten Sie auf einen evtl. Ausfall der konjugierten Bewegungen in einer dieser sechs Richtungen. Prüfen Sie die Konvergenz der Augen. Erkennen Sie einen Nystagmus und achten Sie darauf, bei welcher Blickrichtung er auftritt, auf die Ebene, in der die Bewegungen auftreten (horizontal, vertikal, rotierend oder gemischt) und die Richtung der langsamen und schnellen Phase (S. 189 ff).

Achten Sie auf eine evtl. *Ptose* (Herabhängen der Oberlider). Eine geringfügig unterschiedliche Lidspaltenweite läßt sich bei etwa einem Drittel der gesunden Bevölkerung feststellen.

N. V (trigeminus)

Motorisch. Bitten Sie den Patienten, die Zähne zusammenzubeißen, während Sie nacheinander die Mm. temporales und masseteres palpieren. Achten Sie auf die Stärke der Muskelkontraktion.

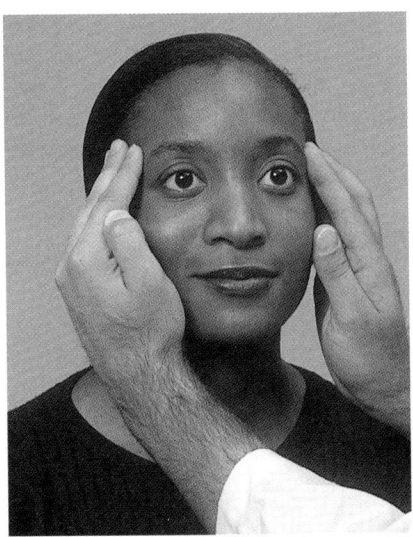

Palpation des M. temporalis

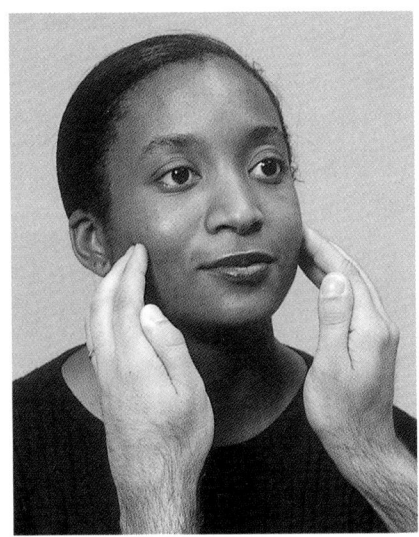

Palpation des M. masseter

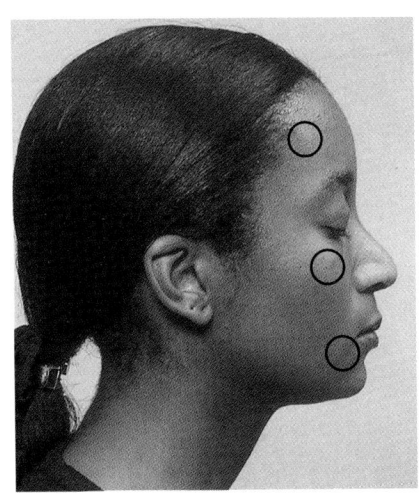

Sensibel. Nachdem Sie dem Patienten erklärt haben, was Sie vorhaben, prüfen Sie auf beiden Seiten die *Schmerzempfindung* an Stirn, Wangen und Kiefer. Geeignete Stellen sind durch Kreise markiert. Die Augen des Patienten sollten geschlossen sein. Benutzen Sie eine Sicherheitsnadel oder einen anderen geeigneten spitzen Gegenstand,* und verwenden Sie ab und zu das stumpfe Ende anstelle der Spitze als Stimulus. Bitten Sie den Patienten, Ihnen zu sagen, ob das Objekt „spitz" oder „stumpf" ist, und vergleichen Sie beide Seiten miteinander.

Eine Verminderung oder ein Ausfall der Sensibilität einer Gesichtshälfte legt eine Läsion des N. trigeminus oder von miteinander verschalteten sensiblen Bahnen nahe. Ein derartiger Sensibilitätsverlust kann auch in Verbindung mit einer Konversionsreaktion auftreten.

Bestätigen Sie einen pathologischen Befund durch die Prüfung der *Temperaturempfindung.* Traditionell werden zwei Reagenzgläser, die mit warmem und eiskaltem Wasser gefüllt sind, als Stimuli verwendet. Sie können auch eine Stimmgabel verwenden. Sie fühlt sich gewöhnlich kühl an. Wenn Sie fließendes Wasser in der Nähe haben, läßt sich die Stimmgabel leicht kühlen oder erwärmen. Trocknen Sie sie vor der Benutzung ab. Berühren Sie die Haut und bitten Sie den Patienten, „warm" oder „kalt" zu identifizieren.

Prüfen Sie dann die *Berührungsempfindung* mit einem zu einer Spitze gedrehten Wattebausch. Bitten Sie den Patienten, bei jeder Berührung der Haut zu reagieren.

---

* Um die Übertragung von Infektionen zu vermeiden, müssen Sie für jeden Patienten einen neuen Gegenstand verwenden. Durch Abbrechen eines hölzernen Wattestäbchens erhalten Sie einen spitzen Holzsplitter. Der Wattebausch am anderen Ende läßt sich als stumpfer Stimulus verwenden.

Prüfen Sie den *Kornealreflex.* Bitten Sie den Patienten, nach oben und von Ihnen weg zu blicken. Nähern Sie sich von der anderen Seite und von außerhalb der Blickrichtung des Patienten und berühren Sie die Kornea (nicht nur die Konjunktiva) leicht mit einem zu einer Spitze gedrehten Wattebausch, ohne die Wimpern zu berühren. Ängstliche Patienten können Sie beruhigen, indem Sie zuerst die Konjunktiva berühren.

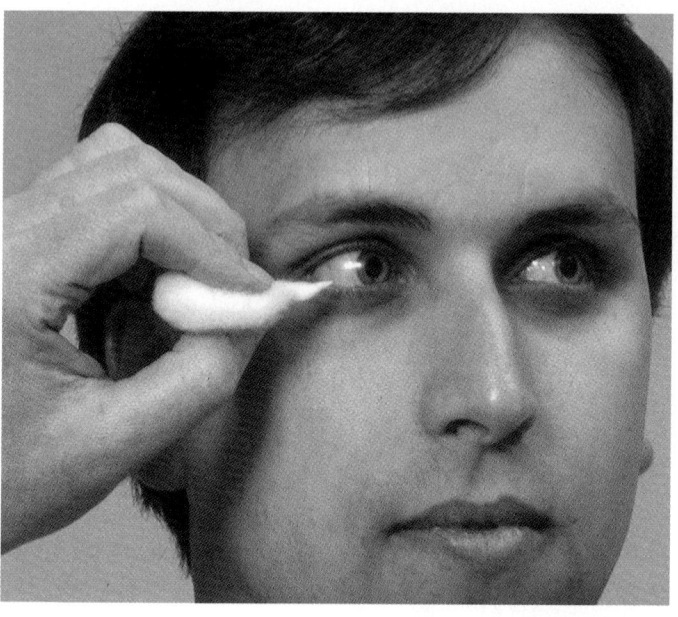

Blinzelt der Patient nicht, deutet dies auf eine Läsion des N. trigeminus hin. Eine Läsion des N. facialis (innerviert die Muskeln, die die Lider schließen) kann diesen Reflex ebenfalls beeinträchtigen.

Achten Sie darauf, ob der Patient blinzelt, die normale Reaktion auf diesen Reiz. (Der afferente [sensible] Schenkel dieses Reflexes verläuft über den N. trigeminus, der efferente [motorische] über den N. facialis). Die Verwendung von Kontaktlinsen führt häufig zu einer Abschwächung oder einem Ausfall dieses Reflexes.

Eine Abflachung der Nasolabialfalte und ein herabhängendes Unterlid legen eine Gesichtslähmung nahe.

N. VII (facialis). Beobachten Sie das Gesicht in Ruhe, und wenn Sie sich mit dem Patienten unterhalten. Achten Sie auf Asymmetrie (z. B. der Nasiolabialfalten) und auf etwaige Tics oder andere Bewegungsstörungen.

Bitten Sie den Patienten:

Eine periphere Verletzung des N. facialis, wie bei der Bell-Lähmung, betrifft sowohl den oberen als auch den unteren Teil des Gesichts. Eine zentrale Läsion beeinträchtigt hauptsächlich den unteren Teil des Gesichts, s. Tab. 18.**2** (S. 608 f).

1. Beide Augenbrauen anzuheben.
2. Die Stirn zu runzeln.
3. Beide Augen fest zu schließen, so daß Sie sie nicht öffnen können. Prüfen Sie die Muskelkraft, indem Sie versuchen, die Augen wie rechts dargestellt zu öffnen.
4. Die Zähne zu zeigen (bzw. das Gebiß).
5. Zu lächeln.
6. Beide Wangen aufzublasen.

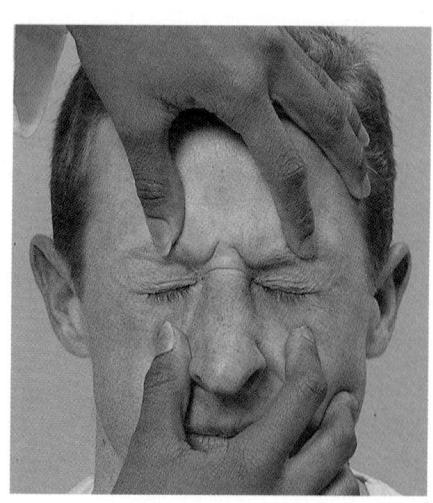

Bei einseitiger Gesichtslähmung hängt der Mund auf der gelähmten Seite nach unten, wenn der Patient lächelt oder grimassiert.

Achten Sie auf Schwäche oder Asymmetrie.

N. VIII (vestibulocochlearis). Beurteilen Sie das *Hörvermögen.* Bei *Schwerhörigkeit,* prüfen Sie zuerst auf *Lateralisation* und vergleichen Sie dann *Luft-* und *Knochenleitung miteinander* (S. 197 f).

Spezifische Prüfungen der *vestibulären Funktion* werden nur selten im Rahmen einer üblichen neurologischen Untersuchung durchgeführt. Konsultieren Sie, falls nötig, Lehrbücher der Neurologie oder der Otolaryngologie.

Nn. IX und X (glossopharyngeus und vagus). Achten Sie auf die *Stimme* des Patienten. Ist sie heiser oder klingt sie nasal?

Bestehen Schluckbeschwerden?

Bitten Sie den Patienten, „Aah" zu sagen oder zu gähnen, während Sie die Bewegungen des *weichen Gaumens* und des *Pharynx* beobachten. Der weiche Gaumen hebt sich gewöhnlich symmetrisch, die Uvula bleibt in der Mitte, und beide Seiten des hinteren Pharynx bewegen sich wie ein Bühnenvorhang nach medial. Eine leicht gekrümmte Uvula, die manchmal bei Gesunden vorkommt, sollte nicht mit einer Uvula verwechselt werden, die aufgrund einer Vagusläsion zur Seite verzogen ist.

Bereiten Sie den Patienten darauf vor, daß Sie den *Würgereflex* prüfen wollen. Stimulieren Sie die hintere Reachenwand auf beiden Seiten und achten Sie auf den Würgereflex. Bei manchen Gesunden kann der Würgereflex symmetrisch abgeschwächt sein oder fehlen.

N. XI (accessorius). Suchen Sie vom Rücken des Patienten aus nach Atrophien oder Faszikulationen der Mm. trapezii und vergleichen Sie beide Seiten miteinander. Bitten Sie den Patienten, die Schultern gegen den Druck Ihrer Hände nach oben zu ziehen. Achten Sie auf die Kraft und die Kontraktion der Mm. trapezii.

S. Tab. 7.**17** (S. 232).

Nystagmus kann auf eine vestibuläre Funktionsstörung hinweisen, s. Tab. 18.**1** (S. 606 f).

Heiserkeit bei *Stimmbandlähmung;* nasale Stimme bei Lähmung des Gaumens.

Schwäche von Pharynx oder Gaumen.

Der Gaumen hebt sich bei einer beidseitigen Läsion des N. vagus nicht. Bei einer einseitigen Lähmung hebt sich eine Seite des Gaumens nicht und wird zusammen mit der Uvula zur gesunden Seite gezogen (S. 202).

Einseitiges Fehlen dieses Reflexes läßt auf eine Läsion des N. glossopharyngeus oder evtl. des N. vagus schließen.

Schwäche mit Atrophie und Faszikulationen weist auf eine periphere Nervenerkrankung hin. Ist der M. trapezius gelähmt, hängt die Schulter nach unten und das Schulterblatt ist nach unten und lateral verschoben.

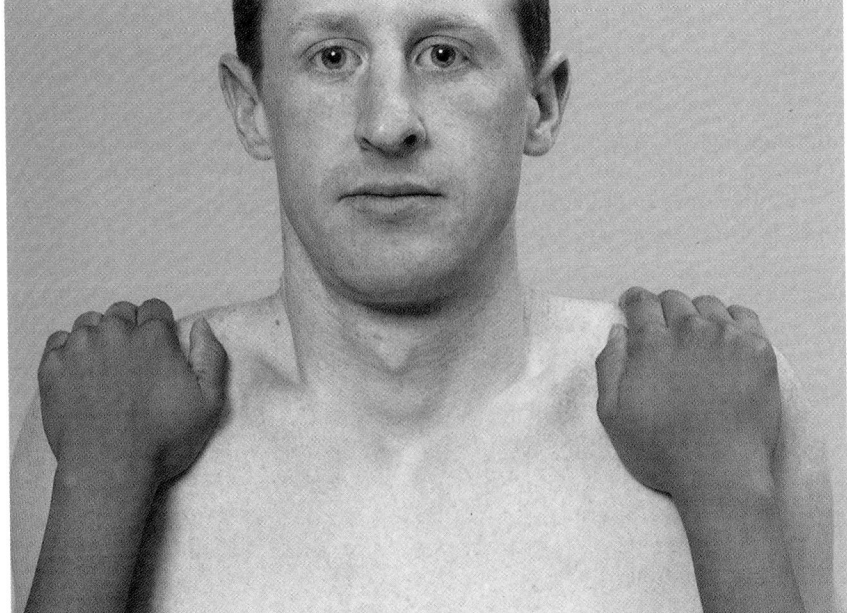

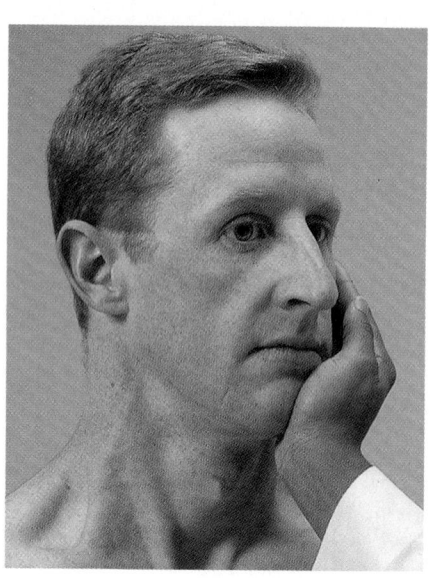

Ein liegender Patient mit beidseitiger Schwäche der Mm. sternocleidomastoidei hat Schwierigkeiten, den Kopf vom Kissen zu heben.

Bitten Sie den Patienten, den Kopf nach jeder Seite gegen Ihre Hand zu pressen. Achten Sie auf die Kontraktion des kontralateralen M. sternocleidomastoideus und auf die Kraft der Bewegung gegen Ihre Hand.

Artikulationsstörungen (*Dysarthrie*) sind in Tab. 3.1 (S. 123) beschrieben. Atrophie und Faszikulationen kommen bei amyotropher Lateralsklerose und Polio myelitis vor.

Bei einseitigen kortikalen Läsionen weicht die herausgestreckte Zunge **zur** betroffenen (schwächeren) Seite hin ab (S. 201). Beim Herausstrecken der Zunge drücken die Muskeln auf der nicht betroffenen Seite stärker gegen die Wange auf der betroffenen Seite.

N. XII (hypoglossus). Achten Sie auf die Artikulation des Patienten. Sie hängt von den Nn. trigeminus, facialis und vagus sowie auch vom N. hypoglossus ab. Inspizieren Sie die Zunge des Patienten, während sie auf dem Mundboden liegt. Suchen Sie nach evtl. Atrophien oder *Faszikulationen* (feine, zuckende, unregelmäßige Bewegungen in kleinen Muskelfasergruppen). Eine normale Zunge zeigt manchmal gröbere, unruhige Bewegungen. Untersuchen Sie anschließend die herausgestreckte Zunge auf Asymmetrie, Atrophie oder Deviation von der Mittellinie. Bitten Sie den Patienten, die Zunge horizontal hin und her zu bewegen, und achten Sie auf die Symmetrie der Bewegung. Bitten Sie in unklaren Fällen den Patienten, die Zunge von innen gegen die Wangen zu drücken, während Sie den Druck der Zunge auf beiden Seiten von außen palpatorisch bestimmen.

Motorik

Bei der Beurteilung der Motorik sollten Sie besonders auf Körperhaltung, unwillkürliche Bewegungen, charakteristische Merkmale der Muskeln (Muskeltrophik, Muskeltonus und Muskelkraft) und Koordination achten. Diese Komponenten werden im folgenden der Reihe nach beschrieben. Sie können entweder in dieser Reihenfolge vorgehen oder die einzelnen Komponenten nacheinander in den Armen, Beinen und am Rumpf prüfen. Falls Sie eine pathologische Veränderung bemerken, identifizieren Sie den (die) beteiligten Muskel(n). Überlegen Sie, ob die Veränderung zentralen oder peripheren Ursprungs ist, und lernen Sie dabei, welche Nerven die betroffenen Muskeln versorgen.

Eine ungewöhnliche Haltung sollte Ihre Aufmerksamkeit auf neurologische Defizite, etwa eine Lähmung, lenken.

Körperhaltung. Beobachten Sie die Körperhaltung des Patienten in Bewegung und in Ruhe.

S. Tab. 18.3 (S. 610 f.)

Unwillkürliche Bewegungen. Achten Sie auf unwillkürliche Bewegungen wie Tremor, Tics oder Faszikulationen. Achten Sie auf Lokalisation, Qualität, Geschwindigkeit, Rhythmus und Amplitude sowie auf den Zusammenhang mit der Körperhaltung, bestimmten Aktivitäten, Ermüdung, bestimmten Emotionen und anderen Faktoren.

Muskeltrophik. Vergleichen Sie Größe und Konturen der Muskeln. Sehen die Muskeln flach oder konkav aus, so daß Sie auf eine Atrophie schließen können? Ist dies der Fall, betrifft die Veränderung eine oder beide Seiten? Ist sie proximal oder distal betont?

Bei der Suche nach Atrophien sollten Sie besonders auf Hände, Schultern und Oberschenkel achten. Daumen- und Kleinfingerballen sollten voll und konvex aussehen, und die Zwischenräume zwischen den Mittelhandknochen, in denen die Mm. interossei dorsales liegen, sollten gefüllt oder nur leicht eingesenkt sein. Eine Atrophie der Handmuskeln kann allerdings auch im Rahmen des normalen Alterungsprozesses auftreten, wie unten rechts zu sehen ist.

Muskelatrophie bedeutet einen Verlust an Muskelmasse. Sie kann sowohl auf Erkrankungen des peripheren Nervensystems, etwa eine diabetische Neuropathie, als auch direkt auf Erkrankungen der Muskulatur zurückzuführen sein. *Hypertrophie* bezeichnet eine Zunahme der Masse mit entsprechendem Kraftgewinn, während eine gesteigerte Muskelmasse mit verminderter Kraft als *Pseudohypertrophie* bezeichnet wird (die bei der Duchenne-Muskeldystrophie vorkommt).

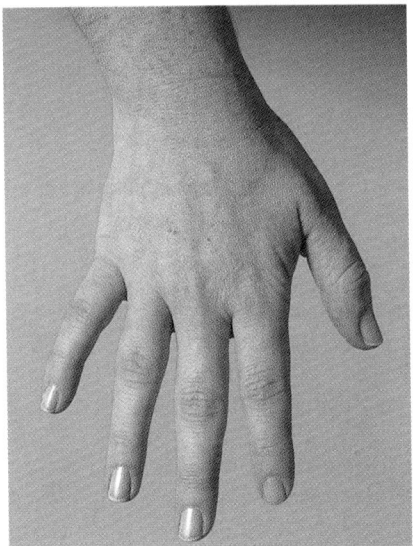

Hand einer 44jährigen Frau

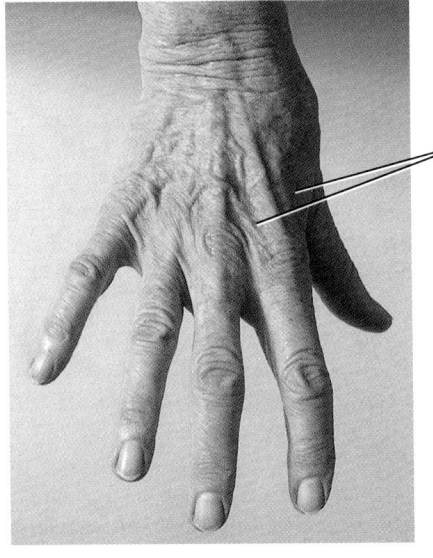

Hand einer 84jährigen Frau

Atrophie

Eine Abflachung des Daumen- und Kleinfingerballens und Furchen zwischen den Mittelhandknochen lassen auf eine Atrophie schließen. Eine lokalisierte Atrophie des Daumen- oder Kleinfingerballens legt eine Läsion des N. medianus bzw. des N. ulnaris nahe.

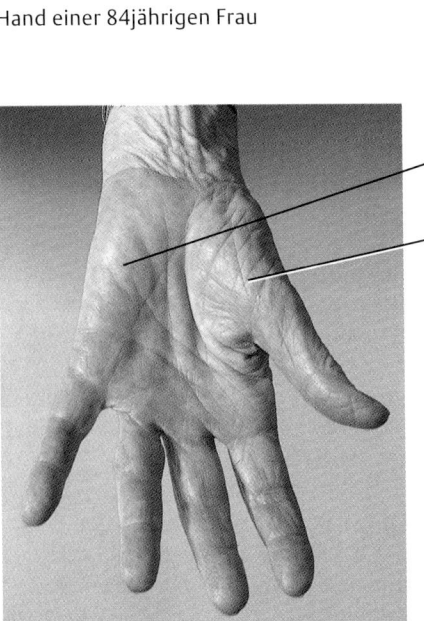

Kleinfingerballen

Abflachung des Daumenballens aufgrund leichter Atrophie

Hand einer 44jährigen Frau

Hand einer 84jährigen Frau

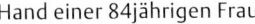

Andere Ursachen für Muskelatrophie sind beispielsweise Motoneuronerkrankungen, Inaktivität der Muskeln, rheumatoide Arthritis und Proteinmangelernährung.

Faszikulationen sind ein Hinweis darauf, daß die Ursache der Atrophie eine Schädigung des zweiten Motoneurons ist.

Muskelhypotonie läßt auf eine Erkrankung des peripheren Nervensystems, eine zerebellare Erkrankung oder das Akutstadium einer Rückenmarksverletzung schließen, s. Tab. 18.4 (S. 612).

Ausgeprägte Schlaffheit ist ein Zeichen für hypotone (schlaffe) Muskeln.

Erhöhter, variabler Widerstand, der bei extremer Auslenkung stärker ist, wird als *Spastizität* bezeichnet. Widerstand, der über den gesamten Bewegungsablauf und in beiden Richtungen unverändert anhält, nennt man Rigor („wächsern" anmutende Tonuserhöhung).

Eine Beeinträchtigung der Kraft wird als Schwäche (*Parese*) bezeichnet, das völlige Fehlen der Kraft als *Plegie* bzw. *Paralyse*. *Hemiparese* bezeichnet die inkomplette Lähmung einer Körperseite, *Hemiplegie* die komplette Lähmung einer Körperseite. *Paraplegie* bezeichnet eine vollständige Lähmung der Beine, *Tetraplegie* die völlige Lähmung aller vier Extremitäten.

S. Tab. 18.5 (S. 613 ff).

Achten Sie bei atrophierten Muskeln genau auf Faszikulationen. Wenn Sie keine sehen, kann ein Schlag mit dem Reflexhammer auf den Muskel diese stimulieren.

Muskeltonus. Wenn ein normaler Muskel mit intakter Innervation willkürlich entspannt wird, bleibt eine leichte Anspannung bestehen, die man als Muskeltonus bezeichnet. Der Muskeltonus kann beurteilt werden, indem man den Widerstand des Muskels gegen eine passive Dehnung prüft. Bitten Sie den Patienten, sich zu entspannen. Nehmen Sie eine Hand des Patienten, stützen Sie seinen Ellenbogen und beugen und strecken Sie Finger, Handgelenk und Ellenbogen. Bewegen Sie auch die Schulter leicht hin und her. Mit Übung lassen sich diese Bewegungen zu einem einzigen, durchgängigen Bewegungsablauf zusammenfassen. Achten Sie auf beiden Seiten auf den Muskeltonus – den Widerstand, der Ihren Bewegungen entgegengesetzt wird. Wenn der Patient nicht entspannt ist, kann der Widerstand höher sein. Nur durch wiederholtes Üben können Sie lernen, wie sich ein normaler Widerstand anfühlt.

Bei Verdacht auf hypotone Muskulatur halten Sie den Unterarm des Patienten und schütteln die Hand locker hin und her. Normalerweise bewegt sich die Hand frei, ist aber nicht völlig schlaff.

Ist der Widerstand erhöht, stellen Sie fest, ob er sich verändert, wenn Sie die betreffende Extremität bewegen, oder ob er über den gesamten Bewegungsablauf und in beiden Richtungen, also während Flexion und Extension, gleich bleibt. Achten Sie auf etwaige ruckartige Veränderungen des Widerstands.

Um den Muskeltonus in den Beinen zu beurteilen, stützen Sie den Oberschenkel des Patienten mit einer Hand, nehmen den Fuß mit der anderen und beugen und strecken Knie und Sprunggelenk auf beiden Seiten. Achten Sie auf den Widerstand, der Ihren Bewegungen entgegengesetzt wird.

Muskelkraft. Die Kraft eines gesunden Menschen variiert erheblich. Ihr – naturgemäß willkürlicher – Maßstab, was normale Muskelkraft ist, sollte daher Variablen wie Alter, Geschlecht und Muskeltraining berücksichtigen. Die dominante Seite eines Menschen ist gewöhnlich etwas stärker als die andere. Daran sollten Sie denken, wenn Sie beide Seiten miteinander vergleichen.

Prüfen Sie die Muskelkraft, indem Sie den Patienten bitten, sich aktiv gegen Ihren Widerstand zu bewegen oder Ihren Bewegungen Widerstand zu leisten. Denken Sie daran, daß ein Muskel am stärksten ist, wenn er am kürzesten ist, und am schwächsten, wenn er am längsten ist.

Wenn die Muskeln zu schwach sind, um den Widerstand zu überwinden, prüfen Sie sie nur gegen die Schwerkraft oder unter Ausschaltung der Schwerkraft. Beispielsweise kann die Dorsalflexion des Handgelenks gegen die Schwerkraft geprüft werden, wenn der Unterarm in einer pronierten Lage ruht. Die Schwerkraft kann bei der Prüfung der Extension des Handgelenks ausgeschaltet werden, wenn der Unterarm die Mittellage zwischen Supination und Pronation einnimmt. Wenn der Patient einen bestimmten Körperteil gar nicht bewegen kann, sollten Sie nach ganz schwachen Muskelkontraktionen Ausschau halten oder tasten.

Die Muskelkraft kann man auf einer Skala von 0–5 einstufen:

0 – Keine Muskelkontraktion nachweisbar
1 – Ein kaum wahrnehmbares Zucken oder die Spur einer Kontraktion
2 – Aktive Bewegung des Körperteils nach Ausschaltung der Schwerkraft
3 – Aktive Bewegung des Körperteils gegen die Schwerkraft
4 – Aktive Bewegung des Körperteils gegen die Schwerkraft und leichten Widerstand
5 – Aktive Bewegung des Körperteils gegen vollen Widerstand ohne auffällige Erschöpfung. Dies ist die normale Muskelkraft.

Viele Kliniker differenzieren zusätzlich, indem sie bei den höheren Werten der Skala Plus- und Minuszeichen verwenden. 4$^+$ bedeutet dann gute, aber nicht volle Kraft, während 5$^-$ eine Spur von Schwäche anzeigt.

Im folgenden werden Methoden zur Prüfung der wichtigsten Muskelgruppen beschrieben. Die für die Bewegung verantwortlichen Nervenwurzeln sind in Klammern angegeben. Falls die geprüfte Bewegung Rückschlüsse auf einen einzelnen peripheren Nerv oder einen Muskel zuläßt, sind diese ebenfalls aufgeführt. Zur genaueren Lokalisation von Läsionen im Rückenmark oder peripheren Nervensystem sind manchmal weitere Prüfungen erforderlich. Diese speziellen Methoden sollten Sie in Lehrbüchern der Neurologie nachschlagen.

Prüfen Sie die Flexion (C5, C6 – M. biceps) *und die Extension* (C6, C7, C8 – M. triceps) *des Ellenbogens*, indem Sie den Patienten gegen den Widerstand Ihre Hand ziehen und drücken lassen.

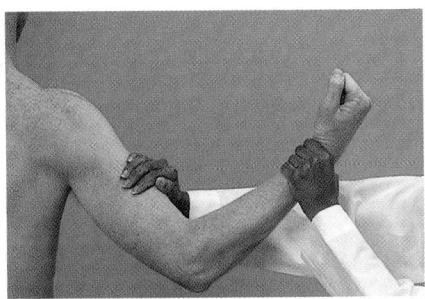

Flexion

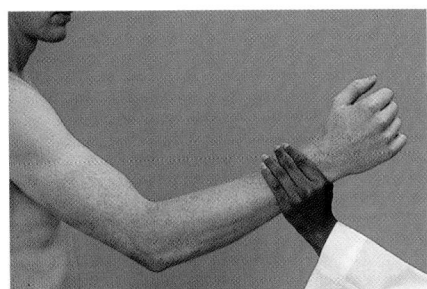

Extension

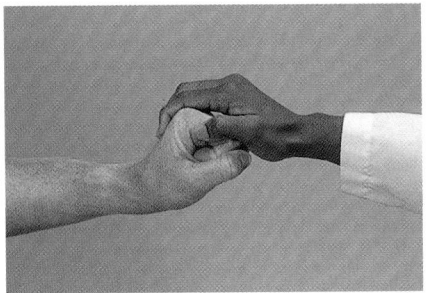

Extension des Handgelenks

Prüfen Sie die Extension des Handgelenks (C6, C7, C8, N. radialis), indem Sie den Patienten bitten, die Faust zu ballen und gegen Ihren Zug nach oben zu drücken.

Eine Schwäche der Extension kommt bei peripheren Nervenerkrankungen (z. B. einer Schädigung des N. radialis) und bei zentralen Erkrankungen vor, die zu Hemiparese führen (z. B. Schlaganfall oder multiple Sklerose).

Ein schwacher Händedruck kann entweder auf einer Erkrankung des peripheren oder des zentralen Nervensystems beruhen. Er kann auch durch schmerzhafte Prozesse in den Händen verursacht werden.

Prüfen Sie den Händedruck (C7, C8, Th1). Bitten Sie den Patienten, zwei Ihrer Finger so fest wie möglich zu drücken und nicht loszulassen. (Um Verletzungen durch zu festes Drücken zu vermeiden, sollten Sie Ihren Mittelfinger auf Ihren Zeigefinger legen.) Normalerweise müßte es Ihnen schwerfallen, Ihre Finger aus dem Griff des Patienten zu lösen. (Die gleichzeitige Prüfung des Händedrucks auf beiden Seiten bei ausgestreckten oder im Schoß liegenden Armen erleichtert den Vergleich.)

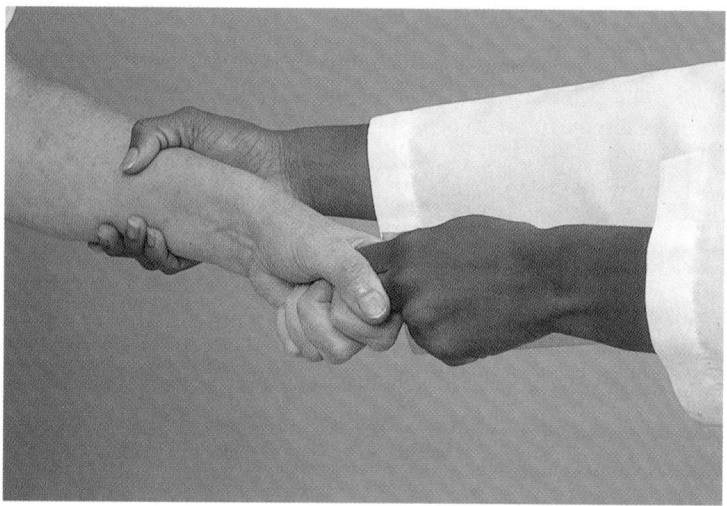

Schwäche der Fingerabduktion bei Funktionsstörungen des N. ulnaris.

Prüfen Sie die Abduktion der Finger (C8, Th1, N. ulnaris). Der Patient soll die Hand mit der Handfläche nach unten und gespreizten Fingern ausstrecken. Bitten Sie ihn, die Finger nicht zu bewegen, während Sie versuchen, sie zusammenzudrücken.

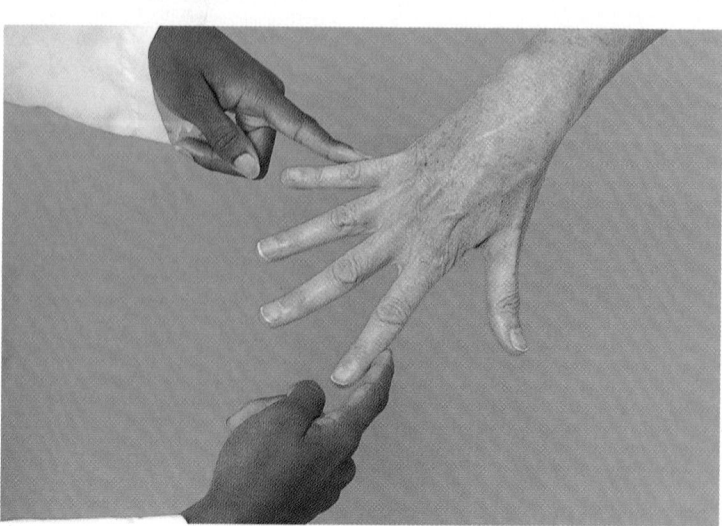

Prüfen Sie die Opposition des Daumens (C8, Th1, N. medianus). Der Patient soll gegen Ihren Widerstand versuchen, die Spitze des kleinen Fingers mit dem Daumen zu berühren.

Schwäche der Opposition des Daumens bei Funktionsstörungen des N. medianus wie dem Karpaltunnelsyndrom.

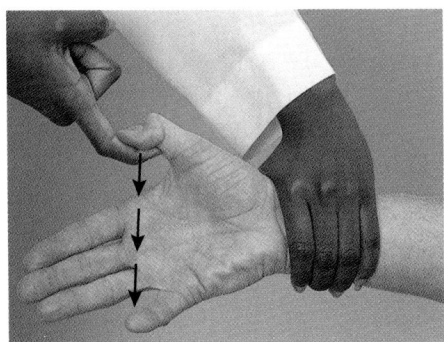

Die Beurteilung der Kraft der Rumpfmuskulatur haben Sie vielleicht schon im Zusammenhang mit anderen Teilen der Untersuchung vorgenommen. Sie umfaßt:

- Flexion, Extension und Seitwärtsbeugung der Wirbelsäule und
- Ausdehnung des Brustkorbs und Zwerchfellbewegungen bei der Atmung

Prüfen Sie die Flexion der Hüfte (L2, L3, L4 – M. iliopsoas), indem Sie Ihre Hand auf den Oberschenkel des Patienten legen und ihn bitten, das Bein gegen den Druck Ihrer Hand anzuheben.

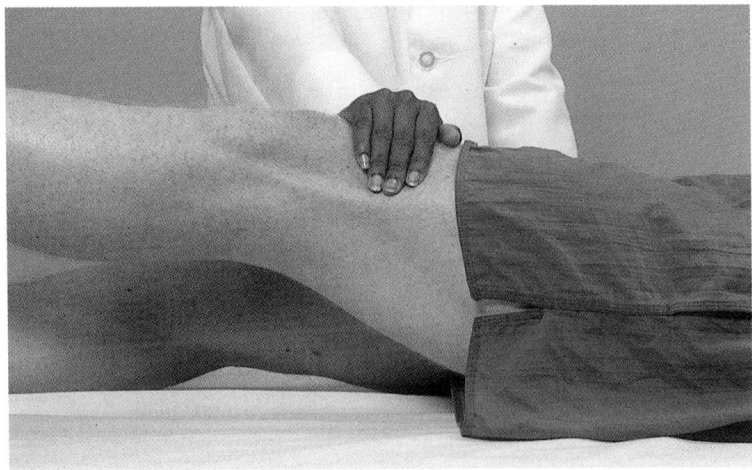

Prüfen Sie die Adduktion der Hüfte (L2, L3, L4 – Adduktoren). Legen Sie Ihre Hände zwischen den Knien des Patienten fest auf das Bett oder die Untersuchungsliege. Bitten Sie den Patienten, die Beine zusammenzudrücken.

Eine symmetrische Schwäche der proximalen Muskeln läßt auf eine Myopathie (eine Muskelerkrankung) schließen; eine symmetrische Schwäche der

distalen Muskeln legt eine Polyneuropathie (eine Erkrankung der peripheren Nerven) nahe.

Prüfen Sie die Abduktion der Hüfte (L4, L5, S1 – Mm. glutaei medius und minimus). Legen Sie Ihre Hände fest neben die Knie des Patienten. Bitten Sie den
Patienten, die Beine gegen Ihre Hände zu spreizen.

Prüfen Sie die Extension der Hüfte (S1 – M. glutaeus maximus). Bitten Sie den Patienten, Ihre Hand mit der Unterseite des Oberschenkels nach unten zu drücken.

Prüfen Sie die Extension des Knies (L2, L3, L4 – M. quadriceps). Stützen Sie das
gebeugte Knie und bitten Sie den Patienten, das Bein gegen den Druck Ihrer
Hand zu strecken. Der M. quadriceps ist der stärkste Muskel des Körpers, so
daß Sie sich auf eine kräftige Reaktion gefaßt machen sollten.

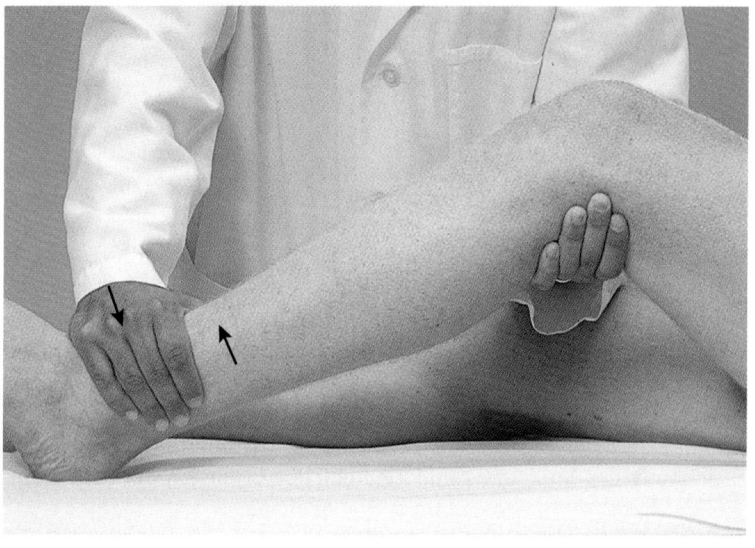

Extension des Knies

Prüfen Sie die Flexion des Knies (L4, L5, S1, S2 – ischiokrurale Muskulatur) wie
unten gezeigt. Plazieren Sie das Bein des Patienten so, daß das Knie gebeugt
ist und der Fuß auf der Unterlage aufliegt. Fordern Sie den Patienten auf, den
Fuß unten zu halten, während Sie versuchen, das Bein zu strecken.

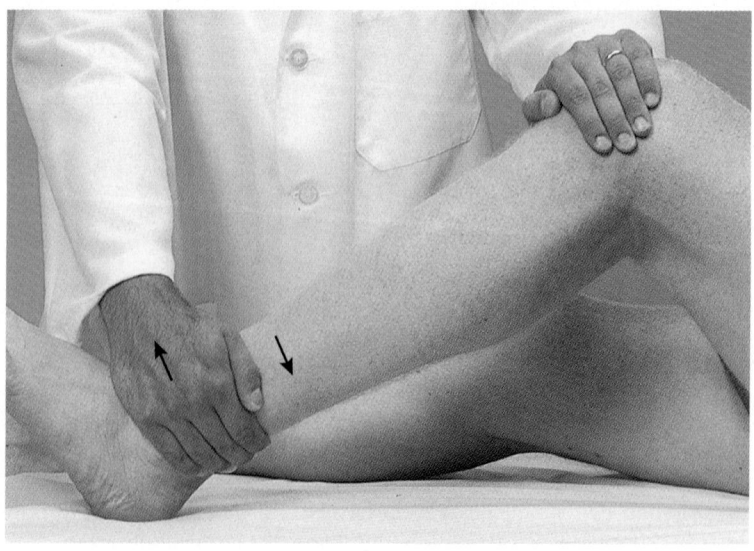

Flexion des Knies

Prüfen Sie die Dorsalflexion (hauptsächlich L4, L5) *und Plantarflexion* (überwiegend S1) am Sprunggelenk, indem Sie den Patienten bitten, den Fuß gegen den Widerstand Ihrer Hand nach oben zu ziehen bzw. nach unten zu drücken.

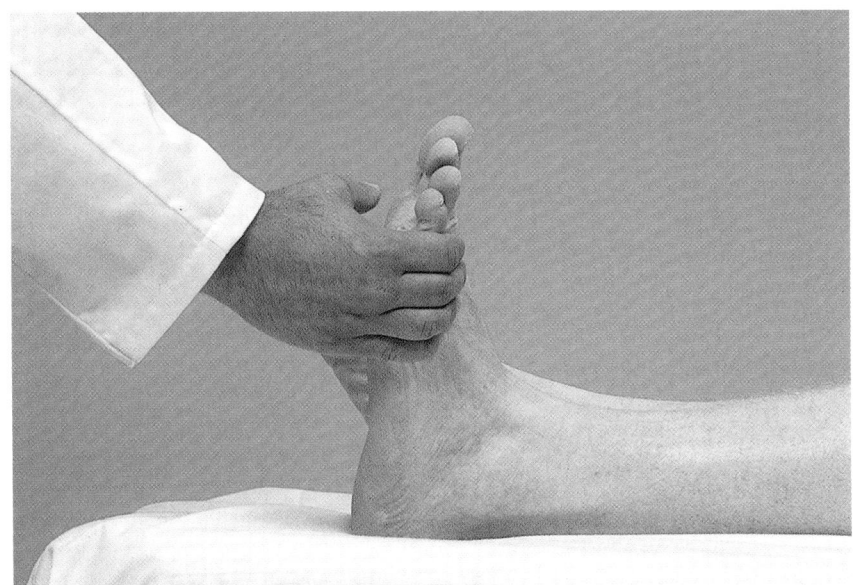

Dorsalflexion

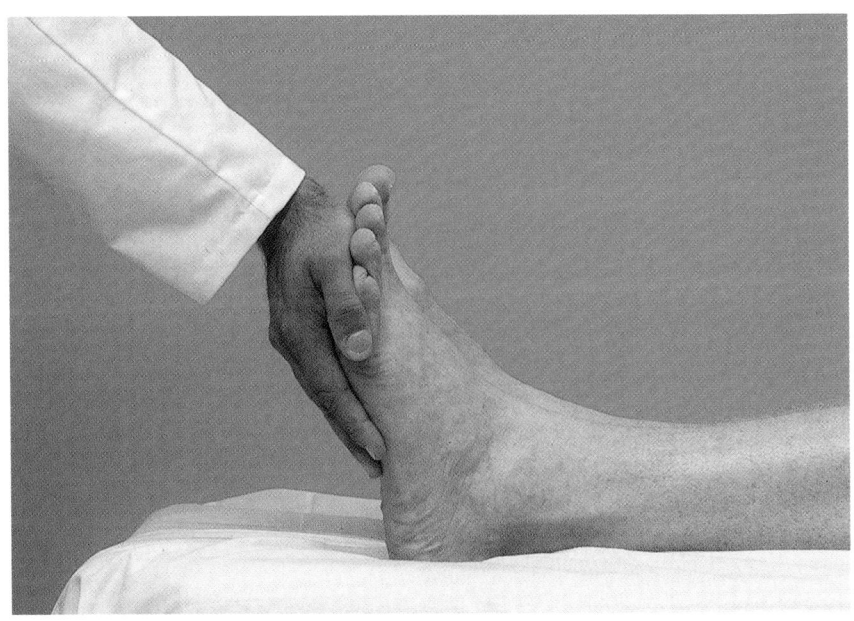

Plantarflexion

Koordination. Für die Koordination von Muskelbewegungen müssen vier Bereiche des Nervensystems zusammenarbeiten:

▪ Das motorische System für die Muskelkraft
▪ Das zerebellare System (ebenfalls ein Teil des motorischen Systems) für rhythmische Bewegungen und stabile Körperhaltung
▪ Das vestibuläre System für das Gleichgewicht und für die Koordination von Augen-, Kopf- und Körperbewegungen
▪ Das sensible System für den Lagesinn

Bei der Beurteilung der Koordination müssen Sie die Leistungen des Patienten in den folgenden Bereichen prüfen:

▪ Rasche Wechselbewegungen (Diadochokinese)
▪ Zeigeversuche
▪ Gang und andere damit verbundene Bewegungen
▪ Stehen in bestimmten Körperhaltungen

Bei zerebellaren Erkrankungen kann nach einer Bewegung die Gegenbewegung nicht sofort ausgeführt werden, und die Bewegungen sind langsam, unregelmäßig und unbeholfen. Diese Beeinträchtigung wird als *Dysdiadochokinese* bezeichnet. Eine Schwäche des ersten Motoneurons und extrapyramidale Erkrankungen können rasche Wechselbewegungen ebenfalls beeinträchtigen, aber nicht auf dieselbe Art und Weise.

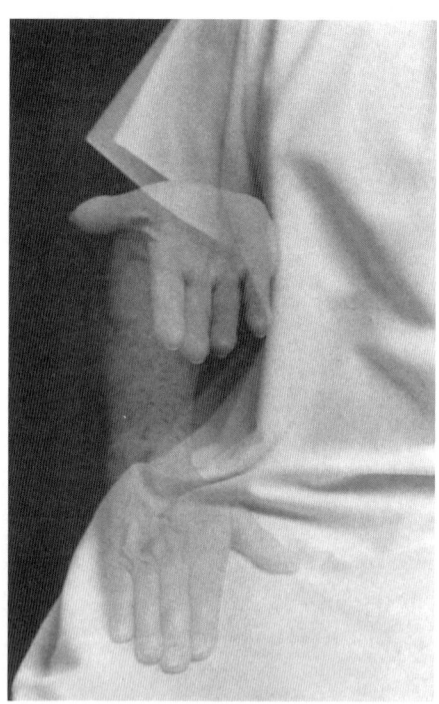

Rasche Wechselbewegungen (Diadochokinese)

Arme. Machen Sie dem Patienten vor, wie er mit einer Hand auf den Oberschenkel schlagen, dann die Hand anheben, sie umdrehen und dann mit dem Handrücken wieder auf dieselbe Stelle schlagen soll. Bitten Sie den Patienten, diese Wechselbewegungen so schnell wie möglich zu wiederholen.

Achten Sie auf die Geschwindigkeit, den Rhythmus und die Flüssigkeit der Bewegungen. Wiederholen Sie die Prüfung mit der anderen Hand. Die Leistung der nicht dominanten Hand ist häufig etwas schlechter.

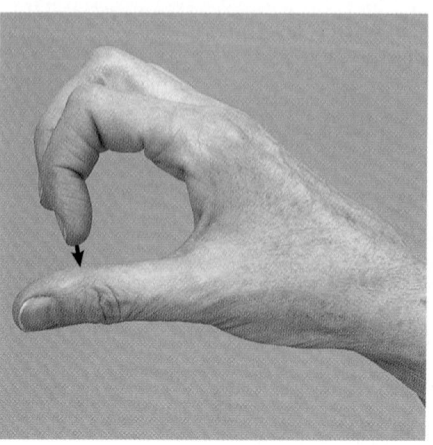

Machen Sie dem Patienten vor, wie er – wieder so schnell wie möglich – mit der Spitze des Zeigefingers auf das Endgelenk des Daumens tippen soll. Achten Sie auch hier auf Geschwindigkeit, Rhythmus und Flüssigkeit der Bewegungen. Die nicht dominante Seite schneidet häufig etwas schlechter ab.

Beine. Bitten Sie den Patienten, Ihre Hand so schnell wie möglich abwechselnd mit seinen Fußballen zu berühren. Achten Sie auf eine etwaige Verlangsamung oder Unbeholfenheit. Die Leistung der Füße ist gewöhnlich schlechter als die der Hände.

Zeigeversuche

Arme. Bitten Sie den Patienten, mehrmals hintereinander abwechselnd Ihren Zeigefinger und seine Nase zu berühren. Bewegen Sie Ihren Finger hin und her, so daß der Patient die Richtung ändern und seinen Arm ganz ausstrecken muß, um ihn zu erreichen (sog. Bárány-Zeigeversuch). Achten Sie auf die Präzision und Flüssigkeit der Bewegungen und auf einen evtl. Tremor. Normalerweise sind die Bewegungen des Patienten flüssig und exakt.

Halten Sie nun Ihren Finger so an einer Stelle, daß der Patient ihn mit ausgestrecktem Arm und Finger erreichen kann. Bitten Sie den Patienten, den Arm über den Kopf zu heben, ihn wieder zu senken und Ihren Finger zu berühren. Nach mehreren Wiederholungen bitten Sie den Patienten, die Augen zu schließen und es noch mehrere Male zu versuchen. Wiederholen Sie dies auf der anderen Seite. Normalerweise gelingt es einer Person, den Finger des Untersuchers mit offenen und geschlossenen Augen zu berühren. Diese Versuche testen den Lagesinn und die Funktion von Labyrinth und Kleinhirn.

Beine. Bitten Sie den Patienten, eine Ferse auf das Knie zu setzen und sie am Schienbein entlang bis zur großen Zehe zu führen. Achten Sie auf die Flüssigkeit und die Genauigkeit der Bewegungen. Eine Wiederholung mit geschlossenen Augen prüft den Lagesinn des Patienten. Wiederholen Sie den Test auf der anderen Seite.

Dysdiadochokinese bei zerebellaren Erkrankungen

Bei zerebellaren Erkrankungen sind die Bewegungen unbeholfen und stockend. Geschwindigkeit, Kraft und Richtung variieren unangemessen. Der Finger kann beispielsweise zuerst über das Ziel hinausschießen, erreicht es aber schließlich recht gut, oder die Bewegung kann vor Erreichen des Ziels langsamer und unsicher werden. Liegen solche Bewegungen vor, spricht man von *Dysmetrie*. Gegen Ende der Bewegung kann sich ein Intentionstremor verstärkt zeigen (S. 610).

Zerebellare Erkrankungen verursachen Koordinationsstörungen, die bei geschlossenen Augen stärker werden können. Ungenauigkeit der Bewegungen mit geschlossenen Augen läßt auf einen Ausfall des Lagesinns schließen. Eine wiederholte und konsistente Abweichung zu einer Seite, die sich mit geschlossenen Augen verstärkt, läßt auf eine zerebellare oder vestibuläre Erkrankung schließen.

Bei zerebellaren Erkrankungen kann die Ferse über das Knie hinausschießen und dann entlang des Schienbeins von einer Seite zur anderen hin und her pendeln. Bei einem Ausfall der Lagewahrnehmung wird die Ferse zu hoch gehoben, und der Patient versucht zu schauen. Mit geschlossenen Augen ist die Ausführung schlecht.

Gang. Bitten Sie den Patienten:

Ein schwankender, unsicherer Gang mit gestörter Koordination wird als *ataktisch* bezeichnet. Ataxie kann auf einer zerebellaren Erkrankung, einem Ausfall des Lagesinns oder Trunkenheit beruhen, s. Tab. 18.**6** (S. 616 f).

Beim Seiltänzergang kann sich eine Ataxie zeigen, die vorher nicht zu erkennen war.

Das Gehen auf Zehenspitzen und auf der Ferse kann eine distale Muskelschwäche in den Beinen offenbaren. Die Unfähigkeit, auf den Fersen zu gehen, ist ein deutlicher Hinweis auf einen Pyramidenbahnschaden.

- *Durch den Raum oder den Flur zu gehen,* dann umzudrehen und zurückzukommen. Achten Sie auf die Haltung, das Gleichgewicht, das Mitschwingen der Arme und die Bewegungen der Beine. Normalerweise fällt es dem Patienten leicht, das Gleichgewicht zu halten, die Arme schwingen an den Seiten, und die Kehrtwendung verläuft flüssig.

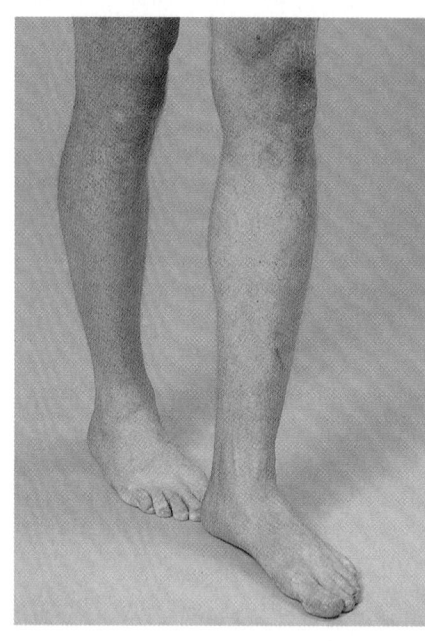

- *Einen Fuß direkt vor den anderen zu setzen* und geradeaus zu gehen – dieser Gang wird als Seiltänzergang bezeichnet.

- *Auf den Zehenspitzen* und anschließend *auf den Fersen* zu gehen – ein empfindlicher Test für die Prüfung von Plantar- bzw. Dorsalflexion des Fußes und des Gleichgewichtssinns.

Schwierigkeiten beim Hüpfen können auf Schwäche, fehlendem Lagesinn oder einer Funktionsstörung des Kleinhirns beruhen.

Schwierigkeiten hierbei deuten auf eine proximale Muskelschwäche (Extensoren der Hüfte), eine Schwäche des M. quadriceps (dem Extensor des Knies) oder beides hin.

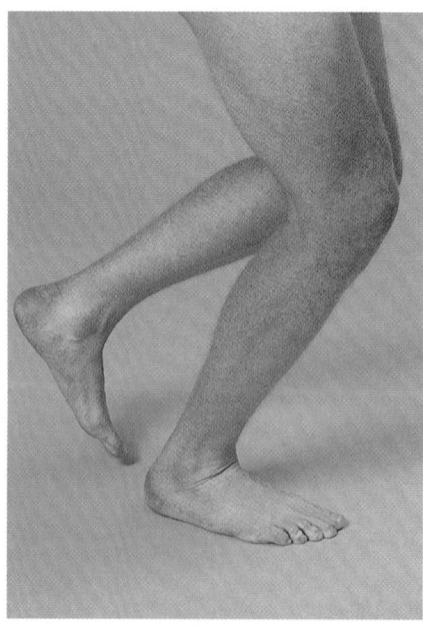

- *Auf einem Bein auf der Stelle zu hüpfen* (wenn der Patient nicht zu alt oder krank ist). Am Hüpfen sind die proximalen und die distalen Muskeln der Beine beteiligt. Hüpfen erfordert einen guten Lagesinn und eine normale zerebellare Funktion. Prüfen Sie beide Beine.

- *Eine leichte Kniebeuge zu machen,* zuerst auf einem Bein, dann auf dem anderen. Stützen Sie den Patienten am Ellenbogen, wenn Sie befürchten, daß er stürzen könnte.

Menschen mit proximaler Muskelschwäche, die Beckengürtel und Beine betrifft, haben bei diesen Übungen Schwierigkeiten.

- *Aus dem Sitzen aufzustehen,* ohne die Arme zu Hilfe zu nehmen, und auf *einen stabilen Hocker zu steigen.* Diese Tests sind für ältere oder weniger robuste Patienten besser geeignet als Hüpfen oder Kniebeugen.

Standsicherheit

Die beiden folgenden Tests können häufig zusammen durchgeführt werden. Sie unterscheiden sich nur hinsichtlich der Armhaltung des Patienten und dessen, was Sie beobachten. Stehen Sie immer so nahe beim Patienten, daß Sie einen etwaigen Sturz verhindern können.

Romberg-Versuch. Der Romberg-Versuch dient hauptsächlich der Prüfung des Lagesinns. Der Patient sollte zuerst mit geschlossenen Beinen und offenen Augen dastehen und dann die Augen 20–30 Sekunden schließen, ohne gestützt zu werden. Achten Sie darauf, ob der Patient eine aufrechte Körperhaltung beibehalten kann. Normalerweise schwankt der Patient nur minimal.

Bei Ataxie (Standunsicherheit) aufgrund eines Ausfalls des Lagesinns wird der Sensibilitätsverlust durch das Sehvermögen kompensiert. Der Patient kann mit offenen Augen recht gut stehen, verliert aber das Gleichgewicht, sobald er die Augen schließt – ein *positives Romberg-Zeichen*. Bei zerebellarer Ataxie hat der Patient beim Stehen mit geschlossenen Beinen Schwierigkeiten, egal, ob die Augen offen oder geschlossen sind.

Armhalteversuch (Prüfung auf Pronationstendenz). Der Patient sollte mit gerade nach vorn ausgestreckten Armen und nach oben gedrehten Handflächen 20–30 Sekunden lang mit geschlossenen Augen dastehen. Bei einem Patienten, der nicht stehen kann, läßt sich der Armhalteversuch auch im Sitzen durchführen. In beiden Fällen kann ein Gesunder diese Armhaltung gut aufrechterhalten.

Die Pronation eines Unterarms läßt auf eine kontralaterale Läsion der Pyramidenbahn schließen; ein Absinken des Arms mit Flexion von Fingern und Ellenbogen wird ebenfalls manchmal beobachtet. Diese Bewegungen sind unten dargestellt. Sie werden als *Pronationstendenz* bezeichnet.

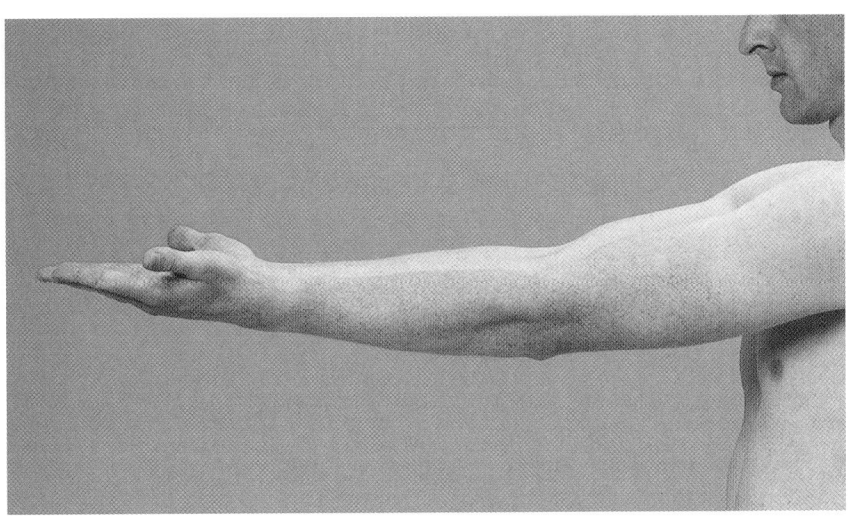

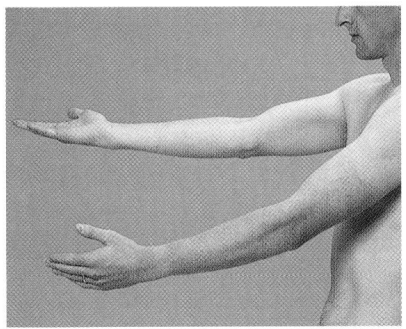

Eine Abweichung zur Seite oder nach oben mit suchenden, sich windenden Bewegungen läßt auf einen Ausfall des Lagesinns schließen.

Bitten Sie den Patienten jetzt, die Arme weiterhin, wie oben dargestellt, ausgestreckt und die Augen geschlossen zu halten, und *schlagen Sie die Arme leicht und kurz nach unten.* Die Arme kehren normalerweise flüssig in die horizontale Lage zurück. Diese Reaktion erfordert Muskelkraft, Koordination und einen guten Lagesinn.

Ein schwacher Arm wird leicht aus der Ausgangslage ausgelenkt und bleibt häufig so. Ein Patient mit einem Ausfall des Lagesinns erkennt die Auslenkung unter Umständen nicht. Fordert man ihn auf, die Armhaltung zu korrigieren, gelingt ihm das nur schlecht. Bei zerebellaren Koordinationsstörungen kehrt der Arm zwar in die Ausgangslage zurück, er schießt aber zuerst über sie hinaus und schwingt dann erst zurück.

Sensibles System

Für die Beurteilung des sensiblen Systems prüfen Sie eine Reihe von Wahrnehmungen:

▨ Schmerz- und Temperaturempfinden (Tractus spinothalamicus)

▨ Lagesinn und Vibrationsempfinden (Hinterstränge)

▨ Berührungsempfinden (beide obengenannten Bahnen)

▨ Diskriminationsvermögen, die von einigen der oben aufgeführten Wahrnehmungen abhängt, aber auch die Großhirnrinde miteinbezieht

S. Tab. 18.5 (S. 613 ff).

Machen Sie sich mit den einzelnen Tests vertraut, so daß Sie sie wie beschrieben anwenden können. Wenn Sie pathologische Befunde feststellen, setzen Sie sie zur motorischen Aktivität und zur Reflexaktivität in Beziehung. Ist die zugrundeliegende Läsion zentral oder peripher?

Eine genaue Kartierung der sensiblen Befunde hilft bei der Höhenlokalisation einer Rückenmarksläsion und bei der Entscheidung, ob eine weiter peripher gelegene Läsion eine Nervenwurzel, einen peripheren Nerv oder einen seiner Äste betrifft.

Sensibilitätsprüfung. Da eine Sensibilitätsprüfung viele Patienten rasch ermüdet und dann keine verläßlichen Ergebnisse mehr ergibt, sollten Sie die Untersuchung so effizient wie möglich durchführen. Achten Sie besonders auf die Bereiche, (1) in denen Symptome wie Taubheitsgefühl oder Schmerzen vorliegen, (2) in denen motorische oder Reflexveränderungen bestehen, die auf eine Läsion des Rückenmarks oder des peripheren Nervensystems schließen lassen, und (3) die trophische Veränderungen aufweisen (z. B. fehlende oder übermäßige Schweißsekretion, atrophierte oder ulzerierte Haut). Häufig müssen die Tests zu einem späteren Zeitpunkt wiederholt werden, um auffällige Befunde zu bestätigen.

Folgende Verfahren helfen Ihnen, Sensibilitätsausfälle genau und rasch zu erkennen.

Halbseitiger Sensibilitätsverlust aufgrund einer Läsion im Rückenmark oder höherer Bahnen.

1. Vergleichen Sie symmetrische Regionen auf beiden Körperseiten, also Arme, Beine und Rumpf.

Ein symmetrischer distaler Sensibilitätsverlust läßt auf eine Polyneuropathie schließen, die auf S. 587 beschrieben wird. Dieser Befund kann Ihnen entgehen, wenn Sie distale und proximale Bereiche nicht miteinander vergleichen.

2. Vergleichen Sie bei der Prüfung der Schmerz-, Temperatur- und Berührungsempfindung auch distale und proximale Bereiche der Extremitäten miteinander. Außerdem sollten Sie die Stimuli so verstreut setzen, daß Sie die meisten Dermatome und die Versorgungsgebiete der wichtigsten peripheren Nerven erfassen (S. 566 f). Wir schlagen vor, folgende Bereiche zu untersuchen: beide Schultern (C4), Innen- und Außenseite der Unterarme (C6 und Th1), Daumen und kleine Finger (C6 und C8), Vorderseite der Oberschenkel (L2), mediale und laterale Unterschenkel (L4 und L5), kleine Zehen (S1) und mediale Gesäßbacken (S3).

3. Bei der Prüfung des Vibrationsempfindens und des Lagesinns sollten Sie zuerst Finger und Zehen untersuchen. Wenn Sie hier keine Veränderungen feststellen, können Sie davon ausgehen, daß auch weiter proximal gelegene Bereiche funktionstüchtig sind.

4. Variieren Sie das Tempo der Untersuchung, damit der Patient nicht einfach nur auf Ihren sich wiederholenden Rhythmus reagiert.

5. Wenn Sie einen Bereich mit fehlender oder gesteigerter Sensibilität finden, sollten Sie seine Grenzen genau bestimmen. Stimulieren Sie zuerst an einer Stelle mit verminderter Sensibilität und bewegen Sie den Reizort solange schrittweise weiter, bis der Patient eine Veränderung erkennt. Rechts ist ein Beispiel gezeigt.

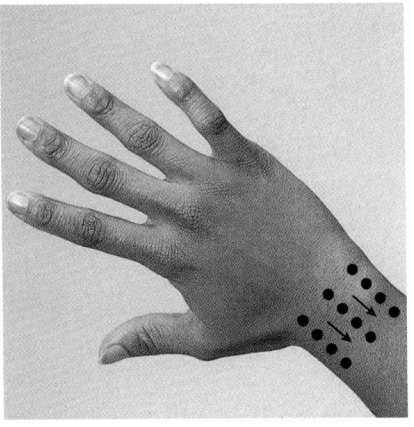

Hier ist die Sensibilität der Hand völlig ausgefallen. Wiederholte Prüfungen nach proximal ergeben eine allmähliche Veränderung zur normalen Sensibilität am Handgelenk. Dieses Muster paßt weder zu einem peripheren Nerv noch zu einem Dermatom (S. 567). Ist der Ausfall beidseitig, legt es den „handschuhförmigen" Sensibilitätsverlust einer Polyneuropathie nahe (an den Füßen ist der Verlust „strumpfförmig"), die häufig bei Alkoholismus und Diabetes mellitus auftritt.

Aus der Verteilung der sensiblen Störungen und den betroffenen Sinnesqualitäten können Sie ableiten, wo die ursächliche Läsion liegen könnte. Motorische Defizite oder Reflexveränderungen helfen ebenfalls bei Lokalisation.

Zeigen Sie dem Patienten vor jedem Test, was Sie tun wollen und welche Reaktionen Sie von ihm erwarten. Wenn nicht anders angegeben, soll der Patient während der Durchführung des Tests die Augen geschlossen halten.

Schmerzempfinden. Benutzen Sie, wie auf S. 571 beschrieben, eine spitze Sicherheitsnadel oder ein anderes geeignetes Instrument. Fragen Sie den Patienten: „Ist das spitz oder stumpf?" oder, wenn Sie Vergleiche ziehen, „Fühlt sich dies genauso an wie das?" Der Stimulus sollte so leicht sein, daß ihn der Patient gerade noch als spitz erkennen kann. Sie sollten auf keinen Fall so stark stechen, daß der Patient anfängt zu bluten.

Analgesie bezeichnet das Fehlen des Schmerzempfindens, *Hypalgesie* eine verminderte Schmerzempfindlichkeit und *Hyperalgesie* eine erhöhte Empfindlichkeit.

Um die Übertragung hämatogener Infektionen zu vermeiden, sollten Sie das verwendete Instrument sicher entsorgen. Verwenden Sie es nicht bei einem anderen Patienten.

Temperaturempfinden. (Dieser Test wird häufig ausgelassen, wenn das Schmerzempfinden normal ist. Sie sollten ihn aber durchführen, falls irgendwelche Zweifel bestehen.) Verwenden Sie zwei mit warmem und kaltem Wasser gefüllte Reagenzgläser oder eine Stimmgabel, die Sie mit Wasser erwärmt oder gekühlt haben. Berühren Sie die Haut und bitten Sie den Patienten, den Reiz als „warm" oder „kalt" zu benennen.

Berührungsempfinden. Berühren Sie die Haut des Patienten leicht mit einem zu einer Spitze gezwirbelten Wattebausch, ohne Druck auszuüben. Bitten Sie den Patienten, Ihnen zu sagen, wann er eine Berührung wahrnimmt, und ein Gebiet mit einem anderen zu vergleichen. Hornhaut ist gewöhnlich relativ unempfindlich und sollte deshalb nicht geprüft werden.

Anästhesie ist das Fehlen des Berührungsempfindens, *Hypästhesie* ist eine verminderte Empfindlichkeit, und *Hyperästhesie* bezeichnet eine erhöhte Empfindlichkeit.

Vibrationsempfinden. Verwenden Sie eine Stimmgabel mit einem relativ tiefen Ton von 128 oder 256 Hz. Schlagen Sie sie an Ihrem Handballen an und drükken Sie sie fest auf ein Fingerendgelenk des Patienten. Wiederholen Sie dies am Interphalangealgelenk der großen Zehe. Fragen Sie den Patienten, was er spürt. Wenn Sie nicht sicher sind, ob der Patient auf den Druck oder die Vibrationen reagiert, bitten Sie den Patienten, Ihnen zu sagen, wann die Schwingungen aufhören. Berühren Sie dann die Stimmgabel und bringen Sie sie zum Stillstand. Bei einer Beeinträchtigung der Vibrationsempfindung wiederholen Sie die

Das Vibrationsempfinden fällt bei einer peripheren Neuropathie häufig zuerst aus. Häufige Ursachen sind u. a. Diabetes mellitus und Alkoholismus. Die Vibrationsempfindung fällt auch bei Erkrankungen der Hinterstränge aus, wie im Spätstadium einer Syphilis oder bei Vitamin-B$_{12}$-Mangel.

Die Prüfung des Vibrationsempfindens am Rumpf kann bei der Höhenlokalisation einer Rückenmarksläsion von Nutzen sein.

Prüfung an weiter proximal gelegenen Knochenvorsprüngen (z. B. Handgelenk, Ellenbogen, Innenknöchel, Kniescheibe, Spina iliaca superior anterior, Dornfortsätzen und Schlüsselbein).

Ein Ausfall des Lagesinns läßt wie ein Verlust des Vibrationsempfindens auf eine Erkrankung der Hinterstränge oder eine Läsion eines peripheren Nervs oder einer Nervenwurzel schließen.

Lagesinn (Prüfung der Bewegungsempfindungen). Fassen Sie mit Daumen und Zeigefinger die Seiten der großen Zehe und ziehen Sie sie von den anderen Zehen weg, um diese nicht mit den Fingern zu berühren. (Diese Vorsichtsmaßnahmen verhindern, daß der Patient aufgrund äußerer Berührungsreize die Veränderung der Lage wahrnehmen kann.) Zeigen Sie, was Sie mit „nach oben" und „nach unten" meinen, während Sie die Zehe des Patienten deutlich auf und ab bewegen. Während der Patient seine Augen geschlossen hat und Sie die Zehe leicht auslenken, bitten Sie ihn, Ihnen zu sagen, ob sie sich „nach oben" oder „nach unten" bewegt.

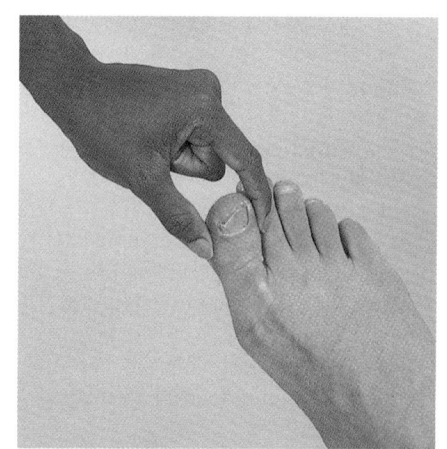

Wiederholen Sie dies mehrmals auf beiden Seiten in unregelmäßiger Abfolge. Wenn der Lagesinn beeinträchtigt ist, wiederholen Sie den Test weiter proximal am oberen Sprunggelenk. In ähnlicher Weise prüfen Sie den Lagesinn in den Fingern, wobei Sie, falls nötig, den Test weiter proximal an den Metakarpophalangealgelenken, dem Handgelenk und dem Ellbogen durchführen.

Bei normalem oder nur leicht beeinträchtigtem Berührungsempfinden und Lagesinn läßt eine übermäßige Verminderung oder ein Ausfall des Diskriminationsempfindens auf eine Erkrankung des sensiblen Kortex schließen. Das Erkennen von Gegenständen durch Tasten (Stereognosie), Zahlenerkennen (Graphästhesie) und Zweipunktdiskrimination werden auch durch Erkrankungen der Hinterstränge beeinträchtigt.

Diskriminationsempfinden. Eine Reihe von zusätzlicher Tests prüft die Fähigkeit des sensiblen Kortex, Wahrnehmungen miteinander in Beziehung zu setzen, zu analysieren und zu interpretieren. Da das Diskriminationsempfinden sowohl vom Berührungsempfinden als auch vom Lagesinn abhängt, sind derartige Tests nur dann sinnvoll, wenn diese Modalitäten intakt oder nur leicht beeinträchtigt sind.

Prüfen Sie zuerst die Stereognosie und fahren Sie, falls indiziert, mit anderen Methoden fort. Bei all diesen Prüfungen sollte der Patient die Augen geschlossen halten.

1. *Stereognosie.* Stereognosie bezeichnet die Fähigkeit, ein Objekt mit Hilfe des Tastsinns zu erkennen. Legen Sie ein vertrautes Objekt, etwa eine Münze, eine Büroklammer, einen Schlüssel, einen Bleistift oder einen Wattebausch in die Hand des Patienten und bitten Sie ihn, Ihnen zu sagen, worum es sich handelt. Normalerweise tastet der Patient das Objekt ab und kann es dann richtig benennen. Ein Test, der die Stereognosie besonders genau prüft, besteht darin, den Patienten zu bitten, bei einer Münze „Kopf" und „Zahl" zu unterscheiden.

Stereoagnosie bezeichnet die Unfähigkeit, in die Hand gelegte Objekte zu erkennen.

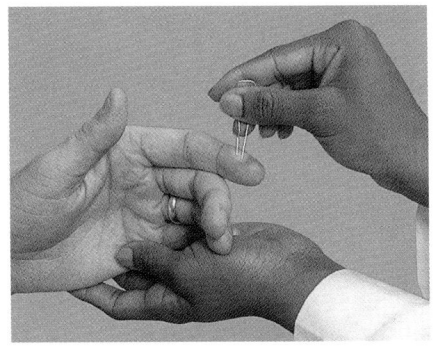

2. *Zahlenerkennen (Graphästhesie).* Wenn ein Patient aufgrund motorischer Beeinträchtigungen, Arthritis oder anderer Erkrankungen ein Objekt nicht so gut betasten kann, daß er es erkennt, prüfen Sie seine Fähigkeit, Zahlen zu erkennen. Malen Sie mit dem stumpfen Ende eines Füllers oder Bleistifts groß und deutlich eine Zahl auf die Handfläche des Patienten. Ein Gesunder kann diese Zahlen in der Regel erkennen.

Die Unfähigkeit, Zahlen zu erkennen (Graphanästhesie), läßt wie Stereoagnosie auf eine Läsion des sensiblen Kortex schließen.

3. *Zweipunktdiskrimination.* Berühren Sie die Fingerbeere des Patienten mit den Seiten zweier Nadeln oder den beiden Enden einer aufgebogenen Büroklammer gleichzeitig an zwei Punkten. Berühren Sie in unregelmäßigen Abständen nur einen Punkt. Achten Sie darauf, daß der Reiz nicht schmerzhaft ist.

Finden Sie den minimalen Abstand, bei dem der Patient die beiden Reize noch einzeln wahrnimmt (auf den Fingerbeeren gewöhnlich weniger als 5 mm). Diese Prüfung kann auch an anderen Teilen des Körpers durchgeführt werden, aber die normalen Abstände unterscheiden sich in den einzelnen Körperregionen stark.

Bei Läsionen des sensiblen Kortex erhöht sich der Abstand, bei dem zwei Punkte als getrennt wahrgenommen werden können.

4. *Genaue Lokalisation von Berührungen.* Berühren Sie kurz einen Punkt auf der Haut des Patienten. Bitten Sie den Patienten dann, die Augen zu öffnen und Ihnen den berührten Punkt zu zeigen. Normalerweise gelingt dies genau. Dieser Test ist – zusammen mit dem Test des Auslöschphänomens – besonders an Rumpf und Beinen von Nutzen.

Läsionen des sensiblen Kortex setzen die Fähigkeit herab, die berührten Punkte genau zu lokalisieren.

5. *Auslöschphänomen.* Stimulieren Sie gleichzeitig einander entsprechende Gebiete auf beiden Körperseiten. Fragen Sie den Patienten, wo er die Berührung spürt. Normalerweise werden beide Stimuli wahrgenommen.

Bei Läsionen des sensiblen Kortex wird unter Umständen nur ein Reiz wahrgenommen. Der kontralateral zum geschädigten Kortex gesetzte Stimulus wird ausgelöscht.

Sehnenreflexe

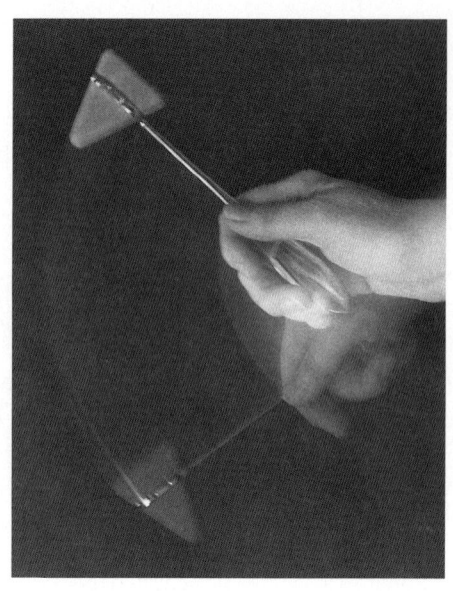

Bringen Sie den Patienten vor der Auslösung der *Sehnenreflexe* dazu, sich zu entspannen. Bringen Sie die Extremitäten in die korrekte und symmetrische Lage und schlagen Sie mit einer raschen Bewegung aus dem Handgelenk kurz auf die Sehne. Ihr Schlag sollte schnell und direkt sein und nicht abgleiten. Sie können das spitze oder das breite Ende des Reflexhammers verwenden. Das spitze Ende ist beim Schlag auf kleine Areale nützlich, etwa auf Ihren Finger, wenn er über der Bizepssehne liegt, während das breite Ende dem Patienten über dem M. brachioradialis weniger Schmerzen bereitet. Halten Sie den Reflexhammer zwischen Daumen und Zeigefinger, so daß er frei innerhalb der Grenzen schwingen kann, die Ihre Handfläche und die anderen Finger bilden. Achten Sie auf die Geschwindigkeit, Kraft und Amplitude der Reflexantwort. Vergleichen Sie immer beide Seiten miteinander.

Gesteigerte Reflexe lassen auf eine Erkrankung des zentralen Nervensystems schließen. Ein unerschöpflicher Klonus bestätigt dies. Bei einem Sensibilitätsverlust sowie bei einer Schädigung der betreffenden Rückenmarkssegmente oder peripheren Nerven können die Reflexe abgeschwächt sein oder fehlen. Erkrankungen der Muskeln oder der motorischen Endplatten können die Reflexe ebenfalls abschwächen.

Reflexe werden auf einer Skala von 0–4+ eingestuft:

4+	Erheblich gesteigert, hyperaktiv, mit *Klonus* (rhythmischen Schwingungen zwischen Flexion und Extension)
3+	Stärker als durchschnittlich; möglicherweise, aber nicht unbedingt ein Hinweis auf eine Erkrankung
2+	Mittellebhaft; normal
1+	Etwas abgeschwächt; untermittellebhaft
0	Nicht auslösbar

Die Reflexantwort hängt zum Teil von der Stärke Ihres Stimulus ab. Schlagen Sie nicht kräftiger zu, als für die Auslösung einer eindeutigen Reaktion notwendig ist. Unterschiede zwischen beiden Seiten sind gewöhnlich leichter zu beurteilen als symmetrische Veränderungen. Auch bei Gesunden können die Reflexe symmetrisch abgeschwächt sein oder sogar fehlen.

Sind die Reflexe des Patienten symmetrisch abgeschwächt oder fehlen, führen Sie ein *Bahnungsmanöver* durch. Bei dieser Technik kann die isometrische Kontraktion anderer Muskeln eine Erhöhung der Reflexaktivität bewirken. Bitten Sie den Patienten z. B. bei der Prüfung der Armreflexe, die Zähne zusammenzubeißen oder einen Oberschenkel mit der Hand des anderen Arms zusammenzudrücken. Abgeschwächte oder fehlende Beinreflexe bahnen Sie, indem Sie den Patienten auffordern, seine Finger ineinander zu verhaken und die Hände auseinanderzuziehen (Jendrassik-Handgriff). Sagen Sie dem Patienten, kurz bevor Sie auf die Sehne schlagen, daß er ziehen soll.

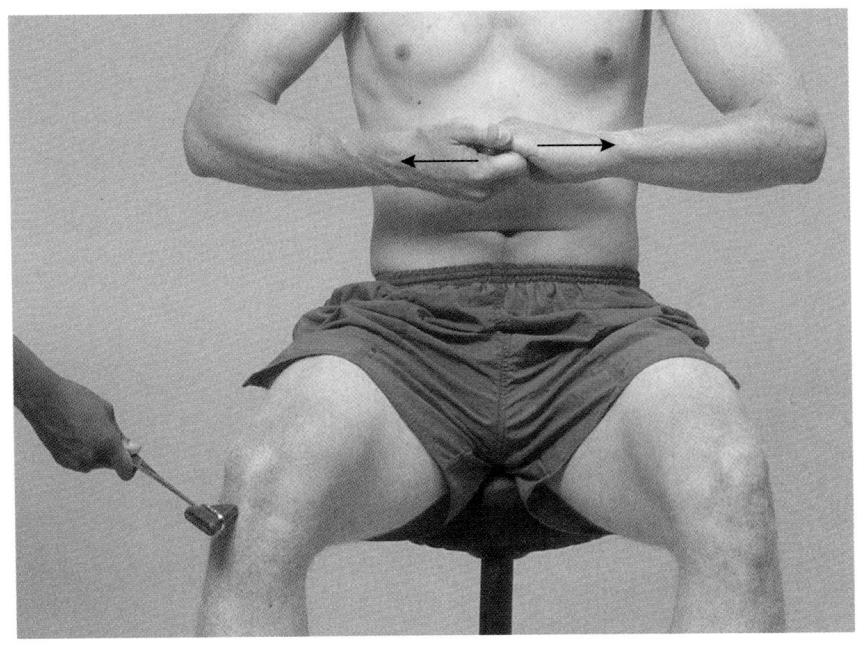

Bahnung des Patellarsehnenreflexes

Bizepssehnenreflex (<u>C5</u>, C6). Der Arm des Patienten soll am Ellenbogen leicht gebeugt sein, die Handfläche nach unten zeigen. Drücken Sie Ihren Daumen oder Finger fest auf die Bizepssehne. Schlagen Sie mit dem Reflexhammer so zu, daß der Schlag durch Ihren Finger hindurch direkt auf die Bizepssehne trifft.

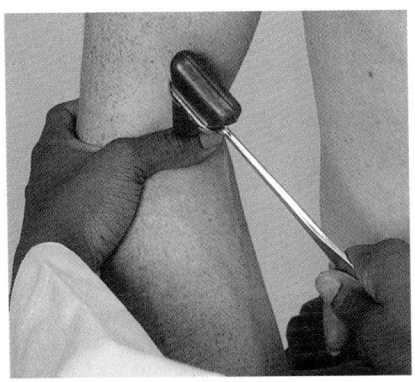

Sitzender Patient

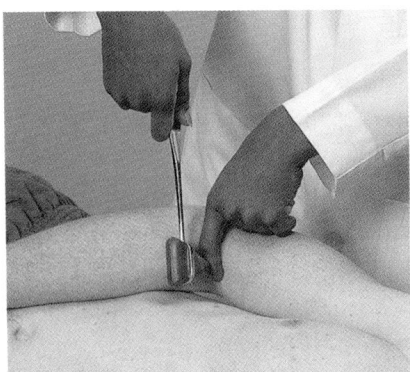

Liegender Patient

Achten Sie auf die Flexion des Ellenbogens und beobachten und palpieren Sie die Kontraktion des M. biceps.

Trizepssehnenreflex (C6, <u>C7</u>). Beugen Sie den Arm des Patienten am Ellenbogen, so daß die Handfläche zum Körper weist, und ziehen Sie ihn etwas über den Brustkorb. Schlagen Sie über dem Ellenbogen von hinten direkt auf die Trizepssehne. Achten Sie auf die Kontraktion des M. triceps und die Extension des Ellenbogens.

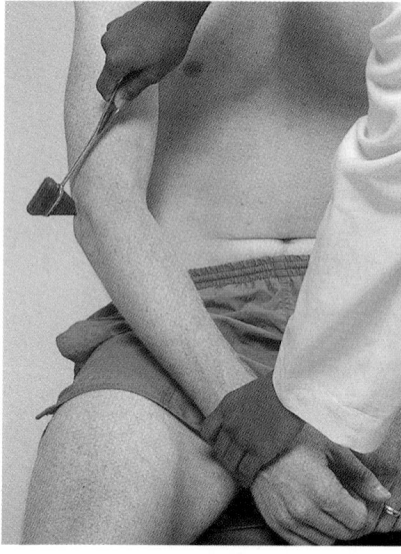

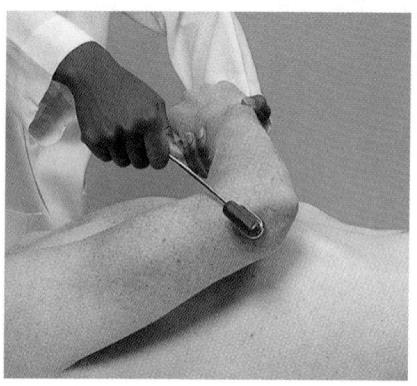

Sitzender Patient   **Liegender Patient**

Falls es dem Patienten schwerfällt, sich zu entspannen, versuchen Sie den Arm zu stützen, wie in der nebenstehenden Abbildung gezeigt. Bitten Sie den Patienten, den Arm schlaff fallen zu lassen, als ob er „zum Trocknen aufgehängt worden wäre". Schlagen Sie dann auf die Trizepssehne.

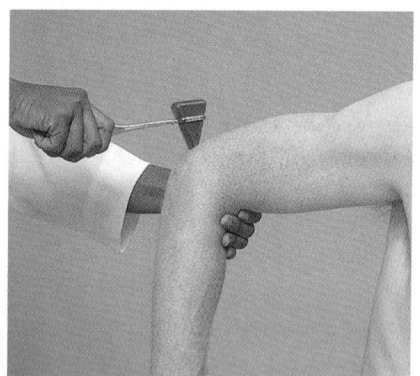

Radiusperiost- oder Brachioradialisreflex (C5, <u>C6</u>). Die Hand des Patienten sollte auf dem Bauch oder Schoß liegen. Der Unterarm ist leicht proniert. Schlagen Sie ungefähr 3–5 cm oberhalb des Handgelenks auf den Radius. Achten Sie auf Flexion und Supination des Unterarms.

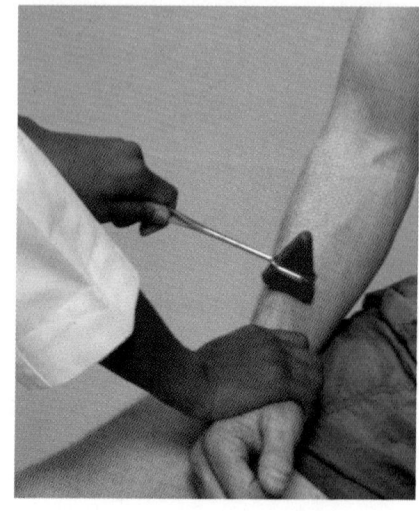

Bauchhautreflexe. Prüfen Sie die Bauchhautreflexe, indem Sie in den gezeigten Richtungen leicht, aber rasch oberhalb (Th8, Th9, Th10) und unterhalb (Th10, Th11, Th12) des Nabels über beide Seiten des Abdomens streichen. Verwenden Sie einen Schlüssel, das hölzerne Ende eines Wattestäbchens oder einen Zungenspatel, den Sie längs auseinandergebrochen haben. Achten Sie auf die Kontraktion der Bauchmuskulatur und die Bewegung des Nabels in Richtung des Stimulus. Adipositas kann die Bauchhautreflexe überdecken. Ziehen Sie in diesem Fall den Nabel des Patienten mit dem Finger von der zu stimulierenden Seite weg. Tasten Sie mit dem ziehenden Finger nach der Muskelkontraktion.

Die Bauchhautreflexe können bei Erkrankungen des zentralen und des peripheren Nervensystems fehlen.

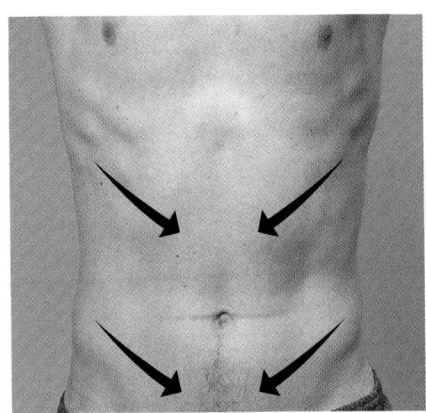

Patellarsehnenreflex (L2, L3, L4). Der Patient kann bei diesem Test sitzen oder liegen, sofern das Knie gebeugt ist. Schlagen Sie kurz und kräftig auf die Patellarsehne unterhalb der Kniescheibe. Achten Sie auf die Kontraktion des M. quadriceps und die Extension des Knies. Sie können diesen Reflex spüren, wenn Sie dem Patienten die Hand auf die Vorderseite des Oberschenkels legen.

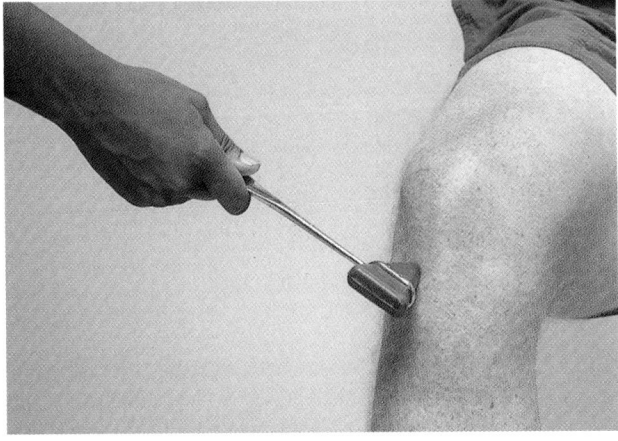

Sitzender Patient

Für die Untersuchung eines liegenden Patienten eignen sich zwei Methoden. Wenn Sie beide Knie gleichzeitig stützen, wie unten links gezeigt, können Sie kleine Unterschiede zwischen den Patellarsehnenreflexen beurteilen, indem Sie wiederholt einen Reflex nach dem anderen prüfen. Allerdings ist es manchmal für den Untersucher und den Patienten unbequem, beide Beine hochzuhalten. Sie können Ihren stützenden Arm auch auf dem anderen Bein des Patienten auflegen, wie unten rechts gezeigt. Einigen Patienten fällt es mit dieser Methode leichter, sich zu entspannen.

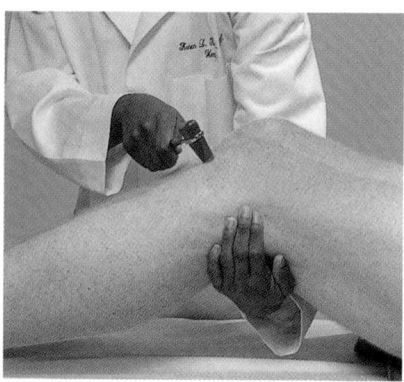 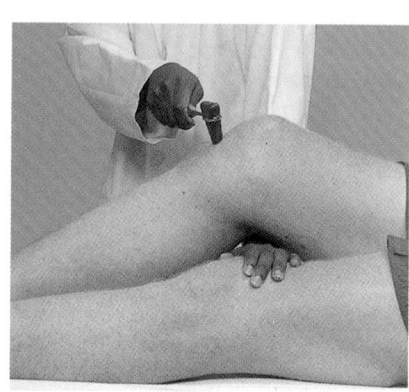

Die Verlangsamung der Relaxationsphase der Reflexe bei Hypothyreose ist häufig leicht am Achillessehnenreflex zu sehen und zu spüren.

Achillessehnenreflex (überwiegend S1). Wenn der Patient sitzt, beugen Sie den Fuß am Sprunggelenk nach dorsal. Bringen Sie den Patienten dazu, sich zu entspannen. Schlagen Sie auf die Achillessehne. Beobachten und fühlen Sie die Plantarflexion am Sprunggelenk. Achten Sie auch auf die Geschwindigkeit der Relaxation nach der Muskelkontraktion.

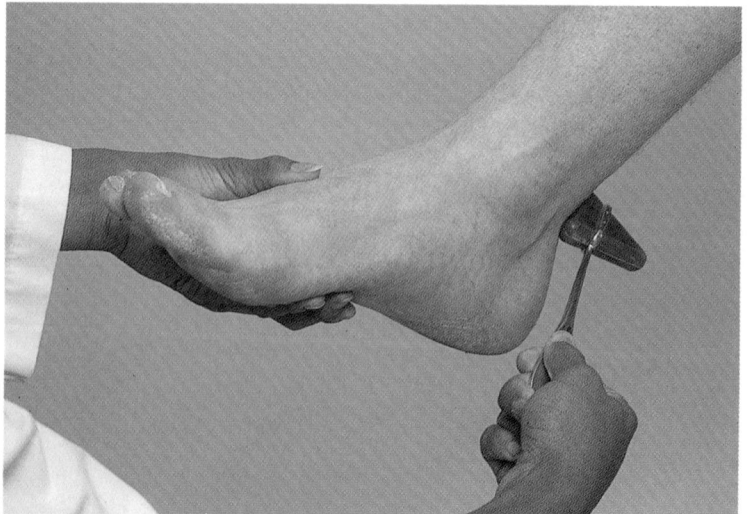

Sitzender Patient

Beim liegenden Patienten beugen Sie das Bein an Hüfte und Knie und drehen es nach außen, so daß der Unterschenkel auf dem Schienbein des anderen Beins liegt. Beugen Sie dann den Fuß am Sprunggelenk nach dorsal und schlagen Sie auf die Achillessehne.

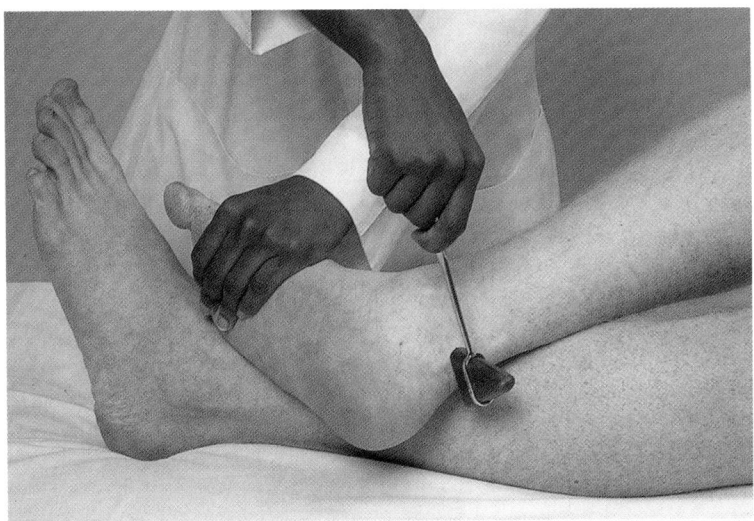

Liegender Patient

Babinski-Reflex (L5, S1). Fahren Sie mit einem Objekt, etwa einem Schlüssel oder dem hölzernen Ende eines Wattestäbchens, von der Ferse über die Außenseite der Fußsohle zum Ballen. Beschreiben Sie auf dem Ballen eine Kurve nach innen. Verwenden Sie den leichtesten Reiz, der eine Reaktion auslöst, drücken Sie aber, falls nötig, zunehmend fester. Achten Sie auf Bewegungen der Zehen, normalerweise eine Flexion.

Die Dorsalflexion der großen Zehe, häufig unter gleichzeitiger Spreizung der anderen Zehen, stellt einen positiven Babinski-Reflex dar (das sog. Babinski-Phänomen). Er weist häufig auf eine zentralnervöse Läsion der Pyramidenbahn hin.

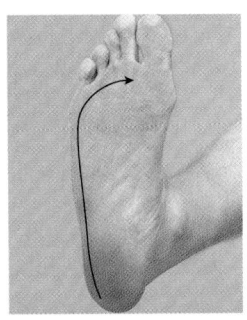

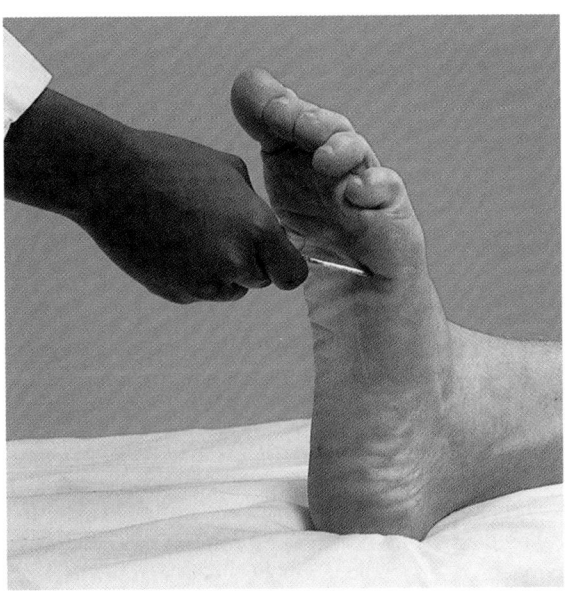

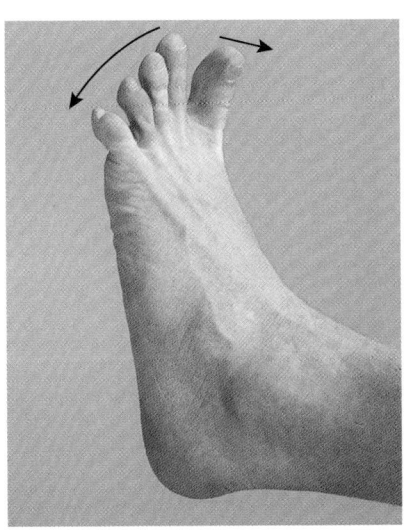

Auch bei Bewußtlosigkeit infolge Medikamenten- und Alkoholvergiftung oder nach einem epileptischen Anfall kann ein positiver Babinski-Reflex auftreten.

Ein deutlicher Babinski-Reflex wird gelegentlich von einer reflektorischen Flexion von Hüfte und Knie begleitet.

Einige Patienten entziehen sich diesem Stimulus, indem sie die Hüfte und das Knie beugen. Halten Sie, falls nötig, das Sprunggelenk fest, um Ihre Untersuchung abzuschließen. Manchmal ist es schwierig, das Zurückziehen von einem positiven Babinski-Reflex zu unterscheiden.

Unerschöpflicher Klonus weist auf eine Erkrankung des zentralen Nervensystems hin. Es kommt zu wiederholter und rhythmischer Plantar- und Dorsalflexion des Sprunggelenks.

Klonus. Prüfen Sie bei gesteigerten Reflexen auf *Fußklonus*. Stützen Sie das Knie in einer partiell gebeugten Haltung. Beugen Sie mit Ihrer anderen Hand den Fuß einige Male nach dorsal und plantar, während Sie den Patienten bitten, sich zu entspannen. Beugen Sie den Fuß dann fest nach dorsal und halten Sie ihn dorsalflektiert. Schauen und tasten Sie nach rhythmischen Oszillationen zwischen Dorsal- und Plantarflexion. Bei den meisten Gesunden reagiert das Sprunggelenk auf diesen Stimulus nicht. Ein paar erschöpfliche Kloni können zu sehen und zu spüren sein, insbesondere, wenn der Patient angespannt ist oder Sport getrieben hat.

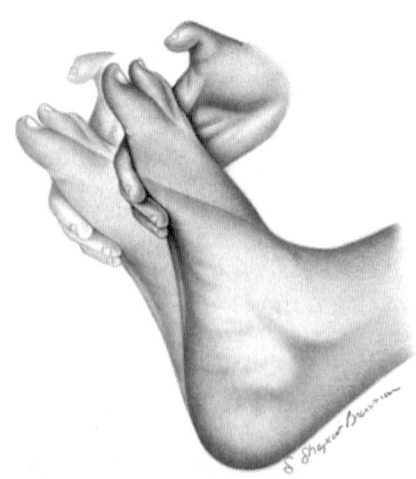

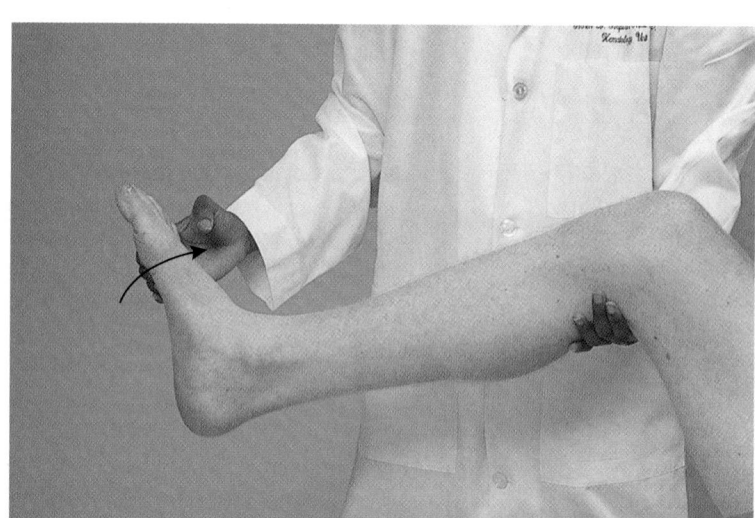

Klonus kann auch an anderen Gelenken ausgelöst werden. Eine rasche Verschiebung der Patella nach unten kann z.B. im gestreckten Knie einen Patellarklonus auslösen.

Spezielle Untersuchungstechniken

S. auch Tab. 3.1 (S. 123).

Aphasie. Wenn ein Patient sinnentleert oder nicht flüssig spricht, prüfen Sie eingehender auf Aphasie, eine Störung des Verständnisses oder des Gebrauchs von Wörtern oder Sprachsymbolen, der anatomische Läsionen in der dominanten Hemisphäre des Gehirns zugrundeliegen. Eine Methode zur Prüfung auf Aphasie wird auf S. 113 beschrieben.

Asterixis („Flügelschlagen"). Asterixis ist zur Diagnose einer metabolischen Enzephalopathie bei Patienten hilfreich, deren intellektuelle Funktionen beeinträchtigt sind. Bitten Sie den Patienten, den „Verkehr anzuhalten", indem er beide Arme mit gespreizten, nach oben weisenden Fingern ausstreckt. Beobachten Sie den Patienten ein bis zwei Minuten und reden Sie ihm, falls nötig, gut zu, diese Haltung beizubehalten.

Plötzliche, kurze, unregelmäßige Flexion von Händen und Fingern ist ein Hinweis auf Asterixis.

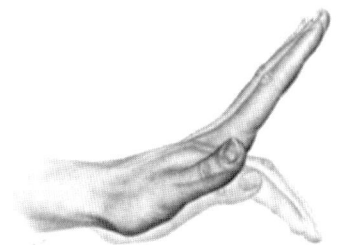

Scapula alata. Wenn die Schultermuskulatur schwach oder atrophiert zu sein scheint, prüfen Sie, ob eine Scapula alata vorliegt. Bitten Sie den Patienten, beide Arme auszustrecken und gegen Ihre Hand oder eine Wand zu drücken. Beobachten Sie die Schulterblätter. Normalerweise liegen sie dicht am Thorax.

Bei einer Scapula alata, die unten zu sehen ist, ragt die mediale Kante des Schulterblatts nach hinten. Dies legt eine Schwäche des M. serratus anterior nahe, wie bei Muskeldystrophie oder einer Verletzung des N. thoracicus longus.

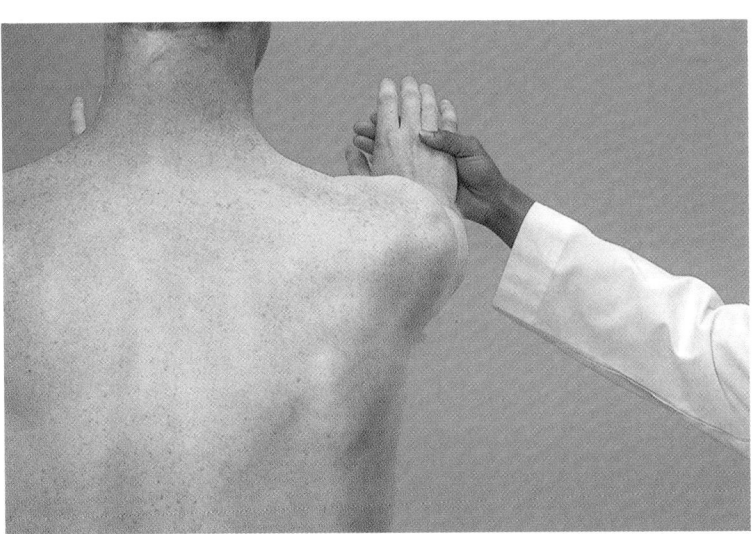

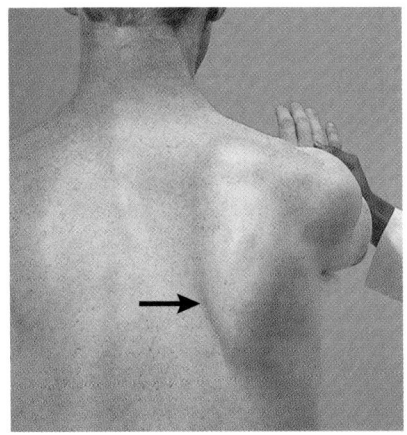

Bei sehr dünnen, aber gesunden Menschen, kann es aussehen, als ob die Schulterblätter abstehen, auch wenn die Muskulatur intakt ist.

Meningismus. Die folgenden Tests sind wichtig, wenn Sie eine durch eine Infektion oder Subarachnoidalblutung verursachte Reizung der Meningen vermuten.

Beweglichkeit des Nackens. Stellen Sie zuerst sicher, daß keine Verletzung der Halswirbel oder des Halsmarks vorliegt. (Im Rahmen eines Traumas kann hierzu eine Röntgenuntersuchung nötig sein.) Legen Sie dann die Hände unter den Kopf des liegenden Patienten und beugen Sie den Nacken nach vorne, bis das Kinn, wenn möglich, die Brust berührt. Normalerweise ist der Nacken locker, und der Patient kann Kopf und Hals leicht nach vorn beugen.

Schmerzen im Nacken und Widerstand gegen die Flexion (Nackensteifigkeit) können auf einer Reizung der Meningen, Arthritis oder einer Verletzung des Nackens beruhen.

Brudzinski-Zeichen. Beobachten Sie, während Sie den Nacken beugen, wie die Hüften und Knie auf diese Maßnahme reagieren. Normalerweise sollten sie entspannt bleiben und sich nicht bewegen.

Flexion der Hüften und Knie ist ein positives Brudzinski-Zeichen und läßt auf eine Reizung der Meningen schließen.

Schmerzen und erhöhter Widerstand gegen die Extension des Knies sind ein positives Kernig-Zeichen. Ist es beidseitig, läßt dies auf eine Reizung der Meningen schließen.

Kernig-Zeichen. Beugen Sie das Bein des liegenden Patienten gleichzeitig in der Hüfte und im Knie und strecken Sie dann das Knie. Vielen Gesunden bereitet die volle Extension Beschwerden in der Kniekehle, sie sollte aber keine Schmerzen verursachen.

Die Kompression einer lumbosakralen Nervenwurzel kann ebenfalls Widerstand und Schmerzen im unteren Rücken und in der Hinterseite des Oberschenkels verursachen (Lasègue-Zeichen). Gewöhnlich ist nur ein Bein betroffen.

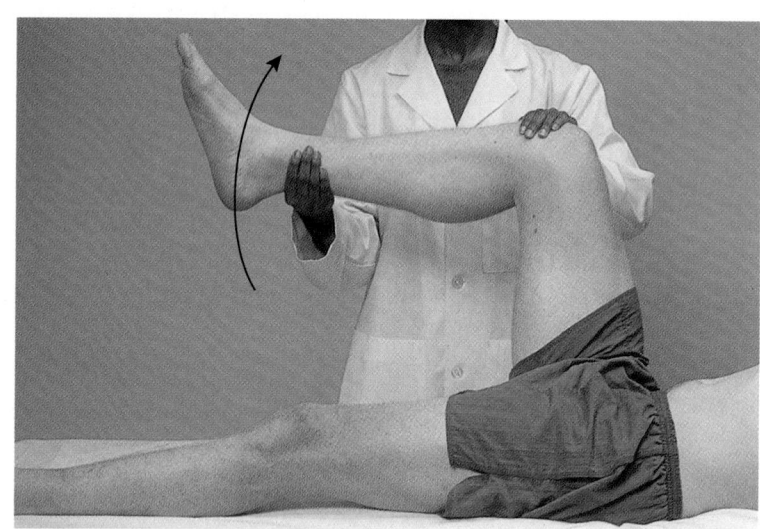

Ein Ausfall des Analreflexes läßt auf eine Läsion in dem durch S2, S3 und S4 verlaufenden Reflexbogen schließen, etwa bei einer Läsion der Cauda equina.

Analreflex. Streichen Sie mit einem stumpfen Objekt, etwa einem Wattestäbchen, vom Anus aus in die vier Quadranten. Achten Sie auf die reflektorische Kontraktion der Analmuskulatur.

Der soporöse oder komatöse Patient. Ein Koma signalisiert ein potentiell lebensbedrohliches Ereignis, das die Großhirnhemisphären, den Hirnstamm oder beide betrifft. Hier gilt die übliche Reihenfolge von Anamnese, klinischer Untersuchung und Durchführung von Labortests nicht. Statt dessen müssen Sie:

- Zuerst Luftwege, Atmung und Kreislauf untersuchen.

- Die Bewußtseinslage des Patienten bestimmen und

S. Tab. **18.7** (S. 618).

- den Patienten neurologisch untersuchen. Suchen Sie nach fokalen oder asymmetrischen Befunden und stellen Sie fest, ob der Beeinträchtigung des Bewußtseins eine metabolische Ursache oder eine strukturelle Läsion zugrunde liegt.

Befragen Sie Angehörige, Freunde oder Zeugen, um etwas über die Geschwindigkeit des Beginns und die Dauer der Bewußtlosigkeit, etwaige Prodromalsymptome, auslösende Faktoren oder frühere Episoden sowie das Erscheinungsbild und das Verhalten des Patienten vor dem Vorfall zu erfahren. Auch Angaben über frühere innere oder psychische Erkrankungen sind nützlich.

Wenn Sie mit der Untersuchung beginnen, denken Sie unbedingt an die zwei wichtigsten Dinge, die Sie auf keinen Fall tun dürfen:

1. Erweitern Sie *nicht* die Pupillen, die den wichtigsten Hinweis auf die zugrundeliegende Ursache des Komas (metabolisch bzw. strukturell) liefern und
2. beugen Sie *nicht* den Nacken, wenn die Möglichkeit eines Traumas an Kopf oder Nacken besteht. Immobilisieren Sie die Halswirbelsäule und veranlassen Sie zuerst eine Röntgenaufnahme, um etwaige Frakturen der Halswirbel auszuschließen, die das Rückenmark komprimieren und schädigen könnten.

Luftwege, Atmung und Blutkreislauf. Überprüfen Sie schnell die Farbe und das Atmungsmuster des Patienten. Inspizieren Sie den hinteren Pharynx und auskultieren Sie über der Luftröhre auf Stridor, um sicherzustellen, daß die Luftwege frei sind. Wenn die Atmung langsam oder flach ist oder die Luftwege durch Sekret verlegt sind, ziehen Sie so schnell wie möglich eine Intubation unter gleichzeitiger Stabilisierung der Halswirbelsäule des Patienten in Betracht.

Beurteilen Sie die restlichen Vitalzeichen: Puls, Blutdruck und *rektale* Temperatur. Bei Hypotonie oder Blutungen stellen Sie einen intravenösen Zugang her und geben Sie intravenöse Flüssigkeit. (Die weitere Notfallbehandlung und Laboruntersuchungen gehen über den Rahmen dieses Buches hinaus.)

Bewußtseinslage. Die Bewußtseinslage zeigt im wesentlichen die Fähigkeit des Patienten, wach zu bleiben. Sie wird durch die Reizstärke definiert, die notwendig ist, um eine (adäquate) Reaktion des Patienten zu erhalten.

In der folgenden Tabelle werden fünf Grade des Bewußtseins und die Techniken beschrieben, die zur Auslösung ihrer charakteristischen Merkmale verwendet werden können. Verstärken Sie die Stimuli je nach der Reaktion des Patienten schrittweise.

Bei der Untersuchung von Patienten mit einer veränderten Bewußtseinslage sollten Sie genau beschreiben und festhalten, was Sie sehen und hören. Die in der Tabelle angegebenen, zusammenfassenden Begriffe wie Somnolenz, Sopor oder Koma können für andere Untersucher eine unterschiedliche Bedeutung haben.

Bewußtseinslage (Vigilanz): Untersuchungstechniken und Reaktion des Patienten

Pathologische Reaktion	Untersuchungstechnik
Vigilanz (Wachheit)	Sprechen Sie den Patienten in normaler Lautstärke an. Ein wacher Patient öffnet die Augen, schaut Sie an und reagiert voll und angemessen auf Reize (Vigilanz intakt).
Ein somnolenter Patient wirkt schläfrig, öffnet aber die Augen und schaut Sie an. Er antwortet auf Fragen und schläft dann wieder ein. — **Somnolenz**	Sprechen Sie den Patienten mit lauter Stimme an. Rufen Sie beispielsweise den Namen des Patienten oder fragen Sie: „Wie geht es Ihnen?"
Ein soporöser Patient öffnet die Augen und schaut Sie an, aber er antwortet langsam und ist etwas verwirrt. Die Vigilanz und das Interesse an der Umgebung sind herabgesetzt bzw. minimal. — **Sopor**	Schütteln Sie den Patienten, als ob Sie einen Schlafenden aufwecken wollten.
Ein stuporöser Patient ist nur durch schmerzhafte Stimuli erweckbar. Auf Fragen antwortet er langsam oder gar nicht. Wenn der Stimulus aufhört, ist der Patient auch nicht mehr ansprechbar. Die Selbstwahrnehmung oder die Wahrnehmung der Umgebung ist minimal. — **Stupor**	Setzen Sie einen schmerzhaften Stimulus. Kneifen Sie z. B. eine Sehne, reiben Sie das Sternum oder rollen Sie einen Bleistift über ein Nagelbett. (Stärkere Stimuli sind nicht erforderlich!)
Ein komatöser Patient ist nicht erweckbar. Seine Augen bleiben geschlossen. Es gibt keine adäquaten Reaktionen auf eigene Bedürfnisse oder externe Stimuli. — **Koma**	Setzen Sie wiederholt schmerzhafte Reize.

Neurologische Beurteilung

S. Tab. 18.7 (S. 618) und Tab. 8.1 (S. 269).

Atmung. Achten Sie auf Frequenz, Rhythmus und Muster der Atmung. Da die für die Atmung verantwortlichen neuralen Strukturen in Großhirnrinde und Hirnstamm mit denen überlappen, die für das Bewußtsein zuständig sind, kommt es im Koma häufig zu Störungen der Atmung.

S. Tab. 18.8 (S. 619).

Pupillen. Achten Sie auf Größe und Symmetrie der Pupillen und prüfen Sie ihre Reaktion auf Licht. Das Vorhandensein oder Fehlen der Lichtreaktion ist eines der wichtigsten Symptome, die die Unterscheidung zwischen strukturellen und metabolischen Ursachen eines Komas erlauben. Die Lichtreaktion bleibt bei einem metabolischen Koma häufig intakt.

Strukturelle Läsionen wie ein Schlaganfall können zu asymmetrischen Pupillen und einem Ausfall der Lichtreaktion führen.

Bei einer strukturellen Hemisphärenläsion „schauen die Augen die Läsion an", d. h., sie weichen auf die Seite der betroffenen Hemisphäre ab.

Augenbewegungen. Achten Sie auf die Position der Augen und der Augenlider in Ruhe. Prüfen Sie, ob eine horizontale Deviation der Augen auf eine Seite vorliegt (konstante oder inkonstante Blickwendung zu einer Seite). Wenn die Bahnen für die Augenbewegungen intakt sind, blicken die Augen geradeaus nach vorn.

Bei irritativen Läsionen aufgrund von Epilepsie oder dem Frühstadium einer Hirnblutung „blicken die Augen weg" von der betroffenen Hemisphäre.

Puppenkopfphänomen (okulozephaler Reflex). Dieser Reflex hilft bei der Beurteilung der Hirnstammfunktion komatöser Patienten. Halten Sie mit einer Hand die Oberlider offen, so daß Sie die Augen sehen können, und drehen Sie den Kopf schnell zuerst auf die eine Seite und dann auf die andere. (Stellen Sie sicher, daß der Patient keine Verletzung der Halswirbelsäule hat, bevor Sie diesen Test durchführen.)

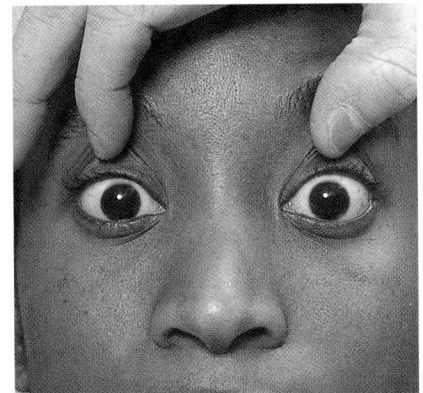

Bei einem komatösen Patienten mit intaktem Hirnstamm bewegen sich die Augen in die entgegengesetzte Richtung, als ob sie immer noch in der ursprünglichen Kopfhaltung gerade nach vorn blicken würden (das Puppenkopfphänomen). So wurde in der nebenstehenden Photographie der Kopf der Patientin nach rechts gedreht. Ihre Augen haben sich nach links bewegt, so daß sie noch immer in die Kamera zu blicken scheinen. Das Puppenkopfphänomen ist intakt.

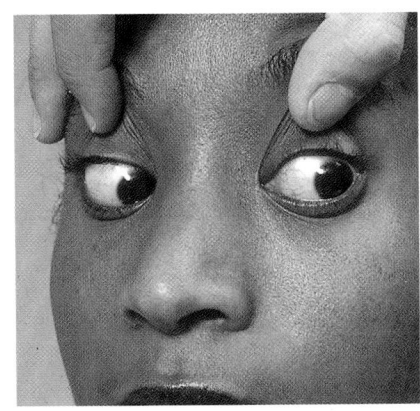 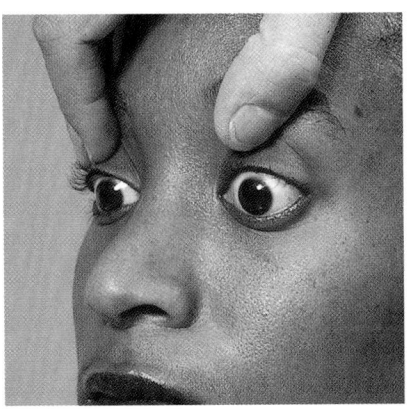

Bei einem komatösen Patienten mit einem Ausfall des Puppenkopfphänomens können sich, wie oben zu sehen, die Augen nicht auf die Seite bewegen. Dies läßt auf eine Läsion des Mittelhirns oder der Brücke schließen.

Okulovestibulärer Reflex (mit kalorischer Stimulation). Wenn der okulozephale Reflex fehlt und Sie die Hirnstammfunktion weitergehend beurteilen möchten, prüfen Sie den okulovestibulären Reflex. Beachten Sie, daß diese Prüfung fast nie bei wachen Patienten durchgeführt wird.

Vergewissern Sie sich, daß die Trommelfelle intakt und die Gehörgänge frei sind. Sie müssen den Kopf des Patienten um 30° aus der Horizontalen anheben, um diesen Test richtig durchführen zu können. Plazieren Sie eine Nierenschale unter dem Ohr, um auslaufendes Wasser aufzufangen. Mit einer größeren Spritze injizieren Sie Eiswasser durch einen kleinen Katheter, der im Gehörgang liegt, diesen aber nicht verschließt. Achten Sie auf eine Deviation der Augen in der Horizontalen. Es kann sein, daß Sie bis zu 120 ml Eiswasser benötigen, um eine Reaktion auszulösen. Bei komatösen Patienten mit intaktem Hirnstamm bewegen sich die Augen auf das gespülte Ohr *zu*. Wiederholen Sie die Prüfung auf der anderen Seite. Sie müssen gegebenenfalls 3–5 Minuten warten, bis die erste Reaktion abgeklungen ist.

Keine Reaktion auf die Stimulation legt eine Verletzung des Hirnstamms nahe.

S. Tab. 18.9 (S. 620).

Körperhaltung und Muskeltonus. Achten Sie auf die Körperhaltung des Patienten. Wenn keine spontanen Bewegungen auftreten, müssen Sie gegebenenfalls schmerzhafte Stimuli setzen (S. 600). Klassifizieren Sie das resultierende Bewegungsmuster als:

- *Normale (gezielte) Abwehrbewegung* – der Patient stößt den Stimulus weg oder zieht den stimulierten Körperteil weg.

601

Zwei stereotype Reaktionen herrschen vor: *Dekortikationsstarre* bei rostralen, supratentoriellen Läsionen und *Dezerebrationsstarre* bei Läsionen im Bereich des Mittelhirns.

Das einseitige Fehlen einer Reaktion spricht für eine Läsion der Pyramidenbahn.

Die Hemiplegie bei plötzlichen Hirninfarkten ist gewöhnlich schlaff. Die Hand fällt im rechten Winkel zum Unterarm herab.

- *Stereotype (ungezielte) Reaktion* – der Stimulus löst abnorme Haltungsveränderungen des Rumpfes und der Extremitäten aus.

- *Schlaffe Lähmung oder keine Reaktion.*

Prüfen Sie den Muskeltonus, indem Sie die Unterarme am Handgelenk in eine vertikale Lage anheben. Achten Sie auf die Haltung der Hand, die normalerweise am Handgelenk nur wenig gebeugt ist.

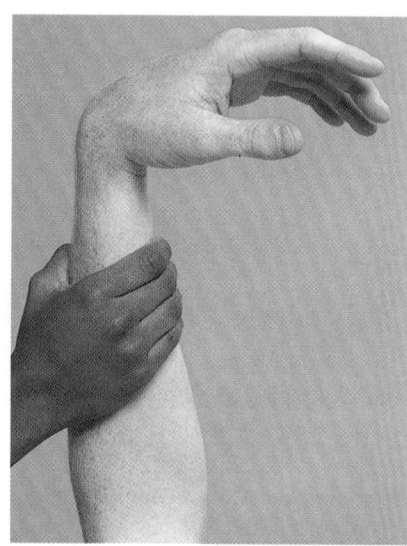

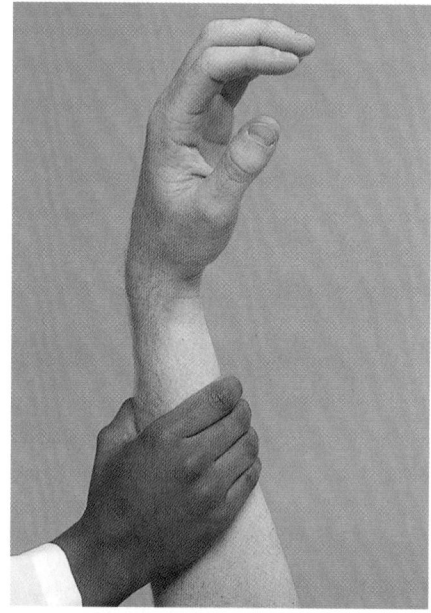

Ein schlaffer Arm fällt schnell wie ein Dreschflegel.

Bei akuter Hemiplegie fällt das schlaffe Bein schneller.

Senken Sie den Arm dann auf etwa 30–45 cm über das Bett und lassen Sie ihn fallen. Beobachten Sie, wie er fällt. Ein normaler Arm fällt relativ langsam.

Stützen Sie die gebeugten Knie des Patienten. Strecken Sie dann jeweils ein Bein am Knie und lassen Sie es fallen. Vergleichen Sie die Geschwindigkeit, mit der die Beine fallen.

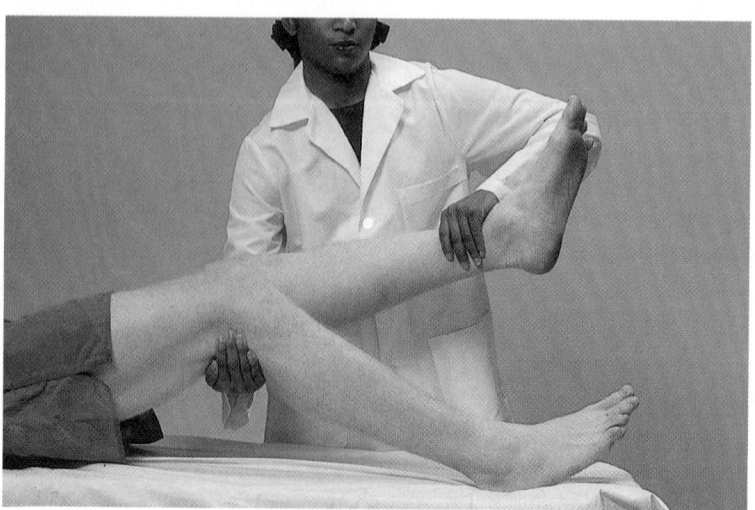

Beugen Sie beide Beine so, daß die Fersen auf dem Bett ruhen, und lassen Sie sie dann los. Das normale Bein rutscht langsam in seine ursprüngliche, gestreckte Lage zurück.

Bei akuter Hemiplegie fällt das schlaffe Bein rasch in die gestreckte Haltung zurück, und es kommt zu einer Auswärtsdrehung an der Hüfte.

Weitere Untersuchungen

Zum Abschluß der neurologischen Untersuchung überprüfen Sie Gesicht, Motorik, Sensibilität und Reflexe auf Asymmetrie. Prüfen Sie, falls angezeigt, auf Meningismus.

Meningitis, Subarachnoidalblutung

Überprüfen Sie, ob Sie ungewöhnliche Gerüche wahrnehmen, wenn Sie zur allgemeinen Untersuchung übergehen.

Alkohol, Leberversagen, Urämie

Achten Sie auf Hautveränderungen, einschließlich Farbe, Feuchtigkeit, Hinweise auf Gerinnungsstörungen, Spuren von Injektionen und anderen Läsionen.

Ikterus, Zyanose, kirschrote Farbe bei Kohlenmonoxidvergiftung

Untersuchen Sie Kopfhaut und Schädel auf Anzeichen eines Traumas.

Prellungen, Platzwunden, Schwellungen

Untersuchen Sie sorgfältig den Augenhintergrund.

Stauungspapille, hypertensive Retinopathie

Prüfen Sie, ob die Kornealreflexe intakt sind. (Denken Sie daran, daß diese Reflexe bei Kontaktlinsenträgern erlöschen können.)

Reflexausfall bei Koma und Läsionen, die die Nn. V und VII betreffen

Inspizieren Sie Ohren und Nase und untersuchen Sie Mund und Rachen.

Blut oder Liquor in Nase oder Ohren läßt auf eine Schädelfraktur schließen. Otitis media deutet auf einen möglichen Hirnabszeß hin.

Eine Verletzung der Zunge weist auf einen epileptischen Anfall hin.

Vergessen Sie nicht, Herz, Lungen und Abdomen zu beurteilen.

Gesundheitsvorsorge und -beratung

Bei der neurologischen Gesundheitsvorsorge und -beratung sollten Sie sich auf die Vorbeugung von Schlaganfällen und das Screening auf Demenz konzentrieren. Risiken für die psychische Gesundheit – Alkohol-, Drogen- und Medikamentenmißbrauch, Depressionen und Suizid – sollten ebenfalls angesprochen werden (Kapitel 3, S. 121 f).

Schlaganfälle sind die dritthäufigste Todesursache in den Vereinigten Staaten und verursachen beträchtliche Behinderungen bei Berufstätigen und in der Allgemeinbevölkerung. Die Inzidenz von Schlaganfällen steigt mit zunehmendem Alter und liegt bei Afroamerikanern um 60 % höher als bei Weißen. Die vorrangige Aufgabe des Arztes bei der Verhütung von Schlaganfällen ist die Kontrolle der Hypertonie. Hypertonie beschleunigt atherosklerotische Veränderungen in den Aa. carotides und vertebrales sowie in den zerebralen Arterien und stört die Autoregulation des zerebralen Blutdrucks. Sie ist der Hauptrisikofaktor für ischämisch und hämorrhagisch bedingte Schlaganfälle, die jeweils ca. 85 % bzw. 10 % aller Schlaganfälle ausmachen. Außerdem sollten Ärzte ihren Patienten raten, Verhaltensweisen zu ändern und Erkrankungen behandeln zu lassen, die zur Entstehung einer Atherosklerose beitragen, insbesondere Rauchen, Hyperlipidämie und Diabetes. Drogenabhängige sollten auf den Zusammenhang zwischen Schlaganfällen und dem Konsum von „Crack" (Cocain) hingewiesen werden.

Ärzte sollten aufmerksam auf Symptome transitorischer ischämischer Attacken (TIAs) achten, die allgemein als neurologische Ereignisse definiert werden, die innerhalb von 24 Stunden zurückgehen. TIAs können als Warnsignale für einen Schlaganfall gesehen werden und sind quasi das Äquivalent zu Angina pectoris für das Gehirn. Im ersten Jahr nach einer TIA beträgt das Risiko eines Schlaganfalls 6–7 %. Dieser tritt gewöhnlich im selben vaskulären Versorgungsgebiet auf wie die TIA. Häufige Symptome von TIAs umfassen Erblindung (insbesondere vorübergehende einäugige Erblindung aufgrund von Emboli), Aphasie, Dysarthrie und Veränderungen der Motorik oder Sensibilität des Gesichts. Achten Sie bei TIAs, die motorische oder sensible Bahnen betreffen, auf Unbeholfenheit, Schwäche, Lähmung bzw. Kribbeln oder Parästhesien im Arm, im Bein oder auf einer Körperseite.

Mit zunehmendem Alter der Menschen wird es immer wichtiger, daß ein Arzt das nötige Wissen hat, um eine Demenz, insbesondere im Frühstadium, zu erkennen. Verbinden Sie die Beurteilung kognitiver Funktionen und des Verhaltens (Kapitel 3) mit einer sorgfältigen neurologischen Untersuchung. Überprüfen Sie die Medikation des Patienten und suchen Sie auch nach anderen internistischen und psychischen Erkrankungen, die zu Veränderungen des Verhaltens oder des Ausmaßes der täglichen Aktivität beitragen könnten. Falls Sie eine Demenz diagnostizieren, sollten Sie den Patienten über Hilfsdienste informieren und ihn gegebenenfalls an einen Facharzt überweisen. Unterstützen Sie den Patienten und seine Familie, da sie häufig schwierige Entscheidungen hinsichtlich der Versorgung des Patienten treffen müssen.

Tabelle 18.1 Nystagmus

Unter Nystagmus versteht man rhythmische okuläre Oszillationen vergleichbar einem Tremor. Er hat viele Ursachen, u.a. frühzeitige Beeinträchtigung des Sehvermögens, Störungen des Gleichgewichtsorgans und des zerebellaren Systems sowie Arzneimittelintoxikationen. Nystagmus ist physiologisch, wenn man ein sich schnell bewegendes Objekt (z. B. einen vorbeifahrenden Zug) betrachtet. Beachten Sie die drei charakteristischen Merkmale eines Nystagmus, die auf dieser und der folgenden Seite aufgeführt sind. Für die Differentialdiagnose sollten Sie Lehrbücher der Neurologie benutzen.

Schlagrichtung der schnellen und langsamen Phase

Beispiel Linksnystagmus – langsame Bewegung der Augen nach rechts, anschließend schnelle, ruckartige Bewegung beider Augen nach links

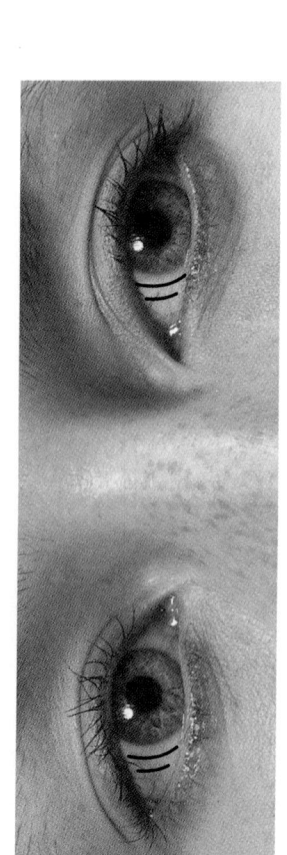
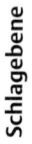

Schlagebene

Horizontaler Nystagmus

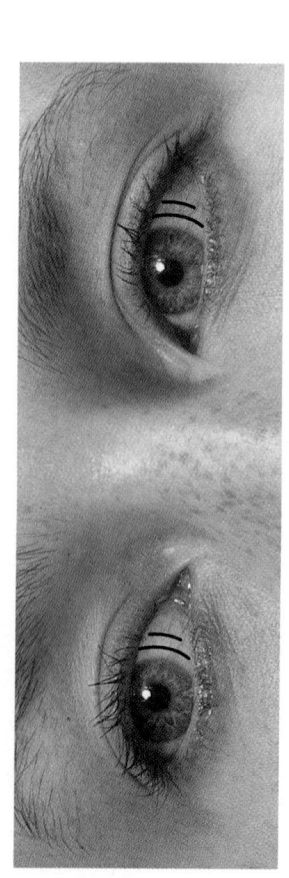

Vertikaler Nystagmus

Nystagmus hat normalerweise eine schnelle und eine langsame Phase, die Schlagrichtung wird jedoch nach der schnellen Phase definiert. Bewegen sich die Augen des Patienten beispielsweise mit einem schnellen Ruck nach links und wandern anschließend langsam nach rechts zurück, sagt man, daß der Patient einen Nystagmus nach links hat.

Gelegentlich besteht Nystagmus lediglich aus groben Oszillationen ohne schnelle und langsame Phasen. In diesem Fall spricht man von *Pendelnystagmus*.

Die Bewegungen bei Nystagmus können in einer oder mehreren Ebenen auftreten (d.h. horizontal, vertikal oder rotierend). Diese Variable wird durch die Ebene der Bewegungen definiert, nicht durch die Blickrichtung.

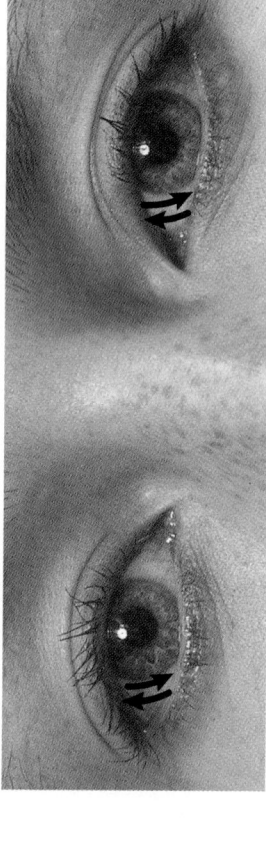

Rotatorischer Nystagmus

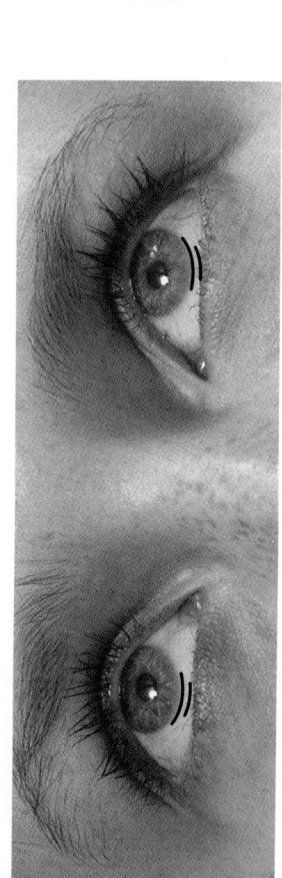

Blickrichtungsnystagmus

Nystagmus beim Blick zur rechten Seite

Nystagmus vorhanden (Blick zur rechten Seite)

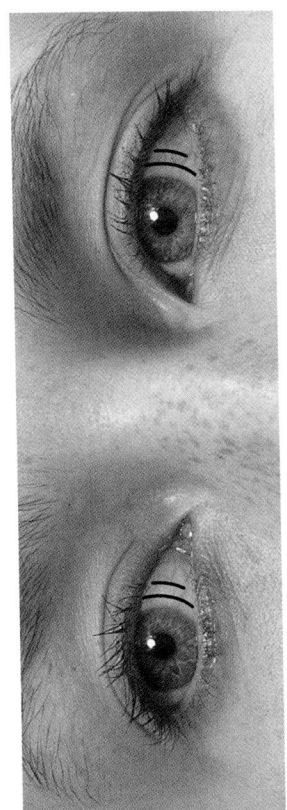

Nystagmus nicht vorhanden (Blick zur linken Seite)

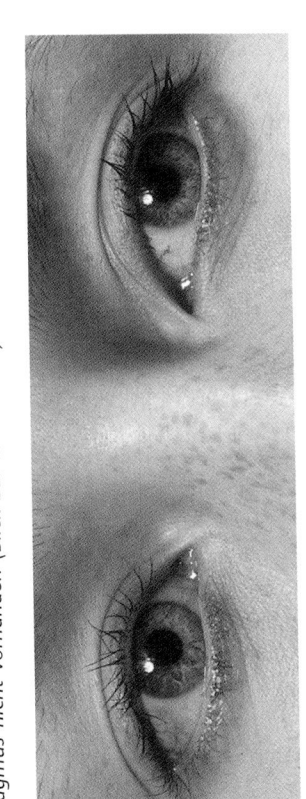

Obwohl ein Nystagmus in allen Blickrichtungen auftreten kann, zeigt oder verstärkt er sich unter Umständen nur in einer bestimmten Blickrichtung (d. h. zur Seite oder nach oben). Beim extremen Seitwärtsblick kann es auch bei Gesunden zu einem erschöpflichen Nystagmus kommen (Endstellungsnystagmus). Führen Sie die Nystagmusprüfung nicht bei derart starker Auslenkung der Augen durch und untersuchen Sie nur im Gebiet des binokularen Sehens auf Nystagmus.

Tabelle 18.2 Formen der Gesichtslähmung

Gesichtsschwäche oder -lähmung kann entweder (1) auf einer peripheren Läsion des N. facialis zwischen seinem Ursprung in der Brücke und seinem Versorgungsgebiet im Gesicht beruhen oder (2) durch eine zentrale Läsion ausgelöst werden, die die ersten Motoneuronen irgendwo zwischen Kortex und Brücke betrifft. Das Beispiel unten zeigt eine periphere Läsion des N. facialis, hier am Beispiel einer Bell-Lähmung dargestellt, im Vergleich mit einer zentralen Läsion aufgrund eines Schlaganfalls in der linken Hemisphäre. Beachten Sie die unterschiedlichen Auswirkungen auf die obere Gesichtshälfte, anhand der sich die Lähmungen unterscheiden lassen.

Läsion im peripheren Nervensystem (Periphere Fazialisparese)

Eine Schädigung des rechten N. facialis lähmt die gesamte rechte Gesichtshälfte einschließlich der Stirn.

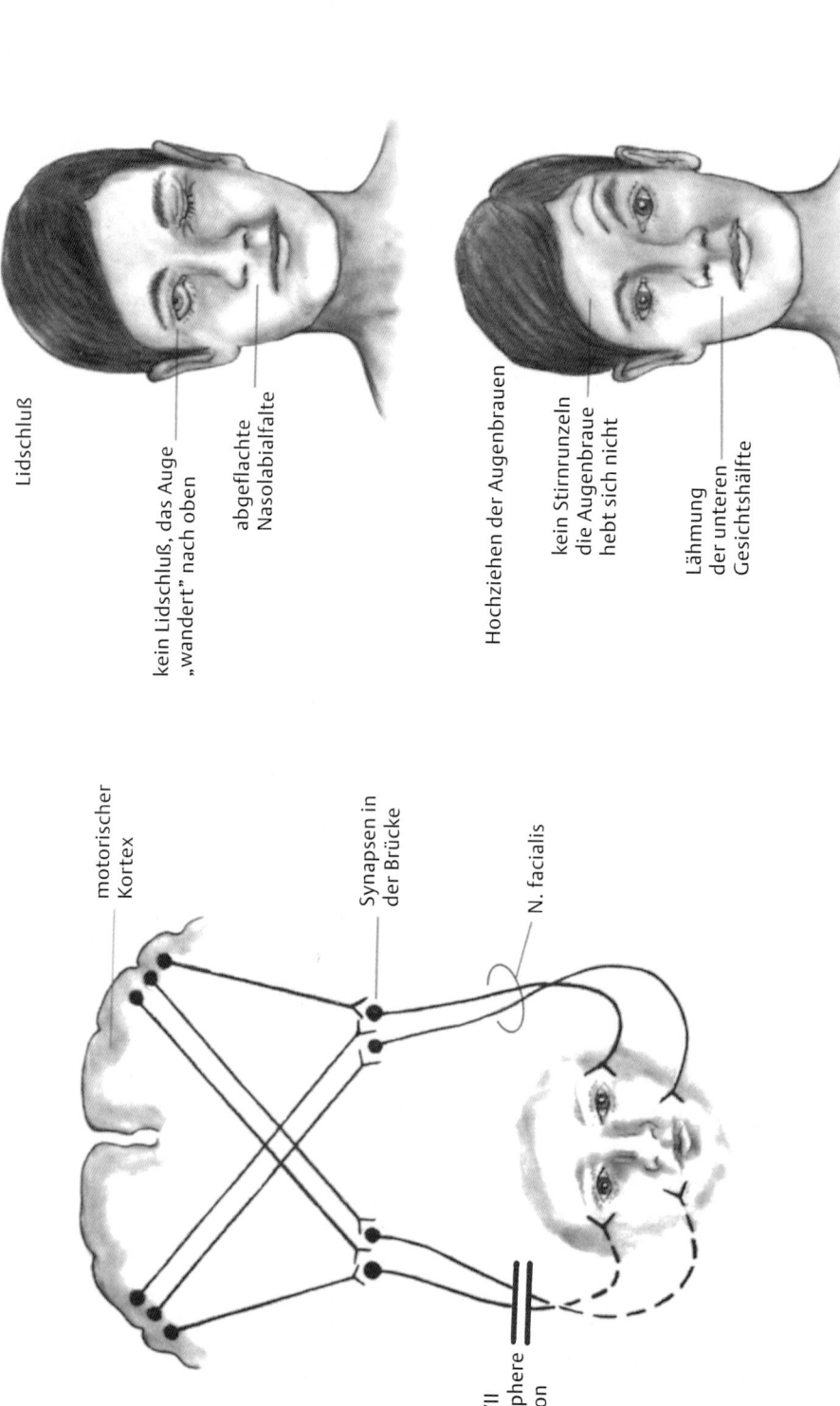

Lidschluß

kein Lidschluß, das Auge „wandert" nach oben

abgeflachte Nasolabialfalte

Hochziehen der Augenbrauen

kein Stirnrunzeln die Augenbraue hebt sich nicht

Lähmung der unteren Gesichtshälfte

motorischer Kortex

Synapsen in der Brücke

N. facialis

N. VII periphere Läsion

Läsion im zentralen Nervensystem (Zentrale Fazialisparese)

Die untere Gesichtshälfte wird normalerweise von ersten Motoneuronen kontrolliert, die nur auf einer Seite des Kortex lokalisiert sind – und zwar auf der kontralateralen Seite. Eine linksseitige Schädigung dieser Bahnen, wie bei einem Schlaganfall, lähmt die rechte Seite der unteren Gesichtshälfte. Die obere Gesichtshälfte wird dagegen durch Bahnen von beiden Seiten des Kortex kontrolliert. Obwohl also die ersten Motoneuronen auf der linken Seite gestört sind, bleiben andere auf der rechten Seite erhalten und die obere Gesichtshälfte funktioniert weiterhin ziemlich gut.

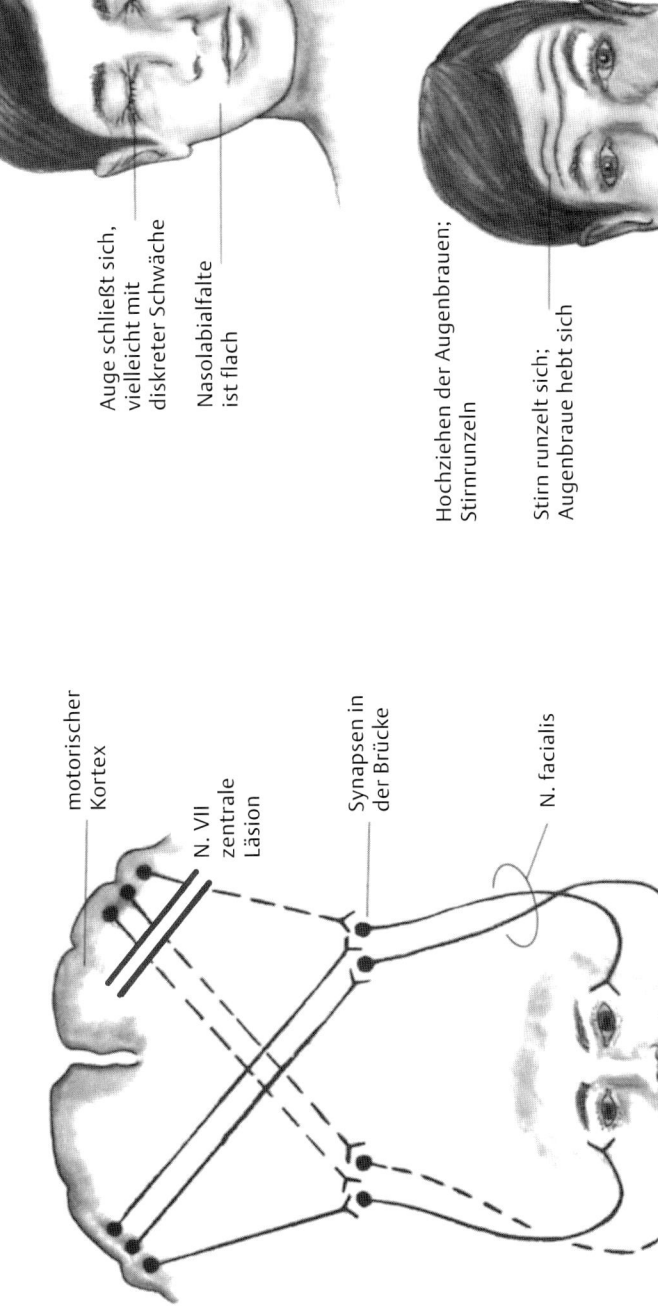

Lidschluß

Auge schließt sich, vielleicht mit diskreter Schwäche

Nasolabialfalte ist flach

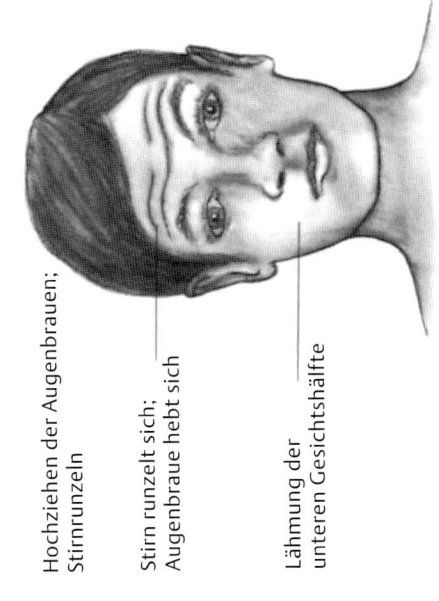

Hochziehen der Augenbrauen; Stirnrunzeln

Stirn runzelt sich; Augenbraue hebt sich

Lähmung der unteren Gesichtshälfte

motorischer Kortex

N. VII zentrale Läsion

Synapsen in der Brücke

N. facialis

Tabelle 18.3 Unwillkürliche Bewegungen

Tremor

Bei Tremor handelt es sich um relativ rhythmische Oszillationen, die grob in drei Gruppen unterteilt werden können: Ruhetremor, Haltetremor und Intentionstremor.

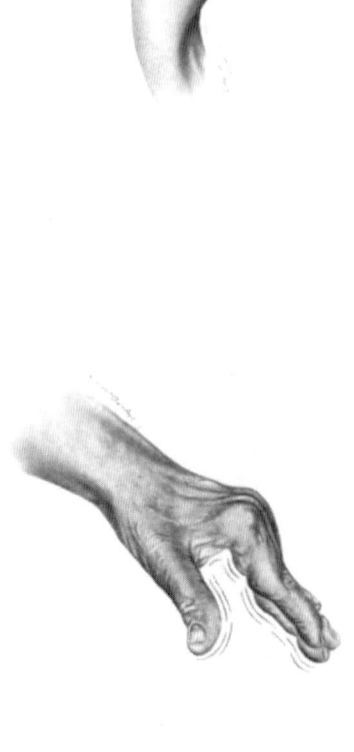

Ruhetremor

Dieser Tremor zeigt sich am deutlichsten in Ruhe und kann bei willkürlichen Bewegungen abnehmen oder verschwinden. Dargestellt ist der häufige, relativ langsame, feinschlägige Tremor beim Parkinson-Syndrom (sog. Pillendrehen), mit einer Frequenz von ungefähr 5 Schlägen pro Sekunde.

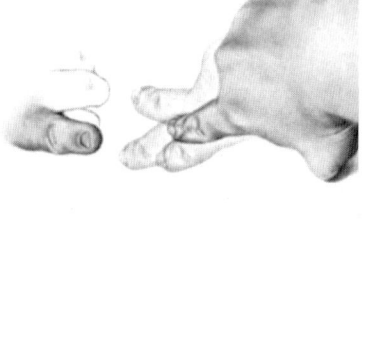

Haltetremor

Diese Art von Tremor zeigt sich, wenn der betroffene Körperteil aktiv eine Haltung aufrechterhält. Beispiele sind der feinschlägige, schnelle Tremor bei Hyperthyreose, (vegetativer) Tremor bei Angst und Erschöpfung und der gutartige essentielle (und gelegentlich hereditäre) Tremor. Der Tremor kann sich bei Intention etwas verstärken.

Intentionstremor

Intentionstremor, der in Ruhe nicht auftritt, zeigt sich bei Aktivität und wird häufig stärker, wenn sich die Bewegung ihrem Zielpunkt nähert. Ursachen umfassen Störungen der zerebellaren Bahnen wie bei multipler Sklerose.

Orofaziale Dyskinesien

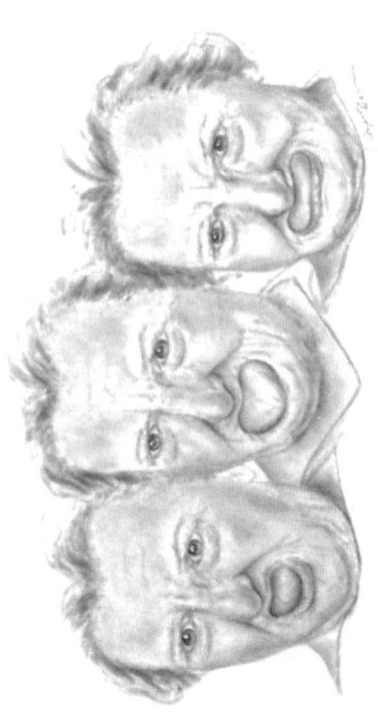

Orofaziale Dyskinesien sind rhythmische, sich wiederholende, bizarre Bewegungen, die hauptsächlich Gesicht, Mund, Unterkiefer und Zunge betreffen: Grimassieren, Spitzen der Lippen, Herausstrecken der Zunge, Öffnen und Schließen des Mundes und Abweichung des Unterkiefers. Die Extremitäten und der Rumpf sind weniger häufig beteiligt. Diese Bewegungen können eine Spätkomplikation psychotroper Medikamente, etwa von Phenothiazinen, sein und werden in diesem Rahmen als *Spätdyskinesien* bezeichnet. Sie treten auch bei lange bestehenden Psychosen, zum Teil bei älteren Menschen und manchmal bei zahnlosen Menschen auf.

Tics

Tics sind kurze, sich wiederholende, stereotype, koordinierte Bewegungen, die in unregelmäßigen Abständen auftreten. Beispiele sind wiederholtes Blinzeln, Grimassieren und Schulterzucken.

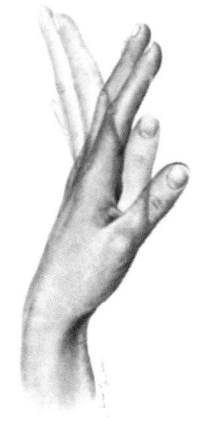

Chorea

Choreatische Bewegungen sind kurz, schnell, ruckartig, unregelmäßig und unvorhersehbar. Sie treten in Ruhe auf oder unterbrechen normale, koordinierte Bewegungen. Anders als Tics wiederholen sie sich selten. Häufig sind Gesicht, Kopf, Unterarme und Hände beteiligt. Zu den Ursachen gehören Chorea minor (Sydenham) in Verbindung mit rheumatischem Fieber und Chorea Huntington.

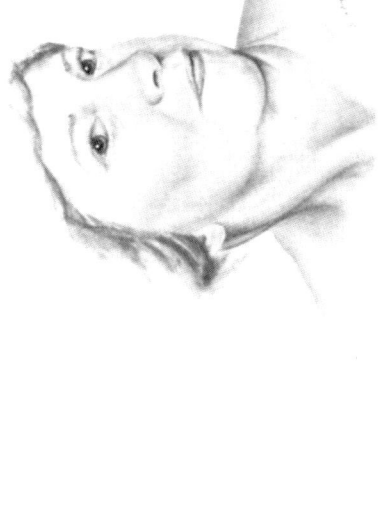

Athetose

Athetotische Bewegungen sind langsamer, stärker gewunden und haben eine größere Amplitude als choreatische Bewegungen. Sie treten am häufigsten im Gesicht und den distalen Extremitäten auf. Athetose ist häufig mit Spastizität verbunden. Zu den Ursachen gehört die infantile Zerebralparese.

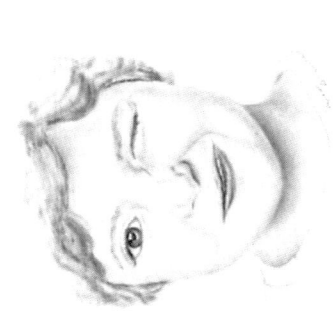

Dystonie

Dystone Bewegungen ähneln in gewisser Hinsicht athetotischen Bewegungen, betreffen aber häufig größere Bereiche des Körpers, einschließlich des Rumpfes. Groteske, verdrehte Haltungen können die Folge sein. Die Ursachen umfassen Medikamente wie Phenothiazine, primäre Torsionsdystonie und, wie hier dargestellt, Torticollis spasmodicus.

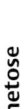

Tabelle 18.4 Störungen des Muskeltonus

	Spastizität	Rigor	Hypotonie (Schlaffheit)	Paratonie
Läsionsort	Erstes Motoneuron der Pyramidenbahn irgendwo zwischen Kortex und Rückenmark	Extrapyramidales System, insbesondere Basalganglien	Zweites Motoneuron an einem beliebigen Punkt zwischen der Vorderhornzelle und den peripheren Nerven	Beide Hemisphären, gewöhnlich in den Frontallappen
Art der Störung	Erhöhter Muskeltonus (Hypertonie), der geschwindigkeitsabhängig ist. Der Tonus ist stärker, wenn die passive Bewegung schnell ist, und schwächer, wenn die passive Bewegung langsam ist. Der Tonus ist gegen Ende des Bewegungsumfangs ebenfalls stärker. Bei einer schnellen passiven Bewegung kann die anfängliche Hypertonie plötzlich aufhören, und die Extremität entspannt sich. Diese einschießende An- und Entspannung bei Spastizität ist als Taschenmesserphänomen bekannt.	Erhöhter Widerstand, der über den gesamten Bewegungsumfang anhält und unabhängig von der Geschwindigkeit der Bewegung ist, wird als plastischer Rigor („wächsern" anmutende Tonuserhöhung) bezeichnet. Ein bei Flexion und Extension von Handgelenk und Unterarm auftretendes ruckartiges Nachlassen und Wiederauftreten des Widerstands wird als Zahnradphänomen bezeichnet.	Verlust des Muskeltonus (Hypotonie) durch den die Extremität locker oder schlaff wird. Die betroffenen Extremitäten können unter Umständen hyperextendiert werden oder sogar „Dreschflegeln" ähneln.	Plötzliche Veränderungen des Tonus innerhalb des Verlaufs einer passiven Bewegung. Ein plötzliches Nachlassen des Tonus, das die Bewegung erleichtert, wird als Mitgehen bezeichnet. Eine plötzliche Erhöhung des Tonus, die die Bewegung erschwert, wird als Gegenhalten bezeichnet.
Häufige Ursache	Schlaganfall, insbesondere Spätstadium und chronisches Stadium	Parkinson-Syndrom	Guillain-Barré-Syndrom; auch im Anfangsstadium einer Rückenmarksverletzung (spinaler Schock) oder eines Schlaganfalls	Demenz

Tabelle 18.5 Störungen des zentralen und des peripheren Nervensystems

Zentrale Störungen

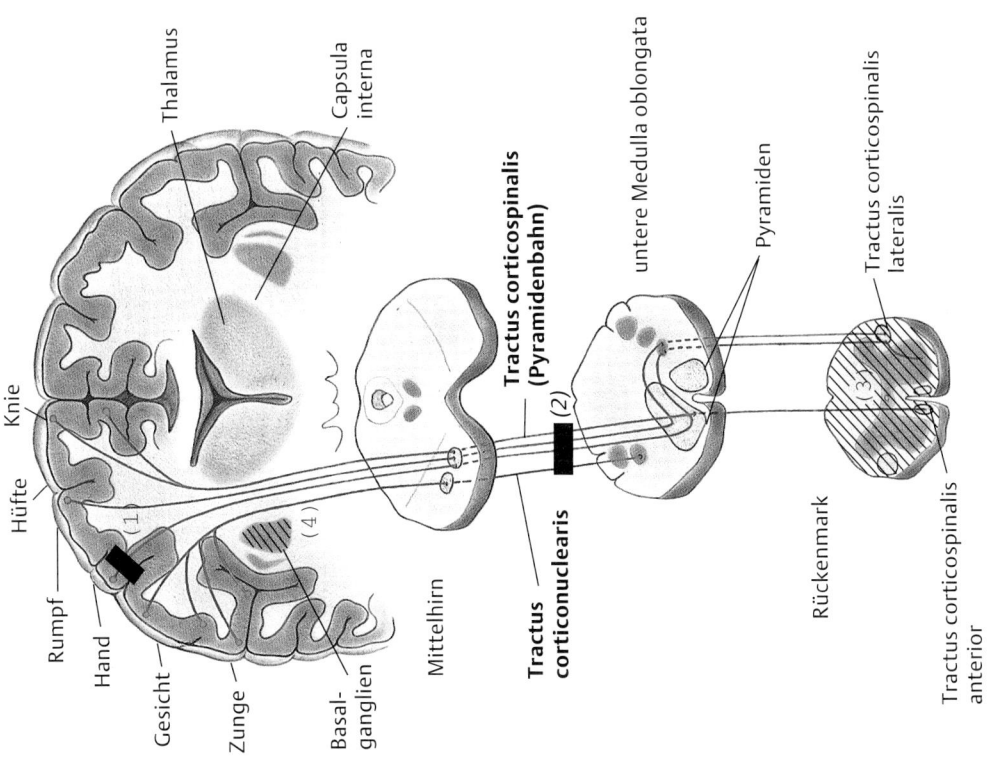

Thalamus

Capsula interna

Knie

Hüfte

Rumpf

Hand

Gesicht

Zunge

Basalganglien

Mittelhirn

Tractus corticonuclearis

Tractus corticospinalis (Pyramidenbahn)

untere Medulla oblongata

Pyramiden

Tractus corticospinalis lateralis

Rückenmark

Tractus corticospinalis anterior

Motorische Bahnen: Tractus corticonuclearis und corticospinalis

(Fortsetzung auf der nächsten Seite) ▶

Tabelle 18.5 (Fortsetzung)

Zentrale Störungen

Läsionsort	Typische Befunde			Ursachen
	Motorisch	Sensibel	Sehnenreflexe	
Großhirnrinde (1)	Chronische kontralaterale Schwäche und Spastizität durch Läsion des ersten Motoneurons. Im Arm ist die Flexion stärker als die Extension, im Fuß ist die Plantarflexion stärker betroffen als die Dorsalflexion, und das Bein ist an der Hüfte nach außen rotiert.	Kontralateraler Sensibilitätsverlust an Extremitäten und Rumpf auf derselben Seite wie die motorischen Defizite	↑	Kortikaler Infarkt
Hirnstamm (2)	Schwäche und Spastizität wie oben, außerdem Hirnnervenausfälle wie Doppeltsehen (aufgrund von Schwäche der äußeren Augenmuskeln) und Dysarthrie	Variabel. Keine typischen sensiblen Befunde	↑	Hirnstamminfarkt, Akustikusneurinom
Rückenmark (3)	Schwäche und Spastizität wie oben, die aber häufig beide Seiten betreffen (bei beidseitiger Schädigung des Rückenmarks). Dadurch kommt es je nach Höhe der Verletzung zu Paraplegie oder Tetraplegie.	Segmentaler, beidseitiger Sensibilitätsverlust am Rumpf in Höhe der Läsion und Sensibilitätsverlust unter dem Niveau der Läsion aufgrund einer Schädigung der langen Bahnen	↑	Trauma, das eine Rückenmarkskompression bewirkt
Subkortikale graue Substanz: Basalganglien (4)	Langsamkeit der Bewegung (Bradykinesie), Rigor und Tremor	Sensibilität nicht beeinträchtigt	Normal oder ↓	Parkinson-Syndrom
Kleinhirn *(nicht dargestellt)*	Hypotonie, Ataxie und andere Bewegungsstörungen, wie Nystagmus, Dysdiadochokinese und Dysmetrie	Sensibilität nicht beeinträchtigt	Normal oder ↓	Kleinhirninfarkt, Hirntumor

Periphere Störungen

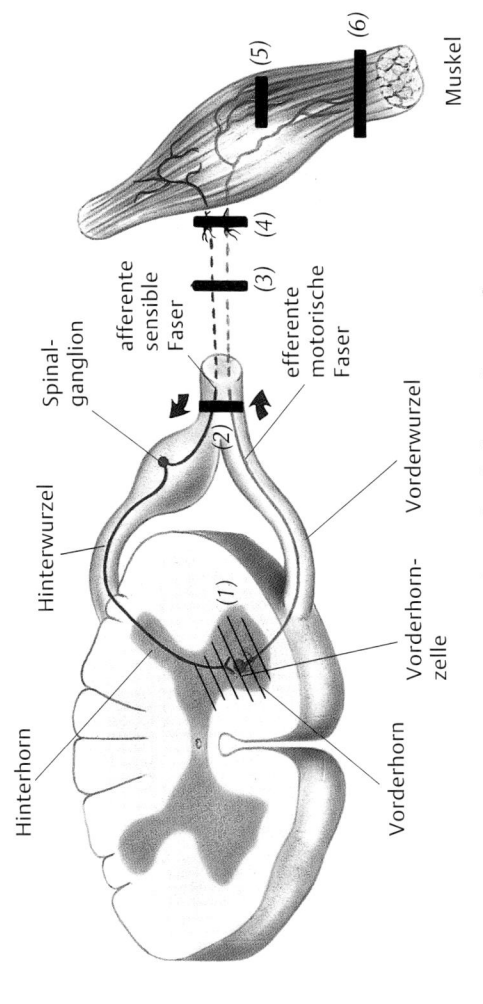

Querschnitt durch das Rückenmark

Läsionsort	Typische Befunde			Ursachen
	Motorisch	Sensibel	Sehnenreflexe	
Vorderhornzelle (1)	Schwäche und Atrophie in einem segmentalen oder fokalen Muster; Faszikulationen	Sensibilität intakt	↓	Poliomyelitis, amyotrophische Lateralsklerose
Nervenwurzeln und Spinalnerven (2)	Schwäche und Atrophie im Versorgungsgebiet einer Nervenwurzel; manchmal mit Faszikulationen	Entsprechende segmentale sensible Defizite	↓	Zervikaler oder lumbaler Bandscheibenprolaps
Peripherer Nerv – Mononeuropathie (3)	Schwäche und Atrophie im Versorgungsgebiet eines peripheren Nervs; manchmal mit Faszikulationen	Sensibilitätsausfall im Versorgungsgebiet dieses Nervs	↓	Trauma
Peripherer Nerv – Polyneuropathie (4)	Schwäche und Atrophie weiter distal als proximal; manchmal mit Faszikulationen	Sensible Defizite, häufig in handschuh- und strumpfförmiger Verteilung	↓	Polyneuropathie bei Alkoholismus, Diabetes
Motorische Endplatte (5)	Eher schnelle Ermüdbarkeit als Schwäche	Sensibilität intakt	Normal	Myasthenia gravis
Muskel (6)	Schwäche gewöhnlich eher proximal als distal; Faszikulationen selten	Sensibilität intakt	Normal oder ↓	Muskeldystrophie

Tabelle 18.6 Störungen von Gang und Haltung

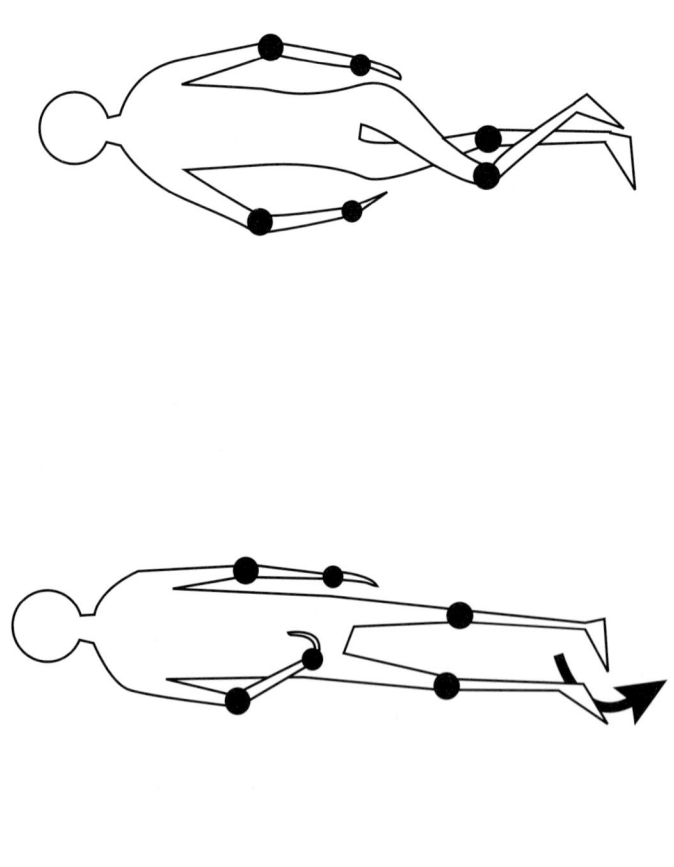

	Spastische Hemiparese	Scherengang	Steppergang
Zugrundeliegender Defekt	In Verbindung mit einer Erkrankung der Pyramidenbahn, beispielsweise Schlaganfall.	In Verbindung mit einer beidseitigen spastischen Parese der Beine	In Verbindung mit einem Spitzfuß, gewöhnlich infolge einer Erkrankung des zweiten Motoneurons
Beschreibung	Ein Arm wird unbeweglich, nahe am Rumpf gehalten. Ellenbogen, Handgelenk und Interphalangealgelenke sind gebeugt. Das Bein ist gestreckt, der Fuß plantarflektiert. Beim Gehen zieht der Patient den Fuß entweder nach, wobei häufig die Zehe über den Boden schleift, oder er führt es in einem Bogen steif nach außen und vorne (*Zirkumduktion*).	Der Gang ist steif. Die Beine werden langsam nach vorne bewegt, und die Oberschenkel überkreuzen sich bei jedem Schritt. Die Schritte sind kurz. Der Patient wirkt, als ob er durch Wasser ginge.	Diese Patienten ziehen ihre Füße entweder nach oder sie heben sie mit gebeugten Knien hoch an und setzen sie klatschend auf dem Boden auf, so daß es den Anschein hat, als ob sie eine Treppe hinaufsteigen würden. Die Patienten können nicht auf den Fersen gehen. Der Steppergang kann ein- oder beidseitig sein.

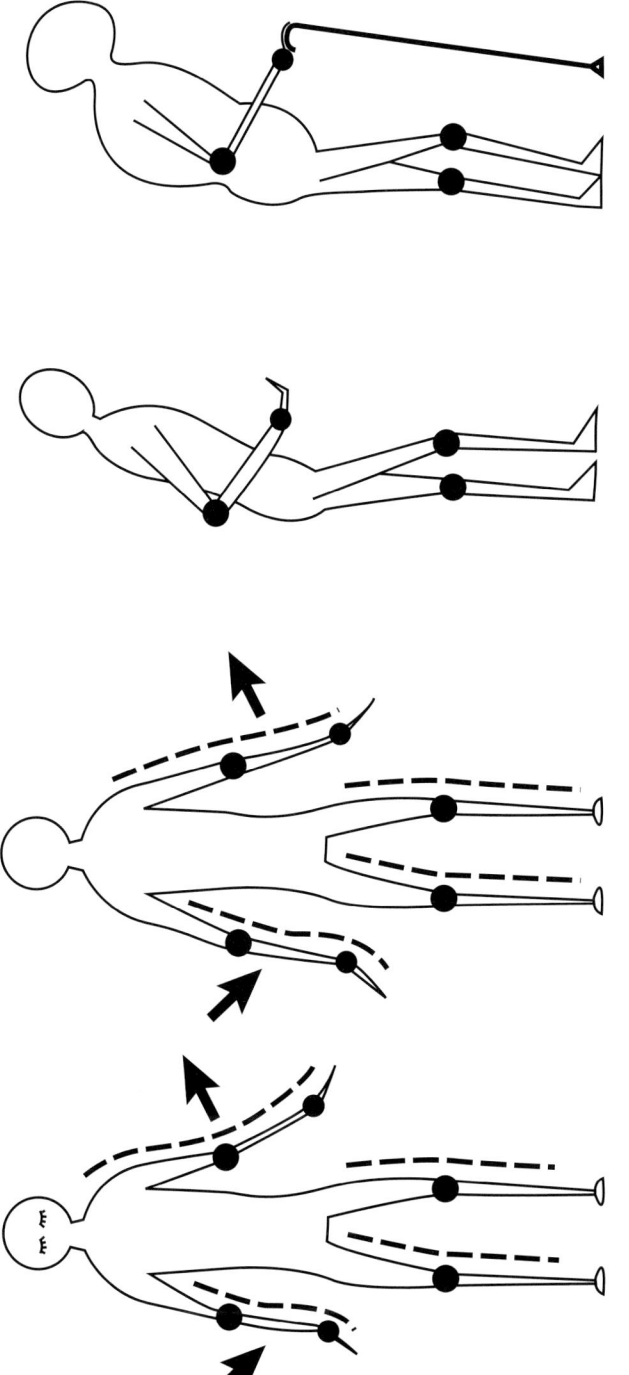

	Sensorische Ataxie	**Zerebellare Ataxie**	**Gang beim Parkinson-Syndrom**	**Gang im hohen Alter**
Zugrundeliegender Defekt	In Verbindung mit einem Ausfall des Lagesinns in den Beinen, etwa aufgrund einer Polyneuropathie oder Schädigung der Hinterstränge	In Verbindung mit Erkrankungen des Kleinhirns oder der zerebellaren Bahnen	In Verbindung mit Störungen der Basalganglien beim Parkinson-Syndrom	Alterungsprozeß
Beschreibung	Der Gang ist unsicher und breitbeinig. Der Patient schleudert die Füße nach vorne und außen und setzt sie zuerst mit den Fersen und anschließend mit den Zehen auf, so daß ein zweifaches Klopfen entsteht. Er beobachtet beim Gehen den Boden. Wenn der Patient die Augen schließt, kann er nicht ruhig mit geschlossenen Beinen stehen (ein positives Romberg-Zeichen), und der schwankende Gang verschlimmert sich.	Der Gang ist schwankend, unsicher und breitbeinig, und Richtungswechsel bereiten erhebliche Schwierigkeiten. Diese Patienten können mit geschlossenen Beinen nicht ruhig stehen, unabhängig davon, ob ihre Augen offen oder geschlossen sind.	Die Körperhaltung ist vornübergebeugt. Kopf und Hals sind nach vorn geneigt, Hüften und Knie leicht gebeugt. Die Arme sind an Ellenbogen und Handgelenk gebeugt. Der Patient hat Startschwierigkeiten (Freezing). Die Schritte sind kurz und häufig schlurfend. Das Mitschwingen der Arme ist verringert, und der Patient dreht sich steif – „in einem Stück" – um.	Geschwindigkeit, Gleichgewicht und Anmut nehmen mit zunehmendem Alter ab. Die Schritte werden kurz, unsicher und sogar schlurfend. Die Beine können an Hüften und Knien gebeugt sein. Viele alte Menschen fühlen sich mit einem Stock sicherer.

Tabelle 18.7 Metabolisches und „strukturelles" Koma

Obwohl es viele Ursachen für Koma gibt, lassen sich die meisten als metabolisch oder strukturell klassifizieren. Die Befunde bei einzelnen Patienten sind sehr variabel. Die aufgeführten Symptome sind eher eine allgemeine Richtschnur als strikte diagnostische Kriterien. Denken Sie daran, daß psychiatrische Erkrankungen ein Koma vortäuschen können.

	Toxisch-metabolisch	„Strukturell"
Pathophysiologie	Vergiftung der für die Vigilanz zuständigen Zentren oder Mangel an wichtigen Substraten.	Eine Läsion zerstört oder komprimiert die für die Vigilanz verantwortlichen Zentren im Hirnstamm entweder direkt oder als Folge eines weiter entfernten, raumfordernden Prozesses.
Klinische Symptome		
▪ Atmungsmuster	Falls die Atmung regelmäßig ist, kann sie normal sein oder es kommt zu Hyperventilation. Ist sie unregelmäßig, liegt gewöhnlich eine Cheyne-Stokes-Atmung vor.	Unregelmäßig, insbesondere Cheyne-Stokes-Atmung oder ataktische Atmung.
▪ Pupillengröße und -reaktion	Isokor, reagieren auf Licht. Bei extrem *miotischen* (steck-*nadelkopfgroßen) Pupillen* aufgrund von Opiaten oder Cholinergika brauchen Sie vielleicht eine Lupe, um die Lichtreaktion zu erkennen.	Anisokor oder lichtstarr
		Mittelweit, lichtstarr – läßt auf eine Kompression des Mittelhirns schließen
	Können durch Anticholinergika oder aufgrund von Hypothermie *lichtstarr und erweitert* sein und reagieren dann nicht.	*Erweitert, lichtstarr* – läßt auf eine Kompression des N. III durch eine Herniation schließen
▪ Bewußtseinslage	Verändert sich erst, nachdem sich die Pupillen verändert haben	Verändert sich, bevor sich die Pupillen verändern
Mögliche Ursachen	Urämie, Hyperglykämie Alkohol, Drogen, Medikamente, Leberversagen Hypothyreose, Hypoglykämie Anoxie, Ischämie Meningitis, Enzephalitis Hyperthermie, Hypothermie	Epidurale, subdurale oder intrazerebrale Blutungen Hirninfarkt Tumor, Abszeß Infarkt, Tumor oder Blutung im Hirnstamm Infarkt, Blutung, Tumor oder Abszeß im Kleinhirn

Tabelle 18.8 Aussehen der Pupillen bei komatösen Patienten

Größe, Gleichheit (Isokorie) und Lichtreaktion der Pupillen helfen bei der Bestimmung der Ursache des Komas und bei der Lokalisation der beeinträchtigten Hirnregion. Denken Sie daran, daß Veränderungen der Pupillen, die nicht durch das Koma bedingt sind – sondern etwa durch miotische Tropfen gegen Glaukom oder mydriatische Tropfen für die leichtere Inspektion des Augenhintergrunds – bereits vor Eintritt des Komas bestanden haben können.

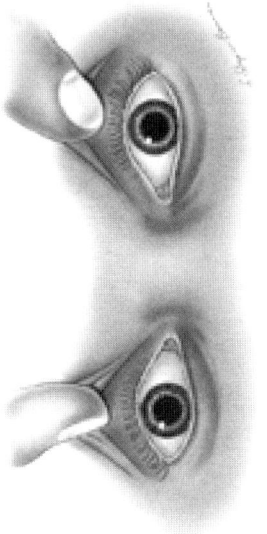

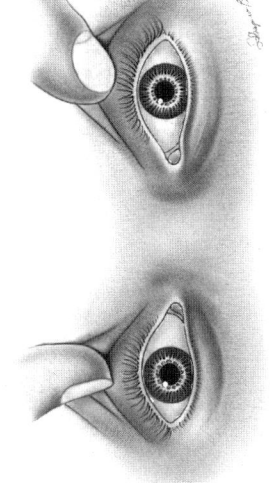

Kleine oder stecknadelkopfgroße Pupillen

Beidseitige kleine Pupillen (1–2,5 mm) lassen (1) auf eine Schädigung der sympathischen Bahnen im Hypothalamus oder (2) auf eine metabolische Enzephalopathie schließen (eine diffuse Störung der zerebralen Funktion, die viele Ursachen, beispielsweise Medikamenteneinnahme, hat). Die Lichtreaktionen sind gewöhnlich normal.

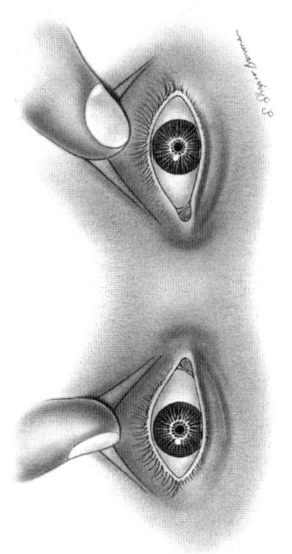

Stecknadelkopfgroße Pupillen (< 1 mm) lassen (1) auf eine Blutung in der Brücke oder (2) Auswirkungen von Morphin, Heroin oder anderer Narkotika schließen. Die Lichtreaktionen sind mit einer Lupe zu erkennen.

Mittelweite, lichtstarre Pupillen

Mittelweite oder *etwas erweiterte* Pupillen (4–6 mm), die *lichtstarr* sind, legen eine strukturelle Läsion im Mittelhirn nahe.

Weite, dilatierte Pupillen

Beidseitig lichtstarre und *erweiterte Pupillen* können auf einer schweren Anoxie und ihren sympathomimetischen Effekten beruhen, wie sie bei Herzstillstand zu sehen sind. Sie können auch durch atropinartige Substanzen, Phenothiazine oder trizyklische Antidepressiva verursacht werden. *Beidseitig erweiterte, auf Licht reagierende Pupillen* können auf Kokain, Amphetamin, LSD oder andere Sympathikomimetika zurückzuführen sein.

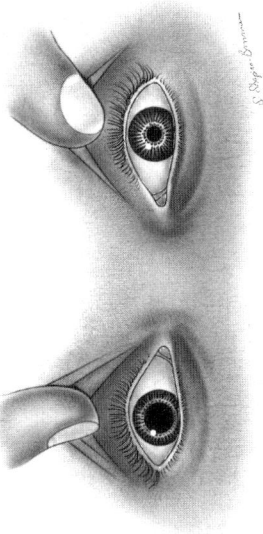

Einseitig erweiterte Pupille

Eine lichtstarre und erweiterte Pupille ist ein Frühsymptom einer Herniation des Temporallappens, die zu einer Kompression des N. oculomotorius und des Mittelhirns führt.

Tabelle 18.9 Abnorme Körperhaltungen bei komatösen Patienten

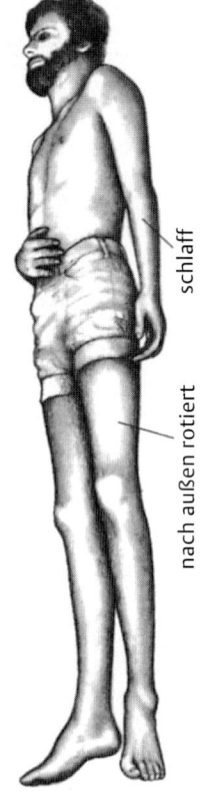

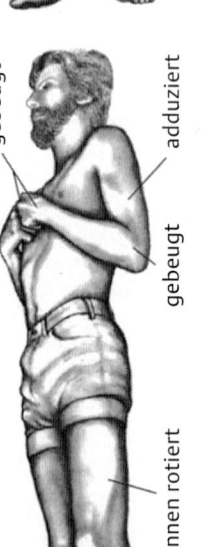

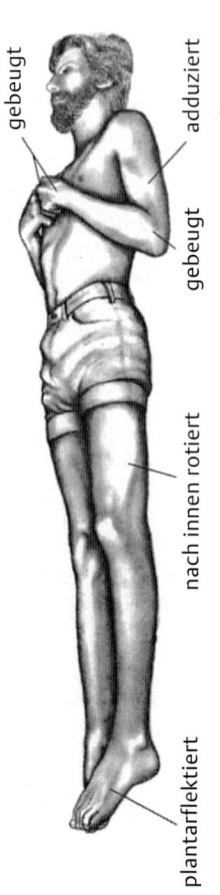

plantarflektiert   nach innen rotiert   gebeugt   gebeugt   adduziert

Dekortikationsstarre (Abnorme Beugesynergismen)

Bei der Dekortikationsstarre werden die Oberarme eng an den Körper angelegt, und die Ellenbogen, Handgelenke und Finger sind gebeugt. Die Beine sind gestreckt und nach innen gedreht. Die Füße sind plantarflektiert. Diese Haltung spricht für eine Läsion der Pyramidenbahn in oder sehr nahe der Großhirnhemisphären. Bei chronischer spastischer Hemiparese, ist diese Haltung auf eine Körperseite beschränkt.

nach außen rotiert   schlaff

Hemiplegie (Frühstadium)

Eine plötzliche einseitige Hirnschädigung, die die Pyramidenbahn betrifft, kann zu einer Hemiplegie (halbseitiger Paralyse) führen, die im Frühstadium einen schlaffen Tonus aufweist. Die Spastizität entwickelt sich später. Der gelähmte Arm und das betroffene Bein sind schlaff. Sie fallen locker und ohne Tonus auf das Bett zurück, wenn sie angehoben und losgelassen werden. Spontane Bewegungen oder Reaktionen auf schädigende Stimuli sind auf die kontralaterale Seite beschränkt. Das Bein kann nach außen gedreht daliegen. Die untere Gesichtshälfte kann einseitig gelähmt sein, und die Wange wölbt sich bei der Exspiration nach außen. Beide Augen können von der gelähmten Seite weg blicken.

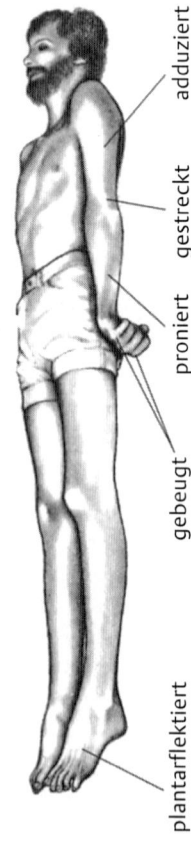

plantarflektiert   gebeugt   proniert   gestreckt   adduziert

Dezerebrationsstarre (Abnorme Strecksynergismen)

Bei der Dezerebrationsstarre sind die Zähne zusammengebissen und der Nacken gestreckt. Die Arme sind adduziert und an den Ellenbogen steif gestreckt. Die Unterarme sind proniert, Handgelenke und Finger gebeugt. Die Beine sind steif ausgestreckt und die Füße plantarflektiert. Diese Haltung kann spontan auftreten oder erst als Reaktion auf äußere Reize wie Licht, Geräusche oder Schmerz. Sie wird im allgemeinen durch eine Läsion im Zwischenhirn, im Mittelhirn oder in der Brücke verursacht, obwohl sie auch durch ausgeprägte metabolische Störungen wie Hypoxie oder Hypoglykämie ausgelöst werden kann.

Kapitel 19

Körperliche Untersuchung von Säuglingen und Kindern

Robert A. Hoekelman

Anatomie und Physiologie, Untersuchungstechniken sowie normale und pathologische Befunde in den vorhergehenden Kapiteln beziehen sich hauptsächlich auf erwachsene Patienten. Zum großen Teil hat dies auch für Säuglinge und Kleinkinder Gültigkeit. Hinsichtlich der Entwicklung stellen sich Kinder anatomisch und physiologisch jedoch ganz anders dar. Folglich unterscheiden sich bei jüngeren Patienten viele Untersuchungstechniken sowie klinische Befunde und deren Bedeutung.

Dieses Kapitel beschreibt die Bereiche der klinischen Untersuchung von Säuglingen und Kindern, die andere Vorgehensweisen und Untersuchungstechniken erfordern als die Untersuchung von Erwachsenen. Es konzentriert sich auf Normalwerte, Abweichungen von den Normalwerten und Befunde, die häufige Erkrankungen im Kleinkind- und Kindesalter begleiten. Zudem werden einige spezifische Untersuchungstechniken für seltenere Krankheitsbilder vorgestellt. Für eine vollständige Differentialdiagnose der klinischen Befunde sollten Sie die Fachliteratur heranziehen.

Beurteilung der Entwicklung

Bei der Beurteilung eines Kleinkindes oder Kindes ist immer darauf zu achten, in welchem Wachstums- und Entwicklungsstadium sich der Patient befindet. Außerdem ist das Alter zu berücksichtigen, in dem das jeweilige Stadium normalerweise erreicht wird.

Sie müssen daher sehr gut mit den normalen und pathologischen Wachstums- und Entwicklungsmustern vertraut sein. Sie sollten z.B. wissen, daß das Babinski-Phänomen nach dem 2. Lebensjahr pathologisch, bis zu diesem Alter jedoch bei 10% der Kinder physiologisch ist.

Zudem müssen Sie die unterschiedliche Wachstumsgeschwindigkeit der einzelnen Organsysteme berücksichtigen. So verlaufen z.B. Wachstum und Entwicklung des zentralen Nervensystems, des Lymphsystems und der Fortpflanzungsorgane weder parallel zueinander noch parallel zum allgemeinen Körperwachstum. Die Abbildung rechts zeigt diese Unterschiede auf.

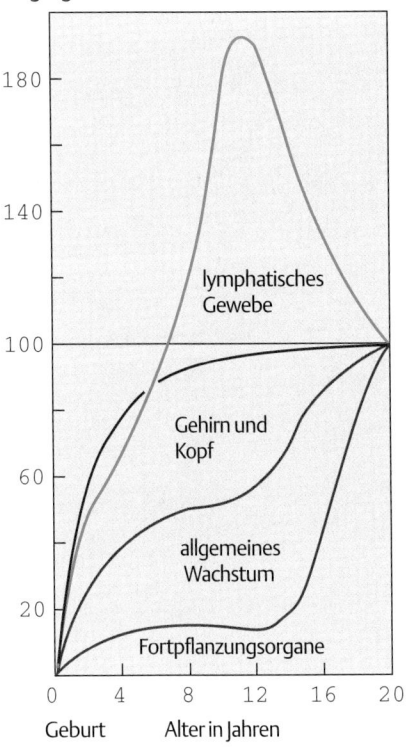

Wachstumsverlauf verschiedener Organsysteme

Organgröße in Prozent

Gebräuchlich sind Entwicklungsskalen wie der Denver-Development-Screening-Test, der auf S. 631 beschrieben und auf den S. 632 und 633 dargestellt ist. Umfassendere Informationen zur Entwicklung finden Sie in der Fachliteratur.

Die Messung von Größe, Gewicht und Kopfumfang ist beim Vergleich des Körperwachstums in unterschiedlichen Altersstufen mit den jeweiligen Normwerten für Kleinkinder, Kinder und Jugendliche sehr hilfreich. Die Diagramme für Größe und Gewicht auf S. 647 gelten für Mädchen, diejenigen auf S. 648 für Jungen. Diagramme für die Messung des Kopfumfangs für Mädchen und Jungen sind auf S. 649 abgebildet. Die Eintragungen in diese Diagramme sind bei jeder Vorsorgeuntersuchung in den ersten zwei Lebensjahren vorzunehmen. Die Meßwerte sind häufiger einzutragen, wenn der Patient mit dem erwarteten Wachstumsmuster nicht Schritt hält oder dieses überholt. Eintragungen sind auch bei jeder Erstuntersuchung unabhängig vom Alter des Kindes vorzunehmen. Empfehlungen für die Vorsorgeuntersuchung von Kindern finden Sie auf S. 623.

Aufbau des Kapitels

Die in diesem Kapitel beschriebenen Untersuchungen sind – ähnlich wie in den anderen Kapiteln – nach Körperbereichen und Organsystemen gegliedert. Jeder Abschnitt erörtert drei unterschiedliche Vorgehensweisen, die auf unterschiedliche *Entwicklungsstufen* zugeschnitten sind: Säuglingsalter (das 1. Lebensjahr), Kleinkindalter (1.–4. Lebensjahr) und Kindheit (5.–12. Lebensjahr). Die körperliche Untersuchung von Jugendlichen (13.–20. Lebensjahr) ähnelt im wesentlichen der Untersuchung von Erwachsenen.

Da die einzelnen Organsysteme in diesem Kapitel nur kurz erläutert werden, sind die Abschnitte zu *Untersuchungstechniken* fett gedruckt und werden nicht wie in den früheren Kapiteln getrennt dargestellt.

Reihenfolge der Untersuchung

Wiederholen Sie zuerst Kapitel 4, *Körperliche Untersuchung: Vorgehensweise und Überblick*, um sich noch einmal Methoden und Reihenfolge der Untersuchung von erwachsenen Patienten zu vergegenwärtigen. Zur Untersuchung von Säuglingen und Kindern werden ähnliche Methoden verwendet. Die Reihenfolge der Untersuchung von Säuglingen und Kindern unterscheidet sich dahingehend, daß evtl. schmerzhafte oder unangenehme Untersuchungen zum Schluß und relativ angenehme Untersuchungen zu Beginn durchgeführt werden. So erfolgen z. B. die Palpation von Kopf und Nacken, die Bestimmung des Bewegungsumfangs der Gliedmaßen und die Auskultation von Herz und Lunge am besten zu Beginn, wogegen die Untersuchung von Ohren und Mund oder die Palpation des Abdomens eher den Abschluß der Untersuchung darstellen sollten. Schmerzhafte Bereiche werden in der Regel zuletzt untersucht.

Programm der Vorsorgeuntersuchungen U1–U10

	Säugling						Kleinkind		Älteres Kind	
	U1	U2	U3	U4	U5	U6	U7	U8	U9	U10
Alter	1 d	3–10 d	4–6 w	3–4 m	6–7 m	10–12 m	21–24 m	3½–4 a	5 a	10–13 a
Anamnese										
initial/im Intervall	●	●	●	●	●	●	●	●	●	●
Messungen										
Größe + Gewicht	●	●	●	●	●	●	●	●	●	●
Kopfumfang	●	●	●	●	●	●	●			
Blutdruck									●	●
Sinnesorgane										
Sehvermögen		S	S	S	S	S	S	O	O	O
Gehör		S	S	S	S/O	S/O	S	O	O	O
Beurteilung von Entwicklung und Verhalten	●	●	●	●	●	●	●	●	●	●
Körperliche Untersuchung	●	●※	●+	●	●	●×	●	●	●	●

※ Plus Ultraschalluntersuchung der Hüftgelenke und Blutuntersuchungen auf Stoffwechselstörungen.
● Ist durchzuführen
S Subjektive Einschätzung anhand der Anamnese
O Objektive Prüfung mit einem Standardtestverfahren
+ Plus Ultraschallkontrolle der Hüftgelenke
× Plus Neuroblastom-Screening

Die Krankheitsfrüherkennung ist in Deutschland in die gesetzliche Krankenversicherung aufgenommen. Danach stehen dem Kind von der Geburt bis zum 13. Lebensjahr 10 Vorsorgeuntersuchungen zu, die sog. U1–U10. Sie entsprechen weitgehend den Empfehlungen des American Academy of Pediatrics Committee mit fünf Ausnahmen:

1. Die U1 findet am ersten Lebenstag statt. Danach folgt am 3.–10. Tag die U2 mit Ultraschalluntersuchung der Hüften und Blutentnahme für metabolische Screeninguntersuchungen, sowie
2. die U3 mit einer Kontrollsonographie der Hüftgelenke.
3. Die Blutdruckuntersuchung ist erst ab dem 5. Lebensjahr vorgesehen.
4. Die objektive Prüfung des Gehörs beginnt bereits ab der U5 im 6.–7. Lebensmonat.
5. Bei der U6 findet ein Neuroblastom-Screening aus einer Urinprobe statt.

623

Untersuchungstechniken

Vorgehensweise bei Säuglingen, Kindern und Heranwachsenden

Im allgemeinen haben unerfahrene (und selbst manche erfahrene) Ärzte Angst davor, sich einem winzigen Baby oder einem schreienden Kind zu nähern, insbesondere wenn die körperliche Untersuchung unter den kritischen Blicken ängstlicher Eltern durchgeführt werden soll. Es gehört zwar etwas Mut dazu, dieses Gefühl zu überwinden, man nimmt die Herausforderung jedoch schnell an und macht diese Untersuchungen in der Regel gerne. Dieser Abschnitt enthält Anregungen dafür, wie man Kinder gründlich untersuchen und gleichzeitig ein Gefühl der Sicherheit vermitteln kann. Die Anregungen gelten für drei Altersklassen: Säuglingsalter (Neugeborene und ältere Säuglinge), frühe und späte Kindheit sowie Adoleszenz. Der Abschnitt „Umgang mit Neugeborenen" enthält wichtige Informationen zu körperlichen Untersuchungstechniken dieser Altersgruppe. Die Untersuchungstechniken für ältere Kinder werden im Abschnitt „Körperliche Untersuchung" (s. S. 638) ausführlich beschrieben.

Umgang mit Neugeborenen

Allgemeine Vorgehensweise. Das erste Lebensjahr, das Säuglingsalter, ist in die neonatale Periode (die ersten 28 Tage) und die postnatale Periode (29 Tage bis 1 Jahr) unterteilt. Diese Unterteilung ist für die Statistik der Sterblichkeitsraten in diesen Altersgruppen von Bedeutung.

Die folgenden Seiten beschreiben (1) die unmittelbare Anpassung des Neugeborenen an das Leben außerhalb der Gebärmutter, um anhand von klinischen Zeichen eine Vorhersage hinsichtlich des unmittelbaren Überlebens und der langfristigen Morbidität zu treffen, (2) seine Klassifizierung nach Geburtsgewicht und Gestationsalter und (3) spezielle Techniken für eine allgemeine Beurteilung. Die Untersuchung eines Neugeborenen entspricht größtenteils der von Säuglingen.

Untersuchung nach der Geburt: Anpassung an das Leben außerhalb der Gebärmutter. Bestimmen Sie den Apgar-Index und klassifizieren Sie das Neugeborene anhand von Geburtsgewicht und Gestationsalter.

Das Apgar-Schema. **Beurteilen Sie die Anpassung des Neugeborenen unmittelbar nach der Geburt anhand der fünf Beobachtungskriterien in Tab. 19.1. Bestimmen Sie die jeweilige Punktzahl 1 Minute bzw. 5 Minuten nach der Geburt.** Jede Beobachtung wird mit einer Drei-Punkte-Skala (0, 1 oder 2 Punkte) bewertet. Der Gesamt-Apgar-Index kann zwischen 1 und 10 Punkten betragen.

Liegt der Apgar-Index nach 5 Minuten bei 8 oder mehr Punkten, fahren Sie mit einer umfassenderen Untersuchung fort.

Apgar-Indizes, die nach 1 Minute 7 Punkte oder weniger betragen, weisen gewöhnlich auf eine Asphyxie hin. Punktzahlen von 4 oder weniger sind Hinweis auf eine schwere Asphyxie des Neugeborenen, die eine sofortige Reanimation erfordert. Beträgt der Apgar-Index nach 5 Minuten weniger als 7 Punkte, ist das Risiko des Neugeborenen für spätere Funktionsstörungen des zentralen Nervensystems und anderer Organsysteme erhöht.

Tabelle 19.1 Apgar-Schema

Beurteilungskriterium	Punktezahl		
	0	1	2
Aussehen (Kolorit)	Blau, blaß	Körper rosa, Extremitäten blau	Vollständig rosa
Puls	Nicht wahrnehmbar	< 100	> 100
Grimassieren beim Absaugen[a]	Keine Reaktion	Schrei	Kräftiger Schrei, Niesen oder Husten
Aktivität	Schlaff	Geringe Flexion der Extremitäten	Aktive Bewegung
Respiration	Keine	Flach, unregelmäßig	Gut, kräftiges Schreien

[a] Reaktion auf das Absaugen der Nasenlöcher

Klassifizierung eines Neugeborenen nach Geburtsgewicht und Gestationsalter. Neugeborene können nach ihrem Geburtsgewicht, ihrem Gestationsalter (Reife) oder nach beiden Kriterien beurteilt werden.

▪ Klassifizierung nach Geburtsgewicht

Extrem geringes Geburtsgewicht = < 1000 Gramm
Sehr geringes Geburtsgewicht = 1000–1499 Gramm
Geringes Geburtsgewicht = 1500–2499 Gramm
Normales Geburtsgewicht = ≥ 2500 Gramm

▪ Klassifizierung nach Gestationsalter

Die klinische Beurteilung nach Gestationsalter dient der Einschätzung, ob ein Säugling als Frühgeburt, termingeborenes Kind oder Spätgeburt einzuordnen ist.

– Frühgeburt = Schwangerschaft < 37 Wochen
– Termingeborenes Kind = Schwangerschaft 37–42 Wochen
– Spätgeburt = Schwangerschaft ≥ 42 Wochen

Das Gestationsalter basiert auf spezifischen neuromuskulären Zeichen und körperlichen Merkmalen, die sich mit der Gestationsreife verändern. Es wurden mehrere Schemata entwickelt, um das Gestationsalter eines Säuglings anhand seiner neuromuskulären und körperlichen Merkmale zu bestimmen. Das Ballard-Schema* ermöglicht selbst bei extrem Frühgeborenen die Schätzung des Gestationsalters bis auf 1 Woche genau.

---

* Ballard JL, Khoury JC, Wedig K, Wang L, Eilers-Walsman BL, Lipp R. New Ballard Score, expanded to include extremely premature infants. J Pediatrics 119:417–423, 1991

Ballard-Schema für die Bestimmung des Gestationsalters in Wochen

Neuromuskuläre Reife

	–1	0	1	2	3	4	5
Ruhelage							
„Square window" (Handgelenk)	>90°	90°	60°	45°	30°	0°	
„Arm recoil" (Armrück-schnellen)		180°	140°–180°	110°–140°	90°–110°	<90°	
Kniekehlen-winkel	180°	160°	140°	120°	100°	90°	<90°
„Scarf-Zeichen" („Krawatten-zeichen")							
Ferse → Ohr							

Körperliche Reife

									Reife-bestimmung	
									Punkt-zahl	Gesta-tions-woche
Haut	klebrig, zerreißt leicht, transparent	gelatinös, rot, durch-scheinend	glatt, rosa, sichtbare Adern	oberflächliche Schuppung und/oder Neugebore-nenexanthem, wenige Adern	Sprünge, blasse Gebiete, kaum Adern	pergament-artig, tiefe Sprünge, keine Adern	lederartig, Sprünge, Runzeln		–10	20
									–5	22
Lanugo	keine	spärlich	reichlich	wird schütter	kahle Stellen	überwiegend kahl			0	24
Fußsohle	Ferse – Zehe 40–50 mm: –1 <40 mm: –2	>50 mm keine Falten	blasse rote Marken	nur Querfalten im vorderen Drittel	Falten in vorderen 2/3	sehr tiefe Falten über >1/3 der Sohle			5	26
									10	28
Brustwarze	nicht wahr-nehmbar	kaum wahr-nehmbar	flache Areola, keine Brustwarze	Areola getüpfelt, Brustwarze 1–2 mm	Areola erhaben, Brustwarze 3–4 mm	Areola voll, Brustwarze 5–10 mm			15	30
									20	32
Auge/Ohr	Lider ver-schmolzen leicht: –1 fest: –2	Lider offen Ohrmuschel flach, bleibt gefaltet	leicht gewölbte Ohrmuschel; weich; kehrt langsam in Ausgangslage zurück	Ohrmuschel deutlich gewölbt; weich, kehrt aber rasch in Ausgangslage zurück	geformt und fest; kehrt sofort in Aus-gangslage zurück	Knorpel dick, Ohr steif			25	34
									30	36
männliche Genitalien	Skrotum flach, glatt	Skrotum leer, schwache Falten	Hoden im oberen Leistenkanal, sehr wenige Falten	Hoden deszendieren, wenige Falten	Hoden deszendiert, deutliche Falten	Hoden hängen, tiefe Falten			35	38
									40	40
weibliche Genitalien	Klitoris ragt vor, Labien flach	Klitoris ragt vor, kleine Labia minora	Klitoris ragt vor, größere Labia minora	Labia majora und minora ragen gleichermaßen hervor	Labia majora groß, Labia minora klein	Labia majora bedecken Labia minora und Klitoris			45	42
									50	44

Die Kriterien für die neuromuskuläre Reife sind in der oberen Hälfte der Abbildung dargestellt. Die Techniken zur Beurteilung der einzelnen Kriterien werden in Tabelle 19.**2**, S. 627, beschrieben. Die Punktzahlen für die einzelnen Kriterien sind über den Spalten angegeben. Asphyktische oder durch Anästhetika oder Drogen gedämpfte Neugeborene erreichen bei der Beurteilung der neuromuskulären Reife niedrigere Punktzahlen. In diesen Fällen sollte die Beurteilung nach 24–48 Stunden wiederholt werden. Die Kriterien für die körperliche Reife sind in der unteren Hälfte der Abbildung aufgeführt und erklären sich von selbst. Die Punktzahl für jedes Kriterium ist wieder über den Spalten angegeben. Die Gesamtpunktzahl aller neuromuskulären und kör-perlichen Reifekriterien erlaubt mit Hilfe der Skala unten rechts eine Abschätzung des Gestationsalters in Wochen. (Abbildung aus Ballard JL, et al. J Pediatr 119:417, 1991.)

Tabelle 19.2 Techniken für die Beurteilung der neuromuskulären Reife

Ruhelage
Nehmen Sie bei einem auf dem Rücken liegenden, ruhigen Säugling folgende Punktwertung vor:
  Arme und Beine gestreckt = 0
  Leichte oder mäßige Beugung von Hüft- und Kniegelenken = 1
  Mäßige bis starke Beugung von Hüft- und Kniegelenken = 2
  Beine gebeugt und abduziert, Arme leicht gebeugt = 3
  Arme und Beine vollständig gebeugt = 4

„Square window"
Beugen Sie die Hand am Handgelenk (üben Sie genügend Druck aus, um das Handgelenk so weit wie möglich zu beugen); drehen Sie das Handgelenk nicht. Messen Sie den Winkel zwischen Kleinfingerballen und der Vorderseite des Unterarms und bewerten Sie ihn, wie in der Abbildung auf S. 626 angegeben.

„Arm recoil", Armrückschnellen
Beugen Sie beim auf dem Rücken liegenden Säugling den Unterarm für 5 Sek. vollständig. Strecken Sie ihn dann, indem Sie an den Händen ziehen und lassen Sie los. Bewerten Sie die Reaktion folgendermaßen:
  Bleibt gestreckt oder zufällige Bewegungen = 0
  Flexion um bis zu 40° = 1
  Flexion zwischen 40° und 70° = 2
  Flexion zwischen 70° und 90° = 3
  Schnelle Flexion um 90° = 4

Kniekehlenwinkel
Legen Sie das Kind auf den Rücken und achten Sie darauf, daß das Becken flach auf der Untersuchungsfläche aufliegt. Beugen Sie mit einer Hand den Oberschenkel in der Hüfte vollständig. Strecken Sie das Bein mit der anderen Hand. Bewerten Sie den erreichten Winkel, wie in der Abbildung auf S. 626 dargestellt.

„Scarf-Zeichen" („Krawattenzeichen")
Legen Sie das Kind auf den Rücken und ziehen Sie die Hand so weit wie möglich über den Hals und zur gegenüberliegenden Schulter (Sie können den Ellenbogen unterstützen, indem Sie ihn über den Körper heben). Bewerten Sie nach der Lokalisation des Ellenbogens:
  Ellenbogen liegt jenseits der gegenüberliegenden vorderen Axillarlinie = 0
  Ellenbogen erreicht die gegenüberliegende vordere Axillarlinie = 1
  Ellenbogen liegt zwischen gegenüberliegender vorderer Axillarlinie und der Mittellinie des Thorax = 2
  Ellenbogen erreicht die Mittellinie des Thorax = 3
  Ellenbogen erreicht die Mittellinie des Thorax nicht = 4

Ferse an Ohr
Halten Sie den Fuß des auf dem Rücken liegenden Säuglings mit einer Hand und bewegen Sie ihn so nahe wie möglich an den Kopf, ohne Druck auszuüben. Achten Sie darauf, daß das Becken flach auf der Untersuchungsfläche liegen bleibt. Bewerten Sie das Ergebnis, wie in der Abbildung auf S. 626 angegeben.

Nach Amiel-Tison C: *Arch Dis Child* 43:89, 1968; Dubowitz LMS, Dubowitz V, Goldberg C: *J Pediatr* 77:1, 1970; und Ballard JL et al., *J Pediatr* 119:417, 1991.

■ Klassifizierung nach Geburtsgewicht und Gestationsalter

- *Hypotroph für Gestationsalter* (SGA von *small for gestational age*)
  = Geburtsgewicht < 10. Perzentile der intrauterinen Wachstumskurve
- *Eutroph für Gestationsalter* (AGA von *adequate for gestational age*)
  = Geburtsgewicht zwischen 10. und 90. Perzentile der intrauterinen Wachstumskurve

– *Hypertroph für Gestationsalter* (LGA von *large for gestational age*) = Geburtsgewicht > 90. Perzentile der intrauterinen Wachstumskurve

Die drei Säuglinge unten sind gleich alt (32. Gestationswoche). Sie wiegen 600 g (Gewicht zu niedrig, SGA), 1400 g (Gewicht normal, AGA) bzw. 2750 g (Gewicht zu hoch, LGA).

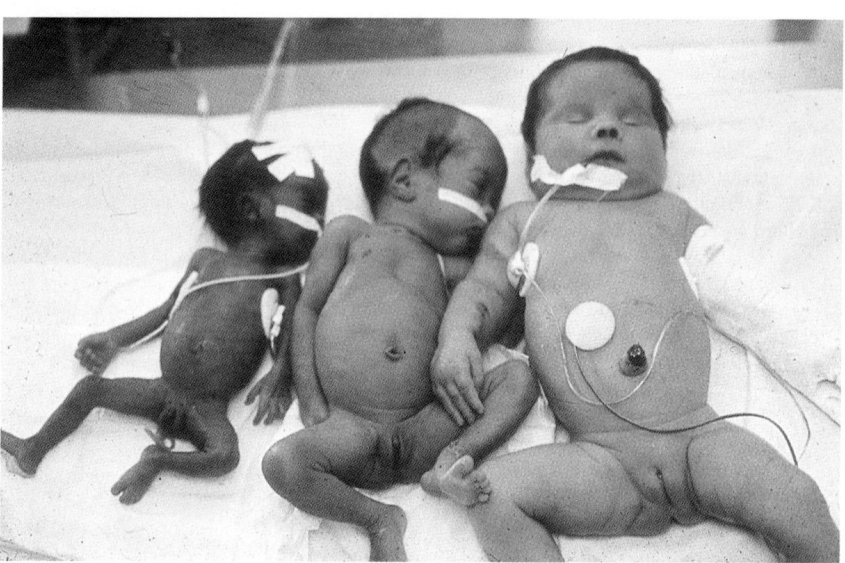

(Nachdruck mit freundlicher Genehmigung aus Korones SB: High-Risk-Newborn Infants: The Basis for Intensive Nursing Care. 4. Aufl. St. Louis, CV Mosby, 1986)

Diese Kategorien haben unterschiedliche Sterblichkeitsraten, die höchste für Frühgeburten SGA und AGA und die niedrigste für termingeborene Kinder AGA. Des weiteren sind frühgeborene AGA-Kinder anfälliger für Atemnotsyndrom (ANS), Apnoe, offenen Ductus arteriosus mit Links-rechts-Shunt und Infektionen, während frühgeborene SGA-Kinder häufiger unter Asphyxie, Hypoglykämie und Hypokalzämie leiden.

Die Abbildung auf S. 629 zeigt die intrauterine Wachstumskurve für die 10. und 90. Perzentile und enthält neun mögliche Kategorien der Reife für Neugeborene auf der Grundlage von Geburtsparametern und Gestationsalter: Frühgeburt (< 37 Wochen) SGA, AGA, LGA; termingeborenes Kind, SGA, AGA, LGA, und Spätgeburt (≥ 42 Wochen) SGA, AGA, LGA.

Weitere Techniken für die Untersuchung von Neugeborenen. **Auskultieren Sie den vorderen Thorax mit dem Stethoskop, palpieren Sie das Abdomen und inspizieren Sie Kopf, Gesicht, Mundhöhle, Extremitäten, Genitalien und Damm.**

Wenn sich der Schlauch nicht durch den Nasenrachenraum einführen läßt, weist dies auf eine *Choanalatresie* hin.

Bei Verdacht auf o. g. Krankheitsbilder führen Sie einen kleinen Schlauch durch Nase, Nasenrachenraum und Speiseröhre bis in den Magen, um diese auf Durchgängigkeit zu prüfen. Um sicherzugehen, daß der Schlauch in den Magen gelangt ist, palpieren Sie das Epigastrium nach dem Schlauchende. Kann das Ende nicht palpiert werden, palpieren oder auskultieren Sie den Austritt einer Luftblase, die mit einer Spritze (5–10 ccm) durch den Schlauch in den Magen injiziert wird.

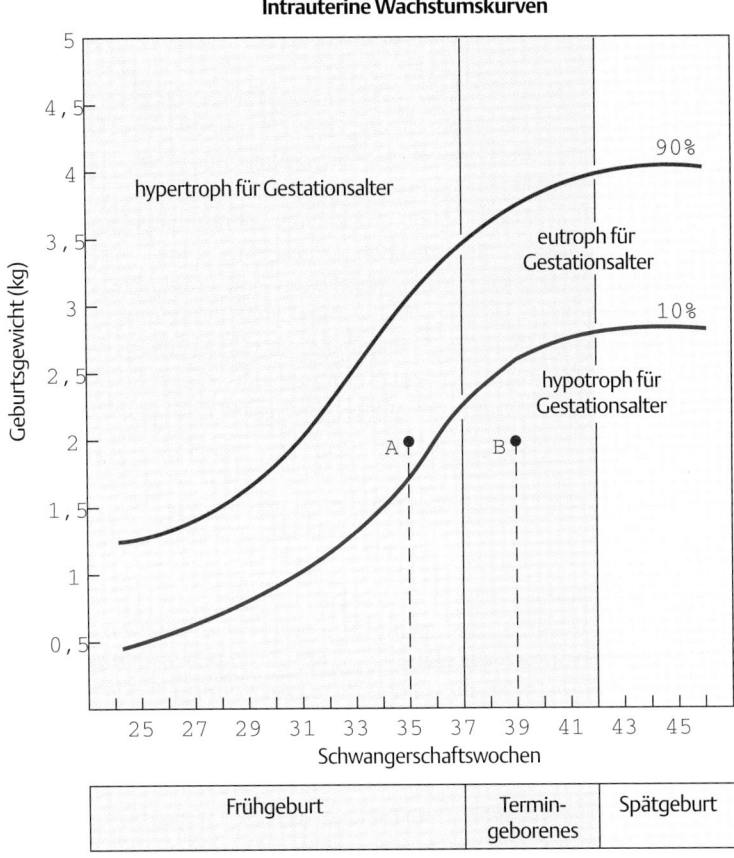

Intrauterine Wachstumskurven

Intrauterines Wachstum nach Geburtsgewicht und Gestationsalter lebendgeborener Säuglinge (keine Mehrlingsgeburten). Punkt A stellt eine Frühgeburt dar und Punkt B einen Säugling vergleichbaren Geburtsgewichts, der reif, aber klein für sein Gestationsalter ist. Die Wachstumskurven sind repräsentativ für die 10. und 90. Perzentile aller Neugeborenen in der Studie. (Nach: Merck Manual 15. Aufl., 1987, aus Sweet YA: Classification of the low-birth-weight infant. In Klaus MH, Fanaroff AA: Care of the High-Risk Neonate, 3. Aufl. Philadelphia, WB Saunders, 1986. Abbildung mit freundlicher Genehmigung.)

Aspirieren Sie den Mageninhalt bei Frühgeborenen und bei Neugeborenen, die mit mekoniumhaltigem Fruchtwasser oder per Kaiserschnitt geboren wurden, um Regurgitation und Aspiration zu verhindern.

Läßt sich der Schlauch nicht in den Magen schieben, weist dies auf eine *Ösophagusatresie*, gewöhnlich verbunden mit einer *Ösophagotrachealfistel*, hin.

Eine umfassende Untersuchung des Neugeborenen ist innerhalb von 12 Stunden nach der Geburt und erneut nach etwa 72 Stunden durchzuführen, wenn die Auswirkungen des Geburtsvorgangs und ggf. einer Anästhesie abgeklungen sind.

Untersuchung 2–3 Stunden nach der Geburt. Der optimale Zeitpunkt zur Untersuchung eines Säuglings liegt 2–3 Stunden nach der letzten Mahlzeit, wenn der Säugling weder zu satt (und daher weniger reaktionsfreudig) noch zu hungrig (und daher aktiver) ist.

Inspektion. **Beobachten Sie den Säugling, zuerst, wenn er ungestört im Kinderbettchen liegt und danach nackt auf der Untersuchungsliege.**

Beurteilen Sie Farbe, Größe, Körperproportionen, Ernährungszustand und Körperhaltung des Kindes sowie Atmung und Bewegung von Kopf und Extremitäten.

Bei *steißgeborenen* Säuglingen sind Beine und Kopf gestreckt. Nach einer einfachen *Steißgeburt* sind die Beine des Säuglings abduziert und außenrotiert.

Noch 4 Tage nach der Geburt auftretender Ruhetremor weist jedoch auf eine Erkrankung des zentralen Nervensystems hin. Asymmetrische Bewegungen der Arme oder Beine sollten den Arzt auf die Möglichkeit von Ausfällen im zentralen oder peripheren Nervensystem, Geburtsverletzungen oder angeborener Fehlbildungen aufmerksam machen.

Normale, termingeborene Neugeborene liegen in einer annähernd seitengleichen Haltung mit halbgebeugten Extremitäten. Die Beine sind an der Hüfte teilweise abduziert. Der Kopf ist leicht gebeugt und liegt in der Mittellinie oder ist auf eine Seite gedreht. Normale Neugeborene zeigen Spontanbewegungen in Form von Flexion und Extension, die zwischen Armen und Beinen abwechseln. Die Unterarme supinieren bei Flexion der Ellenbogen und pronieren bei Extension. Die Finger sind gewöhnlich zu einer festen Faust geballt, können sich aber während langsamer athetoseähnlicher Bewegungen strecken. Zittern der Arme, der Beine und des Körpers mit niedriger Amplitude und hoher Frequenz können in den ersten 48 Lebensstunden bei starkem Schreien und auch im Schlaf beobachtet werden.

Die meisten Neugeborenen sind während der Untersuchung ruhig, es sei denn, sie findet kurz vor der Mahlzeit statt.

Auskultation und Palpation. Achten Sie darauf, daß der Säugling beim Auskultieren von Herz und Lunge und beim Palpieren des Abdomens still ist, da diese Techniken bei einem schreienden Säugling schwieriger durchzuführen sind. Geben Sie dem schreienden Säugling einen Schnuller oder ein Fläschchen in den Mund, um ihn so lange zu beruhigen, bis dieser Teil der Untersuchung beendet ist.

Danach ist die Reihenfolge der Untersuchung relativ unwichtig. Schmerzhafte Abschnitte wie die Hüftabduktion (S. 629 f) sollten allerdings am Ende durchgeführt werden, da der Säugling dann meist zu schreien beginnt.

Umgang mit älteren Säuglingen

Allgemeine Vorgehensweise. Nach der Neugeborenenperiode und im übrigen Säuglingsalter sollten Sie wenig Schwierigkeiten bei der Durchführung einer umfassenden körperlichen Untersuchung haben. Der Schlüssel zum Erfolg heißt Ablenkung. Da Säuglinge ihre Aufmerksamkeit gewöhnlich nur einer Sache zuwenden, ist es relativ leicht, ihre Aufmerksamkeit auf etwas anderes als die gerade durchzuführende Untersuchung zu lenken.

Ein sich bewegender Gegenstand, ein blinkendes Licht, das „Kuckuck-Da-Spiel", Kitzeln und jede Art von Geräusch lenken das Kind ab.

Säuglinge haben meist nichts dagegen, ausgezogen zu werden. Tatsächlich scheinen die meisten lieber nackt zu sein, vielleicht wegen der größeren taktilen Stimulation. Wenn Sie und Ihre Umgebung allerdings trocken bleiben wollen, ziehen Sie die Windel während der Untersuchung nicht aus, außer wenn Sie Genitalien, Rektum, untere Wirbelsäule und Hüfte untersuchen.

Sie können den Großteil der Untersuchung durchführen, wenn der Säugling liegt, auf dem elterlichen Schoß sitzt oder von einem Elternteil vor der Brust gehalten wird. Dies ist allerdings nur dann erforderlich, wenn der Säugling müde, hungrig oder akut erkrankt ist. In manchen Fällen kann der Großteil der körperlichen Untersuchung sogar durchgeführt werden, ohne daß ein schlafender Säugling dadurch wach wird.

Beobachten Sie die Interaktion zwischen Eltern und Säugling.

Achten Sie auf Emotionen, wenn die Eltern mit dem Säugling reden, auf die Art und Weise, wie sie ihn halten, bewegen und anziehen, auf die Reaktion des Säuglings auf Situationen, die ihm Unbehagen verursachen könnten. Fragen Sie die Eltern, ob das Kind gestillt oder mit der Flasche gefüttert wird.

Anhand dieser Beobachtungen können Sie evtl. ungeeignete Ernährungsmuster der Eltern feststellen und *„Nichtgedeihen"*, Mangelernährung, Koliken, chronische Regurgitation und mutmaßliche Vernachlässigung durch die Eltern beurteilen.

Prüfung der Meilensteine der Entwicklung

Prüfen Sie vor der Durchführung der allgemeinen klinischen Untersuchung älterer Säuglinge die Meilensteine der Entwicklung, etwa die Fähigkeit, nach einem Spielzeug zu greifen, einen Würfel aus der einen in die andere Hand zu legen und mit dem Pinzettengriff kleine Gegenstände zwischen Daumen und Zeigefinger hochheben zu können.

Der Standard für die Beurteilung der Entwicklungsstufen im Säuglingsalter und der Kindheit ist der Denver-Development-Screening-Test (DDST). Der DDST soll dabei helfen, Entwicklungsverzögerungen in den Bereichen sozialer Kontakt, Feinmotorik, Sprache und Grobmotorik von der Geburt bis zu einem Alter von 6 Jahren festzustellen. Der Test ist leicht und schnell durchzuführen.

Das Formular für die Aufzeichnung der einzelnen Beobachtungen finden Sie auf S. 632, die Anleitung dazu auf S. 633. Jeder Testpunkt ist auf dem DDST-Formular durch einen Balken unter dem entsprechenden Alter angezeigt, der angibt, wann 25 %, 50 %, 75 % und 90 % der Kinder die angegebenen Entwicklungsstufen erreichen. Es ist anzumerken, daß der DDST nur ein Maß der Entwicklung und kein Maß der Intelligenz ist. Der DDST ist ein hochspezifischer Test (d. h., die meisten normalen Kinder schneiden normal ab), er ist aber nicht sehr empfindlich (d. h., viele Kinder mit geringfügigen Entwicklungsverzögerungen schneiden ebenfalls normal ab). Der DDST ist zwar ein nützlicher Screeningtest, es gibt aber weitere hochentwickelte Tests zur Beurteilung von Motorik, Sprache und sozialer Entwicklung, wenn in diesen Bereichen trotz normaler DDST-Ergebnisse der Verdacht auf eine Retardierung besteht.

Vorgehensweise in der frühen Kindheit

Allgemeine Vorgehensweise. Eine der schwierigsten Aufgaben, die einen Arzt bei Kindern dieser Altersgruppe erwartet, ist die Durchführung der Untersuchung ohne körperliche Gewalt, ohne daß das Kind schreit oder die Eltern „genervt" sind. Gelingt dies, vermittelt es allen Beteiligten einen großen Grad an Zufriedenheit und kommt dem Begriff „Kunst" in der Pädiatrie nahe.

Die Bemühungen, das Vertrauen des Kindes zu gewinnen und seine Ängste zu zerstreuen, stehen am Beginn der Untersuchung und werden während der gesamten Untersuchung fortgesetzt. Die Vorgehensweise hängt vom Ort und den Umständen der Untersuchung ab. Eine Vorsorgeuntersuchung bei einem gesunden Kind ergibt jedoch wahrscheinlich eine bessere Einschätzung des Entwicklungsstands als die Untersuchung eines akut erkrankten Kindes in der Arztpraxis, zu Hause oder in der Notaufnahme eines Krankenhauses.

Dokumentationsblatt für den Denver-Development-Screening-Test

(nach Keller/Wisskott: Lehrbuch der Kinderheilkunde, 6. Aufl. Thieme 1991)

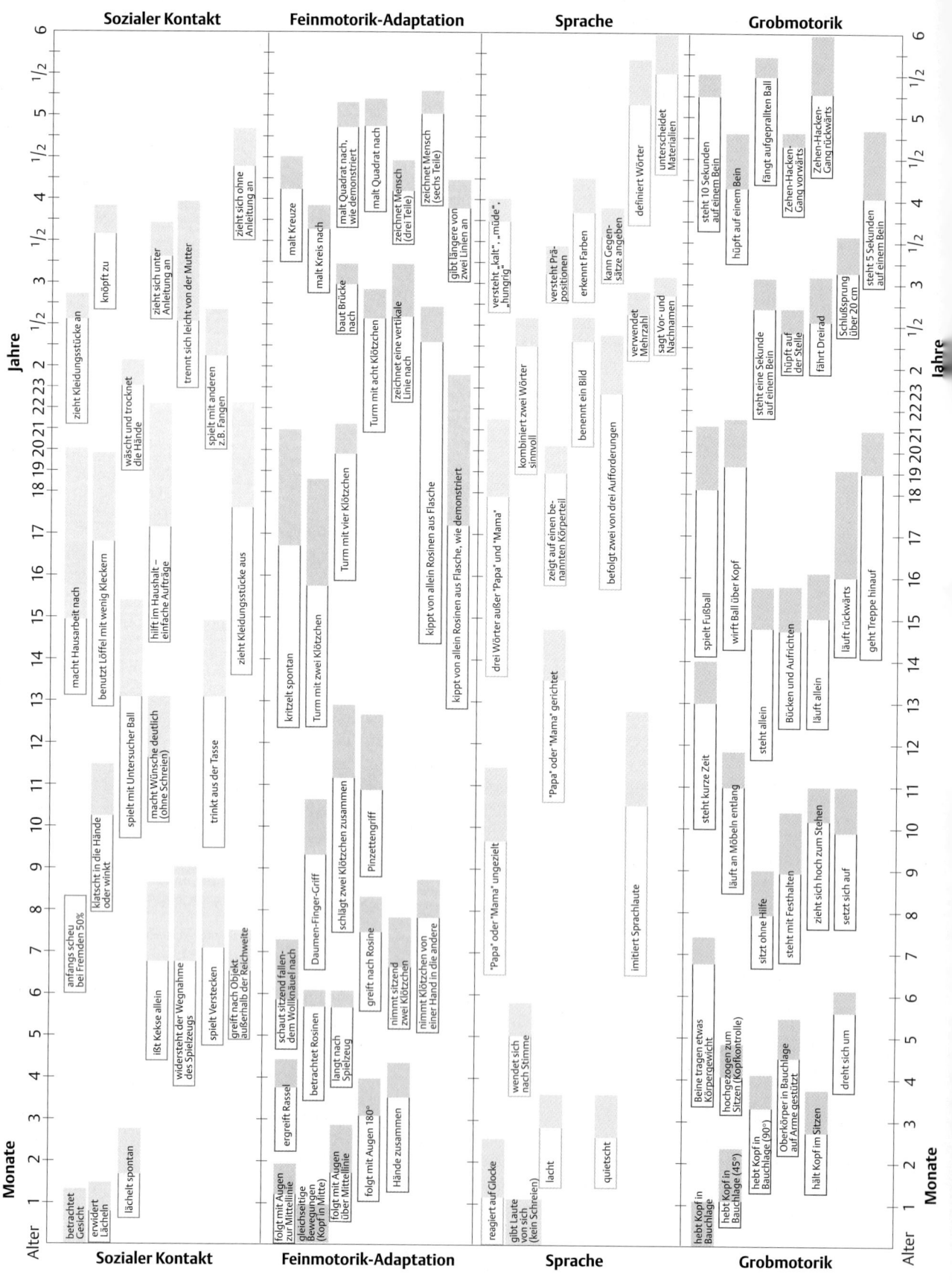

Untersuchungsanleitung

1. Versuchen Sie das Kind durch Anlächeln, Sprechen oder Winken zum Lachen zu bringen. Berühren Sie es dabei nicht.
2. Das Kind soll seine Hand für einige Sekunden fixieren.
3. Das Kind soll Zahnpasta auf die Zahnbürste geben und die Zähne putzen; hierbei kann ein Elternteil behilflich sein.
4. Das Kind muß nicht in der Lage sein, Schuhe zuzubinden oder rückwärtig Reißverschlüsse zu öffnen/zu schließen oder Knöpfe aufzumachen/zuzumachen.
5. Bewegen Sie einen Faden langsam im Abstand von 20 cm in einem großen Bogen über das Gesicht des Kindes hinweg.
6. Überprüfen Sie, ob das Kind nach der Rassel greift, wenn es damit im Bereich der Fingerrückseiten oder der Fingerspitzen berührt wird.
7. Überprüfen Sie, ob das Kind einem fallengelassenen Faden nachschaut. Der Faden sollte vom Untersuchenden zügig losgelassen werden, ohne dabei die Hand zu bewegen.
8. Das Kind muß ein Klötzchen von einer Hand in die andere nehmen. Es darf dabei weder den Mund noch sonstige Körperteile zur Hilfe nehmen. Es darf das Klötzchen nicht zwischendurch auf dem Tisch ablegen.
9. Überprüfen Sie, ob das Kind eine Rosine mit Daumen-Finger-Griff aufhebt.
10. Eine vorgezeichnete Linie darf beim Abmalen höchstens 30 Grad von derjenigen des Untersuchers abweichen.
11. Schließen Sie Ihre Hand zu einer Faust, strecken Sie Ihren Daumen nach oben und wackeln Sie damit. Überprüfen Sie, ob das Kind Ihre Bewegung imitiert und bis auf den Daumen keinen anderen Finger bewegt.

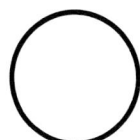 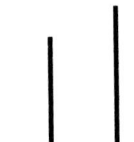 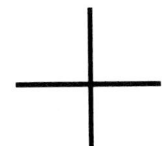 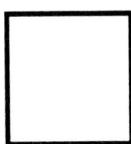

12. Lassen Sie eine geschlossene geometrische Figur zeichnen, z. B. einen Kreis. Registrieren Sie alle mißlungenen Versuche.
13. Welche Linie ist länger (nicht dikker)? Drehen Sie das Blatt um und fragen Sie erneut. Wiederholen Sie es 3- oder 6mal.
14. Lassen Sie Linien zeichnen, die sich ungefähr in der Mitte kreuzen.
15. Lassen Sie das Kind das Quadrat abmalen. Wenn es Schwierigkeiten dabei hat, zeichnen Sie es ihm vor.

Wenn Sie die Figuren 12, 14 und 15 vorzeigen, benennen Sie sie nicht. 12 und 14 sollten nicht vorgezeichnet werden.

16. Beim Abzählen der Körperteile sind die paarweise angelegten (Arme, Beine, etc.) nur einfach zu werten.
17. Legen Sie ein Klötzchen in einen Becher und schütteln Sie ihn behutsam neben dem Ohr des Kindes. Wiederholen Sie es auf der anderen Seite. Das Kind darf den Becher nicht sehen.
18. Zeigen Sie auf die Bilder und lassen Sie das Kind das jeweils Dargestellte benennen. Lautäußerungen alleine zählen nicht. Sollten weniger als vier Bilder korrekt benannt werden, kann der Untersucher die entsprechenden Stichworte vorgeben und das Kind das passende Bild zeigen lassen.

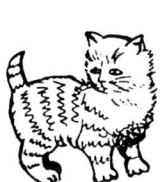 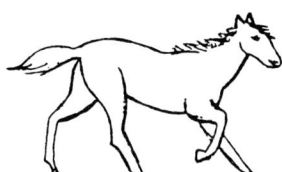 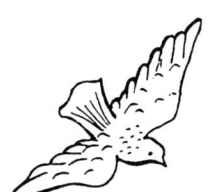 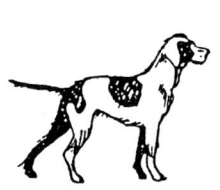 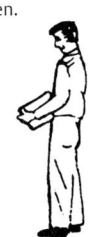

19. Nehmen Sie eine Puppe und fordern Sie das Kind auf, Nase, Augen, Ohren, Mund, Hände, Füße, Bauch und Haare zu zeigen. Testen Sie 6 von 8.
20. Zeigen Sie dem Kind die Bilder und fragen Sie: Was kann fliegen? Was sagt ‚Miau'? Was kann sprechen? Was bellt? Was galoppiert? Testen Sie 2 von 5 oder 4 von 5.
21. Fragen Sie das Kind: Was tust du, wenn dir kalt ist? . . . wenn du müde bist? . . . wenn du hungrig bist? Testen Sie 2 von 3 oder 3 von 3.
22. Fragen Sie das Kind: Was macht man mit einer Tasse? Wozu gebraucht man einen Stuhl? Wozu ist ein Bleistift da? Die Antworten müssen Verben enthalten.
23. Überprüfen Sie, ob das Kind eine bestimmte Anzahl von Klötzchen auf ein Blatt Papier stellen kann und sie korrekt zählt.
24. Sagen Sie dem Kind: Leg das Klötzchen **auf** den Tisch; . . . **unter** den Tisch; . . . **vor** mich; . . . **hinter** mich. Testen Sie 4 von 4. (Helfen Sie dem Kind nicht, indem Sie auf den jeweils gewünschten Ort zeigen.)
25. Fragen Sie das Kind: Was ist ein Ball? . . . ein See? . . . ein Tisch? . . . ein Haus? . . . eine Banane? . . . ein Vorhang? . . . ein Zaun? . . . eine Zimmerdecke? Überprüfen Sie auch, ob das Kind Angaben zum jeweiligen Verwendungszweck des Gegenstandes machen kann sowie zu Form und Material, ferner ob es eine übergeordnete Kategorie nennen kann (z. B. daß die Banane eine Frucht ist und nicht nur eine gelbe Farbe hat). Testen Sie 5 von 8 oder 7 von 8.
26. Fragen Sie das Kind: Wenn ein Pferd groß ist, dann ist eine Maus . . . ? Wenn Feuer heiß ist, dann ist Eis . . . ? Wenn die Sonne am Tag scheint, dann scheint der Mond in der . . . ? Testen Sie 2 von 3.
27. Das Kind sollte an der Wand oder an einem Geländer entlang laufen können ohne Hilfe einer Person. Es sollte nicht krabbeln.
28. Das Kind soll einen Ball überkopf etwa einen Meter weit werfen, so daß er in die unmittelbare Reichweite des Untersuchers fällt.
29. Das Kind muß aus dem Stand heraus einen Sprung über 20 cm machen.
30. Das Kind soll im Gänsefüßchenmarsch vorwärts laufen. 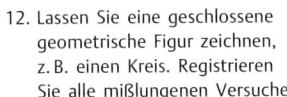 Der Untersucher kann es ggf. vormachen. Das Kind sollte mindestens vier Schritte laufen.
31. Im zweiten Lebensjahr ist die Hälfte aller normal entwickelten Kinder nicht kooperativ.

Während der Anamneseerhebung sollte das Kind in der Regel bekleidet bleiben. Dies kann die Untersuchung verlängern, vermeidet aber, daß die Kinder sich fürchten, und ermöglicht später, ihre Reaktion auf das Entkleiden oder ihre Fähigkeit, sich selbst an- und auszuziehen, zu beobachten. Gewöhnlich spielen Kinder auch unbelasteter und interagieren angemessener mit ihren Eltern und dem Untersucher, wenn sie vollständig bekleidet sind.

Dieser Dialog gibt Hinweise auf die Aufnahme- und Ausdrucksfähigkeit des Kindes und bestimmt die Vorgehensweise des Untersuchers.

Sprechen Sie mit den Kindern ihrem Alter entsprechend und stellen Sie ihnen einfache Fragen zu ihrer Gesundheit oder Krankheit. Sagen Sie ihnen, daß Ihnen ihr Aussehen, ihre Kleidung oder ihre Leistung gefällt, erzählen Sie eine Geschichte oder führen Sie ihnen einen einfachen Trick vor, um „das Eis zu brechen".

Reagieren Kinder auf Gespräche und an sie gerichtete Fragen mit Schweigen, Bedecken der Augen oder Angst, ignorieren Sie sie vorübergehend.

Eine sorgfältige Beobachtung der Reaktionen der Eltern auf die verbalen und nonverbalen Signale des Kindes kann Hinweise auf Probleme geben, wie überängstliche Eltern, desinteressierte Eltern, die nur unzureichende Anregung bieten, gestreßte Familien, Problemfamilien und möglicherweise auch mißhandelnde Eltern.

Beziehen Sie in Ihre Beobachtungen während des Gesprächs auch eine allgemeine Einschätzung der Erkrankung oder des Wohlergehens, der Stimmung, des Ernährungszustandes, der Sprache, des Schreiens, des Atemmusters, des Gesichtsausdrucks, des Alters und der dazugehörigen emotionalen Reife, der Körperhaltung (insbesondere wenn sie Unbehagen ausdrückt) und der seinem Entwicklungsstand entsprechenden Fähigkeiten mit ein. Beobachten Sie auch die Interaktion zwischen Eltern und Kind, einschließlich der Frage, inwieweit Trennung toleriert wird oder es Anzeichen für Zuneigung und Reaktion auf disziplinarische Maßnahmen gibt.

Eltern, die ihr Kind mißhandeln, achten wenig oder überhaupt nicht auf ihr Kind, behandeln es eher wie einen Gegenstand als einen Menschen. Ebenso zeigt ein mißhandeltes Kind gewöhnlich keine Trennungsängste, wenn es körperlich und räumlich von den Eltern entfernt wird. Auf der anderen Seite können das Kind und die Eltern aber auch übermäßig viel Zuneigung für einander zeigen, um die Mißhandlung zu verbergen.

Spezifische Tests zum Entwicklungsstand (wie das Bauen von Türmen und das Spielen mit Bauklötzen, Ballspielen mit dem Untersucher sowie Hüpfen, Seilspringen und Springen) sind am besten am Ende des Gesprächs und direkt vor der körperlichen Untersuchung durchzuführen. Durch diese Pause mit „Spiel und Spaß" gewinnt der Untersucher das Vertrauen des Kindes, und die Kooperation während der Untersuchung wird verbessert.

Vorbereitung des Kindes auf die Untersuchung. Die eigentliche Durchführung der körperlichen Untersuchung muß, von wenigen Ausnahmen abgesehen, nicht auf der Untersuchungsliege stattfinden. Einige Teile der Untersuchung lassen sich am besten durchführen, wenn das Kind steht, auf dem elterlichen Schoß oder auch auf dem Schoß des Untersuchers sitzt. Das Kind muß während der gesamten Untersuchung nicht vollständig unbekleidet sein. Häufig reicht es aus, den gerade untersuchten Körperteil freizumachen, um so Proteste des Kindes zu vermeiden. Gelegentlich weigert sich ein Kind, sich auszuziehen, weil der Untersuchungsraum kühl und die Untersuchungsliege und die Instrumente (einschließlich der Hände des Untersuchers) kalt sind, und nicht etwa aus Angst oder weil es sich schämt.

Einige wenige Kinder weigern sich regelrecht, sich auszuziehen. Die meisten jedoch gestatten ein Ausziehen bis auf die Unterwäsche und lassen sich problemlos auf die Untersuchungsliege setzen.

Werden zwei oder mehr Geschwister untersucht, beginnen Sie mit dem ältesten Kind, das wahrscheinlich am besten kooperiert und so seinen jüngeren Geschwistern mit gutem Beispiel vorangeht.

Bitten Sie einen Elternteil, sich während der Untersuchung rechts vom Kind und links von Ihnen an das Kopfende der Untersuchungsliege zu stellen. Wie auch bei Kleinkindern ist hier Ablenkung der Schlüssel zu einer guten Kooperation des Kindes. Ein Kind in dieser Altersgruppe ist jedoch nicht so leicht abzulenken wie ein Säugling. Gehen Sie daher freundlich auf den Patienten zu und erläutern Sie, wenn möglich, jeden Schritt der Untersuchung, bevor Sie ihn durchführen. Demonstrieren Sie die Techniken an sich selbst, an einer Puppe oder einem Stofftier. Das Kind kann dann verstehen, was mit ihm gemacht wird. Sie können z. B. das Otoskop in Ihr Ohr einführen, die Untersuchungslampe in Ihren geöffneten Mund strahlen lassen oder das Stethoskop auf Ihren Thorax legen. Lassen Sie das Kind mit den Untersuchungsinstrumenten spielen, um so Vertrauen zu schaffen. Tun Sie so, als ob Sie das Untersuchungslicht ausblasen würden oder verwenden Sie den Trichter des Stethoskops als Telefon, um das Kind spielerisch abzulenken.

Hinweise für den Untersucher. Das erste „Auflegen der Hände" ist der wichtigste Punkt der Untersuchung. Leistet das Kind Widerstand, dann wahrscheinlich in diesem Moment. Der erste Kontakt sollte daher an unempfindlichen Stellen stattfinden.

Halten Sie die Hand des Patienten, zählen Sie die Finger und palpieren Sie Handgelenk und Ellenbogen. Sprechen Sie dabei sanft mit dem Kind, um es so zu beruhigen.

Berühren beide Hände des Untersuchers den Körper des Patienten, hat dies eine beruhigende Wirkung auf das Kind. Es zieht sich dann wahrscheinlich nicht so leicht unwillkürlich zurück, als wenn nur eine Hand oder einige Finger zur Untersuchung verwendet werden.

Wenn Sie z. B. das Herz untersuchen, legen Sie Ihre linke Hand auf die rechte Schulter des Patienten, während Ihre rechte Hand, die das Stethoskop hält, die Thoraxwand berührt.

In gewissem Sinne fungiert die linke Hand gleichzeitig als ablenkende und beruhigende Kraft. Der Untersucher, der sich ohne Zögern, sicher und präzise bewegt, und der während der Untersuchung freundlich und beruhigend mit dem Kind redet, wird keine Ängste hervorrufen. Die meisten Kinder leisten mehr Widerstand, wenn barsch mit ihnen gesprochen wird.

Wenn Sie ein Kind bitten, etwas im Hinblick auf die Untersuchung zu tun, tun Sie dies mit fester Stimme und eindeutigen Anweisungen. Sagen Sie dem Kind eher was zu tun ist, als es darum zu bitten. Sagen Sie z. B. „Dreh dich bitte auf den Rücken" statt „Würdest du dich bitte auf den Rücken drehen?"

Häufig sitzen oder liegen Kinder passiv auf der Untersuchungsliege und bedecken beide Augen mit den Händen, da sie glauben, daß der Untersucher sie nicht sehen kann, wenn sie ihn nicht sehen. Diese Haltung kann toleriert werden, denn sie stört die Untersuchung nicht. Die Augen können dann untersucht werden, wenn das Kind wieder angezogen ist.

Während dieser ersten Untersuchungsschritte kann eine sorgfältige Beobachtung Hinweise auf viele pathologische Befunde, einschließlich Tachypnoe, Tachykardie, Hautausschläge, Muttermale, Verletzungen, asymmetrische Augenbewegungen, verminderten oder erhöhten Muskeltonus, Sprachstörungen oder verminderte feinmotorische Fähigkeiten ergeben.

Organisieren Sie die Reihenfolge Ihrer Untersuchung so, daß die am wenigsten unangenehmen Untersuchungen zu Beginn und die schmerzhafteren zuletzt durchgeführt werden. Führen Sie daher die Teile der Untersuchung, die am sitzenden Patienten durchgeführt werden können, wie Palpation, Perkussion und Auskultation von Herz und Lunge, durch, bevor sich das Kind hinlegt. Da sich das Kind im Liegen schutzloser fühlen und sich einer weiteren Untersuchung evtl. widersetzt, gehen Sie hier mit besonderer Sorgfalt vor. Sie können Ängste des Kindes oft vermeiden, indem Sie mit Ihrem Arm Kopf und Rücken des Kindes abstützen, während dieses sich hinlegt. Sobald das Kind liegt, untersuchen Sie zuerst das Abdomen, dann den Hals und die Ohren und zuletzt die Genitalien und das Rektum. Die Untersuchung von Genitalien und Damm ist für das Kind gewöhnlich weniger unangenehm als die Untersuchung des Pharynx, wenn keine Rektaluntersuchung durchgeführt wird. Da manche Eltern jedoch peinlich berührt sind oder Schamgefühle haben, sollten Sie diesen Teil der Untersuchung bis zuletzt aufschieben.

Das Wohlbefinden des Kindes sollte bei der Untersuchung an erster Stelle stehen. Direkt vor dem jeweiligen Untersuchungsschritt sollten Sie dem Kind freundlich, aber sachlich sagen, daß dieser evtl. Schmerzen verursachen oder unangenehm sein kann. In den Fällen, in denen sich ein Kind vor einer bestimmten Untersuchung besonders ängstigt (z. B. vor der Untersuchung des Halses), führen Sie diesen Untersuchungsschritt zuerst aus. Um ein zufriedenstellendes Gespräch zu führen, kann es unter Umständen erforderlich sein, erst die gesamte körperliche Untersuchung zu beenden und dann die umfassende Anamnese zu erheben. Unangenehme Teile der Untersuchung sollten schnell beendet werden, um das Unbehagen des Kindes zu reduzieren. Der Untersucher sollte jedoch nicht vergessen, daß die körperliche Untersuchung dem Sammeln wichtiger Informationen dient und daß dem Kind etwas Unbehagen bereitet werden muß, um dieses Ziel zu erreichen. Eine vollständig zu Ende geführte Untersuchung stellt für die Eltern und den Untersucher eine Quelle der Zufriedenheit und der Erleichterung dar. Eine unvollständige Untersuchung ist dagegen frustrierend und für beide Teile unbefriedigend.

Selten ist es für das Wohl des Kindes oder der Eltern erforderlich, eine Untersuchung abzubrechen und zu anderer Zeit fortzusetzen.

Widerstand gegen die Untersuchung. Natürlich wehrt sich das Kind manchmal gegen die Untersuchung. Einige Kinder schreien während der gesamten Untersuchung, wehren sich aber nicht körperlich dagegen. Die meisten Kleinkinder wehren sich gegen die Untersuchung und versuchen unablässig, sich aufzusetzen. Sie suchen Trost und Schutz in den Armen der Eltern. Die Eltern können hier helfend eingreifen und dem Kind gut zureden und es bei Teilen der Untersuchung, wie der von Ohren und Hals, festhalten.

Unter gewöhnlichen Umständen kann es hilfreich sein, außer dem Elternteil eine weitere Person hinzuzuziehen, um das Kind festzuhalten. Bei der körperlichen Untersuchung sollte jedoch nicht zu anderen Mitteln der Fixierung gegriffen werden.

Ist der Widerstand dem Alter des Kindes nicht angemessen, sollte der Untersucher die Möglichkeit zugrundeliegender Entwicklungsstörungen, psychischer Probleme oder Probleme bei der Interaktion zwischen Eltern und Kind in Betracht ziehen.

Der Untersucher sollte evtl. Frustration oder Ärger nicht zum Ausdruck bringen, sondern den Eltern versichern, daß der Widerstand des Kindes in diesem Entwicklungsalter normal ist. Eltern, die verlegen sind, wollen das Problem meist dadurch lösen, daß sie mit dem Kind schimpfen. Einige Eltern sind der Ansicht, daß der Untersucher Schuld hat, wenn sich das Kind während der Untersuchung nicht kooperativ zeigt. Andere glauben, daß ein solcher Widerstand ein Zeichen für den Grad der Selbständigkeit des Kindes sei.

Junge unerfahrene Ärzte sind gewöhnlich bei der Untersuchung sehr kleiner Kinder weniger erfolgreich als bei älteren Kindern. Mit zunehmender Erfahrung, Ausdauer und Geduld sollten sich die Erfolge jedoch bald einstellen. Es ist zwar schwierig, zu vermitteln, „wie man auf ein unwilliges Kind zugehen muß," die wichtigsten Faktoren sind jedoch Flexibilität, Enthusiasmus und eine zwar informelle, aber dennoch bestimmte Vorgehensweise. Der Untersucher muß lernen, welche Technik ihm am besten zusagt und welche Vorgehensweise für ihn die beste ist.

Vorgehensweise in der späten Kindheit

Allgemeine Vorgehensweise. Gewöhnlich bereitet die Untersuchung von Kindern im Schulalter wenig Schwierigkeiten. Einige haben jedoch unangenehme Erinnerungen an frühere Arztbesuche und wehren sich entsprechend.

Stellen Sie dem Kind Fragen, um seine zeitliche und räumliche Orientierung, seinen Wissensstand und seine sprachlichen und rechnerischen Fähigkeiten festzustellen. Wenn Sie Zweifel bezüglich der kognitiven Fähigkeiten eines Kindes haben, verwenden Sie Intelligenztests wie den Goodenough-Strichmännchentest, den Durrell- oder den Bender-Test. Sind formelle psychologische Tests erforderlich, sollten Sie nicht zu viele Tests durchführen, um Fehler aufgrund der Vertrautheit mit den Inhalten zu vermeiden. Beobachten Sie die motorischen Fertigkeiten beim Schreiben, Binden der Schnürsenkel, Zuknöpfen des Hemdes und beim Gebrauch einer Schere. Stellen Sie fest, ob das Kind bei sich (im Alter von 6 oder 7 Jahren) bzw. bei anderen (im Alter von 8 oder 9 Jahren) zwischen rechts und links unterscheiden kann.

Körperliche Untersuchung. Das Schamgefühl eines Kindes kann das größte Hindernis für eine erfolgreiche Untersuchung sein. Mädchen sollten auch schon ab dem Alter von 6 Jahren das Unterhemd die meiste Zeit anbehalten. Jungen und Mädchen sollten, auch wenn der untere Teil des Körpers bedeckt ist, die Unterhose solange anbehalten, bis sie sie zu Untersuchungszwecken ausziehen müssen. Jüngere Kinder wollen häufig, daß Geschwister des jeweils anderen Geschlechts den Raum verlassen, ältere Jungen ziehen es häufig vor, daß ihre Mutter während der Untersuchung den Raum verläßt, während ältere Mädchen wollen, daß ihr Vater hinausgeht.

Die Reihenfolge der Untersuchung im späten Kindesalter kann der von Erwachsenen entsprechen. In jedem Alter sollten jedoch schmerzhafte Untersuchungen immer zuletzt durchgeführt werden.

Vorgehensweise in der Adoleszenz

Allgemeine Vorgehensweise. Der Schlüssel für eine erfolgreiche körperliche Untersuchung von Jugendlichen ist eine angenehme Umgebung, in der sie sich sicher fühlen. Es sollte eine vertrauensvolle Beziehung aufgebaut werden, die dann eine entspanntere und aussagekräftigere körperliche Untersuchung ermöglicht. Der Arzt muß die geistige Entwicklung des Jugendlichen bei der Untersuchung berücksichtigen. Viele entwickeln in diesem Alter Selbstgefühl und Selbständigkeit, und der Untersucher muß diese Punkte bei Entscheidungen über Fragen der Intimsphäre, der Einbeziehung der Eltern und der Vertraulichkeit berücksichtigen.

Wie bei einem älteren Kind spielt auch bei Jugendlichen das Schamgefühl eine große Rolle. Der Patient sollte bis zum Beginn der körperlichen Untersuchung bekleidet bleiben. Die meisten älteren Jugendlichen ziehen es vor, wenn Eltern oder erwachsene Aufsichtspersonen das Behandlungszimmer bei der Untersuchung verlassen. Jüngere Jugendliche ziehen es vor, ein Familienmitglied, insbesondere eine Person gleichen Geschlechts dabei zu haben, wenn der Untersucher anderen Geschlechts ist.

Körperliche Untersuchung. Die körperliche Untersuchung eines Jugendlichen gleicht der eines Erwachsenen, und der Untersucher sollte entsprechend vorgehen. Besondere Aufmerksamkeit sollte jedoch Fragen gelten, die sich ausschließlich auf Jugendliche beziehen. Der Arzt muß mit dem normalen sexuellen Reifungsprozeß gut vertraut sein. Er muß diesen bei allen Jugendlichen beurteilen, um sicherzugehen, daß Wachstum und Entwicklung normal verlaufen. Aus demselben Grund sind Größe und Gewicht bei jedem Arztbesuch festzustellen. Die Wirbelsäule ist besonders bei jüngeren Jugendlichen, bei denen eine Skoliose häufig fortschreitet, zu untersuchen.

Unabhängig vom Alter sind bei sexuell aktiven Mädchen regelmäßig gynäkologische Untersuchungen durchzuführen und Pap.-Abstriche zu nehmen.

Bei jungen Ärzten ruft die Untersuchung von Jugendlichen häufig Ängste hervor, da der Patient möglicherweise seine Privatsphäre verletzt sieht. Mit zunehmender Erfahrung, Kenntnis und Verständnis können diese Begegnungen für den Jugendlichen wie auch für den Arzt sehr bereichernd sein.

Untersuchungstechniken

Allgemeine Untersuchung

So können sich z. B. *Vernachlässigung durch die Eltern, chronische Nierenerkrankung* und *juvenile Hypothyreose* als Wachstumsstörung manifestieren.

Die sorgfältige Beobachtung von Säuglingen und Kindern über einen längeren Zeitraum kann sehr viel Freude bereiten, gleiches gilt auch für die Beobachtung allgemeiner körperlicher Merkmale und Verhaltensmerkmale. Dieser Abschnitt behandelt die Bestimmung der Vitalzeichen und der Körpergröße, die besonders bei Säuglingen und Kindern von großer Bedeutung ist, da Abweichungen von den Normwerten die ersten und einzigen Anzeichen einer Erkrankung sein können.

Temperaturmessung. Die Temperatur ist immer dann zu messen, wenn Verdacht auf eine Infektion, Kollagenose oder ein Malignom besteht. Bei Patienten, bei denen kein Verdacht auf eine Erkrankung besteht (z. B. bei der Untersuchung eines gesunden Kindes), ist eine Temperaturmessung nicht erforderlich.

Die Techniken für die Temperaturmessung im Gehörgang sowie für die orale, elektronische orale und rektale Temperaturmessung bei Erwachsenen wurden auf den S. 143 f beschrieben. Die axillare Temperaturmessung und die Messung mit auf die Haut geklebten Kunststoffthermometern sind für klinische Zwecke nicht genau genug. Auf Intensivstationen für Neugeborene werden elektronische Dermalthermometer für eine kontinuierliche Messung der Temperatur verwendet.

Bei Kindern und Heranwachsenden ist die Temperaturmessung im Gehörgang vorzuziehen, da sie schnell und praktisch ohne Unbehagen durchzuführen ist.

Allerdings wird bei Säuglingen und Kindern bis 3 Jahren die rektale Temperaturmessung bevorzugt. Dies beruht darauf, daß klinische Studien, die sich mit der Diagnose schwerer bakterieller Infektionen beschäftigt haben, die rektale Temperatur immer wieder als Hauptkriterium herangezogen haben. Solange noch keine Studien über die Temperatur im Gehörgang als Kriterium für die Diagnose schwerer bakterieller Infektionen durchgeführt worden sind, sollte in dieser Altersklasse die Rektaltemperatur gemessen werden.

Rektaltemperatur. Die Rektaltemperatur ist relativ einfach zu messen. **Legen Sie den Säugling oder das Kind bäuchlings auf die Untersuchungsliege, auf den Schoß der Eltern oder Ihren eigenen Schoß. Spreizen Sie die Gesäßbacken mit dem Daumen und dem Zeigefinger einer Hand und führen Sie vorsichtig ein mit Gleitmittel versehenes Rektalthermometer ungefähr 2,5 cm durch den Afterschließmuskel in das Rektum ein (in einem Winkel von ungefähr 20° von der Liege oder dem Schoß aus). Das Thermometer sollte mindestens 2 Minuten eingeführt bleiben. Eine Methode, das Kind bei der Messung der Rektaltemperatur zu halten, wird rechts gezeigt.**

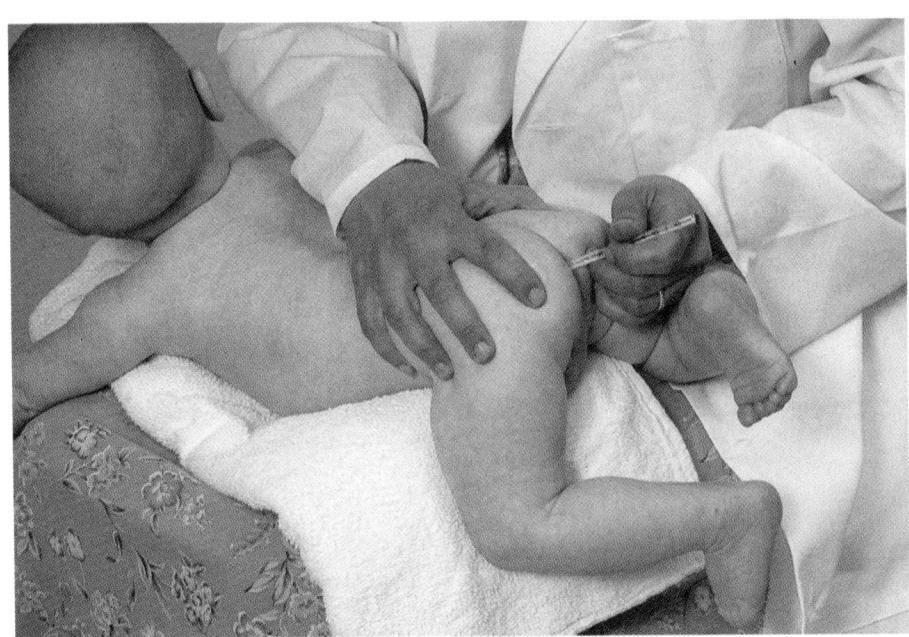

Die Körpertemperatur schwankt bei Säuglingen und Kindern stärker als bei Erwachsenen. Die durchschnittliche Rektaltemperatur ist im Säuglings- und im Kleinkindalter höher und fällt normalerweise bis zum dritten Lebensjahr nicht unter 37,2 °C. Bei Kindern kann die Körpertemperatur im Verlauf eines einzigen Tages um 1,7 °C oder mehr schwanken. Bei gesunden Kindern kann die Rektaltemperatur bis zu 38,3 °C betragen, insbesondere am späten Nachmittag nach einem Tag voller Aktivitäten.

Angst kann die Körpertemperatur erhöhen, wie sich an der Häufigkeit zeigt, mit der erhöhte Temperaturen bei Kindern während elektiver Krankenhauseinweisungen auftreten. Werden Kinder dick angezogen, kann dies zu einer erhöhten Hauttemperatur, nicht jedoch zu einem Anstieg der Kerntemperatur führen.

Eine lebensbedrohliche Infektion geht zwar gewöhnlich mit Fieber einher, bei einem Kind mit einer derartigen Infektion kann die Temperatur jedoch normal sein oder sogar unter dem Normalwert liegen. Auf der anderen Seite sind in der frühen Kindheit auch bei leichteren Infektionen hohe Temperaturen (39,5–40,5 °C) häufig.

Puls. Bei Säuglingen und Kindern schwankt die Herzfrequenz, und Krankheiten, körperliche Anstrengung und Stimmungsschwankungen wirken sich in höherem Maße darauf aus als bei Erwachsenen. Die durchschnittliche, altersbezogene Herzfrequenz ist in Tab. 19.**3** aufgeführt.

Nach dem ersten Lebensmonat weist ein Puls über 180 Schläge pro Minute auf eine *paroxysmale Atriumtachykardie* hin.

Messen Sie die Herzfrequenz bei Säuglingen, indem Sie die Pulsationen der Stirnfontanelle beobachten oder die Aa. femorales in der Leistengegend und die Aa. brachiales in der Mitte des Oberarms palpieren. Sie können auch das Herz direkt auskultieren, falls die Frequenz sehr hoch ist. Palpieren Sie bei älteren und kooperierenden jüngeren Kindern die A. radialis am Handgelenk.

Tabelle 19.3 Durchschnittliche Herzfrequenz in Ruhe bei Säuglingen und Kindern

Alter	Durchschnittliche Herzfrequenz	Streubreite (zwei Standardabweichungen)
Geburt	140	90–190
0– 6 Monate	130	80–180
6–12 Monate	115	75–155
1– 2 Jahre	110	70–150
2– 6 Jahre	103	68–138
6–10 Jahre	95	65–125
10–14 Jahre	85	55–115

Eine Atemfrequenz von 100 Atemzügen pro Minute ist bei Erkrankungen mit Obstruktion der unteren Atemwege (z. B. *Bronchiolitis, Pneumonie* und *Bronchialasthma*) zu beobachten.

Atemfrequenz. Wie die Herzfrequenz weist auch die Atemfrequenz bei Säuglingen und Kindern größere Schwankungen auf und reagiert sensibler auf Erkrankungen, körperliche Anstrengung und die jeweilige Gemütslage als bei Erwachsenen. Die Atemfrequenz liegt bei Neugeborenen zwischen 30 und 60, in der frühen Kindheit zwischen 20 und 40, in der späten Kindheit zwischen 15 und 25 Atemzügen pro Minute. Die Werte von Erwachsenen werden im Alter von 15 Jahren erreicht.

Die Atemfrequenz kann bei Frühgeburten und termingerechten Neugeborenen von Augenblick zu Augenblick stark schwanken und zwischen schneller und langsamer Atmung abwechseln. Das Atemmuster sollte länger als die üblichen 30–60 Sekunden beobachtet werden, um die tatsächliche Frequenz feststellen zu können. Die Atemfrequenz im Schlaf ist am zuverlässigsten. Im Säuglingsalter und in der frühen Kindheit herrscht die Zwerchfellatmung vor und die Thoraxexkursion ist minimal.

Bestimmen Sie die Atemfrequenz, indem Sie das Abdomen und nicht die Thoraxexkursion beobachten. Eine Auskultation des Thorax und ein Stethoskop vor dem Mund und den Nasenlöchern sind ebenfalls zur Bestimmung der Atemfrequenz in dieser Altersgruppe geeignet. Beobachten Sie bei älteren Kindern die Thoraxbewegungen direkt oder legen Sie Ihre Hand auf den Thorax, um die Atemfrequenz zu bestimmen.

Blutdruck. Bei Säuglingen und Kindern wird der Blutdruck häufig nicht gemessen, da man fälschlicherweise davon ausgegangen ist, daß dies bei einem aktiven Kind zu schwierig sei. Wird das Verfahren jedoch vorher erläutert und gezeigt, sind die meisten Kinder ab 3 Jahren von dem Sphygmomanometer fasziniert und sehr kooperativ. Eine Blutdruckmessung sollte Bestandteil jeder körperlichen Untersuchung von Kindern über 2 Jahren sein. Auch bei jüngeren Kindern, deren Krankengeschichte oder körperliche Untersuchung vermuten läßt, daß der Blutdruck zu hoch oder zu niedrig (selten) ist, sollte eine diesbezügliche Messung durchgeführt werden.

Bei Gesunden ist der Blutdruck bei körperlicher Anstrengung, Schreien und emotionaler Erregung erhöht. Da Kinder vor der gesamten klinischen Untersuchung wie auch vor der Blutdruckmessung *per se* Angst haben können, messen die meisten Ärzte den Blutdruck gerne am Ende der Untersuchung. Andere wiederholen die Messung am Ende der Untersuchung, falls der Blutdruck am Anfang zu hoch war.

Messen Sie den Blutdruck bei Kindern wie bei Erwachsenen mit dem Sphygmomanometer. Die aufblasbare Gummimanschette sollte so lang sein, daß sie den Oberarm oder den Oberschenkel zu 80–100 % bedeckt. Sie sollte so breit sein, daß sie ungefähr 75 % des Oberarms oder des Oberschenkels abdeckt. Mit einer schmaleren Blutdruckmanschette ermitteln Sie zu hohe Blutdruckwerte, mit einer zu breiten hingegen zu niedrige Werte. Außerdem verhindert letztere die richtige Plazierung des Stethoskoptrichters über der Arterie an der Ellenbeuge oder in der Kniekehle.

Wie bei Erwachsenen wird bei Kindern der Punkt, an dem die Korotkoff-Töne verschwinden, als diastolischer Druck verzeichnet. Unter Umständen, insbesondere in der frühen Kindheit, sind die Korotkoff-Töne infolge einer engen oder tief liegenden A. brachialis nicht zu hören.

Bestimmen Sie in diesen Fällen den systolischen Blutdruck durch Palpation (S. 295). Dieser ist ungefähr um 10 mmHg niedriger als der durch Auskultation festgestellte systolische Druck.

Flush-Technik. Bei Säuglingen und sehr kleinen Kindern ist diese Art der Blutdruckmessung aufgrund zu dünner Gliedmaßen und fehlender Kooperation nicht möglich. Mit der *Flush-Technik* kann man jedoch einen Wert zwischen systolischem und diastolischem Blutdruck erhalten.

Wickeln Sie bei angelegter Manschette eine elastische Binde eng von den Fingern bis zur Ellenbeuge um den erhobenen Arm. Dies entleert die Kapillaren und das Venennetz fast vollständig. Pumpen Sie die Manschette auf einen Druck über dem erwarteten systolischen Wert auf, nehmen Sie die elastische Binde ab und legen Sie den blassen Arm an der Seite des Patienten ab. Lassen Sie den Manschettendruck solange allmählich ab, bis die Farbe plötzlich in Unterarm, Hand und Finger zurückkehrt. Der Endpunkt ist eindeutig. Diese Methode kann auch am Bein angewendet werden.

Eine präzisere Messung des systolischen Blutdrucks bei Säuglingen und sehr kleinen Kindern kann mit einem elektronischen Sphygmomanometer (Doppler) erzielt werden. Dieses mißt den arteriellen Blutfluß, wandelt ihn in systolische Blutdruckwerte um und gibt diese auf einer Digitalanzeige wieder. Aufgrund der Anschaffungs- und Unterhaltungskosten für dieses Gerät ist sein Einsatz auf Krankenhäuser und Herzzentren beschränkt.

Angst kann zu einem erhöhten systolischen Blutdruck führen.

Bei Säuglingen liegt der Blutdruck am Oberschenkel ungefähr um 10 mmHg höher als am Oberarm. Stimmen beide Werte überein oder ist der Blutdruck am Oberschenkel niedriger, besteht Verdacht auf eine *Aortenisthmusstenose*.

641

Der systolische Blutdruck steigt im Säuglingsalter und in der Kindheit allmählich an. Er wird in mmHg gemessen und liegt bei Jungen bei der Geburt normalerweise bei ungefähr 70 mmHg, mit 1 Monat bei 85 mmHg und mit 6 Monaten bei 90 mmHg.

Die „1995 National Heart, Lung, and Blood Institute's National High Blood Pressure Working Group in Hypertension Control in Children and Adolescents" definierte den *normalen Blutdruck* als systolische und diastolische Blutdrücke unterhalb der 90. Perzentile bezogen auf Alter und Geschlecht, *hohen normalen Blutdruck* als durchschnittliche systolische und/oder durchschnittliche diastolische Blutdrücke zwischen der 90. und 95. Perzentile bezogen auf Alter und Geschlecht, und *hohen Blutdruck* (Hypertonie) als durchschnittliche systolische und/oder diastolische Blutdrücke ≥ 95. Perzentile bezogen auf Alter und Geschlecht, wobei mindestens drei Messungen durchzuführen sind. Die Tabellen 19.**4** und 19.**5** (S. 643 u. 644) zeigen die alters- und größenspezifischen Perzentilen, die für diese Beurteilungen erforderlich sind.

Nierenerkrankungen (78 %), Nierenarterienerkrankungen (12 %), Aortenisthmusstenose (2 %) und Phäochromozytom sind die häufigsten Ursachen einer *Hypertonie* im Säuglingsalter und in der frühen Kindheit. Die Prävalenz der idiopathischen Hypertonie nimmt nach dem Alter von 6 Jahren immer mehr zu. Bei Jugendlichen ist Adipositas häufig von Hypertonie begleitet.

Kinder mit Bluthochdruck sind umfassend auf mögliche Ursachen hin zu untersuchen. Bei Säuglingen und Kleinkindern kann gewöhnlich eine spezifische Ursache ermittelt werden. Bei älteren Kindern und Jugendlichen kann die Ätiologie jedoch unklar bleiben, und in vielen Fällen ist der beobachtete erhöhte Blutdruck ein Entwicklungsphänomen, das mit der Zeit wieder verschwindet.

Körperwachstum

Größen- und Gewichtswerte über der 97. Perzentile oder unter der 3. Perzentile der Standardwachstumsdiagramme können auf eine Wachstumsstörung hinweisen und müssen näher untersucht werden.

Wachstum, das sich in der Zunahme des Körpergewichts, der Körpergröße und des Kopfumfangs in erwarteten Ausmaßen und innerhalb bestimmter Grenzen ausdrückt, ist wahrscheinlich der beste Indikator für gesundheitliches Wohlbefinden. Die Bedeutung dieser Werte ergibt sich aus dem Vergleich mit vorangegangenen Messungen desselben Parameters, mit Durchschnittswerten und Standardabweichungen für diesen Parameter, wie sie auch bei anderen Personen zu finden sind, und mit den Werten der anderen Parameter bei demselben Patienten. Die Maße des Körperwachstums bei Säuglingen und Kindern sind daher in Standardwachstumsdiagramme einzutragen, so daß diese Vergleiche gezogen werden können (S. 647 ff).

Größe. Messen Sie die Körpergröße eines Säuglings, indem Sie ihn, wie auf S. 645 gezeigt, auf eine Meßplatte oder einen Meßtisch legen. Stehen solche Hilfsmittel nicht zur Verfügung, messen Sie auf dem Papier der Untersuchungsliege den Abstand zwischen den Markierungen, die den Scheitel und die Fersen des Säuglings kennzeichnen. Eine direkte Messung des Säuglings mit einem Maßband ist ungenau, außer wenn die Beine des Kindes ausgestreckt sind und eine Arzthelferin diese ruhig hält. Messen Sie bei älteren Kindern die Größe am stehenden Kind, wobei Fersen, Rücken und Kopf

Tabelle 19.4 Blutdruckwerte für die 90. und 95. Blutdruckperzentile und für die Größenperzentile bei Jungen zwischen 1 und 17 Jahren

Alter, Jahre	Blutdruckperzentile[a]	Systolischer Blutdruck für die Größenperzentile (mmHg)[b]							Diastolischer Blutdruck für die Größenperzentile (mmHg)[b]						
		5%	10%	25%	50%	75%	90%	95%	5%	10%	25%	50%	75%	90%	95%
1	90.	94	95	97	98	100	102	102	50	51	52	53	54	54	55
	95.	98	99	101	102	104	106	106	55	55	56	57	58	59	59
2	90.	98	99	100	102	104	105	106	55	55	56	57	58	59	59
	95.	101	102	104	106	108	109	110	59	59	60	61	62	63	63
3	90.	100	101	103	105	107	108	109	59	59	60	61	62	63	63
	95.	104	105	107	109	111	112	113	63	63	64	65	66	67	67
4	90.	102	103	105	107	109	110	111	62	62	63	64	65	66	66
	95.	106	107	109	111	113	114	115	66	67	67	68	69	70	71
5	90.	104	105	106	108	110	112	112	65	65	66	67	68	69	69
	95.	108	109	110	112	114	115	116	69	70	70	71	72	73	74
6	90.	105	106	108	110	111	113	114	67	68	69	70	70	71	72
	95.	109	110	112	114	115	117	117	72	72	73	74	75	76	76
7	90.	106	107	109	111	113	114	115	69	70	71	72	72	73	74
	95.	110	111	113	115	116	118	119	74	74	75	76	77	78	78
8	90.	107	108	110	112	114	115	116	71	71	72	73	74	75	75
	95.	111	112	114	116	118	119	120	75	76	76	77	78	79	50
9	90.	109	110	112	113	115	117	117	72	73	73	74	75	76	77
	95.	113	114	116	117	119	121	121	76	77	78	79	80	80	81
10	90.	110	112	113	115	117	118	119	73	74	74	75	76	77	78
	95.	114	115	117	119	121	122	123	77	78	79	50	80	81	82
11	90.	112	113	115	117	119	120	121	74	74	75	76	77	78	78
	95.	116	117	119	121	123	124	125	78	79	79	80	81	82	83
12	90.	115	116	117	119	121	123	123	75	75	76	77	78	78	79
	95.	119	120	121	123	125	126	127	79	79	80	81	82	83	83
13	90.	117	118	120	122	124	125	126	75	76	76	77	78	79	80
	95.	121	122	124	126	128	129	130	79	50	81	82	83	83	84
14	90.	120	121	123	125	126	128	128	76	76	77	78	79	50	80
	95.	124	125	127	128	130	132	132	80	81	81	82	83	84	85
15	90.	123	124	125	127	129	131	131	77	77	78	79	80	81	81
	95.	127	128	129	131	133	134	135	81	82	83	83	84	85	86
16	90.	125	126	128	130	132	133	134	79	79	80	81	82	82	83
	95.	129	130	132	134	136	137	138	83	83	84	85	86	87	87
17	90.	128	129	131	133	134	136	136	81	81	82	83	84	85	85
	95.	132	133	135	136	138	140	140	85	85	86	87	88	89	89

[a] Die Blutdruckperzentile wurde durch eine einzige Messung bestimmt.
[b] Die Größenperzentile wurde Standardwachstumskurven entnommen.
Mit freundlicher Genehmigung aus: Update on the 1987 Task Force Report on High Blood Pressure in Children and Adolescents: A Working Group Report from the National High Blood Pressure Education Program. *Pediatrics* 98:649, 1996.

Tabelle 19.5 Blutdruckwerte für die 90. und 95. Blutdruckperzentile und für die Größenperzentile bei Mädchen zwischen 1 und 17 Jahren

Alter, Jahre	Blut-druck-perzentile[a]	Systolischer Blutdruck für die Größenperzentile (mmHg)[b]							Diastolischer Blutdruck für die Größenperzentile (mmHg)[b]						
		5%	10%	25%	50%	75%	90%	95%	5%	10%	25%	50%	75%	90%	95%
1	90.	97	98	99	100	102	103	104	53	53	53	54	55	56	56
	95.	101	102	103	104	105	107	107	57	57	57	58	59	60	60
2	90.	99	99	100	102	103	104	105	57	57	58	58	59	60	61
	95.	102	103	104	105	107	108	109	61	61	62	62	63	64	65
3	90.	100	100	102	103	104	105	106	61	61	61	62	63	63	64
	95.	104	104	105	107	108	109	110	65	65	65	66	67	67	68
4	90.	101	102	103	104	106	107	108	63	63	64	65	65	66	67
	95.	105	106	107	108	109	111	111	67	67	68	69	69	70	71
5	90.	103	103	104	106	107	108	109	65	66	66	67	68	68	69
	95.	107	107	108	110	111	112	113	69	70	70	71	72	72	73
6	90.	104	105	106	107	109	110	111	67	67	68	69	69	70	71
	95.	108	109	110	111	112	114	114	71	71	72	73	73	74	75
7	90.	106	107	108	109	110	112	112	69	69	69	70	71	72	72
	95.	110	110	112	113	114	115	116	73	73	73	74	75	76	76
8	90.	108	109	110	111	112	113	114	70	70	71	71	72	73	74
	95.	112	112	113	115	116	117	118	74	74	75	75	76	77	78
9	90.	110	110	112	113	114	115	116	71	72	72	73	74	74	75
	95.	114	114	115	117	118	119	120	75	76	76	77	78	78	79
10	90.	112	112	114	115	116	117	118	73	73	73	74	75	76	76
	95.	116	116	117	119	120	121	122	77	77	77	78	79	80	80
11	90.	114	114	116	117	118	119	120	74	74	75	75	76	77	77
	95.	118	118	119	121	122	123	124	78	78	79	79	80	81	81
12	90.	116	116	118	119	120	121	122	75	75	76	76	77	78	78
	95.	120	120	121	123	124	125	126	79	79	80	80	81	82	82
13	90.	118	118	119	121	122	123	124	76	76	77	78	78	79	80
	95.	121	122	123	125	126	127	128	80	80	81	82	82	83	84
14	90.	119	120	121	122	124	125	126	77	77	78	79	79	80	81
	95.	123	124	125	126	128	129	130	81	81	82	83	83	84	85
15	90.	121	121	122	124	125	126	127	78	78	79	79	80	81	82
	95.	124	125	126	128	129	130	131	82	82	83	83	84	85	86
16	90.	122	122	123	125	126	127	128	79	79	79	80	81	82	82
	95.	125	126	127	128	130	131	132	83	83	83	84	85	86	86
17	90.	122	123	124	125	126	128	128	79	79	79	80	81	82	82
	95.	126	126	127	129	130	131	132	83	83	83	84	85	86	86

[a] Die Blutdruckperzentile wurde durch eine einzige Messung bestimmt.
[b] Die Größenperzentile wurde Standardwachstumskurven entnommen.
Mit freundlicher Genehmigung aus: Update on the 1987 Task Force Report on High Blood Pressure in Children and Adolescents: A Working Group Report from the National High Blood Pressure Education Program. *Pediatrics* 98:649, 1996.

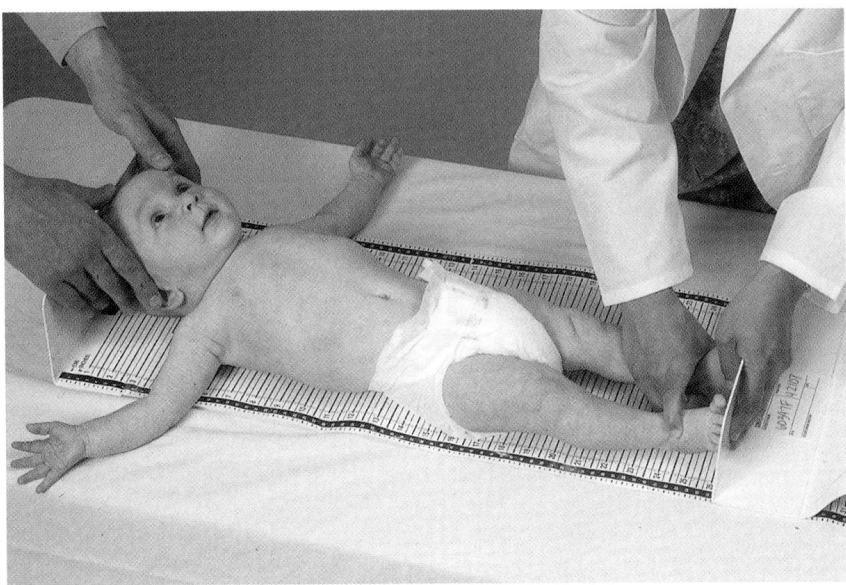

Halten Sie ein kleines Brett rechtwinklig zur Skala flach über den Scheitel des Kindes und lesen Sie die Größe ab.

Wiegetrichter mit Größenskala sind nicht geeignet, da Kinder nicht aufrecht stehen, sofern sie sich nicht an der Wand anlehnen. Viele jüngere Kinder haben auch Angst davor, sich auf die etwas erhöhte, unsichere Plattform einer Waage zu stellen.

Gewicht. Wiegen Sie Säuglinge direkt mit einer Säuglingswaage und nicht indirekt, indem Sie sich zusammen mit dem Säugling wiegen und Ihr Gewicht vom angezeigten Gesamtgewicht abziehen. Ziehen Sie Kinder nach dem Säuglingsalter bis auf die Unterwäsche aus. Verwenden Sie eine Präzisionswaage statt einer Federwaage und wiegen Sie das Kind, wenn möglich, bei jedem Arztbesuch auf derselben Waage.

Kopfumfang. Der Kopfumfang ist in den ersten zwei Lebensjahren bei jeder klinischen Untersuchung zu messen. Messen Sie den Umfang auch bei jeder *Erstuntersuchung* für alle Altersgruppen, um die Wachstumsrate und die Größe des Kopfes zu bestimmen.

Ein Maßband aus Stoff oder Plastik ist für dieses Verfahren am besten geeignet, Sie können aber auch Papiermaßbänder zum Einmalgebrauch verwenden.

Legen sie das Band über Hinterhaupts-, Scheitel- und Stirnhöcker, um den maximalen Umfang zu erhalten. Im Säuglingsalter und in der frühen Kindheit ist dies am besten am liegenden Kind durchzuführen.

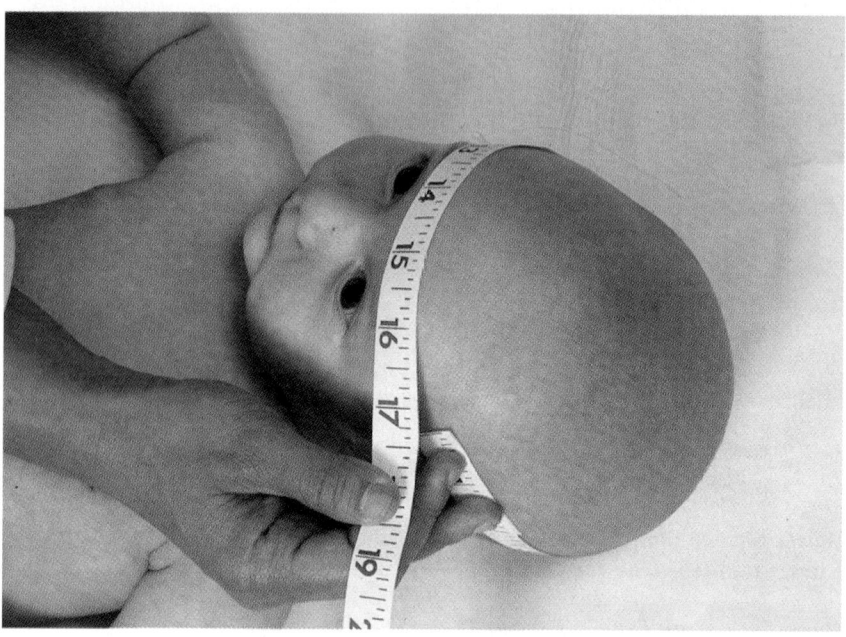

Ist das Wachstum verzögert, ziehen Sie einen *vorzeitigen Schluß der Schädelnähte* oder eine *Mikrozephalie* in Betracht. Mikrozephalie kann erblich sein oder auf verschiedenen Chromosomenanomalien, kongenitalen Infektionen, Stoffwechselstörungen der Mutter oder neurologischen Traumata beruhen. Verläuft das Wachstum zu schnell, ist an einen *Hydrozephalus*, ein *subdurales Hämatom* oder einen *Hirntumor* zu denken.

Der Kopfumfang gibt die Wachstumsrate des Schädels und des Schädelinhalts wieder.

Messungen des Brust- und Bauchumfangs sind im allgemeinen ungenau und haben keine klinische Bedeutung.

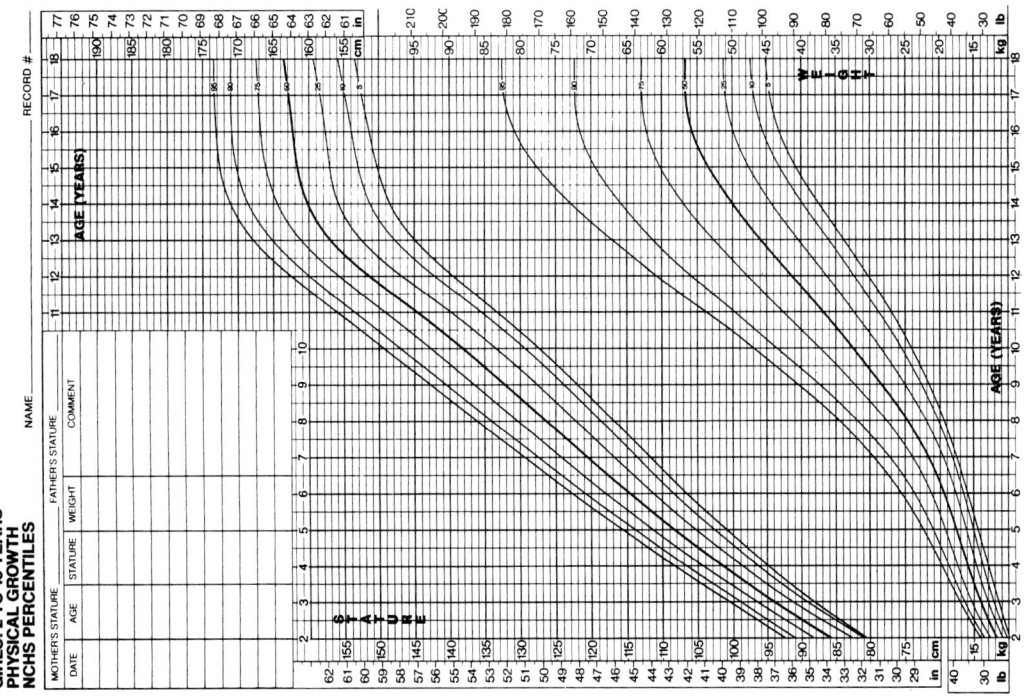

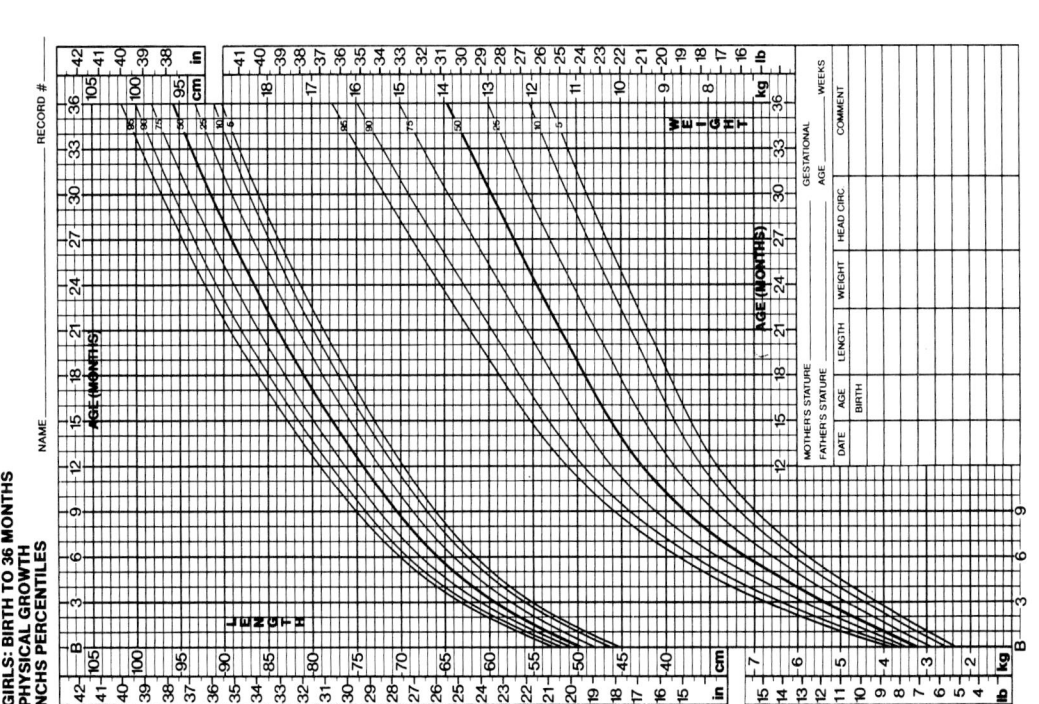

Abgebildet ist das statistische Längenwachstum und die Gewichtszunahme bei Mädchen von der Geburt bis zum 36. Lebensmonat (links) und vom 2. bis zum 18. Lebensjahr (rechts) anhand der Daten des National Center for Health Statistics. (Nach Hamill PVV, Drizd TA, Johnson CL, Reed RB, Roche AF, Moore AM: Physical growth: National Center for Health Statistics percentiles. Am J Clin Nutr 32:607–629, 1979. Daten des National Center for Health Statistics [NCHS], Hyattsville, MD. Abbildungen mit freundlicher Genehmigung der Ross Laboratories, Columbus, OH)

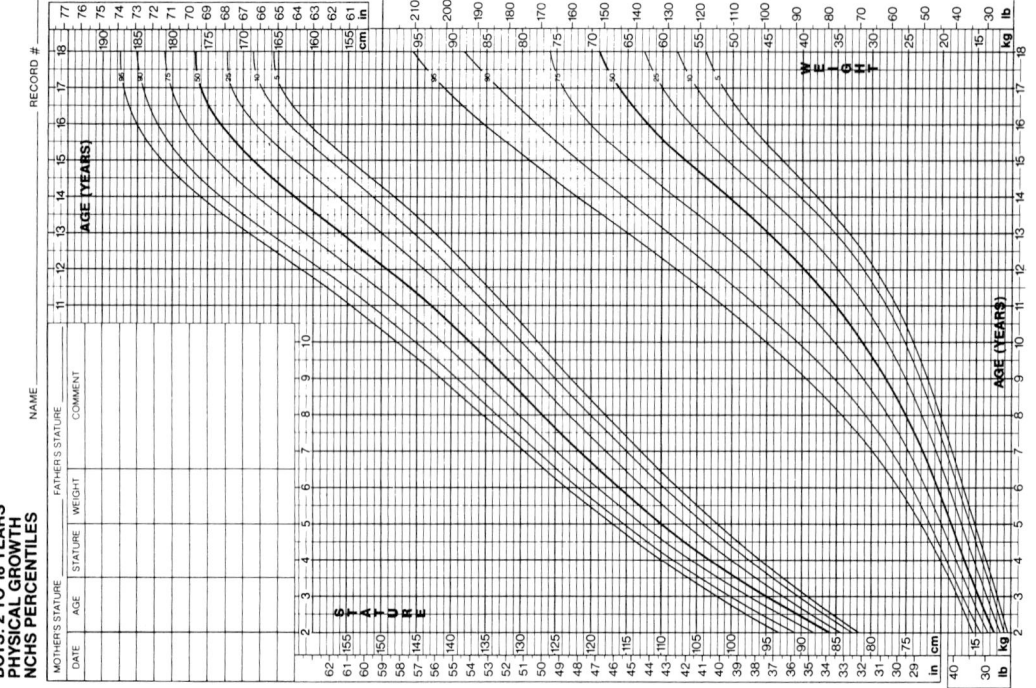

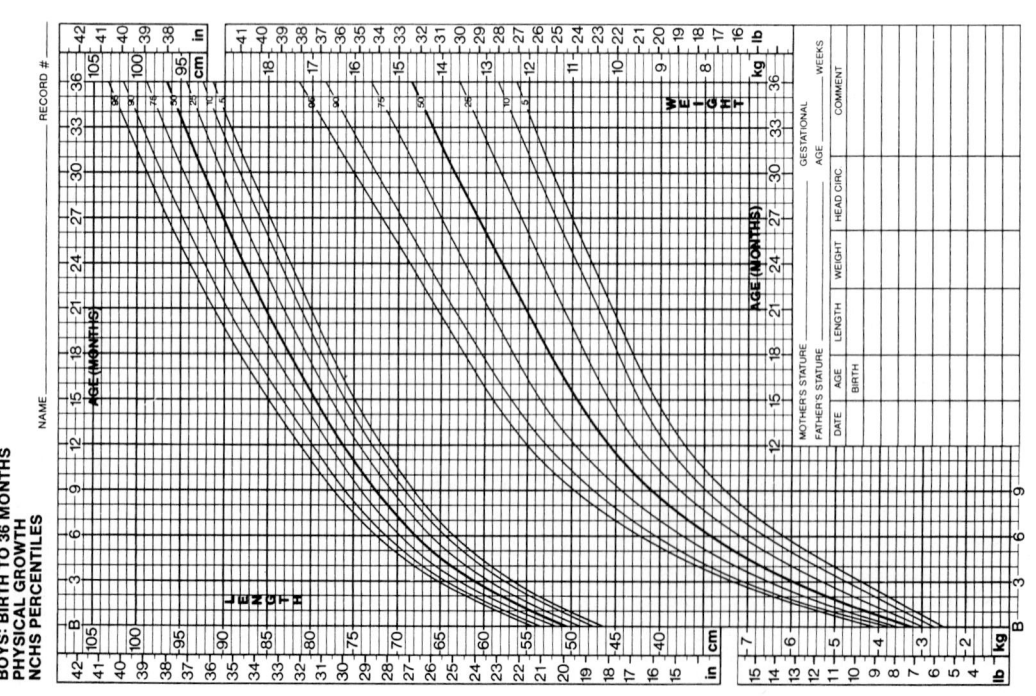

Abgebildet ist das statistische Längenwachstum und die Gewichtszunahme bei Jungen von der Geburt bis zum 36. Lebensmonat (links) und vom 2. bis zum 18. Lebensjahr (rechts) anhand der Daten des National Center for Health Statistics. (Nach Hamill PVV, Drizd TA, Johnson CL, Reed RB, Roche AF, Moore AM: Physical growth: National Center for Health Statistics percentiles. Am J Clin Nutr 32:607–629, 1979. Daten des National Center for Health Statistics [NCHS], Hyattsville, MD. Abbildungen mit freundlicher Genehmigung der Ross Laboratories, Columbus, OH)

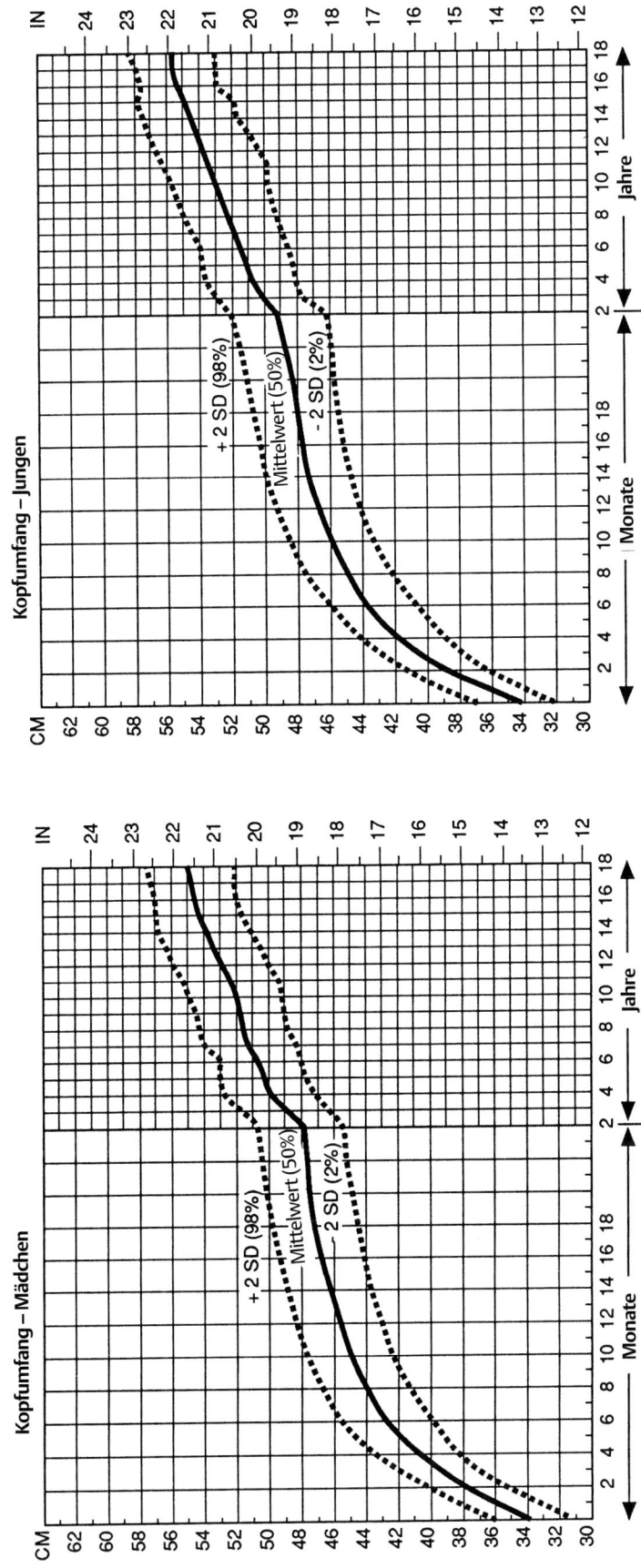

Jungen: Geburt bis 18. Lebensjahr
Wachstum des Kopfumfangs

Kopfumfang – Jungen

+ 2 SD (98%)
Mittelwert (50%)
- 2 SD (2%)

Mädchen: Geburt bis 18. Lebensjahr
Wachstum des Kopfumfangs

Kopfumfang – Mädchen

+ 2 SD (98%)
Mittelwert (50%)
- 2 SD (2%)

(Mit freundlicher Genehmigung nach Wellhaus G: Head circumference from birth to eighteen years. Pediatrics 41:106, 1968)

Haut

Säuglingsalter

Generalisierte Blässe kann entweder auf *Anoxie*, bei der der Pulsschlag verlangsamt ist, oder auf *schwere Anämie*, bei der der Pulsschlag sehr schnell ist, hinweisen.

Dieses marmorierte oder gefleckte netzförmige Muster ist besonders bei Frühgeborenen und bei Säuglingen mit *kongenitaler Hypothyreose* und *Down-Syndrom* vorhanden.

Klingt die Akrozyanose nicht innerhalb von 8 Stunden oder bei Erwärmung des Körpers ab, ist ein primär zyanotischer angeborener Herzfehler in Erwägung zu ziehen.

Textur und Aussehen. Die Haut des Neugeborenen weist viele einzigartige Merkmale auf. Sie ist weich und glatt, da sie dünner ist als die Haut älterer Kinder. Bei hellhäutigen Kindern ist ein erythematöser Flush vorhanden, wodurch die Haut in den ersten 8–24 Stunden das Aussehen eines „gekochten Hummers" erhält. Nach dieser Zeit nimmt die Haut wieder ihre normale blaßrosa Farbe an. Vasomotorische Veränderungen im Korium und dem Unterhautgewebe – eine Reaktion auf Kälte oder chronische Exposition mit Strahlungswärme – erzeugen ein geflecktes Aussehen (*Cutis marmorata*), insbesondere an Rumpf, Armen und Beinen. Bei gesunden Neugeborenen ist häufig eine auffällige Farbveränderung zu beobachten: Die eine Seite des Körpers ist rot, die andere blaß, und eine deutliche Grenze trennt die beiden Seiten in der Mittellinie. Dieses Phänomen (*Harlekinfarbwechsel*) ist passager und seine Ätiologie unklar. Die Hände und Füße können bei der Geburt „blau" (*Akrozyanose*) sein und diese Farbe einige Tage lang behalten. Eine solche Färbung kann im gesamten Säuglingsalter auftreten, sobald dem Kind kalt ist. Nach 4–5 Stunden ist die Zyanose an den Händen weniger ausgeprägt als an den Füßen.

Pigmentierung. Melanotische Pigmentierung der Haut ist bei hellhäutigen Neugeborenen nicht so ausgeprägt wie bei dunkelhäutigen, mit Ausnahme des Nagelbetts und der Haut des Skrotums oder der großen Schamlippen. Undeutlich abgegrenzte graublaue Bereiche über dem Gesäß und der unteren Lendenregion können häufig bei Säuglingen afrikanischer, indianischer und asiatischer Abstammung beobachtet werden. Diese Bereiche werden als *Mongolenflecken* bezeichnet und sind auf pigmentierte Zellen in den tieferen Hautschichten zurückzuführen. Die Flecken fallen mit zunehmender Pigmentierung der darüberliegenden Zellen weniger auf und verschwinden schließlich in der frühen Kindheit.

Lanugo und Haar. Der gesamte Körper ist mit feinem Flaumhaar (Lanugo) bedeckt, hauptsächlich jedoch an den Schultern und am Rücken. Die Dichte und Länge ist von Säugling zu Säugling verschieden und bei Frühgeburten besonders ausgeprägt. Ein Großteil der Haare fällt innerhalb von 2 Wochen aus. Die Haarmenge auf dem Kopf eines Neugeborenen variiert erheblich. Bei einigen Neugeborenen sind überhaupt keine Haare, bei anderen sehr viele vorhanden. Diese Haare werden innerhalb weniger Monate durch neues Haar, manchmal anderer Farbe, ersetzt.

Eine Abschilferung der Haut direkt bei der Geburt tritt bei Kindern, die nach der 40. Schwangerschaftswoche geboren werden, bei Plazentainsuffizienz und bei verschiedenen Formen der *kongenitalen Ichthyose* auf.

Merkmale bei der Geburt. Eine oberflächliche Abschilferung der Haut tritt häufig 24–36 Stunden nach der Geburt auf. Außerdem ist der Körper bei der Geburt in unterschiedlichem Maße von einer käsig-weißen Masse, der *Vernix caseosa* (Käseschmiere), bedeckt, die aus Talgdrüsensekret mit abgeschilferten Plattenepithelzellen besteht. Sie ist fast immer in den Labialfalten der Vagina und unter den Fingernägeln vorhanden. Ferner kann die Haut gedunsen oder ödematös aufgetrieben aussehen, bis hin zu Dellenbildung an Händen, Füßen, Unterschenkeln, Schambein und Kreuzbein, eine Veränderung, die jedoch gewöhnlich am zweiten oder dritten Tag wieder zurückgeht.

Bei Neugeborenen können drei dermatologische Erkrankungen so häufig beobachtet werden, daß sie in diesem Rahmen beschrieben werden sollen. Keine ist allerdings von klinischer Bedeutung. *Milien* (Hautgrieß), stecknadelkopfgroße, glatte, weiße, erhabene Bereiche ohne umgebendes Erythem auf Nase, Kinn und Stirn, werden durch Retention von Talg in den Öffnungen der Talgdrüsen verursacht. Milien können bei der Geburt vorhanden sein, entstehen jedoch häufig in den ersten Lebenswochen und verschwinden spontan innerhalb einiger Wochen. *Miliaria rubra* bezeichnet isolierte Bläschen auf erythematösem Grund, gewöhnlich im Gesicht und am Rumpf, die durch eine Verlegung der Schweißdrüsengänge verursacht werden. Dieser Ausschlag geht innerhalb von 1–2 Wochen wieder spontan zurück. Das *Erythema toxicum* äußert sich gewöhnlich am zweiten und dritten Tag nach der Geburt in Form erythematöser Makulae mit zentralen urtikariellen Quaddeln oder diffus über den ganzen Körper verteilter Bläschen, die ähnlich wie Flohbisse aussehen. Die Ursache ist unbekannt und die Läsionen bilden sich innerhalb einer Woche spontan zurück.

Physiologischer Ikterus. Normaler „physiologischer" Ikterus, der bei ungefähr 50 % aller Säuglinge auftritt, erscheint am zweiten oder dritten Tag, mit Höhepunkt am vierten und fünften Tag und geht gewöhnlich innerhalb einer Woche wieder zurück, kann jedoch auch einen Monat lang persistieren.

Arbeiten Sie bei natürlichem Tageslicht und nicht bei künstlichem Licht, wenn Sie das Vorliegen eines Ikterus beurteilen möchten. Drücken Sie in Zweifelsfällen einen Glasspatel auf die Wange des Kindes. Dies erzeugt einen abgeblaßten Hintergrund als Kontrast und Sie können so einen evtl. Ikterus feststellen.

Ältere Kinder, die karotinhaltige gelbe Nahrungsmittel (Karotten, Tomaten und Mandarinen) zu essen bekommen, können eine blasse, gelbliche oder orangefarbene Haut bekommen, die manchmal mit einem Ikterus verwechselt wird. Die Pigmentierung (*Karotinodermie*) ist jedoch an Handflächen, Fußsohlen, Nase und in den Nasolabialfalten am ausgeprägtesten. Die Skleren sind nicht davon betroffen.

Gefäßnävi. Häufig finden sich unregelmäßige rosa Bereiche am Nacken („Storchenbiß") und an den oberen Augenlidern, der Stirn und der Oberlippe. Diese Rötung ist auf eine Proliferation des kutanen Kapillarbetts zurückzuführen und wird auch als *Haemangioma capillare* (Kapillarhämangiom), *Naevus flammeus* (Feuermal), *Naevus vasculosus* (vaskulärer Nävus) oder *Naevus teleangiectaticus* bezeichnet. Die Läsionen bilden sich nach ungefähr einem Jahr zurück, können jedoch gelegentlich sogar im Erwachsenenalter wieder auftreten, wenn sich die Haut bei Zorn oder Verlegenheit rötet. Wenn derartige Läsionen an anderen Hautstellen auftreten, sind sie größer, dunkler (purpurrot), schärfer abgegrenzt und können auch die Mund- oder Vaginalschleimhaut betreffen. Diese sog. „Portweinflecken" bilden sich wahrscheinlich nicht zurück.

Turgor. Die Untersuchung der Haut sollte über eine flüchtige Betrachtung hinausgehen und auch eine Palpation umfassen.

Allgemein sollte man bei einem Ikterus in den ersten 24 Stunden nach der Geburt an die Möglichkeit einer hämolytischen Erkrankung mit begleitender Hyperbilirubinämie denken; ein Ikterus, der über die zweite Lebenswoche hinaus andauert, kann ein Hinweis auf einen Gallestau sein. Ikterus kann im Säuglingsalter, insbesondere bei Neugeborenen, jederzeit auf eine schwere Infektion hinweisen.

Wenn bei einem Portweinfleck die vom 1. Trigeminusast innervierte Haut beteiligt ist, kann das Gefäßnetz der Meningen und der Orbita mitbetroffen sein. Dies kann im Rahmen des Sturge-Weber-Syndroms zu epileptischen Anfällen, Hemiparese, geistiger Retardierung und Glaukom führen.

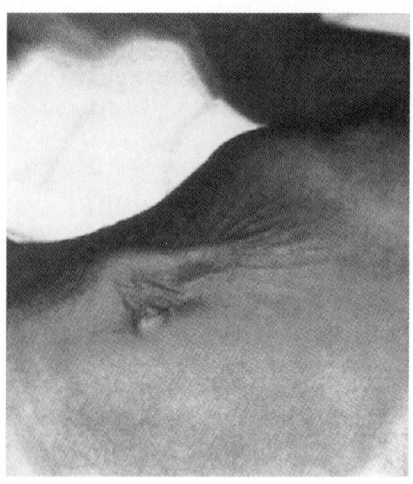 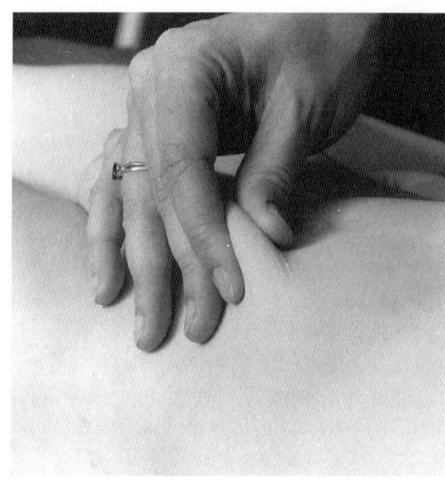

Rollen Sie eine Falte lose sitzender Haut an der Bauchwand zwischen Ihrem Daumen und Zeigefinger hin und her, um die Konsistenz, die Quantität des subkutanen Gewebes und den Hydratationsgrad (Turgor) zu bestimmen.

(Aus Zitelli BJ und Davis HW: Atlas of Pediatric Diagnosis, 3. Aufl. St. Louis, Mosby Year Book, 1997)

Die oben gezeigte sog. *stehende Hautfalte*, die nur verzögert verstreicht, tritt gewöhnlich bei dehydrierten Patienten auf.

Bei ausreichend hydrierten Säuglingen und Kindern kehrt die Haut nach dem Loslassen sofort in ihre normale Position zurück.

Frühe und späte Kindheit

Die Haut eines gesunden Kindes verändert sich nach dem ersten Lebensjahr nicht wesentlich. Die Untersuchungstechniken und die allgemeine Klassifizierung der pathologischen Veränderungen für dieses Alter entsprechen denen für Erwachsene.

Kopf und Hals

Für die Untersuchung von Kopf und Hals ist bei Säuglingen und Kindern eine ganze Reihe von Techniken erforderlich, die oft auf das jeweilige Wachstums- und Entwicklungsstadium des Kindes zugeschnitten sein müssen. Die Untersuchungsinstrumente – Ophthalmoskop, Otoskop und Zungenspatel – können Angst auslösen. Aktive Kinder bleiben unter Umständen nicht ruhig sitzen, so daß ein ruhiges und beruhigendes Auftreten wichtig ist.

Dieser Abschnitt soll Ihnen als Leitfaden dienen und beschreibt die wesentlichen Grundlagen der Untersuchung.

Säuglingsalter

Der *Kopf* macht bei der Geburt ein Viertel der Körpergröße und ein Drittel des Körpergewichts aus. Beim Erwachsenen macht er nur noch ein Achtel der Körpergröße und bei den meisten Menschen nur ein Zehntel des Körpergewichts aus. Die Schädelknochen sind voneinander durch membranöse Gewebefugen, die *Knochen- bzw. Schädelnähte*, getrennt. Die Bereiche, in denen die Hauptnähte im vorderen und hinteren Teil des Schädels kreuzen, werden *Fontanellen* genannt. Die Schädelnähte und Fontanellen (s. Abb., S. 653) bilden die Grundlage für einen Großteil der klinischen Beurteilung des Kopfes eines Säuglings.

Die Schädelnähte fühlen sich wie leicht zusammengedrückte Wülste an, die Fontanellen wie weiche Vertiefungen. Die Stirnfontanelle mißt bei der Geburt im größten Durchmesser 4–6 cm und schließt sich normalerweise zwischen dem 4. und 26. Monat; 90 % schließen sich zwischen dem 7. und dem 19. Monat. Die Hinterhauptsfontanelle mißt bei der Geburt 1–2 cm und schließt sich gewöhnlich im Alter von 2 Monaten. Der Hirndruck ist an der Spannung und Vorwölbung zu erkennen, die an der Stirnfontanelle zu beobachten und zu tasten sind. Ein erhöhter Hirndruck erzeugt eine vorgewölbte, ausgefüllte Stirnfontanelle. Sie ist normalerweise nur sichtbar, wenn der Säugling schreit, hustet oder sich erbricht. Die Pulsationen der Fontanelle entsprechen dem peripheren Puls.

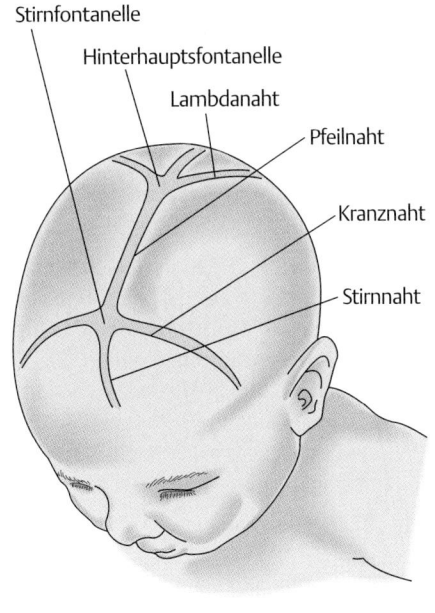

Stirnfontanelle
Hinterhauptsfontanelle
Lambdanaht
Pfeilnaht
Kranznaht
Stirnnaht

Zu erhöhtem Hirndruck kann es bei Infektionserkrankungen und Tumorleiden des zentralen Nervensystems und bei einer Abflußstauung des Liquors in den Ventrikeln des Gehirns kommen. Ein verminderter Hirndruck, erkennbar an einer eingesunkenen Fontanelle, ist bei Kindern ein Zeichen für Dehydratation. Bei *kongenitaler Hypothyreose* kann eine große Hinterhauptsfontanelle vorhanden sein.

Palpieren Sie die Stirnfontanelle auf Spannung und Vorwölbung, während der Säugling ruhig sitzt oder senkrecht gehalten wird.

Inspizieren Sie die Kopfhaut auf erweiterte Venen.

Die Stirnfontanelle ist ein so wichtiger Indikator für hohen oder niedrigen Hirndruck und schwere Erkrankungen des zentralen Nervensystems, daß erfahrene Kliniker sie noch vor jeder anderen klinischen Untersuchung eines akut erkrankten Säuglings palpieren.

Erweiterte Venen auf der Kopfhaut sind ein Hinweis auf einen länger bestehenden erhöhten Hirndruck.

Bei einem Neugeborenen können die Schädelknochen an den Knochennähten bis zu einem gewissen Maße überlappen. Dieses Phänomen ist die Folge des Durchtritts des Kopfes durch den Geburtskanal und bildet sich innerhalb von 2 Tagen zurück. Daher ist es bei Kindern, die durch Kaiserschnitt entbunden werden, nicht zu beobachten.

Symmetrie von Schädel und Gesicht. Die Kopfhaut eines Neugeborenen ist häufig infolge von Ödemen und Hämatomen über der Okzipitoparietalregion geschwollen. Hierbei handelt es sich um das *Caput succedaneum* (Geburtsgeschwulst), das nach dem Blasensprung infolge des vom Muttermund ausgeübten Drucks entsteht. Der Unterdruck oder Vakuumeffekt durch den Verlust des Fruchtwassers führt zu einer Erweiterung der Kapillaren mit lokaler Extravasation von Blut und Flüssigkeit. Diese Erscheinungen verschwinden innerhalb von 24 Stunden nach der Geburt.

Eine zweite Art umschriebener Schwellung am Kopf, das Kephalhämatom, ist häufig bei Neugeborenen zu beobachten, s. Tab. 19.**6** (S. 656).

Überprüfen Sie Form und Symmetrie des Schädels und des Gesichts.

Eine Asymmetrie des Schädeldachs (*Plagiozephalus*) tritt auf, wenn ein Säugling konstant auf einer Seite liegt. Eine solche Position führt zu einer Abflachung des Hinterhaupts auf der unten liegenden Seite und zu einer Vorwölbung der Stirnregion auf der anderen Seite. Dieses Phänomen verschwindet wieder, wenn der

Plagiozephalie tritt bei Säuglingen mit *Tortikollis* infolge einer Schädigung des M. sternocleidomastoideus bei der Geburt, bei geistig und körperlich behinderten Kindern und bei deprivierten Kindern verstärkt auf.

Säugling aktiver wird und weniger Zeit in nur einer Lage verbringt. In fast allen Fällen wird die Symmetrie wieder hergestellt, wenn die Kopfposition häufig wechselt. Die Lage im Uterus kann zu einer vorübergehenden Gesichtsasymmetrie führen: Wird der Kopf auf das Sternum gebeugt, kann dies zu einem verkürzten Kinn (*Mikrognathie*) führen. Ferner kann der Druck der Schulter auf den Kiefer eine vorübergehende Seitwärtsverschiebung des Unterkiefers verursachen.

Die Kopfform kann sich auch durch einen vorzeitigen Schluß einer oder mehrerer Knochennähte (*Kraniosynostose*) verändern. Die daraus resultierende Schädeldeformität hängt von den beteiligten Knochennähten ab. Eine Synostose der Pfeilnaht führt z.B. zu einem langen, schmalen Kopf, da die Scheitelbeine lateral nicht ihren vollen Umfang erreichen. Im Endstadium kann dies durch Palpation der betroffenen Schädelnähte diagnostiziert werden, die dann als vorstehender Wulst tastbar sind; eine frühere Diagnose wird jedoch durch Röntgenaufnahmen gestellt.

Der Kopf eines Frühgeborenen hat bei der Geburt einen relativ langen okzipitofrontalen und einen schmalen bitemporalen Durchmesser (*Dolichozephalie*, Langschädel). Dieses Verhältnis bleibt fast das gesamte 1. Lebensjahr bestehen; bei einigen Kindern das ganze Leben über. Ein abnorm großer Kopf (*Hydrozephalus*, s. Tab. 19.**6**, S. 656, oder *Megazephalie*) und ein abnorm kleiner Kopf (*Mikrozephalus*) sind leicht zu erkennen. Beide Erkrankungen erfordern anfangs jedoch häufige Beobachtung, einschließlich Messungen, für eine frühe Diagnose und Behandlung.

Kraniotabes kann auf einen erhöhten Hirndruck wie bei *Hydrozephalus*, auf Stoffwechselstörungen wie *Rachitis* oder eine Infektion wie *kongenitale Syphilis* zurückzuführen sein.

Wenn Sie beim Palpieren des Schädels eines Neugeborenen Ihren Daumen oder Zeigefinger aus Versehen zu fest in die temporoparietalen oder parietookzipitalen Bereiche drücken, können Sie fühlen, wie der darunterliegende Knochen – ähnlich wie ein Tischtennisball, der eingedrückt wird – elastisch nachgibt. Dieses Phänomen ist auf Osteoporose der Lamina externa des betroffenen Bindegewebsknochens (*Kraniotabes*) zurückzuführen. Es kann allerdings auch bei gesunden Säuglingen auftreten. Ein absichtliches Auslösen dieses Phänomens wird nicht empfohlen.

Perkutieren Sie das Scheitelbein auf jeder Seite, indem Sie mit Ihrem Zeige- oder Mittelfinger direkt auf den Knochen klopfen.

Das MacEwen-Zeichen kann bei älteren Säuglingen und Kindern mit erhöhtem Hirndruck, der eine erneute Öffnung von Schädelnähten verursacht, wie bei *Bleienzephalopathie* und *Hirntumor*, ausgelöst werden.

Dies erzeugt bei gesunden Kindern vor dem Schluß der Schädelnähte ein „Schädelschettern" (*MacEwen-Zeichen*).

Ein positives Chvostek-Zeichen ist recht auffällig: Es ruft in den meisten Fällen von *hypokalzämischer Tetanie*, *Tetanus* (Neugeborene und ältere Kinder) und *Tetanie infolge Hyperventilation* (Kinder und Jugendliche) wiederholte Kontraktionen der Gesichtsmuskeln hervor.

Untersuchen Sie auf das Chvostek-Zeichen. Perkutieren Sie mit der Fingerkuppe Ihres Zeige- und Mittelfingers die obere Wange direkt unterhalb des Jochbeins vor dem Ohr.

Eine oder zwei Kontraktionen der Gesichtsmuskeln als Reaktion auf die Perkussion (*Chvostek-Zeichen*) sind bei vielen Neugeborenen vorhanden und können normalerweise während des gesamten Säuglingsalters und bis in die frühe Kindheit anhalten.

Durchleuchtung des Schädels. Durchleuchten Sie den Schädel bei der Erstuntersuchung, wenn ein Verdacht auf eine Erkrankung des zentralen Nervensystems besteht.

Setzen Sie in einem vollständig abgedunkelten Raum eine Taschenlampe mit einer weichen Gummimanschette an der Lichtquelle an unterschiedlichen Stellen direkt auf den Schädel auf (s. Tab. 19.6, S. 656).

Bei gesunden Kindern ist im frontoparietalen Bereich um die Taschenlampe herum ein Lichtkranz von 2 cm und im Okzipitalbereich ein Lichtkranz von 1 cm vorhanden.

Eine routinemäßige Auskultation des Schädels vorne, hinten und an den Seiten zur Feststellung eines Strömungsgeräuschs ist vor der späten Kindheit von geringem Nutzen, da bei gesunden Kindern bis zum Alter von 5 Jahren ein systolisches oder kontinuierliches Geräusch über den Temporalregionen zu hören sein kann. Ähnliche Befunde kommen bei älteren Kindern vor, die stark anämisch sind.

Hals und Schlüsselbein. Bei Neugeborenen ist der *Hals* relativ kurz.

Palpieren Sie am liegenden Säugling den Hals mit Daumen und Zeigefinger. Tasten Sie dabei nach Lymphknoten, Tumoren, Zysten und der Position des Schildknorpels sowie der Speiseröhre.

Eine *zervikale Lymphadenopathie* tritt während des Säuglingsalters selten auf.

Palpieren Sie die Schlüsselbeine auf Anzeichen einer Fraktur (Verkürzung, Konturenunterbrechung und Krepitieren an der Bruchstelle).

Eine gleichmäßige Durchleuchtung des gesamten Kopfes zeigt, daß die Hirnrinde teilweise fehlt oder verdünnt ist. Lokalisierte helle Flecken können bei *subduralem Erguß* und *Zysten infolge Porenzephalie* vorhanden sein.

Geräusche bei nicht anämischen Kindern weisen auf einen erhöhten Hirndruck, einen intrakraniellen *arteriovenösen Shunt* oder ein *Aneurysma* hin.

Eine *Thyreoglossuszyste* oder *mediane Halsfistel* ist an der Mittellinie direkt oberhalb des Schildknorpels zu sehen oder zu tasten. Zysten, die bei der Geburt selten beobachtet werden, können sich im frühen Säuglingsalter entwickeln und sind gewöhnlich klein, rund und hart und bewegen sich beim Schlucken.

Reste der drei unteren Kiemenspalten können als Hautausbuchtungen, Zysten oder Fisteln entlang dem vorderen Rand des M. sternocleidomastoideus beobachtet werden.

Ursache ist gewöhnlich eine virale oder bakterielle Infektion. Eine HIV-Infektion ist die häufigste Ursache und geht mit generalisierter Lymphadenopathie einher.

Eine *Schlüsselbeinfraktur* kann bei Geburten in Hinterhaupts- und Steißlage infolge schwieriger Schulter- oder Armextraktion auftreten.

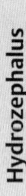

Tabelle 19.6 Pathologische Vergrößerung des Kopfes beim Säugling

Kephalhämatom

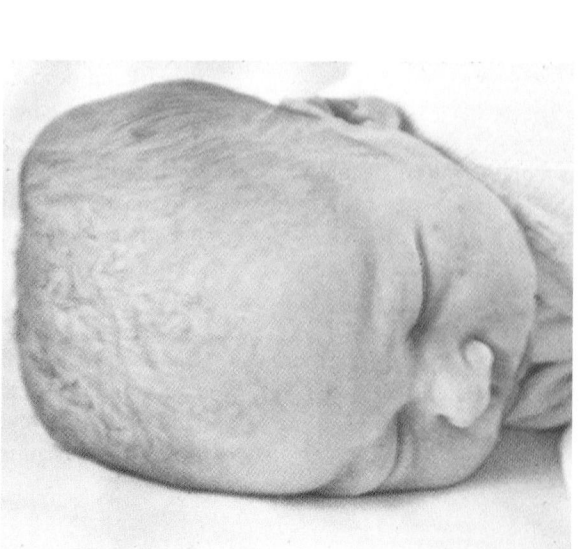

Kephalhämatome sind zwar nicht bei der Geburt vorhanden, treten aber innerhalb der ersten 24 Stunden auf und sind Folge subperiostaler Blutungen unter Beteiligung des äußeren Blatts eines Schädelknochens. Die Schwellung (s. Abb. oben, die ein Kephalhämatom über dem linken Scheitelbein zeigt) überschreitet im Gegensatz zur Geburtsgeschwulst (Caput succedaneum) und Hämatomen infolge Schädelfrakturen nie eine Knochennaht. Sie kann klein und gut lokalisiert sein oder den gesamten Knochen betreffen. In manchen Fällen treten nach einer schweren Geburt beidseitige symmetrische Schwellungen auf. Die Schwellung ist zwar anfänglich weich, entwickelt aber innerhalb von 2–3 Tagen einen erhabenen Knochenrand. Dies ist auf die schnelle Ablagerung von Kalzium an den Rändern des angehobenen Periosts zurückzuführen. Der gesamte Fortsatz bildet sich innerhalb weniger Wochen wieder zurück, kann jedoch als Residualosteom bestehen bleiben, das erst nach ein oder zwei Jahren resorbiert wird.

Hydrozephalus

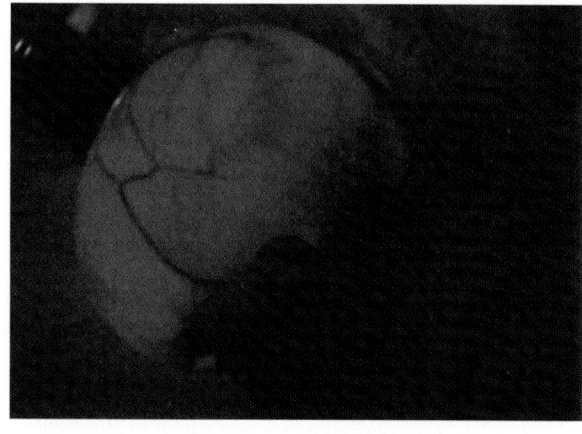

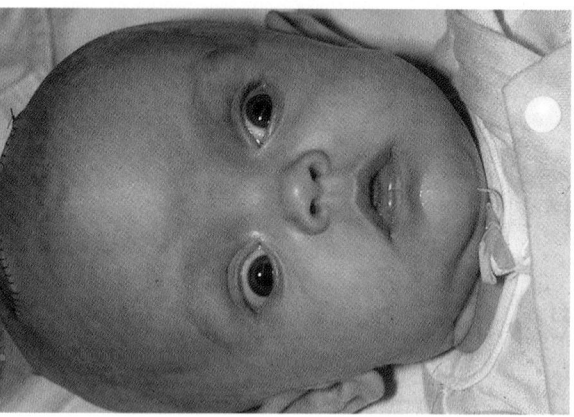

Bei einem Hydrozephalus wölbt sich die Stirnfontanelle vor. Die Augen können nach unten gerichtet sein, die oberen Skleren werden sichtbar und erzeugen das „Sonnenuntergangsphänomen", wie oben zu sehen. Das Sonnenuntergangsphänomen kann auch kurzfristig bei gesunden Neugeborenen auftreten. (Nach: Paine RS: Neurological examination of infants and children. Pediatr Clin North Am 7:476, 1960)

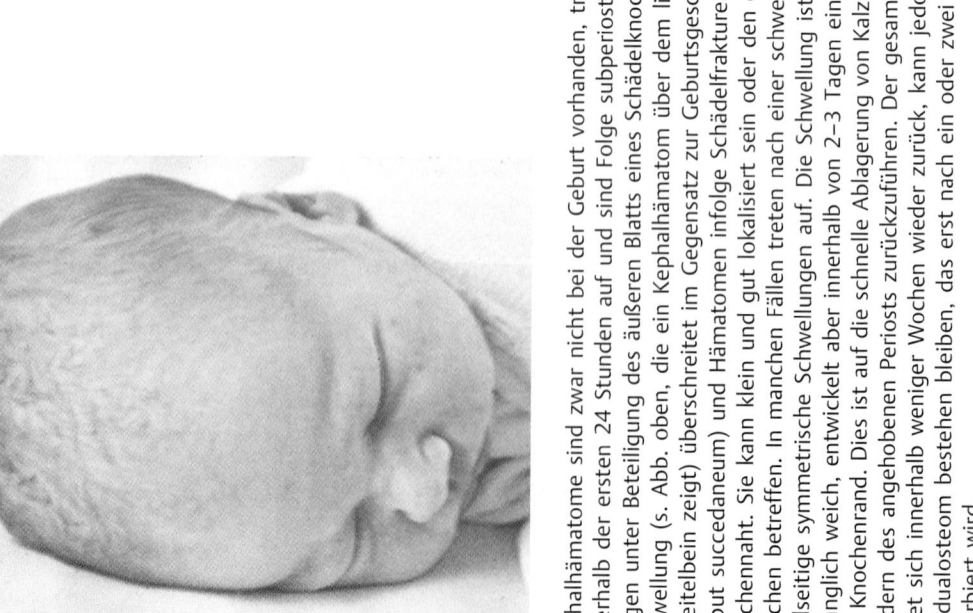

Eine Durchleuchtung des Schädels bei fortgeschrittenem Hydrozephalus erzeugt einen Lichtschein über dem gesamten Schädel, wie oben zu sehen.

Überprüfen Sie den vollen Bewegungsumfang des Kopfes am Hals (Extension, Flexion, Seitwärtsneigung und Rotation um 90° nach links und rechts).

Während des gesamten Säuglingsalters ist der Hals weich und in alle Richtungen leicht beweglich. Seine Muskulatur ist noch nicht ausreichend entwickelt, und der Säugling kann seinen Kopf erst im Alter von 2 Wochen von einer Seite zur anderen drehen, erst mit 2 Monaten aus der Bauchlage um 90° anheben und erst mit 3 Monaten seinen Kopf im Sitzen aufrecht halten.

Eine Verletzung mit Blutung in den M. sternocleidomastoideus, wenn dieser bei der Geburt gestreckt wird, führt zu einem Schiefhals (*Tortikollis*). Der Kopf ist von der verletzten Seite weggedreht und nach unten geneigt. Nach 2 oder 3 Wochen ist eine harte fibröse Masse im Muskel zu fühlen. Die Schiefhaltung verschwindet normalerweise innerhalb von 3–4 Monaten.

Frühe und späte Kindheit

Nach dem Säuglingsalter sind Kopf und Hals, bis auf die schon erwähnten Ausnahmen, genauso zu untersuchen wie bei Erwachsenen. In der Kindheit gibt es einige charakteristische Fazies, die Chromosomenanomalien, Störungen der endokrinen Drüsen, Milieuschäden, chronische und andere Erkrankungen widerspiegeln (Beispiele s. Tab. 19.**7**, S. 658 f).

Ohrspeicheldrüse. Eine geschwollene Ohrspeicheldrüse (Parotis) ist im Anfangsstadium einer Mumpsinfektion evtl. schwer zu erkennen.

Eine druckschmerzhafte Schwellung der Ohrspeicheldrüse weist auf *Mumps*, eine bakterielle Infektion oder einen Stein im Parotisgang hin.

Palpieren Sie mit Ihrem Zeigefinger entlang einer Linie vom äußeren Augenwinkel bis zum unteren Ende der Ohrmuschel.

Bei Mumps ist die Ohrspeicheldrüse druckschmerzhaft.

Inspizieren Sie die Öffnung des Parotisgangs (Stensen-Gang), der im mittleren Teil der Wangenschleimhaut austritt.

Rötung und Schwellung sind gewöhnlich bei den oben erwähnten Erkrankungen vorhanden.

Eine Schwellung der Ohrspeicheldrüse beliebiger Ursache erstreckt sich über- und unterhalb des Unterkiefers am Kieferwinkel. Eine Schwellung infolge einer *zervikalen Adenitis* tritt nur unterhalb dieser Stellen auf.

Lymphsystem. Das Lymphsystem des Erwachsenen, einschließlich der Lymphknoten, ist auf den S. 180 f (Hals und Kopf), 338 f (Axillae und Brust), 388 (männliche Genitalien), 407 (weibliches Genitale) und 464 f (Arme und Beine) beschrieben.

Eine Lymphknotenbeteiligung an Kopf und Hals tritt bei verschiedenen Erkrankungen auf; s. Tab. 19.**8** (S. 660).

Wie in der Abbildung auf S. 621 dargestellt, erreicht das Wachstum des lymphatischen Systems beim Kind seinen Höhepunkt im Alter von 12 Jahren. Die unterschiedlichen Bestandteile, insbesondere Lymphknoten, Tonsillen (Gaumenmandeln) und Adenoide (Rachenmandeln) sind zwischen dem 6. und 20. Lebensjahr größer als in anderen Altersstufen. Eltern und Ärzte, denen dies nicht bekannt ist, machen sich möglicherweise unnötig Sorgen darüber, daß große und auch nicht so große Lymphknoten, insbesondere am Hals, maligne sein könnten.

Tabelle 19.7 Charakteristische Fazies im Säuglings- und Kindesalter

Alkoholembryopathie	Kongenitale Syphilis (Syphilis connata)	Angeborene Hypothyreose	Fazialislähmung
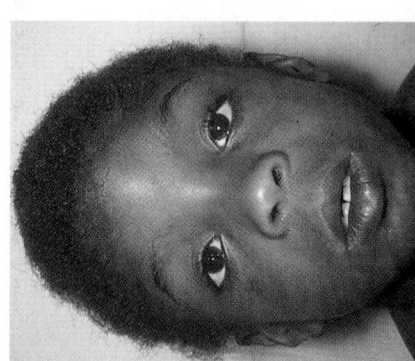	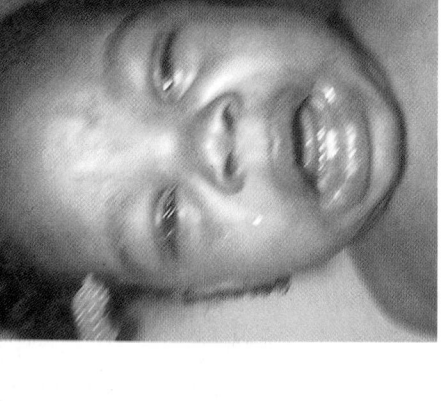	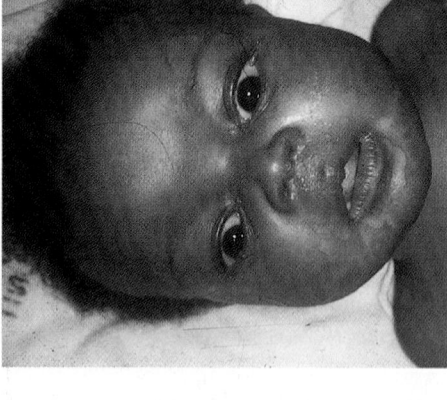	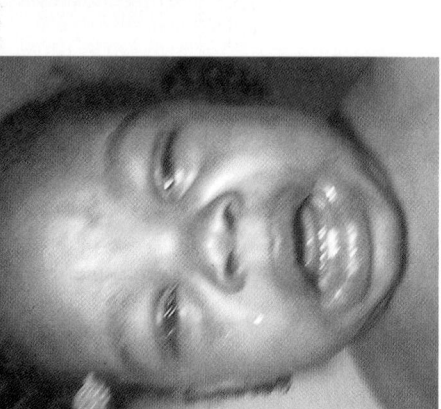

Kinder alkoholkranker Mütter haben ein erhöhtes Risiko für Wachstumsstörungen, Mikrozephalie und geistige Retardierung. Zu den hier gezeigten Gesichtsmerkmalen gehören enge Lidspalten, ein breites und verstrichenes Philtrum der Oberlippe und dünne Lippen. (Abbildung mit freundlicher Genehmigung aus Clark DA, Thompson JE: Pathology of the Neonate. Philadelphia, Wyeth Laboratories, 1986.)

Eine intrauterine Infektion mit *Treponema pallidum* tritt gewöhnlich nach der 16. Schwangerschaftswoche ein und wirkt sich auf fast alle Organe des Fetus aus. Wird sie nicht behandelt, versterben 25 % der Feten vor der Geburt und 30 % kurz danach. Anzeichen der Erkrankung erscheinen bei den überlebenden Kindern im ersten Lebensmonat. Die hier gezeigten Gesichtsstigmata umfassen vorgewölbte Stirnknochen und eingesunkene Nasenwurzel (*Sattelnase*), die beide auf eine Periostitis zurückzuführen sind, Rhinitis infolge nässender Nasenschleimhautläsionen (Schniefen) und einen Ausschlag um den Mund. Mukokutane Entzündung und Einrisse an Mund und Lippen (*Rhagaden*) sind hier nicht gezeigt, können aber ebenso wie eine Periostitis der Tibia (*Säbelscheidentibia*) und dentoalveoläre Dysplasie (*Hutchinson-Zähne*, S. 241) als Stigmata der kongenitalen Syphilis auftreten.

Ein Kind mit angeborener Hypothyreose (*Kretinismus*) weist grobe Gesichtszüge, einen hohen Haaransatz, spärliche Augenbrauen und eine vergrößerte Zunge auf. Zu den Begleiterscheinungen gehören außerdem heiseres Schreien, Nabelbruch, trockene und kalte Extremitäten, Myxödem, gefleckte Haut und geistige Retardierung. Es ist darauf hinzuweisen, daß der Großteil der Säuglinge mit angeborener Hypothyreose keine körperlichen Stigmata aufweist. Dies führte zu einem Screening aller Neugeborenen in den USA und in den meisten Industrieländern auf erniedrigte Thyroxinspiegel oder erhöhte THS-Spiegel.

Eine periphere Lähmung (d. h. des 2. Motoneurons) des N. facialis kann auftreten als Folge (1) einer Schädigung des Nervs infolge Druckes während der Wehen und der Geburt, (2) einer Entzündung des Fazialisasts auf seinem Weg durch das Mittelohr im Rahmen einer akuten oder chronischen Otitis media oder (3) unbekannter Ursache (Bell-Lähmung), s. S. 572 und 608 f. Die Nasolabialfalte auf der betroffenen linken Seite ist verstrichen, das Auge schließt nicht vollständig. Dieser Umstand wirkt sich beim Weinen verstärkt aus, wie hier zu sehen. Bei ≥ 90 % der betroffenen Kinder geht die Lähmung gewöhnlich innerhalb weniger Wochen vollständig zurück.

Down-Syndrom	Kindesmißhandlung (Battered child syndrome)	Allergische Rhinitis	Hyperthyreose

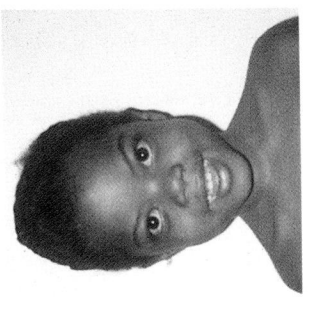 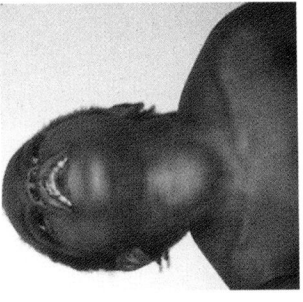

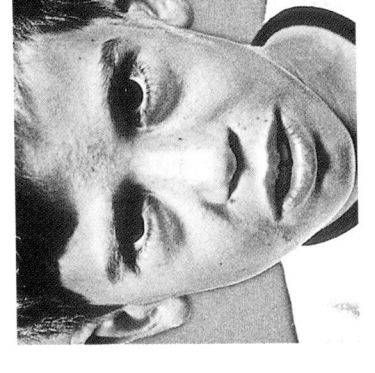 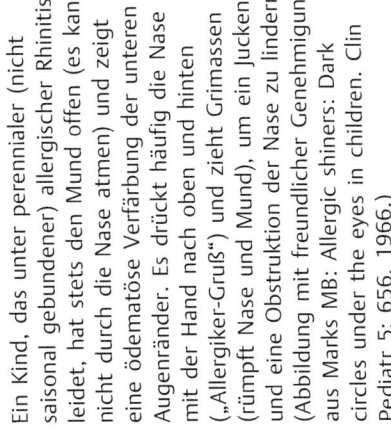

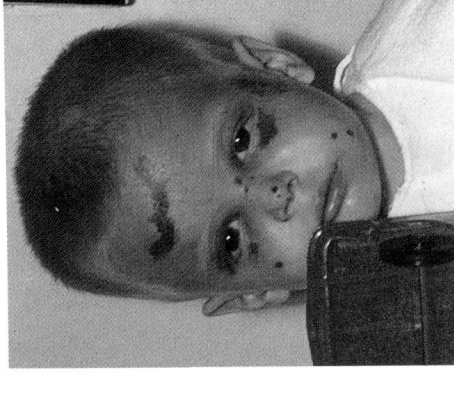 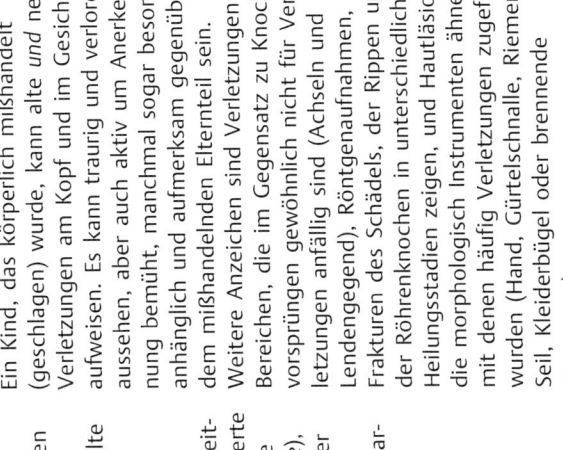

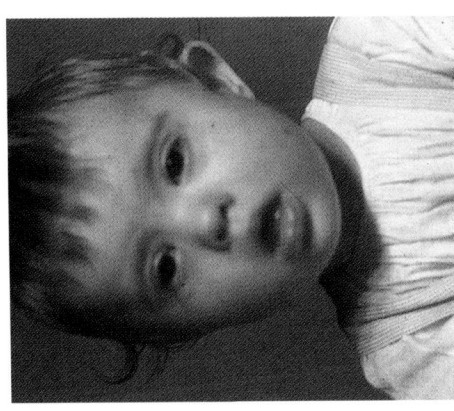

Ein Kind mit Down-Syndrom (Trisomie 21) hat gewöhnlich einen kleinen, runden Kopf, eine abgeflachte Nasenwurzel, schräggestellte Lidspalten, einen ausgeprägten Epikanthus, kleine, tiefsitzende, muschelförmige Ohren und eine relativ große Zunge. Zu den Begleiterscheinungen gehören generalisierte Muskelhypotonie, querverlaufende Handflächenlinien (*Vierfingerfurche*), verkürzter und gekrümmter kleiner Finger (*Klinodaktylie*), Brushfield-Flecken (S. 663) und geistige Retardierung.

Ein Kind, das köperlich mißhandelt (geschlagen) wurde, kann alte *und* neue Verletzungen am Kopf und im Gesicht aufweisen. Es kann traurig und verloren aussehen, aber auch aktiv um Anerkennung bemüht, manchmal sogar besonders anhänglich und aufmerksam gegenüber dem mißhandelnden Elternteil sein. Weitere Anzeichen sind Verletzungen in Bereichen, die im Gegensatz zu Knochenvorsprüngen gewöhnlich nicht für Verletzungen anfällig sind (Achseln und Lendengegend), Röntgenaufnahmen, die Frakturen des Schädels, der Rippen und der Röhrenknochen in unterschiedlichen Heilungsstadien zeigen, und Hautläsionen, die morphologisch Instrumenten ähneln, mit denen häufig Verletzungen zugefügt wurden (Hand, Gürtelschnalle, Riemen, Seil, Kleiderbügel oder brennende Zigaretten).

Ein Kind, das unter perennialer (nicht saisonal gebundener) allergischer Rhinitis leidet, hat stets den Mund offen (es kann nicht durch die Nase atmen) und zeigt eine ödematöse Verfärbung der unteren Augenränder. Es drückt häufig die Nase mit der Hand nach oben und hinten („Allergiker-Gruß") und zieht Grimassen (rümpft Nase und Mund), um ein Jucken und eine Obstruktion der Nase zu lindern. (Abbildung mit freundlicher Genehmigung aus Marks MB: Allergic shiners: Dark circles under the eyes in children. Clin Pediatr 5: 656, 1966.)

Hyperthyreose (*Basedow-Krankheit*) tritt bei ungefähr 2 von 1000 Kindern im Alter bis zu 10 Jahren auf. Die betroffenen Kinder leiden unter Hypermetabolismus und beschleunigtem Längenwachstum. Zu den bei diesem 6 Jahre alten Mädchen sichtbaren Gesichtsmerkmalen gehören „vorstehende" Augen (kein echter Exophthalmus, der bei Kindern selten ist) und eine vergrößerte Schilddrüse (*Struma*) s. S. 204, 244.

659

Tabelle 19.8 Lymphadenopathie von Kopf und Hals

Zervikal

Virusinfektion der oberen Luftwege	Die vergrößerten vorderen und hinteren zervikalen Lymphknoten sind gewöhnlich nicht druckschmerzhaft.
Pfeiffer-Drüsenfieber (infektiöse Mononuklease)	Verursacht vom Epstein-Barr-Virus. Generalisierte Lymphadenopathie, die Halslymphknoten sind jedoch am stärksten betroffen und können recht druckschmerzhaft sein.
Maligne Erkrankungen	Hierzu gehören *Leukämie, Morbus Hodgkin, Non-Hodgkin-Lymphom* und *metastasierende Malignome*, mit oder ohne vergrößerte Lymphknoten in anderen Regionen.
Akute bakterielle Tonsillitis oder Pharyngitis	Die tiefen zervikalen Lymphknoten sind stark geschwollen und druckschmerzhaft. Die Abbildung unten zeigt eine beidseitige Vergrößerung dieser Lymphknoten bei akuter Tonsillitis.

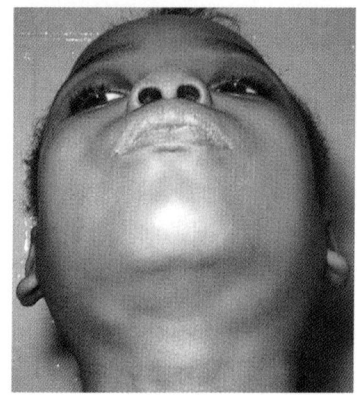

Akute hintere zervikale Lymphadenitis	Infolge *akuter Otitis externa, akuter* oder *chronischer Mastoiditis* (selten) und Kopfhautläsionen (*Pediculosis capitis, Tinea capitis*).
Kawasaki-Syndrom (mukokutanes Lymphknotensyndrom)	Ätiologie unbekannt. Potentiell lebensgefährliche Erkrankung, die durch Fieber, Konjunktivitis, Läsionen der Mundschleimhaut, Hautausschlag, zervikale Lymphadenitis, Karditis und Vaskulitis der Koronararterien charakterisiert ist.
Tuberkulose, atypische Mykobakterieninfektion und Katzenkratzkrankheit	Können je nach ursprünglichem Läsionsort vordere oder hintere zervikale Lymphadenopathie verursachen.

Okzipital

Kopfhautinfektionen unterschiedlicher Ätiologie sowie *Röteln* und *Exanthema subitum*	Tritt gewöhnlich bei Röteln auf und hilft bei der Diagnosestellung.

Präaurikular

Chronische Konjunktivitis und Blepharitis	Wenn präaurikulare Lymphknoten vergrößert sind, sollten Sie zuerst nach einer Augeninfektion suchen.
Bakterielle Infektionen der ipsilateralen Wange und der temporalen Kopfhaut	Diese sind gewöhnlich ziemlich offensichtlich.
Katzenkratzkrankheit	Infektionskrankheit, die durch Katzen auf Menschen übertragen wird. Der Kratzer im Gesicht, gewöhnlich in der Umgebung des ipsilateralen Auges, kann völlig abgeheilt sein. Der Lymphknoten ist gewöhnlich deutlich vergrößert und druckschmerzhaft und kann fluktuierend werden.

Submandibular

Infektionen von Zunge, Zähnen, Zahnfleisch, Lippen und Wange	Diese Infektionen lassen sich leicht feststellen, wobei die submandibuläre Lymphadenopathie gewöhnlich nicht sehr ausgeprägt ist.

Submental

Infektionen der Zungenspitze und der Unterlippe	Die submentale Schwellung der Lymphknoten ist meist nicht sehr ausgeprägt.

Die meisten Hals- oder anderen Lymphknoten, die bei Kindern vergrößert sind, sind entweder „von Natur aus so", oder die Vergrößerung ist auf eine lokale Infektion (meist viraler Art), nicht jedoch auf maligne Erkrankungen zurückzuführen. Dies ist insbesondere dann der Fall, wenn der Lymphknoten einen kleineren Durchmesser als 2 cm aufweist, wenn er nicht hart ist, nicht an der Haut oder darunterliegendem Gewebe haftet und wenn, wie bei den Halslymphknoten, die Röntgenuntersuchung des Thorax keine pathologischen Befunde ergibt. Eine Malignität ist zu vermuten, wenn ein supraklavikulärer Lymphknoten vergrößert ist, wenn die Lymphadenopathie länger als eine Woche von Fieber ohne offensichtliche Ursache begleitet ist und wenn innerhalb der letzten 6 Monate eine Gewichtsabnahme von 2 oder mehr Kilogramm zu verzeichnen war.

Beweglichkeit des Halses. Die Beweglichkeit der Halswirbelsäule ist von Bedeutung, wenn der Verdacht auf eine Erkrankung des zentralen Nervensystems, insbesondere Meningitis, besteht, da der Hals bei einer solchen Erkrankung aufgrund der Schmerzen weniger locker als normal ist.

Nehmen Sie beim liegenden Kind den Kopf in die Hände, so daß Sie ihn, wie unten gezeigt, vollständig stützen. Bewegen Sie den Kopf vorsichtig in alle Richtungen, um einen Widerstand gegen die Bewegung, insbesondere bei Flexion feststellen zu können.

Im Säuglingsalter und in der frühen Kindheit ist dies ein zuverlässigerer Test auf Nackensteifigkeit und Hirnhautreizung als das *Brudzinski-Zeichen* oder das *Kernig-Zeichen* (S. 597 f). Allerdings kann der Bewegungsumfang der HWS auch dann voll erhalten sein, wenn wie bei Meningitis eine Hirnhautreizung vorhanden ist.

Nackensteifigkeit (Meningismus) oder schmerzbedingte Bewegungseinschränkung der HWS in eine Richtung weist auf eine Hirnhautreizung wie bei Infektionen des zentralen Nervensystems, Blutungen oder Tumoren hin.

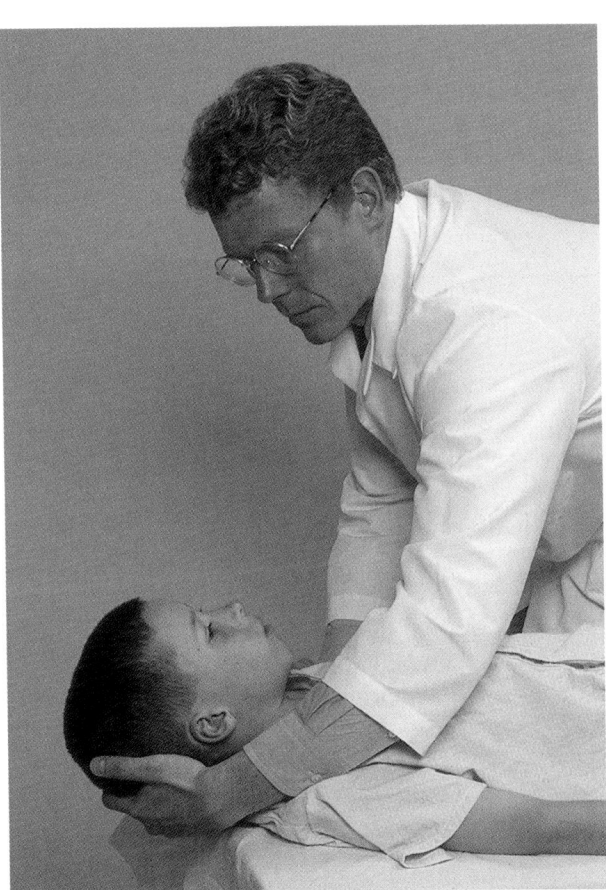

Bei einer Hirnhautreizung stützt sich das Kind beim Sitzen hinter dem Gesäß ab und erreicht die Brust mit dem Knie nicht (Dreifußzeichen).

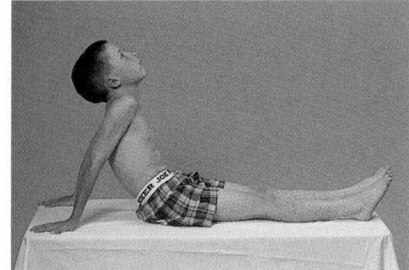

Um eine Nackensteifigkeit (Meningismus) in der frühen und späten Kindheit feststellen zu können, bitten Sie das Kind, sich mit ausgestreckten Beinen auf die Untersuchungsliege zu setzen. Normalerweise sollte das Kind in der Lage sein, aufrecht zu sitzen und gleichzeitig mit dem Kinn die Brust zu berühren. Kleinere Kinder können hierzu gebracht werden, indem man sie auf ein kleines Spielzeug blicken oder einen Lichtstrahl auf das obere Sternum scheinen läßt.

Auge

Säuglingsalter

Inspektion. Die Inspektion der Augen eines Neugeborenen ist etwas schwierig, da die Augenlider gewöhnlich fest geschlossen sind. Versuche, die Augenlider zu öffnen, führen in der Regel zu einer verstärkten Kontraktion der Mm. orbiculares oculi. Da Säuglinge bei hellem Licht blinzeln, sollten die Augen eines Neugeborenen bei gedämpftem Licht untersucht werden.

Augenbewegungen. Halten Sie das Kind mit ausgestreckten Armen senkrecht und fixieren Sie dabei mit Hilfe Ihrer Daumen den Kopf in der Mitte (s. Abb.). Drehen Sie sich selbst mit dem Kind langsam in eine Richtung. Das Kind öffnet dann gewöhnlich die Augen, so daß Sklera, Pupille, Iris und die äußeren Augenbewegungen zu sehen sind. Die Augen blicken in die Richtung, in die

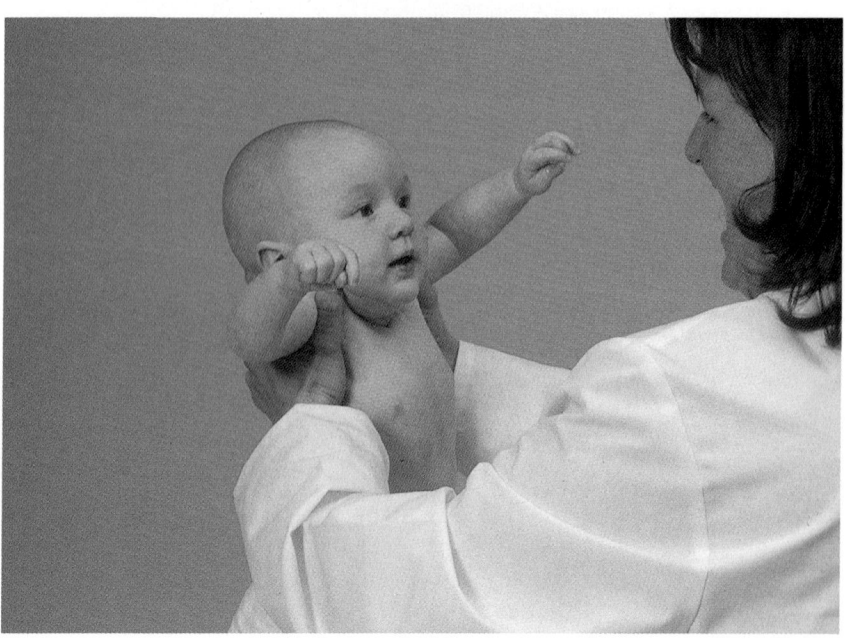

Sie sich drehen. Drehen Sie sich nicht mehr, blicken die Augen des Kindes nach einigen Nystagmusbewegungen in die entgegengesetzte Richtung.

Konjugierte Augenbewegungen entwickeln sich schnell nach der Geburt und die meisten Neugeborenen blicken ein Gesicht an. Auch wenn einige einem Gesicht oder einem hellen Lichtschein folgen, sind eindeutige Folgebewegungen aber bei den meisten Neugeborenen erst nach ein paar Wochen zu erkennen. *Nystagmus* in eine oder mehrere Richtungen ist direkt nach der Geburt häufig anzutreffen. In den ersten 10 Lebenstagen bleiben die Augen fixiert und starren in eine Richtung, wenn der Kopf langsam um den gesamten Bewegungsumfang rotiert wird (*Puppenkopfphänomen*). *Intermittierender Strabismus convergens alternans* (Einwärtsschielen) wird von Eltern häufig in den ersten 6 Lebensmonaten beobachtet oder berichtet.

Nystagmus, der nach einigen Tagen noch nicht verschwunden ist, kann auf Blindheit hinweisen.

Strabismus convergens alternans, der länger als 6 Monate besteht oder frühzeitig einseitig wird, oder Strabismus divergens (Auswärtsschielen) zu einem beliebigen Zeitpunkt können auf eine Augenmuskelschwäche oder verminderte Sehschärfe hinweisen.

Sklera und Pupille. Sehen Sie sich die Skleren sorgfältig an. Geringfügige Blutungen unterhalb der Konjunktiva und in der Sklera sind bei Neugeborenen häufig anzutreffen.

Beobachten Sie die Pupillenreaktionen, indem Sie jedes Auge einzeln mit Ihrer Hand bedecken und dann wieder aufdecken. Die Pupillenreaktion auf Licht ist in den ersten 4–5 Monaten sehr gering. Unterschiedlich große Pupillen bei hellem bzw. gedämpftem Licht sind häufig, aber nur dann von Bedeutung, wenn sie anhalten und mit anderen Befunden der Augen oder des zentralen Nervensystems verbunden sind. Der Kornealreflex ist normalerweise von Geburt an vorhanden, wird aber erst bei Verdacht auf eine neurologische Störung geprüft.

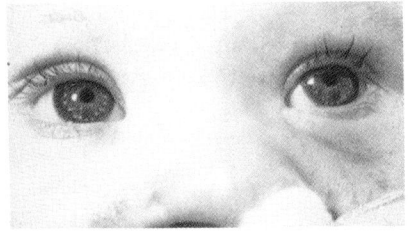

Inspizieren Sie die Iris auf Brushfield-Flecken. Dies sind weiße Flecken in der Peripherie der Iris; sie können auch bei gesunden Kindern vorhanden sein.

Brushfield-Flecken, s. o., weisen auf ein *Down-Syndrom* hin. Epikanthus bei Kindern nichtasiatischer Abstammung weist ebenfalls auf diese Erkrankung hin, s. Tab. 19.**6** (S. 656).

Konjunktiva. *Chronische Konjunktivitis* kann auftreten, wenn bei der Geburt als Prophylaxe gegen eine Neugeborenen-Gonoblenorrhö Silbernitrat in die Augen gegeben wurde (Credé-Prophylaxe). Die Gonoblenorrhö ist durch Lidschwellung und Konjunktivitis mit einer purulenten Absonderung charakterisiert. Viele Neugeborenenstationen verwenden heute Erythromycin anstelle von Silbernitrat, da es viel weniger Reizungen verursacht.

Dakryozystitis (Tränensackentzündung) und *Verlegung des Tränen-Nasen-Gangs* mit Eiter- und Schleimabsonderung sowie Tränenfluß kann die Folge einer durch Silbernitrat verursachten chemischen Konjunktivitis sein.

Sehschärfe. Das zentrale Sehen entwickelt sich von Geburt an, bei der wahrscheinlich nur Lichtwahrnehmung vorhanden ist, allmählich bis hin zur Sehschärfe eines Erwachsenen, die ungefähr im Alter von 6 Jahren erreicht wird.

Die Beurteilung der Sehschärfe bei einem Neugeborenen basiert auf dem Vorhandensein visueller Reflexe – direkte und konsensuelle Pupillenkontraktion als Reaktion auf Licht, Blinzeln und Strecken des Kopfes als Reaktion auf helles Licht (*optischer Blinzelreflex*), und Blinzeln als Reaktion auf eine schnelle Bewegung eines Gegenstands in Richtung der Augen.

Ein nicht zeitgerechter Ablauf dieser Entwicklungsschritte kann auf eine verzögerte Entwicklung bzw. ein vermindertes oder fehlendes Sehvermögen hinweisen.

Diese visuellen Reflexe bedeuten, daß kurz nach der Geburt Lichtwahrnehmung und eine gewisse Sehschärfe vorhanden sind. Daß diese Sehschärfe zunimmt, läßt sich auch ohne spezifische Refraktionsmessung erkennen. Im Alter von 2–4 Wochen fixiert das Kind Gegenstände; im Alter von 5–6 Wochen sind koordinierte Augenbewegungen zu beobachten, wenn das Kind einem Gegenstand mit den Augen folgt; im Alter von 3 Monaten konvergieren die Augen und das Kind beginnt, nach Gegenständen unterschiedlicher Größe in unterschiedlichen Abständen zu greifen, sobald die Augen-Hand-Koordination und Fokussierung erreicht wurden. Im Alter von 1 Jahr liegt die normale Sehschärfe bei 20/200.

Retinaanomalien und Trübung der Kornea, der vorderen Augenkammer oder Linse unterbrechen den Weg des Lichts und führen zu einem teilweise roten oder vollständig dunklen Reflex. Bei Säuglingen können *angeborene Katarakt, hyperplastischer persistierender primärer Glaskörper* und *Frühgeborenenretinopathie* einen dunklen Lichtreflex verursachen. Im und nach dem Säuglingsalter sind *Netzhautablösung, Chorioretinitis* und *Retinoblastom* zu vermuten, wenn ein weißer Retinareflex (Leukokorie) beobachtet wird.

Ophthalmoskopische Untersuchung. Prüfen Sie den Fundusreflex, indem Sie das Ophthalmoskop auf 0 Dioptrien stellen und die Pupille aus einer Entfernung von ungefähr 30 cm betrachten. Normalerweise wird eine rote oder orangerote Farbe vom Augenhintergrund durch die Pupille reflektiert.

Untersuchung des Fundus. Führen Sie bei allen Säuglingen eine ophthalmoskopische Untersuchung durch. Diese Untersuchung kann in der Regel auf den 2. bis 6. Lebensmonat verschoben werden, wenn der Säugling am kooperativsten ist. Die Untersuchung ist jedoch sofort vorzunehmen, wenn eine Augenuntersuchung oder eine neurologische Untersuchung entsprechende Hinweise liefert. Mit Geduld und Beharrlichkeit ist eine ophthalmoskopische Untersuchung nicht schwierig. In manchen Fällen kann die Gabe eines Mydriatikums zur Betrachtung des Fundus erforderlich sein.

Geben Sie zur Erweiterung der Pupillen je einen Tropfen einer sterilen mydriatischen Lösung (2,5 % Phenylephrin mit 0,5 % Cyclopentolat) in jedes Auge. Dieser Vorgang kann nach 45 Minuten wiederholt werden, falls keine Pupillenerweiterung eingetreten ist. Legen Sie das Kind auf die Untersuchungsliege oder in den Schoß eines Elternteils. Der Elternteil kann das Kind auch senkrecht über der Schulter halten. Muß das Kind beruhigt werden, verwenden Sie dazu einen Schnuller. Ziehen Sie, falls erforderlich, die Augenlider mit Ihrem Daumen und dem Zeigefinger auseinander. Die Untersuchung des Augenhintergrunds entspricht ansonsten der Untersuchung bei Erwachsenen. Die Kornea kann normalerweise bei +20 Dioptrien, die Linse bei +15 Dioptrien und der Fundus bei 0 Dioptrien betrachtet werden.

Bedenken Sie, daß bei Säuglingen mit einer akuten Erkrankung des zentralen Nervensystems die Pupillen nicht erweitert werden sollten, außer nach Rücksprache mit einem Kinderneurologen oder einem Ophthalmologen.

Geringfügige retinale Blutungen sind häufig zu beobachten. Sind sie stark, besteht der Verdacht auf schwere *Anoxie, subdurales Hämatom* oder *Subarachnoidalblutung.* Retinale Blutungen in Verbindung mit einer Hirnblutung sind von erweiterten, gestauten, geschlängelten Retinavenen begleitet. Pigmentveränderungen treten in der Retina von Neugeborenen mit ange-

Achten Sie auf retinale Blutungen.

Bei Säuglingen ist die Sehnervenpapille blaß, die peripheren Gefäße sind gering entwickelt, und die Lichtreflektion der Fovea fehlt. Eine *Stauungspapille* ist auch bei stark erhöhtem Hirndruck selten, da die Fontanellen und offenen Knochennähte die Druckerhöhung kompensieren und die Sehnervenpapille daher nicht davon betroffen ist. Bis zum Alter von 3 Jahren weichen die Knochennähte genügend auseinander, um eine Stauungspapille zu verhindern. Werden Anomalien der Gefäße oder der Sehnervenpapille beobachtet, sollte auch der Fundus der Eltern untersucht werden, um eine mögliche genetische Ursache feststellen und eine Prognose stellen zu können.

Frühe Kindheit

Amblyopie und konjugierte Augenbewegungen. In dieser Altersgruppe ist die wichtigste Erkrankung, auf die untersucht werden sollte, die *Amblyopia ex anopsia* (Schwachsichtigkeit durch Funktionsausfall des Auges). *Amblyopie* bezeichnet die verminderte Sehkraft eines ansonsten normalen Auges und wird z. B. durch Nichtgebrauch des Auges verursacht. Beim Strabismus wird aufgrund der nicht konjugierten Fixierung eines der beiden von der Sehrinde empfangenen Bilder unterdrückt, um *Diplopie* (Doppeltsehen) oder Bilder ungleicher Schärfe zu vermeiden. Ein Auge wird dann „faul" und funktioniert nicht mehr in seinem vollen Umfang; die Sehschärfe dieses Auges ist infolge der Unterdrückung des zentralen (fovealen) Sehens signifikant vermindert. Amblyopia ex anopsia ist nicht die gravierendste Augenerkrankung, im Vergleich zu anderen bedeutenden Erkrankungen jedoch die häufigste. Bei frühzeitiger Behandlung sind die Heilungschancen am besten. Beginnt die Behandlung erst nach dem 6. Lebensjahr, ist eine Besserung unwahrscheinlich, beginnt sie im frühen Säuglingsalter, ist sie am erfolgversprechendsten. Die beiden häufigsten Ursachen einer Amblyopia ex anopsia sind *Strabismus* und *Anisometropie* (ein Auge mit einem Refraktionsfehler von 1,5 Dioptrien oder mehr gegenüber dem anderen Auge). Der Arzt muß daher in der Lage sein, präzise auf Augenmuskelschwäche und Sehschärfe zu testen.

Verwenden Sie bei der Untersuchung der Augen in der frühen und späten Kindheit die in Kapitel 7 beschriebenen Methoden zur Untersuchung von Erwachsenen bezüglich Lage und Ausrichtung der Augen, äußerlich sichtbarer Teile (Augenbrauen, Augenlider, Tränenapparat, Konjunktiva, Sklera, Kornea, Iris und Pupillen) sowie Funktionsweise der äußeren Augenmuskeln.

Sehschärfe. Die Prüfung der Sehschärfe in der frühen Kindheit ist nicht einfach. Die Mitarbeit des Kindes, der Untersucher, die Umgebung und die Untersuchung selbst tragen wesentlich zum Erfolg bei und sind sorgfältig zu berücksichtigen, wenn ein aussagekräftiges Ergebnis erzielt werden soll. Leider gibt es keinen Test, mit dem die Sehschärfe von Kindern unter drei Jahren präzise bestimmt werden kann. Da jedes Auge getrennt von Amblyopie getestet werden muß, ist das jeweils andere Auge mit einer elastischen Augenklappe abzudecken, um so vollständige Abdunkelung zu garantieren. Der Widerstand des Kindes gegen das Anlegen der Augenklappe kann überwunden werden, indem man diese als „Piratenklappe" bezeichnet. Ein Kind mit Amblyopie akzeptiert wahrscheinlich die Klappe über dem amblyopischen Auge, jedoch *nicht* über dem gesunden Auge.

borener *Toxoplasmose, Zytomegalievirus-* und *Rötelninfektion* auf.

Deprivationsamblyopie (Schwachsichtigkeit) ist Folge einer *Katarakt*, einer *Linsentrübung* oder einer ausgeprägten *Ptose*.

Lähmungsschielen und Begleitschielen (s. Tab. 7.**8**, S. 218) sind auf eine Augenmuskelschwäche bzw. ungleiche Sehschärfe beider Augen zurückzuführen (*Anisometropie*). Diese Erkrankungen treten häufig im Säuglings- und Kleinkindalter auf. Eine rasche Überweisung an einen Augenarzt ist notwendig.

Die *optokinetische Untersuchung* ist die präziseste Methode zur Bestimmung der Sehschärfe in dieser Altersgruppe. Sie erfordert jedoch so viele technische Geräte, daß sie nur in wenigen Arztpraxen durchgeführt werden kann.

Bei Kindern über 3 Jahren ist die *Snellen-Sehprobe E* (eine Form der direkten Sehprobe) am geeignetsten. Die meisten Kinder kooperieren, indem Sie die Ausrichtung des E, entweder mündlich oder durch Zeigen, angeben. Kindern, die anfangs Schwierigkeiten mit diesem Test haben, kann eine E-Karte mit nach Hause gegeben werden, so daß sie üben können. Tabellen mit Abbildungen anstelle von Es werden häufig verwendet. Diese, wie auch andere allgemein verfügbare Tests, haben jedoch keinen besonderen Vorteil. Die normale Sehschärfe beträgt im Alter von 3 Jahren ± 20/40, im Alter von 4–5 Jahren ± 20/30 und im Alter von 6–7 Jahren 20/20 (zur Prüfung der Sehschärfe vgl. S. 184). Eine auf beiden Augen unterschiedliche Sehschärfe (z. B. 20/20 links und 20/30 rechts) ist anomal, kann zu Amblyopie führen und muß daher von einem Augenarzt behandelt werden.

Gesichtsfeld. Das *Gesichtsfeld* kann bei Säuglingen und Kleinkindern untersucht werden, während das Kind auf dem elterlichen Schoß sitzt. **Halten Sie den Kopf in der Mitte, während Sie auf beiden Seiten einen Gegenstand, etwa ein kleines Spielzeug, von hinten in die oberen und unteren temporalen Gesichtsfelder des Kindes bewegen. Augenbewegungen in diese Richtung zeigen, daß das Kind den Gegenstand gesehen hat.**

Späte Kindheit

Sehschärfe. Augenerkrankungen und Untersuchungsmethoden des Auges für diese Altersgruppe werden im Kapitel für erwachsene Patienten besprochen (Kap. 7). Im allgemeinen ermitteln die Sehschärfentestgeräte für Reihenuntersuchungen in Schulen eine zu geringe Sehschärfe und übertrieben viele Kinder werden an Augenärzte überwiesen. Da sich die Sehschärfe im Verlauf eines Schuljahrs ändern kann, wird ein Sehtest im Rahmen der generellen Vorsorgeuntersuchungen (s. S. 623) empfohlen.

Einen einfachen Refraktionsfehler können Sie von einer verminderten Sehschärfe organischer Ursache unterscheiden, indem Sie das Kind bitten, durch ein mit einer Stecknadel in einen Karton gestochenes Loch zu sehen. Bei einem Brechungsfehler verbessert sich die Sehschärfe des Kindes beim Blick durch das Loch, nicht jedoch bei einer organischen Augenerkrankung.

Ohr

Säuglingsalter

Kleine, deformierte oder tiefansetzende Ohrmuscheln weisen auf angeborene Fehlbildungen, insbesondere eine *Agenesie der Nieren (Potter-Syndrom)* oder renale Anomalien, hin.

Inspektion. Achten Sie auf die Position der Ohren im Verhältnis zu den Augen. Der Übergang des oberen Teils der Ohrmuschel (Auricula) in die Kopfhaut liegt normalerweise auf oder über der Verlängerung einer gedachten Linie, die durch inneren und äußeren Augenwinkel verläuft.

Inspizieren Sie das Ohr und die umgebende Haut.

Ein kleiner Hautzipfel, eine kleine Spalte oder Vertiefung direkt vor dem Tragus ist ein Überbleibsel der 1. Kiemenspalte.

Bei einer Untersuchung des Ohrs mit dem Otoskop kann in der frühen neonatalen Periode nur die Durchgängigkeit des Gehörgangs festgestellt werden, da das Trommelfell in den ersten zwei bis drei Lebenstagen von angesammelter Vernix caseosa bedeckt ist. Bei einem Säugling verläuft der Gehörgang von außen betrachtet nach unten. Die Ohrmuschel sollte daher vorsichtig nach unten gezogen werden, um das Trommelfell besser sehen zu können. Licht, das auf das Trommelfell trifft, wird diffus gestreut; erst nach einigen Monaten wird der Lichtreflex kegelförmig.

Akustischer Blinzelreflex. Prüfen Sie das Gehör des Säuglings anhand des *akustischen Blinzelreflexes*, der positiv ist, wenn das Kind hören kann. Das Blinzeln ist als Reaktion auf ein plötzliches lautes Geräusch zu beobachten, das in einem Abstand von ungefähr 30 Zentimetern durch Schnipsen der Finger, Händeklatschen oder mit einem Glöckchen oder sonstigem Instrument erzeugt wird. Achten Sie bei der Erzeugung des Geräusches darauf, daß kein Luftstrom entsteht, der das Kind blinzeln läßt, und daß das Kind Sie nicht sehen kann.

Der akustische Blinzelreflex ist in den ersten 2–3 Lebenstagen nur schwer auszulösen. Bei wiederholter Auslösung kann er auch vorübergehend verschwinden. Dies ist ein relativ grober Test, und das Fehlen eines Blinzelns als Reaktion auf ein Geräusch ist kein diagnostisch sicherer Hinweis auf Taubheit. Außerdem ist das Vorhandensein von Blinzeln kein Beweis für ein gesundes Gehör. Im Alter von 2 Wochen kann der Säugling auf ein plötzliches Geräusch hin zusammenzucken; im Alter von 10 Wochen kann er die Körperbewegungen vorübergehend „einfrieren". Im Alter von 3–4 Monaten drehen sich Augen und Kopf in Richtung der Geräuschquelle. Schon vor diesem Alter können sich bei vertrauten Geräuschen, die bevorstehende Freuden wie Stillen ankündigen, die Atemfrequenz erhöhen und der Gesichtsausdruck verändern.

Der Eindruck, den die Eltern vom Hörvermögen ihres Kindes haben, ist gewöhnlich richtig. Wenn sie der Ansicht sind, daß ihr Kind nicht hören kann, ist davon auszugehen, daß dies stimmt, außer wenn das Gegenteil bewiesen wird.

Die Untersuchung von Säuglingen auf Schwerhörigkeit ist sehr kostspielig und führt zu vielen, nicht akzeptablen falsch positiven und falsch negativen Ergebnissen. Die Untersuchung einzelner Neugeborener, die infolge ihrer Familienanamnese, klinischer Befunde oder perinataler Probleme ein hohes Risiko für Schwerhörigkeit aufweisen, sollte anhand der audiometrischen Messung von akustisch evozierten Hirnstammpotentialen durchgeführt werden.

Zu den perinatalen Problemen, die das Risiko für Schwerhörigkeit erhöhen, gehören ein Geburtsgewicht von <1500 g, Anoxie, Behandlung mit potentiell ototoxischen Arzneimitteln (z. B. Aminoglykosiden), Blutaustausch, kongenitale Infektionen, Hyperbilirubinämie >20 mg/dL und Meningitis.

Frühe Kindheit

Gehörgang und Trommelfell. Mit zunehmendem Alter des Kindes wird die Untersuchung der Ohren schwieriger. Das Kind widersetzt sich der Untersuchung, weil der Gehörgang schmerzempfindlich ist und es den Untersuchungsgang nicht verfolgen kann.

Lagerung des Kindes. Oft ist es hilfreich, wenn Sie das Otoskop zuerst kurz in den äußeren Gehörgang des einen Ohrs einführen, es sofort wieder entfernen, und das ganze am anderen Ohr wiederholen. Sie können sich dann die erforderliche Zeit für die tatsächliche Untersuchung nehmen, da das Kind jetzt wahrscheinlich seine Angst verloren hat.

Auch bei einem Kind, das sich wehrt, kann man die Ohren erfolgreich untersuchen, indem man das Kind sanft festhält und die Ohren vorsichtig mit dem Otoskop untersucht.

Legen Sie das Kind auf den Rücken und bitten Sie die Eltern oder die Arzthelferin, die Arme des Kindes ausgestreckt nahe am Kopf zu halten. So können Bewegungen von einer Seite zur anderen eingeschränkt werden. Stellen Sie sich auf die rechte Seite des Kindes und beugen Sie sich über den unteren Brustkorb und das obere Abdomen, um Bewegungen des Rumpfes einzuschränken. Eine dritte Person kann erforderlich sein, um Füße und Beine festzuhalten, falls sich das Kind stark wehrt. Dies ist jedoch sehr selten nötig. (Alternative Fixierung von Kleinkindern: Auf dem Schoß der Mutter sitzend, die Arme und Kopf des Kindes festhält, s. Abb. auf S. 673.)

Diese Fixierungsmethoden können auch bei der Untersuchung der Augen, der Nase und des Pharynx angewendet werden (s. u.).

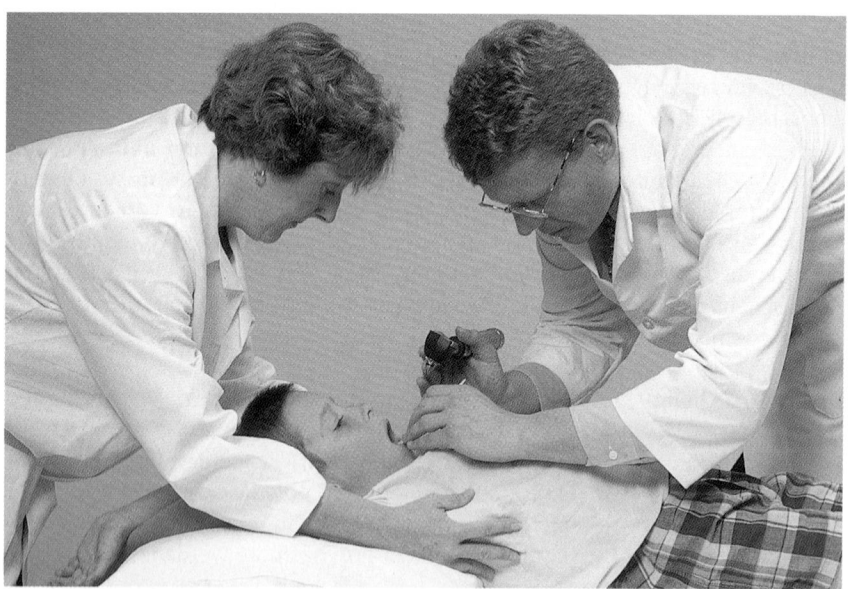

Verwendung des Otoskops. **Drehen Sie zur Untersuchung des rechten Ohrs den Kopf des Kindes nach links und halten Sie ihn mit Ihrer rechten Handkante und dem Handgelenk in Position. Halten Sie das Otoskop umgedreht in Ihrer rechten Hand und bringen Sie die Ohrmuschel mit Ihrer linken Hand in eine geeignete Position. Mit der Kante dieser Hand können Sie auch den Kopf des Kindes ruhig halten. In dieser Altersgruppe ist der Gehörgang von außen betrachtet nach oben und hinten gerichtet. Die Ohrmuschel muß nach *oben, außen und nach hinten* gezogen werden, um optimal sehen zu können. Daumen und Zeigefinger Ihrer rechten Hand, die das Otoskop hält, sollten, wie die folgende Abbildung zeigt, durch Ihre fixierende rechte Hand und Ihren Unterarm, der fest auf der Untersuchungsliege aufgestützt ist, vor plötzlichen Bewegungen des Kopfes des Kindes geschützt werden.**

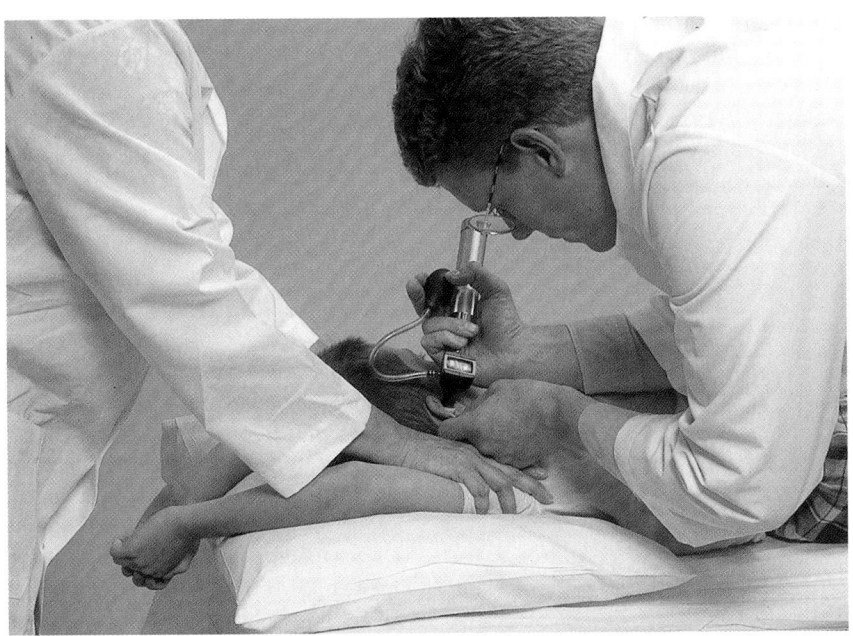

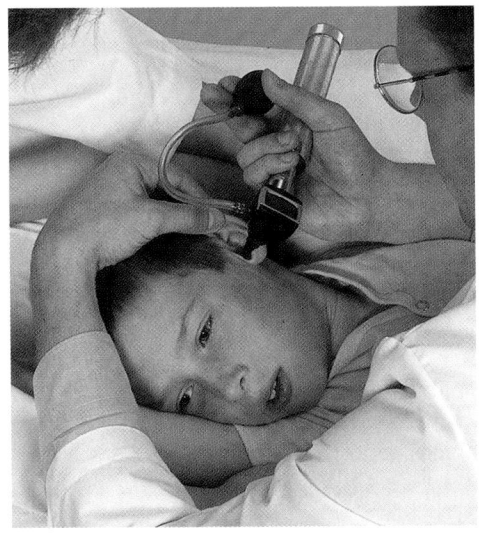

Um das linke Ohr zu untersuchen, drehen Sie den Kopf des Kindes nach rechts und halten ihn mit der Kante der linken Hand und dem Handgelenk fest. Bringen Sie die Ohrmuschel mit Daumen und Zeigefinger Ihrer linken Hand in eine geeignete Position und halten Sie das Otoskop umgedreht in Ihrer rechten Hand. Sie sollten die Seite des kleinen Fingers Ihrer rechten Hand gegen den Kopf des Patienten drükken, um so einen Puffer gegen plötzliche Bewegungen des Kopfes des Kindes zu bilden. Dieses Vorgehen zeigt die Abbildung links.

Das Spekulum des Otoskops sollte einen angemessenen Durchmesser haben, so daß es 0,75–1,3 cm in den äußeren Gehörgang eingeführt werden kann. Dies stellt sicher, daß Gehörgang und Trommelfell optimal einsehbar sind und die Abdichtung ausreicht, um eine erfolgreiche pneumatische Otoskopie durchzuführen (s. S. 670). Einige Untersucher bringen am Ende des Spekulums eine Gummispitze an, um die Abdichtung zu optimieren und für den Patienten angenehmer zu machen.

Trommelfell. Ohrenschmalz (Zerumen) im Gehörgang verdeckt häufig die Sicht auf das Trommelfell des Kindes. Sehr oft ist der Ohrenschmalz einseitig. Er kann problemlos mit verschiedenen Instrumenten und Spültechniken entfernt werden. (Diese sind in Schuller DE, Schleuning AJ II: DeWeese and Saunders Otolaryngology – Head and Neck Surgery, 8. Aufl. St. Louis, Mosby-Year Book, 1994, beschrieben.)

Akute *Otitis media* (Mittelohrentzündung) bei Kindern ist durch ein gerötetes und gewölbtes Trommelfell charakterisiert, einen gedämpften oder fehlenden Lichtreflex und verminderte Bewegung bei der pneumatischen Otoskopie. Unter Umständen ist auch Eiter hinter dem intakten Trommelfell zu erkennen.

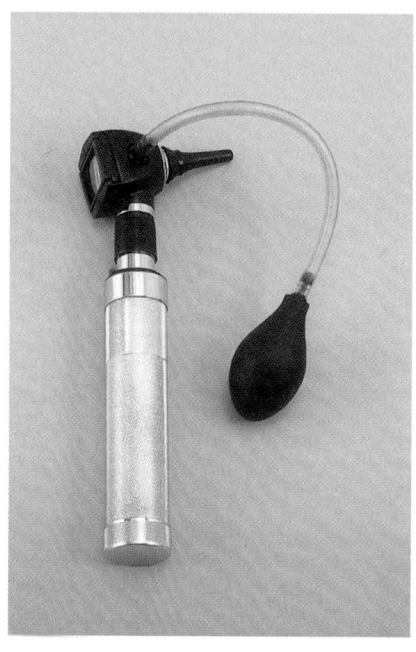

Pneumatische Otoskopie. Die Prüfung der Bewegung des Trommelfells (mit Siegle-Ohrtrichter) sollte Bestandteil jeder otoskopischen Untersuchung sein. Dabei wird das Trommelfell beobachtet, während der Druck im äußeren Gehörgang erhöht und gesenkt wird. Dazu wird Luft in den Gehörgang gepreßt und abgesaugt. Legen Sie dazu mit einem Gummiballon (wie in der Abbildung hier und auf S. 669 dargestellt) Über- und Unterdruck an.

Diese Bewegung fehlt bei chronischer Mittelohrentzündung (*seröse Otitis media*); bei *akuter Otitis media* ist sie abgeschwächt.

Wenn man in einen gesunden Gehörgang Luft bläst, bewegen sich das Trommelfell und sein Lichtreflex nach hinten. Wird die Luft abgesaugt, bewegt sich das Trommelfell nach vorne zum Untersucher hin. Diese Vor- und Zurückbewegung des Trommelfells kann man mit den Bewegungen eines Segels vergleichen.

Otitis media und *Otitis externa* lassen sich klinisch unterscheiden, indem man die Ohrmuschel vorsichtig bewegt. Dies erzeugt bei Otitis externa starke Schmerzen, bei purulenter Otitis media dagegen keine Beschwerden. Bei einer akuten *Mastoiditis* bei Kindern steht die Ohrmuschel des erkrankten Ohrs deutlich ab. Weiterhin sind Rötung, Schwellung und Druckschmerzhaftigkeit über dem Warzenfortsatz vorhanden.

Eitriges Sekret und Rückstände im Gehörgang finden sich bei einer Entzündung des äußeren Gehörgangs (Otitis externa) sowie bei einer Mittelohrentzündung mit Ruptur des Trommelfells. Eine Spülung des Gehörgangs ist kontraindiziert: (1) wegen der dadurch erzeugten Schmerzen, und (2) weil Spülflüssigkeit und Rückstände aus dem Gehörgang durch das perforierte Trommelfell in das Mittelohr gedrückt werden können.

Screening auf Schwerhörigkeit. Ein einfacher Hörtest kann bei dieser Altersgruppe erfolgen, indem man in einem Abstand von ungefähr 2,5 m flüstert.

Stellen Sie dem Kind Fragen oder geben Sie ihm Anweisungen, achten Sie jedoch darauf, daß es nicht von den Lippen ablesen kann. Sie können einen Hörtest auch mit einer Stimmgabel vornehmen und Ihr eigenes Gehör zur Kontrolle verwenden.

Zeigen diese Untersuchungen eine Verminderung des Hörvermögens, sind vollständige audiometrische Tests durchzuführen. Darüber hinaus sollten alle Kinder durch einen vollständigen audiometrischen Hörtest untersucht werden, bevor sie zur Schule gehen. Außerdem ist jedes Kind unabhängig von seinem Alter zu untersuchen, wenn eine verzögerte Sprachentwicklung vorliegt. Aufgrund ihres komplexen Aufbaus sind audiometrische Untersuchungsgeräte, die für ältere Kinder verwendet werden, für Kleinkinder oft nicht geeignet. Bei verzögerter oder gestörter Sprachentwicklung ist eine direkte Überweisung an ein Zentrum für Hör- und Sprachstörungen angezeigt.

Signifikante temporäre Schwerhörigkeit über mehrere Monate kann auf eine akute Otitis media folgen und eine seröse Otitis media begleiten.

Späte Kindheit

Mit zunehmendem Alter des Kindes wird die Untersuchung der Ohren einfacher, und schließlich können dieselben Methoden wie bei Erwachsenen angewendet werden. Diese Altersgruppe weist keine für sie spezifischen otologischen Anomalien oder Normabweichungen auf. Eine mögliche Ausnahme ist die „selektive Taubheit" mancher Kinder und Jugendlicher. Dabei hören diese nur das, was sie hören wollen, wenn Eltern oder Lehrer leise oder laut mit ihnen sprechen.

Nase und Pharynx

Säuglingsalter

Durchgängigkeit der Nasengänge. Testen Sie die Durchgängigkeit der *Nasengänge*, indem Sie abwechselnd ein Nasenloch zuhalten, während Sie den Mund des Säuglings geschlossen halten. Dies ist für ein gesundes Kind nicht belastend, da die meisten Neugeborenen durch die Nase atmen. Andererseits führt das Zuhalten beider Nasenlöcher bei geöffnetem Mund zu wesentlichem Streß für den Säugling. Einige Säuglinge (*obligatorische* Nasenatmer) können tatsächlich nicht durch den Mund atmen. **Eine Obstruktion der hinteren Nasengänge können Sie feststellen, indem Sie versuchen, einen Katheter (14 Charr) durch jedes Nasenloch in den hinteren Nasen-Rachen-Raum zu schieben.**

Die Nasengänge eines Neugeborenen können bei *Choanalatresie* und durch Verschiebung des Nasenknorpels bei der Geburt verlegt sein.

Inspektion von Mund und Pharynx. Inspizieren Sie Mund und Pharynx mit einem Zungenspatel und einer Lichtquelle, während das Kind auf dem Rücken liegt.

Neugeborene haben keine Zähne. Das Zahnfleisch ist glatt und weist am Alveolarkamm einen erhabenen, 1 mm großen gezackten Geweberand auf. In manchen Fällen können perlenähnliche Retentionszysten entlang des Alveolarkamms beobachtet und leicht mit Zähnen verwechselt werden – sie bilden sich innerhalb von einem oder zwei Monaten spontan zurück.

Selten finden sich *akzessorische Zähne*. Sie sind weich, haben keinen Zahnschmelz und fallen innerhalb weniger Tage aus. Sie müssen jedoch entfernt werden, um eine Aspiration in die unteren Atemwege zu vermeiden.

Am weichen Gaumen findet man nach der Geburt häufig Petechien.

Das Oberlippenbändchen kann ziemlich dick sein und sich vom oberen Teil der Lippeninnenseite bis zum hinteren Teil des oberen Alveolarkammes erstrecken. Dabei entsteht eine tiefe Rinne in der Mitte des Alveolarkamms. Das Zungenbändchen kann in seiner Konsistenz von einer dünnen Filamentmembran bis zu einem dicken Faserstrang reichen. Es kann unterschiedlich lang sein, so daß es in der Mitte an der Zungenunterseite oder an der Zungenspitze anhaften kann. Ein starkes, fibröses Bändchen, das bis zur Zungenspitze reicht, kann beim Herausstrecken der Zunge stören (*Ankyloglosson* oder *Zungenverwachsung*). Beim

Epstein-Perlen, stecknadelkopfgroße, weiße oder gelbliche abgerundete Erhebungen treten hinten in der Mittellinie des harten Gaumens auf, werden durch Schleimretention verursacht und bilden sich innerhalb weniger Wochen oder Monate zurück.

Stillen oder beim Sprechen sind jedoch keine Probleme vorhanden, wenn die Zunge bis zum vorderen Zahnfleischrand des Unterkiefers vorgestreckt werden kann. Dies ist in der Regel möglich.

Mundsoor (Candida-Mykose der Mundschleimhaut) ist eine häufige Erkrankung bei Kindern, die gewöhnlich durch eine *Candida*-Vaginitis der Mutter verursacht wird. Bei Mundsoor (s. Abb. S. 237 u. 242) findet sich samtig-weißliches Material mit einer erythematösen Basis auf der Oberfläche der Mundschleimhaut. Es läßt sich im Gegensatz zur Vernix caseosa nur schwer entfernen.

Der *Pharynx* kann am besten betrachtet werden, wenn der Säugling schreit. Dies gilt für die gesamte Säuglings- und Kleinkindzeit. Ein Zungenspatel erzeugt eine ausgeprägte reflektorische Hebung der Zungenbasis und verhindert so die Sicht auf den kindlichen Pharynx. Tonsillengewebe ist bei einem Neugeborenen nicht zu beobachten.

Große Mengen von Speichel bei Neugeborenen können auf eine *Ösophagusatresie* hinweisen, da der Speichel nicht geschluckt werden kann.

In den ersten 3 Lebensmonaten wird nur wenig Speichel produziert. Wenn die Speichelproduktion bei Säuglingen einsetzt, sabbern sie, weil aufgrund der fehlenden unteren Zähne der Speichel nicht zurückgehalten wird.

Schreien des Säuglings. Achten Sie auf die Atmung des Säuglings und die Qualität des Schreiens. Achten Sie genau auf schrilles oder heiseres Schreien und auf hörbare Atemgeräusche wie Stridor.

Schreien	
Art des Schreiens	**Mögliche Erkrankung**
Schrill oder hoch	Erhöhter Hirndruck. Diese Art des Schreiens kann auch bei Neugeborenen drogenabhängiger Mütter auftreten
Heiser	Hypokalzämische Tetanie oder angeborene Hypothyreose
Kontinuierlicher inspiratorischer und exspiratorischer Stridor	Wird durch eine Verlegung der oberen Atemwege infolge verschiedener Läsionen (z.B. durch Polypen oder Hämangiom), einen relativ kleinen Kehlkopf (infantiler Stridor laryngealis) oder eine verzögerte Entwicklung der Trachealknorpelspangen (*Tracheomalazie*) verursacht
Fehlendes Schreien	Anzeichen für eine schwere Erkrankung, Lähmung der Stimmbänder oder ausgeprägte Hirnschädigung

Frühe und späte Kindheit

Blasse, breiige Nasenschleimhäute in den vorderen Nasengängen mit oder ohne gelatineartige Polypen, die wie geschälte rosafarbene Grapefruits aussehen, treten bei chronischer (nicht saisonal gebundener) allergischer Rhinitis auf.

Nase und Nasennebenhöhlen. Untersuchen Sie den vorderen Teil der *Nase*, indem Sie die Nasenspitze nach oben drücken. Verwenden Sie ein Otoskop mit einem großen Spekulum, um tiefer in die Nasenlöcher hineinsehen zu können. Inspizieren Sie sehr vorsichtig die Nasenschleimhaut und achten Sie auf deren Farbe und Zustand. Achten Sie auf eine mögliche Septumdeviation und das Vorhandensein von Polypen im hinteren Bereich.

Palpieren und perkutieren Sie Stirn- und Kieferhöhlen.

Bei Druck- und Klopfschmerzhaftigkeit besteht Verdacht auf Sinusitis, daher sollten Sie eine Diaphanoskopie vornehmen. Dazu sind ein völlig abgedunkelter Raum und die Kooperation des Kindes erforderlich.

▪ **Durchleuchten Sie die Stirnhöhlen, indem Sie die Spitze der Durchleuchtungslampe über jedem Auge fest gegen die Innenseite des supraorbitalen Rands des Stirnbeins drücken.**

Im Normalfall ist ein schwacher Schein des durch den Knochen dringenden Lichts zu sehen, der die Umrisse der Stirnhöhle auf derselben Seite widerspiegelt. Bis zum Alter von 10 Jahren sind die Stirnhöhlen für dieses Verfahren nicht gut genug entwickelt, um ein aussagekräftiges Ergebnis erzielen zu können.

▪ **Durchleuchten Sie die Kieferhöhle. Bedecken Sie hierzu den Schaft und das Oberteil der Durchleuchtungslampe mit einer Manschette (schneiden Sie dazu die Finger eines Plastikhandschuhs ab). Führen Sie die abgedeckte Lampe in den Mund des Patienten ein und drücken Sie die Spitze zuerst gegen eine Seite des harten Gaumens und dann gegen die andere. Fordern Sie den Patienten auf, die Lippen um den Schaft der Lampe zu schließen, während Sie den Kieferhöhlenschein auf der entsprechenden Gesichtshälfte beobachten. Entsorgen Sie die Manschette nach Gebrauch.**

Mund und Pharynx. Diese Untersuchung kann bei Kleinkindern Probleme bereiten, und das Kind muß in der Regel festgehalten werden (s. Abb. S. 668). Das Kleinkind fühlt sich auf dem elterlichen Schoß vielleicht wohler, wie unten zu sehen.

Bei Sinusitis fehlt der Lichtschein oder ist abgeschwächt. Dieser Befund ist nicht präzise oder spezifisch genug, um eine Sinusitis eindeutig diagnostizieren zu können. Er kann aber bei entsprechender Anamnese die Diagnose stützen, wenn eine lokalisierte Druck- und Klopfschmerzhaftigkeit der Stirnhöhle vorhanden ist.

Koplik-Flecken auf der Mundschleimhaut gegenüber dem ersten und zweiten Backenzahn sind bei einem Kind mit Fieber, Schnupfen und Husten ein Hinweis auf das Prodromalstadium von Masern (*Rubeola*). Das Auftreten eines generalisierten makulopapulösen Ausschlags innerhalb von 24 Stunden bestätigt diese Diagnose. Koplik-Flecke erscheinen als kleine weißliche Stippchen mit gerötetem Hof. Ihre Anzahl variiert je nachdem, in welchem Stadium der Erkrankung sie beobachtet werden. Treten drei oder mehr in einem bestimmten Bereich auf, sind sie leicht zu erkennen (S. 238).

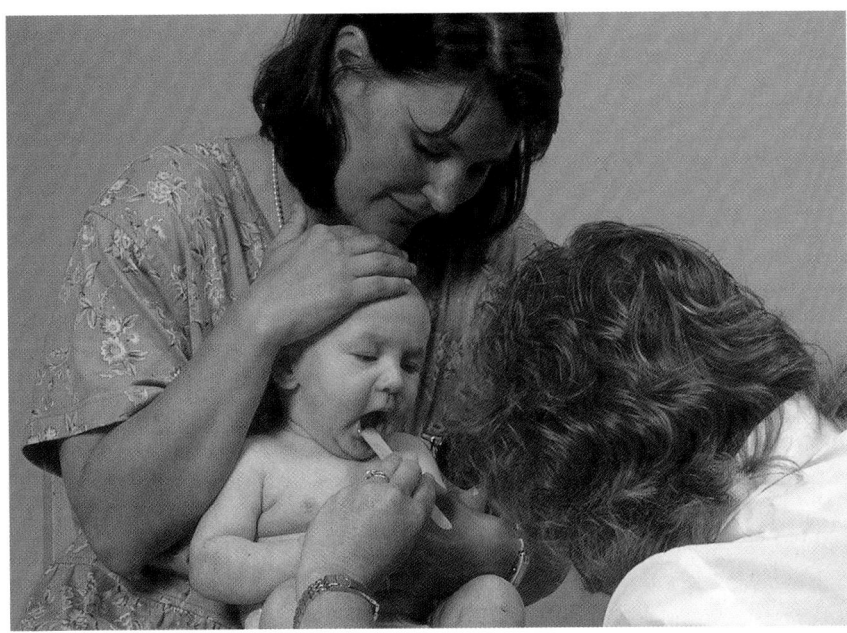

Wenn eine Kind seine Zähne zusammenbeißt und die Lippen spitzt, führen Sie vorsichtig einen Zungenspatel zwischen den Lippen entlang der Wangenschleimhaut und hinter den Molaren Richtung Mundhöhle ein. Dies führt zu einem Würgreflex und Sie können dann den Pharynx betrachten.

Wenn Sie direkt auf die Vorderzähne drücken, werden Sie keinen Erfolg haben und der Zungenspatel wird brechen. Die meisten Kinder leisten jedoch keinen so großen Widerstand und können dazu überredet werden, den Mund zu öffnen, insbesondere wenn sie keinen Halsspatel in der Hand des Untersuchers sehen. Bei Kindern, die ihre Zunge herausstrecken und „Ah" sagen können, ist keine weitere Manipulation erforderlich, um den Pharynx sehen zu können. Ein erfahrener Untersucher kann alles Erforderliche mit einem Blick erkennen. Ältere Kinder lassen es zumeist zu, daß ein Zungenspatel erst an eine Seite der Zungenbasis und dann an die andere Seite gelegt wird. Eine Durchleuchtungslampe, die am Griff des Otoskops angebracht ist, ist nützlicher als ein Leuchtstift oder eine Taschenlampe, da sie den konzentrierten Lichtstrahl näher an die Vertiefungen der Mundhöhle und des Pharynx heranführt.

Zahnkaries infolge von bakterieller Zersetzung des Zahnschmelzes weist auf die häufige Aufnahme von Kohlenhydraten hin. Übermäßiger Zerfall der Milchzähne kann die Folge längeren Fütterns mit der Flasche sein („Fläschen-Karies"), insbesondere bei Kindern, die nachts und im Schlaf das Fläschen bei sich haben.

Zähne. Untersuchen Sie die *Zähne* auf Zeitpunkt und Reihenfolge des Durchbruchs, Anzahl, Charakter, Zustand und Position. Zahnschmelzanomalien können auf frühere oder aktuelle, generalisierte oder lokalisierte Erkrankungen hinweisen.

Unregelmäßige weiße Pünktchen oder Flecken am Zahnschmelz sind bei übermäßiger *Fluoridexposition* vorhanden; graue Fleckung des Schmelzes kann nach der Gabe von Tetrazyclin bei Säuglingen und Kleinkindern unter 8 Jahren auftreten.

Die *Milchzähne* brechen vorhersehbarer durch als die bleibenden Zähne. Der Durchbruch erfolgt in unterschiedlichen Lebensmonaten. Bei dunkelhäutigen Kindern brechen die bleibenden Zähne früher durch als bei hellhäutigen. Im Alter von 10 Monaten haben die meisten Säuglinge zwei obere und zwei untere Schneidezähne. Ab diesem Zeitpunkt kommen alle vier Monate je vier weitere Zähne hinzu, das heißt, es sind 8 mit 14 Monaten, 12 mit 18 Monaten, 16 mit 22 Monaten; das Gebiß ist vollständig im Alter von 20–26 Monaten. Die Milchzähne gehen normalerweise ab dem Alter von 6 Jahren verloren. Gleichzeitig oder kurze Zeit später beginnt der Durchbruch des *Dauergebisses*, der im frühen Erwachsenenalter zwischen 17 und 22 Jahren abgeschlossen ist.

Malokklusion ist häufig auf eine erbliche Prädisposition zurückzuführen, kann aber auch Folge eines vorzeitigen Ausfalls der Milchzähne sein. Ein Überbiß des Oberkiefers tritt häufig bei *chronischer hämolytischer Anämie* auf. Ein Unterbiß des Unterkiefers tritt selten in den Frühstadien eines *Morbus Still* (juvenile chronische Arthritis) auf, wobei das Kiefergelenk in Mitleidenschaft gezogen ist. In chronischen Fällen entwickelt sich schließlich ein verkürzter Unterkiefer (*Mikrognathie*).

Achten Sie auf Malokklusion in der späten Kindheit. Malokklusion und Fehlstellung der Zähne, die oft auf Daumenlutschen in der frühen Kindheit zurückzuführen sind, sind reversibel, wenn die Angewohnheit spätestens im Alter von 6 oder 7 Jahren eingestellt wird.

Wenn Sie den Zahnreihenschluß prüfen wollen, bitten Sie das Kind *nicht*, seine „Zähne zu zeigen", da die oberen und unteren Zähne beim Vorzeigen automatisch aufeinandergereiht werden. Bitten Sie das Kind eher, so fest wie möglich zuzubeißen. Schieben Sie die Lippen auseinander und beurteilen Sie den *tatsächlichen* Biß. Bei gesunden Kindern befinden sich die unteren Zähne innerhalb des von den oberen Zähnen gebildeten Bogens.

Zunge, Phyrynx und Rachenmandeln. Inspizieren Sie Ober- und Unterseite sowie die Ränder der Zunge. Bitten Sie den Patienten, die Zunge herauszustrecken und sie von einer Seite zur anderen zu bewegen.

Achten Sie bei der Untersuchung des *Pharynx* auf die Größe und das Aussehen der *Tonsillen* (Gaumenmandeln). In der Kindheit sind die Tonsillen verhältnismäßig größer als im Säuglingsalter und in der Adoleszenz, wie aufgrund des zu diesem Zeitpunkt reichlich vorhandenen Lymphgewebes verständlich ist (s. Abb. S. 621). Sie erscheinen sogar noch größer, wenn sie sich beim Auslösen des Würgreflexes, beim freiwilligen Herausstrecken der Zunge oder beim Ah-Sagen aus ihren Nischen zur Mittellinie und nach vorne bewegen. Die Tonsillen weisen normalerweise tiefe Epitheleinsenkungen (Cryptae tonsillares) auf ihrer Oberfläche auf, aus denen häufig weiße Konkremente oder Nahrungspartikel hervorragen. Dies weist weder auf eine aktuelle noch eine frühere Erkrankung hin.

Die *Rachenmandel* (Tonsilla pharyngealis) ist ein unpaares lymphatisches Organ am Dach und an der Hinterwand des Nasopharynx. Sie ist nur zu sehen, wenn sie extrem vergrößert ist oder wenn der weiche Gaumen mit einem Zungenspatel angehoben wird, um sie freizulegen. Ihre Größe kann indirekt anhand der hinteren Nasenobstruktion beim Einatmen durch ein Nasenloch und anhand des nasalen Tons beim Sprechen festgestellt werden. Sie kann auch direkt durch Palpation bestimmt werden. Eine Palpation der Rachenmandel (Adenoid) ist angebracht, wenn eine Anamnese mit rezidivierendem Fieber, Kopfschmerzen und Husten auf eine *chronische Adenoiditis* (Angina retronasalis) oder einen *Adenoidalabszeß* schließen läßt.

Palpieren Sie die Rachenmandel, wenn Verdacht auf diese Diagnose besteht. Lagern und fixieren Sie das Kind bei dieser Untersuchung wie für die Halsuntersuchung (S. 668). Kleben Sie drei Zungenspatel zusammen, legen Sie sie mit Ihrer linken Hand zwischen die Molaren und drehen Sie sie um 90°, um einen weit offenen Pharynx zu gewährleisten. Führen Sie Ihren behandschuhten rechten Zeigefinger durch den Mund in den Nasenrachenraum hinter den weichen Gaumen ein und massieren Sie sehr schnell und sorgfältig das Adenoid- und umgebende Lymphgewebe. Fahren Sie dann drei- oder viermal schnell mit dem Finger von oben nach unten über den hinteren Nasenrachenraum.

Das Kind und seine Eltern sollten darauf hingewiesen werden, daß diese Untersuchung unangenehm ist und wahrscheinlich zum Erbrechen führt.

Das Aussehen der *Zunge* kann auf eine Erkrankung hinweisen. Eine *belegte* Zunge ist unspezifisch, eine *glatte* Zunge findet sich bei Avitaminose, *Erdbeer-* und *Himbeerzunge* können in bestimmten Stadien von Scharlach beobachtet werden.

Ein weißes Exsudat auf den Tonsillen weist auf eine *Streptokokken-Tonsillitis* hin, insbesondere wenn gleichzeitig eine hellrote Uvula und Petechien am Gaumen vorliegen. Ein dickes, graues, klebriges Exsudat weist auf eine *Tonsillitis* bei *Diphtherie* hin, eine Nekrose (gräuliche Verfärbung des Mandelgewebes selbst) auf *Pfeiffer-Drüsenfieber*. Alle drei Erkrankungen erzeugen einen üblen Geruch. Ist eine Tonsille gerötet und ragt nach vorne und medial, ist mit größter Wahrscheinlichkeit ein *Peritonsillarabszeß* vorhanden.

Bei chronischer Adenoiditis und Adenoidalabszeß tasten Sie ein vergrößertes, breiiges Polster. Die Massage erzeugt reichlich blutig-tingierten Schleim und Eiter.

Kinder mit stark vergrößerter Rachenmandel atmen durch den Mund und schnarchen. Sie können auch unter rezidivierenden Schüben von Mittelohrentzündung und Sinusitis leiden.

Asymmetrie und damit einhergehende Veränderungen der Stimme sind häufig für einen variablen Zeitraum nach einer operativen Mandelentfernung (Tonsillektomie) zu beobachten.

Ein Kind mit hohem Fieber, Halsentzündung, bellendem Husten, Heiserkeit, starkem Speichelfluß und Schluckbeschwerden leidet möglicherweise unter akuter *Epiglottitis*. Die Epiglottis ist dann stark aufgetrieben und hellrot.

Manche Kinder mit einer *submukösen Gaumenspalte* sprechen nasal, viele haben jedoch keine Stimmveränderungen.

Palpieren Sie auf die gleiche Weise (1) einen Peritonsillarabszeß, um eine Fluktuation feststellen zu können, und (2) die hintere Pharynxwand, um einen retropharyngealen Abszeß feststellen zu können.

Achten Sie auf ausbleibende Bewegungen oder asymmetrische Bewegungen des weichen Gaumens beim Würgen und Lautbilden. Dies weist auf Paralyse oder Muskelschwäche hin.

Untersuchen Sie den Rachen nicht, wenn Verdacht auf akute Epiglottitis besteht. Ein unbeabsichtigtes Auslösen des Würgreflexes bei der Untersuchung könnte eine vollständige Larynxobstruktion und Tod verursachen. Der Rachen ist daher nur von einem HNO-Arzt oder einem Arzt zu untersuchen, der bei einer Larynxobstruktion einen Endotrachealtubus legen kann. Die Intubation ist am besten in einem Operationssaal vorzunehmen, in dem gegebenenfalls eine Wiederbelebung durchgeführt werden kann.

Achten Sie auf Anzeichen einer submukösen Gaumenspalte, wie eine Spaltung des hinteren Rands des harten Gaumens oder eine Zäpfchenspalte. Wenn die Schleimhaut intakt ist, wird die darunterliegende Fehlbildung häufig übersehen.

Thorax, Brust und Lunge

Säuglingsalter

Anatomie des Thorax. Der *Thorax* des Säuglings ist faßförmig abgerundet, wobei der sagittale Durchmesser dem Querdurchmesser entspricht. Der *Thoraxindex*, d. h. das Verhältnis des Querdurchmessers zum sagittalen Durchmesser, beträgt bei der Geburt 1. Im Alter von 1 Jahr beträgt er 1,25 und erreicht im Alter von 6 Jahren 1,35. Danach folgen keine wesentlichen Änderungen mehr.

Bei Säuglingen ist die Thoraxwand dünn wegen der noch schwach ausgebildeten Interkostalmuskulatur, und der Knochen- und Knorpelbrustkorb ist sehr weich und nachgiebig. Die Spitze des Schwertfortsatzes ragt häufig vorn an der Spitze des Rippenwinkels direkt unter der Haut hervor.

Pectus excavatum (Trichterbrust) kann sich im frühen Säuglingsalter durch ausgeprägte Einziehung des kaudalen Teils des Brustbeins bei Inspiration manifestieren. Diese und andere Thoraxdeformitäten wie *Pectus carinatum* (Hühnerbrust) werden jedoch normalerweise erst in der frühen Kindheit sichtbar (s. Tab. 8.2, S. 270).

Die *Brust* eines Neugeborenen (ob männlich oder weiblich) ist häufig vergrößert und mit einer weißen Flüssigkeit gefüllt, die in der Umgangssprache als „Hexenmilch" (Lac neonatorum) bezeichnet wird. Dies ist auf die Wirkung des mütterlichen Östrogens zurückzuführen und hält für gewöhnlich nur ein bis zwei Wochen an. Akzessorische Brustwarzen finden sich gelegentlich auf dem Thorax oder dem Abdomen entlang einer vertikalen Linie unter den echten Brustwarzen, wie auf S. 335 gezeigt. Sie treten als kleine, runde, flache oder leicht erhabene, pigmentierte Läsionen in Erscheinung und haben keine pathologische Bedeutung.

Erfolgt die Atmung vorwiegend über den Thorax, ist eine intraabdominale oder intrathorakale Störung zu vermuten, die den Einsatz des Zwerchfells behindert. Eine *Steigerung* der Bauchatmung kann auf eine Lungenerkrankung hinweisen.

Beurteilung der Atmung. Atemfrequenz und Atemmuster von Säuglingen und Kleinkindern sind auf S. 640 erläutert. Die Atmung erfolgt vorwiegend durch die Bewegung des Zwerchfells, mit geringer Unterstützung der Thoraxmuskulatur. Dies führt zu einer Vorwölbung des Abdomens bei Inspiration und einem Einziehen bei Exspiration (sog. Bauchatmung).

Neugeborene, und insbesondere Frühgeborene, atmen unregelmäßig, wobei sich Perioden normaler Atemfrequenz (30–40 pro Minute) mit „periodischer Atmung" abwechseln. Bei der periodischen Atmung ist die Atemfrequenz stark verlangsamt und kann sogar für mehr als dreimal 3 Sekunden oder länger persistieren (Apnoe). Diese alternierenden Atemmuster wurden bei 30–95 % der Frühgeborenen im Schlaf beobachtet, jedoch seltener bei termingeborenen Kindern. Diese kurzen Apnoeperioden sind nicht von Bradykardie begleitet.

Palpieren Sie bei Säuglingen den Stimmfremitus, indem Sie Ihre Hand auf den Brustkorb des schreienden Kindes legen. Plazieren Sie Ihre ganze Hand, Handinnenfläche und Finger, über den vorderen, seitlichen oder hinteren Thorax, um starke Veränderungen der Stimmweiterleitung durch den Thorax feststellen zu können. Perkutieren Sie den kindlichen Thorax direkt, indem Sie die Thoraxwand mit einem Finger beklopfen, oder indirekt, indem Sie die Finger-auf-Finger-Methode anwenden.

Im Normalfall ist überall ein hypersonorer Klopfschall zu hören. Eine Abschwächung des hypersonoren Schalls über den Lungenfeldern hat dieselbe Bedeutung wie Dämpfung bei erwachsenen Patienten.

Verwenden Sie den Trichter oder die kleine Membran des Stethoskops, wenn Sie den Thorax eines Säuglings auskultieren, um die Befunde eindeutig lokalisieren zu können.

Die Atemgeräusche sind lauter und schärfer als bei einem Erwachsenen, da das Stethoskop näher am Entstehungsort der Geräusche liegt. Neugeborene atmen gewöhnlich intermittierend langsam und flach, dann schnell und tief. Die Atemgeräusche sind häufig auf der Thoraxseite entgegengesetzt der Richtung, in die der Kopf gedreht ist, abgeschwächt. Leises Knistern am Ende einer tiefen Inspiration kann bei gesunden Neugeborenen und älteren Säuglingen zu hören sein, Schreien erzeugt glücklicherweise alle erforderlichen tiefen Atemzüge und fördert tatsächlich die Auskultation. Die Ausnahme bilden Säuglinge, die bei Inspiration und Exspiration schreien, was ungewöhnlich ist.

Bei Säuglingen ist es schwierig, weitergeleitete Geräusche der oberen Luftwege von Geräuschen thorakalen Ursprungs zu unterscheiden. Exspirationsgeräusche entstehen gewöhnlich unterhalb der Stimmbänder, Inspirationsgeräusche im Respirationstrakt. Die Geräusche aus den oberen Luftwegen sind symmetrisch und sind nahe am Kopf und bei tiefer Atmung lauter.

Da der Brustkorb klein ist und Geräusche darin leicht weitergeleitet werden, fehlen Atemgeräusche sehr selten ganz. Sogar bei Atelektase, Erguß, Empyem und Pneumothorax sind die Atemgeräusche eher abgeschwächt als gar nicht vorhanden. Bei Säuglingen ist reines Bronchialatmen selten zu hören, auch wenn eine Infiltration vorhanden ist. Giemen, das palpabel und hörbar ist, tritt bei Säuglingen und Kleinkindern häufiger auf als bei älteren Kindern und

Apnoeperioden über 20 Sekunden, die von Bradykardie begleitet werden, können auf eine Herz-Lungen-Erkrankung oder eine Erkrankung des zentralen Nervensystems oder ein hohes Risiko für den *plötzlichen Kindstod* hinweisen.

Eine Dämpfung bei Perkussion von Säuglingen kann auf eine Infiltration des Lungengewebes, einen intrathorakalen Tumor oder Flüssigkeit in der Pleura hinweisen.

Extension oder eine andere Bewegung des Kopfes bei Inspiration weist auf den Einsatz akzessorischer Muskeln bei der Atmung hin und begleitet gewöhnlich eine schwere Erkrankung der Atemwege.

Ein inspiratorisches Giemen wird *Stridor* genannt und weist auf eine Verengung hoch oben im Tracheobronchialraum hin. Ein exspiratorisches Giemen ist ein Hinweis auf eine Verengung weiter unten.

Erwachsenen. Der Grund dafür liegt in dem kleinen Lumen des Tracheobronchialbaums, der durch eine leichte Schwellung der Schleimhäute oder durch geringe Schleimmengen schnell verengt werden kann. Häufig verursachen muköse und geschwollene Nasen- und Rachenschleimhäute laute inspiratorische und exspiratorische Rasselgeräusche, die über alle Lungenfelder weitergeleitet werden. Beim Auskultieren mit dem Stethoskop über den Wangen und der Halsseite läßt sich der Ursprung der Geräusche lokalisieren – Geräusche der oberen Luftwege sind lauter, Geräusche der unteren Luftwege leiser.

Kindheit

Bei Mädchen beginnt sich die Brust im Alter von 8 Jahren allmählich zu entwickeln. Ein asymmetrisches Wachstum mit daraus resultierenden unterschiedlichen Brustgrößen während der Präadoleszenz ist häufig. Mit zunehmendem Wachstum während der Adoleszenz werden diese Unterschiede ausgeglichen. Dies sollte man sowohl den Eltern als auch dem betroffenen Mädchen erklären, selbst wenn diese das Thema nicht von sich aus ansprechen.

Wie im Säuglingsalter sind auch in der Kindheit die Atemgeräusche bei der Auskultation der Lungen lauter und schärfer als bei Erwachsenen. Dies ist auf die weiterhin geringe Muskelmasse und dünne Subkutis über dem Thorax zurückzuführen. Die Atemmuster sind regelmäßiger als beim Säugling und die Kooperation beim tiefen Einatmen und anderen Atemmanövern während der Auskultation der Lunge nimmt mit fortschreitendem Alter zu.

Auf ein sehr kleines Kind kann das Stethoskop bedrohlich wirken. Sie werden daher mehr Erfolg beim Auskultieren haben, wenn Sie erklären, worum es sich handelt, und wenn Sie das Kind damit spielen oder abhören lassen.

Erzeugen Sie einen Stimmfremitus, indem Sie die Thoraxwand palpieren und dabei ein Gespräch mit dem Kind führen. Lassen Sie das Kind „99" oder „1, 2, 3" sagen. Wenn Sie dem Kind das Verfahren erläutern, kooperiert es wahrscheinlich beim tiefen Einatmen und Atemanhalten. Haben Sie keinen Erfolg, bitten Sie das Kind, das Licht Ihrer Taschenlampe „auszublasen". Dabei kommt es meistens zur vollständigen Inspiration.

Herz

Die Untersuchung des Herzens bei Säuglingen und Kleinkindern entspricht mit wenigen Ausnahmen der Untersuchung eines erwachsenen Patienten.

Eine Abschwächung der Femoralispulse im Vergleich zu den Radialispulsen oder ihr Fehlen kann der einzige Befund sein, der auf eine *Aortenisthmusstenose* beim Säugling oder Kleinkind hinweist.

Puls. **Tasten Sie den Femoralispuls entlang dem Leistenband** in der Mitte zwischen Beckenkamm und Symphyse, wie es die Ärztin in der folgenden Abbildung mit ihrer linken Hand tut.

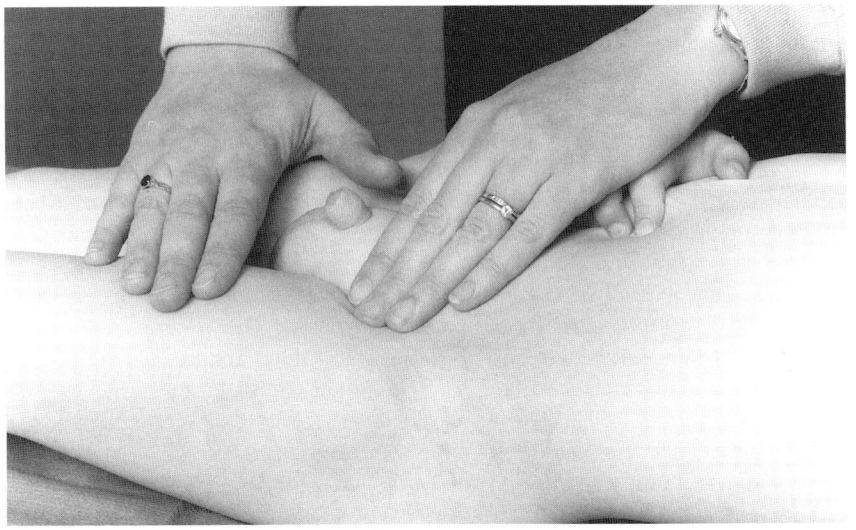

Da die Atemfrequenz bei Säuglingen ungefähr der Herzfrequenz entsprechen kann, können Atemgeräusche mit Herzgeräuschen verwechselt werden. **Verschließen Sie die Nasenlöcher kurzzeitig, um die Atmung so lange zu unterbrechen, bis diese Frage geklärt ist.**

Herzspitzenstoß, Herzrhythmus und Herztöne. Bei gesunden Säuglingen und Kleinkindern finden sich ein paar Charakteristika, die bei Erwachsenen nicht zu beobachten sind. Der Herzspitzenstoß, der häufig sichtbar ist, liegt bis zum Alter von 7 Jahren in Höhe des 4. Interkostalraums und danach in Höhe des 5. Interkostalraums. Bis zum Alter von 4 Jahren liegt er links der Medioklavikularlinie, zwischen 4 und 6 Jahren auf der Medioklavikularlinie und mit 7 Jahren rechts davon. Bei der Perkussion erscheint das Herz größer als es ist. Dies liegt daran, daß es horizontaler und der Thymus über seiner Basis liegt. *Respiratorische Arrhythmie* (Herzfrequenz ist bei Inspiration schneller, bei Exspiration langsamer) ist fast immer vorhanden und eine *vorzeitige Ventrikelkontraktion* häufig zu beobachten. Die Herztöne sind lauter als bei Erwachsenen, da die Thoraxwand dünner ist. Sie sind auch höherfrequent und von kürzerer Dauer. Der 1. Herzton ist an der Herzspitze lauter als der 2. Eine Spaltung des 2. Herztons an der Herzspitze ist bei 25–33 % der Säuglinge und Kleinkinder zu finden, hat aber keine pathologische Bedeutung. Im Lungenbereich ist der 2. Herzton lauter als der 1.

Beurteilung von Herzgeräuschen. In den ersten 48 Stunden nach der Geburt sind häufig Herzgeräusche zu hören, die durch den Übergang von intrauterinem zu extrauterinem Kreislauf verursacht werden. Sie sind systolisch, liegen in ihrer Lautstärke unter 2/6 und verschwinden beim Verschluß des Ductus arteriosus und des Foramen ovale spontan wieder.

Bei der pädiatrischen Herzuntersuchung spielt das *Herzgeräusch* für die Differentialdiagnose eine große Rolle, da über 50 % der Kinder (einige behaupten sogar alle) irgendwann im Laufe der Kindheit ein funktionelles Herzgeräusch entwickeln. Außerdem ist eine signifikante Herzerkrankung bei Kleinkindern ohne Herzgeräusch sehr selten. Der Untersucher muß daher zwischen einem funktionellen und einem organischen Herzgeräusch unterscheiden. Die Lautstärke der Geräusche wird auf einer Skala von 1–6 eingeordnet (S. 315).

Zu den klinischen Anzeichen für eine schwere Herzerkrankung gehören diejenigen, die nicht mit dem Stethoskop festgestellt werden können: zu geringe Gewichtszunahme, verzögerte Entwicklung, Tachypnoe, Tachykardie, ein vorgewölbtes, aktives, sich mühsam hebendes und senkendes Präkordium, Zyanose und Trommelschlegelbildung an Fingern und Zehen. Eine Herzinsuffizienz ist durch zu geringe Nahrungsaufnahme, Tachykardie, Tachypnoe, Venenschwellung, Pulsus alternans, Galopprhythmus und Lebervergrößerung charakterisiert. Lungenödeme und periphere Ödeme erscheinen im späteren Stadium einer Herzinsuffizienz. (Ein peripheres Ödem bei Kindern ist häufiger periorbital und wird durch Nierenversagen verursacht.)

Wenn der 2. Herzton an der Herzspitze gleich oder lauter ist als der 1. Herzton, ist eine pulmonale Hypertonie anzunehmen.

Funktionelle Herzgeräusche und Nonnensausen. Das *funktionelle Herzgeräusch* wurde mit mehr als 120 Attributen beschrieben, die seine gutartige oder funktionelle Natur, seinen Ursprung oder seine auskultatorischen Charakteristiken angeben. Es ist systolisch, gewöhnlich von kurzer Dauer, unter 3/6 in seiner Lautstärke und hat eine niedrigfrequente, vibratorische, musikalische, ächzende Klangqualität. Es ist gewöhnlich entlang dem linken Sternumrand, entweder im 2. oder 3. Interkostalraum oder im 4. oder 5. Interkostalraum medial der Herzspitze am lautesten. Es wird schlecht weitergeleitet und ist am besten mit dem Trichter des Stethoskops am liegenden Patienten zu hören. Seine Lautstärke variiert mit der jeweiligen Körperhaltung, mit der Respirationsphase, bei körperlicher Betätigung, mit/ohne Fieber und von Tag zu Tag. Das wichtigste Merkmal des funktionellen Herzgeräusches ist, daß es bei Fehlen anderer nachweisbarer Hinweise auf eine kardiovaskuläre Erkrankung vorhanden ist.

Nonnensausen (nervöse Strömungsgeräusche) (s. Tab. 9.**12**, S. 332) ist bei Kindern häufig zu hören.

Strömungsgeräusche. Sie werden durch erhöhten Blutfluß durch das Herz erzeugt. Dies ist dann der Fall, wenn die Körpergewebe mehr Sauerstoff als gewöhnlich benötigen (erhöhter Stoffwechsel oder gesteigerte Muskelaktivität) oder wenn Erythrozyten mit verringertem Hämoglobingehalt nicht die übliche Sauerstoffmenge an das Gewebe abgeben (Anämie). Diese Geräusche sind an der Herzbasis lokalisiert. Sie sind leise (unter 3/6), treten während der Systole auf und werden von Tachykardie begleitet. Zwei andere, in der Kindheit häufig zu hörende „funktionelle" Herzgeräusche sind *Strömungsgeräusche über der A. carotis,* die am Hals am lautesten sind und über das gesamte Präkordium weitergeleitet werden, und das Geräusch einer *Pulmonalstenose,* die am besten im Lungenbereich zu hören ist, laut in die Achseln und den Rücken ausstrahlt und mit Erweiterung der Äste der Aa. pulmonales einige Monate nach der Geburt wieder verschwinden sollte.

Geräusche von 3/6 oder lauter weisen gewöhnlich auf eine Herzerkrankung hin.

Bei einem *Vorhofseptumdefekt* ist ein rauhes systolisches Geräusch von 1–3/6 im 2. und 3. Interkostalraum zu hören. Es ist nicht so rauh wie das Geräusch eines Ventrikelseptumdefekts, selten von einem Schwirren begleitet und nicht verbreitert. Das Geräusch einer *Aortenisthmusstenose* (adulter Typ) ist im gleichen Bereich zu hören. Es ist lauter, wird in den Rücken medial des Schulterblatts fortgeleitet, und kann von einer sichtbaren Pulsation und einem palpablen Schwirren an der Incisura jugularis sterni begleitet sein. Es ist zudem mit abgeschwächten oder fehlenden Femoralispulsen und erhöhtem Blutdruck in den Armen verbunden. Die Herzgeräusche bei *Fallot-Tetralogie, isolierter Pulmonalstenose, Trikuspidal-*

Angeborene und erworbene Herzgeräusche. Nichtfunktionelle oder *organische Herzgeräusche* werden durch angeborene oder erworbene Herzerkrankungen verursacht. *Akutes rheumatisches Fieber* ist die Hauptursache einer erworbenen Herzerkrankung, die in der Kindheit Herzgeräusche verursacht. Ein organisches Geräusch, das zum ersten Mal vor dem Alter von 3 Jahren auftritt, wird fast immer von einer angeborenen Herzerkrankung verursacht. Ein Geräusch, das nach diesem Alter auftritt, wird gewöhnlich von einer rheumatischen Karditis verursacht.

Das Vorhandensein oder Fehlen einer Zyanose kann dem Untersucher dabei helfen, zwischen den unterschiedlichen kongenitalen Herzerkrankungen mit ähnlichen Herzgeräuschen zu unterscheiden (s. Tab. 19.**9**, S. 681).

Gewöhnlich hängt die endgültige Diagnose von den Ergebnissen der Elektrokardiogramme, Röntgenaufnahmen, Herzkatheteruntersuchungen, Echokardiogramme und weiteren Einzeluntersuchungen ab.

Zu den mit einer erworbenen rheumatischen Herzerkrankung verbundenen Geräuschen gehören die Geräusche einer Mitralstenose (S. 331), Mitralinsuffizienz (S. 330), Aortenstenose (S. 329) und Aorteninsuffizienz (S. 331). Ist eine Mitral- oder Aortenklappe von rheumatischer Karditis betroffen, treten Stenosen und Insuffizienzen gewöhnlich gemeinsam auf. Ein Mitralklappenvitium tritt bei 90 % der Kinder auf, die nach einer akuten rheumatischen Karditis eine Herzkrankung entwickeln, entweder isoliert oder in Kombination mit einer Aortenklappenerkrankung. Die Aortenklappe ist in ungefähr 25 % der Fälle mitbetroffen. Die Trikuspidal- und Pulmonalklappen sind selten am rheumatischen Prozeß beteiligt.

Der Untersucher sollte in der Lage sein, zwischen normalen und pathologischen Befunden zu unterscheiden. Die Diagnosestellung muß häufig einem Kinderkardiologen überlassen werden, dessen Erfahrung und Zugang zu speziellen Untersuchungsmethoden die genaue Diagnose und entsprechende Therapie ermöglicht. Ein Säugling oder ein Kind, bei dem eine angeborene oder erworbene Herzerkrankung vermutet wird, ist daher schon früh an einen Kinderkardiologen zu überweisen.

atresie, Transposition der großen Gefäße und *Eisenmenger-Syndrom* sind systolisch und von einer Intensität von 3–5/6. Sie haben ihr Punctum maximum im 2. und 3. Interkostalraum links. Sie werden kaum fortgeleitet, können (müssen aber nicht) von einem Schwirren begleitet sein und weisen keine Unterscheidungsmerkmale auf. Diese Geräusche können im Säuglingsalter fehlen. Darüber hinaus können bei Trikuspidalatresie und isolierter Pulmonalstenose palpable Leberpulsationen vorhanden sein.

Tabelle 19.9 Zyanose und angeborene Herzerkrankung

Keine Zyanose	Septumdefekte – sehr gering Offener Ductus arteriosus Isolierte Pulmonalstenose – gering Aortenisthmusstenose Anomaler Ursprung der linken Koronararterie[a] Subendokardiale Fibroelastose[a] Glykogenspeicherkrankheit[a]
Zyanose im Frühstadium	Fallot-Tetralogie – schwer Trikuspidalatresie Transposition der großen Gefäße Zwei- und dreikammerige Herzen Schwere Pulmonalstenose mit intaktem Ventrikelseptum
Zyanose im Spätstadium	Eisenmenger-Komplex Isolierte Pulmonalstenose – gering Fallot-Tetralogie Septumdefekte – ausgeprägt

[a] Stellt sich mit Herzvergrößerung, Tachykardie und Tachypnoe, jedoch ohne Herzgeräusch dar.

Abdomen

Säuglingsalter

Ein Neugeborenes mit einem einge-sunkenen Abdomen sollte unverzüg-lich auf eine *Zwerchfellhernie* mit Ver-schiebung der Abdominalorgane in die Thoraxhöhle untersucht werden.

Ist nur *eine Nabelarterie* vorhanden, geht dieses Phänomen meist mit ver-schiedenen angeborenen Anomalien einher.

Der Nabel heilt häufig nicht ab und granulomatöses Gewebe bildet sich an seiner Basis.

Der Defekt in der Bauchwand am Nabel kann einen Durchmesser von bis zu 3,5 cm haben, und die Hernie selbst kann 8–10 cm aus der Bauchwand hervorragen, wenn der intraabdomi-nale Druck erhöht ist. Viele Nabel-hernien bilden sich bis zum Alter von 1 Jahr, die meisten bis zum Alter von 4–5 Jahren wieder zurück.

Erweiterte Venen können auf eine Verlegung der Pfortader hinweisen. Bei *portaler Hypertonie* bilden die paraum-bilikalen Venen einen portokavalen Umgehungskreislauf.

Ein höherer Ton, eine höhere Frequenz oder eine starke Abschwächung der Darmgeräusche weisen auf einen *Darmverschluß* bzw. *Ileus* hin. Non-nensausen ist ein Anzeichen für eine *portale Hypertonie*.

Eine starke Aufblähung des Abdomens mit Druckschmerzhaftigkeit kann auf ein *akutes Abdomen* hinweisen.

Inspektion. Inspizieren Sie das Abdomen am liegenden Säugling. Bei Säuglin-gen ist das Abdomen infolge der noch kaum entwickelten Bauchmuskulatur vor-gewölbt.

Untersuchen Sie die Nabelschnur bei der Geburt auf die vorhandenen Gefäße. Normalerweise sind zwei dickwandige Nabelarterien und eine dünnwandige Nabelvene vorhanden. Der Durchmesser der Arterien ist kleiner als der der Vene, und die Vene findet sich gewöhnlich in 12-Uhr-Stellung in Höhe der Bauchwand.

Bei einem Neugeborenen kann der Nabel einen relativ langen kutanen Teil (*Umbilicus cutis*) aufweisen, der von Haut bedeckt ist, oder einen relativ langen amniotischen Teil (*Umbilicus amnioticus*), der von einer festen gelatineartigen Substanz bedeckt ist. Der amniotische Teil trocknet innerhalb einer Woche ein und fällt innerhalb von 2 Wochen ab, während der kutane Teil sich zurückzieht und auf einer Höhe mit der Bauchwand abschließt.

Säuglinge sind anfällig für *Nabelhernien* (S. 380), *Bauchhernien* und *Rektusdia-stase*. Diese sind jedoch nicht vor dem Alter von 2 oder 3 Wochen erkennbar. Sie sind leicht nachzuweisen, wenn das Kind schreit.

Eine Rektusdiastase kann auf eine angeborene Schwäche der Bauchmuskulatur (selten) hinweisen oder die Folge eines chronisch aufgeblähten Abdomens sein. Meistens handelt es sich aber um eine Normvariante, die sich in der frühen Kindheit wieder zurückbildet.

Auf dem Abdomen ist bis zur Pubertät ein Venenmuster zu erkennen. Bauch-hautreflexe treten gewöhnlich erst nach dem ersten Lebensjahr auf.

Auskultation und Perkussion. Auskultieren Sie das Abdomen. Im Normalfall sind alle 10–30 Sekunden metallisch klingende Geräusche zu hören.

Perkutieren Sie das Abdomen des Säuglings wie bei einem Erwachsenen. Da Säuglinge beim Stillen und Schreien jedoch häufiger Luft schlucken, kann mehr Luft im Magen und im Darmlumen vorhanden sein.

Palpation. Die Palpation des Abdomens ist bei Säuglingen relativ einfach. **Sorgen Sie dafür, daß das Kind sich entspannt, indem Sie die Beine an den Knien gebeugt und die Hüfte mit einer Hand festhalten. Palpieren Sie dann mit der anderen Hand.**

Leber- und *Milzrand* sind häufig tastbar. Die *Nieren* lassen sich in der Regel palpieren, indem die Finger einer Hand vor und die Finger der anderen Hand hinter jede Niere gelegt werden. Die *Blase* ist häufig in Höhe des Nabels zu fühlen und im Normalfall zu perkutieren. Das *Colon descendens* ist häufig im linken unteren Quadranten als wurstförmige Masse zu tasten. Tumoren im Abdomen anderen Ursprungs lassen sich leicht palpieren.

Sie können Gegenspannen, das häufig beim Palpieren des Abdomens eines schreienden Kindes auftritt, vermeiden, indem Sie dem Kind die Flasche oder einen Schnuller geben.

Untersuchungstechnik bei Magenausgangsstenose. Wenn Sie eine *Magenausgangsstenose* vermuten, können Sie folgende Untersuchungstechniken für das Abdomen ausprobieren:

Legen Sie den unbekleideten Säugling auf den Rücken und stellen Sie sich an das Fußende der Untersuchungsliege. Richten Sie ein helles Licht in Höhe der Untersuchungsliege von der rechten Seite des Patienten aus über das Abdomen. Geben Sie dem Säugling eine Flasche mit Zuckerwasser oder Milch und beobachten Sie das Abdomen sorgfältig. Ist eine Magenausgangsstenose vorhanden, können peristaltische Wellen beobachtet werden, die von links nach rechts über den Oberbauch verlaufen. Mit fortschreitender Nahrungsaufnahme werden sie immer größer und häufiger, wie die folgende Abbildung zeigt. Der Säugling wird unweigerlich explosionsartig erbrechen.

Bei der *Hirschsprung-Krankheit* (kongenitales Megakolon) läßt sich häufig eine suprapubische Masse in der Mittellinie tasten, das fäzesgefüllte Rektosigma.

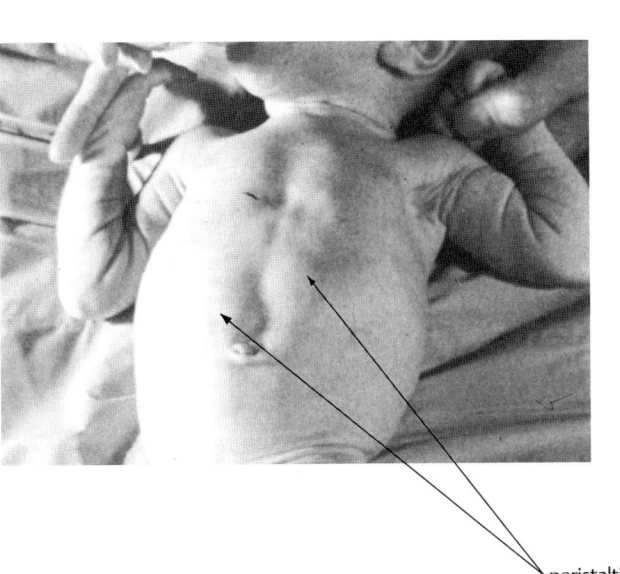

peristaltische Wellen

Palpieren Sie jetzt mit Ihrem ausgestreckten Mittelfinger tief im rechten oberen Quadranten. Sie werden wahrscheinlich eine Schwellung von ungefähr 2 cm Durchmesser am Magenausgang finden. Eine ähnliche Palpation, bei der der Säugling auf dem Bauch liegt, ist möglicherweise erfolgreicher.

Frühe und späte Kindheit

Ein vorgewölbtes Abdomen, das hervortritt, wenn das Kind aufrecht sitzt, und wieder verschwindet, wenn das Kind liegt, ist für die meisten Kinder bis in die Adoleszenz hinein typisch.

Palpation. Fast alle Kinder sind kitzelig, wenn Sie Ihre Hand zum ersten Mal auf die Bauchwand legen. Diese Reaktion gibt sich in den meisten Fällen wieder, insbesondere, wenn Sie das Kind durch ein Gespräch ablenken, oder Ihre ganze Hand eine Weile flach auf das Abdomen legen, ohne mit den Fingern zu palpieren. **Legen Sie bei Kindern, die weiterhin empfindlich sind, die Hand des Kindes unter Ihre eigene, wie die Abbildungen unten zeigen, um ihre Angst abzubauen und die Entspannung der Bauchmuskulatur zu fördern.**

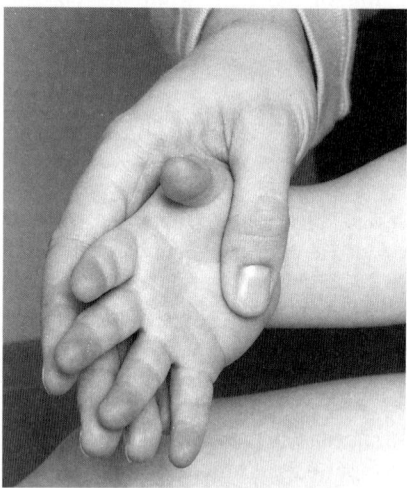

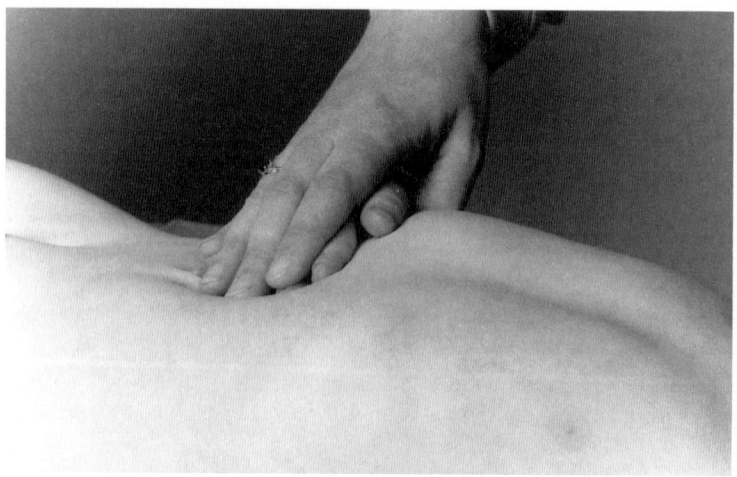

Die Bauchwand entspannt sich auch, wenn Knie und Hüftgelenke gebeugt werden. Palpieren Sie erst oberflächlich und dann tief in allen Quadranten. Untersuchen Sie den Bereich zuletzt, bei dem die Anamnese einen pathologischen Prozeß vermuten läßt.

Druckschmerzhaftigkeit kann man durch entsprechende Äußerungen des Kindes, durch eine Veränderung seines Gesichtsausdrucks oder die Höhe seiner Schreie feststellen.

Leber und Milz. Die *Leber* ist bei den meisten Kindern problemlos zu palpieren. Der Leberrand ist normalerweise 1–2 cm unterhalb des rechten Rippenbogens tastbar. Er ist scharf abgegrenzt und weich und bewegt sich leicht, wenn Sie ihn bei tiefer Inspiration von unten nach oben drücken. Die Größe der Leber kann besser durch Perkussion als durch Palpation ermittelt werden. Die folgende Tabelle enthält die perkutorisch auf der rechten Medioklavikularlinie zu erwartenden Lebergrößen für männliche und weibliche Säuglinge, Kleinkinder und Jugendliche.

Eine pathologisch vergrößerte Leber ist gewöhnlich über 2 cm unter dem Rippenbogen tastbar und hat einen runden, harten Rand.

Tabelle 19.10 Zu erwartende Lebergrößen bei Säuglingen, Kleinkindern und Jugendlichen (bei Perkussion)

Alter in Jahren	Mittlere geschätzte Lebergröße (in cm)		Alter in Jahren	Mittlere geschätzte Lebergröße (in cm)	
	Männlich	Weiblich		Männlich	Weiblich
0,5 (6 Monate)	2,4	2,8	8	5,6	5,1
1	2,8	3,1	10	6,1	5,4
2	3,5	3,6	12	6,5	5,6
3	4,0	4,0	14	6,8	5,8
4	4,4	4,3	16	7,1	6,0
5	4,8	4,5	18	7,4	6,1
6	5,1	4,8	20	7,7	6,3

Der untere Rand der Leber kann mit einem *Kratztest* bestimmt werden. **Legen Sie die Membran des Stethoskops in der Medioklavikularlinie direkt auf den rechten Rippenbogen. Kratzen Sie die Bauchhaut leicht mit Ihrem Fingernagel entlang der Medioklavikularlinie von unterhalb des Nabels bis zum Rippenbogen.** Wenn Sie mit Ihrem kratzenden Finger den Leberrand erreichen, hören Sie den Kratzton, der durch die Leber zu Ihrem Stethoskop weitergeleitet wird.

Wie die Leber läßt sich auch die *Milz* bei den meisten Kindern problemlos palpieren. Auch sie ist weich mit einem scharf abgegrenzten Rand und ragt zungenförmig unter dem linken Rippenbogen hervor nach unten.

Sie können die Milz häufig zwischen Daumen und Zeigefinger der rechten Hand palpieren. Sie ist verschieblich.

Aorta. Im Normalfall sind im Epigastrium Pulsationen der Aorta zu sehen.

Palpieren Sie das Abdomen links der Mittellinie, um die Pulsationen der Aorta zu fühlen.

In der frühen Kindheit ist das Omentum (Bauchnetz) kaum ausgebildet. Daher kann eine intraabdominale Infektion oder eine andere entzündliche Reaktion in diesem Alter weniger gut lokalisiert werden als in der späten Kindheit oder Adoleszenz.

Die Pulsationen eines vergrößerten rechten Ventrikels können durch das Zwerchfell weitergeleitet werden und im Epigastrium sichtbar sein.

Druckschmerzhaftigkeit und Abwehrspannung sind gewöhnlich diffus, wenn ein gravierender Krankheitsprozeß im Abdomen auftritt. In diesem

685

Fall sollten Sie eine *generalisierte Peritonitis* als Ursache erwägen.

Bei *akuter Appendizitis* wird durch diese Bewegung Schmerz im rechten unteren Quadranten ausgelöst, wenn der Appendix vorne liegt. Liegt der Appendix retrozökal über M. psoas und obturatorius, sind häufig *Psoas-* und *Obturatorzeichen* vorhanden (S. 353).

Bitten Sie das Kind, sich aus der Rückenlage aufzusetzen, während Sie mit Ihrer Hand gegen seine Stirn drücken.

Genitalien und Rektum

Säuglingsalter

Männliche Genitalien. Untersuchen Sie die *männlichen Genitalien* am liegenden Säugling. Die *Vorhaut* ist mit der *Eichel* verbunden, bedeckt sie vollständig und weist am distalen Ende eine kleine Öffnung auf. Das Zurückschieben der Vorhaut über die Eichel beim nichtbeschnittenen Jungen ist nach regelmäßigem vorsichtigen Zurückschieben Monate bis Jahre später möglich. Bei der Beschneidung wird die Eichel bis zu ihrer Basis freigelegt.

Hypospadie liegt vor, wenn die Harnröhre an der ventralen Fläche der Eichel oder des Penisschafts mündet (s. Tab. 12.1, S. 399). Die Vorhaut ist in diesem Fall ventral unvollständig ausgebildet.

Lokalisieren Sie die *Harnröhrenmündung* und inspizieren Sie den *Penisschaft*.

Palpieren Sie den Inhalt des Skrotums und den Leistenkanal. Lokalisieren Sie die Hoden, die sich im Normalfall im Skrotum befinden. Liegen sie im Leistenkanal, ziehen Sie sie mit kontinuierlichem, sanftem Druck in das Skrotum.

Beidseitiger Kryptorchismus ist hochverdächtig auf ein *adrenogenitales Syndrom*, bei dem das chromosomale Geschlecht des Säuglings weiblich ist. In den ersten 2 Wochen nach der Geburt können Hyponatriämie, Dehydratation und Schock folgen.

Bei ungefähr 3 % der männlichen Neugeborenen können ein oder beide Hoden nicht im Skrotum oder dem Leistenkanal palpiert werden (s. Maldescensus testis bzw. Kryptorchismus, S. 394 und Tab. 12.2, S. 400 f). Im Alter von 1 Jahr sind zwei Drittel dieser Hoden in das Skrotum deszendiert.

Hydrozelen über den Hoden und dem Samenstrang sind beim Säugling häufig und oft mit tatsächlichen oder potentiellen *Leistenhernien* verbunden. Hydrozelen lassen sich leicht von Hernien unterscheiden, da erstere durchleuchtet und nicht reponiert werden können (s. Tab. 12.2, S. 400). Die meisten beim Säugling festgestellten Hydrozelen sind im Alter von 18 Monaten resorbiert.

Ein generalisiertes Skrotalödem kann mehrere Tage nach der Geburt anhalten. Es beruht auf den Wirkungen des mütterlichen Östrogens und einer Steißgeburt, falls zusätzlich Hämatome vorhanden sind.

Weibliche Genitalien. Beim weiblichen Neugeborenen treten *Schamhügel, große Schamlippen* und *kleine Schamlippen* infolge der Wirkungen des mütterlichen Östrogens deutlich vor. Dieses Phänomen geht aber innerhalb von ein bis zwei Monaten zurück. In den ersten Lebenswochen kann in manchen Fällen ein blutiger Scheidenausfluß vorhanden sein, auf den evtl. einige Wochen lang ein serös-blutiger Ausfluß folgt.

Untersuchen Sie die weiblichen Genitalien am liegenden Säugling. Spreizen Sie die großen Schamlippen in der Mitte mit den Daumen und schieben Sie sie dabei zur Seite und nach hinten. Inspizieren Sie die *Harnröhrenmündung* und das *Vestibulum*, das seitlich von den kleinen Schamlippen, vorne von der Klitoris und hinten von der Scheidenkommissur begrenzt wird. Lokalisieren Sie das *Hymen*, eine verdickte, gefäßfreie Struktur mit einer zentralen Öffnung, die die Scheidenöffnung bedeckt.

Eine vergrößerte Klitoris und eine hintere Verschmelzung der großen Schamlippen sind Zeichen eines *intersexuellen Genitale* infolge angeborener fehlerhafter Testosteronbiosynthese, eines Chromosomendefekts, teratogener Substanzen oder einfach einer Entwicklungsanomalie. Sind intersexuelle Genitalien vorhanden, ist das genetische Geschlecht des Kindes zu bestimmen, bevor eine Geschlechtszuweisung erfolgt.

Eine nicht vorhandene zentrale Hymenöffnung (*Hymen imperforatus*) ist selten und hat keine klinische Bedeutung beim Neugeborenen. Bleibt dies unverändert, kann es in der Kindheit zu einer *Scheidenretentionszyste* (Hydrokolpos) und nach der ersten Menstruation beim adoleszenten Mädchen zu einem *Hämatokolpos* kommen. Beide Krankheitsbilder sind jedoch selten.

Die Genitalien weiblicher Steißgeburten können mehrere Tage lang nach der Geburt stark ödematös sein und viele Hämatome aufweisen.

Rektaluntersuchung. Beim Säugling wird eine Rektaluntersuchung nicht routinemäßig durchgeführt, sollte aber stattfinden, wenn eine intraabdominale, Becken- oder perirektale Erkrankung vermutet wird. Sie sollte am liegenden Patienten durchgeführt werden. Der Untersuchungsfinger kann so weiter eingeführt werden; zudem ist eine kombinierte Untersuchung von Abdomen und Rektum möglich.

Halten Sie die Füße zusammen und beugen Sie Knie und Hüfte über dem Abdomen mit einer Hand. Führen Sie dann den behandschuhten und mit Gleitmittel versehenen Zeigefinger der anderen Hand in das Rektum ein. Legen Sie dann die erste Hand auf das Abdomen zur beidhändigen Untersuchung. Der Zeigefinger wird auch bei Säuglingen für die Rektaluntersuchung vorgezogen, da er länger und tastempfindlicher ist. Unabhängig von der Größe Ihres Untersuchungsfingers kommt es beim Herausziehen des Fingers gewöhnlich zu leichten Blutungen und einer Protrusion der rektalen Schleimhaut.

Frühe und späte Kindheit

Eine Vergrößerung des Penis bis zur Größe bei Jugendlichen oder Erwachsenen kann bei einer *Pubertas praecox* infolge eines Überschusses an zirkulierenden Androgenen aus Nebennieren oder Hoden auftreten. Dies ist bei Tumoren dieser Organe oder der Hypophyse der Fall. Weitere Anzeichen einer Virilisierung – Scham- und Achselhaare, vergrößerte Hoden, gesteigertes somatisches Wachstum und Muskelmasse, Hirsutismus und eine tiefere Stimme – begleiten gewöhnlich das Peniswachstum.

Ein Hodenhochstand kann ein- oder beidseitig persistieren, wobei der Hoden im Abdomen (Kryptorchismus) oder Leistenkanal verbleibt.

Männliche Genitalien. Die Größe des Penis ist in der frühen Kindheit und vor der Pubertät von geringer Bedeutung, es sei denn, er ist sehr groß. Bei adipösen Jungen kann das Fettpolster über der Symphyse den Penis umhüllen und ihn vollständig verdecken. Bei kleinen Jungen sind die Hoden sehr retraktil und befinden sich häufig eher im Leistenkanal als im Skrotum (Pendelhoden).

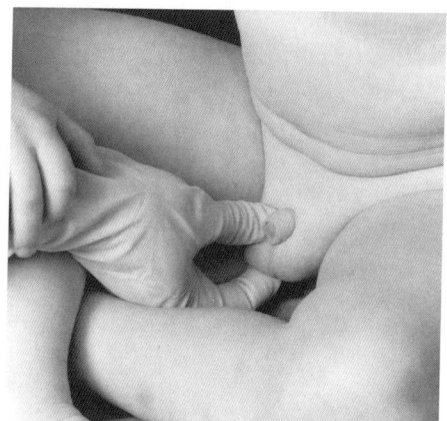

Die Hoden sollten im Skrotum liegen. Sie wandern nach oben, wenn die Innenseite des ipsilateralen Oberschenkels leicht gekratzt wird (*Kremasterreflex*).

Wärmen Sie Ihre Hände an, bevor Sie nicht deszendierte oder Pendelhoden palpieren.

Schalten Sie den Kremasterreflex aus, indem Sie das Kind mit gekreuzten Beinen auf der Untersuchungsliege sitzen lassen, wie hier gezeigt. Einen Hodenhochstand können Sie erst dann sicher diagnostizieren, wenn Sie den Leistenkanal und das Skrotum in dieser Stellung palpiert haben.

Die Untersuchung auf *Leistenhernien* entspricht in dieser Altersgruppe der bei Erwachsenen und ist am stehenden Patienten durchzuführen (S. 395).

Das Husten des Kindes oder die Durchführung des Valsalva-Versuchs sind möglicherweise nicht stark genug, um eine reponierte Hernie nachzuweisen. Die Hernie kann sich manchmal zeigen, wenn das Kind versucht, einen schweren Gegenstand zu heben, etwa das Ende der Untersuchungsliege oder den Stuhl, auf dem Sie sitzen.

Die sexuelle Reife eines Jungen in der Pubertät wird anhand der *Tanner-Stadien* bestimmt. Diese Stadien beschreiben Merkmale wie Schamhaarverteilung und Penis- und Hodengröße (S. 389 ff).

Weibliche Genitalien. Untersuchen Sie die weiblichen äußeren Genitalien, während das Mädchen auf der Untersuchungsliege in der Froschstellung liegt, oder, im Falle eines kleineren Mädchens, wenn es auf dem elterlichen Schoß liegt.

Eine *Verschmelzung der kleinen Schamlippen* kann gelegentlich bei Mädchen unter 4 Jahren beobachtet werden. Es kann sich um eine Teilverschmelzung nur des hinteren Teils der Schamlippen oder um eine vollständige Verschmelzung handeln.

Sie können die Untersuchung der weiblichen Genitalien für sich und das Kind selbst einfacher und angenehmer gestalten, wenn Sie die Hände des Kindes dazu nehmen, um es abzulenken und zu beruhigen. Das Mädchen kann Ihnen, wie die folgende Abbildung zeigt, bei der Untersuchung helfen.

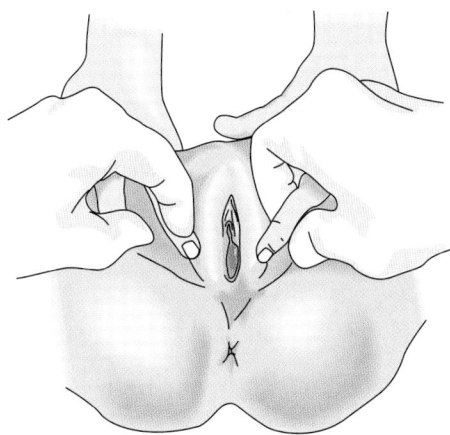

Im Vorschulalter sind die äußeren Genitalien charakterisiert durch abgeflachte große Schamlippen, dünne kleine Schamlippen und eine kleine Klitoris. Das vorher verdickte und avaskuläre Hymen wird dünn, mit einem gut definierten Rand und einem spitzenartigen Gefäßmuster. Die Hymenöffnung kann gewöhnlich durch seitlichen Zug an den Schamlippen gut beobachtet werden.

In den ersten Schuljahren zeigen die äußeren Genitalien Anzeichen einer Östrogenstimulation. Die großen und kleinen Schamlippen werden voller und das Hymen verdickt sich. Diese Veränderungen schreiten mit nahender Pubertät fort und die Genitalien nehmen ihre adulten Merkmale an. Die sexuelle Reife von Mädchen in der Pubertät wird auch hier wieder anhand der *Tanner-Stadien* eingestuft. Diese Stadien enthalten eine Beschreibung der Schamhaarverteilung und des Brustwachstums (S. 407 f und S. 335 ff). Diese sekundären Geschlechtsmerkmale können sich schon bei Mädchen im Alter von 8 Jahren entwickeln.

Eine vaginoabdominale Palpation zur Untersuchung der Beckenstrukturen und eine direkte Inspektion von Vagina und Zervix werden nicht als Bestandteil der üblichen klinischen Routineuntersuchung in der Kindheit betrachtet. Wenn eine Inspektion von Vagina und Zervix indiziert ist, erfolgt sie am besten mit einem Otoskop, an dem ein Scheidenspekulum befestigt ist (s. folgende Abb.).

Das Auftreten von Schamhaar oder ein Wachstum der Brust bei Mädchen unter 8 Jahren kann auf eine *Pubertas praecox* zurückzuführen sein und ist sorgfältig abzuklären.

Mädchen führen häufig *Fremdkörper* in die Vagina ein, die Reizungen und Infektionen verursachen und dann zu einem purulenten Vaginalausfluß führen.

Die Untersuchung der Vagina und der Zervix ist indiziert, wenn Verdacht auf *sexuellen Mißbrauch* besteht.

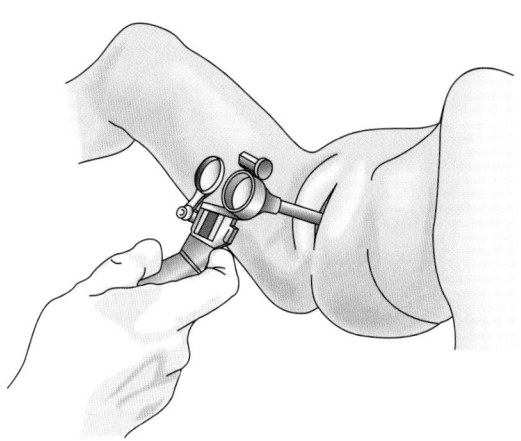

Eine *physiologische Leukorrhoe* (ein dünnflüssiger weißlicher Scheidenausfluß) ist bei jungen Mädchen häufig, ein purulenter Scheidenausfluß kann jedoch auf einen Fremdkörper, eine *irritative Vulvovaginitis, Bakterieninfektionen* oder *Geschlechtskrankheiten* hinweisen.

Bei präpubertären und pubertären Mädchen ist die Untersuchung der äußeren Genitalien ausreichend. Eine Vaginalblutung bei einem präpubertären Mädchen ist eine der wenigen Indikationen für eine gynäkologische Untersuchung. Diese Untersuchung sollte am besten einem erfahrenen Arzt überlassen werden. Eine Spekulumuntersuchung ist indiziert, wenn das Mädchen sexuell aktiv ist, Blutungen außerhalb der Menstruation oder Scheidenausfluß aufweist.

Rektaluntersuchung. Die Rektaluntersuchung ist nicht Bestandteil einer routinemäßigen Untersuchung des Kindes, sollte aber durchgeführt werden, wenn intraabdominale Erkrankungen, Beckenerkrankungen oder perirektale Erkrankungen vermutet werden.

Legen Sie das Kind mit gebeugten Knien und Hüften und abduzierten Beinen auf die Untersuchungsliege. Bedecken Sie es von der Taille an abwärts. Beruhigen Sie es immer wieder während der Untersuchung. Versuchen Sie, eine größere Entspannung und Kooperation zu erzielen, indem Sie ihm zuerst schnelles Ein- und Ausatmen – „wie ein hechelnder junger Hund" – vormachen und es dann bitten, es Ihnen nachzumachen. Spreizen Sie das Gesäß und beurteilen Sie den Anus. Achten Sie auf perianale Hautzipfel (häufig vorhanden, jedoch ohne klinische Bedeutung). Führen Sie den mit Gleitmittel versehenen Zeigefinger Ihrer behandschuhten Hand langsam und vorsichtig durch den Afterschließmuskel in Richtung Nabel ein. Bitten Sie das Kind „wie zum Stuhlgang zu drücken", um den Schließmuskel zu entspannen. Führen Sie eine beidhändige rektoabdominale Untersuchung durch. Palpieren Sie mit den Fingern Ihrer anderen Hand tief im Unterbauch und versuchen Sie die Unterbauch- und Beckenstrukturen zwischen Ihren beiden Händen zu fühlen.

Bei kleinen Jungen ist die Prostata nicht palpabel.

Bei der beidhändigen rektoabdominalen Untersuchung von Mädchen fühlen Sie eine derbe Struktur in der Mitte, die *Zervix.* Eine weitere, bei dieser Untersuchung palpable Resistenz/Tumor ist als pathologisch anzusehen, da bis zur Adoleszenz keine der anderen anatomischen Strukturen palpabel ist.

Bewegungsapparat

Säuglingsalter

Der Bewegungsumfang aller Gelenke ist im Säuglingsalter am größten und nimmt allmählich von der Kindheit bis zum Erwachsenenalter ab.

Echte Deformitäten kehren auch bei Manipulation nicht wieder in die Nullstellung zurück.

Füße und Beine. Bei der Geburt können die Füße deformiert erscheinen, wenn sie ihre intrauterine Haltung beibehalten. Diese Lagedeformitäten lassen sich daran erkennen, daß der betroffene Fuß leicht in die Nullstellung oder in überkorrigierte Stellung gebracht werden kann. Bei Kratzen oder Streichen entlang der Außenseite des betroffenen Fußes nimmt dieser seine normale Stellung wieder ein.

Achten Sie auf eine Supination der Füße (ein Nachinnendrehen, so daß der Innenrand höher liegt). Achten Sie auf das Verhältnis des Vorfußes zum Rückfuß. Ist der Vorderfuß an der Tarso-Metatarsal-Linie (eine Linie zwischen den Verbindungen der Fußwurzel- mit den Mittelfußknochen) adduziert?

Ist der Vorfuß adduziert und in der Längsachse nach innen gedreht (suprimiert), liegt, wie unten zu sehen, ein Sichelfuß (*Pes adductus, Metatarsus varus*) vor.

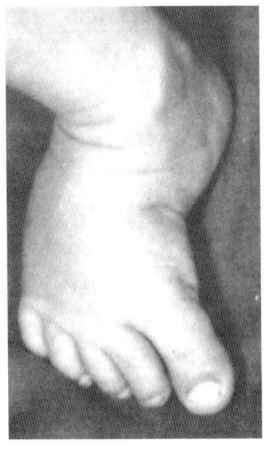

(Abbildung mit freundlicher Genehmigung aus Tachdjian MO: Pediatric Orthopedics, 2. Auflage, Philadelphia, WB Saunders, 1990)

Eine Adduktion des Vorfußes distal der Metatarsal-Tarsal-Linie (*Metatarsus adductus*) ist häufig; eine spontane Korrektur tritt innerhalb der ersten beiden Lebensjahre ein.

Im Säuglingsalter ist ein deutliches *O-Bein-Wachstumsmuster* zu beobachten. Dieses tritt ab dem 18. Lebensmonat allmählich in den Hintergrund. Der Übergang von O- zu X-Beinen wird ersichtlich. Das *X-Bein-Muster* bleibt für gewöhnlich vom 2. Lebensjahr bis zum Alter von 6–10 Jahren erhalten. Ab diesem Zeitpunkt tritt ein Gleichgewicht ein und bei den meisten Kindern wachsen die Beine gerade. Einige Säuglinge weisen eine nach innen oder außen gerichtete Verdrehung oder Torsion der Tibia in der Längsachse auf. Diese Veränderung korrigiert sich im zweiten Lebensjahr von selbst.

Bei *Pes equinovarus* (Klumpfuß) ist der Vorfuß adduziert und der gesamte Fuß weist, wie unten zu sehen, eine Supination und Plantarflexion (Spitzfußposition) auf.

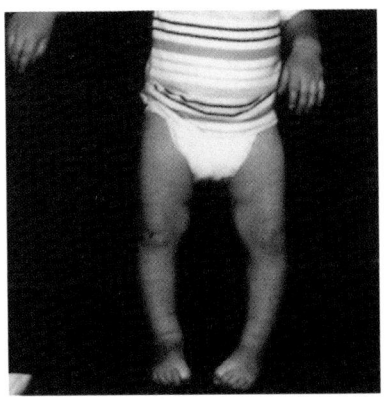

**Genu varum
(O-Beine)**

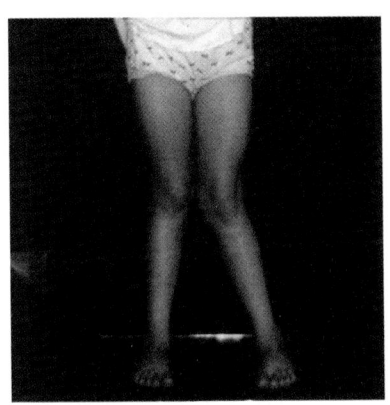

**Genu valgum
(X-Beine)**

(Abbildung nach einer Farbfotografie in Seidel HM et al. [Hrsg.], Mosby's Guide to Physical Examination, St. Louis, CV Mosby, 1987)

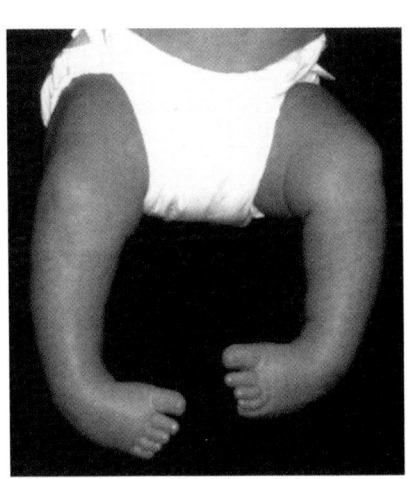

(Abbildung mit freundlicher Genehmigung aus Prechtl HFR: The Neurological Examination of the Full-Term Newborn Infant, 2. Auflage. Philadelphia, JB Lippincott, 1977)

Wenn ein Kleinkind aufrecht steht, setzt es seine Füße weit auseinander, und das Gewicht ruht auf der Innenseite der Füße. Geht es, fällt im ersten oder in den ersten beiden Jahren ein breitbeiniger Gang auf. Dadurch *proniert der Fuß* etwas und die Achillessehnen krümmen sich nach innen (von hinten gesehen).

Spastischer Plattfuß ist in der Kindheit sehr selten und im Säuglingsalter nicht vorhanden. Er ist durch Pronation des gesamten Fußes, Abduktion des Vorfußes und Schmerzen beim Gehen charakterisiert.

Beim Säugling täuscht das embryonale Fettpolster in der Fußsohle leicht ein zu flaches Gewölbe vor. Dieses Aussehen wird durch die Pronation des Fußes akzentuiert, so daß häufig die falsche Diagnose eines Plattfußes gestellt wird.

Hüftgelenke. Die *Hüfte* ist bei allen Kindern auf Anzeichen einer Luxation zu untersuchen.

Wenn eine *kongenitale Hüftluxation* vorliegt, sehen und fühlen Sie ein „Einschnappen" und hören manchmal ein „Klicken", wenn der Femurkopf, der bei dieser Erkrankung hinter der Gelenkpfanne liegt, an einer Stelle des 90°-Abduktionsbogens in die Gelenkpfanne einschnappt. Dieser Befund wird als *Ortolani-Einrenkungsphänomen* oder *-Schnappen* bezeichnet.

Legen Sie das Kind auf den Rücken, die Beine auf sie gerichtet. Beugen Sie die Beine an den Hüften und Knien im rechten Winkel. Legen Sie Ihre Zeigefinger über den Trochanter major und Ihre Daumen über den Trochanter minor des jeweiligen Oberschenkelknochens, wie in den folgenden Abbildungen dargestellt. Abduzieren Sie beide Hüftgelenke gleichzeitig, bis die Außenseiten der Knie die Untersuchungsliege berühren. Diese Untersuchung wird als *Ortolani-Test* bezeichnet.

Nach der Neonatalperiode, wenn die Muskeln um das Hüftgelenk an Festigkeit zunehmen, ist das Einschnappen oder Klicken des Ortolani-Phänomens nicht mehr so leicht festzustellen. Die verminderte Abduktion der gebeugten Beine (am Hüftgelenk auf einer oder beiden Seiten) wird dann zum wichtigsten Zeichen bei der Feststellung einer einseitigen oder beidseitigen kongenitalen Hüftluxation.

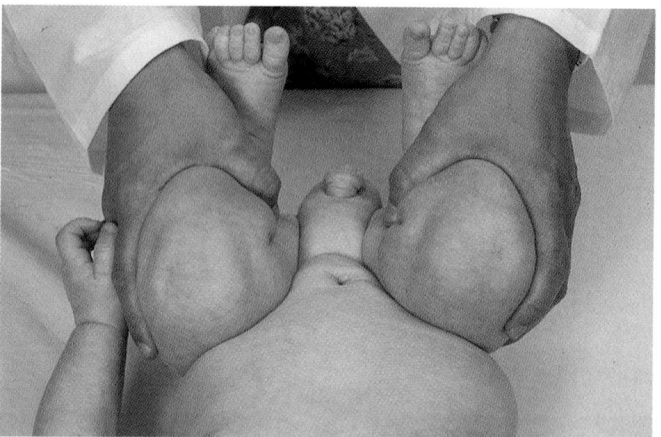

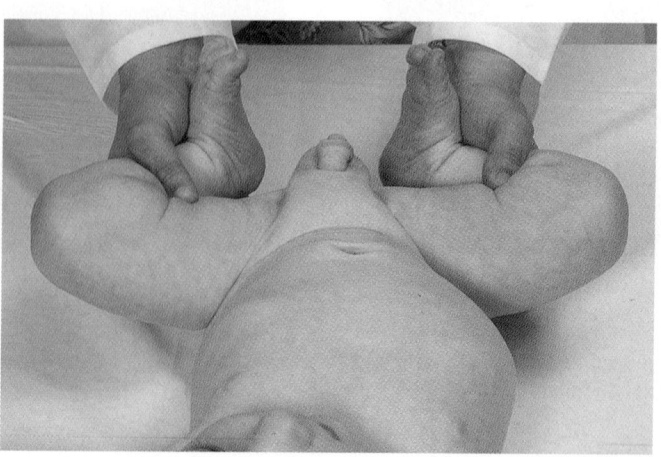

Sie können ein instabiles (nicht luxiertes, jedoch potentiell dislozierbares) Hüftgelenk diagnostizieren, indem Sie Ihren Daumen medial über den Trochanter minor und Ihren Zeigefinger lateral über den Trochanter major legen (s. folgende Abb.). Fixieren Sie gleichzeitig das Becken mit der anderen Hand. Drücken Sie mit Ihrem Daumen nach hinten und außen. Palpieren Sie auf eine seitliche Bewegung des Femurkopfes gegen Druck, wenn er auf den hinteren Rand der Gelenkpfanne gleitet. Im Normalfall ist keine Bewegung zu fühlen. Drücken Sie dann mit Ihrem Zeigefinger den Trochanter major nach vorne und nach innen. Achten Sie auf eine plötzliche Bewegung des Femurkopfes nach innen, wenn er in die Hüftpfanne zurückgleitet. Auch diese Bewegung ist im Normalfall nicht zu fühlen. Eine Bewegung in beide Richtungen stellt das *Barlow-Zeichen* dar.*

Das Barlow-Zeichen stellt keine Diagnose einer kongenitalen Hüftluxation dar, weist aber darauf hin, daß der Säugling sehr sorgfältig auf diese Möglichkeit hin untersucht werden sollte.

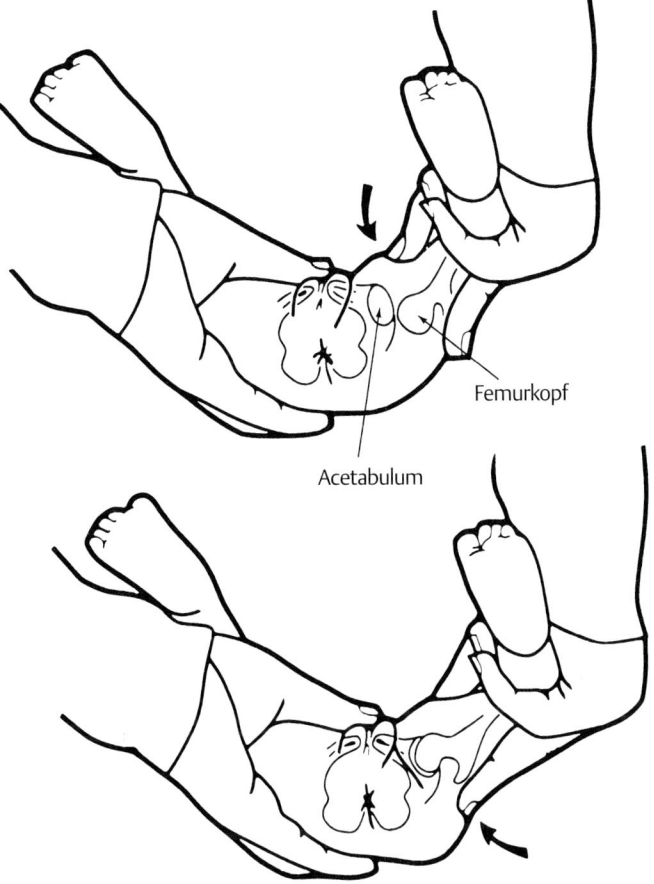

Femurkopf

Acetabulum

(Abbildung mit freundlicher Genehmigung aus Burnside JW: Physical Diagnosis: An Introduction to Clinical Medicine, 16. Aufl., Baltimore, Williams & Wilkins, 1981)

Wirbelsäule. Gravierende Wirbelsäulendefekte wie Meningomyelozele sind schon bei der Geburt offensichtlich, andere Defekte mit schwerwiegenden Folgen können hingegen schwer zu erkennen sein.

Spina bifida occulta (ein Defekt der Wirbelbögen) kann mit Defekten des darunterliegenden Rückenmarks (*Diastematomyelie*) einhergehen, die eine Fehlfunktion von Blase und Rektum sowie Muskelschwäche oder Lähmung

---

* In Deutschland erfolgt die sonografische Untersuchung der Hüftgelenke im Rahmen der U2 (3.–10. Tag) und der U3 (4.–6. Lebenswoche) (Anm. d. Übers.).

der unteren Extremitäten verursachen können. Über einen Fistelgang gelangen möglicherweise Erreger, die z. B. Meningitis verursachen können, in den Spinalkanal.

Palpieren Sie die Wirbelsäule sorgfältig, insbesondere in der Lumbosakralregion, um festzustellen, ob Deformitäten der Wirbel oder sonstige Anomalien der darüberliegenden Haut, Pigmentflecken, behaarte Stellen oder tiefe Dellen vorhanden sind. Letztere können die Hautmündungen von Fistelgängen, die sich in den Spinalkanal erstrecken, überdecken.

Durch diese Beobachtungen kann eine Reihe von Veränderungen im Bewegungsapparat festgestellt werden.

Frühe und späte Kindheit

Beobachten Sie das aufrecht stehende Kind von vorne und hinten. Beobachten Sie das Kind sorgfältig in unterschiedlichen Körperhaltungen von vorne und hinten (z. B. während das Kind mit geschlossenen Beinen aufrecht steht, geht, sich nach unten beugt, um einen Gegenstand aufzuheben, aus dem Liegen aufsteht und im Stehen die Zehen oder Schienbeine berührt).

Beim Kleinkind ist die Brustkyphose weniger ausgeprägt und der Lendenbereich stärker konkav. Eine verstärkte Lendenlordose ist häufig zu beobachten und verursacht selten Symptome.

Bei einer Fehlstellung im Hüftgelenk kippt das Becken auf die Seite des gesunden Hüftgelenks, wenn das Gewicht auf der betroffenen Seite ruht (*positives Trendelenburg-Zeichen*).

Prüfen Sie auf schwere Hüftgelenkserkrankungen mit begleitender Schwäche des M. glutaeus medius. Beobachten Sie dazu das Kind von hinten, wenn es das Gewicht von einem Bein auf das andere verlagert. Normalerweise bleibt das Becken horizontal ausgerichtet, wenn das Gewicht auf eine Seite verlagert wird (*negatives Trendelenburg-Zeichen*).

Insuffizienz der Hüftabduktoren

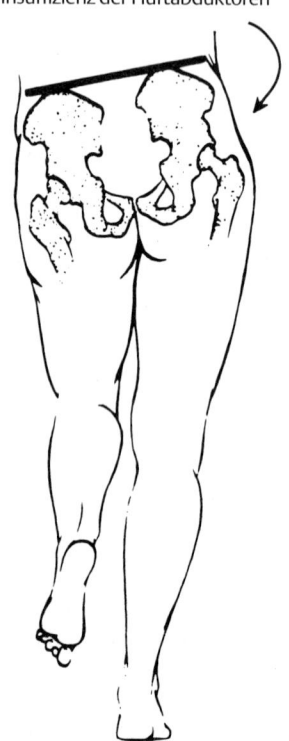

Normale Hüftabduktoren

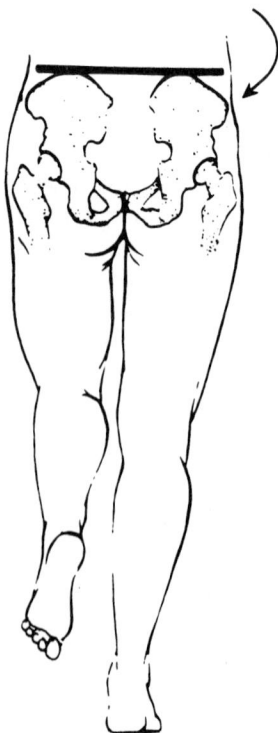

(Abbildung mit freundlicher Genehmigung aus Chung SMR: Hip Disorders in Infants and Children, Philadelphia, Lea & Febiger, 1981)

Prüfen Sie bei einer Hüftgelenkserkrankung auch auf *Verkürzung eines Beins*, indem Sie auf Beckengradstand achten oder den Abstand von der Spina iliaca anterior superior zum Innenknöchel vergleichen (S. 540).

Wenn Sie eine *Skoliose* (S. 540) vermuten, bitten Sie das Kind, sich nach vorne zu beugen. Markieren Sie die Dornfortsätze mit einem Filzstift. Achten Sie dann (Rückenansicht!) auf eine evtl. Asymmetrie der Schulterblätter, des Thorax und der Hüftgelenke, während sich das Kind langsam aufrichtet. Achten Sie auch auf eine evtl. Krümmung der aus den markierten Punkten bestehenden Linie.

Nervensystem

Säuglingsalter

Allgemeine Untersuchung. Zu einer neurologischen Untersuchung gehört die Beurteilung der Körperhaltung, des Muskeltonus und provozierter Bewegungen, des Schreiens, des Patellarsehnen- und Achillessehnenreflexes sowie die Auslösung des Suchreflexes, Greifreflexes, tonischen Nackenreflexes und Umklammerungsreflexes. Diese Untersuchungen sind bei allen Neugeborenen durchzuführen. Säuglinge mit Anomalien in diesen Bereichen oder Säuglinge, bei denen ein Risiko für Erkrankungen des zentralen Nervensystems besteht, sind in kurzen zeitlichen Abständen einer vollständigen neurologischen Untersuchung zu unterziehen.

Die Befunde einer neurologischen Untersuchung im Säuglingsalter, insbesondere bei Neugeborenen, unterscheiden sich wesentlich von denen bei Kindern und Erwachsenen.

Bei der Geburt ist das zentrale Nervensystem unterentwickelt und die Funktion der Großhirnrinde kann erst in der frühen Kindheit umfassend getestet werden. Die Befunde normaler Hirnstamm- und Wirbelsäulenfunktionen sind keine Garantie für ein intaktes kortikales System. Anomalien des Hirnstamms und des Rückenmarks können ohne begleitende kortikale Anomalien vorhanden sein. Bei gesunden Neugeborenen findet sich eine Reihe von spezifischen Reflexaktivitäten (*infantile Automatismen*), die im frühen Säuglingsalter zu einem bestimmten Zeitpunkt wieder verschwinden (S. 697).

Erheben Sie den *psychischen Befund,* indem Sie den Übergang vom wachen in den schläfrigen Zustand, die Leichtigkeit, das Kind zu beruhigen, Orientierung bezüglich visueller oder akustischer Reize und Gewöhnung an unterschiedliche Reize beurteilen.

Anhand der neurologischen Untersuchung im Säuglingsalter kann der Arzt umfangreiche Erkrankungen des zentralen Nervensystems erkennen. Sie ist jedoch nur von geringem Nutzen, wenn es darum geht, kleine Läsionen zu lokalisieren oder spezifische funktionelle Defizite festzustellen.

Prüfen Sie die *passive Beweglichkeit,* indem Sie jedes große Gelenk durch seinen Bewegungsumfang führen, und stellen Sie dabei fest, ob der normale Muskeltonus, Spastizität oder Schlaffheit vorhanden ist.

Nach der Neonatalperiode können im gesamten Säuglingsalter spezifische *grob- und feinmotorische Koordinationstests* anhand eines altersspezifischen Protokolls

Das Fehlen eines infantilen Automatismus beim Neugeborenen oder sein Fortbestehen über den erwarteten Zeitpunkt hinaus kann auf eine schwere Störung des zentralen Nervensystems hinweisen.

Bei schweren Hirnerkrankungen treten typische Haltungs- und Bewegungsmuster auf, z. B. persistierende Bewegungsasymmetrien, extreme Extension der Extremitäten und konstantes Wegdrehen des Kopfes nach einer Seite. Ausgeprägte Streckung des Kopfes, Steifigkeit des Nackens und Extension der Arme und Beine (*Opisthotonus*) weisen auf schwere Hirnhaut- und Hirnstammreizung hin, die bei Gehirnentzündungen oder Blutungen auftreten (s. folgende Abbildung).

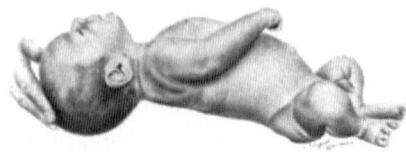

(Nach Paine RS: Neurological examination of infants and children. Pediatr Clin North Am 7:477, 1960)

Ein Nichtzurückziehen bei schmerzhaftem Reiz an den Extremitäten weist auf Analgesie oder Paralyse hin. Verändert sich bei ausbleibendem Zurückziehen der Gesichtsausdruck oder der Schrei, liegt eher eine Paralyse als eine Analgesie vor. Bei Rückenmarksläsionen zieht sich die Extremität als Reaktion auf Schmerz reflektorisch zurück, der Gesichtsausdruck oder der Schrei des Säuglings ändert sich jedoch nicht.

Bei einer Hypoglossuslähmung weist die Zungenspitze zur betroffenen Seite.

Sind die Kontraktionen kontinuierlich (*unerschöpflicher Fußklonus*), dann ist eine schwere Schädigung des zentralen Nervensystems zu vermuten.

wie dem Denver-Development-Screening-Test (S. 623 f) durchgeführt werden. Dabei werden auch soziale Entwicklung und Sprachentwicklung getestet. Unterschiede zwischen den Ergebnissen in den motorischen Bereichen und den Kommunikationsbereichen können Hinweise darauf geben, ob ein Defizit motorischer, sensibler oder psychischer Natur ist. Die Kenntnis, wann die entwicklungsspezifischen Meilensteine normalerweise erreicht werden, ist bei der Beurteilung der Funktion des Nervensystems des Säuglings von großer Bedeutung.

Die *Sensibilitätsuntersuchung* von Säuglingen ist für die neurologische Diagnostik nur von begrenztem Wert. Bei älteren Kindern ist die Schwelle für das Empfinden von Berührung, Schmerz und Temperatur höher als bei Säuglingen und die Reaktionen auf diese Reize sind relativ langsam.

Prüfen Sie die Schmerzempfindung, indem Sie mit Ihrem Finger gegen die Handinnenseite oder die Fußsohle des Säuglings schnippen. Achten Sie auf Wegziehen, Aufwachen und Veränderungen des Gesichtsausdrucks. Verwenden Sie für die Prüfung der Schmerzempfindung keine Nadel.

Die Funktion der *Hirnnerven* wird beim Säugling ebenso wie beim Erwachsenen getestet. Die Schwierigkeiten bei der Beurteilung der Funktion des II. und VIII. Hirnnervs wurden schon erwähnt.

Der N. hypoglossus (XII) läßt sich leicht prüfen. Drücken Sie die Nasenflügel des Säuglings zusammen. Der Mund öffnet sich dann reflektorisch und die Zungenspitze hebt sich an.

Da bei einem Säugling die Pyramidenbahn nicht vollständig entwickelt ist, sind die *spinalen Reflexmechanismen* (tiefe Sehnenreflexe und Babinski-Reflex) im Säuglingsalter variabel. Ihre Steigerung oder ihr Fehlen ist nur von sehr geringer diagnostischer Bedeutung, es sei denn, die Reaktion unterscheidet sich von der bei früheren Tests.

Die Technik zum Auslösen dieser Reflexe gleicht der bei Erwachsenen. Allerdings kann in diesem Fall der halb gebeugte Zeige- oder Mittelfinger den Reflexhammer ersetzen, wobei die Fingerspitze als Ansatzpunkt dient. Den Babinski-Reflex können Sie mit Ihrem Daumennagel auslösen.

Das *Babinski-Phänomen* kann bei manchen gesunden Säuglingen und manchmal auch bis zum Alter von 2 Jahren durch eine Fußsohlenstimulation ausgelöst werden. Allerdings reagieren über 90 % der gesunden Neugeborenen auf eine Fußsohlenstimulation mit einer Flexion. Der *Trizepssehnenreflex* ist normalerweise erst nach dem 6. Lebensmonat vorhanden. Schnelle, rhythmische Plantarflexion des Fußes als Reaktion auf die Auslösung des Achillessehnenreflexes (*Fußklonus*) ist bei Neugeborenen häufig. Es können bis zu 8 dieser Kontraktionen als Reaktion auf einen einzigen Reiz auftreten (*erschöpflicher Klonus*).

Sie können den Fußklonus auch auslösen, indem Sie Ihren Daumen auf den Fußballen des Säuglings drücken und den Fuß plötzlich nach dorsal flektieren.

Die *Bauchhautreflexe* fehlen beim Neugeborenen, erscheinen aber in den ersten 6 Lebensmonaten. Der *Analreflex* ist jedoch normalerweise beim Neugeborenen vorhanden. Man sollte unbedingt versuchen, ihn auszulösen, wenn Rückenmarksläsionen vorliegen oder Verdacht darauf besteht.

Strecken Sie beim liegenden Kind die Knie und heben Sie die Beine an, streichen Sie mit einer Büroklammer über die perianale Region und beobachten Sie die Kontraktion des äußeren Schließmuskels.

Ein fehlender Analreflex weist auf den Verlust der Innervation des äußeren Schließmuskels infolge einer Rückenmarksläsion in Höhe des unteren Steißbeinabschnitts (oder höher) hin – etwa bei einer kongenitalen Anomalie (*Spina bifida*), einem Tumor oder einer Verletzung.

Frühkindliche Reflexe

Bei frühkindlichen Reflexen handelt es sich um Reflexphänomene, die bei der Geburt vorhanden sind oder kurz darauf auftreten. Einige bleiben nur wenige Wochen bestehen, andere bis zum zweiten Lebensjahr. Frühkindliche Reflexe haben einen hohen Wert für die Beurteilung der Reife des ZNS. Reflexe (mit Ausnahme von Such-, Greif-, tonischem Hals- und Umklammerungsreflex) sollten nur dann ausgelöst werden, wenn die Funktion des zentralen Nervensystems fraglich ist. Jeder Reflex ist hier zusammen mit der Auslösemethode und der prognostischen Bedeutung seines Fehlens oder Vorhandenseins aufgeführt. Alle Reflexe sind bei der Geburt vorhanden, falls nicht anderweitig angegeben. Der Zeitpunkt ihres Verschwindens ist ebenso angegeben.

Optischer Blinzelreflex. Verschwindet nach einem Jahr wieder. Die Augenlider schließen sich als Reaktion auf grelles Licht.

Ein Fehlen kann auf Blindheit hinweisen.

Akustischer Blinzelreflex (kochleopalpebraler Reflex). Zeit des Verschwindens variabel. Beide Augen blinzeln als Reaktion auf ein kurzes, lautes Geräusch.

Ein Fehlen kann auf Schwerhörigkeit hinweisen.

Palmarer Greifreflex. Verschwindet mit 3 oder 4 Monaten wieder.

Der Kopf des Säuglings sollte mittig zu Ihnen ausgerichtet und die Arme halb gebeugt sein. Legen Sie dann Ihren Zeigefinger jeweils von der Ulnarseite in die Hände des Säuglings und drücken Sie gegen die Handinnenflächen. Der Säugling reagiert, indem er alle seine Finger krümmt, um Ihre Finger zu greifen. Mit dieser Methode können Sie beide Hände vergleichen. Fehlt der Reflex oder ist er schwach, können Sie dem Säugling eine Flasche anbieten, da das Saugen das Greifen fördert.

Hält der Greifreflex über den 4. Lebensmonat an, ist dies ein Hinweis auf eine zentrale Funktionsstörung. Beachten Sie, daß Säuglinge im ersten Lebensmonat normalerweise die Hände zu Fäusten ballen. Ist dieses Verhalten nach 2 Monaten immer noch vorhanden, weist dies auf eine Schädigung des zentralen Nervensystems hin, insbesondere, wenn die Finger den Daumen umschließen.

Suchreflex. Verschwindet mit 3 oder 4 Monaten wieder. Kann im Schlaf auch länger vorhanden sein.

Ein Fehlen dieses Reflexes weist auf eine schwere generalisierte Erkrankung oder eine Störung des zentralen Nervensystems hin.

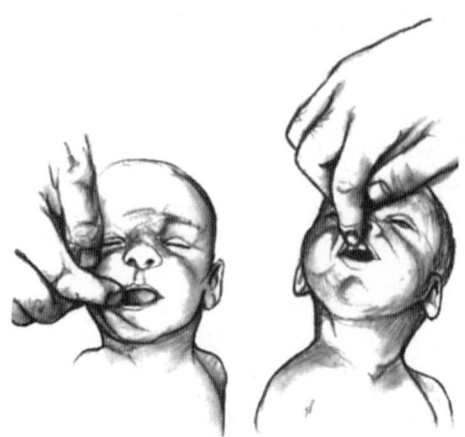

Der Kopf des Säuglings sollte mittig zu Ihnen ausgerichtet sein und die Arme gegen den vorderen Thorax gehalten werden. Bestreichen Sie mit Ihrem Zeigefinger die periorale Haut an den Mundwinkeln des Säuglings und an der Mittellinie von Ober- und Unterlippe.

Der Mund öffnet sich dann und dreht sich zur stimulierten Seite hin. Bei Stimulation der Oberlippe streckt sich der Kopf; bei Stimulation der Unterlippe senkt sich der Kiefer. Diese Reaktion tritt noch deutlicher ein, wenn die Wange des Säuglings in einiger Entfernung von den Mundwinkeln stimuliert wird.

Galant-Rückgrat-Reflex. Verschwindet mit 2 Monaten wieder.

Dieser Reflex fehlt bei Querschnittsläsionen und -verletzungen des Rückenmarks.

Halten Sie den Säugling freischwebend in Bauchlage. Reizen Sie eine Seite des Rückens des Säuglings ungefähr 1 cm von der Mittellinie entlang einer paravertebralen Linie von der Schulter bis zum Gesäß. Die Wirbelsäule krümmt sich dann zur stimulierten Seite hin, wobei sich die Schultern und das Becken in diese Richtung wenden und das kontralaterale Hüft- und Kniegelenk gestreckt werden.

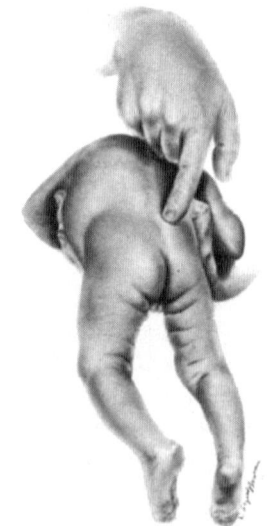

(Nach Paine RS: Neurological examination of infants and children. Pediatr Clin North Am 7:490, 1960)

Vertikale Hängeposition. Hüft- und Kniebeugung verschwindet nach 4 Monaten wieder.

Starre Extension und Adduktion der Beine (Scherenhaltung) weisen auf *spastische Paraplegie* oder *Diplegie* hin, wie in der folgenden Abbildung dargestellt.

Halten Sie den Säugling mit Ihren Händen unter den Achseln in aufrechter Position. Dabei wird der Kopf normalerweise in der Mitte gehalten, während die Beine an Hüftgelenk und Knie gebeugt werden.

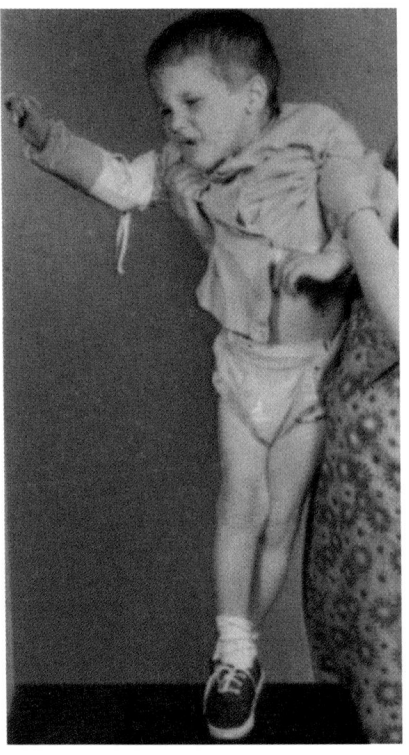

Schreitphänomen. Am besten nach den ersten 4 Tagen auszulösen. Zeit des Verschwindens variabel.

Halten Sie den Säugling von hinten aufrecht, indem Sie Ihre Hände unter die Arme des Säuglings legen und mit Ihren Daumen den Hinterkopf stützen. Die dorsale Fläche eines Fußes sollte die untere Fläche eines Tisches berühren. Achten Sie darauf, daß keine Plantarflexion des Fußes auftritt.

(Nachdruck aus Atlas of Mental Retardation Syndromes, US Department of Health Education and Welfare, 1968)

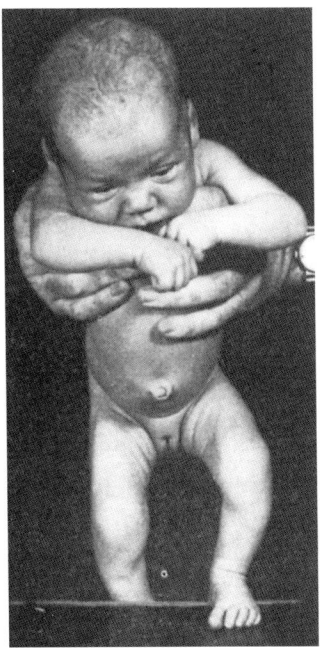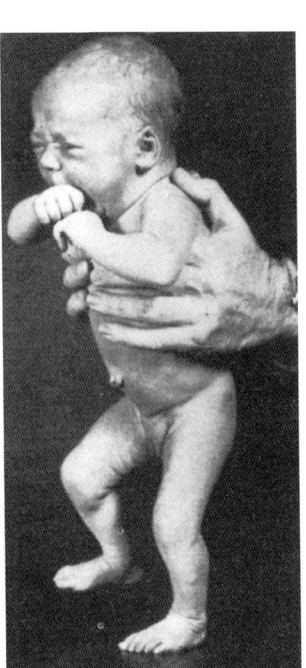

(Abbildung mit freundlicher Genehmigung aus Paine RS: Neurological examination of infants and children, in MA Perlstein [Hrsg.]: Symposium on Neuropediatrics. Pediatric Clinics of North America, 7:471–510, 1960)

Diese Reaktionen fehlen bei Parese und bei Steißgeburten.

Der Säugling beugt dabei die Hüfte und das Knie und legt den stimulierten Fuß auf den Tisch. Mit einem Fuß auf dem Tisch geht der andere Fuß nach vorne und eine Reihe abwechselnder Schreitbewegungen folgt, wenn Sie den Säugling langsam nach vorne bewegen.

Puppenkopfphänomen (okulozephaler Reflex). Zeit des Verschwindens variabel.

Der Kopf und die Augen bewegen sich bei einer vestibulären Störung nicht mit. Ein *Strabismus* kann mit dieser Technik früh festgestellt werden.

Halten Sie den Säugling unter den Achseln auf Armlänge vor Ihr Gesicht und drehen Sie ihn erst in eine, dann in die andere Richtung. Der Kopf dreht sich in die Richtung, in die Sie den Säugling drehen. Wenn Sie den Kopf mit Ihren Daumen festhalten, drehen sich die Augen des Säuglings in die jeweilige Drehrichtung (s. Abb. auf S. 662).

Asymmetrischer tonischer Halsreflex. Kann bei Geburt vorhanden sein, stellt sich gewöhnlich im 2. Monat ein und verschwindet im 6. Monat wieder.

Erfolgt der Reflex bei jeder Stimulation, ist er in jedem Alter als pathologisch anzusehen. Bei einer größeren Hirnschädigung bleibt er länger als normal bestehen.

Drehen Sie den Kopf des liegenden Säuglings, wie unten gezeigt, auf eine Seite und halten Sie den Kiefer dabei über der Schulter des Säuglings. Der Arm und das Bein auf der Seite, auf die der Kopf gedreht ist, strecken sich, während sich der andere Arm und das kollaterale Bein beugen. Diese „Fechterstellung" tritt normalerweise nicht jedesmal ein, wenn dieses Manöver durchgeführt wird. Wiederholen Sie es und drehen Sie dabei den Kopf auf die andere Seite.

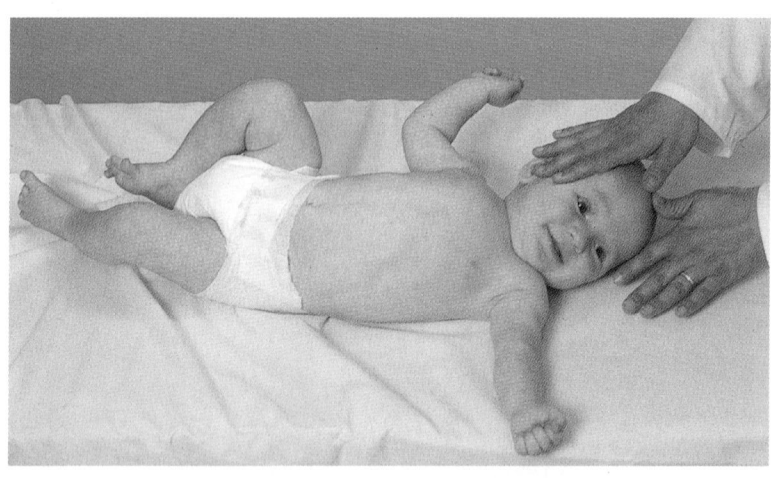

Beidseitige Hirnverletzungen führen zu Muskelhypotonie mit normalen oder lebhaften tiefen Sehnenreflexen, motorischer Entwicklungsverzögerung und zum Fortbestehen des asymmetrischen tonischen Halsreflexes.

Das Fehlen eines der beiden Reflexe in den ersten drei Lebensmonaten kann auf eine schwere Hirnschädigung, eine Verletzung des oberen Halsmarks, eine fortgeschrittene Erkrankung der Vorderhornzellen oder schwere Myopathie hinweisen.

Sonstige Reflexe. Zwei Massenreflexe treten bei normalen subkortikalen Mechanismen auf, die noch nicht ausreichend von den höheren Gehirnzentren gesteuert werden können. Sie sind bei der Geburt vorhanden und verschwinden mit dem 3. Lebensmonat wieder.

Perez-Reflex (erweiterter Landau-Reflex). **Halten Sie den Säugling freischwebend in Bauchlage. Legen Sie den Daumen Ihrer anderen Hand auf das Steißbein des Säuglings und streichen Sie fest entlang der gesamten Wirbelsäule bis zum Kopf. Zu den üblichen Reaktionen gehören Extension des Kopfes und der Wirbelsäule, Flexion der Kniegelenke an das Abdomen, ein Schrei und das Entleeren der Blase.**

Der letzte Teil der Reaktion tritt so häufig auf, daß die Auslösung des Reflexes bei der Gewinnung von Urinproben von Neugeborenen nützlich ist.

Moro-Umklammerungsreflex. Sie können den Umklammerungsreflex auf unterschiedliche Weise auslösen. Die beiden am häufigsten verwendeten Techniken sind hier beschrieben.

■ **Halten Sie den Säugling freischwebend in Rückenlage und stützen Sie Kopf, Rücken und Beine. Senken Sie dann den gesamten Körper um ungefähr 60 cm und stoppen Sie abrupt, wie unten gezeigt.**

Ist der Umklammerungsreflex auch nach 4 Monaten noch vorhanden, kann dies ein Hinweis auf eine neurologische Erkrankung sein. Ist er gar nach 6 Monaten noch vorhanden, ist dies praktisch ein Beweis dafür. Eine asymmetrische Reaktion in den oberen Extremitäten weist auf Hemiparese, Verletzung des Plexus brachialis oder Fraktur von Schlüsselbein oder Humerus hin. Eine Verletzung im unteren Rückenmarksbereich und kongenitale Hüftgelenksluxation können dazu führen, daß der Reflex in einem oder beiden Beinen fehlt.

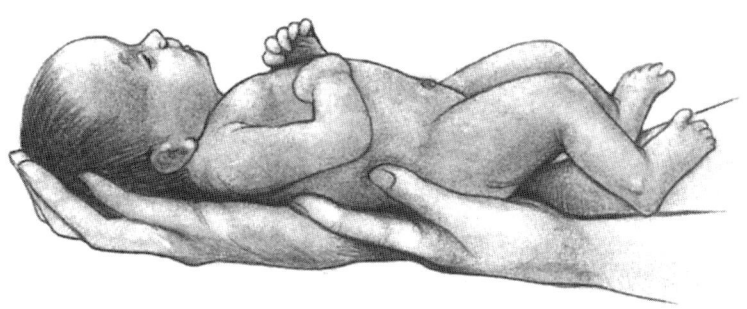

Bestimmte Befundkombinationen im Säuglingsalter weisen auf eine spezifische Diagnose hin. Bei einem Säugling mit einer Anamnese von fetaler Erythroblastose und ausgeprägtem Neugeborenenikterus weisen Sonnenuntergangsphänomen, Opisthotonus und ein abklingender oder fehlender Umklammerungsreflex auf einen *Kernikterus* hin.

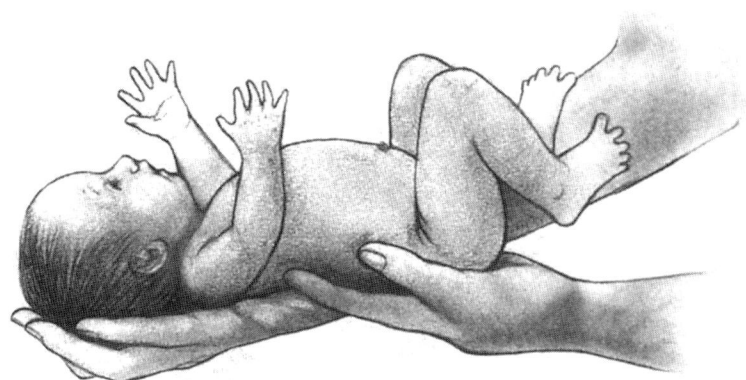

■ **Erzeugen Sie ein lautes Geräusch (schlagen Sie z. B. mit den Handinnenflächen rechts und links vom Kopf des Säuglings auf die Untersuchungsliege).**

Die 1. Phase der Reaktion (bei beiden Methoden) besteht darin, daß der Säugling die Arme schnell abduziert und streckt, wobei die Hände geöffnet und die Finger ausgestreckt sind. Ferner werden die Beine leicht gebeugt und abduziert (jedoch weniger als die Arme). In der 2. Phase strecken sich die Arme dann langsam in einer Umklammerung nach vorne über den Körper, und der Säugling schreit gleichzeitig.

Allgemeine Hinweise auf Erkrankungen des zentralen Nervensystems im Säuglingsalter

Die folgenden Punkte sollten den Kliniker auf eine Erkrankung des zentralen Nervensystems hinweisen.

Bei *kongenitaler Hemiplegie* sind einseitig fehlende oder verringerte Bewegung einer Extremität zusammen mit abnormer Körperhaltung zu beobachten. Reflexe und Muskeltonus können dabei normal sein.

Spastische Diplegie führt zu variablen dystonen Spasmen, gefolgt von Muskelhypotonie im frühen Säuglingsalter und persistierend geballten Fäusten in Verbindung mit Scherenstellung der Beine nach den ersten Lebensmonaten.

1. Pathologische neurologische Herdbefunde
2. Asymmetrie der Extremitätenbewegungen
3. Ausbleiben erwarteter frühkindlicher Reflexe
4. Persistierende frühkindliche Reflexe
5. Wiederauftreten bereits verschwundener frühkindlicher Reflexe
6. Verzögerung beim Erreichen entwicklungsspezifischer Meilensteine (s. Denver-Developmental-Screening-Test, S. 632 f).

Frühe und späte Kindheit

Nach dem Säuglingsalter und nach Verschwinden der frühkindlichen Reflexe wird die neurologische Untersuchung wie beim Erwachsenen durchgeführt. Beidhändige Schreib- und Zeichentests helfen dabei, feinmotorische Störungen festzustellen. Bei einem Kind unter 3 Jahren und bei vielen Kindern unter 5 Jahren lassen sich Stereognosie, Vibrationsempfindung, Lagewahrnehmung, Zweipunktdiskrimination und das Zahlenerkennen nicht testen. Die Bevorzugung einer Hand zeigt sich im Alter von 1–2 Jahren und ist mit 5 Jahren eindeutig festgelegt.

Der Gang sollte am gehenden und laufenden Kind beobachtet werden. Asymmetrische Armbewegungen beim Gehen oder Laufen wie auch ungleichmäßiger Verschleiß der Schuhsohlen des Kindes können auf eine Hemiparese hinweisen. Ungleiche Abnutzung der Absätze kann auch auf neurologische Herdbefunde oder orthopädische Störungen hineweisen.

Bei bestimmten Formen der *Muskeldystrophie* mit Beckengürtelschwäche steht das Kind, wie unten dargestellt, aus dem Liegen auf (*Gower-Zeichen*). Aufgrund der Schwäche der Extensoren des Hüftgelenks rollt sich das Kind auf den Bauch, drückt sich mit den Armen vom Boden ab und beugt dabei die Beine unter dem Rumpf. Das Kind „klettert" dann mit den Händen an seinen Beinen empor.

Beobachten Sie, wie das Kind aus dem Liegen vom Boden aufsteht. Achten Sie dabei auf die Art und Weise, wie die Muskeln an Hals, Rumpf, Armen und Beinen beim Aufstehen eingesetzt werden. Im Normalfall setzt sich das Kind zuerst auf, die Beine werden dann an den Kniegelenken gebeugt und die Arme an der Körperseite ausgestreckt, um den Körper vom Boden abzudrücken. Das Kind steht in einer fließenden Bewegung auf.

Dadurch können neurologische Defizite, Muskelschwäche und orthopädische Defekte erkannt werden, die ansonsten unentdeckt bleiben würden.

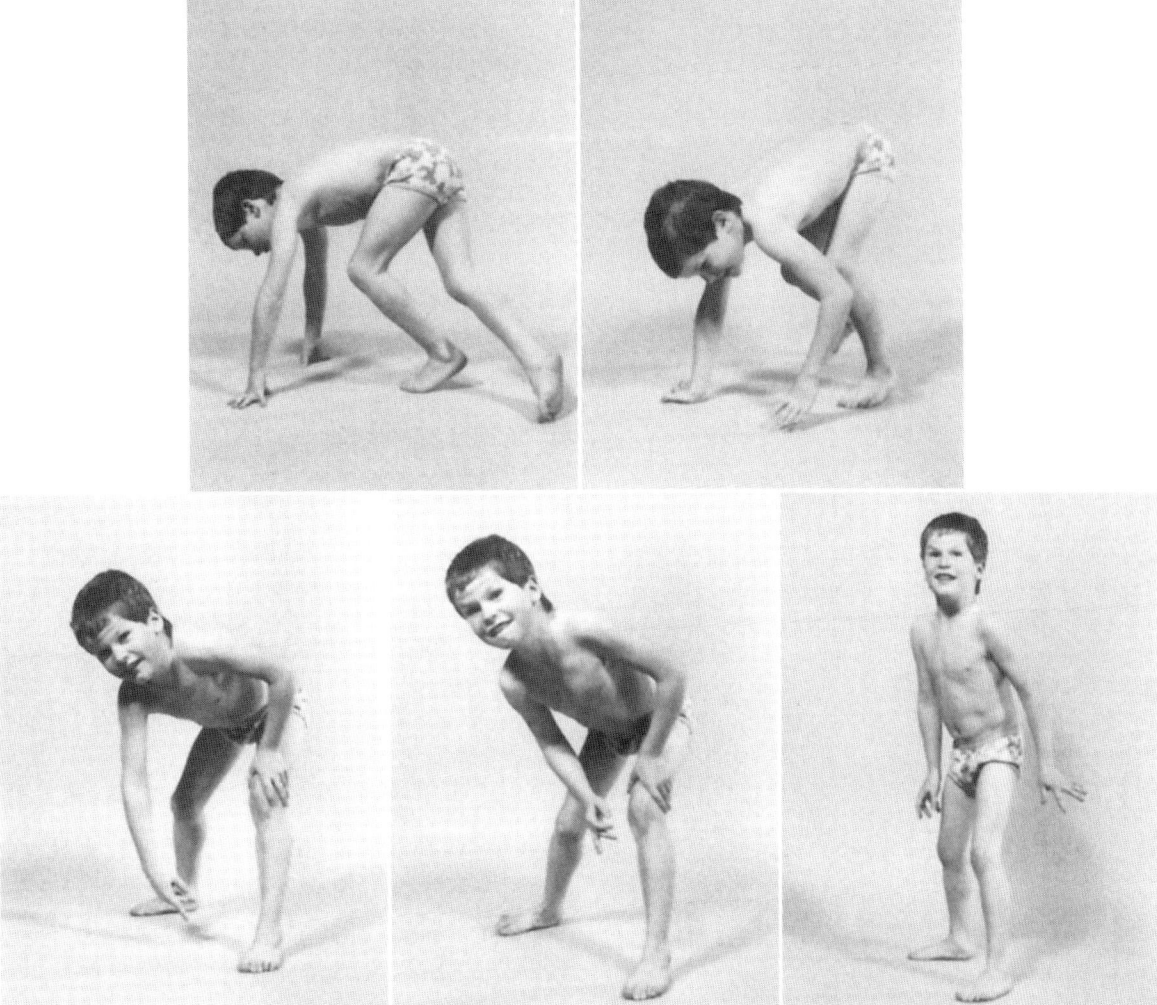

(Abbildung mit freundlicher Genehmigung aus Swaiman KF: Pediatric Neurology: Principles and Practice. St. Louis, CV Mosby, 1989)

Alle Altersgruppen

Die neurologische Untersuchung im Säuglingsalter und in der Kindheit umfaßt Bestandteile der allgemeinen klinischen Untersuchung sowie die spezifischeren Techniken, die in diesem Kapitel vorgestellt wurden. Anhand all dieser Beobachtungen können Sie die Funktion des zentralen und des peripheren Nervensystems beurteilen. Dieses Prinzip gilt auch für die Beurteilung von Erwachsenen.

Klinisches Denken: Von den Patienten-daten zum Behandlungsplan

 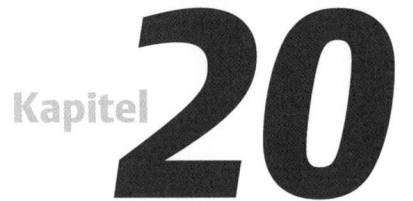

Wie den Farbtupfern auf der Palette eines Malers fehlt es den klinischen Daten zunächst an Form und Aussage. Anhand von Gespräch und Untersuchung muß der Arzt nicht nur Daten sammeln, er muß sie auch analysieren, die Probleme des Patienten erkennen und seine Reaktionen auf die Krankheit beurteilen. Zusammen mit dem Patienten muß er schließlich einen Behandlungsplan entwickeln, um die verschiedenen Probleme zu lösen. Dieses Kapitel beschreibt die Reihenfolge dieser Aufgaben und konzentriert sich auf das ihnen zugrunde-liegende klinische Denken.

Von den Daten zum Behandlungsplan

Das mittlerweile auch in Deutschland an einigen Kliniken eingeführte problem-orientierte Krankenblattsystem nach amerikanischem Vorbild verwendet einige spezielle Begriffe.* Informationen, die vom Patienten selbst, seinen Familien-angehörigen oder wichtigen Bezugspersonen stammen, werden *subjektive Daten* genannt. Zu den *objektiven Daten* gehören zwei Arten von Informationen: klinische Befunde und Laborergebnisse. Da sowohl körperliche Untersuchung als auch Laboruntersuchungen von Menschen durchgeführt werden, enthalten auch sie subjektive Elemente und können wie alle Daten fehlerhaft sein. Ein umfas-sender Satz subjektiver und objektiver Daten, wie Sie ihn bei der Beurteilung eines neuen Patienten zusammenstellen, bildet die *Ausgangsdaten* des Patienten.

Bei der Erhebung der Daten sollten Sie Ihre Befunde so präzise wie möglich dahingehend beschreiben, ob sie sich aus Äußerungen des Patienten ergeben oder aus Ihren eigenen Beobachtungen. Natürlich beeinflussen Schlußfolgerun-gen und Befundinterpretation die Zusammenstellung der Informationen. Trotz-dem sollten Ihre Ausgangsdaten keinen interpretierenden, sondern rein beschreibenden Charakter haben. Korrekt wäre also z. B. die Formulierung „spät-inspiratorisches Knistern an beiden Lungenbasen", nicht korrekt wäre „Sym-ptome einer dekompensierten Herzinsuffizienz".

Bei der *Beurteilung* gehen Sie dann über die reine Wahrnehmung und Beschrei-bung hinaus und zu Analyse und Interpretation über. Sie wählen relevante Daten aus und stellen Sie zusammen, denken über ihre möglichen Bedeutungen nach und versuchen, sie logisch zu erklären. Beispielsweise liefern Ihnen die Beschwerden eines Patienten über „Kratzen im Hals" und eine „verstopfte Nase" zusammen mit der Beobachtung einer geschwollenen Nasenschleimhaut und einer leichten Rötung des Rachens die subjektiven und objektiven Daten, aufgrund der Sie die Verdachtsdiagnose „virale Nasopharyngitis" stellen können.

---

* Bei der Übersetzung aus dem Englischen wurde das von Barbara Bates verwendete problem-orientierte Krankenblattsystem übernommen, da es zum einen zunehmend Anklang in Deutschland findet und zum anderen auch didaktische Vorteile bietet.

Die Beurteilung schließt auch Reaktionen des Patienten auf die Krankheit sowie auf Ihre Diagnose und Therapiepläne ein. Welche Gefühle, Sorgen, Fragen und Ziele hat der Patient?

Im Anschluß an die Beurteilung können Sie zusammen mit dem Patienten einen Behandlungsplan ausarbeiten. Im problemorientierten Krankenblattsystem gliedert sich dieser Plan in drei Teile: Diagnose, Therapie und Aufklärung des Patienten. Im Falle der Nasopharyngitis können Sie sich z. B. dafür entscheiden, einen Rachenabstrich zu nehmen, ein schleimhautabschwellendes Medikament für die verstopfte Nase zu verordnen und den Patienten auf die Gefahren der Übermüdung hinzuweisen sowie ihn kurz über Infektionen der oberen Luftwege aufzuklären, also ihre Ursachen und Übertragungswege.

Der Begriff „Aufklärung" ist im Zusammenhang mit dem Behandlungsplan etwas irreführend, weil er den Eindruck erwecken kann, daß die Kommunikation einseitig verläuft. Das sollte jedoch nicht der Fall sein. Vielmehr sollte der Patient aktiv an der Ausarbeitung des Behandlungsplans beteiligt sein. Die „Aufklärung" richtet sich nach dem Wissensstand des Patienten und danach, was er wissen möchte. Geben Sie dem Patienten Gelegenheit, darüber mit Ihnen zu sprechen. Andere Bereiche des Behandlungsplans können von den Zielen des Patienten, finanziellen Rahmenbedingungen und miteinander konkurrierenden Verantwortlichkeiten mitbeeinflußt werden ebenso wie von den Ansichten seiner Familie oder seinen Freunden, um nur einige Faktoren zu nennen. Die Ausarbeitung eines effizienten Behandlungsplans erfordert Taktgefühl und Geschick im Patientengespräch sowie die entsprechenden diagnostischen und therapeutischen Kenntnisse.

Die folgende Abbildung faßt den Weg von der Datenerhebung zum Behandlungsplan zusammen. Der Einfluß des Beurteilungsprozesses auf die Ausgangsdaten, der durch die Pfeile in zwei Richtungen angegeben ist, wird später erörtert.

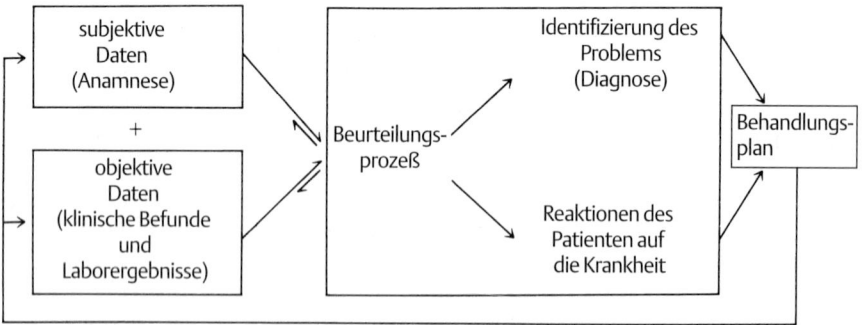

Nach Erstellung des ersten Plans wiederholt sich der gesamte Prozeß. Der Arzt sammelt weitere Daten, beurteilt die Fortschritte des Patienten, modifiziert gegebenenfalls die Problemliste und paßt den Plan entsprechend an.

Beurteilung: Der Vorgang des klinischen Denkens

Da die Beurteilung im Kopf des Arztes stattfindet, erscheint dieser Vorgang Medizinstudenten in den Anfangssemestern häufig unverständlich, ja sogar mysteriös. Der Denkprozeß eines erfahrenen Arztes läuft darüber hinaus so schnell und mit wenig offensichtlicher oder bewußter Mühe ab, daß es dem

Arzt selbst manchmal schwerfällt, den eigenen Denkprozeß zu erklären. Darüber hinaus verläuft der Denkprozeß subjektiv unterschiedlich. Er basiert jedoch auf einigen allgemeinen Prinzipien, und bestimmte Schritte können Ihnen dabei helfen, konstruktiv und sachbezogen über die Ihnen vorliegenden Informationen nachzudenken. Der Denkprozeß beginnt mit dem Patientengespräch; nehmen wir aber für den Moment einmal an, daß Ihnen bestimmte Ausgangsdaten schon zur Verfügung stehen. Sie müssen die Fragen „Worunter leidet der Patient? Welche Probleme hat er?" beantworten. Gehen Sie dazu folgendermaßen vor:

- *Identifizieren Sie die pathologischen Befunde* in den Ausgangsdaten. Erstellen Sie eine Liste der vom Patienten genannten *Beschwerden*, der *Symptome*, die Sie bei der klinischen Untersuchung festgestellt haben, und aller *Laborergebnisse*, die Ihnen vorliegen.

- *Lokalisieren Sie diese Befunde aus anatomischer Sicht.* Dieser Schritt ist unter Umständen einfach. Die Beschwerden eines rauhen Halses und das Symptom eines geröteten Rachens lokalisieren ein Problem eindeutig im Pharynx. Andere Befunde stellen Sie jedoch vor größere Probleme. Z. B. können thorakale Schmerzen ihren Ursprung im Herzen, in der Pleura, der Speiseröhre oder im Bewegungsapparat haben. Wenn der Schmerz bei körperlicher Betätigung auftritt und in Ruhe wieder abklingt, sind entweder Herz oder Bewegungsapparat betroffen. Hat der Patient nur beim Tragen von Einkaufstaschen Schmerzen im linken Arm, dann liegt die Ursache wahrscheinlich im Bewegungsapparat. Seien Sie bei der Lokalisierung so präzise, wie es die Ihnen vorliegenden Informationen zulassen, aber nicht mehr. Evtl. müssen Sie sich mit der Eingrenzung auf eine Körperregion (z. B. den Thorax) oder ein Organsystem (z. B. den Bewegungsapparat) begnügen. Manchmal können Sie die beteiligte Struktur aber auch exakt definieren (z. B. linker M. pectoralis). Einige Beschwerden und Symptome, wie Abgeschlagenheit oder Fieber, haben keinen lokalisatorischen Wert, können aber für den nächsten Schritt hilfreich sein.

- *Interpretieren Sie die Befunde im Hinblick auf die evtl. zugrundeliegende Erkrankung.* Die Beschwerden des Patienten können durch einen *pathologischen* Prozeß in einem bestimmten Körperteil verursacht werden. Es gibt eine Reihe solcher Prozesse, die unterschiedlich klassifiziert werden. Dazu gehören angeborene, entzündliche, immunologische, neoplastische, metabolische, ernährungsbedingte, degenerative, vaskuläre, traumatische und toxische Prozesse. Andere Probleme, wie gesteigerte Darmmotilität oder dekompensierte Herzinsuffizienz, sind *pathophysiologischer* Natur, während wieder andere sich auf der *psychopathologischen* Ebene bewegen, wie affektive oder psychotische Störungen. Rötung und Schmerz sind zwei der vier klassischen Symptome einer Entzündung, und ein geröteter, schmerzender Rachen weist auch ohne die beiden zusätzlichen Symptome – Wärme und Schwellung – auf einen entzündlichen Prozeß im Pharynx hin.

- *Stellen Sie eine oder mehrere Hypothesen hinsichtlich der Ursache der Beschwerden auf.* Hierzu müssen Sie so viele Informationen und Erfahrungswerte zu Rate ziehen, wie irgend möglich. Lesen kann Ihnen entscheidend dabei helfen, Ihre Kenntnisse über Krankheitsbilder und pathologische Prozesse zu erweitern. Solange Ihre Erfahrung und Ihr Wissen noch relativ begrenzt sind, können Sie keine sonderlich exakten Hypothesen aufstellen. Versuchen Sie einfach, mit Ihrem augenblicklichen Informations- und Wissensstand so weit wie möglich zu kommen. Folgende Schritte helfen Ihnen dabei.

1. *Konzentrieren Sie sich auf die eindeutigsten Befunde und bauen Sie Ihre Hypothese darauf auf.* Ein Beispiel: Ein Patient klagt über Appetitverlust, Übelkeit, Erbrechen, Abgeschlagenheit und Fieber bei druckschmerzhafter, etwas vergrößerter Leber und leichtem Ikterus. In diesem Fall stützen Sie Ihre Hypothese auf den Ikterus und die Hepatomegalie und nicht auf die Symptome Abgeschlagenheit und Fieber. Diese Symptome helfen zwar bei der Diagnosestellung, sind aber natürlich viel unspezifischer als die beiden genannten Befunde.

2. *Gleichen Sie die Befunde mit allen Ihnen bekannten, in Frage kommenden Krankheitsbildern ab.* Dazu greifen Sie auf Ihre Schlußfolgerungen bezüglich der beteiligten Strukturen und der zugrundeliegenden Ursachen zurück. Z.B. können Sie den geröteten Rachen Ihres Patienten mit einer Liste entzündlicher Prozesse, die den Pharynx betreffen, vergleichen oder die Beschwerden und Symptome des ikterischen Patienten mit unterschiedlichen entzündlichen, toxischen und neoplastischen Prozessen, die möglicherweise ein solches klinisches Bild hervorrufen.

3. *Schließen Sie die Diagnosen aus, die Ihre Befunde nicht erklären.* Sie könnten z.B. eine Konjunktivitis als Ursache der geröteten Augen des Patienten in Betracht ziehen, schließen diese Möglichkeit jedoch aus, weil sie nicht die erweiterte Pupille oder die verminderte Sehschärfe erklärt. Ein akutes Glaukom beinhaltet dagegen all diese Befunde.

4. *Wägen Sie die Alternativen gegeneinander ab und wählen Sie die wahrscheinlichste Diagnose* aus, die die Befunde des Patienten erklären würde. Sie suchen natürlich eine *möglichst große Übereinstimmung* zwischen dem Krankheitsbild des Patienten und der typischen Manifestation einer bestimmten Erkrankung. Diese Auswahl wird auch noch durch andere Hinweise unterstützt. Die *statistische Wahrscheinlichkeit* einer bestimmten Erkrankung bei einem Patienten dieses Alters, Geschlechts und dieser ethnischen Gruppe, die Lebensgewohnheiten, Lebensstil und Wohnort sollte sich wesentlich auf Ihre Wahl auswirken. Sie sollten z.B. bei einem 70jährigen Mann mit Rückenschmerzen die Möglichkeit einer Osteoarthritis oder eines metastasierenden Prostatakarzinoms in Betracht ziehen, nicht jedoch bei einer 25jährigen Frau mit denselben Beschwerden. Von Bedeutung ist auch der Krankheitsverlauf. Produktiver Husten, purulentes Sputum, Fieber und Brustschmerzen, die innerhalb von 24 Stunden akut auftreten, weisen auf ein ganz anderes Problem hin als identische Symptome, die sich über 3 oder 4 Monate hinweg entwickeln. Mit der Erstellung einer Verdachtsdiagnose können Sie selten Gewißheit erhalten. Oft müssen Sie sich einfach mit der wahrscheinlichsten Erklärung zufriedengeben. Dies ist nun mal die Realität in der angewandten Wissenschaft.

5. *Achten Sie schließlich insbesondere auf mögliche lebensgefährliche und behandelbare Erkrankungen,* wie Meningokokkenmeningitis, bakterielle Endokarditis oder subdurale Hämatome, während Sie über mögliche Erklärungen für die Beschwerden eines Patienten nachdenken. Auf diese Weise wird das Risiko, Erkrankungen zu übersehen, die zwar seltener auftreten oder unwahrscheinlicher sind, die aber, falls vorhanden, von großer Relevanz sind, verringert.

■ Wenn Sie eine Hypothese hinsichtlich der Beschwerden eines Patienten aufgestellt haben, sollten Sie *diese Hypothese überprüfen.* Um Ihre Verdachtsdiagnose zu bestätigen oder auszuschließen, benötigen Sie weitere Angaben zur Anamnese, weitere klinische Befunde oder Laboruntersuchungen. Wenn die

Diagnose eindeutig ist – etwa eine einfache Infektion der oberen Luftwege oder Urtikaria – ist dieser Schritt nicht erforderlich.

■ Sie sollten dann eine *Arbeitshypothese* aufstellen. Formulieren Sie diese so explizit und genau, wie es Ihre Informationen erlauben. Möglicherweise haben Sie nicht mehr in der Hand als ein einziges Symptom wie „pleuritische Brustschmerzen, Ätiologie unbekannt". In anderen Fällen wiederum können Sie ein Problem explizit mit Angabe des betroffenen Körperteils, der Pathogenese und der Ursache definieren. Bespiele wären „Pneumokokkenpneumonie, rechter Unterlappen" und „arterielle Hypertonie mit linksventrikulärer Hypertrophie, dekompensierte Herzinsuffizienz und Sinustachykardie".

Probleme

Grenzen des medizinischen Modells. Eine ärztliche Diagnose beruht hauptsächlich auf der Identifizierung pathologischer Strukturen, gestörter Funktionen und spezifischer Ursachen. Häufig werden Sie aber Patienten treffen, deren Beschwerden nicht so einfach in diese Kategorien einzuordnen sind. Einige Beschwerden entziehen sich einer Analyse, und Sie werden in diesen Fällen wahrscheinlich nie über einfache beschreibende Kategorien wie „Abgeschlagenheit" oder „Anorexie" hinauskommen. Andere Probleme beziehen sich eher auf den Lebenslauf des Patienten als auf seinen Körper. Der Verlust des Arbeitsplatzes oder der Tod eines nahestehenden Menschen können beispielsweise das Risiko nachfolgender Erkrankungen erhöhen. Die Identifizierung solcher Ereignisse, die Beurteilung der Reaktionen eines Patienten darauf und die Ausarbeitung eines Plans, der dem Patienten helfen soll, damit umzugehen, sind genauso wichtig wie die Behandlung einer Pharyngitis oder eines Zwölffingerdarmgeschwürs. Einige Menschen suchen auch einen Arzt auf, um ihre Gesundheit zu erhalten, und nicht, um eine Erkrankung diagnostizieren und behandeln zu lassen. „Gesundheitsvorsorge" ist zu einem zunehmend wichtigen Punkt auf der „Problemliste" von Patienten geworden. Zum Behandlungsplan können hier z. B. Auffrischungsimpfungen, Ernährungsberatung, Exploration von Gefühlen zu wichtigen Ereignissen im Leben und Empfehlungen zur allgemeinen Vorsorge und zur sportlichen Betätigung zählen.

Ursächliche Probleme. Eine der größten Schwierigkeiten, mit denen ein Medizinstudent konfrontiert ist, ist die Entscheidung, ob die Beschwerden und Symptome des Patienten eine oder mehrere Ursachen haben. Das *Alter* des Patienten kann hierbei helfen, da die meisten jüngeren Patienten wahrscheinlich nur unter einer Erkrankung leiden, während ältere Patienten oft vielfältige Beschwerden haben. Der *zeitliche Ablauf* der Symptome ist häufig eine Hilfe. Eine 6 Wochen zurückliegende Episode einer Pharyngitis hat wahrscheinlich nichts mit dem aktuell bestehenden Fieber, Schüttelfrost, den thorakalen Schmerzen oder dem Husten zu tun. Damit Sie aus dem Krankheitsverlauf sinnvolle Schlüsse ziehen können, sollten Sie mit dem natürlichen Verlauf verschiedener Krankheiten vertraut sein. Beispielsweise deutet eine gelbliche Absonderung des Penis, auf die 3 Wochen später ein schmerzloses Penisulkus folgt, auf zwei mögliche Ursachen hin: Gonorrhoe oder Syphilis im Primärstadium. Ein Penisulkus, gefolgt von einem makulopapulösen Hautausschlag und generalisierter Lymphadenopathie nach 6 Wochen, weist auf zwei Stadien desselben Problems hin: Syphilis im Primär- und Sekundärstadium.

Wenn mehrere *Organsysteme* betroffen sind, können Sie die einzelnen Informationen evtl. miteinander in Verbindung bringen. Während sich Beschwerden und

Symptome in einem einzigen Organsystem häufig einer einzigen Erkrankung zuordnen lassen, erfordern Manifestationen in unterschiedlichen, scheinbar nicht in Zusammenhang stehenden Organsystemen mehr als eine Erklärung. Auch hier ist wieder die Kenntnis des Krankheitsverlaufs gefragt. Sie können sich z. B. entscheiden, den hohen Blutdruck eines Patienten, den hebenden Herzspitzenstoß und die streifenförmigen retinalen Blutungen gemeinsam dem Herz-Kreislauf-System zuzuordnen und das Ganze als „hypertone Herz-Kreislauf-Erkrankung mit hypertensiver Retinopathie" bezeichnen. Eine Diarrhoe in Verbindung mit Schmerzen im linken unteren Quadranten werden Sie wahrscheinlich anders erklären.

Einige Erkrankungen wirken sich auf mehr als nur ein Organsystem aus. Mit zunehmendem Wissen und wachsender Erfahrung werden Sie eine *Beteiligung mehrerer Organsysteme* schneller erkennen und plausible Erklärungen finden, die scheinbar voneinander unabhängige Manifestationen erklären. Sie würden wahrscheinlich schon jetzt den produktiven Husten, die Hämoptyse und die Gewichtsabnahme eines 60 Jahre alten Manns, der 40 Jahre lang geraucht hat, auf Lungenkrebs als mögliche Ursache zurückführen. Sie könnten diese Hypothese wahrscheinlich auch durch den Befund Uhrglasnägel stützen. Mit der Zeit werden Sie zudem erkennen, daß andere Beschwerden und Symptome des Patienten derselben Diagnose zuzuschreiben sind. Die Dysphagie wird durch die Ausweitung des Karzinoms auf den Ösophagus verursacht; die Pupillenasymmetrie ist auf ein Horner-Syndrom infolge Drucks auf den Halssympathikus zurückzuführen und der Ikterus auf Metastasen in der Leber.

Im anderen Fall einer Multisystemerkrankung lassen sich z. B. Fieber, Gewichtsabnahme, chronische Diarrhoe, Dysphagie, weißlich belegte Zunge, generalisierte Lymphadenopathie und rötliche Hautknötchen bei einem Mann auf AIDS zurückführen. Wurden die Risikofaktoren des Patienten für diese Erkrankung noch nicht untersucht, sollte dies jetzt geschehen.

Datenvielfalt. Bei dem Versuch, die Probleme eines Patienten zu verstehen, sieht sich der Arzt häufig mit einer langen Liste von Beschwerden und Symptomen und einer ebenso langen Liste möglicher Erklärungen konfrontiert. Wie bereits vorgeschlagen, können Sie einzelne Beobachtungen zusammenfassen und gebündelt betrachten.

Sie können aber auch eine bestimmte Grppe von Beobachtungen analysieren, indem Sie Schlüsselfragen stellen, die Ihr Denken in eine bestimmte Richtung lenken und Ihnen vorübergehend erlauben, andere Fragen außer acht zu lassen. Eine solche Frage kann z. B. sein: Wodurch werden die thorakalen Schmerzen des Patienten hervorgerufen, was lindert die Schmerzen? Lautet die Antwort körperliche Betätigung bzw. Ruhe, so können Sie sich auf das Herz-Kreislauf-System (und möglicherweise auch auf den Bewegungsapparat) konzentrieren und den Magen-Darm-Trakt außer acht lassen. Werden die Schmerzen durch schnelles Essen verursacht und durch Erbrechen gelindert, können Sie sich logischerweise auf den oberen Magen-Darm-Trakt konzentrieren. Eine Reihe dieser differenzierenden Fragen bildet einen logischen Baum oder Algorithmus und ist hilfreich bei der Sammlung von Daten, ihrer Analyse und beim Ziehen von Schlußfolgerungen, die diese möglicherweise erklären.

Qualität der Daten. Fast alle Informationen, auf die ein Arzt zurückgreift, sind Fehlern unterworfen. Patienten vergessen Symptome, irren sich bezüglich der Reihenfolge ihres Auftretens, verbergen wichtige, für sie aber peinliche Tatsachen und erzählen ihre Geschichte so, wie der Arzt sie ihrer Meinung nach hören möchte. Der Arzt umgekehrt mißversteht den Patienten möglicherweise, übersieht relevante Informationen, stellt die entscheidende Schlüsselfrage nicht, zieht voreilig diagnostische Schlüsse oder vergißt z. B. die Genitalien eines Patienten mit asymptomatischem Hodenkrebs zu untersuchen. Einige dieser Fehler lassen sich vermeiden, indem Sie sorgfältig vorgehen, bei der Sammlung von Daten objektiv sind und sich über Fehlerquellen bewußt sind. Klinische Daten, einschließlich der Laborbefunde, können jedoch an sich fehlerhaft sein. Die Qualität einer Information läßt sich anhand ihrer Zuverlässigkeit (Reliabilität), Gültigkeit (Validität), Sensitivität und Spezifität sowie ihres prognostischen Werts beurteilen.

- *Reliabilität* bedeutet, wie sicher ein bestimmtes Verfahren wiederholt zum selben Ergebnis führt, egal ob bei einem oder bei mehreren Ärzten. Perkutiert ein Kliniker bei mehreren Gelegenheiten durchweg dieselbe Lebergröße anhand der Dämpfung, dann liegt *bei diesem Untersucher* eine gute *intraindividuelle Reliabilität* vor. Stellen jedoch mehrere Untersucher unterschiedliche Lebergrößen am selben Patienten fest, ist die *interindividuelle Reliabilität* schlecht.

- Die *Validität* sagt aus, wie geeignet ein bestimmtes Verfahren für die Messung eines bestimmten Sachverhaltes ist. Die Validität einer Blutdruckmessung mit einem Sphygmomanometer läßt sich z. B. mit den Werten einer intraarteriellen Messung vergleichen.

- Die *Sensitivität* eines Verfahrens oder Tests bezieht sich auf den Prozentsatz der Patienten mit einer fraglichen Erkrankung, bei denen dieser Test positive Ergebnisse liefert (Patienten, die „richtig positiv" sind). Wenn der Test bei einer Person mit der fraglichen Erkrankung negativ ausfällt, wird das Ergebnis als „falsch negativ" bezeichnet. Ein hochempfindlicher Test oder ein hochempfindliches Verfahren erfaßt die meisten Personen mit einer fraglichen Erkrankung (die Richtig positiven) und liefert kaum falsch negative Ergebnisse.

- Die *Spezifität* eines Verfahrens oder Tests bezeichnet den Prozentsatz der Patienten ohne eine fragliche Erkrankung, bei denen dieser Test negativ ausfällt (die „richtig negativ" sind). Ein Test, der zu 95 % spezifisch ist, erfaßt 95 von 100 gesunden Personen. Die restlichen 5 % sind „falsch positiv".

Herzgeräusche sind ein gutes Beispiel für Sensitivität und Spezifität. Bei den meisten Patienten mit signifikanter Aortenklappenstenose sind über der Aorta systolische Geräusche zu hören. Ein systolisches Geräusch ist daher ein recht empfindliches (sensitives) Kriterium für eine Aortenklappenstenose. Wird zur Feststellung dieser Erkrankung auf ein systolisches Aortengeräusch auskultiert, werden die meisten Fälle erkannt und nur wenige übersehen. Die falsch-negativ-Rate ist niedrig. Ein solches Geräusch ist jedoch wenig spezifisch. Viele andere Zustände wie erhöhter Blutfluß durch eine normale Klappe oder sklerotische Veränderungen mit zunehmendem Alter können diese Art Geräusch ebenfalls hervorrufen. Wenn Sie ein systolisches Aortengeräusch als einziges Kriterium für eine Aortenstenose verwenden, würden Sie bei vielen Patienten eine falsche Diagnose stellen und somit viele falsch positive Befunde erheben. Dagegen ist das hochfrequente diastolische Decrescendo-Geräusch, das am besten entlang dem linken Sternumrand zu hören ist, ein recht spezifisches Geräusch für eine Aorteninsuffizienz. Bei gesunden Personen tritt dieses Geräusch fast nie auf und andere Zustände, die ein vergleichbares Geräusch verursachen könnten, sind sehr selten. Die Spezifität dieses Geräusches ist daher sehr hoch.

- Der *prognostische Wert* ist ebenfalls ein sehr nützliches klinisches Instrument. Bei einer bestimmten Population haben nur wenige Individuen eine

Erkrankung oder Normabweichung und die meisten wahrscheinlich keine. Der Kliniker, der eine Beobachtung gemacht oder ein Testergebnis erhalten hat – entweder positiv oder negativ – möchte wissen, wie sicher dieser Befund das Vorhandensein oder Fehlen einer Erkrankung vorhersagt.

Der *positive prognostische Wert* einer Beobachtung oder eines Tests ist das Merkmal, das im klinischen Umfeld die größte Relevanz hat. Er bezieht sich auf den Prozentsatz „richtig" positiver Beobachtungen bei einer gegebenen Population. Ein Beispiel: Bei einer Gruppe von Patientinnen, bei denen bei einer Krebsvorsorgeuntersuchung verdächtige Knoten in der Brust festgestellt wurden, stellt der Prozentsatz, bei dem später Brustkrebs diagnostiziert wird den positiven prognostischen Wert „verdächtiger Knoten" dar.

Der *negative prognostische Wert* einer Beobachtung oder eines Tests bezieht sich auf den Prozentsatz der „richtig" negativen Beobachtungen bei einer Population. Bei einer Brustkrebsvorsorgeuntersuchung stellt der Prozentsatz der Patientinnen ohne verdächtige Knoten, die tatsächlich keinen Brustkrebs haben, den negativen prognostischen Wert der Beobachtung dar.

Prognostische Werte hängen stark von der Prävalenz der Erkrankung innerhalb einer Population ab. Für beliebige Werte der Sensitivität und Spezifität steigt der positive prognostische Wert einer Beobachtung mit zunehmender Prävalenz, während der negative prognostische Wert sinkt.

Berechnung von Sensitivität, Spezifität und prognostischen Werten. Sie sollten die Daten aus einer Beobachtung oder einem Testergebnis in eine 2×2-Tabelle eintragen, die die positiven oder negativen Testergebnisse bei einer Gruppe von Personen mit und ohne Erkrankung enthält. Wenn Sie immer die Darstellung unten verwenden, können Sie Fehler bei der Berechnung der Sensitivitäts- und Spezifitätswerte vermeiden. Das Vorhandensein oder Fehlen einer Erkrankung impliziert die Verwendung eines „Goldstandards" zur Festlegung, ob die Erkrankung tatsächlich vorhanden ist. Dies ist gewöhnlich der beste zur Verfügung stehende Test, beispielsweise ein Koronarangiogramm bei koronarer Herzerkrankung oder eine Gewebebiopsie bei Malignomen.

Die Werte für Sensitivität und Spezifität stehen in der linken bzw. rechten Spalte und sind hier durch vertikale Balken gekennzeichnet. Angaben für positive und negative prognostische Werte, die durch horizontale Balken gekennzeichnet sind, finden Sie in der oberen bzw. unteren Reihe. Die vier Kästchen in der Tabelle werden häufig mit den Buchstaben *a – d* (hier in Rot) gekennzeichnet.

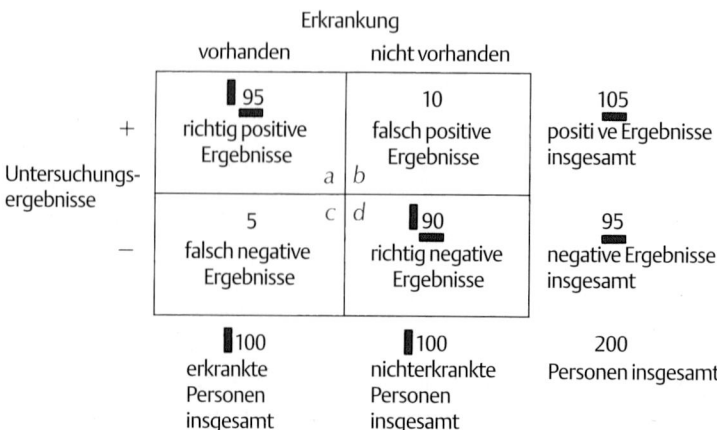

$$\text{Sensitivität} = \frac{a}{a+c} = \frac{\text{richtig positive Ergebnisse (95)}}{\text{erkrankte Personen insgesamt (95+5)}} \times 100 = 95{,}0\%$$

$$\text{Spezifität} = \frac{d}{b+d} = \frac{\text{richtig negative Ergebnisse (90)}}{\text{nichterkrankte Personen insgesamt (90+10)}} \times 100 = 90{,}0\%$$

$$\text{Positiver prognostischer Wert} = \frac{a}{a+b} = \frac{\text{richtig positive Ergebnisse (95)}}{\text{positive Ergebnisse insgesamt (95+10)}} \times 100 = 90{,}5\%$$

$$\text{Negativer prognostischer Wert} = \frac{d}{c+d} = \frac{\text{richtig negative Ergebnisse insgesamt (90)}}{\text{negative Ergebnisse insgesamt (90+5)}} \times 100 = 94{,}7\%$$

Zwei Beispiele sollen diese Prinzipien weiter veranschaulichen und zeigen, wie prognostische Werte mit der Prävalenz variieren. Zuerst soll eine imaginäre Population *A* mit 1000 Personen betrachtet werden (Beispiel 1). Die Prävalenz der Erkrankung X in dieser Population ist hoch und beträgt 40%. Sie können schnell berechnen, daß 400 Personen unter X leiden. Sie werden dann diese Fälle mit einer Untersuchungsmethode erfassen, die zu 90% empfindlich und zu 80% spezifisch ist. Von den 400 Personen mit X stellt die Untersuchungsmethode 0,90 × 400 oder 360 (die richtig positiven) fest. Die restlichen 40 (400–360), die falsch negativen, erfaßt sie nicht. Von den 600 Personen ohne X erweist sich die Untersuchungsmethode in 0,80 × 600 oder 480 der Fälle als negativ. Diese Personen sind wirklich frei von X, wie die Untersuchungsmethode nahelegte (die richtig negativen). Die Untersuchungsmethode führt Sie jedoch in den restlichen 120 (600–480) Fällen in die Irre. Bei diesen Personen wird fälschlicherweise festgestellt, daß sie unter X leiden, obwohl sie diese Erkrankung nicht haben (die falsch positiven). Diese Zahlen sind unten zusammengefaßt:

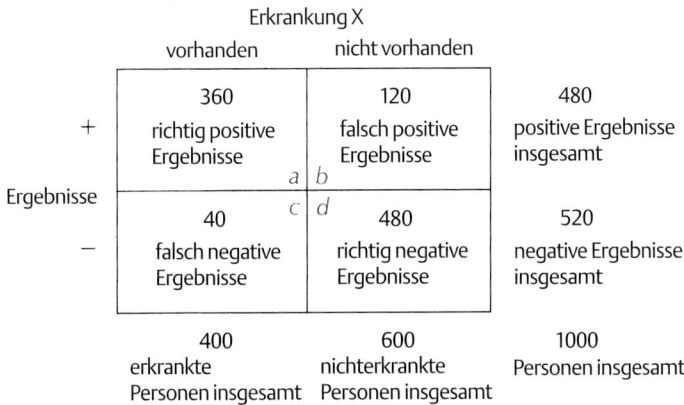

Beispiel 1: Prävalenz der Erkrankung X=40%.

Als Kliniker, der nicht genau weiß, wer die Erkrankung X hat und wer nicht, sind Sie mit insgesamt 480 Personen konfrontiert, die positive Ergebnisse aufweisen. Sie müssen versuchen, zwischen den richtig und den falsch positiven Personen zu unterscheiden und werden dabei sicherlich zusätzliche Daten zu Rate ziehen. Sie können jedoch allein anhand der Sensitivitäts- und Spezifitätswerte Ihrer Untersuchungsmethoden die Wahrscheinlichkeit feststellen, mit der ein positives Ergebnis richtig positiv ist. Diese Wahrscheinlichkeit berechnet sich wie folgt:

$$\text{Positiver prognostischer Wert} = \frac{a}{a+b} = \frac{\text{richtig positiv (360)}}{\text{positiv insgesamt (360+120)}} \times 100 = 75\%$$

Somit haben 3 von 4 Personen mit positivem Untersuchungsergebnis die Erkrankung und 1 von 4 nicht.

Anhand einer ähnlichen Berechnung können Sie die Wahrscheinlichkeit bestimmen, mit der ein negatives Untersuchungsergebnis richtig negativ ist. Die Ergebnisse sind in diesem Beispiel für den betreffenden Patienten recht beruhigend:

$$\text{Negativer prognostischer Wert} = \frac{d}{c+d} = \frac{\text{richtig negativ (480)}}{\text{negativ insgesamt (480+40)}} \times 100 = 92\,\%$$

Mit sinkender *Prävalenz* der Erkrankung in einer Population sinkt jedoch auch der prognostische Wert eines positiven Ergebnisses wesentlich, während der prognostische Wert eines negativen Ergebnisses weiter steigt. Hier soll als Beispiel 2 die Population *B* mit 1000 Personen angeführt werden, von denen nur 1 % die Erkrankung X hat. Es gibt also nur 10 Fälle von X und 990 Personen ohne X. Wird diese Population mit derselben Untersuchungsmethode, die eine Sensitivität von 90 % und eine Spezifität von 80 % aufweist, getestet, ergeben sich die folgenden Resultate:

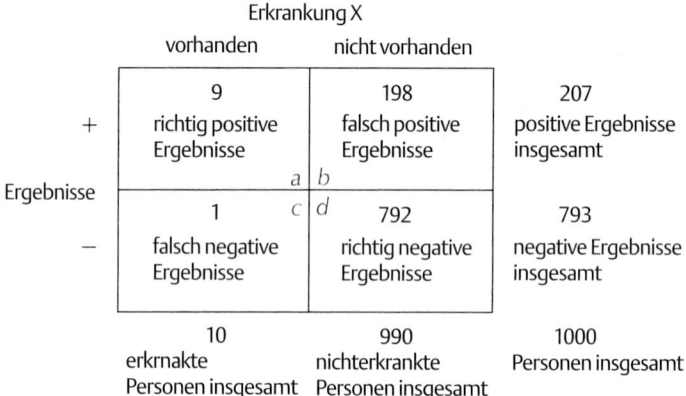

$$\text{Positiver prognostischer Wert} = \frac{a}{a+b} = \frac{9}{207} \times 100 = 4\,\%$$

$$\text{Negativer prognostischer Wert} = \frac{d}{c+d} = \frac{792}{793} \times 100 = 99\,\%$$

Beispiel 2: Prävalenz der Erkrankung X = 1 %.

Sie stehen jetzt vor dem Problem, 207 Personen (alle Personen mit positiven Ergebnissen zu beunruhigen), um 9 von 10 echten Fällen zu ermitteln. Der prognostische Wert des positiven Untersuchungsergebnisses liegt nur bei 4 %. Die Steigerung der Spezifität Ihrer Beobachtung ohne die Senkung der Sensitivität wäre sehr hilfreich, wenn dies möglich wäre. Wenn Sie z. B. die Spezifität der Untersuchung von 80 % auf 98 % erhöhen könnten (bei derselben Prävalenz von 1 % und Sensitivität von 90 %), würde sich der positive prognostische Wert der Untersuchung von 4 % auf 31 % verbessern – auch nicht ideal, aber sicherlich besser. Gute Untersuchungsmethoden oder Tests haben eine Sensitivität und Spezifität von 90 %.

Wechselwirkungen zwischen Beurteilung und Datenerfassung

Sensitivität und Spezifität sind bei der Erfassung und Analyse der Daten hilfreich. Sie sind sogar die Basis einiger Grundstrategien des Patientengesprächs. Eine Frage von hoher Sensitivität kann, wenn sie bejaht wird, besonders nützlich für einen Test und die Sammlung von Hinweisen zur Stützung einer Hypothese sein. So ist z. B. die Frage „Hatten Sie Beschwerden oder unangnehme Gefühle im Brustraum?" eine Frage von hoher Sensitivität bezüglich der Diagnose Angina pectoris, und Patienten, die unter dieser Erkrankung leiden, würden nur sehr wenige falsch negative Antworten geben. Dies ist eine gute erste Testfrage. Da es aber viele andere Ursachen für Beschwerden im Brustraum gibt, ist sie überhaupt nicht spezifisch. Mit zusätzlichen Fragen, die auf Lokalisation, Merkmale und Dauer der Beschwerden gerichtet sind, können Sie Ihre Hypothese „Angina pectoris" weiter prüfen. Ein drückender retrosternaler Schmerz, der nicht länger als 10 Minuten andauert – jedes Symptom für sich hat einen relativ hohen Sensitivitätswert im Hinblick auf die Diagnose Angina pectoris, ist aber für sich allein genommen nicht spezifisch – würde Ihre Hypothese weiter unterstützen. Um eine Hypothese zu bestätigen, ist eine spezifischere Frage, wenn sie denn bejaht wird, besonders hilfreich. Wird der Schmerz durch körperliche Betätigung ausgelöst und klingt er bei Ruhe sofort wieder ab, dann sind dies Antworten, die weiter auf eine Angina pectoris hinweisen.

Die Informationen, mit denen eine Hypothese überprüft werden kann, erhalten Sie durch die körperliche Untersuchung und die Anamnese. Mit diesen Informationen können Sie häufig ein Screening durchführen und eine Diagnose stellen, noch bevor weitere diagnostische Tests durchgeführt worden sind. Als Beispiel seien hier folgende Symptome und Befunde angeführt: Husten, Fieber, Schüttelfrost, linksseitige thorakale Schmerzen, die sich beim Atmen verschlimmern, Dämpfung über dem gesamten linken unteren Lungenfeld vorne mit Knistern, Bronchialatmen und verstärkte Stimmgeräusche. Die Frage nach Husten und Fieber eignet sich gut für das Screening auf eine Pneumonie, die übrigen Hinweise unterstützen die Hypothese, und das Bronchialatmen mit verstärkten Stimmgeräuschen in dieser Verteilung ist sehr spezifisch für eine Lobärpneumonie. Eine Röntgenaufnahme des Thorax würde diese Diagnose bestätigen.

Eine verneinende Antwort auf eine Frage oder das Fehlen klinischer Symptome ist ebenfalls von diagnostischem Wert, insbesondere, wenn die Beschwerden oder Symptome gewöhnlich für eine bestimmte Erkrankung sprechen, d. h., wenn sie eine hohe Sensitivität aufweisen. Hat z. B. ein Patient Husten und linksseitige Pleuraschmerzen ohne Fieber, ist eine bakterielle Pneumonie unwahrscheinlich (ausgenommen vielleicht bei Säuglingen und älteren Menschen). Ebenso macht bei einem Patienten mit schwerer Dyspnoe das Fehlen von Orthopnoe eine Linksherzinsuffizienz als Ursache der Kurzatmigkeit unwahrscheinlicher.

Ein erfahrener Arzt führt mit Hilfe solcher Denkprozesse Beurteilungen durch, ob er sich nun ihrer statistischen Untermauerung bewußt ist oder nicht. Er beginnt häufig mit dem Aufstellen vorläufiger Hypothesen anhand der Personendaten und der Hauptbeschwerden des Patienten. Dann baut er die Argumente für eine oder mehrere Hypothesen auf und verwirft andere wieder, wenn er Fragen stellt und nach klinischen Symptomen sucht. Beim Aufbau der aktuellen Anamnese greift er auf Aspekte aus anderen Teilen der Anamnese, wie der Familienanamnese, der erweiterten Anamnese und der systematischen

Organanamnese, zurück. Klagt ein Patient mittleren Alters über Schmerzen in der Brust, bricht ein erfahrener Kliniker die Untersuchung nicht ab, sobald er etwas über die Art dieser Schmerzen in Erfahrung gebracht hat. Weisen die Schmerzen auf eine koronare Herzerkrankung hin, ermittelt er durch weitere Fragen die Risikofaktoren für diese Erkrankung, wie Rauchen, hoher Blutdruck, Diabetes mellitus und eine entsprechende Familienanamnese. Bei der Anamneseerhebung und der klinischen Untersuchung konzentriert er sich auch explizit auf andere mögliche Manifestationen einer koronaren Herzkrankheit, etwa eine dekompensierte Herzinsuffizienz, und auf Symptome einer Atherosklerose in anderen Körperregionen, wie eine Claudicatio intermittens und abgeschwächte oder fehlende Pulse in den Beinen. Indem er früh Hypothesen aufstellt und sie dann nacheinander überprüft, steigert ein erfahrener Kliniker seine Effizienz und verbessert die Relevanz und den Wert der von ihm erhobenen Daten.

Da sich die Prävalenz erheblich auf den prognostischen Wert einer Beobachtung auswirkt, beeinflußt sie auch den Beurteilungsprozeß. Eine koronare Herzkrankheit tritt häufiger bei Männern mittleren Alters als bei jüngeren Frauen auf, so daß hier eine Angina pectoris als Ursache thorakaler Schmerzen wahrscheinlicher ist. Die Bedeutung der Prävalenz für den prognostischen Wert erklärt, warum die Wahrscheinlichkeit, daß Sie richtig urteilen, größer ist, wenn Sie von einer häufigen Krankheit und nicht von einer selteneren ausgehen. Die Kombination von Fieber, Kopfschmerzen, Myalgie und Husten hat vielleicht das ganze Jahr über denselben Sensitivitäts- und Spezifitätswert für Grippe, die Wahrscheinlichkeit, daß Sie diese Diagnose aufgrund dieser Symptomkombination richtig stellen, ist während einer winterlichen Grippeepidemie jedoch größer als in einem ruhigen Sommer.

Die Prävalenz variiert erheblich mit dem klinischen Umfeld und der Jahreszeit. Die chronische Bronchitis ist wahrscheinlich die häufigste Ursache einer Hämoptyse bei Patienten, die von einem Allgemeinarzt behandelt werden. In der Onkologie einer Universitätsklinik steht jedoch evtl. Lungenkrebs an erster Stelle, während bei einer Gruppe postoperativer Patienten in der chirurgischen Abteilung eines Allgemeinkrankenhauses eine Reizung durch einen Endotrachealtubus oder ein Lungeninfarkt am wahrscheinlichsten ist. In bestimmten Teilen Asiens dagegen sollten Sie zuerst an einen Wurm, den Lungenegel (Gattung *Paragonimus*), denken. Wenn Sie das Donnern von Hufen in der Ferne hören, denken Sie schließlich auch zuerst an Pferde und nicht an Zebras (es sei denn, Sie befänden sich gerade in einem Zoo).

Die Strukturierung Ihrer Daten für die Überprüfung von Hypothesen ist natürlich von sehr großem Wert, birgt aber auch Gefahren. Erstens sind erste Einschätzungen häufig falsch. Sie können dabei wichtige Daten übersehen und andere, möglicherweise fundierte Hypothesen nicht berücksichtigen. Zweitens können verfrüht formulierte Hypothesen dazu führen, daß Sie zu früh direkte Fragen stellen, und so wichtige Teile der Anamnese des Patienten übersehen. Drittens kann die Konzentration auf ein einziges Problem eine unvollständige Beurteilung zur Folge haben. Probleme können erst dann festgestellt werden, wenn entsprechende Untersuchungen gemacht werden.

Aufstellen einer Problemliste und eines Behandlungsplans

Lesen Sie sich Anamnese und körperliche Untersuchung von Frau G. in Kapitel 21 durch. Erstellen Sie eine Liste ihrer Beschwerden und Symptome. Fassen Sie diese zusammen. Bei der Erstellung der aktuellen Anamnese von Frau G. wurde ein Großteil dieser Faktoren schon zusammengefaßt, da Kopfschmerz, Übelkeit, Erbrechen und psychische Belastung als zusammengehörend angesehen wurden. Sie können, müssen aber natürlich nicht, mit dieser Strukturierung einverstanden sein. Identifizieren Sie die Probleme, soweit Sie können, und beurteilen Sie die Reaktion der Patientin auf ihre Erkrankung.

Erstellen Sie eine vorläufige Problemliste. Das problemorientierte Krankenblattsystem verwendet zwei Spalten: Aktuelle Probleme werden in der linken Spalte, nicht aktuelle Probleme in der rechten Spalte vermerkt. Die Problemliste ist die erste Seite im Krankenblatt des Patienten, alle Eintragungen beziehen sich mit Bezeichnung und Nummer auf diese Probleme.

Datum der Eintragung	Nr.	Aktuelle Beschwerden	Nicht aktuelle Beschwerden
	1		

Erarbeiten Sie, soweit Sie können, einen ersten Behandlungsplan für jede aktuelle Beschwerde. Einige Beschwerden benötigen natürlich nicht Ihre sofortige Aufmerksamkeit. Sie werden auch sicherlich in einigen Bereichen weitere Informationen benötigen. Dies sollte ebenfalls Teil Ihres Behandlungsplans sein.

Das Krankenblatt

Das Krankenblatt dokumentiert Anamnese und Befunde. Es weist aus, wie der Arzt den Patienten beurteilt, welche Behandlungspläne für den Patienten erstellt, welche Maßnahmen ergriffen werden und wie der Patient auf die ärztlichen Bemühungen anspricht. Ein präzises, klares und gut strukturiertes Krankenblatt spiegelt gutes klinisches Denken wider und fördert es. Es unterstützt eine reibungslose Kommunikation zwischen den verschiedenen Ärzten, die an der Behandlung des Patienten beteiligt sind, und hilft, deren Aktivitäten zu koordinieren. Es dient auch der Dokumentation von Problemen und der medizinischen Betreuung des Patienten für medizinisch-rechtliche Zwecke.

Bei der Erstellung eines Krankenblatts halten Sie nicht nur fest, was der Patient Ihnen erzählt hat und was Sie bei der Untersuchung festgestellt haben. Sie müssen Ihre Daten überprüfen, strukturieren, die Bedeutung und Relevanz jedes einzelnen Punkts beurteilen und einen klaren, knappen und dennoch umfassenden Bericht erstellen. Wenn Sie am Anfang Ihrer Laufbahn als Arzt stehen, stellt die Erhebung der aktuellen Anamnese für Sie wahrscheinlich das größte Problem dar, da sehr viel Wissen nötig ist, um Symptome und Befunde miteinander in Beziehung zu setzen. Die Tatsache, daß Muskelschwäche, Wärmeintoleranz, übermäßiges Schwitzen, Diarrhoe und Gewichtsabnahme zusammengenommen ein Krankheitsbild ergeben, kann, z.B. für einen Patienten oder Medizinstudenten, der nicht mit dem Krankheitsbild Hyperthyreose vertraut ist, nicht ersichtlich sein. Solange Sie noch nicht über ausreichend Erfahrung und Urteilsvermögen verfügen, können Sie sich an der Anamnese und der auf S. 10 aufgeführten sieben Charakteristika eines Symptoms orientieren.

Unabhängig von Ihrer Erfahrung helfen Ihnen bestimmte Prinzipien, ein übersichtliches Krankenblatt zu erstellen. Ordnung ist unabdingbar. Halten Sie immer Ordnung, so daß künftige Leser, und auch Sie selbst, problemlos bestimmte Informationen finden können. Notieren Sie beispielsweise Punkte, die zur Anamnese gehören bei der Anamnese und nicht bei den Angaben zur körperlichen Untersuchung. Heben Sie Überschriften deutlich hervor, rücken Sie Absätze ein und lassen Sie Abstände, um den Inhalt deutlich zu strukturieren. Verwenden Sie auch Sternchen für wichtige Inhalte oder unterstreichen Sie diese. Bauen Sie den Bericht über die aktuelle Erkrankung chronologisch auf. Beginnen Sie mit der aktuellen Episode und tragen Sie dann die relevanten Hintergrundinformationen ein. Wird ein Patient mit seit langem bestehenden Diabetes im Koma ins Krankenhaus eingeliefert, beginnen Sie z.B. mit den Ereignissen, die zum Koma geführt haben, und fassen dann die Vorgeschichte des Diabetes zusammen.

Die Menge der zu notierenden Einzelheiten stellt häufig ein großes Problem dar. Als Medizinstudent möchten (oder müssen) Sie vielleicht sehr detailliert sein. Sie können so Ihre Fähigkeiten zur Beschreibung, Ihren Wortschatz und die Schreibgeschwindigkeit verbessern – zugegebenermaßen ein mühevoller Prozeß.

Der Zeitdruck wird jedoch letztendlich Kompromisse erfordern. Folgende Richtlinien sollen Ihnen Anhaltspunkte dafür liefern, was in das Krankenblatt einzutragen ist und was nicht.

■ *Notieren Sie alle Daten* – positive wie negative –, *die direkt zu Ihrer Beurteilung beitragen.* Es sollte keine Diagnose gestellt, kein Problem identifiziert werden, bevor Sie nicht die Daten, auf denen Ihre Beurteilung beruht, präzise notiert haben.

■ *Beschreiben Sie explizit alle wichtigen negativen Befunde* (d. h. das Fehlen einer Beschwerde oder eines Symptoms), wenn andere Teile der Anamnese oder der körperlichen Untersuchung darauf hinweisen, daß in diesem Bereich ein pathologischer Befund vorhanden sein oder sich entwickeln könnte. Wenn ein Patient z. B. ausgeprägte Hämatome unklarer Herkunft hat, sollten Sie ausdrücklich vermerken, daß weder Anamnese noch körperliche Untersuchung Hinweise auf andere Blutungen, Verletzungen oder körperliche Gewalteinwirkung, Medikation oder Nährstoffmangel (der zu Hämatomen führen könnte) oder das Vorliegen von Gerinnungsstörungen in der Familie ergeben haben. Wenn ein Patient Depressionen hat, jedoch nicht selbstmordgefährdet ist, vermerken Sie beide Tatsachen. Wenn der Patient keine psychischen Probleme hat, ist dagegen ein Kommentar zur Suizidgefährdung eindeutig überflüssig.

■ *Nicht notierte Daten sind verlorene Daten.* Egal, wie gut Sie sich heute noch an ein Detail erinnern können, in einigen Monaten haben Sie es wahrscheinlich vergessen. Die Bemerkung „neurologische Untersuchung unauffällig", auch wenn sie in Ihrer eigenen Handschrift verfaßt ist, läßt Sie wahrscheinlich in einigen Monaten erstaunt fragen: „Habe ich tatsächlich eine Sensibilitätsuntersuchung durchgeführt?"

■ Auf der anderen Seite können Informationen unter einem Wust überflüssiger Details vergraben sein und deshalb nur von einem äußerst hartnäckigen Leser entdeckt werden. *Lassen Sie den Großteil der negativen Befunde weg,* es sei denn, diese sind direkt mit den Beschwerden des Patienten oder bestimmten Ausschlußdiagnosen in Ihrer Beurteilung verbunden. Führen Sie nicht alle abnormen Befunde auf, die Sie *nicht* beobachtet haben. Konzentrieren Sie sich statt dessen auf wenige Hauptaspekte (z. B. „kleine Herzgeräusche") und versuchen Sie, Strukturen präzise und positiv zu beschreiben. „Zervix rosafarben und glatt" weist darauf hin, daß Sie weder Rötung, Ulzerationen, Knoten, Tumoren, Zysten noch sonstige verdächtige Veränderungen beobachtet haben. Diese Form der Beschreibung ist aber kürzer und prägnanter. Sie können auch bestimmte Körperstrukturen auslassen, selbst wenn Sie diese untersucht haben. Sie müssen beispielsweise unauffällige Augenbrauen und Augenlider nicht erwähnen, auch wenn Sie sie inspiziert haben.

■ Sparen Sie wertvolle Zeit und Papier, indem Sie überflüssige Wörter auslassen. *Vermeiden Sie Redundanzen,* wie die in den folgenden Beispielen in Klammern angegebenen: rosafarben (Farbe), sonor (bei Perkussion), druckschmerzhaft (bei Palpation), beide Ohren (rechts und links), (hörbares) Geräusch und (beidseitig) symmetrischer Thorax. Wiederholte Einleitungen wie „Der Patient berichtet über keine .." sind ebenfalls redundant und können weggelassen werden. Wenn Sie nichts anderes vermerken, geht der Leser davon aus, daß der Patient diese Angaben gemacht hat. *Verwenden Sie kurze Wörter* anstelle langer, wenn diese dasselbe ausdrücken: „gefühlt" anstatt „palpiert" und „gehört" anstatt „auskultiert". Versuchen Sie, *zu beschreiben, was Sie beobachtet haben, und nicht, was Sie getan haben.* „Papillen gesehen" kann den aufregenden Moment in Ihrer Laufbahn bezeichnen, an dem Sie diese zum ersten Mal gesehen haben. Vielleicht ist das auch schon alles, was Sie von Ihren ersten ophthalmoskopischen Untersuchungen überhaupt vermerken können. „Papillenrand scharf" ist nur unwesentlich länger, dafür aber um so informativer.

- *Seien Sie objektiv.* Persönliche Abneigungen, moralisierende Kommentare und Mißbilligungen gehören nicht in das Krankenblatt, ob Sie sie nun explizit durch Wörter oder durch Unterstreichungen oder Ausrufungszeichen ausdrücken. Anmerkungen wie „Patient wieder betrunken und zu spät zur Untersuchung!!" sagen mehr über den Autor als über den Patienten aus und können evtl. auch später vor Gericht peinlich sein.

Ein Krankenblatt ist ein wissenschaftliches und rechtlich relevantes Dokument. Es sollte daher verständlich sein. Verwenden Sie Abkürzungen und Symbole nur dann, wenn sie allgemein gebräuchlich und verständlich sind. Manche Ärzte möchten einen guten Schreibstil pflegen – sicher ein lobenswertes Ansinnen. Meist ist die Zeit jedoch knapp, und der gute Stil muß zugunsten von Vollständigkeit und Kürze geopfert werden. Üblicherweise werden eher Wörter und Kurzbeschreibungen als vollständige Sätze verwendet. Leserlichkeit ist allerdings unabdingbar, da sonst alles, was Sie getan haben, für einen potentiellen Leser wertlos ist.

Skizzen unterstützen die Verständlichkeit. Zwei Beispiele:

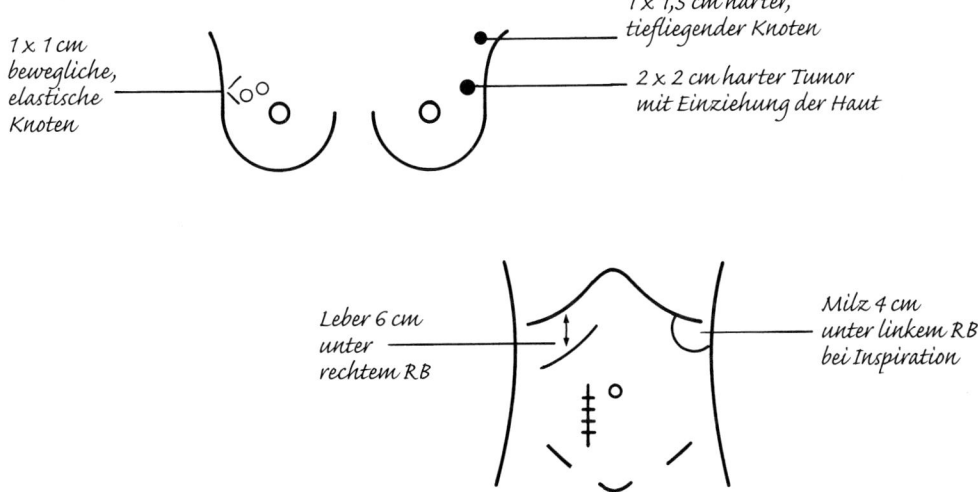

Nehmen Sie Messungen in Zentimetern und nicht in Obst, Gemüse oder Nüssen vor. „Erbsengroße" oder „walnußgroße" Läsionen behindern eine präzise Beurteilung und spätere Vergleiche. Wie groß waren die Erbsen? Hatte die Walnuß eine Schale?

Sie sollten den Bericht so schnell wie möglich schreiben, bevor die Daten aus Ihrem Gedächtnis verschwinden. Bei Ihren ersten Anamneseerhebungen werden Sie sich wahrscheinlich lieber Notizen machen, während Sie mit dem Patienten sprechen. Mit zunehmender Erfahrung können Sie jedoch die frühere Anamnese, Familienanamnese und systematische Organanamnese schon während des

Gesprächs in endgültiger Form niederschreiben. Lassen Sie Platz für spätere Angaben zur aktuellen Erkrankung, der psychosozialen Anamnese und sonstiger komplexer Bereiche. Notieren Sie bei der körperlichen Untersuchung spezifische Werte wie Blutdruck im Sitzen, Stehen und Liegen sofort. Wenn Sie allerdings sehr viele Punkte notieren, unterbricht dies den Fortgang der Untersuchung. Sie werden bald lernen, sich an Ihre Befunde zu erinnern und diese nach der Untersuchung zu notieren.

Die Aufzeichnung von Anamnese und körperlicher Untersuchung wird durch Formulare vereinfacht. Wenn Ihr Krankenhaus solche Formulare bereitstellt, müssen Sie sie auch verwenden. Sie sollten aber trotzdem in der Lage sein, Ihr eigenes Krankenblatt zu erstellen. Das folgende Beispiel enthält eine relativ komplette Anleitung. Es ist zwar länger als die meisten Krankenblätter, gibt aber dennoch nicht alle Fragen und Techniken wieder, die Sie erlernt haben.

Achten Sie auf die unterschiedlichen Einleitungen zu Anamnese und körperlicher Untersuchung. Die Anamnese beginnt mit den grundlegenden Personendaten, die körperliche Untersuchung mit einer kurzen Beschreibung, die Ihre allgemeine Beurteilung enthält.

Wenn keine Formulare verwendet werden, gleichen sich die Krankenblätter nicht bis ins Detail. Die Details variieren mit den Beschwerden und Symptomen des Patienten und mit den Gedanken, die sich der Arzt zur Diagnose macht. In diesem Beispiel sind manchmal bei der Beschreibung eines pathologischen Befunds zusätzliche negative Befunde aufgeführt. Aufgrund des Ödems und der Varizen hat der untersuchende Arzt z. B. festgehalten: „Keine Stauungsdermatitis oder Ulzerationen". Wären Ödem oder Varizen nicht vorhanden gewesen, hätte sich dieser Kommentar erübrigt.

Frau Anne G., Wohnort
13.11.97
Frau G. ist 54 Jahre alt, verwitwet, von Beruf Verkäuferin, in Deutschland geboren.

Überweisung. Keine.

Quelle. Patientin, scheint zuverlässig.

Hauptbeschwerde. Kopfschmerz.

Aktuelle Anamnese

Seit drei Monaten klagt Frau G. über zunehmenden Kopfschmerz: bifrontal, meist stechend, manchmal pochend, gering bis mäßig stark. Sie fehlte wegen des Kopfschmerzes nur einmal an ihrem Arbeitsplatz, als sie unter Übelkeit litt und sich mehrfach erbrach. Ansonsten selten Übelkeit. Kopfschmerz tritt jetzt ungefähr einmal pro Woche auf, gewöhnlich beim Aufwachen, und hält den ganzen Tag an. Er wird durch Hinlegen und einen kalten, feuchten Kopfwickel gelindert. Aspirin bringt kaum Linderung. Keine sonstigen Begleitsymptome, keine umschriebene Schwäche, kein Taubheitsgefühl, keine Sehstörungen.

„Migräne" mit Übelkeit und Erbrechen begann im Alter von 15 Jahren, trat Mitte 20 wieder auf, ging dann auf einen Migräneanfall alle 2–3 Monate zurück und verschwand fast gänzlich.

Leidet seit kurzem unter höherem Druck bei der Arbeit infolge eines neuen und anspruchsvollen Chefs und macht sich auch wegen ihrer Tochter Sorgen (s. psychosoziale Anamnese, S. 725). Glaubt, daß ihr Kopfschmerz wie der in der Vergangenheit ist, möchte aber sichergehen, da ihre Mutter an einem Schlaganfall verstarb. Ist besorgt, wegen ihrer Schmerzen gereizt auf ihre Familie zu reagieren. Trinkt drei Tassen Kaffee pro Tag, abends Cola.

Medikamente. Aspirin gegen Kopfschmerzen, Multivitaminpräparate. Hat „Wassertablette" wegen Schwellung an Sprunggelenk eingenommen, jedoch nicht in den letzten Monaten.

Allergien.* Ampicillin verursachte Hautausschlag.

Frühere Erkrankungen

Allgemeinzustand. Gut.

Kinderkrankheiten. Nur Masern und Windpocken.

Erkrankungen im Erwachsenenalter. *Internistisch:* Akute Nierenbeckenentzündung 1982 mit Fieber und Schmerzen in der rechten Flanke; behandelt mit Ampicillin. Ein generalisierter Ausschlag mit Juckreiz entwickelte sich mehrere Tage später. Röntgenaufnahmen der Nieren sollen normal gewesen sein, kein Rezidiv der Infektion. *Chirurgisch:* Tonsillektomie mit 6 Jahren, Appendektomie mit 13 Jahren. *Obstetrisch-gynäkologisch:* 3 Schwangerschaften, 3 Geburten, 3 lebende Kinder, Menarche mit 12 Jahren. Letzte Menstruation vor 6 Monaten. Glaubt nicht, HIV-infiziert zu sein. *Psychisch:* Keine.

Verletzungen. Trat am Strand in Glasscherben, 1991, Schnittwunde, genäht, verheilt.

Transfusionen. Keine.

Aktueller Gesundheitszustand

Tabakkonsum. Ungefähr 1 Packung Zigaretten pro Tag seit dem 18. Lebensjahr (36 Packungsjahre)**.

Alkohol-/Drogenkonsum. Trinkt selten (Wein), mag keinen Alkohol. Keine Drogen.

Körperliche Betätigung/Freizeitbeschäftigung. „Keine Zeit".

Ernährung. Calciumarm mit wenig Milch oder Käse. Nimmt vormittags und abends Snacks zu sich.

Schlaf. Allgemein gut, durchschnittlich 7 Stunden, hat manchmal Einschlafstörungen, wird durch Wecker geweckt.

*Versehen Sie wichtige Punkte mit Sternchen oder unterstreichen Sie sie.
**(Alter 54 Jahre – 18 Jahre) × (1 Packung) = 36 Packungsjahre

Impfungen. Orale Polioimpfung, Jahr unsicher, 2 × Tetanus 1991, gefolgt von Auffrischung 1 Jahr später, Grippeimpfung 11/93, keine Reaktion.

Screening-Tests. Pap-Abstrich 1991, „normal". Keine Mammographien.

Sicherheitsvorkehrungen. Legt Sicherheitsgurt regelmäßig an.

Familienanamnese

Die Familienanamnese kann auf zwei Arten festgehalten werden. Das Diagramm ist bei der Auffindung genetischer Defekte hilfreicher als die Beschreibung. Die negativen Angaben zur Familienanamnese können auf beide Arten wiedergegeben werden.

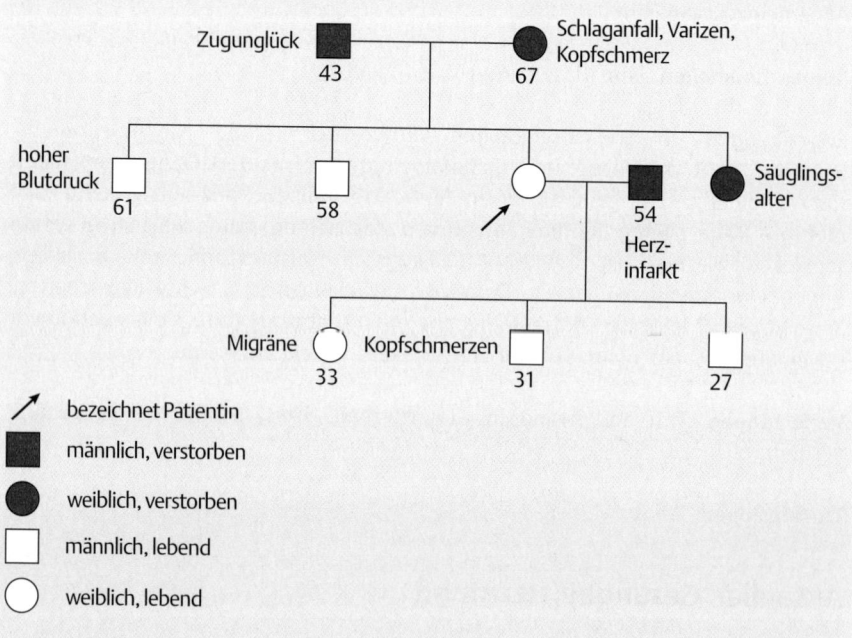

Beschreibung.

Vater mit 43 verstorben, Zugunglück
Mutter mit 67 verstorben, Schlaganfall, hatte Varizen, Kopfschmerzen
Ein Bruder, 61, hoher Blutdruck, ansonsten gesund
Ein Bruder, 58, offenbar gesund, abgesehen von leichter Arthritis
Eine Schwester, verstarb im Säuglingsalter, Ursache?
Ehemann mit 54 verstorben, Herzinfarkt
Eine Tochter, 33 „Migräne", ansonsten gesund
Ein Sohn, 31, Kopfschmerzen
Ein Sohn, 27, gesund

Keine Familienanamnese mit Diabetes, Tuberkulose, Herz- oder Nierenerkrankungen, Krebs, Anämie, Epilepsie oder psychischen Erkrankungen.

*Psychosoziale Anamnese

Geboren und aufgewachsen in Hamburg, Realschulabschluß, Eheschließung mit 19 Jahren. Arbeitete 2 Jahre lang als Verkäuferin, zog dann mit ihrem Ehemann nach Köln, hat 3 Kinder. Herr G. hatte einen relativ sicheren Arbeitsplatz, Frau G. arbeitet aber seit 15 Jahren wieder, um das Einkommen aufzubessern. Alle Kinder sind verheiratet. Vor 4 Jahren verstarb Herr G. plötzlich an einem Herzinfarkt, hinterließ wenig Ersparnisse und keine Lebensversicherung. Finanzielle Lage jetzt angespannt. Zog in eine kleine Wohnung, um in der Nähe ihrer Tochter Tanja zu sein. Tanjas Ehemann, Arthur, ist alkoholkrank und neigt zu verbalen Aggressionen, wendet jedoch keine körperliche Gewalt an. Frau G.s Wohnung dient als Zufluchtsstätte für Tanja und ihre beiden Kinder, Adrian, 6 Jahre, und Saskia, 3 Jahre. Frau G. fühlt sich dafür verantwortlich, ihnen zu helfen, ist angespannt und nervös, verneint aber Depressionen. Sie hat ein paar gute Freunde, möchte sie aber nicht mit ihren Familienproblemen belasten. „ Ich behalte es lieber für mich. Ich mag kein Gerede." Keine Unterstützung durch Kirche oder sonstige Organisationen.

Sie steht normalerweise um 7 Uhr auf, arbeitet von 9–17.30 Uhr, ißt alleine zu Abend. Tanja oder die Kinder besuchen sie an den meisten Abenden und Wochenenden. Gelegentlich Streitereien und beträchtlicher Streß.

Systematische Organanamnese

*Allgemein. Hat in den letzten 4 Jahren ca. 5 kg zugenommen.

Haut. Keine Ausschläge oder sonstige Veränderungen.

Kopf. Siehe aktuelle Erkrankung. Keine Kopfverletzungen.

Augen. Lesebrille seit 5 Jahren, zuletzt vor einem Jahr geprüft. Keine Symptome.

Ohren. Gehör gut. Kein Tinnitus, Schwindel, keine Infektionen.

Nase, Nasennebenhöhlen. Gelegentlich geringgradige Erkältung. Kein Heuschnupfen, keine Beschwerden in Nasennebenhöhlen.

Mund und Rachen. Seit kurzem *Zahnfleischbluten*. Letzter Zahnarztbesuch vor 2 Jahren. Gelegentlich Aphthen, zuletzt 4 Tage lang.

Hals. Keine Knoten, kein Kropf, keine Schmerzen.

Brust. Keine Knoten, Schmerzen, Absonderungen. Führt gelegentlich Selbstuntersuchung der Brust durch.

Atmungsorgane. Kein Husten, keine pfeifenden Atemgeräusche, keine Pneumonie, keine Tuberkulose. Letzte Röntgenuntersuchung des Thorax 1982 im Krankenhaus, normal.

Herz. Keine Herzkrankheit, kein hoher Blutdruck bekannt. Letzte Blutdruckmessung 1987. Keine Dyspnoe, Orthopnoe, thorakale Schmerzen, Palpitationen. Kein EKG.

*Magen-Darm-Trakt. Guter Appetit, keine Übelkeit, kein Erbrechen, keine Verdauungsstörungen. Stuhlgang ungefähr einmal täglich, <u>harter Stuhl 2–3 Tage lang, besonders bei Anspannung</u>, kein Durchfall, keine Blutungen. Keine Schmerzen, kein Ikterus, keine Gallenblasen- oder Leberbeschwerden.

*Harnwege. Kein Harndrang, Dysurie, Hämaturie oder kürzliche Schmerzen in der Flanke; 1 × Nykturie, großes Volumen, <u>Gelegentlich unfreiwilliger Harnabgang</u> bei starkem Husten.

Genitalien. Keine Infektionen von Vagina oder Becken. Keine Dyspareunie. Geringes sexuelles Interesse heute, nicht sexuell aktiv.

*Bewegungsapparat. Leichte <u>drückende Kreuzschmerzen</u>, häufig nach einem langen Arbeitstag, keine Ausstrahlung in Beine, machte früher Rückenübungen, aber heute nicht mehr. Keine sonstigen Gelenkschmerzen.

*Peripheres Gefäßsystem. <u>Varizen</u> traten in der ersten Schwangerschaft an beiden Beinen auf. Fußgelenke geschwollen nach längerem Stehen über 10 Stunden, trägt Feinstrumpfhosen, probierte vor 5 Monaten „Wasserpillen" aus, hatte jedoch keinen Erfolg, keine Anamnese mit Phlebitis oder Beinschmerzen.

Neurologisch. Keine Ohnmacht, keine epileptischen Anfälle, keine motorischen oder sensiblen Ausfälle. Erinnerungsvermögen gut.

Hämatologisch. Mit Ausnahme des Zahnfleischblutens keine Blutungsneigung. Keine Anämie.

Endokrin. Keine bekannte Schilddrüsenerkrankung, keine Wärmeintoleranz. Durchschnittliches Schwitzen. Keine Symptome für oder Anamnese eines Diabetes.

Psychisch. Siehe aktuelle Anamnese und psychosoziale Anamnese.

Körperliche Untersuchung

Frau G. ist klein, etwas übergewichtig, im mittleren Alter. Sie geht und bewegt sich problemlos und antwortet schnell auf Fragen. Sie trägt kein Make-up, ihre Haare und Kleider sind sehr gepflegt. Ihre Fußgelenke sind zwar geschwollen, ihre Hautfarbe ist aber gesund und sie kann sich ohne Beschwerden flach hinlegen. Sie spricht offen, ist aber etwas angespannt, hat feuchte, kalte Hände.

P 94, regelmäßig, Atemfrequenz 18/min Temp. 37,1 °C (oral)
RR 164/98 rechter Arm, liegend
160/96 linker Arm, liegend
152/88 rechter Arm, liegend (breite Manschette)
Größe (ohne Schuhe) 157 cm
Gewicht (bekleidet) 65 kg

Haut. Handflächen feuchtkalt, Hautfarbe jedoch normal. Verstreute senile Angiome am oberen Rumpf.

Kopf. Haar von normaler Dicke. Kopfhaut ohne Läsionen, Schädel intakt.

Augen. Sehschärfe 20/30 beide Augen. Gesichtsfelder ohne Befund. Konjunktiva rosafarben. Skleren weiß. Pupillen rund, regelmäßig, isokor, reagieren auf Licht. Äußere Augenbewegungen intakt. Papillenrand scharf. Keine Atriumverengung, kein Kreuzungsphänomen.

Ohren. Rechter Gehörgang teilweise von Zerumen verlegt. Linker Gang sauber und unauffälliges Trommelfell. Gehör gut (bei Flüstern). Weber-mittig. LL>KL.

Nase. Schleimhaut rosa. Septum mittelständig. Nasennebenhöhlen nicht druckschmerzhaft.

*Mund. Schleimhaut rosa. Mehrere Interdentalpapillen gerötet und geschwollen. Zähne saniert. Zunge mittelständig mit einem (3 × 4 mm) flachen, weißen Geschwür auf rotem Grund an der Zungenunterseite nahe der Spitze; es ist leicht schmerzhaft, aber nicht verhärtet. Keine Mandeln. Pharynx unauffällig.

Hals. Trachea mittelständig. Isthmus der Schilddrüse kaum tastbar, Lappen nicht tastbar.

Lymphknoten. Kleine (unter 1 cm), weiche, nicht druckschmerzhafte und bewegliche tonsilläre und hintere zervikale Lymphknoten beidseitig. Keine axillaren oder epitrochlearen Knochen. Mehrere kleine Leistenknoten beidseitig – weich und nicht druckschmerzhaft.

Thorax und Lungen. Thorax symmetrisch. Gute Exkursion. Lungen sonor. Atemgeräusche normal ohne Nebengeräusche.

*Herz-Kreislauf-System. Jugularvenendruck 1 cm oberhalb des Angulus sterni bei um 30° angehobenem Kopf. Karotispulse kräftig, ohne Geräusche und symmetrisch. Herzspitzenstoß deutlich klopfend, palpabel im 5. linken Interkostalraum 8 cm von der Medianlinie. Physiologische Spaltung des 2. Herztons. Kein 3. oder 4. Herzton. Ein 2/6 mittsystolisches Geräusch mittlerer Frequenz im 2. rechten Interkostalraum, strahlt nicht in Hals aus. Kein Diastolikum.

Brust. Groß, hängend, symmetrisch. Keine Knoten. Brustwarzen aufgerichtet und ohne Absonderung.

Abdomen. Adipös, aber symmetrisch. Gut abgeheilte Narbe im rechten unteren Quadranten. Darmgeräusche normal. Sigmoid leicht druckschmerzhaft, keine sonstigen Raumforderungen oder Druckschmerzhaftigkeit. Lebergröße in der rechten Medioklavikularlinie 7 cm. Rand weich und 1 cm unterhalb des rechten Rippenbogens palpabel. Milzperkussionszeichen negativ. Milz und Nieren nicht palpabel. Keine Klopf- oder Druckschmerzhaftigkeit der Nierenlager.

*Genitalien. Vulva normal. Gering ausgeprägte Zystozele beim Pressen. Vaginalschleimhaut rosa. Zervix einer Multipara ohne Absonderungen. Uterus anterior, mittelständig, glatt, nicht vergrößert. Adnexe infolge Adipositas und schlechter Entspannung schwer zu palpieren. Keine Druckschmerzhaftigkeit der Zervix oder Adnexe. Pap.-Abstrich genommen. Rektovaginale Untersuchung unauffällig.

Rektum. Keine Tumoren. Brauner Stuhl, negativ auf okkultes Blut.

*Periphere Gefäße. 2+ Ödeme der Füße und Knöchel mit 1+ Ödem bis direkt unter die Kniegelenke. Beidseitige mäßige Varikosis der Vv. saphenae vom mittleren Oberschenkel bis zu den Fußknöcheln, mit Besenreiservarizen an beiden Unterschenkeln. Keine Stauungsdermatitis oder Ulzerationen. Kein Wadendruckschmerz.

Pulse:

	Radial	Femoral	Popliteal	Dorsalis pedis	Tibialis posterior
Rechts	N	N	N	↓	N
Links	N	N	N	0	N

Bewegungsapparat. Keine Gelenkdeformitäten. Guter Bewegungsumfang an Händen, Handgelenken, Ellenbogen, Schultergelenken, Wirbelsäule, Hüftgelenken, Kniegelenken, Sprunggelenken

Neurologisch

Psychischer Befund. Angespannt, aber aufmerksam und kooperativ. Gedanklicher Aufbau kohärent. Orientiert. Kognitive Untersuchung nicht im Detail durchgeführt

Hirnnerven: s. Kopf und Hals. Auch –

N.I   – nicht getestet
N.V   – Sensibilität intakt, Kraft gut
N.VII – Gesichtsbewegungen gut
N.XI – Mm. sternocleidomastoidei und trapezii kräftig

Motorisch. Muskulatur eutroph, normoton. Kraft 5/5 überall. Diadochokinese, Zeigeversuche und Gang normal. Keine Pronationstendenz.

Sensibel. Romberg negativ. Schmerzempfindung bei Nadelstich, leichte Berührung, Position, Vibration und Stereognosie intakt.

Reflexe. (Hier können zur Aufzeichnung, je nach persönlicher Präferenz, zwei Methoden verwendet werden: eine Tabellenform oder ein Strichmännchendiagramm, wie unten bzw. links dargestellt.)

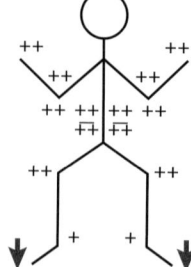

	Bizeps	Trizeps	Radius-periost	Bauch-decke	Patellar-sehne	Achilles	Babinski
re	2+	2+	2+	2+/2+	2+	1+	–
li	2+	2+	2+	2+/2+	2+	1+	–

Bevor Sie jetzt weiterlesen, beurteilen Sie zuerst die Symptome und die klinischen Befunde von Frau G. Erstellen Sie dann, wie in Kapitel 20 vorgeschlagen, Ihre eigene Problemliste für Frau G.

Eine Möglichkeit, eine Problemliste für Frau G. zu erstellen, ist unten dargestellt. Der Arzt hat diese Problemliste für Frau G. zusammengestellt und dem Krankenblatt vorne beigelegt. Wenn eine neuerliche Beurteilung zur Änderung der Bezeichnung eines Problems führt, wird die ursprüngliche Bezeichnung durchgestrichen, und durch die neue Bezeichnung ersetzt. Die jeweilige Nummer bleibt stehen.

Datum der Eintragung	Nr.	Aktuelle Probleme	Nicht aktuelle Probleme
13.11.97	1	Migräne	
13.11.97	2		Akute Nierenbecken-entzündung
13.11.97	3	Allergie auf Ampicillin	
13.11.97	4	Anspannung infolge Familien-situation, Finanzen und beruflichem Streß	
13.11.97	5	Gingivitis	
13.11.97	6	Rückenschmerzen	
13.11.97	7	Varizen mit Veneninsuffizienz	
13.11.97	8	Zystozele mit gelegentlicher Streßinkontinenz	
13.11.97	9	Möglicher Bluthochdruck	
13.11.97	10	Kalorien-, fett- und kohlen-hydratreiche, calciumarme Ernährung	
13.11.97	11	Gefahren zu Hause: Küchen-geräte, Medikamente	

Verschiedene Ärzte erstellen für denselben Patienten wahrscheinlich unterschiedliche Problemlisten und auch Ihre eigene Liste wird sich davon wiederum unterscheiden. Gute Problemlisten variieren in ihrer Gewichtung, Länge und Detailliertheit. Dies hängt von vielen Faktoren ab, wie der persönlichen Einstellung, dem Fachgebiet des Arztes und seiner eigenen Vorstellung von seiner Rolle bei der Behandlung des Patienten. Die hier als Beispiel angeführte Liste beinhaltet einige Probleme, die sofortiger Beachtung bedürfen (etwa der Kopfschmerz) oder eine weitere Beobachtung oder mögliche Überwachung in der Zukunft erfordern (z. B. Blutdruck und Zystozele). Die Allergie ist als aktuelles Problem aufgeführt, um einer versehentlichen zukünftigen Verschreibung von Penicillin vorzubeugen.

Einige Punkte unter Anamnese und körperlicher Untersuchung, wie Aphthen und harter Stuhl, sind in der Problemliste nicht aufgeführt, da sie relativ häufig und anscheinend nicht behandlungsbedürftig sind. Diese Einschätzung kann natürlich auch falsch sein. Problemlisten, die mit relativ unbedeutenden Problemen überladen sind, verlieren jedoch an Wert. Manche Ärzte würden diese Liste zweifellos für zu lang halten. Andere hingegen würden Probleme wie „Anspannung", „Ernährung" und „Gingivitis" weiter ausführen.

Das Krankenblatt beinhaltet Anmerkungen zu zwei Beschwerden von Frau G.

1. Migräne

Beurteilung. Diese Diagnose wird durch frühere „migräneartige Kopfschmerzen", wiederkehrende Kopfschmerzen, ihre Dauer, Linderung durch Kälte und Ruhe, begleitende Übelkeit und Erbrechen (zumindest 1 ×) und eine positive Familienanamnese gestützt. Weiter sind keine begleitenden neurologischen Beschwerden oder Symptome vorhanden. Kopfschmerz tritt vielleicht etwas häufiger auf als typische Migräne, der Schmerz ist gewöhnlich eher drückend als pochend, und es bestehen offensichtliche Spannungen bei der Arbeit und zu Hause. Spannungskopfschmerz sollte in Betracht gezogen werden, paßt aber weniger gut in das vorliegende Muster.

Behandlungsplan

Diagnose. Nur Beobachtung. Frau G. soll nach auslösenden Faktoren suchen.

Therapie. Weiterhin Einnahme von Aspirin, wenn erforderlich.

Aufklärung. Wesen der Migräne erläutert. Patientin froh und erleichtert.

9. Möglicher hoher Blutdruck

Beurteilung. Erhöhung teilweise auf adipöse Arme zurückzuführen und teilweise auf Angst bei der ersten Untersuchung. Kein Hinweis auf Schädigung gefährdeter Organe.

Behandlungsplan

Diagnose. Blutdruckmessung in einem Monat wiederholen. Breite Manschetten verwenden. Urinanalyse.

Therapie. Keine Therapie zur Zeit. Änderung der Ernährung bei nächster Untersuchung in Betracht ziehen.

Aufklärung. Notwendigkeit der Blutdruckmessung erläutert.

Einen Monat später stellt sich Frau G. zur zweiten Untersuchung vor. Ein Teil der Verlaufsbeschreibung sieht wie folgt aus.

1. Migräne

Subjektiv (S). Hatte nur zweimal Kopfschmerz, jeweils leicht, ohne Begleitsymptome. Ist nicht länger darüber besorgt. Kann keine auslösenden Faktoren feststellen.
Objektiv (O). Nicht untersucht.
Beurteilung (B). Besserung.
Behandlungsplan (P). Erneute Vorstellung wenn erforderlich.

4. Anspannung

S. Tochter Tanja nimmt nun an Treffen der anonymen Alkoholiker teil, die Spannungen zu Hause haben sich etwas gebessert.

O. Frau G. ist heute entspannter.

B. Etwas gebessert.

P. Ermutigung, die Situation mit mir zu erörtern, falls Bedarf besteht.

9. Möglicher hoher Blutdruck

S. Keine.

O. Blutdruck 146/84 rechter Arm, liegend (breite Manschette). Urinanalyse normal.

B. Ist systolischer Druck nächstes Mal hoch, weist dies auf isolierte systolische Hypertonie hin.

P. Blutdruckmessung in 6 Monaten wiederholen.

Obwohl Ihnen zu wenig Informationen über die meisten anderen Probleme von Frau G. vorliegen, einschließlich deren Prioritäten, können Sie trotzdem überlegen, was Sie diesbezüglich tun können. Welche weiteren Informationen benötigen Sie?

Welche Informationen benötigen Sie und wie können Sie diese erhalten? Diese Fragen sind in Kapitel 1 aufgeführt und kommen auch in anderen Kapiteln dieses Buches vor – sie werden sich Ihnen auch im Laufe Ihres Berufslebens immer wieder stellen. Der Lernprozeß setzt sich noch lange nach der ersten Begegnung mit einem Patienten fort, und Ihr Verständnis vertieft sich, Ihr Wissen wird umfangreicher. Ihre Kenntnisse über Frau G. sind zwar unvollständig, Sie wissen jedoch schon eine ganze Menge über sie und haben die Mittel, Ihre Kenntnisse zu erweitern. Sie benötigen jetzt wiederholte praktische Erfahrung unter Anleitung, so daß Sie Ihre neu erworbenen Fähigkeiten verfeinern können.

Literatur

Allgemeine Literaturhinweise

Anatomie und Physiologie

Agur, AMR: Grant's Atlas of Anatomy, 9. Aufl. Baltimore, Williams & Wilkins, 1991.

Berne, RM, Levy MN (Hrsg.): Physiology, 3. Aufl. St. Louis, Mosby-Year Book, 1993.

Guyton AC: Textbook of Medical Physiology, 9. Aufl. Philadelphia, WB Saunders, 1996.

Moore, KL: Clinically Oriented Anatomy, 3. Aufl. Baltimore, Williams & Wilkins, 1992.

Netter FH: Atlas of Human Anatomy. New Jersey, Ciba-Geigy Corp, 1989.

Williams PL: Gray's Anatomy, 38. Aufl. New York, Churchill Livingstone, 1995.

Allgemeinmedizin, Innere Medizin, Chirurgie und körperliche Untersuchung

Barker LR, Burton JR, Zieve PD: Principles of Ambulatory Medicine, 4. Aufl. Baltimore, Williams & Wilkins, 1995.

Clain A (Hrsg.): Hamilton Bailey's Demonstration of Physical Signs in Clinical Surgery, 17. Aufl. Bristol, England, John Wright, 1986.

Fauci AS, Braunwald E, Isselbacher KL, et al. (Hrsg.): Harrison's Principles of Internal Medicine, 14. Aufl. New York, McGraw-Hill, 1998.

Judge RD, Zuidema GD, Fitzgerald FT (Hrsg.): Clinical Diagnosis: A Physiologic Approach, 5. Aufl. Boston, Little, Brown & Co, 1989.

Kelley WN (Hrsg.): Textbook of Internal Medicine, 3. Aufl. Philadelphia, Lippincott-Raven, 1997.

Mandell GL, Mildran D (Hrsg.): AIDS (Band I) in Atlas of Infectious Diseases. New York, Churchill Linvingstone, 1997.

Noble J, Greene HL, Levinson W, Modest GA, Young MJ (Hrsg.): Primary Care Medicine, 2. Aufl. St. Louis, Mosby, 1996.

Sabiston DC Jr (Hrsg.): Textbook of Surgery: The Biological Basis of Modern Surgical Practice, 15. Aufl. Philadelphia, WB Saunders, 1997.

Sapira JD: The Art and Science of Bedside Diagnosis. Baltimore, Urban & Schwarzenberg, 1990.

Schwartz SI (Hrsg.): Principles of Surgery, 6. Aufl. New York, McGraw-Hill, 1994.

Walker HK, Hall WD, Hurst JW: Clinical Methods: The History, Physical and Laboratory Examinations, 3. Aufl. Boston, Butterworths, 1990.

Wyngaarden JB, Smith LH Jr, Bennett JC (Hrsg.): Cecil Textbook of Medicine, 20. Aufl. Philadelphia, WB Saunders, 1996.

Youngkin EQ, Davis MS: Women's Health: A Primary Care Clinical Guide. Norwalk, CT, Appleton and Lange, 1994.

Altersabhängige Veränderungen

Heranwachsende

Freidman SB, Fisher M, Schonberg SK, Alderman EM (Hrsg.): Comprehensive Adolescent Health Care, 2. Aufl. St. Louis, Mosby, 1998.

McAnarney ER, Kriepe RE, Orr DP, Comerci GD (Hrsg.): Textbook of Adolescent Medicine. Philadelphia, WB Saunders, 1992.

Ältere Menschen

Hazzard WR, Bierman EL, Blasse JP, et al.: Principles of Geriatric Medicine and Gerontology, 3. Aufl. New York, McGraw-Hill, 1994.

Kane RL, Ouslander JG, Abrass IB: Essentials of Clinical Geriatrics, 3. Aufl. New York, McGraw-Hill, 1994.

Lachs MS, Feinstein AR, Cooney LM Jr, et al.: A simple procedure for general screening for functional disability in elderly patients. Ann Intern Med 112:699, 1990.

Schectel SM, Fleming KC, Chulka DS, Evans JM: Geriatric Health Maintenance. Mayo Clin Proc 71:289, 1996.

Gesundheitsvorsorge und -beratung

American Nurses Association: Clinician's Handbook on Preventive Services: Put Prevention into Practice. Waldorf, MD, American Nurses Publishing, 1994.

Gardner P, Eickhoff T, Poland GA, et al.: Adult Immunizations. Ann Intern Med 12:35, 1996.

Henrahan JP, Sherman CB, Bresnets EA, et al.: Cigarette smoking and health. Official statement of American Thoracic Society. Am J Respir Crit Care 153:861, 1996.

U.S. Preventive Services Task Force: Guide to Clinical Preventive Services, 2. Aufl. Baltimore, Williams & Wilkins, 1996.

Woolf SH, Jonas S, Lawrence RS: Health Promotion and Disease Prevention in Clinical Practice, Baltimore, Williams & Wilkins, 1996.

Kapitel 1. Gesprächsführung und Anamnese

Angelou M: I Know Why the Caged Bird Sings. New York, Bantam Books, 1971:21–27. (*Erinnerungen einer Frau*)

Beckman HB, Frankel RM: The effect of physician behavior on the collection of data. Ann Intern Med 101:693, 1984.

Billings JA, Stoeckle JD: The Clinical Encounter: A Guide to the Medical Interview and Case Presentation. Chicago, Year Book Medical Publishers, 1989.

Bird J, Cohen-Cole SA: The three-function model of the medical interview. Adv Psychosom Med. 65:20, 1990.

Conant EB: Addressing patients by their first names. N Engl J Med 308:226, 1983. (*Aus Sicht des Patienten*)

Delbanco TL: Enriching the doctor–patient relationship by inviting the patient's perspective. Ann Intern Med 116:414, 1992.

Engel GL, Morgan WL Jr: Interviewing the Patient: Philadelphia, WB Saunders, 1973.

Heller ME: Addressing patients by their first names. N Engl J Med 308:1107, 1987 (*Kurzbericht über eine Studie an Patientinnen in der geburtshilflichen Ambulanz*)

Gesprächstechnik

Branch WT, Malik TK: Using "windows of opportunities" in brief interviews to understand patients' concerns. JAMA 269:1667, 1993.

Brown JB, Weston WW, Stewart AM: Patient-centred interviewing, Teil I: Understanding patient's experiences. Can Fam Physician 147:35, 1989.

Brown JB, Weston WW, Stewart AM: Patient–centred interviewing, Teil II: Finding common ground. Can Fam Physician 153:35, 1989.

Smith RC: The Patient's Story, Integrated Patient–Doctor Interviewing. Boston, Little, Brown Co, 1996.

Waitzkin H.: Doctor–Patient communication: Clinical implications of social scientific research. JAMA 252:2441, 1984.

Herausforderungen für den Arzt

American Academy of Addiction Psychiatry: Supplement to the American Journal of Addictions: Identification and Treatment of Substance Abuse in Primary Care Settings. Band 5(4), 1996.

Council on Ethical and Judicial Affairs, AMA: Sexual misconduct in the practice of medicine. JAMA 266:2741, 1991.

Council on Scientific Affairs, AMA: Health care needs of gay men and lesbians in the U.S. JAMA 275:1354, 1996.

Cyr MG, Wartman SA: The effectiveness of routine screening questions in the detection of alcoholism. JAMA 259:51, 1988.

Drugs that cause sexual dysfunction: An update. Med Lett Drugs Ther 34:73, 1992.

Ewing JA: Detecting alcoholism: The CAGE Questionnaire. JAMA 252:1905, 1984.

Fleming MF, Barry KL: Practical Guide for the Treatment of Substance Abuse. St. Louis, Mosby – Year Book, 1992.

Freeman MG: The sexual history. In Walker HK, Hall WD, Hurst JW: Clinical Methods: The History, Physical, and Laboratory Examinations 3. Aufl. Boston, Butterworth, 1990.

Gabbard GO, Nadelson C: Professional boundaries in the physician–patient relationship. JAMA 273: 1445, 1995.

Harrison AE: Primary care of lesbian and gay patients: Educating ourselves and our students. Family Medicine 28:10, 1996.

Helman CG: Culture Health and Illness, 3. Aufl. Oxford, England, Butterworth & Heinemann, 1994.

Kleinman A, Eisenberg L, Good B: Culture, illness, and care: Clinical lessons from anthropologic and cross-cultural research. Ann Intern Med 88:251, 1978.

Mayfield D, McLeod G, Hall P: The CAGE Questionnaire: Validation of a new alcoholism screening instrument. Am J Psychiatry 131:1121, 1974.

Spitzer RL, Williams JB, Kroenke K, et al.: Utility of a new procedure for diagnosing mental disorders in primary care. JAMA 272:1749, 1994.

Zimmermann M: Diagnosing DSM-IV Psychiatric Disorders in Primary Care Settings: An Interview Guide for the Nonpsychiatrist Physician. Rhode Island, Psych Products Press, 1994.

Patienten in unterschiedlichen Altersstufen

Kübler-Ross E: On Death and Dying. New York, Macmillan, 1997.

McDaniel SH, Campbell TL, Seaburn DB: Family Oriented Primary Care: A Manual for Medical Providers. New York, Springer-Verlag, 1990.

Nuland SB: How We Die: Reflections on Life's Final Chapter. New York, Alfred A. Knopf, 1994.

Situationen, die besondere Strategien erfordern

Davis TC, Long SW, Jackson RH, et al.: Rapid estimate of adult literacy in medicine: A shortened screening instrument. Family Medicine 25:391, 1993.

Goldoft M: A piece of mind: Another language. JAMA 268:23, 1992.

Mayeaux EJ, Murphy PW, Arnold C, et al.: Improving patient education for patients with low literacy skills. Amer Fam Phys 53:205, 1996.

Putsch RW: Cross-cultural communication: The special case of interpreters in health care: JAMA 254:3344, 1985.

Kapitel 2. Anamnese spezifischer Symptome

Beachten Sie im Hinblick auf die meisten in diesem Kapitel behandelten Symptome auch die entsprechenden Literaturhinweise in späteren Kapiteln sowie Lehrbücher der Allgemeinmedizin und der Chirurgie.

Alpert JS: The patient with angina: The importance of careful listening. J Am Coll Cardiol 11:27, 1988.

Calkins H, Shyr Y, Frumin H, et al.: The value of the clinical history in the differentiation of syncope due to ventricular tachycardia, atrioventricular block and neurocardiogenic syncope. Am J Med 98:365, 1995.

Deyo RA, Rainville J, Kent DL: What can the history and physical examination tell us about low back pain? JAMA 268:760, 1992.

Douglas PS, Ginsburg GS: The evaluation of chest pain in women. N Engl J Med 334:1311, 1996.

Kost RG, Straus SE: Posttherapeutic neuralgia – pathogenesis, treatment, and prevention. N Engl J Med 335:32, 1996.

Kroenke K, Lucas CA, Rosenberg ML, et al.: Causes of persistant dizziness: A prospective study of 100 patients in ambulatory care. Ann Intern Med 117:898, 1992.

Kupfer DJ, Reynolds CF: Management of insomnia. N Engl J Med 336:341, 1997.

Moore AA, Siu AI: Screening for common problems in ambulatory elderly: Clinical confirmation of a screening instrument. Am J Med 100:438, 1996.

Nathan DM: Long-term complications of diabetes mellitus. N Engl J Med 328:1676, 1993.

Sager MA, Franke T, Inouye S, et al.: Functional outcomes of acute medical illness and hospitalization in older persons. Arch Intern Med 156: 645, 1996.

Solomon S: Diagnosis of primary headache disorders. Neuro Clinics 15:15, 1997.

Talbot, Land-Curtis L.: The challenges of assessing skin indicators in people of color. Home Healthcare Nurse 14:167, 1996.

Kapitel 3. Psychischer Befund

American Psychiatric Association: Diagnostic and Statistical Manual of Mental Disorders, 4. Aufl. Washington DC, American Psychiatric Association, 1994.

Beck AT, Ward CH, Mendelsohn M, Mock T, Erbaugh T: An Inventory for Measuring Depression. Arch Gen Psychiatry 4:561, 1961.

Carpenter WT, Jr, Buchanan RW: Schizophrenia. N Engl J Med. 330:681. 1994.

Cummings JL, Coffey E: Textbook of Geriatric Neuropsychiatry. Washington DC, The American Psychiatric Press, 1994.

Damasio AR: Aphasia. N Engl J Med 326:531, 1992.

Fleming KC, Adams AC, Peterson RC: Dementia: Diagnosis and evaluation. Mayo Clin Proc 70:1093, 1995.

Fogel BS, Schiffer RB (Hrsg.): Neuropsychiatry, Baltimiore, Williams & Wilkins, 1996.

Folstein M, Folstein SE, McHugh PR: Mini-mental state. J Psych Res 12:189, 1975.

Geldmacher DS, Whitehouse PJ: Evaluation of dementia. N Engl J Med 335:330, 1996.

Hales RE, Hilty DA, Hise MG: A treatment algorithm for the management of anxiety. J Clin Psychiatry 58 (Suppl 3):76, 1997.

Hales RE, Yudofsky SC, Talbott JA: The American Psychiatric Press Textbook of Psychiatry, 2. Aufl. Washington, DC, The American Psychiatric Press, 1994.

Kaplan HI, Sadock BJ, Grebb JA: Kaplan and Sadock's Synopsis of Psychiatriy, 7. Aufl. Baltimore, Williams & Wilkins, 1994.

Kroenke K, Spitzer RL, Willans JBW, et al.: Physical symptoms in primary care: Predictors of psychiatric disorders and functional impairment. Arch Fam Med 3:774, 1993.

Lipowski ZJ: Delirium in the elderly patient. N Engl J Med 320:578, 1989.

Some drugs that cause psychiatric symptoms. Med Lett Drugs Ther 40:21, 1998.

Spitzer RL, Williams JBW, Kroenke K, et al.: Utility of a new procedure for diagnosing mental disorders in primary care: The PRIME-MD, 1000 study. JAMA 272:1749, 1994.

Waldinger RJ: Psychiatry for Medical Students, 3. Aufl. Washington DC, American Psychiatric Press, 1996.

Kapitel 4. Körperliche Untersuchung: Vorgehensweise und Überblick

Oboler SK, LaForce FM: The periodic physical examination in asymptomatic adults. Ann Intern Med 110:214, 1989.

Sackett DL: A primer on the precision and accuracy of the clinical examination. JAMA 267:2638, 1992.

Schneiderman H, Peixoto AJ: Bedside Diagnosis, 3. Aufl. Philadelphia, American College of Physicians, 1997.

Sox HC Jr: Preventive Services Task Force: Guide to Clinical Preventive Services: An Assessment of the Effectiveness of 169 Interventions. Baltimore, Williams & Wilkins 1989.

Kapitel 5. Allgemeine Untersuchung

Andres R, Muller DC, Sorkin JD: Long-term effects of change in body weight on all-cause mortality: A review. Ann Intern Med 119:737, 1993.

Blair SN, Shaten J, Brownell K, et al.: Body weight change, all-cause mortality, and cause-specific mortality in the Multiple Risk Factor Intervention Trail. Ann Intern Med 119:749, 1993.

Pamuk ER, Williamson DF, Serdula MK, et al.: Weight loss and subsequent death in a cohort of U.S. adults. Ann Intern Med 119:744, 1993.

Rosenbaum M, Leibel RL, Hirsch J: Obesity. N Engl J Med 337:396, 1997.

Sawaya ME: Clinical updates in hair. Derm Clinics 15:37, 1997.

Tanner JM: Growing up. Sci Am 229:34, 1973.

Kapitel 6. Haut

Bisno AL, Stevens DL: Streptococcal infections of the skin and soft tissues. N Engl J Med 334:240, 1996.

Drake LA, Dinehart SM, Farmer ER, et al.: Guidelines of care for superficial mycotic skin infections of the skin: Onychomycosis. J Am Acad Dermatol 34:116, 1996.

Fine DJ: Management of acquired bullous skin diseases. N Engl J Med 333:1475, 1995.

Fitzpatrick TB: Dermatology in General Medicine, 4. Aufl. New York, McGraw-Hill, 1993.

Fitzpatrick TB: Color Atlas and Synopsis of Clinical Dermatology: Common and Serious Diseases, 3. Aufl. New York, McGraw-Hill, 1997.

Goldsmith LA, Lazarus GS, Thorp MD: Adult and Pediatric Dermatology: A Color Guide to Diagnosis and Treatment. Philadelphia, FA Davis, 1997.

Greaves MW, Weinstein GD: Treatment of psoriasis. N Engl J Med 332:581, 1995.

Hacker SM: Common disorders of pigmentation. Postgrad Med 99:177, 1996.

Habif TP: Clinical Dermatology: A Color Guide to Diagnosis and Therapy, 3. Aufl. St. Louis, CV Mosby, 1996.

Jeghers H, Edelstein LM: Skin color in health and disease. In Blacklow RS: MacBryde's Signs and Symptoms: Applied Pathologic Physiology and Clinical Interpretation, 6. Aufl. Philadelphia, JB Lippincott, 1983.

Kalve E, Klein JE: Evaluation of women with hirsutism. Am Fam Physician 54:117, 1996.

Moschella SL, Hurley HJ: Dermatology, 3. Aufl. Philadelphia, WB Saunders, 1992.

Noronha PA, Zubkov B: Nails and nail disorders in children and adults. Am Fam Med 55:2129, 1997.

Sauer GC: Manual of Skin Diseases, 7. Aufl. Philadelphia, Lippincott-Raven 1996.

Tucker MA, Halpern A, Holly EA, et al.: Clinically recognized dysplastic nevi: A central risk factor for cutaneous melanoma. JAMA 277:1439, 1997.

Young EM Jr, Newcomer VD, Kligman AM: Geriatric Dermatology: Color Atlas and Practitioner's Guide. Philadelphia, Lea & Febiger, 1993.

Kapitel 7. Kopf und Hals

Augen

Albert DM: Principles and Practice of Ophthalmology. Philadelphia, WB Saunders, 1994.

Anglade E, Whitcup SM: The diagnosis and management of uveitis. Drugs 49:213, 1995.

Bankes JLK: Clinical Ophthalmology: A Text and Colour Atlas. Edinburgh, Churchill Livingstone, 1994.

D'Amico DJ: Diseases of the retina. N Engl J Med 331:95, 1994.

Gaston H: Ophthalmology for Nurses. London, Croom Helar, 1986.

Gold DH: Eye in Systemic Disease. Philadelphia, JB Lippincott, 1990.

Kritzinger EE, Beaumont HM: A Colour Atlas of Optic Disc Abnormalities. London, Wolfe Medical Publications, 1987.

Newell FW: Ophthalmology: Principles and Concepts, 8. Aufl. St. Louis, Mosby – Year Book, 1996.

O'Neill D: Perkin's & Hansell's Atlas of Diseases of the Eye, 4. Aufl. Edinburgh, Churchill Livingstone, 1994.

Quigley HA: Open-angle glaucoma. N Engl J Med 328:1097, 1993.

Singer DE, Nathan DM, Fogel HA, Schachat AP: Screening for diabetic retinopathy. Ann Intern Med 116:660, 1992.

Sommers A, Tielsch JM, Katz J, Quigley HA, et al.: Racial differences in the cause-specific prevalence of blindness in East Baltimore. N Engl J Med 325:1412, 1991.

Spalton DJ: Atlas of Clinical Ophthalmology. Philadelphia, JB Lippincott, 1984. Tasman W. Jaeger EA: Duane's Clinical Ophthalmology, 16. Aufl. Philadelphia, JB Lippincott, 1992.

Walsh TJ (Hrsg.): Neuro-ophthalmology: Clinical Signs and Symptoms, 4. Aufl. Baltimore, Williams & Wilkins, 1997.

Yanoff M: Occular Pathology: A Text and Atlas, 2. Aufl. Philadelphia, Harper and Row, 1992.

Hals, Nase und Ohren

Bain J, Carter P, Morton R: Colour Atlas of Mouth, Throat and Ear Disorders in Children. San Diego, CA, College-Hill Press, 1985.

Bull TR: A Colour Atlas of E.N.T. Diagnosis, 2., neu bearbeitete Aufl. London, Wolfe Medical Publications, 1987.

Hawke M, Bruce B: A Color Atlas of Otorhinolaryngology. Philadelphia, JB Lippincott, 1995.

Nadol JB Jr: Hearing loss. N Engl J Med 329: 1092, 1993.

O'Donoghue GM, Bates GJ, Narula AA: Clinical ENT: An Illustrated Textbook. Oxford, Oxford University Press, 1992.

Russell J: Ear screening. Comm Nurse 1:14, 1995.

Schuller DE, Schleuning AJ II: DeWeese and Saunder's Otolaryngology: Head and Neck Surgery, 8. Aufl. St. Louis, Mosby – Year Book, 1994.

Williams JW, Simel DL, Roberts L, Sampsa GP: Clinical evaluation for sinusitis: Making the diagnosis by history and physical examination. Ann Intern Med 117:705, 1992.

Mund

Beaven DW, Brooks SE: Color Atlas of the Tongue in Clinical Diagnosis. Chicago, Year Book Medical Publishers, 1988.

Carranza FA Jr (Hrsg.): Glickman's Clinical Periodontology, 7. Aufl. Philadelphia, WB Saunders, 1990.

Cawson RA, Eveson JW: Oral Pathology and Diagnosis: Colour Atlas with Integrated Text. London, Gower Medical Publishing, 1987.

Genco RJ, Goldman HM, Cohen DW (Hrsg.): Contemporary Periodontics. St. Louis, CV Mosby, 1990.

Langlais RP, Miller CS: Color Atlas of Common Oral Diseases, 2. Aufl. Baltimore, Williams & Wilkins, 1998.

Neville BW, Damm DD, White DK, et al.: Color Atlas of Clinical Oral Pathology. Philadelphia, Lea & Febiger, 1991.

Regezi JA, Sciubba JJ: Oral Pathology: Clinical – Pathologic Correlations, 2. Aufl. Philadelphia, WB Saunders, 1993.

Robinson HBG, Miller AS: Colby, Kerr, and Robinson's Atlas of Oral Pathology, 5. Aufl. Philadelphia, JB Lippincott, 1990.

Rogers RS: Common lesions of the oral mucosa. Postgrad Med 91:141, 1992.

Tyldesley WR: Color Atlas of Orofacial Diseases, 2. Aufl. St. Louis, Mosby – Year Book, 1991.

Hals

Brook I: The swollen neck. Infect Dis Clin North Am 2:221, 1988.

Franklyn JA: The management of hyperthyroidism. N Engl J Med 330:1731, 1994.

Jeghers H, Clark SL Jr, Templeton AC: Lymphadenopathy and disorders of the lymphatics. In Blacklow RS: MacBryde's Signs and Symptoms: Applied Pathologic Physiology and Clinical Interpretations, 6. Aufl. Philadelphia, JB Lippincott, 1983.

Mazzaferri EL: Management of solitary thyroid nodule. N Engl J Med 328:553, 1993.

Trivalle C, Doucet J, Chassagne P, et al.: Differences in the signs and symptoms of hyperthyroidism in older and younger patients. J Am Ger Soc 44:50, 1996.

Kapitel 8. Thorax und Lunge

Abenhaim L, Moride Y, Brenot F, et al.: Appetite-suppressant drugs and the risk for primary pulmonary hypertension. N Engl J Med 335:609, 1996.

American Thoracic Society: Standards for the diagnosis and care of patients with chronic obstructive pulmonary disease (COPD). Am J Respir Crit Care Med 152:S78, 1995.

American Thoracic Society: Treatment of tuberculosis and tuberculosis infection in adults and children. Am J Respir Crit Care Med 149:1359, 1994.

Badgett RG, et al.: Can moderate obstructive pulmonary disease be diagnosed by historical and physical findings alone? Am J Med 94:188, 1993.

Bartlett JG, Mundy LM: Community-acquired pneumonia. N Engl J Med 333:1618, 1995.

Baum GL, Wolinsky E (Hrsg.): Textbook of Pulmonary Diseases, 5. Aufl. Boston, Little, Brown & Co, 1994.

Bettancourt PE, DelBono EA, Speigelman D, Hertzmark E, Murphy RL: Clinical utility of chest auscultation in common pulmonary disease. Am J Resp Crit Care Med 150:1921, 1994.

Cugell DW: Lung sound nomenclature. Am Rev Respir Dis 136:1016, 1987.

Epler GR, Carrington CB, Gaensler EA: Crackles (rales) in the interstitial pulmonary diseases. Chest 73:333, 1978.

Koster MEY, Baughmann RP, Loudon RG: Continuous adventitious lung sounds. J Asthma 27:237, 1990.

Kraman SS: Lung sounds for the clinican. Arch Intern Med 146: 1411, 1986.

Lehrer S: Understanding Lung Sounds, 2. Aufl. Philadelphia, WB Saunders, 1993. (*Mit Tonbandkassette*)

Loudon RG: The lung exam. Clin Chest Med 8:265, 1987.

Nath AR, Carpel LH: Inspiratory crackles – early and late. Thorax 29:223, 1974.

Nath AR, Carpel LH: Lung crackles in bronchiectasis. Thorax 35:694, 1980.

Patrick H, Patrick F: Chronic cough. Med Clin North Am 79:361, 1995.

Pioped Investigators: Value of the ventilation/perfusion scan in acute pulmonary embolism: Results of the prospective investigation of pulmonary embolism diagnosis (PIOPED). JAMA 263:2753, 1990.

Schapira RM, et al.: The value of the forced expiratory time in the physical diagnosis of obstructive airways disease. JAMA 270:731, 1993.

Stead WW, To T: The significance of the tuberculin skin test in elderly persons. Ann Intern Med 107:837, 1987.

Swensen SJ, Silverstein MD, Ilstrup DM, et al.: The probability of malignancy in solitary pulmonary nodules. Arch Intern Med 157:849, 1997.

Weinberger SE: Principles of Pulmonary Medicine, 3. Aufl. Philadelphia, WB Saunders, 1998.

Kapitel 9. Herz-Kreislauf-System

Kardiovaskuläre Untersuchung

American College of Physicians: Clinical Guideline, Part 1: Guidelines for using serum cholesterol, high density, lipoprotein cholesterol, and triglycerides levels as screening tests for preventing coronary heart disease in adults. Ann Intern Med 124:515, 1996.

Braunwald E (Hrsg.): Heart Disease. A Textbook of Cardiovascular Medicine, 5. Aufl. Philadelphia, WB Saunders, 1997.

Butman SM, Ewy GA, et al.: Bedside cardiovascular examination in patients with severe chronic heart failure: Importance of rest or inducible jugular venous distension. J Am Coll Card 22:968, 1993.

Califf RM, Bengtson JR: Cardiogenic shock. N Engl J Med 330:1724, 1994.

Carabello BA, Crawford FA: Valvular heart disease. N Engl J Med 337:32, 1997.

Cohn JN: The management of chronic heart failure. N Engl J Med

Dajani AS, Taubert KA, Wilson W, et al.: Prevention of bacterial endocarditis. Recommendations by the American Heart Association. JAMA 277:1794, 1997.

Don Michael TA: Auscultation of the Heart: A Cardiophonetic Approach. New York, McGraw-Hill, 1998.

Folland ED, Kriegel BJ, Henderson WG, et al.: Implications of third heart sounds in patients with valvular heart disease. N Engl J Med 327:458, 1992.

Garber AM, Browner WS, Hulley SB: Clinical guideline, Part 2: Cholesterol screening in asymptomatic adults, revisited. Ann Intern Med 124:518, 1996.

Grodstein F, Stampfer MJ, Manson JE, et al.: Postmenopausal estrogen and progestin use and the risk of cardiovascular disease. N Engl J Med 335:453, 1996.

Grossman E, Messerli FH: Diabetic and hypertensive heart disease. Ann Intern Med 125:304, 1996.

Harvey WP, Canfield DC: Clinical ausculation of the cardiovascular system. Newton. Laennec Publishing, 1996.

Kupari M, Koskinen P, Virolainen J et al.: Prevalence and predictors of audible physiological third heart sound in a population sample aged 36 to 37 years. Circulation 89:1189, 1994.

Lembo NJ, Dell' Italia LJ, Crawford MH, et al.: Bedside Diagnosis of Systolic Murmurs. N Engl J Med 318:1572, 1988.

Muller JE, Mittelman MA, Maclure M, et al.: Triggering myocardial infarction by sexual activity. JAMA 275:1405, 1996.

Novey DW, Pencak M, Stang JM: The Guide to Heart Sounds: Normal and Abnormal. Boca Raton, FL, CRC Press, 1988. (*Tonbandkassette mit Begleitheft*)

Perloff JK: Physical Examination of the Heart and Circulation, 2. Aufl. Philadelphia, WB Saunders, 1990.

Sandok BA, Whisnant JP, Furlan AJ, et al.: Carotid artery bruits: Prevalence survey and differential diagnosis. Mayo Clin Proc 57:227, 1982.

Schlant RC, Alexander RW, O'Rourke KA, et al. (Hrsg.): Hurst's The Heart, Arteries, and Veins, 8. Aufl. New York, McGraw-Hill, 1994.

Weibers PO, Whisnant JP, Sandok BA, O'Fallin WM: Prospective comparison of a cohort of asymptomatic carotid bruit and a population-based cohort without carotid bruit. Stroke 21:984, 1990.

Blutdruck

Appel LJ, Moore TJ, et al.: A clinical trial of the effects of dietary patterns on blood pressure. N Engl J Med 336:1117, 1997.

Cavallini MC, Roman MJ, Blank SG, Pini R, Pickering TG, Devereux RB: Association of the auscultatory gap with vascular disease in hypertensive patients. Ann Intern Med 124:877, 1996.

Joint National Commission on Prevention, Detection, Evaluation, and Treatment of High Blood Pressure and the National High Blood Pressure Education Program Coordinating Committee: The Sixth Report on Prevention, Detection, Evaluation, and Treatment of High Blood Pressure. Arch Intern Med 157:2413, 1997.

Kaplan NM: Clinical Hypertension, 6. Aufl. Baltimore, Williams & Wilkins, 1994.

Lipsitz LA: Orthostatic hypotension in the elderly: N Engl J Med 321:952, 1989.

Reeves RA: Does this patient have hypertension? JAMA 273:1211, 1995.

Sague A, Larson MG, Levy D: The natural history of borderline isolated systolic hypertension. N Engl J Med 329:1912, 1993.

Schmeider RE, Martus P, Klingbeil A: Reversal of left ventricular hypertrophy in essential hypertension. JAMA 275:1507, 1996.

SHEP Cooperative Research Group: Prevention of stroke by anti-hypertensive drug treatment in older persons with isolated systolic hypertension. JAMA 265:3255, 1991.

Kapitel 10. Brust und Axillae

Veränderungen in der Pubertät

Harlan WR, Harlan EA, Grillo GP: Secondary sex characteristics of girls 12 to 17 years of age. The U.S. Health Examination Survey. J Pediatr. 96:1074, 1980.

Marshall WA, Tanner JM: Variations in pattern of pubertal changes in girls. Arch Dis Child 44:291, 1969.

Tanner JM: Growth at Adolescence, 2. Aufl. Oxford, Blackwell Scientific, Publications, 1962.

Allgemeine Untersuchung

Baines CJ: The Canadian National Breast Screening Study: A perspective on criticisms. Ann Intern Med 120:326, 1994.

Bartow SA, Pathak DR, Mettler FA, et al.: Breast mammographic pattern: A concatenation of confounding and breast cancer risk factors. Am J Epidemiol 142:813, 1995.

Bland KJ, Copeland EM: Breast Chapter. In Schwartz S (Hrsg.): Principles of Surgery, 6. Aufl. New York, McGraw-Hill, 1994.

Braunstein GD: Gynecomastia. N Engl J Med 328:490, 1993.

Feig SA: Mammographic screening of women aged 40 to 50 years. Obstet Gynecol Clin North Am 21:587, 1994.

Harris JR: Disease of the Breast. Philadelphia: Lippincott-Raven, 1996.

Harris JR, Morrow M, Bonadonna G: Cancer of the Breast. In DeVita VT, Hellman S, Rosenberg SA (Hrsg.): Cancer Principles & Practice of Oncology, 5. Aufl. Philadelphia, Lippincott-Raven, 1997.

Kaufman Z, Garstin WH, Hayes R, et al.: The mammographic parenchymal patterns of women on hormonal replacement therapy. Clinical Radiology 43:389, 1991.

Love SM: Dr. Susan Love's Breast Book, 2. Aufl. Reading, MA, Addison-Wesley Publishing, 1995. (*Dieses Buch wendet sich zwar an Laien, ist aber auch für Fachleute sehr informativ.*)

Schultz MZ, Ward BA, Reiss M: Kapitel 149. Breast Diseases. In Noble J, Greene HL, Levinson W, Modest GA, Young MJ (Hrsg.): Primary Care Medicine, 2. Aufl. St. Louis, Mosby, 1996.

Erkrankungen der Brust

Tumoren

Cancer Committee of the College of American Pathologists: Is fibrocystic disease of the breast precancerous? Arch Pathol Lab Med 110:171, 1986.
Deckers PJ, Ricci A: Pain and lumps in the female breast. Hosp Practice 67, 1992.
Donegan WL: Evaluation of the palpable breast mass. N Engl J Med 327:937, 1992.
Dupont WD, Page DL: Risk factors for breast cancer in women with proliferative breast disease. N Engl J Med 312:146, 1985.
Dupont WD, Page DL, Parl FF: Long-term risk of breast cancer in women with fibroadenoma. N Engl J Med 331:10, 1994.

Malignome

Bilmoria MM, Morrow M: The woman at increased risk for breast cancer. Evaluation and management strategies. Cancer 45:263, 1995.
Harris JR, Lippman ME, Veronesi U, et al.: Breast cancer. N Engl J Med 327:319, 1992.
Jaiyesimi IA, Buzday AU, Sahin AA, et al.: Carcinoma of the male breast. Ann Intern Med 117:771, 1992.
Long E: Breast cancer in African-American women. Cancer Nursing 16:1, 1993.
Marchant DJ: Risk factors in contemporary management of breast disease. II: Breast cancer. Obstet Gynecol Clin North Am: 561, 1994.
Marcus JN, Watson P, Page DL, et al.: Pathology and heredity of breast cancer in younger women. Mongr Natl Cancer Inst 16:23, 1994.
Miller AB, Baines CJ, To T, et al.: Canadian National Breast Screening Study: 1. Breast cancer detection and death rates among women aged 40 to 49 years; 2. Breast cancer detection and death rates among women aged 50 to 59 years. Can Med Assoc J 147:1459, 1477, 1992.
Velentgas P, Daline JR: Risk factors for breast cancer in younger women. Monogr Natl Cancer Inst 16:15, 1994.

Kapitel 11. Abdomen

Arnell TD, DeVirgilio C, Doneyre C, Grant E, Baker JD: Abdominal aortic aneurysm in elderly males with atherosclerosis: The value of physical exam. Am Surgeon 62:661, 1996.
Sherlock SD, Summerfield JA: Color Atlas of Liver Disease, 2. Aufl. St. Louis, Mosby – Year Book, 1991.
Silen W: Cope's Early Diagnosis of the Acute Abdomen, 19. Aufl. New York, Oxford University Press, 1996.
Sleisenger MH, Fordtran JS (Hrsg.): Gastrointestinal Disease: Pathophysiology, Diagnosis, Management, 5. Aufl. Philadelphia, WB Saunders, 1993.
Williams JW Jr, Simel DL: Does this patient have ascites? How to divine fluid in the abdomen. JAMA 267:2645, 1992.

Beurteilung der Leber

Meidl EJ, Ende J: Evaluation of liver size by physical examination. J Gen Intern Med 8:835, 1993.

Naylor CD: Physical examination of the liver. JAMA 271:1859, 1994.

Zoli M, Magliotti D, Grimaldi M, Gueli C, Marchesini G, Pisi E: Physical examination of the liver: Is it still worth? Am J Gastroenterol 90:1428, 1995.

Beurteilung der Milz

Barkun AN, Camus M, Green L, et al.: The bedside assessment of splenic enlargement. Am J Med 91:512, 1991.

Grover SA; Barkum AN; Sackett DL: Does this patient have splenomegaly? JAMA 270:2218, 1993.

Sullivan S, Wiliams R: Reliability of clinical techniques for detecting splenic enlargement. Br Med J 2:1043, 1976.

Tamayo SG, Rickman LS, Matthews WC, Fullerton SC et al.: Examiner dependence on physical diagnostic tests of splenomegaly: A prospective study with multiple observers. J Gen Intern Med 8:69, 1993.

Kapitel 12. Männliche Genitalien, Hernien

Veränderungen in der Pubertät

Harlan WR, Grillo GP, Comoni-Huntley J, et al.: Secondary sex characteristics of boys 12 to 17 years of age. The U.S. Health Examination Survey. J Pediatr 95:293, 1979.

Marshall WA, Tanner JM: Variations in the pattern of pubertal changes in boys. Arch Dis Child 45:13, 1970.

McAnamey ER, Kreipe RE, Orr DP, et al.: Textbook of Adolescent Medicine. Philadelphia, WB Saunders, 1992.

Tanner JM: Growth of Adolescence, 2. Aufl. Oxford, Blackwell Scientific Publications, 1962.

Urologie

Gillenwater TY, Grayhack JT, Howards SS, et al.: Adult and Pediatric, Urology, 3. Aufl. St. Louis, Mosby, 1996.

Sande MA, Volberding PA: The Medical Management of AIDS, 4. Aufl. Philadelphia, WB Saunders, 1995.

Tanagho EA, McAninch JW: Smith's General Urology, 14. Aufl. Norwalk, CT, Appleton and Lange, 1995.

Walsh PC, Retik AB, Staney TA, et al.: (Hrsg.): Campbell's Urology, 6. Aufl. Philadelphia, WB Saunders, 1992.

Hernien

Eubanks S: Hernians. In Sabiston DC Jr (Hrsg.): Textbook of Surgery: The Biological Basis of Modern Surgical Practice, 15. Aufl. Philadelphia, WB Saunders, 1997.

Wantz GE: Abdominal wall hernias. In Schwartz SI (Hrsg.): Principles of Surgery, New York, McGraw-Hill, 1994.

Erkrankungen des Urogenitaltrakts

Davis-Joseph B, Tiefer L, Melman A: Accuracy of the initial history and physical examination to establish the etiology of erectile dysfunction. Urology 40:498, 1995.

Handsfield HH: Color Atlas and Synopsis of Sexually Transmitted Diseases. New York, McGraw-Hill, 1992.

Holmes KK, Mardh PA, Sparling PF (Hrsg.): Sexually Transmitted Diseases, 2. Aufl. New York, McGraw-Hill, 1990.

Howards SS: Treatment of male infertility: N Engl J Med 332:312, 1995.

McDowell BJ, Burgie KL, Dombrowski MD, et al.: An interdisciplinary approach to the assessment and behavioral treatment of urinary incontinence in geriatric outpatients. J Am Geriatr Soc 40:370, 1992.

Smith DS, Catalona WJ, Herschman JD: Longitudinal screening for prostate cancer with prostate specific antigen. JAMA 276:1309, 1996.

Wisdom A: Colour Atlas of Sexually Transmitted Diseases, 2. Aufl. London, Year Book Medical Publishers, 1989.

Kapitel 13. Weibliche Genitalien

Veränderungen in der Pubertät

Siehe Literaturhinweise für Kapitel 10.

Gynäkologie

Berek JS, Adasti EY, Hillard PA: Novak's Gynecology, 12. Aufl. Baltimore, Williams & Wilkins, 1996.

Greydanus DE, Shearin RB, Langdon D: Adolescent Sexuality and Gynecology. Philadelphia, Lea & Febiger, 1990.

Herbst AL, Mishell DR Jr, Stenchever MA, et al.: Comprehensive Gynecology, 3. Aufl. St. Louis, Mosby, 1997.

Scott JR, DiSaia PJ, Hammond CB, et al. (Hrsg.): Danforth's Obstetrics and Gynecology, 7. Aufl. Philadelphia, JB Lippincott, 1994.

Beckenuntersuchung

Blake J: Gynecologic examination of the teenager and young child. Obstet Gynecol Clin North Am 19:27, 1992.

Brink CA, Sampselle CM, Wells TJ, et al.: A digital test for pelvic muscle strength in older women with urinary incontinence. Nurs Res 38:196, 1989.

Pearce KF, et al.: Cytopathological findings on vaginal papanicolau smears after hysterectomy for benign gynecologic disease. N Engl J Med 335:1559, 1996.

Primrose RB: Taking the tension out of a pelvic exam. Am J Nurs 84:72, 1984.

Rinsza ME: An illustrated guide to adolescent gynecology. Pediatr Clin North Am 36:639, 1989.

Wilcox LS, Mosher WD: Factors associated with obtaining health screening among women of reproductive age. Public Health Rep 108:76, 1993.

Willard MA, Heaberg GL, Pack JB: The educational pelvic examination: women's responses to a new approach. J. Obstet Gynecol Neonatal Nurs 15:135, 1986.

Erkrankungen der Genitalorgane

Bickley LS: Acute vaginitis. In Black ER, Panzer RJ, Bordley DR, Tape TG (Hrsg.): Diagnostic Strategies for Common Medical Problems, 2. Aufl. Philadelphia, American College of Physicians, im Druck.

Ho GYF, Bierman R, Beardsley L, et al.: Natural history of cervicovaginal papillomavirus infection in young women. N Engl J Med 338:423, 1998.

McCormack WM: Pelvic inflammatory disease. N Engl J Med 330:115, 1994.

Rose PG: Endometrial carcinoma. N Engl J Med 335:640, 1996.

Scholes D, et al.: Prevention of pelvic inflammatory disease by screening for cervical chlamydial infection. N Engl J Med 334:1362, 1996.

Spiroff L, Rowan J, Symons J, Gernant H, Wilborn W: The comparative effect on bone density, endometrium, and lipids of continuous hormones as replacement therapy (CHART study). JAMA 276:1397, 1996.

Erkrankungen des Urogenitaltrakts

Siehe Literaturhinweise zu diesem Thema in Kapitel 12.

Brown JS, Steely DG, Fong J, et al.: Urinary incontinence in older women: Who is at risk? Obstet Gynecol 87:715, 1996.

Kapitel 14. Die schwangere Frau

Allgemeine Untersuchung und Vorsorge

Baron TH, Ramirez B, Richter JE: Gastrointestinal motility disorders during pregnancy. Ann Intern Med 118:366, 1993.

Beebe JE, Duperret M (Berater): Programmed instruction: Examination of the female pelvis, Teil I, Am J Nurs 78:10, 1978.

Cunningham FG, MacDonald PC, Gant NF: Williams Obstetrics, 20. Aufl. Norwalk, CT, Appleton & Large, 1997.

Merkatz IR, Thompson JE (Hrsg.): New Perspectives on Prenatal Care. New York, Elsevier, 1990.

Myles M: Textbook for Midwives, 12. Aufl. London, E & S Livingstone, 1993. Thompson JE: Primary health care nursing for women. In Mezey MD, McGivern DO: Nurses, Nurse Practitioners. New York, Springer, 1993.

U.S. Public Health Service, Department of Health and Human Services: Caring for Our Future: The Content of Prenatal Care. Washington, DC, U.S. Government Printing Office, 1989.

Vaney H: J Nurse Midwifery, 3. Aufl. Boston, Jones & Bartlett, 1997.

Ernährung

Enkin M, Keirse MJNC, Renfrew M, Neilson J: A Guide to Effective Care in Pregnancy and Childbirth, 2. Aufl. New York, Oxford, 1995.

Food and Nutrition Board: Recommended Dietary Allowances, 10. Aufl. National Research Council, National Academy of Science, Washington, DC, 1989.

Institute of Medicine: Nutrition During Pregnancy. Teil I, Weight Gain; Teil II, Nutrient Supplements, Committee on Nutritional Status During Pregnancy and Lactation, Food and Nutrition Board, National Academy Press, Washington, DC, 1990.

Institute of Medicine: Nutrition During Pregnancy and Lactation: An Implementation Guide: Subcommittee for a Clinical Application Guide, Committee on Nutritional Status During Pregnancy and Lactation, Food and Nutrition Board, National Academy Press, Washington, DC, 1992.

Worthington-Roberts B: Nutrition. In Fogel CI, Woods NF (Hrsg.): Women's Health Care: A Comprehensive Handbook. California: Sage Publications, 1995.

Worthington-Roberts B, Klerman L: Maternal nutrition. In Merkatz IR, Thompson JE (Hrsg.): New Perspectives on Prenatal Care. New York, Elsevier, 1990.

Gymnastik

ACOG, Technical Bulletin No. 189, February 1994.

Bell R, O'Neill M: Exercise and pregnancy: A review. Birth 2:85, 1994.

Yeo S: Exercise guidelines for pregnant women. Image 26:265, 1994.

Häusliche Gewalt

Adler C: Unheard and unseen: Rural women and domestic violence. J Nurs Midwifery: 41, 463, 1996.

Bohn DK, Holz KA: Sequelae of abuse: Health effects of childhood sexual abuse, domestic battering, and rape. J Nurse Midwifery: 41: 442, 1996.

Center for Disease Control and Prevention. MMWR 43:132, 1994.

King MC, Ryan J: Woman abuse: The role of nurse-midwives in assessment. J Nurs Midwifery 41:436, 1996.

Paluzzi PA, Houde-Quimby C: Domestic violence: Implications for the American College of Nurse-Midwives and Ist Members. J Nurse Midwifery: 41:430, 1996.

Kapitel 15. Anus, Rektum und Prostata

American College of Physicians: Suggested technique for fecal occult blood testing and interpretation of colorectal cancer screenings. Ann Intern Med 126:808, 1997.

Donowitz M, Kokke FT, Saidi R: Evaluation of patients with chronic diarrhea. N Engl. J Med 332:725, 1995.

Hanauer SB: Inflammatory bowel disease. N Engl J Med 334:841, 1996.

Madoff RD, William JG, Caushaj PF: Fecal incontinence. N Engl J Med 326:1002, 1992.

Schrock TR: Examination of anorectum and diseases of anorectum. In Sleisinger MH, Fordtran JS (Hrsg.): Gastrointestinal Disease: Pathophysiology, Diagnosis, Management, 5. Aufl. Philadelphia, WB Saunders, 1993.

Kapitel 16. Peripheres Gefäßsystem

Baraff LJ: Capillary refill: Is it a useful sign? Pediatrics 92:723, 1993.

Caputo GM, Cavanaugh PR, Ulbrecht JS, et al.: Assessment and management of foot disease in patients with diabetes. N Engl J Med 331:854, 1994.

Cantwell-Gaw K: Identifying chronic peripheral arterial disease. Am J Nurs 96:43, 1996.

Coleman RW, Hirsh J, Marder VJ, Salzman EW: Hemostasis and Thrombosis: Basic Principles and Clinical Practice, 3. Aufl. Philadelphia, JB Lippincott, 1994.

Harris AH, Brown-Etris M, Troyer-Caudle J: Managing vascular leg ulcers. Teil I. Am J Nurs 96:38, 1996.

Loscalzo J, Creager MA, Dzau VJ (Hrsg.): Vascular Medicine: A Textbook of Vascular Biology and Diseases. Boston, Little, Brown & Co. 1992.

Tibbs DJ: Varicose Veins and Related Disorders. Boston, Butterworth-Heinemann, 1992.

Verstraite M: The diagnosis and treatment of deep-vein thrombosis. N Engl J Med 329:1418, 1993.

Kapitel 17. Bewegungsapparat

Alexander NB: Gait disorders in older adults. J Am Geriatr Soc 44:434, 1996.

American Orthopedic Association: Manual of Orthopedic Surgery, 1985.

Baker DG, Schumacher HR Jr: Acute monoarthritis. N Engl J Med 329:1013, 1993.

Bland JH: Disorders of the shoulder, Kapitel 71. In Noble J (Hrsg.): Primary Care Medicine, 2. Aufl. St. Louis, Mosby, 1996.

Doherty M, Doherty J: Clinical Examination in Rheumatology. London, Wolfe Publishing, 1992.

Emerson BT: The management of gout. N Engl J Med 334:445, 1996.

Hoppenfeld S: Physical Examination of the Spine and Extremities. Norwalk, CT, Appleton-Century-Crofts, 1976.

Katz WA: Diagnosis and Management of Rheumatic Diseases, 2. Aufl. Philadelphia, JB Lippincott, 1988.

Kelley WN: Textbook of Rheumatology, 5. Aufl. Philadelphia, WB Saunders, 1997.

Koopman WJ: Arthritis and Allied Conditions: A Textbook of Rheumatology, 13. Aufl. Baltimore, Williams & Wilkins, 1997.

Polley HF, Hunder GG: Rheumatologic Interviewing and Physical Examination of the Joints, 2. Aufl. Philadelphia, WB Saunders, 1978.

Schumacher HR, Klippel JH, Koopman WJ: Primer on the Rheumatic Diseases, 10. Aufl. Atlanta, Arthritis Foundation, 1993.

Snider RK (Hrsg.): Essentials of Musculoskeletal Care. Rosemont; IL, American Academy of Orthopedic Surgeons, 1997.

Kapitel 18. Nervensystem

Anatomie und Physiologie

DeGroot J, Chusid JG: Correlative Neuroanatomy, 21. Aufl. Norwalk, CT, Appleton & Lange, 1991.

Gilman SG, Newman SW: Manter and Gatz's Esssential of Clinical Neuroanatomy and Neurophysiology, 9. Aufl. Philadelphia, FA Davis, 1996.

Neurologie

Adams RD, Victor M, Ropper AH: Principles of Neurology, 6. Aufl. New York, McGraw-Hill, 1997.

Bennett DA, et al.: Prevalence of parkinsonian signs and associated mortality in a community population of older people. N Engl J Med 334:71, 1996.

Drachman DB: Myasthenia gravis. N Engl J Med 330:1797, 1994.

Joynt RJ, Griggs RC: Clinical Neurology. Philadelphia, Lippincott-Raven, 1996.

Kankam CG, Sallis R: Guillain-Barré syndrome. Postgrad Med 101:279, 1997.

Kapoor WN: Evaluation and management of the patient with syncope: JAMA 268:2553, 1992.

Rowland LP (Hrsg.): Merritt's Textbook of Neurology, 9. Aufl. Baltimore, Williams & Wilkins, 1995.

Neurologische Untersuchung

Aids to the Examination of the Peripheral Nervous System: Medical Research Council Memorandum No. 45. London, Her Majesty's Stationery Office, 1976.

Dawson DM: Entrapment neuropathies of the upper extremities. N Engl J Med 329:2013, 1993.

DeMyer WE: Technique of the Neurologic Examination, A Programmed Text, 4. Aufl. New York, McGraw-Hill, 1994.

Haerer AF: DeJong's The Neurologic Examination, 5. Aufl. Philadelphia, JB Lippincott, 1992.

Mancall EL: Alpers and Mancall's Essentials of the Neurologic Examination, 2. Aufl. Philadelphia, FA Davis, 1981.

Koma

Edwards RH, Simon RP: Coma Band 2(19). In: Joynt RJ, Griggs RC (Hrsg.): Clinical Neurology. Philadelphia, Lippincott-Raven, 1996.

Lipowski ZJ: Delirium (acute confusional states). JAMA 258;1789, 1987.

Plum F, Posner JB: The Diagnosis of Stupor and Coma, 3. Aufl. Philadelphia, FA Davis, 1980.

Kapitel 19. Körperliche Untersuchung von Kindern

Emmanouilides GC, et al. (Hrsg.): Heart Disease of Infants, Children and Adolescents, including the Fetus and Young Adult, Baltimore, Williams & Wilkins, 1994.

Fanaroff AA, Martin RJ: Neonatal-Perinatal Medicine, 6. Aufl. St. Louis, Mosby – Year Book, 1997.

Hoekelman RA, et al. (Hrsg.): Primary Pediatric Care, 3. Aufl. St. Louis, Mosby – Year Book, 1997.

Lowrey GH: Growth and Development of Children, 8. Aufl. Chicago, Year Book Medical Publishers, 1986.

Newell FW: Ophthalmology: Principles and Concepts, St. Louis, Mosby – Year Book, 1996.

Rodnitzky RL: Van Allen's Pictorial Manual of Neurologic, Tests, 3. Aufl. Chicago, Year Book Medical Publishers, 1988.

Swaiman KF: Pediatric Neurology: Principles and Practice, 2. Aufl. (2 Bände). St. Louis, Mosby – Year Book, 1994.

Tachdjian MO: Pediatric Orthopedics, 2. Aufl. (4 Bände). Philadelphia, WB Saunders, 1990.

Kapitel 20. Klinisches Denken: Von den Patientendaten zum Behandlungsplan

Alfaro-Lefevre R: Critical Thinking in Nursing: A Practical Approach, Philadelphia, WB Saunders, 1995.

Black ER, Panzer RJ, Bordley DR, Tape TG (Hrsg.:) Diagnostic Strategies for Common, Medical Problems, 2. Aufl. Philadelphia, American College of Physicians, im Druck.

Carpenito LJ: Nursing Diagnosis: Application to Clinical Practice, 7. Aufl. Philadelphia, Lippincott-Raven, 1997.

Cutler P: Problem Solving in Clinical Medicine; From Data to Diagnosis, 3. Aufl. Baltimore, Williams & Wilkins, 1997.

Diamond GA, Forrester JS: Analysis of Probability as an aid in the clinical diagnosis of coronary artery disease. N Engl J Med 300:1350, 1979.

Fletcher RH: Clinical Epidemiology: The Essentials, 3. Aufl. Baltimore, Williams & Wilkins, 1996.

Hunt DL, McKibbon KA: Locating and appraising systemic reviews. Ann Intern Med 126:531, 1997.

Nettina SM: The Lippincott Manual of Nursing Practice, 6. Aufl. Philadelphia, Lippincott-Raven, 1996.

Orem DE, Taylor SG, Renpenning KM: Nursing Concepts of Practice, 5. Aufl. St. Louis, Mosby, 1995.

Rubenfield MG, Scheffer BK: Critical Thinking in Nursing: An Interactive Approach. Philadelphia, JB Lippincott, 1995.

Sackett DL: A primer on the precision and accuracy of the clinical examination. JAMA 267:2638, 1992.

Sackett DL, Haynes RB, Tugwell P: Clinical Epidemiology: A Basic Science for Clinical Medicine, 2. Aufl. Boston, Little, Brown & Co, 1991.

Kapitel 21. Das Krankenblatt

Hurst JW, Walker HK (Hrsg.) The Problem-Oriented System. New York, Medcom, 1972.

Sachverzeichnis

Normale Ziffern verweisen auf den Text, **halbfette** Ziffern auf die Randspalte, rote Ziffern auf die Übersichtstabellen.

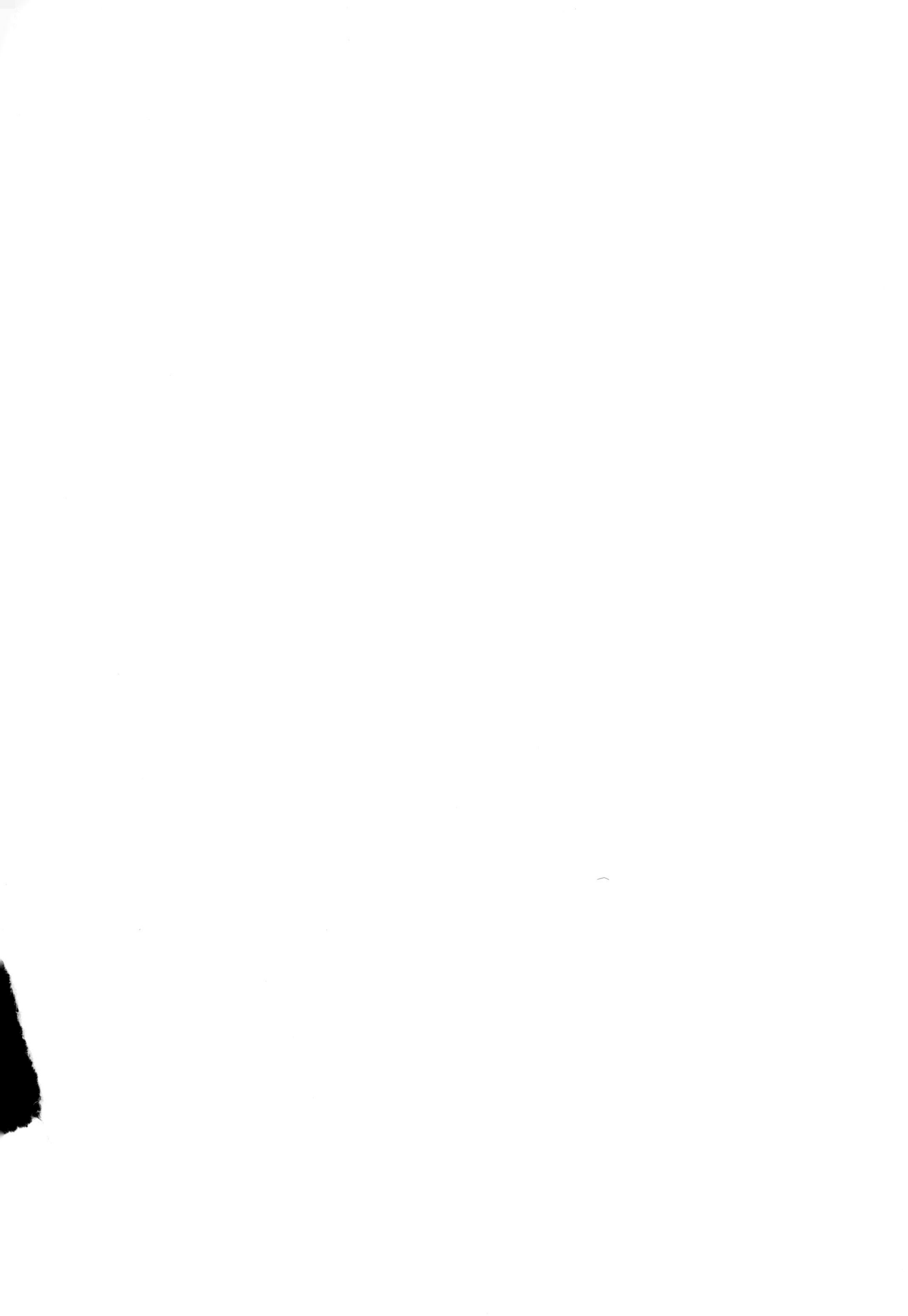